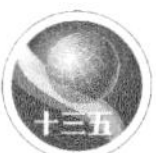

国家卫生健康委员会“十三五”规划教材

科研人员核心能力提升导引丛书

供研究生及科研人员用

医学分子生物学实验技术

Medical Molecular Biology Techniques

第 4 版

主 审 药立波

主 编 韩 骅 高国全

副主编 李冬民 喻 红

人民卫生出版社

·北 京·

图书在版编目（CIP）数据

医学分子生物学实验技术 / 韩骅，高国全主编 . —4 版 . —北京：人民卫生出版社，2020.9（2024.7 重印）
ISBN 978-7-117-30387-3

Ⅰ. ①医… Ⅱ. ①韩… ②高… Ⅲ. ①医学－分子生物学－实验技术－教材 Ⅳ. ①R393-33

中国版本图书馆 CIP 数据核字（2020）第 161810 号

医学分子生物学实验技术
Yixue Fenzi Shengwuxue Shiyan Jishu
第 4 版

主　　编：韩　骅　高国全
出版发行：人民卫生出版社（中继线 010-59780011）
地　　址：北京市朝阳区潘家园南里 19 号
邮　　编：100021
E - mail：pmph @ pmph.com
购书热线：010-59787592　010-59787584　010-65264830
印　　刷：北京铭成印刷有限公司
经　　销：新华书店
开　　本：850 × 1168　1/16　　印张：30　　插页：8
字　　数：847 千字
版　　次：2002 年 10 月第 1 版　　2020 年 9 月第 4 版
印　　次：2024 年 7 月第 3 次印刷
标准书号：ISBN 978-7-117-30387-3
定　　价：108.00 元

编　　者（按姓氏笔画排序）

马　宁　哈尔滨医科大学基础医学院
王丽颖　吉林大学基础医学院
王丽影　复旦大学上海医学院
王银银　清华大学医学院
王梁华　海军军医大学基础医学院
史岸冰　华中科技大学同济医学院
吕社民　西安交通大学医学部
刘　帅　大连医科大学基础医学院
关一夫　中国医科大学生命科学院
汤立军　中南大学湘雅医学院
李冬民　西安交通大学医学部
杨　霞　中山大学中山医学院
杨笑菡　北京大学医学部
何凤田　陆军军医大学基础医学院
张　健　空军军医大学基础医学院
陈园园　南京医科大学基础医学院
周　倜　中山大学中山医学院
赵　晶　空军军医大学基础医学院
夏　斌　北京大学北京核磁共振中心
徐　平　军事科学院军事医学研究院
高国全　中山大学中山医学院
梁　亮　空军军医大学基础医学院
韩　骅　空军军医大学基础医学院
喻　红　武汉大学基础医学院

学术秘书

梁　亮（兼）　周　倜（兼）

主审简介

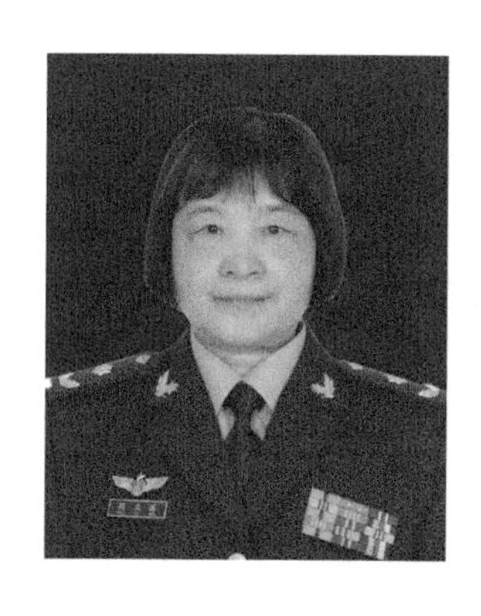

药立波　空军军医大学生物化学与分子生物学教研室教授，博士生导师。中国生物化学与分子生物学会教学专业委员会名誉主任委员、陕西省生物化学与分子生物学学会名誉理事长。

从事生物化学与分子生物学教学38年，是"全国优秀科技工作者""陕西省教学名师"。曾获国家教学成果二等奖和全军教学成果一等奖。国家级五年制规划教材《生物化学》第5、第6和第7版编者、《生物化学与分子生物学》第8版和第9版主编；国家级八年制规划教材《生物化学与分子生物学》第3版主编；国家级医学院校五年制规划教材《医学分子生物学》第2和第3版主编；研究生规划教材《医学分子生物学实验技术》第1、第2和第3版主编。从事细胞信号转导机制及其在肿瘤发生和发展中的作用研究工作，承担过国家"973""863"、国家杰出青年科学基金、国家自然科学基金重点项目等多项课题。在癌基因和抑癌基因研究方面有重要发现。以通讯作者发表SCI收录论文64篇，获发明专利7项，以第一完成人获国家科技进步奖二等奖1项、陕西省科学技术一等奖和全军科技进步奖一等奖各1项。

主编简介

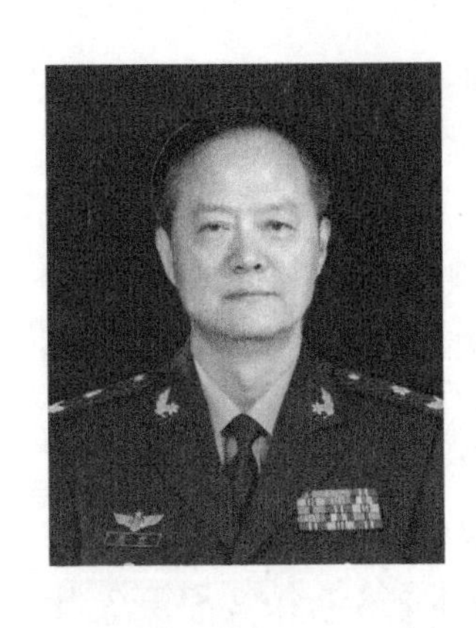

韩骅　空军军医大学基础医学院生物化学与分子生物学教研室教授，博士生导师。任中国生物化学与分子生物学会常务理事、全军医学科学技术委员会生物化学专业会员会副主任委员、中华医学会遗传学会常务委员。

长期从事发育的分子调控机制、组织创伤修复和干预以及肿瘤微环境方面的研究。主持国家杰出青年基金、国家自然科学基金重点项目、科技部"973"计划课题、军事医学创新工程、国家重大新药创制课题等30项，项目总经费2 700余万元。在国际学术杂志发表SCI论文110余篇，其中以通讯作者（含共同）或第一作者（含共同）发表论文90篇，包括：***Nature Immunology***、***Immunity***、***Journal of Hepatology***、***Hepatology***等。副主编规划教材《医学分子生物学实验技术》第2和第3版、国家医学电子书包《医学遗传学》等5部。以第一完成人获陕西省科学技术奖一等奖2项、中国抗癌协会科技奖二等奖1项、中华医学科技奖三等奖1项，获发明专利4项。军队学科拔尖人才，军队院校育才奖金奖，总后科技新星、银星，教育部跨世纪优秀人才，总后创先争优优秀共产党员，陕西省教学名师，陕西省"三五"人才，陕西优秀留学回国人员，陕西省优秀博士学位论文导师，享受政府特殊津贴。

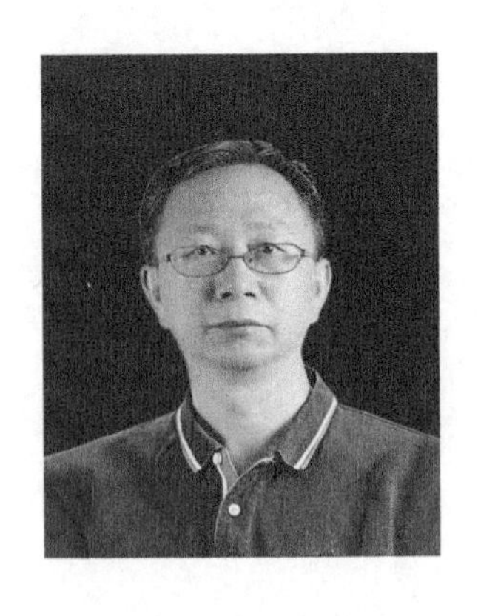

高国全　教授，博士生导师，现任中山医学院副院长，基础医学系主任，广东省生物化学学会理事长。担任广东省基因操作和生物大分子产物工程技术研究中心主任，海洋微生物功能分子广东省高校重点实验室主任。

1999年1月至2002年5月在美国进行博士后研究工作，研究糖尿病视网膜病新生血管的发生机制和治疗；2002年6月回国组建科研团队，研究方向为糖尿病、肿瘤等病理性血管新生的发生机制和生物治疗。主持国家自然科学基金、科技部新药重大专项等项目，项目经费超过2 000万元，在*Proceedings of the National Academy of Sciences of the United States of America Diabetes*、*Diabetologia*、*Journal of Biological Chemistry*等国际专业期刊上已发表SCI收录论文60余篇（通讯作者40篇，第一作者5篇）。发表论文被国际同行引用2 000余次，最高单篇他引266次，h-Index 23（引自Scopus，ID7403171158）；研究成果作为第一完成人获得教育部、广东省自然科学二等奖各1项，作为主要完成人获得江苏省科技进步奖一等奖1项。获发明专利授权2项。主编人民卫生出版社临床医学和护理本科国家级规划教材《生物化学》、研究生国家级规划教材《医学分子生物学技术》。入选教育部首届新世纪优秀人才，广东省高等学校千百十工程国家级培养对象，"广东特支计划"百千万工程领军人才，宝钢优秀教师，广东省高等学校教学名师和国务院政府特殊津贴。

副主编简介

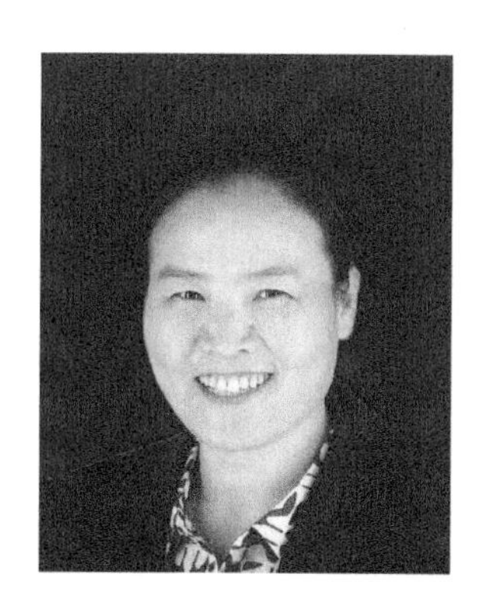

李冬民　教授，博士生导师。西安交通大学基础医学院院长助理、生物化学与分子生物系系主任，本科生院医学生物学系副主任，西安交通大学教学后备名师；中国生物化学与分子生物学教学专业委员会委员，陕西省生物化学与分子生物学学会常务理事。

主要从事代谢性疾病发病机制及靶向治疗的研究工作；主持国家自然科学基金 3 项、省部级科研基金 9 项；发表 SCI 收录论文 26 篇。承担医学各专业本科生、研究生和留学生《生物化学》《分子生物学》等的教学工作；主持国家级虚拟仿真实验项目 1 项、其他各级教改及课程建设项目 12 项；主编、副主编、参编规划教材 10 余部；指导大学生获奖多项，其中 1 项获第十四届全国挑战杯二等奖，个人获“全国优秀指导教师”荣誉称号。

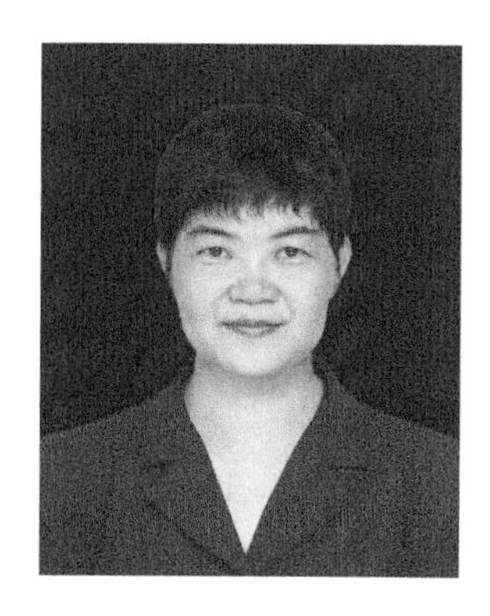

喻红　教授，博士生导师。武汉大学基础医学院生物化学与分子生物学系系主任，中国生物化学与分子生物学会脂质与脂蛋白专业委员会委员，湖北省及武汉市生物化学与分子生物学学会副理事长。

从事医学生物化学及分子生物学教学 26 年，主持省级来华留学生英语授课品牌课程，获校级优秀研究生教学业绩奖，编写教材及专著 15 部，其中主编教材 4 部、副主编 2 部；主要从事蛋白氧还平衡对脂质代谢及代谢性心血管疾病，如动脉粥样硬化的影响、分子机制和防治研究。已发表 SCI 收录论文 25 篇，获国家发明专利授权 2 项。

全国高等学校医学研究生“国家级”规划教材
第三轮修订说明

进入新世纪，为了推动研究生教育的改革与发展，加强研究型创新人才培养，人民卫生出版社启动了医学研究生规划教材的组织编写工作，在多次大规模调研、论证的基础上，先后于2002年和2008年分两批完成了第一轮50余种医学研究生规划教材的编写与出版工作。

2014年，全国高等学校第二轮医学研究生规划教材评审委员会及编写委员会在全面、系统分析第一轮研究生教材的基础上，对这套教材进行了系统规划，进一步确立了以“解决研究生科研和临床中实际遇到的问题”为立足点，以“回顾、现状、展望”为线索，以“培养和启发读者创新思维”为中心的教材编写原则，并成功推出了第二轮（共70种）研究生规划教材。

本套教材第三轮修订是在党的十九大精神引领下，对《国家中长期教育改革和发展规划纲要（2010—2020年）》《国务院办公厅关于深化医教协同进一步推进医学教育改革与发展的意见》，以及《教育部办公厅关于进一步规范和加强研究生培养管理的通知》等文件精神的进一步贯彻与落实，也是在总结前两轮教材经验与教训的基础上，再次大规模调研、论证后的继承与发展。修订过程仍坚持以“培养和启发读者创新思维”为中心的编写原则，通过“整合”和“新增”对教材体系做了进一步完善，对编写思路的贯彻与落实采取了进一步的强化措施。

全国高等学校第三轮医学研究生“国家级”规划教材包括五个系列。①科研公共学科：主要围绕研究生科研中所需要的基本理论知识，以及从最初的科研设计到最终的论文发表的各个环节可能遇到的问题展开；②常用统计软件与技术：介绍了SAS统计软件、SPSS统计软件、分子生物学实验技术、免疫学实验技术等常用的统计软件以及实验技术；③基础前沿与进展：主要包括了基础学科中进展相对活跃的学科；④临床基础与辅助学科：包括了专业学位研究生所需要进一步加强的相关学科内容；⑤临床学科：通过对疾病诊疗历史变迁的点评、当前诊疗中困惑、局限与不足的剖析，以及研究热点与发展趋势探讨，启发和培养临床诊疗中的创新思维。

该套教材中的科研公共学科、常用统计软件与技术学科适用于医学院校各专业的研究生及相应的科研工作者；基础前沿与进展学科主要适用于基础医学和临床医学的研究生及相应的科研工作者；临床基础与辅助学科和临床学科主要适用于专业学位研究生及相应学科的专科医师。

全国高等学校第三轮医学研究生“国家级”规划教材目录

1	医学哲学（第2版）	主　编	柯　杨　张大庆
		副主编	赵明杰　段志光　边　林　唐文佩
2	医学科研方法学（第3版）	主　审	梁万年
		主　编	刘　民　胡志斌
		副主编	刘晓清　杨土保
3	医学统计学（第5版）	主　审	孙振球　徐勇勇
		主　编	颜　艳　王　彤
		副主编	刘红波　马　骏
4	医学实验动物学（第3版）	主　编	秦　川　谭　毅
		副主编	孔　琪　郑志红　蔡卫斌　李洪涛　王靖宇
5	实验室生物安全（第3版）	主　编	叶冬青
		副主编	孔　英　温旺荣
6	医学科研课题设计、申报与实施（第3版）	主　审	龚非力　李卓娅
		主　编	李宗芳　郑　芳
		副主编	吕志跃　李煌元　张爱华
7	医学实验技术原理与选择（第3版）	主　审	魏于全
		主　编	向　荣
		副主编	袁正宏　罗云萍
8	统计方法在医学科研中的应用（第2版）	主　编	李晓松
		副主编	李　康　潘发明
9	医学科研论文撰写与发表（第3版）	主　审	张学军
		主　编	吴忠均
		副主编	马　伟　张晓明　杨家印
10	IBM SPSS 统计软件应用	主　编	陈平雁　安胜利
		副主编	欧春泉　陈莉雅　王建明

11 SAS 统计软件应用（第 4 版）
主　编　贺　佳
副主编　尹　平　石武祥

12 医学分子生物学实验技术（第 4 版）
主　审　药立波
主　编　韩　骅　高国全
副主编　李冬民　喻　红

13 医学免疫学实验技术（第 3 版）
主　编　柳忠辉　吴雄文
副主编　王全兴　吴玉章　储以微　崔雪玲

14 组织病理技术（第 2 版）
主　编　步　宏
副主编　吴焕文

15 组织和细胞培养技术（第 4 版）
主　审　章静波
主　编　刘玉琴

16 组织化学与细胞化学技术（第 3 版）
主　编　李　和　周德山
副主编　周国民　肖　岚　刘佳梅　孔　力

17 医学分子生物学（第 3 版）
主　审　周春燕　冯作化
主　编　张晓伟　史岸冰
副主编　何凤田　刘　戟

18 医学免疫学（第 2 版）
主　编　曹雪涛
副主编　于益芝　熊思东

19 遗传和基因组医学
主　编　张　学
副主编　管敏鑫

20 基础与临床药理学（第 3 版）
主　编　杨宝峰
副主编　李　俊　董　志　杨宝学　郭秀丽

21 医学微生物学（第 2 版）
主　编　徐志凯　郭晓奎
副主编　江丽芳　范雄林

22 病理学（第 2 版）
主　编　来茂德　梁智勇
副主编　李一雷　田新霞　周　桥

23 医学细胞生物学（第 4 版）
主　审　杨　恬
主　编　安　威　周天华
副主编　李　丰　杨　霞　王杨淦

24 分子毒理学（第 2 版）
主　编　蒋义国　尹立红
副主编　骆文静　张正东　夏大静　姚　平

25 医学微生态学（第 2 版）
主　编　李兰娟

26 临床流行病学（第 5 版）
主　编　黄悦勤
副主编　刘爱忠　孙业桓

27 循证医学（第 2 版）
主　审　李幼平
主　编　孙　鑫　杨克虎

28	断层影像解剖学	主　编　刘树伟　张绍祥 副主编　赵　斌　徐　飞
29	临床应用解剖学（第 2 版）	主　编　王海杰 副主编　臧卫东　陈　尧
30	临床心理学（第 2 版）	主　审　张亚林 主　编　李占江 副主编　王建平　仇剑崟　王　伟　章军建
31	心身医学	主　审　Kurt Fritzsche　吴文源 主　编　赵旭东 副主编　孙新宇　林贤浩　魏　镜
32	医患沟通（第 2 版）	主　编　尹　梅　王锦帆
33	实验诊断学（第 2 版）	主　审　王兰兰 主　编　尚　红 副主编　王传新　徐英春　王　琳　郭晓临
34	核医学（第 3 版）	主　审　张永学 主　编　李　方　兰晓莉 副主编　李亚明　石洪成　张　宏
35	放射诊断学（第 2 版）	主　审　郭启勇 主　编　金征宇　王振常 副主编　王晓明　刘士远　卢光明　宋　彬 李宏军　梁长虹
36	疾病学基础	主　编　陈国强　宋尔卫 副主编　董　晨　王　韵　易　静　赵世民 周天华
37	临床营养学	主　编　于健春 副主编　李增宁　吴国豪　王新颖　陈　伟
38	临床药物治疗学	主　编　孙国平 副主编　吴德沛　蔡广研　赵荣生　高　建 孙秀兰
39	医学 3D 打印原理与技术	主　编　戴尅戎　卢秉恒 副主编　王成焘　徐　弢　郝永强　范先群 沈国芳　王金武
40	互联网 + 医疗健康	主　审　张来武 主　编　范先群 副主编　李校堃　郑加麟　胡建中　颜　华
41	呼吸病学（第 3 版）	主　审　钟南山 主　编　王　辰　陈荣昌 副主编　代华平　陈宝元　宋元林

56 普通外科学（第3版）
主 编 赵玉沛
副主编 吴文铭 陈规划 刘颖斌 胡三元

57 骨科学（第2版）
主 编 陈安民
副主编 张英泽 郭 卫 高忠礼 贺西京

58 泌尿外科学（第3版）
主 审 郭应禄
主 编 金 杰 魏 强
副主编 王行环 刘继红 王 忠

59 胸心外科学（第2版）
主 编 胡盛寿
副主编 王 俊 庄 建 刘伦旭 董念国

60 神经外科学（第4版）
主 编 赵继宗
副主编 王 硕 张建宁 毛 颖

61 血管淋巴管外科学（第3版）
主 编 汪忠镐
副主编 王深明 陈 忠 谷涌泉 辛世杰

62 整形外科学
主 编 李青峰

63 小儿外科学（第3版）
主 审 王 果
主 编 冯杰雄 郑 珊
副主编 张潍平 夏慧敏

64 器官移植学（第2版）
主 审 陈 实
主 编 刘永锋 郑树森
副主编 陈忠华 朱继业 郭文治

65 临床肿瘤学（第2版）
主 编 赫 捷
副主编 毛友生 于金明 吴一龙 沈 铿
马 骏

66 麻醉学（第2版）
主 编 刘 进 熊利泽
副主编 黄宇光 邓小明 李文志

67 妇产科学（第3版）
主 审 曹泽毅
主 编 乔 杰 马 丁
副主编 朱 兰 王建六 杨慧霞 漆洪波
曹云霞

68 生殖医学
主 编 黄荷凤 陈子江
副主编 刘嘉茵 王雁玲 孙 斐 李 蓉

69 儿科学（第2版）
主 编 桂永浩 申昆玲
副主编 杜立中 罗小平

70 耳鼻咽喉头颈外科学（第3版）
主 审 韩德民
主 编 孔维佳 吴 皓
副主编 韩东一 倪 鑫 龚树生 李华伟

全国高等学校第三轮医学研究生“国家级”规划教材评审委员会名单

吴忠均　吴雄文　邹和建　宋尔卫　张大庆　张永学　张亚林
张抒扬　张建中　张绍祥　张晓伟　张澍田　陈　实　陈　彪
陈平雁　陈荣昌　陈顺乐　范　利　范先群　岳寿伟　金　杰
金征宇　周天华　周春燕　周德山　郑　芳　郑　珊　赵旭东
赵明辉　胡　豫　胡大一　胡翊群　药立波　柳忠辉　祝墡珠
贺　佳　秦　川　敖英芳　晋红中　钱家鸣　徐志凯　徐勇勇
徐瑞华　高国全　郭启勇　郭晓奎　席修明　黄　河　黄子通
黄晓军　黄晓琳　黄悦勤　曹泽毅　龚非力　崔　浩　崔丽英
章静波　梁智勇　谌贻璞　隆　云　蒋义国　韩　骅　曾小峰
谢　鹏　谭　毅　熊利泽　黎晓新　颜　艳　魏　强

前　言

分子生物学是生命科学发展中重要的前沿领域，也是许多相关学科的理论和技术基础，其在医学研究中的重要性更是怎样强调也不过分。创始于二十世纪八十年代初的、以重组 DNA 技术为中心内容的现代分子生物学方法学在生物医学各个领域迅速普及，并且在多方面不断有新的进展，手段日新月异。随着人类基因组计划的完成，分子生物学技术在临床医学领域中的应用也越来越广泛。因此，分子生物学技术在医学院校的研究生教学中的重要性日益凸显。加强研究生的分子生物学实验技术教学，将极大地促进其在研究课题中充分利用先进的分子生物学技术手段，以更好地解决医学问题。

虽然国内外已有多种介绍分子生物学相关技术的专门书籍，但是尚缺乏可供医学院校研究生使用的、能满足分子生物学实验技术教学以及课题研究的较系统的教学用书。2002 年，我们按照全国高等医药教材建设研究会的要求，组织编写了《医学分子生物学实验技术》第 1 版，满足了医学院校研究生分子生物学实验技术的教学需要，受到了广大师生的欢迎。随后在 2011 年、2014 年又对内容和结构都进行了较大的更新和调整，先后出版了第 2 版、第 3 版。随着分子生物学研究技术的发展和我国医药院校研究工作的进展，原有内容已不能适应当前的需求。本次再版将在使用者反馈信息的基础上，力争反映当前分子生物学技术的发展趋势，为研究生的课题研究提供最新的技术参考，同时更加贴近教科书风格，进一步增加可读性。

本书读者对象定位于高等医药院校及研究机构的硕士和博士研究生。主要是作为医学研究生分子生物学实验课必修课或选修课教材，同时也可以作为医学院校研究生课题研究过程中分子生物学技术选择和应用的参考用书。本书的主要目的是帮助研究生理解各种分子生物学技术的基本原理、主要用途和主要流程，学会在研究中正确选用适合各自课题的分子生物学技术。

新版在内容上增加了基因编辑、合成生物学、细胞外囊泡研究技术等前沿研究技术，共计 23 章，反映了当前生物化学与分子生物学研究的热点需求。新版继续坚持突出研究生教学特点和课题研究方向，强调基本技术与进展、广度与深度并重，并保持了针对研究生课题研究、强调研究策略的总体把握的特色。为此，在每一章仍尽量以插图方式增加策略和技术路线的总结，对于研究生课题研究中的技术选择更具指导性。此外，还进一步强调了伦理学在分子生物学研究中的重要性。

全书主要由四部分内容构成。第一部分是分离纯化制备技术，涵盖从体外基因获取、重组、序列分析、体外突变及表达等基本技术；第二部分属于分析检测技术；第三部分集中介绍了基因修饰改造技术；最后是生物化学和分子生物学研究的综合技术应用。此外，附录部分继续提供了分子生物学实验中常用的资料、参数以及常用试剂的配制。我们期望这样的构架可以帮助研究生对于分子生物学技术有一个相对全面的了解，以便在研究课题中选择使用。

本书属于实验技术类书籍，在编写时我们注意了每一项技术的可操作性，尤其是对于那些目前在国内主要医学院校有条件开展的实验技术给出了具体操作步骤和注意事项。为了帮助研究生更好地理解和利用这些技术，我们还在一部分章节附加了部分实验结果的分析和讨论，期望对其研究思路和实验设计可以有所帮助。不过由于篇幅限制，不可能对每一项技术做具体介绍，尤其是各种实验所需的试剂种类繁多，只能对一些特殊试剂在相应实验步骤中介绍。尽管本书附录Ⅳ给出了一些常用试剂的制备方法，但尚不能满足需要，仍需要读者阅读和查阅有关各项技术的专门书籍或实验手册。从方便教学的角度考虑，我们在附录Ⅱ中列举了医学院校研究生教学实验常用的系统实验，可以直接依照该内容实施分子生物学实验教学。

本教材由来自全国 18 所高等院校和科研院所的 24 位教师编写。作者均为生物化学与分子生物学教学和科研一线的工作人员，在所编写的内容方面都有相当多的实践经验。有一些章节如蛋白质组学研究技术、蛋白质空间结构分析等还专门邀请了综合大学和科研院所的专家撰写。梁亮和周偶两位老师在承担编写任务的同时，还担任了本书编写委员会的秘书，在此表示感谢。

本教材在编写工作中得到了人民卫生出版社、空军军医大学研究生院的大力支持，在此一并致谢。

韩 骅　高国全

目　录

绪论

分子生物学实验技术是研究生命体的分子组成和结构、分子互作和转变、分子功能的技术体系。分子生物学研究技术的创建和发展与分子生物学理论的种种突破息息相关，两者相互促进。分子生物学技术的产生得益于生物化学与分子生物学、遗传学、免疫学和发育生物学等领域的许多重大理论发现和研究需求，其诞生为这些领域的研究工作提供了新的研究工具和手段，利用分子生物学技术在这些领域中获得的新发现又使这些技术自身不断地得以丰富和发展。同时，这些技术也在基础和临床医学得到了最广泛的应用。

第一节 分子生物学技术的历史和意义

如果以脱氧核糖核酸（deoxyribonucleic acid，DNA）双螺旋结构的阐明作为开启时代的里程碑，分子生物学迄今已经历了60余年的飞速发展，其理论和技术对于科学家和普通民众都已经不再神秘。尽管仍有众多分子奥秘尚待揭示，至少分子生物学的基本理论框架已经建立，分子生物学技术已经在生命科学领域广泛普及。在当今的分子医学时代，对于医学院校的研究生来说，学习分子生物学的理论和技术，不仅可以为课题研究提供基本思路和手段，也为未来的临床应用打下基础。

一、医学分子生物学是分子生物学的重要分支

生命在分子尺度运转，分子结构、分子转变、分子功能和分子相互作用是其根本机制。从分子层面解释生命科学的最基本问题，诸如生命的繁殖、生命的存活与死亡、生命的稳态、生命进化的机制是分子生物学的价值体现。医学分子生物学是分子生物学的重要分支。医学分子生物学在医学领域内探讨分子生物学的基本理论、发展分子生物学的基本技术，致力于阐明生物大分子的结构、功能、调控机制以及人体各种生理和病理状态的分子机制，其发展无疑将推动新的诊断、治疗和预防方法以及新的健康理念的建立。

医学分子生物学主要解决两方面的问题：一是在理论方面，阐明疾病和亚健康状态发生和发展的分子机制。对这种机制的解释将不会是单一分子、单一结构、单一通路、单一疾病的方式，而是多层次知识的系统整合。二是在解决理论问题的基础上，创新医学分子生物学技术，为疾病的诊断、治疗和预防提供崭新的、可行的、符合人类经济和社会发展需求的手段。

二、基因操作是分子生物学技术的核心

二十世纪七十年代以来，以基因操作、蛋白质结构与功能分析为核心的生物技术（biotechnology）的出现和发展为医学研究领域带来了巨大变化。生物技术正在深刻地影响着疾病的发生和发展机制的研究，使得新的诊断、治疗、预防方法得以建立，新的健康理念得以发展。生物技术已经成为新的产业生长点。

基因操作从广义来讲是指任何形式的、人为造成的生物遗传性状改变，因此也称为遗传工程。目前基因工程技术特指在体外进行的、针对特异基因进行的体外或体内操作。人工改造生物遗传特性的想法几乎与遗传学同时诞生。遗传学实验如动植物杂交等可以看作是经典的随机DNA重组实验，但是这种重组属于自然发生而非人工设计。

1927年，遗传学家摩尔根的学生——美国印第安那大学的Muller H利用X射线照射果蝇诱

发突变,首次进行了人工改造生物遗传特性的实验,并因此在1946年被授予诺贝尔生理学或医学奖。不过,这种诱发的突变与自然突变一样,仍然是随机的,只是发生概率有所增加,离人工可控的特异性基因改造仍相距甚远。在二十世纪五十至六十年代,随着分子生物学的迅速发展,分子生物学家已经深刻认识到基因工程技术具有不可估量的理论和应用价值。一些著名的学者在当时的论文或著作中已经阐述了基因工程在生物学和医学方面的可观前景。但在当时,要针对某一基因的DNA片段进行分离和改造仍然是可望而不可及的梦想。

DNA重组技术之所以能够付诸实践,主要得益于DNA限制性内切酶和DNA连接酶这两种主要工具酶的发现。1972年,美国斯坦福大学Berg P等在实验室制造出了第一个人工重组DNA。他们首先用限制性内切酶*Eco*R Ⅰ从SV40病毒DNA切下一段,同时将λ噬菌体进行切割,最后在体外用连接酶将两者连接后导入细菌内。严格来讲,他们的实验似乎并无新的创新思路。当时,限制性内切酶已被用于切割SV40病毒DNA,DNA连接酶的作用也已经阐明,甚至将两个DNA片段在体外进行连接的想法也已经被提出。Berg P工作的价值在于能够将当时已经零星存在的方法综合起来,从而建立一项新的技术,因此在1980年获得了诺贝尔化学奖。这项工作的创新性主要是:①第一次证明了具有无限前景的基因重组技术的可行性;②获得的重组DNA是第一个跨越种属界限的人工DNA分子。在此之前,所有自然发生的DNA重组无论在细菌还是高等生物都只能在同一种属进行,即使是病毒整合也只是在病毒和它固定感染的宿主细胞间进行;③第一次同时使用多种工具酶进行基因操作;④第一次证明重组的DNA分子可以整合到宿主染色体,因而可以被扩增。

此后,另外3项工作对于基因工程技术进入实用起到了决定性的作用。这些工作是:①Mertz J和Davis R发现*Eco*R Ⅰ酶切后的DNA片段留下黏性末端,不必进行额外修饰即可以与用同一内切酶的酶切片段直接连接;②Boyer H和Cohen S分别利用质粒代替λ噬菌体作为基因工程的载体,导入细菌后载体可以进行自我复制扩增,而且质粒载体带有抗生素抗性基因可以用于筛选;③Boyer和Cohen又证明,外源基因用质粒导入细菌后不仅可以在其中复制,还可以在其中转录为核糖核酸(ribonucleic acid,RNA)。这一结果提示了用细菌表达外源基因的可能性。

基因工程技术从二十世纪七十年代末期开始迅猛发展和普及。一系列新的技术使基因的获得和改造效率大大提高,使外源蛋白的大量表达成为可能。归纳起来,当时推动基因工程技术发展和普及的主要因素包括:①更多的限制性内切酶的纯化、鉴定,尤其是其迅速的商品化,使获得适合克隆的DNA片段变得极为容易;②DNA琼脂糖电泳分析技术的建立简化了DNA片段分离纯化过程;③分子杂交技术推动了重组DNA的鉴定;④大量高效率的克隆和表达载体的构建和商品化,尤其是可以用于构建cDNA或基因组文库的载体的发展;⑤DNA序列分析技术的发展;⑥成功地将外源基因导入哺乳动物细胞并在其中表达等等。1982年,美国冷泉港实验室举办了一个基因工程技术讲座,并在此基础上出版了第一部全面介绍基因工程相关技术的专著—*Molecular Cloning*:*A Laboratory Manual*(分子克隆实验指南)。至此,基因工程技术基本完成了它的诞生和改进过程,成为一项实验室常规技术。此后,唯有聚合酶链反应技术的建立大大缩短了获得目的基因和改造目的基因的过程,对于基因工程技术的发展具有重大影响以外,其他大部分工作均为对已有技术的改进和完善。这些改进包括大规模自动化DNA序列分析、基因芯片的制作和分析等等。此外,计算机功能的发展和生物数据的分析规模的需求极大地推动了生物信息学的发展,为分子生物学的数据分析和利用提供了新的平台和保证。

我国的科学研究工作者紧跟这一趋势,在二十世纪七十年代末至八十年代初,开始了对基因工程技术的跟踪研究,主要的医学院校也都在八十年代初期和中期相继成立了基因工程实验室。至二十世纪八十年代末,基因工程技术已经在国内得到了相当程度的普及,并开始从跟踪性研究向创新性研究过渡。国家高新技术发展计划——"863"计划资助了一大批基因工程项目,在当时对于国内基因工程技术的发展发挥了重要作用。

进入二十一世纪以后，全基因组序列分析、多种基因扩增技术、基因表达检测、生物质谱等技术的发展推动分子生物学研究进入了规模化、系统化、信息化、动态化的新时代。近年来，基因操作理念和技术又有了质的飞跃。一方面是以CRISPR/Cas为代表的人工位点特异性核酸内切酶的建立和其在基因组编辑中的应用。另一方面是以合成生物学技术为代表的生物线路的设计与合成、应用。这些技术方法已经或必将带来生命科学理论和技术的革命。

三、蛋白质的研究较基因操作更为复杂

除了基因操作以外，分子生物学的理论发展对于蛋白质研究技术的需求也是不言而喻的。蛋白质研究技术的最初发展早于基因操作，蛋白质的纯化、定性及定量分析方法随着酶学的发展，也相对建立得较早。然而，正如蛋白质在生命活动中的复杂性一样，蛋白质的研究技术也受到其复杂程度的制约，其发展远不如基因操作技术那样快速。

从复杂的细胞内容物中获得纯化的蛋白质，研究它们的结构及翻译后的共价修饰、功能及其调节机制、与其他生物分子形成大分子复合物的方式等等。这些研究是最终阐明基于基因序列的蛋白质在完成复杂的生物功能方面的网络系统的基础。蛋白质的最早期研究集中在发展各种纯化方法，建立各种定性、定量分析技术，然后是实现蛋白质一级结构分析和空间结构的分析。近年来，蛋白质研究技术的发展主要集中在：①蛋白质空间结构分析技术的进步；②蛋白质组学技术的发展；③蛋白质翻译后修饰技术的进步；④蛋白质分子相互作用分析技术的进步。

第二节　医学分子生物学实验设计

获得高质量研究成果的秘密是精巧的设计。无论是初入科学研究领域的研究生还是多年经验的科研工作者，研究课题的谋划和思考总是“磨刀不误砍柴工”，带来的是事半功倍的进展。而盲目地、无计划地、匆匆忙忙地做实验，则往往由于获得的数据缺东少西，许多情况下是在做无用功。在进入任何一项课题研究时，或者做每一个实验前，都要明确为什么做？做什么？怎么做？既要有总体战略设计（课题设计），也要有战术设计，即实验设计。

一、研究课题的选择

选择研究课题是科学研究的第一步。研究生的选题应该注意以下几点：

1. 围绕国家重大需求　文艺复兴时期及其后相当一段时间，基础理论科学家研究的问题主要是由个人兴趣所引导，期间不乏贵族利用个人财富进行科学研究的事例。随着经济和社会发展，尤其是几次工业革命以后，科学研究的目标和属性都已经有了极大的变化。生命科学发展到今天，无论是基础理论问题，还是应用技术，都已经不再是个人单枪匹马所能够解决的，所需要的研究费用也不再是个人可以负担的了。全球的生命科学基础理论研究经费主要来自各国政府投资，而这些资金又主要来源于纳税人。为此，个人的兴趣需要建立在国家和人民的需求之上。对于我国来说，医学院校的科学研究工作应紧密围绕诸如恶性肿瘤、心血管疾病等严重危害人民健康的常见病和难治性疾病的发病分子机制及诊治方案而开展，这已经是社会、政府相关资助部门和科学界的共识。

2. 遵循课题组研究方向　二十世纪八十年代改革开放前后，国内医学院校的科学研究水平和可用于科研的硬件都处于较为初级的阶段，那时入学的研究生和年轻的科研工作者的研究选题比较分散。大家选题的原则往往是在当时的实验条件下可以做什么，而不是想做什么。近年来，随着国家经济实力的提高和科技投入的加大，尤其是一大批具有良好教育背景的中坚学术队伍包括导师队伍的形成，我国的生命科学和医学研究已经比较好地实现了国际接轨。目前，医学院校的基础与临床研究的许多骨干学科都形成了各有特色的研究方向，大部分导师有稳定的国家或部门课题资助。在这样的形势下，研究生在选题方面，应该尽量围绕着导师的研究方向，充分利用课题组在理论、技术和疾病模型等方面的优势，在课题组的主攻方向上来进行创新。这样的选题不会影响研究思路上的独辟蹊径，只是帮助创新思想能

够在一定基础和平台上得以实现。

对于医学院校，尤其是临床医学专业的研究生而言，有意义的创新体现在运用分子生物学的新理论和新技术在疾病发生发展机制方面的新发现，或者基于分子生物学理论和技术的诊断和治疗方法的发明。分子生物学家从分子层面出发研究正常人体和疾病，医学家则从疾病入手研究分子，两者并无冲突。出发点不同，但是最终目标是一致的。

3. 清晰理解研究背景和条件 合理而有效的课题设计只可能建立在清晰理解所从事领域和科学问题的研究现状之上。因此，在选题时就需要针对课题相关背景阅读和整理文献，同时也需要对所涉及的宏观知识有所了解。此外，对于所用分子生物学技术的原理和用途也要充分掌握。只有广泛阅读文献，才能理清在自己的课题领域里，别人已经做了什么，还有哪些问题没有解决，自己可以做什么，采用哪些分子生物学技术可以解决问题。

4. 明确提出科学问题 明确研究目标是课题设计的前提，其实质就是解决什么样的科学问题。医学分子生物学研究可以是医学基础理论问题，目标是阐明重要疾病发生和发展的分子机制（新发现）；也可以是一个工艺、技术或方案，用于疾病的诊断和治疗或者用于基础研究的技术（新技术、新药物）。

科学问题的提出将使课题目标有准确的定位。在实际进行的现代医学研究中，我们研究的问题需要相对具体化。我们要回答的问题有它的宏观领域，更要有它的具体切入点，才能有的放矢地设计实验。例如，一个关于Wnt信号通路在结肠癌转移机制中的作用的问题，从宏观到具体包括了：恶性肿瘤的转移机制→结肠癌的转移机制→上皮－间质转化在转移中的作用→Wnt信号通路的变化→炎症细胞因子的影响→与其他转移相关分子变化间的关系等诸多方面。

分子生物学研究的切入点是基因和分子，并不意味着孤立地看待这些分子。尽管人们尽力进行整体研究，但由于现阶段技术手段的限制，我们还无法真正全面认识一种或几种分子在机体复杂的网络中的作用。在体外所进行的分子功能分析与体内的实际状态有着很大的距离，甚至可能是错误的认识。鉴于这一形势，我们目前能够回答的科学问题都有着相对的局限性。

二、研究策略和技术路线设计

明确了要回答的科学问题，接下来就是如何回答，需要获得哪些证据才能得出正确的结论。这就是研究策略和技术路线的设计。

1. 研究思路的整理 研究思路是将课题研究目标具体化为研究内容。研究思路可以是按照研究的组织层次，从整体水平、细胞水平、分子水平逐步深入地观察现象和阐明机制，也可以是创制重组蛋白药物的设计、克隆、表达及纯化等各主要阶段，还可以是科学问题的分解。在课题开始时，就要针对选题目标，纵横考虑，整理出几个重要的研究内容，并分析这些研究内容间的联系。围绕这些研究内容进行研究方案的设计。

2. 技术路线图 课题无论大小，画出一个技术路线图（绪图－1）将特别有助于保持清醒的研究思路，并在实验实施中不断对这一路线图进行修改和完善。

3. 关键问题的解决方案 在课题设计时，需要充分认识需要解决的关键问题。在课题设计中的关键问题可以有两个含义：一是课题需要回答的理论问题，二是需要解决的技术难点。

三、实验方法选择原则

针对性地应用分子生物学技术解决医学问题时，需要认真考虑实验方案的针对性，才能正确选择。适宜的技术选择，依赖于分子生物学基本知识的掌握。只有理解了各种技术的原理、用途、优势和不足才能正确选用。

1. 先进性 在分子生物学发展过程中，技术总是在不断进步。新技术的敏感性、可靠性都会好于传统技术。实验方法的简便性也比较强，因此在条件允许的情况下，应尽量选择更新的技术。

2. 可行性 既要考虑到先进性，也需要考虑可行性，依据实验室的条件选择实验方法是最可靠的。是否有相应的仪器设备？是否有足够的经费购买所需要的试剂？是否可以获得足够的实验样品？实验技术是可以选择的，如果没有条件做一个实验，要在文献中仔细查阅，寻找可以替代的方法。

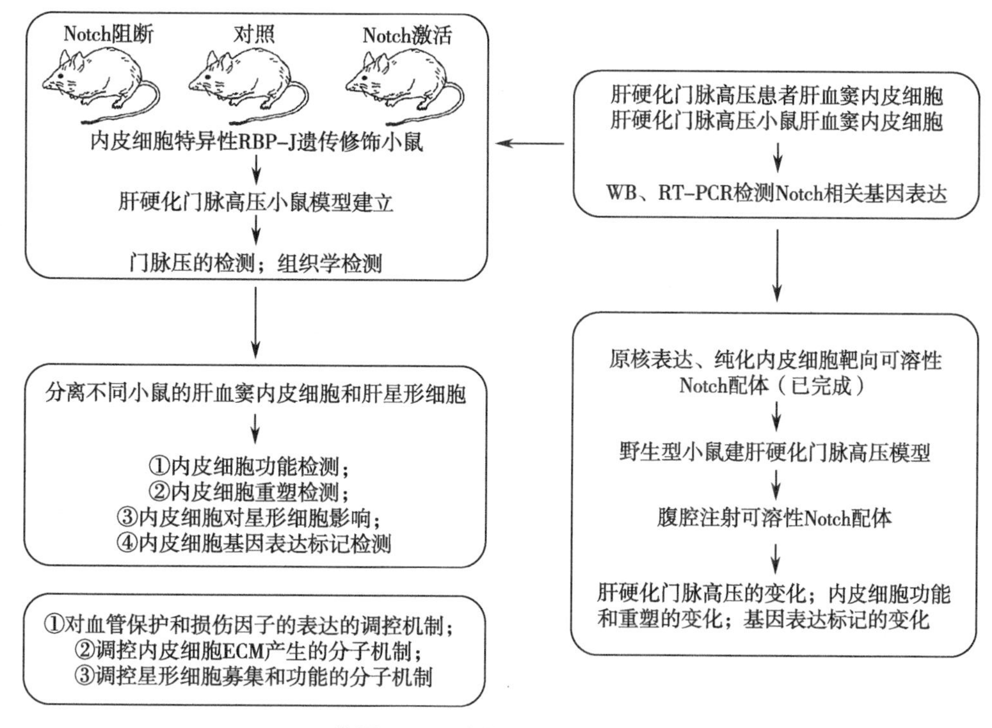

绪图 -1　研究的技术路线示意图
（以“内皮细胞 Notch 信号在肝硬化门脉高压中的作用和机制研究”为例）

四、实验设计注意事项

细胞活动高度动态，我们的研究对象，无论是整体动物还是培养细胞，仍有许多未知的行为和规律影响着细胞和分子生物学实验的结果，不同批次实验之间的重复性一直是困扰分子生物学研究的问题。为尽量得到在一定条件下细胞变化的正确趋势，除了应用统计学以外，严谨的实验设计至关重要。

1. 对照设置　在分子生物学实验设计中的对照与普通生物学类似，主要有两个目的：一是排除实验技术的系统误差，二是考虑生物个体变异。

用于分子生物学实验的样品在不同实验组别之间必须具有可比性。可比性需要从多方面和多层次考虑。最常见的对照误解常发生在肿瘤组织与肿瘤周围组织样品的分子生物学比较分析上。显而易见的局限性是，正常组织与肿瘤组织间的细胞类型差异很大，在进行基因表达谱分析时，需要全面看待所得到的结果。样品的稳定性也是需要考虑的因素，同样储存在低温下的样品，由于纯度的不同降解速度会有不同。来自临床的组织标本，所有的处理步骤需要尽可能保持一致。

2. 时间点的选择　生物体内或培养细胞内的各种分子变化都有一定的时间规律。不同细胞的体外培养的倍增时间，哺乳动物细胞以天计，而细菌以分钟计。细胞内基因表达过程可能需要几个小时，而细胞内的信号转导的早期变化发生的时间我们至今尚不能准确记录。例如，膜受体接受细胞刺激后，细胞内蛋白质的酪氨酸磷酸化有的在 1s 内已经发生，1min 达到高峰，十几分钟后已经恢复原状，而有的受体介导的蛋白质磷酸化在几个小时才达到高峰，并维持十几小时以上。有些变化可能还会有几个反应高峰，为此，我们在分子生物学实验设计时，必须充分认识每一个生物学反应的时间流程，尽可能捕捉到发生变化的全过程。

五、实验数据的整理和分析

实验数据是科学实验的直接产品，是我们回答自己提出的科学问题的依据。正确整理和分析数据，才能知道哪些数据是有价值的，哪些是不确定的，哪些提供了新的重要线索。

1. 数据的可靠性　获得可靠的数据是回答科学问题、达到预期研究目标的基础。不可靠的数据不仅误导自己，可能还会误导他人。可靠的数据反映生物真实的自然状况，不但实验者自己可以重复,别人在相同条件下也能够重复。数据的可靠性依赖于多方面因素:设计是否正确、操作是否准确、样品和试剂质量如何、仪器有无故障等等。即使是简单的 pH 计的故障,都可能由此导致数据错误。

分子生物学实验数据的可靠性依赖于可重复性。从来不可以依据一次实验的数据来做结论,得到的所有实验数据都应该有 3 次以上的重复验证;对于需要主观判断的数据,如对形态学结果的人工判读,最好由多位专业人员依照相同标准各自独立地判读,再对数据进行统计学处理。只有可靠的数据才能引导你的研究保持正确的方向。

在任何情况下,都不能人为地改动甚至编造数据。从事科学研究需要有专业奉献精神和足够的耐心,不惧风险。人们进入科学研究领域的动机不同,但共同的是,只有始终保持对自然的好奇心和专业进取心,才能身心愉快地应对实验中的失败。

2. 数据的归纳和保存 及时归纳和整理数据,做出必要的统计学分析,可以帮助你看到所研究问题的实际趋势,从而及时决定是继续实验,还是适可而止,节约时间和资源。数据的归纳和整理依赖于高质量的实验记录。所有实验所涉及的事项均应详细记录,包括重要试剂的生产批次、用量、制备和稀释方法,反应的温度和时间,样品处理方法,测定用仪器和条件。所有测定的原始数据均应详实记录和保存。好的实验记录帮助你整理出有意义的结论,也帮助你找出实验失败的原因。

3. 数据的意义 在分子生物学实验中,由于主观或客观原因,我们不可能总是获得期望的数据,更多的情况下得到的是不理想的结果。需要仔细分析这些数据,才能分辨出哪些对自己提出的科学问题是支持的,哪些可能是否定自己的预期答案的。尽管我们提倡否定思维,但是这并不意味着刚一拿到阴性实验结果就直接否定自己原来的想法。细胞活动十分复杂,对外源信号的反应可能会被许多因素所掩盖,如细胞密度、血清浓度、刺激信号强度等。需要仔细分析所获数据的条件,才能获得真正的分子变化规律。一些出乎意外的实验结果往往是重要发现的出发点,关键是必须有理论和技术准备来面对这些数据。

4. 数据的交流 刚进入科研领域的研究生在实验中遇到问题,应该随时向周围有经验的同事和导师请教和讨论。有些问题他们不一定有直接的答案,但是可以提出解决问题的线索,因为他们有过更多失败的教训。千万不可自己埋头苦干,重复别人走过的弯路。

如果得到的实验结果并非预期,需要鉴别问题是技术性的,还是全局的。有些情况是技术性的问题,是由于实验条件的不同或操作程序导致的,此时可以变化条件,检查操作步骤,以保证获得的数据无论是否符合自己的预期,但都是可靠的。全局性的问题指的是原本的假设有偏差或不足,在这种情况下,需要将实验设计全面考虑,进行补充。遇到技术性的问题,需要和导师及同事加强讨论,进行修正。对于课题存在的根本性问题,需要再次阅读文献,考虑是否在课题的设计上进行改进,甚至更换。

如何判断研究进程是否合理?存在什么问题?除了自己思考以外,可以将已经获得的数据进行整理,无论是否有机会在讨论会上报告,都可以将自己的数据按照报告的形式(如幻灯片)来整理,理顺研究背景、研究目标、研究内容、技术路线,将已获得的数据按照研究内容呈现给导师和同事,可以提出问题讨论。如没有机会报告,想象别人会提出哪些问题来质疑这些数据,然后试图回答这些问题,在这一过程中,思路将会得到完善。很少有研究课题会始终沿着最初的设想完成,不断地修订计划才能引导你保持正确的方向。

在交流中,难免会遇到对你的数据或结论的否定意见。不管这些意见出自何人,出于什么样的目的,对你的实验都会有帮助。客观地从质疑中获得完善研究思路和设计的信息是最聪明的应对质疑的方式。

第三节 分子生物学实验实施

有了好的思路,实验设计,还需要积累一些实验室的常规知识和经验,以获得事半功倍的效果。

一、实验室基本设备需求

1. 基因操作基本设备 PCR 仪、微量低温高速离心机、微量高速离心机、高速冷冻离心机、恒温振荡培养箱、恒温培养箱、微波炉、漩涡混合器、紫外分光光度计、紫外成像分析仪、纯水机、恒温水浴锅、恒压恒流电泳仪、微量电子天平、超净工作台、微量移液器、制冰机等。

2. 蛋白质研究基本设备　低压层析仪、高效层析仪、蛋白质电泳及转移装置、红外成像系统、微量低温高速离心机、分光光度计等。

3. 细胞培养基本设备　超净工作台、二氧化碳恒温培养箱、倒置显微镜、荧光显微镜及照相系统、光学显微镜及照相系统、高压灭菌器等。

二、实施实验的细节

1. 水的质量　在分子生物学实验中，千万不要忽略水的质量，必须把水看作是一种试剂。配制所有试剂，都要使用去离子水。分子生物学实验离不开酶，所有的酶学反应对离子和酸碱度都十分敏感。在实际工作中，比较保险的方式是将公用的去离子水用纯水装置过滤后再使用。本书中各种试剂的配制均要求高质量的水。

2. 试剂的纯度和配制　分子生物学实验涉及活细胞和酶的操作，一些工具酶对离子十分敏感，因此对试剂的要求很高。大部分分子生物学所用的酶类试剂都有商品供应，且配备有缓冲液。实验室需要配置的主要是各种普通缓冲液。用于基因操作的溶液（除细菌培养基）都应该至少使用分析纯的试剂。实验室一般应该共同配置一些高浓度的储存液，临用时再稀释。

3. 规范操作

（1）环境需求：避免环境中的污染物和实验样品的交叉污染是分子生物学实验的重要环节。尤其是敏感度非常高的DNA扩增等实验，极易发生样品的交叉污染。因此，尽可能在实验过程中减少交谈，及时盖上试剂瓶、移液器枪头盒、离心管容器等的盖子，并在需要时戴手套、口罩等。除了操作中的交叉污染，环境是一个重要的污染源。实验室空气中的气溶胶中可能含有以往实验中播散的细菌、病毒、基因片段等。分子生物学实验室应该像细胞培养环境一样，定期用紫外线照射，消除污染源。与活细胞接触的所有试剂和设备都必须无菌，需要使用正确的无菌技术。所有细胞培养都应在37℃、5% CO_2、饱和湿度的培养箱中进行，除非另有说明。

（2）微量操作：现代分子生物学的实验操作几乎全部是在微升水平的微量操作。实验技巧直接关系到实验结果是否可靠，尤其是进行定量比较的情况下特别重要。本书的附录Ⅰ专门介绍了微量操作的技巧和注意事项。在进入实验之前，应仔细阅读。

（3）仪器使用：爱护并正确使用仪器设备是科研人员的基本素质。进入实验室后，所有仪器，即使是简单的微量离心机或电子天平，使用前也要先学会操作并了解操作的注意事项。粗暴使用仪器在实验室是人人痛恨的行为。复杂的仪器则要有专人管理，不要想当然地去使用，必须了解相关规定并严格执行。

（4）样品管理：在实验的所有阶段，清晰地标记、有条理的存放实验过程中的所有样品和产品。千万不要在完成实验后随意搁置获得的样品。涉及分子生物学技术的实验往往在开始后几天甚至几周、几个月才能看到结果。如果没有良好的管理样品的习惯，你的实验可能前功尽弃。许多分子生物学实验需要在冰浴中完成，培养的细胞、细菌都需确切地用特殊的标记专用笔来做出标记和编号。

例如，进行基因克隆时，在实验的每一步，都要标记和保存好纯化的质粒、回收的DNA酶切片段、转化菌株、裂解的细胞样品、纯化蛋白质等等。在蛋白质免疫印迹实验中，载有蛋白质的膜可数次使用，故应妥善标记和保存。特别是在进行基因文库等较大规模的筛选性工作时，务必在实验开始前就计划好每步筛选产物如何标记与保存，以免到筛选完成时，已经丢失了原始样品。

三、实验室安全

分子生物学实验室的安全是顺利开展研究课题的保证，除了常规的消防等安全措施外，还应特别关注以下几个方面。

1. 生物安全　所有病毒、细菌等微生物，无论是否在人体致病，都应予以防护。它们可能导致人类疾病，甚至是重大传染病，也可能导致动植物疾病，无论如何都应该充分做好防护。分子生物学实验离不开微生物，需要特别注意。我国有过实验室人员违反操作规程而导致病毒感染事故的例子，付出了重大代价。依据对人类或环境的危害，操作不同的微生物需要有不同级别防护措施，为此规定了不同级别的实验室设施。只有在具有相应防护设施的实验室，才能操作这些为微生物。

2. 物理危害安全 对于分子生物学实验来说，最重要的物理危害是放射性核素，个人和环境防护都十分重要。放射性核素试剂必须严格按照法规和操作规定来订购、储存、使用和排放，才能保证每一个实验室工作人员自身和他人的安全。目前，有些分子生物学实验的敏感度仍然需要放射性核素技术才能达到，充分掌握相应的防护知识，才能既保证安全，又不盲目排斥相应的实验方法。另一个需要注意的是紫外照射。DNA 的操作几乎离不开紫外线，务必带上安全眼镜和安全手套。眼和手的紫外照射伤在分子生物学实验室是常见的事故，许多人都有过体验。各种加热（微波炉、电炉）导致的器皿爆裂常导致烫伤，尤其是眼角膜烫伤在不少实验室都发生过。

3. 化学试剂安全 分子生物学实验中涉及的有毒化学物质很多，天天都要接触到的丙烯酰胺、溴化乙啶等致癌剂是日常实验中最需要注意的。使用任何化学试剂，都应该了解其特性。此外，苯、酚、甲醇等有机溶剂的排放需要按照当地环境部门的规定执行。分子生物学实验室中的易燃试剂较多，需要特别注意消防安全。

第四节 分子生物学实验的伦理学要求

医学分子生物学和其他生命科学与医学分支一样，研究的对象是包括人体和实验动物在内的生命体。以人和动物为对象的研究不可避免地涉及到了人对生命本质的认识、对生命尊严的维护以及人与自然关系的思考等深层次的哲学问题。因此，遵循必要的伦理学规则是所有使用人体或人体标本以及实验动物的基本要求。

一、医学伦理学要求

医学伦理学是运用一般伦理学原则解决医疗卫生实践和医学发展过程中的医学道德问题和医学道德现象的学科，是医学的一个重要组成部分。医学伦理学运用伦理学的理论、方法研究医学领域中人与人、人与社会、人与自然关系的道德问题，规范医学研究和医学临床实践中人与人的关系和行为准则。世界医学大会起草的《世界医学大会赫尔辛基宣言》，是人体医学研究伦理准则的声明，用以指导医生及其他参与者进行人体医学研究。我国在医学伦理学方面制定了各项政策法规。为了保证这些政策法规的有效执行，各级医院和科研单位都成立了专门的医学伦理学委员会。涉及人体的研究，都必须经过伦理委员会的同意和批准。

人体医学研究包括对人体本身和相关数据或资料的研究。对于从患者获取医学分子生物学研究的标本来说，会涉及到作为研究对象的患者和对照人群的知情同意、隐私权的尊重以及自主决定和非指令性等原则。知情同意书（informed consent form）就是患者和参与研究的对照人群表示自愿参与医学研究的文件证明。知情同意书的设计、告知范围、如何签字等，均有具体规范，操作时需要按相关政策法规执行。

另一方面，医学分子生物学研究的最终结局往往会指向临床治疗。和任何临床治疗相关的研究一样，首先要考虑的是治疗的安全性和有效性。一项研究的成果何时可以在人体进行尝试性的治疗、如何组织相关临床实验等，国家有严格的医学伦理学规范。在这里特别需要提出的是，医学分子生物学研究建立的基因治疗技术，尤其是涉及到生殖系的基因治疗技术和相关的科学研究活动，必须在国家有关的政策、法规和法律的指导下进行。

二、实验动物伦理学要求

实验动物在医学分子生物学基础研究和转化研究中发挥了不可替代的作用。使用实验动物的伦理学要求是每个使用实验动物的研究者必须遵循的准则，而且使用实验动物开展科学研究也应该得到所在研究机构的实验动物伦理委员会的批准。对于研究者来说，使用实验动物应该遵守 3R 原则，即：①replacement（代替），能不使用动物的实验，尽量不使用动物；②reduce（减少），必须开展实验动物研究时，应尽量减少动物的使用量；③refinement（优化），在开展实验动物研究时，应尽可能优化研究方案，减少动物的痛苦。具体可见相关的政策法规。

（韩 骅 高国全）

第一章 核酸分子杂交技术

核酸分子杂交(nucleic acid hybridization)技术是分子生物学领域中最常用的基本技术方法之一。其基本原理是来源不同的两条互补单链核酸DNA或RNA可在一定条件下(适宜的温度及离子强度)按碱基互补配对的原则形成杂合双链分子(DNA/DNA、DNA/RNA或RNA/RNA)。杂合双链分子的两条单链分别来自待测的核酸序列及探针,杂交后形成的异质双链分子称为杂交分子或杂交双链。由于杂交是在分子水平上进行的,故称为分子杂交。基于该原理分子杂交技术可以探测待测样本中是否含有特定核苷酸序列的核酸分子。

核酸分子杂交依据被分析样品的性质不同可以分为液相杂交与固相杂交两种。液相杂交中参加反应的两条核酸单链都游离在液体中,属于液相杂交的有核酸酶S1保护分析、RNA酶保护分析、引物延伸分析等方法。固相杂交是将参加反应的一条核酸单链先固定在固体支持物上,另一条互补核酸单链游离在溶液中,两者在一定的条件下进行杂交反应。固体支持物有硝酸纤维素膜、尼龙膜、聚偏二氟乙烯(polyvinylidene fluoride,PVDF)、乳胶颗粒、磁珠和微孔板等。固相杂交常见的种类有细胞原位杂交和膜印迹杂交等。细胞内核酸可以直接进行细胞原位杂交,亦可以从细胞中分离纯化后转移至载体膜上与相应探针进行膜印迹杂交,此类杂交包括Southern印迹杂交、Northern印迹杂交、斑点/狭缝印迹杂交等(图1-1)。

由于核酸分子杂交的高度特异性及检测方法的高度灵敏性,使得它在分子生物学领域中被广泛应用,其范围包括基因克隆的筛选和酶切图谱的制作、基因组中特定基因序列的定量和定性分析、基因突变分析以及疾病的诊断等(图1-1)。这一技术的应用大大推动了分子生物学的迅猛发展。

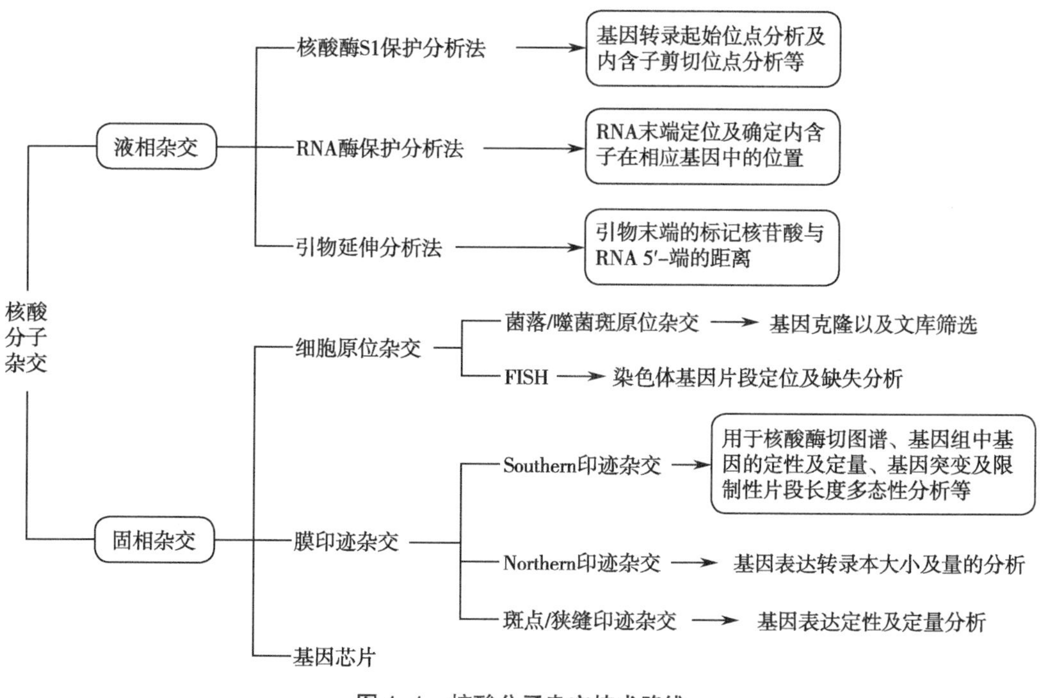

图1-1 核酸分子杂交技术路线

第一节 核酸探针及其标记

核酸探针（nucleic acid probe）是指标记有放射性或带有其他标记物的单链多聚核苷酸片段，用于检测核酸样品中特定的核苷酸序列。要实现对核酸分子的有效探测，必须将探针分子用一定的示踪物（即标记物）进行标记。本节介绍可以作为探针的核酸种类、探针的标记物以及一些核酸探针的标记方法。

一、探针的种类及其选择

核酸探针可以是人工合成的寡核苷酸片段，可以是克隆的基因组 DNA、全长 cDNA 或部分片段，也可以是 RNA。根据实验目的与要求的不同，可以选择不同类型的探针。探针选择的正确与否，将会直接影响到杂交结果的分析。在选择探针时应该充分考虑探针的特异性及其来源是否方便等其他因素。以下是主要的探针种类。

1. 基因组 DNA 探针 克隆化的各种基因片段是最广泛采用的核酸探针。几乎所有的基因片段都可被克隆到质粒或噬菌体载体中，然后通过扩增、抽提、纯化，获得大量高纯度的 DNA。采用 PCR 技术也可更方便地制备特异的 DNA 探针。在选择此类探针时，要特别注意真核生物基因组中存在的高度重复的序列（如人类基因组中的 *Alu* 序列），要尽可能选用基因的编码序列（外显子）作为探针，否则探针中可能因存在高度重复的序列而引起非特异性杂交导致出现假阳性结果。

2. cDNA 探针 提取 mRNA，经反转录合成 cDNA，再经 cDNA 克隆或 PCR 扩增，可制备 cDNA 探针。cDNA 探针不含内含子及高度重复序列，是一种较为理想的核酸探针。

3. RNA 探针 通常采用含 T7 或 SP6 启动子的表达载体克隆来制备高度敏感的 RNA 探针。将目的基因克隆到含 T7 或 SP6 启动子表达载体的多克隆位点中，用适当的限制性核酸内切酶在插入序列的下游使重组质粒线性化，加入 T7 或 SP6 RNA 聚合酶、NTPs 和[α-^{32}P]-UTP，即以目的基因的 DNA 为模板，合成高放射活性的 RNA 探针。RNA 作为核酸分子杂交的探针较为理想，但 RNA 极易被环境中大量存在的核酸酶所降解，较 DNA 难于操作，故限制了其广泛应用。

4. 寡核苷酸探针 随着 DNA 合成仪的广泛应用，采用人工合成的寡核苷酸片段作为核酸探针也非常普遍。研究者可根据已知基因序列或者根据已知氨基酸排列顺序推测出 DNA 序列，合成一段 15~30nt 的寡核苷酸片段。由氨基酸序列推测其基因 DNA 序列时需要考虑以下原则：①选择那些尽可能含有较少同义密码子的蛋白质多肽区域作为合成寡核苷酸探针的参照；②优先考虑使用频率最高的同义密码子；③自然界中编码氨基酸的密码子内部及两相邻密码子间存在 CG 顺序的频率较低，当两个相邻氨基酸的最高频密码子相邻会导致 CG 顺序出现时，则应将其中一种氨基酸的密码子换为次高频密码子，以避免两个相邻密码子间出现 CG 顺序；④参考同一基因家族成员中相应氨基酸所对应的 DNA 序列，对于密码子的正确选择也会有所帮助。

核酸适配体是利用体外筛选技术即指数富集的配体系统进化技术（systematic evolution of ligands by exponential enrichment，SELEX），从核酸分子文库中得到的寡核苷酸片段。核酸适配体与目标物质发生特异性结合时，自身的构型会随之发生变化，利用这一特点，核酸适配体作为探针被广泛应用于生物传感器领域。

二、核酸标记物及其选择

为了便于示踪检测，探针必须采用一定方法加以标记，以利于杂交结果的显示。一种理想的核酸探针标记物应具备以下特点：①高度灵敏性；②高度特异性且标记物与核酸探针结合后应绝对不能影响核酸探针与模板的结合能力及结合的特异性；③当用酶促方法进行标记时，应对酶促活性（K_m 值）无影响，以保证标记反应的效率和标记产物的比活性；④较高的化学稳定性，保存时间长；⑤标记及检测方法简单；⑥对环境无污染，对人体无损伤等。

目前常采用的探针标记物主要是放射性核素，它可以检测出 1~10μg 的高等生物基因组 DNA 中的单拷贝序列。另外一些非放射性标记物如生物素、地高辛和荧光素等已在国内外广泛推广应用并取得了理想的结果。

（一）放射性核素

放射性核素是一类灵敏度极高的探针标记物。在最适条件下，可以检测出样品中少于1 000个分子的核酸。放射性核素与相应元素之间的差别仅在于中子数，而质子和电子数完全一致，两者具有完全相同的化学性质。放射性核素对各种酶促反应无任何影响，也不影响碱基配对的特异性、稳定性和杂交性质。此外，放射性核素的检测具有极高的特异性，假阳性率较低。其主要缺点是存在放射线污染，且多数半衰期短，探针必须随用随标记，不能长期存放。目前实验室中常用于核酸标记的放射性核素主要有^{32}P、^{3}H和^{35}S等。

1. ^{32}P　^{32}P释放的β粒子具有能量高、穿透性较强等特点，因此采用^{32}P作标记物后放射自显影所需时间短，灵敏度高。其缺点是半衰期短（14.3天），射线散射严重，有时会导致X线胶片上自显影带型轮廓不清，进而影响结果的分析。^{32}P可广泛应用于各种滤膜杂交，特别适合于检测基因组中单拷贝基因。商品化的^{32}P主要是以标记的各种核糖核苷酸（[^{32}P]-NTP）和脱氧核糖核苷酸（[^{32}P]-dNTP）的形式提供。其保存形式主要有水溶液和乙醇：水（1∶1）溶液两种，前者可以直接使用，而后者在使用前须进行浓缩干燥。在标记反应前，应注意所采用的放射性核素的比放射活性，它反映了核苷酸分子中^{32}P的取代比例。实验室中常用比放射活性为111TBq/mmol的dATP。

2. ^{35}S　S原子可以取代磷酸分子上的一个氧原子，从而形成^{35}S标记的核苷酸分子。^{35}S的放射性亦较强，但其释放的β粒子能量较低，因此其检测灵敏度较^{32}P稍低，但也基本达到检测基因组中单拷贝基因的要求。由于其射线的散射作用较弱，在X线胶片上带型轮廓分辨率较高，因此越来越多的研究者选择其作为核酸分子杂交的标记物。另外，^{35}S的半衰期较^{32}P长，也是其受欢迎的原因之一。^{35}S释放的β粒子穿透力极弱，一张薄薄的保鲜膜就可使之减弱，这是在放射自显影时所必须注意的问题。

3. ^{3}H　^{3}H释放的β粒子能量极低，散射极少，因此在X线胶片上的成影分辨率最高，且本底最低，最适于细胞原位杂交，但放射自显影所需时间较长。^{3}H的另一个优点是半衰期长，以其标记的探针可存放较长时间反复使用。

（二）非放射性标记物

多年来科学家们一直在寻找一种安全可靠、灵敏度高的标记物以替代放射性核素用于核酸探针的标记。部分非放射性标记物已经在国内外广泛使用并取得了很好的效果。非放射性标记物的优点为：①安全、无污染、使用后处理方便；②稳定性好，标记好的探针可保存一年甚至更久，可降低工作强度，使批次检测之间重复性好；③利用几种不同探针标记方法，可一次对同一样品进行多探针杂交。非放射性标记物的主要缺点为灵敏度及特异性有时不太理想，标记反应结束后不能立即确定探针的标记效率。

非放射性标记物主要包括三类：半抗原类、荧光色素类、酶类，其中半抗原类使用最为广泛，商品化选择最多。

1. **半抗原**　半抗原类标记物主要有生物素（biotin）、地高辛（digoxin）、二硝基苯（dinitrophenyl）、雌二醇等。前两者使用最为广泛，且均有商品化试剂盒可供选用。

（1）生物素：生物素是最先被用于核酸探针标记的非放射性标记物，它通过连接臂与dUTP或UTP的嘧啶环第5位C原子相连，修饰后的dUTP或UTP可以替代dTTP掺入到标记的核酸探针链中。目前在标记反应中较常用的是生物素-11-dUTP。在溶液中，生物素可以与抗生物素蛋白和链霉抗生物素蛋白（streptavidin，链亲和素）特异性结合，因此可以通过偶联有荧光素或特定的酶如碱性磷酸酶（alkaline phosphatase，AP）或辣根过氧化物酶（horseradish peroxidase，HRP）的抗生物素蛋白或链亲和素来进行检测。生物素可使标记的DNA分布于有机相与无机相的交界面或完全在有机相中，因此生物素标记的DNA不能用酚进行抽提。但由于生物素是一种维生素分子，普遍存在于各种细胞中，因而在原位杂交时内源性背景较大。

（2）地高辛：地高辛为一种类固醇半抗原化合物，化学名为异羟基洋地黄毒苷，来源于植物毛花洋地黄，是目前应用广泛的另一种非放射性标记物。地高辛标记的探针可以通过偶联有荧光素或特定的酶如AP或HRP的抗地高辛单抗来检测。与生物素相比较,它不存在于一般生物体中,因而消除了内源性背景的问题。在原位杂交中,地高辛标记系统效率更高,可达到每20bp带有一个地高辛配基,且杂交后又有灵敏的酶免疫检测体系,因而其灵敏度在原位(膜)杂交中10倍于生物素系统。地高辛标记的探针非常稳定,在-20℃条件下可以保存几年之久。

2. 荧光色素 荧光色素类主要包括异硫氰酸荧光素(fluorescein isothiocyanate,FITC)、罗丹明(rhodamine)类等。其工作原理(以荧光素为例)是通过酶促合成将荧光素化的dNTP掺入到探针分子中,杂交后直接在荧光显微镜下观察结果。不同荧光色素在激发光下可发出不同颜色的荧光,利用不同颜色荧光色素标记的探针可进行多重原位杂交,同时检测多个基因的表达。荧光探针多用于染色体、基因芯片、培养细胞或冰冻切片标本的检测分析。该法简单快捷,但没有放大过程,灵敏度较低,仅适用于检测高拷贝序列,而且荧光强度随着激发光照射时间的增加而衰退。

荧光色素既可用于荧光标记,又可作为半抗原标记。用作后者时,其原理与地高辛系统类似,只需将酶联地高辛抗体换为荧光色素抗体即可。此时,其灵敏度高于前者的直接检测法,同时也为多重标记检测增加了一种标记途径。

3. 酶 这类标记物以增强化学荧光法(enhanced chemiluminescence,ECL)系统为代表。它是在戊二醛的作用下将HRP或AP与寡核苷酸探针片段直接共价相连。此法简化了检测步骤,减少了非特异污染的可能,且其灵敏度高。但由于酶是具有生物活性的蛋白质分子,易变性,因而从标记到杂交及其后的洗脱过程均不能采用剧烈的条件(如温度不超过42℃,不能使用强酸、强碱及去垢剂,离子强度要适中等)。而以上条件正是除去非特异性杂交的有效手段,因而选择直接酶联法要注意其非特异性背景的问题。

非放射性标记物的发展方向为灵敏度高、稳定性好、实验周期短、检测方法简单安全。在这些系统中以新的荧光色素类标记物最具潜力。

三、核酸探针的标记方法

在实验室中,核酸探针的标记方法主要有化学法和酶促法两类。化学法是利用标记物分子上的活性基团与核酸分子上的基团(如磷酸基)发生化学反应而将标记物直接结合到核酸分子上的方法,如光敏生物素的标记。酶促法是将标记物预先标记在核苷酸分子上,然后利用酶促方法将标记的核苷酸分子掺入到探针分子中去,或是将核苷酸分子上的标记物转移到探针分子上。酶促法对放射性核素和非放射性标记物探针的标记都适用,是目前实验室中最常用到的标记方法。核酸探针的酶促标记方法种类较多,应根据不同的需要进行选择。下面将主要介绍以放射性核素标记探针的酶促标记法,如切口平移法、随机引物法、cDNA探针的标记、DNA探针的末端标记、RNA探针以及寡核苷酸探针的标记等。非放射性核素标记探针的标记方法与此相似,只是将放射性核素标记的核苷酸换成非放射性核素标记的核苷酸。

(一)切口平移法标记DNA探针

切口平移法(nick translation)是最早应用于核酸探针标记的方法之一。它是利用大肠埃希菌DNA聚合酶Ⅰ(DNA polymerase Ⅰ)的酶促活性(同时具有5′→3′的DNA聚合酶活性和5′→3′的核酸外切酶活性)将标记的dNTP掺入到新合成的DNA链中去,从而合成高比活性的均匀标记的DNA探针。线状、超螺旋及带缺口的环状双链DNA均可作为切口平移法标记的模板。

切口平移法的基本过程是,首先采用微量的DNA酶Ⅰ(DNase Ⅰ)在DNA双链上随机形成单链切口,再利用大肠埃希菌DNA聚合酶Ⅰ的5′→3′核酸外切酶活性在切口处将原来的DNA链从5′-端逐步向3′-端方向切除,同时在DNA聚合酶Ⅰ的5′→3′聚合酶活性的作用下,按照DNA碱基互补配对原则将dNTP依次连接到切口3′-OH上。由于在切去核苷酸的同时又在切口的3′-端补上核苷酸,从而使切口沿着DNA链移动,如果在反应体系中含有一种或多种标记的核苷酸分子,则这些标记的核苷酸将替代相应的未标记的核苷酸分子掺入到探针中去(图1-2,实验流程1-1)。

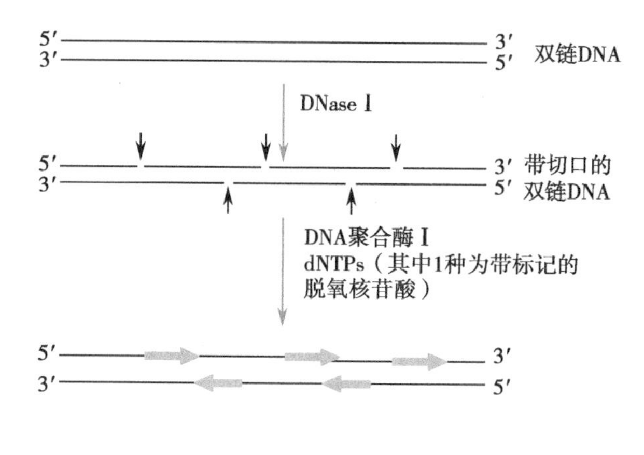

图 1-2 切口平移法标记 DNA 探针的原理示意图

实验流程 1-1 采用切口平移法标记核酸探针

A. 加入：

DNA 0.5μg/μl	1.0μl
10× 切口平移缓冲液	2.5μl
1mmol/L dGTP、dCTP、dTTP	5.0μl
1.85MBq［α-^{32}P］-dATP	5.0μl
H_2O	10.0μl

B. 混匀后加入：

DNase Ⅰ	0.5μl
E.coli DNA 聚合酶 Ⅰ	1.0μl（5U）

C. 14~16℃水浴 1~2h，加入 2μl 0.5mol/L EDTA 终止反应。

注：

10× 切口平移缓冲液：0.5mol/L Tris-HCl（pH7.5），0.1mol/L $MgSO_4$，1mmol/L DTT，500μg/ml BSA 组分Ⅴ。

DNase Ⅰ：按 1mg/ml 的浓度溶于 0.15mol/L NaCl/50% 甘油溶液中，分装成小份，置 -20℃保存备用。使用前用冰预冷，并采用含 50% 甘油的 1× 切口平移缓冲液稀释 10^4~10^5 倍。

切口平移法标记探针的注意事项有：①采用的标记物应该位于脱氧核苷三磷酸的 α- 磷酸位上。②DNase Ⅰ的浓度一定要适当。如果浓度过大，将在 DNA 链上引入过多的切口，使合成探针的长度过短，影响杂交反应的效率，但如果浓度过低，则不足以形成足够的单链切口，导致标记效率的降低。因而在进行标记实验前应通过预实验确定 DNase Ⅰ的适当用量，理想的标记条件是使约 30%~60% 的标记核苷酸掺入到 DNA 探针中去，最后形成的单链 DNA 探针的长度为 400~800bp。③反应温度应控制在 14~16℃。温度过高会使 DNase Ⅰ的活性增强，导致切口过多，合成的探针长度变短，但温度过低，则 DNA 聚合酶的活性下降，影响探针的标记效率。

（二）随机引物法标记 DNA 探针

随机引物标记法（random priming）是一种较为理想的核酸探针标记方法，是实验室中标记 DNA 探针的常规方法之一。较常采用的随机引物大多是六核苷酸片段的混合物，含有各种可能的组合排列顺序（4^6=4 096 种，实际上并非所有序列均为必需）。探针标记的基本过程是寡核苷酸随机引物可与任何来源的单链 DNA 模板的互补区域杂交从而提供引物 3′-OH 端，在 1 种标记 dNTP 和 3 种未标记 dNTPs 存在的条件下，大肠埃希菌 DNA 聚合酶 Ⅰ Klenow 大片段沿单链 DNA 模板在多个位点起始的 DNA 合成，这样就可以得到标记的 DNA 探针（图 1-3，实验流程 1-2）。

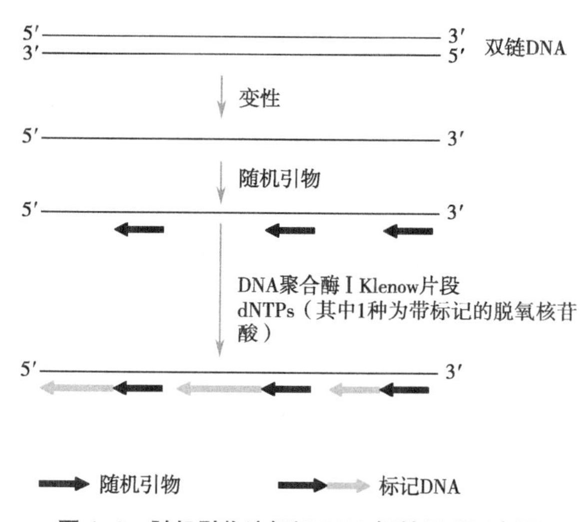

图 1-3 随机引物法标记 DNA 探针原理示意图

实验流程 1-2 采用随机引物法标记核酸探针

A.

1~25μg/ml DNA	1μl
5× 随机引物标记缓冲液	10μl
1.0mmol/L dGTP、dCTP、dTTP	1μl
10mg/ml BSA	2μl
［α-^{32}P］-dATP 111TBq/mmol	5μl
Klenow DNA 聚合酶大片段	1μl（5U）
H_2O	30μl

B. 混匀后室温反应1h。标记结束后将离心管置95℃水浴2min终止反应，然后加入EDTA至终浓度为20mmol/L，直接用于杂交或置-20℃保存备用。

注：

5×标记缓冲液：250mmol/L Tris-HCl（pH8.0），25mmol/L $MgCl_2$，10mmol/L DTT，1mol/L HEPES（pH6.6），26OD/ml六核苷酸随机引物。

1~25μg/ml待标记DNA片段，95℃ 2min后冰水浴中骤冷。

随机引物法标记探针的注意事项：①标记探针的长度同加入寡核苷酸引物的量成反比，加入引物的量越大，合成起点也就越多，得到的探针长度也就越短。标准的标记方法得到的探针长度约为200~400nt，其足以满足一般核酸分子杂交实验的要求。②采用本方法标记探针的活性除标记核苷酸的比放射活性及加入量外，还取决于合成DNA的拷贝数。在实际操作中，可用加大寡核苷酸引物的方法使拷贝数增加，提高DNA探针的放射活性。③通过该方法获得的标记探针是新合成的DNA单链，以双链的形式存在。当采用单链DNA或RNA作为模板时，必须注意所得到的标记探针并不是其本身，而是与其互补的单链DNA片段。在进行杂交反应前，应使标记反应后形成的DNA双链变性分开。

（三）DNA探针的末端标记

DNA末端标记法由于只对DNA的末端（5′-或3′-端）进行部分标记，所以标记的活性不高，一般极少用来做核酸分子杂交探针的标记，主要用于DNA序列测定等方法所需片段的标记。多种酶如T4 DNA聚合酶、T4多聚核苷酸激酶、末端脱氧核苷酸转移酶和DNA聚合酶Ⅰ Klenow片段等均可用于DNA探针的末端标记。

T4 DNA聚合酶与DNA聚合酶Ⅰ Klenow片段都具有5′→3′的DNA聚合酶活性，在有标记核苷酸存在时，可以使具有5′-突出末端的基因片段发生填充标记。此外，T4 DNA聚合酶还具有较强的3′→5′核酸外切酶活性，如果反应体系中缺乏dNTP，它将主要表现为3′→5′核酸外切酶活性，这样就会在双链DNA的末端形成5′-端突出的部分单链结构；当加入dNTP后，其核酸外切酶活性被抑制而表现为DNA聚合酶活性，以填充的方式将DNA末端填平，如果反应体系中含有标记的dNTP，则可以获得3′-端标记的探针。

T4多聚核苷酸激酶可以催化ATP分子上的γ-磷酸基团转移到DNA或RNA分子的5′-OH基团上。进行探针标记时，首先采用碱性磷酸酶去除DNA双链的5′-端磷酸基团，然后在T4多聚核苷酸激酶的作用下，以[γ-^{32}P]-ATP为底物，即可对DNA片段5′-端进行标记。

（四）RNA探针的标记

许多人工构建的载体中含有可以被噬菌体RNA聚合酶特异识别的启动子序列如SP6、T3或T7启动子。将目的基因序列克隆到它们的下游，再用适当的限制性核酸内切酶在插入序列的下游将重组质粒线性化，在1种标记NTP和3种非标记NTPs存在时，特异的RNA聚合酶将以目的DNA片段为模板转录合成互补的RNA探针。标记结束后，体系中含有的DNA模板可以通过无RNase污染的DNase处理而清除。

这种标记方法的优点是：①标记产物产量高，可以得到多拷贝数的RNA探针。②标记探针活性高。③与DNA探针相比，特异性高，RNA探针形成的杂交分子稳定性更好，杂交反应和洗膜都可以在更为严格的条件下进行，增强了杂交反应的特异性。④探针的大小比较恒定，增加了杂交的敏感性及均一性，而且还能防止DNA中第二条链的竞争性杂交，杂交后用RNA酶消化单链未杂交的探针可以明显降低本底。⑤由于克隆于载体中的DNA序列可以从不同的方向进行转录，合成的RNA探针可以是任一条链的互补链，从而可以控制杂交反应的特异性。

进行RNA探针标记前首先要将目的基因片段克隆至含噬菌体RNA聚合酶识别启动子序列下游的多克隆位点中，再采用合适的限制性核酸内切酶在插入序列的下游将重组质粒线性化。将线性化的质粒经酚/氯仿抽提，无水乙醇沉淀，沉淀溶于适量的无菌蒸馏水内，浓度为0.2~1.0mg/ml，而后按实验流程1-3进行标记和标记后处理。

实验流程 1-3　RNA 探针的标记

A. 标记反应体系配制（20μl）：

H_2O	1μl
5× 转录缓冲液	4μl
0.1mol/L DTT	2μl
10U/μl RNasin	2μl
25mmol/L ATP、GTP、UTP	2μl
0.12mmol/L CTP	2μl
模板 DNA（0.2~1.0mg/ml）	1μl
[α-^{32}P]-CTP（370kBq/μl）	5μl
T7 RNA 聚合酶（15~20U/μl）	1μl

B. 37℃水浴中保温 1min。

C. 加入 1μl 无 RNase 的 DNase Ⅰ（1mg/ml），混匀后置 37℃水浴中保温 15min。

D. 用等体积的水饱和酚/氯仿抽提，上清中加入 1/3 体积的 10mol/L NH_4Ac，再加入 2 倍体积冰冷的无水乙醇，置 -20℃沉淀 30min。

E. 4℃，12 000g 离心 10min 沉淀 RNA，去除残留的乙醇，将 RNA 溶于适量的无 RNase 蒸馏水中，立即用于杂交或加入 2 倍体积冰冷的无水乙醇，贮存于 -70℃备用。

F. 贮存于 -70℃中的 RNA 探针在使用前，加入 0.1 倍体积的 10mol/L NH_4Ac，置 -20℃ 30min 以上，然后于 4℃，12 000g 离心 10min，将 RNA 沉淀溶解于适量的无 RNase 污染的缓冲液中。

RNA 探针标记的注意事项有：①在进行标记前，模板 DNA 必须采用单酶切线性化，否则会合成过长的 RNA 产物，降低探针标记的效率。②RNA 探针极易被降解，因此在操作过程中应注意防止 RNase 污染。

（五）cDNA 探针的标记

cDNA 探针的标记需要反转录酶。反转录酶将 mRNA 反转录成 cDNA，如果在反转录体系中加入标记的核苷酸，则可以掺入到反转录合成的 cDNA 分子中。实验室中较常用的反转录酶分别来源于鸟成髓细胞性白血病病毒（avian myeloblastosis virus，AMV）和莫洛尼鼠白血病病毒（Moloney murine leukemia virus，M-MLV）。采用此种方法进行探针标记时，可以选用特异的寡核苷酸引物，也可以选用随机六核苷酸引物；对于含 poly A 的 mRNA 还可以选用 Oligo（dT）作为标记引物。cDNA 探针主要是用于分离或鉴定能在一种细胞中有效表达而在另一种细胞中表达水平较低的基因的相应 mRNA。应该注意的是，RNA 分子极易被环境中污染的 RNase 降解，因此应注意防止 RNase 的污染。

（六）寡核苷酸探针的标记

由于寡核苷酸能够相当便宜地大量快速合成，所以作为常规使用的 DNA 探针十分方便。这种探针不仅稳定，不会自身退火，很少发生非特异性结合，而且还同时适合于放射性和非放射性标记物的标记。寡核苷酸探针可以用于基因文库的筛选和靶基因上单个核苷酸点突变的检测等。寡核苷酸探针的标记可以在 DNA 合成时加入特定标记的核苷酸来进行，还可以通过上文介绍的 DNA 探针的末端标记法对寡核苷酸的 5′-或 3′-端进行标记。DNA 聚合酶Ⅰ Klenow 大片段的填充反应可对带有黏性末端的双链寡核苷酸进行末端标记，而对于单链寡核苷酸，则可预先合成一小段（如 8nt）与此探针互补的寡核苷酸作为引物，然后利用 DNA 聚合酶Ⅰ Klenow 大片段的链延伸反应获得标记的寡核苷酸探针。此外，亦可利用末端脱氧核苷酰转移酶催化 dNTP 在单链 DNA 的 3′-端多聚化。如果在 Co^{2+} 替代正常的辅助因子 Mg^{2+} 存在的情况下，双链 DNA 亦可作为末端脱氧核苷酰转移酶的底物被多聚化。

四、标记探针的纯化

DNA 探针标记结束后，反应体系中依然存在未掺入到探针中去的 dNTP（标记的与未标记的）等小分子，如果不将它们去除，有时会干扰后续的杂交反应。通过凝胶过滤层析法或选择性沉淀法沉淀标记的 DNA 分子均可以很方便地去除这些小分子。当标记核苷酸的掺入效率超过 60% 时，探针在大多数情况下可以直接用于核酸杂交。只有当标记核苷酸的掺入效率很低时才需要作进一步的纯化。

凝胶过滤层析通过其分子筛作用，可以将大分子 DNA 和小分子 dNTP、磷酸根离子以及寡核苷酸有效地分离开来，大的标记探针将首先从凝胶层析柱中流出，而小分子则滞留在其中。常用的凝胶基质是 Sephadex G-50 和 Bio-Gel P-60，所获得探针的长度一般大于 100nt。

DNA 可被乙醇沉淀，而未掺入 DNA 的 dNTP 则保留于上清中，因此反复使用乙醇沉淀可以将两者分离（实验流程 1-4）。用 2mol/L 乙酸铵和乙醇沉淀效果较好，连续沉淀两次，可去除 99% 的 dNTP。蛋白质在此条件下多不会被沉淀。如果 DNA 浓度较稀（<10μg/ml），可加入 10μg 酵母 tRNA 进行共沉淀以提高沉淀效率。具体操作步骤如下：

实验流程 1-4 标记探针的选择性沉淀

A. 在 DNA 探针标记反应体系中，加入 0.5 倍体积的 7.5mol/L 的 NH_4Ac 溶液，并加入 2 倍体积（包括标记探针的体积和 NH_4Ac 的体积）冰冷的无水乙醇，混匀后置 -20℃内沉淀 30min。

B. 于 4℃，12 000g 离心 15min，小心去除上清，将核酸沉淀重悬于 100μl 2mol/L 的 NH_4Ac 溶液中，加入 200μl 冰冷的无水乙醇，置 -20℃沉淀 30min。

C. 4℃，12 000g 离心 15min，去除上清，加入 0.5ml 冰冷的 70% 乙醇，4℃，12 000g 离心 5min，弃上清，将核酸沉淀溶解于适量的 TE 缓冲液（10mmol/L Tris-HCl pH8.0，1mmol/L EDTA pH8.0）中，保存于 -20℃备用或直接用于核酸杂交。

第二节 Southern 印迹杂交

DNA 的印迹杂交由英国爱丁堡大学 Southern EM 于 1975 年首先设计应用，因此又被称为 Southern 印迹杂交（Southern blotting）。Southern 印迹杂交是指将通过凝胶电泳分离的 DNA 片段转移到特定的固相支持物上，在转移过程中 DNA 分子保持其原来的相对位置不变，然后采用标记的核酸探针与结合于固相支持物上的 DNA 分子进行杂交的技术。由于探针与待测核酸片段中的互补序列形成杂交分子，探针分子显示的位置及量的多少，将反映出待测核酸分子中是否存在相应的基因以及片段大小和量的多少。Southern 印迹杂交可用于克隆基因的酶切图谱分析、基因组中基因的定性及定量分析、基因突变分析及限制性片段长度多态性分析（restriction fragment length polymorphism，RFLP）等。

一、固相支持物与印迹方法的选择

选择良好的固相支持物与有效的转移方法是膜上印迹杂交技术成败的两个关键因素。

（一）固相支持物的选择

一种良好的固相支持物应具备以下几个特性：①具有较强的结合核酸分子的能力。②与核酸分子结合后，不影响其与探针分子的杂交反应。③与核酸分子的结合稳定牢固，能经受杂交、洗膜等操作过程而不至于脱落或脱落极少。④在洗膜条件下能将非特异性吸附在其表面的核酸分子洗脱。⑤具有良好的柔软性、韧性等机械性能，以便于操作。满足这些条件的固相支持物的种类很多，目前实验室中最常用到的膜固相支持物有硝酸纤维素膜与尼龙膜两种（表 1-1）。硝酸纤维素膜在核酸印迹方法发展的早期应用比较广泛，但是并不理想。它主要是依靠疏水作用力结合核酸分子，因而结合并不太牢固，而且质地较脆，操

表 1-1 常用杂交膜的特性比较

	硝酸纤维素膜	普通尼龙膜	带正电荷尼龙膜
结合核酸类型	ssDNA，RNA	ssDNA，dsDNA，RNA	ssDNA，dsDNA，RNA
荷载能力（$\mu g/cm^2$）	80~100	400~600	400~600
膜强度	差	好	好
结合核酸的方式	非共价结合	共价结合	共价结合
结合核酸的最小长度	500nt	50nt	50nt
核酸固定的方法	80℃烘烤 2h	80℃烘烤 2h 或紫外交联	80℃烘烤 2h 或紫外交联

注：nt，核苷酸。

作时须特别小心，很难进行多轮杂交。硝酸纤维素膜与核酸的结合需要较高的离子强度，较低的离子强度将降低其与核酸的结合能力，通常采用20×SSC（附录Ⅳ）作为转移缓冲液。硝酸纤维素膜不适于用碱性溶液进行转移，它在pH9.0时不能结合核酸，而且长时间暴露于碱性溶液中会使膜破裂。

尼龙膜是目前比较理想的一种固相支持物，有普通尼龙膜与带正电荷修饰的尼龙膜两种。正电荷尼龙膜结合核酸的能力更强，灵敏度更高，但是价格比较昂贵，而普通的尼龙膜虽然达不到带正电荷尼龙膜那样的灵敏度，但可以满足一般杂交实验的要求。核酸分子以共价键方式结合在尼龙膜上，因此结合比较牢固。尼龙膜与核酸的结合条件没有硝酸纤维素膜那样严格，在酸性、碱性、中性、高离子强度或低离子强度条件下均可。总体来讲，较高的离子强度对核酸的结合更为有利，而且正电荷尼龙膜在碱性转移液（0.4mol/L NaOH）中即可以共价结合核酸，转移后不需要进行固定。普通的尼龙膜在碱性条件下可以结合核酸分子，但效率相对低一些。尼龙膜的韧性比较强，操作方便，可用于多轮杂交。其缺点是杂交信号本底较高。

此外，聚偏二氟乙烯膜在用非放射性核素标记物如地高辛和生物素等标记的探针进行核酸印迹杂交中也常采用。它具有较高的强度，但背景相对较高。活化的纤维素滤纸也有被一些研究者采用，它们含有芳香基团，经化学方法激活后可以与核酸分子共价结合，其结合寡核苷酸的长度最小可达2nt，但核酸荷载能力较尼龙膜要低得多（2~40μg/cm^2）。

（二）印迹方法的选择

在印迹实验中，需要将经凝胶电泳分离后的核酸转移到杂交膜上，目前常用的转移方法有毛细管转移、电转移和真空转移三种。

1. 毛细管转移法　在核酸分子杂交发展的初期，采用的转移方法是毛细管转移法，它是利用毛细管虹吸作用由转移缓冲液带动核酸分子转移到固相支持物上。由于操作简单，重复性好，而且不需要特殊的设备，因此毛细管转移法目前仍是实验室中最常采用的转移方法之一。在毛细管转移法中，核酸转移的速率主要取决于核酸片段的大小、凝胶的浓度及厚度。一般来说，DNA片段越小，凝胶越薄、浓度越低，转移的速度也就越快。图1-4示意了一种液流向上的传统毛细管转移法。

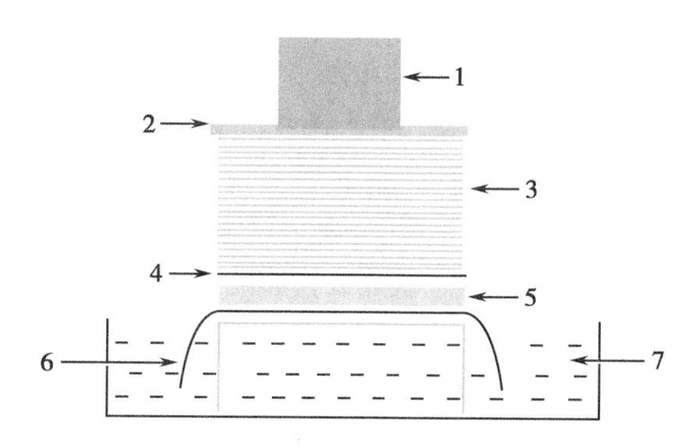

图1-4　毛细管虹吸作用转移核酸装置示意图

1. 重物；2. 玻璃板；3. 吸水纸；4. 硝酸纤维素膜；5. 凝胶；6. 滤纸盐桥；7. 20×SSC

2. 电转移法　电转移法是利用电场的作用将凝胶中的核酸转移到杂交膜上，是一种简单、迅速、高效的核酸转移法。其原理是在一种特殊的电泳装置中，利用DNA分子的电荷性，在匀强电场力的作用下将凝胶中的DNA转移到某种固相支持物上。核酸完全转移所需时间取决于核酸片段的大小、凝胶的孔隙以及外加电场的强度，一般需2~3h，至多6~8h即可完成。电转移法对于不适合毛细管转移法转移的聚丙烯酰胺凝胶中的核酸以及大片段核酸的转移更为适宜。

电转移法通常根据装置的不同又分为两种：湿式电转法和干式电转法。湿式电转法采用的是铂金电极，在正负电极之间充满了大量的电泳缓冲液，高档的设备还带有循环冷却系统，因为在电转的过程中会产生大量的热，如不及时带走将会使缓冲体系因温度过高而遭到破坏。它最大的缺点就是受工艺和成本的限制，无法提供一个理想的匀强电场。干式电转法采用的是石墨电极，不需要大量的液体缓冲溶液，只需几张TBE浸湿的滤纸即可。相对湿式电转法而言，干式电转法的最大特点就是提供了理想的匀强电场。应特别注意的是，在电转移过程中，一般选用尼龙膜而不是硝酸纤维素膜作为固相支持物，因为硝酸纤维素膜结合DNA要求较高的离子强度，这时缓冲液传导电流的效率极高，将导致转移系统的温度急剧升高而破坏转移液的缓冲体系，影响到核酸的转移效率以及最后的杂交结果。

3. 真空转移法 真空转移法是又一种简单、迅速、高效的核酸转移法。其原理是利用真空作用将转移缓冲液从上层容器中通过凝胶抽到下层真空室中，同时带动核酸片段转移到置于凝胶下面的杂交膜上。其最大的优点是迅速高效，整个过程只需0.5~1h。目前已有商品化的真空转移装置。在这些装置中，杂交膜置于真空室上方的多孔屏上，凝胶平整地放在膜的上面，从装置上部贮液槽中吸流出来的缓冲液将核酸从凝胶中洗脱，并使核酸聚积在滤膜或尼龙膜上。转移过程中应小心操作，以保证凝胶的整个表面均匀，否则在真空作用下凝胶会破裂；在转移过程中真空度不宜过高，否则凝胶将被压缩变紧，导致转移效率降低。

二、Southern印迹杂交的基本过程

Southern印迹杂交是目前最常用的一种核酸分子杂交方法，其基本操作步骤如下。

（一）基因组DNA的制备、酶切和电泳

真核生物的一切有核细胞（包括培养细胞）都可以用来制备DNA。提取DNA的一般原理是将分散好的真核生物组织细胞在含SDS和蛋白酶K的溶液中消化分解蛋白质，再用酚/氯仿/异戊醇抽提的方法去除蛋白质，得到DNA溶液，并可将DNA溶液经乙醇沉淀或透析等方法进一步纯化。取适量的基因组DNA样品，采用适当的限制性核酸内切酶进行酶切。酶切完全后进行琼脂糖凝胶电泳，在其中一孔内加入合适的DNA分子量作为标准参照物，以5V/cm（电极长度）的电压降进行电泳，待指示剂电泳至凝胶前沿时终止。

电泳结束后，将DNA分子量标准参照物泳道的凝胶切下，EB染色，观察电泳效果，并在凝胶旁放一标尺再照相；切除无用的凝胶部分，并切去凝胶的一角，以便于定位。

（二）Southern印迹转移前电泳胶的处理

将凝胶浸泡于适量的变性液中，置室温1h，不间断地轻轻摇动。对于较大的DNA片段（如大于15kb），可在DNA变性前用稀盐酸（0.2mol/L HCl）对凝胶中的DNA进行脱嘌呤预处理10min，然后再用强碱溶液处理，使之降解成较小的片段，从而提高其转移效率。但应注意，稀盐酸脱嘌呤的时间不能过长，否则将导致DNA片段过小，影响与杂交膜的结合能力，而且小片段DNA易在转移过程中扩散而使杂交带模糊。凝胶经碱变性处理后用去离子水漂洗一次，随后浸泡于适量的中和液内30min，不间断地轻轻摇动，换新鲜中和液，继续处理15min。

（三）DNA的转移

根据实验条件，选用合适的转移方法，下面将以毛细管转移法为例介绍具体操作步骤。将一塑料或玻璃平台放在盛有足量的20×SSC的托盘内，剪2张适当大小的Whatman 3MM滤纸，在缓冲液中浸润后铺在平台上，滤纸的两端要完全浸没在溶液中，并注意排除滤纸与转移平台之间的气泡。然后将用20×SSC浸泡后的凝胶以加样孔面朝下平放在滤纸上，用封口膜将凝胶的四周围住，再将预先依次经去离子水、20×SSC溶液浸湿（至少5min）的与凝胶大小一致的硝酸纤维素膜（或尼龙膜）平整地铺在凝胶上（图1-4）。取2张Whatman 3MM滤纸（与杂交膜一样大小）在转移缓冲液中浸湿后，依次铺于杂交膜上，排除两者之间的气泡。再于滤纸上压足够量的与其大小相同的吸水纸，最后在上面放一个平板，上压约500g重物，室温转移8~12h后，撤除转移装置，取出杂交膜。

（四）膜上DNA分子的固定

为了满足后续杂交实验的要求，必须将转移后的DNA固定到杂交膜上。将晾干的硝酸纤维素膜或尼龙膜放在两张3MM滤纸中间，80℃干烤2h。对于尼龙膜，可以采用紫外交联仪（254nm波长的紫外线）照射尼龙膜上结合有核酸的一面，使尼龙膜与核酸分子之间形成共价结合。对于湿润的尼龙膜照射剂量参考值为1.5J/cm^2，干燥的尼龙膜约为0.15J/cm^2，建议进行预实验以大致确定杂交信号最强时的照射剂量。

（五）膜的杂交

用标记的核酸探针与转移到固相支持物上的核酸片段进行杂交。杂交溶液中加已标记并变性的单链核酸或寡核苷酸探针，在一定条件下与印迹转移后固定在固体支持物上的互补核酸单链退火形成双链杂交分子。

1. **预杂交** 杂交前首先进行预杂交，目的是将杂交膜上的非特异性DNA结合位点封闭，减少与探针的非特异性吸附作用，降低杂交结果的本底。配制实验所需的适量预杂交液：6×SSC，5×Denhardt's液（附录Ⅳ），0.5% SDS及100μg/ml经变性的鲑精DNA（salmon sperm DNA，ssDNA）；或者6×SSPE（附录Ⅳ），5×Denhardt's试剂，0.5% SDS，100μg/ml经变性的鲑精DNA及50%甲酰胺。应用前者时预杂交温度为65℃，应用后者时预杂交温度为42℃。这两种预杂交液对杂交膜的封闭效果没有明显的差异，可以依实验条件的不同任选一种。预杂交液中的多种大分子物质如ssDNA、牛血清白蛋白等与杂交膜表面及待测核酸分子中的非特异性大分子结合位点以疏水作用力或其他次级键的形式结合，从而封闭这些非特异性结合位点。

将固定后的杂交膜在2×SSC中浸湿后，放入含适量预杂交液的杂交筒（或高质量的塑料袋）内，盖紧杂交筒盖后，置于杂交仪内滚动，选择合适的温度预杂交1~2h。

2. **杂交** 将杂交筒内的预杂交液弃去，再加入适量的杂交液（在预杂交液中加入适量的杂交探针），再在同样的温度中进行杂交过夜（16h以上）。如果标记的探针为双链，则杂交探针在加入到杂交液之前，于100℃加热5min使其彻底变性，然后迅速置冰水浴中将探针骤冷。单链探针无需变性。

3. **洗膜** 杂交完成后，必须通过洗膜过程将滤膜上未与DNA杂交的以及非特异性杂交的探针分子洗去。由于非特异性杂交的杂交体稳定性较低，在一定的温度和离子强度下，非特异性杂交体易发生解链而被洗掉，而特异性杂交体则保留在滤膜上。

杂交反应结束后，将杂交液倾入一个便于弃置的容器内，然后在杂交筒内加入大量的1×SSC和0.1% SDS溶液，室温洗膜20min。随后用0.2×SSC、0.1% SDS于68℃洗膜3次，每次20min。

（六）杂交结果的检测

1. **放射性核素标记探针的检测** 洗膜结束后，取出杂交膜，用笔或针孔在滤膜的一定部位进行标记，以利于杂交结果的定位。将滤膜用保鲜膜包好，置暗盒中，将磷钨酸钙增感屏前屏置于滤膜下，光面向上。在暗室，将1~2张X线胶片压在杂交膜上，再压上增感屏后屏，光面向X线胶片。盖上暗盒，置-70℃曝光适当时间。根据放射性的强度曝光一定的时间后，在暗室中取出X线胶片，显影、定影。如果曝光不足，可再压片重新曝光。图1-5给出了一个放射性核素标记探针所做的Southern印迹杂交结果。

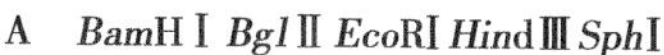

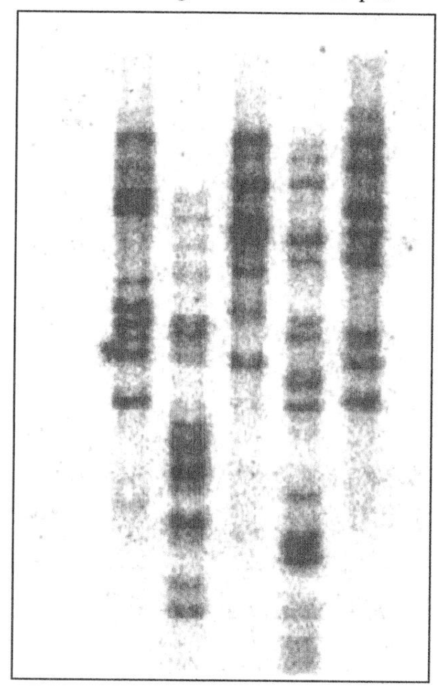

图1-5 Southern印迹杂交放射自显影图例

2. **非放射性标记物探针的检测** 以生物素标记的探针在杂交结束后，加入结合有HRP或AP的链亲和素或抗生物素蛋白，这些经过酶修饰的链亲和素或抗生物素蛋白可以与生物素发生特异性结合。结合了AP的杂交膜再用硝基四氮唑蓝（nitroblue tetrazolium，NBT）和5-溴-4-氯-3-吲哚磷酸二钠盐（5-bromo-4-chloro-3-indolyl phosphate，BCIP）处理，在杂交探针存在的地方将形成不溶性的颜色化合物。此外，也可以用化学发光过程代替这种颜色反应。AP可以分解化合物磷酸金刚烷基1，2-二氧杂环丁烷（adamantyl 1，2-dioxetane phosphate，AMPPD），产生对标准X线胶片曝光的光，通过放射自显影得到更高的灵敏度，而且这种膜可以重复使用。对于地高辛标记探针的检测，在杂交结束后加入结合有HRP或AP的抗地高辛单克隆抗体，它可以同地高辛特异性结合。随后的检测过程同上面介绍的生物素探针标记的检测相同。这些非放射性标记物探针杂交结果的检测都已有商品化的检测试剂盒，可以从有关的生物公司获得。

三、Southern印迹杂交的注意事项

Southern印迹杂交是经典的分子生物学实验。要保证实验成功，需要注意以下事项。

（1）印迹所用的杂交膜必须用洁净的平头镊接触，切不可用手指接触，否则将影响杂交结果的背景；不要擦伤杂交膜的表面，否则可能引起较高的背景；搭建转移平台时，一旦膜与凝胶接触后，就不要轻易移动，以免凝胶中的DNA分子转移到膜上的不同部位。

（2）电泳结束后，应该确定酶切是否完全、电泳分离效果是否良好、DNA样品有无降解、DNA带型是否清晰、有无拖尾现象和边缘是否模糊等，以及是否有因电场强度不均匀导致的DNA样品间的泳动速度不一致，各泳道中的DNA样品量是否一致等。

（3）硝酸纤维素膜只能通过彻底干燥来进行固定。干燥后核酸与硝酸纤维素膜通过疏水作用力结合在一起，相互之间的结合力较弱。而对于尼龙膜，适度的紫外线照射可促进核酸分子中的部分碱基与尼龙膜表面带正电荷的氨基形成共价结合，但过度照射会使过多的碱基同尼龙膜结合而导致杂交信号减弱。经过固定后的杂交膜在室温下可以保存几个月之久，如果要保存更长的时间，则应置于4℃或室温下的干燥器中。

（4）采用毛细管转移法进行核酸转移时，用石蜡封口膜覆盖凝胶周边无核酸样品的地方，以此作为屏障，阻止液体自液池直接流至凝胶上方的纸巾层中。未堆放整齐的纸巾，易于从凝胶的边缘垂下并与平台接触，这种液流的短路是导致凝胶中核酸转移效率下降的主要原因。

（5）常用的膜封闭物有两类：一类是变性的非特异性DNA，如鲑精DNA或小牛胸腺DNA；另一类是高分子化合物，它们可以封闭杂交膜上的非特异结合位点。较常用的如Denhardt溶液，也有人用脱脂奶粉代替，并取得了比较好的效果。

（6）杂交体系的体积越小，效果越好。因为当溶液体积较小时，核酸重结合的动力学较快，因而探针用量亦可减少。此外，在杂交过程中，应保证杂交膜始终覆盖有一层杂交液，如果多张滤膜同时杂交，建议不断摇动以防止滤膜互相黏附。为尽可能减少背景造成的种种问题，最好用少量的DNA和尽可能短的时间进行杂交。

（7）硫酸葡聚糖（dextran sulfate，MW 500 000）能促进DNA链间的结合，其微粒的表面可吸附DNA探针分子，使DNA接触面积增大，有利于杂交反应的进行。在10%硫酸葡聚糖存在时，杂交速度可提高10~100倍，但缺点是杂交背景加深，一般不主张使用。

（8）如果没有杂交信号或者信号很弱，可能由下述几种情况之一引起：探针标记效率低或者加入的探针浓度太低；电泳中加入的DNA量太低或者发生了降解；探针的检测系统出现问题。

（9）杂交膜上出现斑点可能是封闭液中封闭剂浓度过低或封闭缓冲液配制时间过长，不能封闭杂交膜上的非特异性位点。此外，使用非放射性标记的探针进行杂交时，有许多原因可引起斑点：检测抗体与杂交膜的非特异性结合、在胶片曝光时使用了不洁净托盘、外源性碱性磷酸酶或其他污染物引起底物AMPPD自动降解等。

（10）泳道背景高。印迹的其余部分都相当清楚，只是泳道的背景较高，这种情况是由探针的非特异性所致，建议采用更为严格的洗膜条件（65~68℃和0.1×SSC）。

（11）杂交膜的重复使用。结合了核酸样品的杂交膜与一种探针杂交后，经碱或热变性方法洗去探针后，还可再与其他探针进行多次杂交。由于尼龙膜与核酸的结合比较牢固，而且膜的强度比较高，适合于多轮杂交；而硝酸纤维素滤膜与核酸的结合较弱，而且膜的强度也比较低，一般不反复使用。另外，如果滤膜在保存过程中干燥，则探针将与滤膜发生不可逆性结合，不能够洗脱下来，因此在洗膜、放射自显影以及保存过程中，均应保持膜湿润，并密封在塑料袋中。

将结合有探针的杂交膜浸于大量的洗脱

液[1mmol/L Tris-HCl(pH8.0),1mmol/L EDTA(pH8.0),0.1×Denhardt试剂]中,75℃温育2h或在含50%甲酰胺与2×SSPE溶液中65℃保温1h。然后取出杂交膜,在室温用0.1×SSPE短暂漂洗,再将杂交膜置于纸巾上,除去大部分液体。用保鲜膜包裹,置暗盒内进行放射自显影,以检查是否所有探针均被除去。如果没有杂交信号,则表明探针已经被洗脱干净,可以用于第二轮杂交或干燥后保存备用。

第三节 Northern印迹杂交

Northern印迹杂交是通过凝胶电泳使完全变性的RNA按大小分离,然后利用印迹技术将RNA分子转移到固相支持物上,固定后再采用特异性的探针进行杂交来鉴定其中特定mRNA分子的量与大小。1977年,Stark GR建立了这一方法,被对应地称为Northern印迹(Northern blotting)杂交。采用电泳分离mRNA的方法有3种,即聚乙二醛和二甲基亚砜变性胶电泳、甲醛变性胶电泳和甲基氢氧化汞电泳。

一、Northern印迹杂交的基本过程

Northern印迹杂交除了在样品的制备与凝胶电泳分离样品及胶的处理步骤与Southern印迹杂交不同外,其他步骤与Southern印迹杂交基本一致。

(一)制备凝胶

由于RNA分子是单链的,长的RNA分子在溶液中可以通过自身折叠形成局部双链,为了使RNA按分子大小分离,必须采用变性剂对RNA样品进行处理。变性剂的种类很多,包括乙二醛、二甲基亚砜、甲基氢氧化汞和甲醛等,可以根据具体情况进行选择。一般常采用甲醛进行变性,与此相应的缓冲系统应为3-吗啉基丙磺酸钠[3-(N-morpholino)propanesulfonic acid,MOPS]系统,而非通常的Tris-HCl系统。

称取0.3g琼脂糖加入到30ml 1×MOPS缓冲液[0.02mol/L MOPS(pH7.0),8mmol/L NaAc,1mmol/L EDTA(pH8.0)]中,微波炉中加热使琼脂糖熔解后,冷却至60℃,再加入1.62ml甲醛,然后灌胶。让凝胶静置冷却凝固10~15min后,取出梳子,将凝胶放入电泳槽中,加入1×MOPS缓冲液没过凝胶。

(二)样品处理

在杂交之前,应该确保核酸样品具有相当的纯度和完整性,这是一个最基本的前提。

取10~15μg总RNA或1~2μg mRNA,将它们溶解于样品缓冲液(50%甲酰胺、2.5mol/L甲醛和1×MOPS凝胶缓冲液)中,60℃加热5min使RNA变性,然后迅速置于冰水浴中,加入适量的上样缓冲液[50%蔗糖、10mmol/L磷酸钠(pH7.0)、0.25%溴酚蓝、0.25%二甲苯氰(蓝)]混匀。

(三)RNA电泳

在加样孔中依次加入足量的RNA样品和分子量标记物(marker),采用5V/cm(电极长度)电压降进行电泳,当溴酚蓝指示剂迁移到凝胶前沿时停止电泳。

印迹转移前切下含分子量标记物泳道的凝胶,EB染色后,于紫外灯下放一根尺子拍照,记下分子量标记的片段位置,以便杂交后确定杂交带的分子量大小。在真核细胞中富含两种RNA,即28S rRNA(4 718nt)和18S rRNA(1 874nt),它们不仅可以用作分子量的标记,同时也是RNA是否发生降解的一个指标。质量较好的RNA样品在变性琼脂糖凝胶中,于紫外灯下观察应该清晰可见,而且28S rRNA的含量应该明显高于18S rRNA(通常约为2倍)。

(四)RNA转移

RNA由凝胶中转移到固相支持物上的方法与Southern印迹方法一样,但是在印迹转移前,含甲醛的凝胶必须用经DEPC处理的水淋洗数次,以除去甲醛。如果琼脂糖浓度大于1%或凝胶厚度大于0.5cm或待测RNA大于2 500nt,需用0.05mol/L NaOH浸泡凝胶20min(部分降解RNA,以提高其转移效率),浸泡后用DEPC处理过的水淋洗,并用20×SSC浸泡凝胶45min,然后进行转移。

转移完成后,RNA的固定、探针的标记、预杂交、杂交、洗膜以及探针的检测方法等均与前面介绍的Southern印迹杂交一样,可参照有关的内容进行。图1-6给出了一个典型的Northern印迹杂交结果。

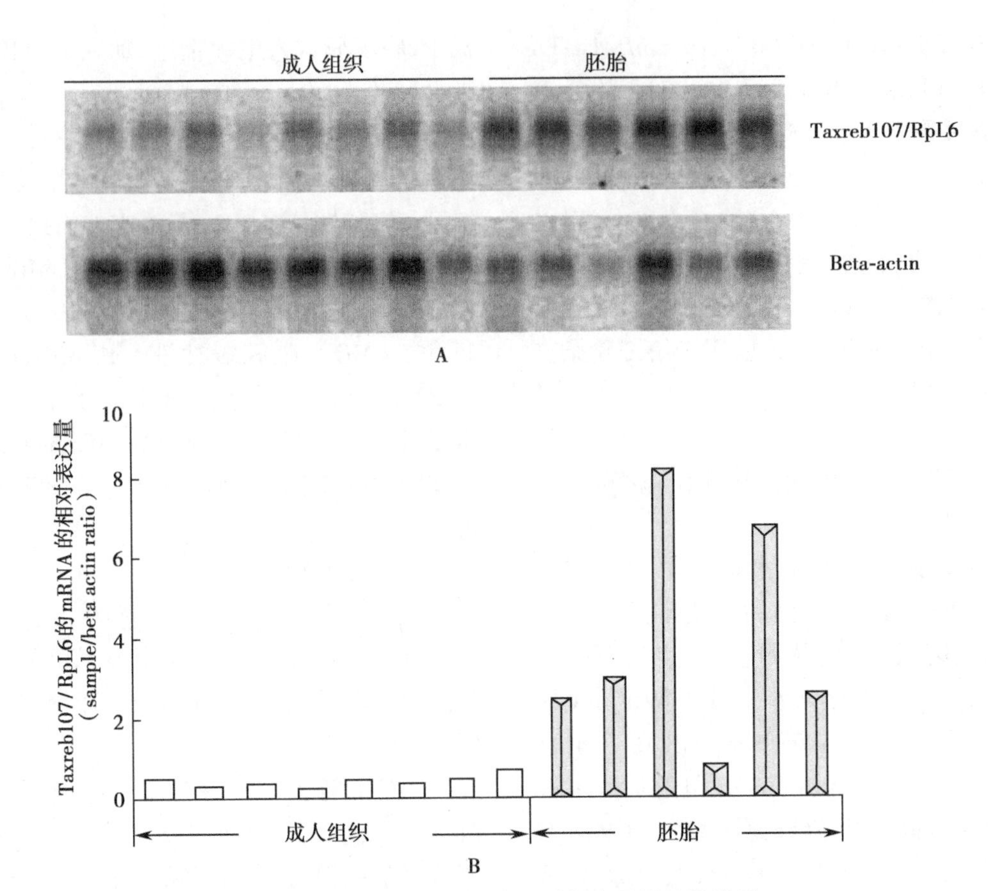

图 1-6 Northern 印迹杂交放射自显影结果举例

Taxreb107/RpL mRNA 在胚胎和成人组织中的分布

二、Northern 印迹杂交的注意事项

(1) 保持 RNA 的稳定。由于 RNA 非常不稳定,极易降解,因此首先要创造一个无 RNA 酶的环境。在杂交过程中 RNA 接触到的所有容器、试剂均要进行处理,淬灭其中的 RNA 酶。整个操作过程应该与其他可能含 RNA 酶的操作分开,而且操作时最好戴上一次性手套和口罩,因为人体各种来源的污染物中含有丰富的 RNA 酶。

(2) 如果没有杂交信号或信号弱,则需要从 RNA 样品的制备及转移、探针片段的选择及标记、杂交及洗膜的条件选择、标记物的示踪反应等方面进行综合性分析。一些 Southern 印迹杂交过程中影响结果的因素同样是 Northern 印迹杂交过程中要考虑的因素。

(3) 除硝酸纤维素膜外,尼龙膜也基本适用于毛细管法的 RNA 转移。使用尼龙膜时,印迹前应用水将含甲醛凝胶中的甲醛冲洗掉。另外,尼龙膜可在碱性条件下与 RNA 结合,因此也可用 7.5mmol/L NaOH 作为转移液。碱性条件下 RNA 不可逆地与尼龙膜结合,因此,RNA 转移到尼龙膜后不须经烘烤或用紫外线照射固定。碱性转移后,尼龙膜只需用 2×SSC 及 0.1% SDS 漂洗,然后置室温干燥即可。

(4) 电转移法及真空转移法也同样适用于 RNA 的转移。

第四节 其他核酸分子杂交

除 Southern 印迹杂交和 Northern 印迹杂交外,核酸分子杂交还包括将变性的核酸样品直接点样于载体膜上后用特定探针进行杂交反应的点杂交、细胞或组织切片中的核酸与特定探针进行杂交反应的原位杂交、待测核酸样品与特定探针存在于同一溶液体系中进行杂交反应的液相杂交。

一、斑点杂交与狭缝印迹杂交

将 RNA 或 DNA 变性后直接点样于硝酸纤维素膜或尼龙膜上,再采用特定的探针进行杂交，这种杂交方法称之为点杂交（dot blotting hybridization）；若采用狭缝点样器加样后杂交，则称为狭缝杂交（slot blotting hybridization），二者的区别主要是点样的形状不同。根据杂交反应后是否有杂交及其杂交强度来判断基因缺失或拷贝数改变，该方法常用于基因表达的定性及定量分析，是实验室中的常用技术。

RNA 点杂交能从许多种 mRNA 中快速检测基因的转录产物，对于同时对多个克隆作最初鉴定特别有用。当需要对样品进行定量分析时，或要同时处理多个样品时，可采用多接头过滤系统，即用真空负压将核酸转移到滤膜上。每个点的 RNA 量取决于 RNA 群体中转录本的丰度。对于分级筛选或从高丰度的 mRNA 库中识别目的基因，每个点上有 5μg 总 RNA 就足够了；而对于中、低丰度的转录本，必须加更多的总 RNA。有时为了有效地检测基因的转录本，应采用纯化的 mRNA。在点样时可以采用多孔过滤加样器，许多核酸样品可以同时进行点样并以固定的带型结合在杂交膜上。

点杂交的优点是简单、迅速，可在一张膜上同时进行多个样品的检测，对于核酸粗提样品的检测效果较好；缺点是不能鉴定所测基因的分子量，而且特异性不高，有一定比例的假阳性。

二、原位杂交

核酸原位杂交（nucleic acid hybridization in situ）是以已知序列核酸作为特异性探针与细胞或组织切片中的核酸进行杂交并对其进行检测的一种方法。其主要包括用于基因克隆筛选的菌落原位杂交、检测基因在细胞内的表达与定位的原位杂交以及基因在染色体上定位的染色体原位杂交等。

（一）菌落原位杂交

1975 年，Grunstein M 和 Hogness D 介绍了一种在硝酸纤维素滤膜上原位裂解细菌菌落并将释放出来的 DNA 非共价结合于滤膜的方法。结合于滤膜上的 DNA 再与相应的放射性标记核酸探针杂交，根据杂交结果筛选含有目的 DNA 序列质粒的细菌菌落。菌落的原位杂交技术主要用于基因克隆以及基因文库的筛选，以期从大量细菌克隆中分离含有目的基因片段的阳性克隆。菌落原位杂交的基本过程如下。

1. 将在琼脂培养板上生长的细菌印迹到杂交膜上，并通过不对称标记确定膜与平板的相对位置。

2. 用碱变性方法对菌落进行裂解。取一张保鲜膜并在其上加入 0.75ml 0.5mol/L NaOH，将含菌落的滤膜面朝上放置于液面上，使滤膜均匀浸湿并放置 2~3min，然后用干纸巾吸渍滤膜后，再用 0.75ml 0.5mol/L NaOH 重复操作一次；吸渍滤膜后，将滤膜转移到含 0.75ml 1mol/L Tris-HCl（pH7.4）的保鲜膜上中和 5min，并重复 1 次；吸渍滤膜并转移至 0.75ml 含 1.75mol/L NaCl、0.5mol/L Tris-HCl（pH7.6）溶液的保鲜膜上放置 5min；吸渍滤膜后转移至一张干的滤纸上室温干燥 30~60min，然后夹在 2 张滤纸中间，真空 80℃烘烤 2h 使菌落样品中的 DNA 固定在膜上；转移、固定完成后，探针的标记、预杂交、杂交、洗膜以及探针的检测方法等均与前面所介绍的方法一致，可参照有关内容进行。

噬菌斑原位杂交至今仍为从噬菌体文库中筛选重组子的一项最为通用的技术。其原理及基本过程与菌落原位杂交的原理及基本过程基本一致，仅在噬菌斑培养与细菌培养方面有区别，可参照有关内容进行。图 1-7 给出了一个噬菌斑原位杂交结果示意图。

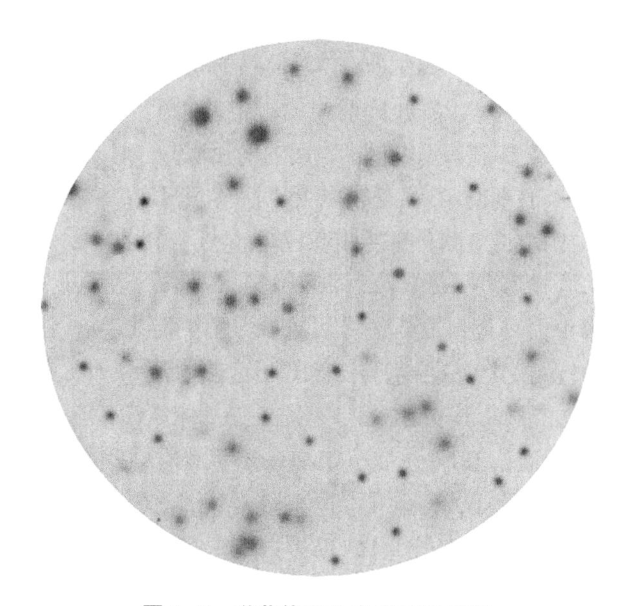

图 1-7　噬菌体原位杂交结果举例

（二）荧光原位杂交

1974 年，Evans A 首次将染色体显带技术和染色体原位杂交联合应用，提高了定位的准确性。二十世纪七十年代后期，人们开始探讨荧光标记的原位杂交，即荧光原位杂交（fluorescence in situ hybridization，FISH）。1981 年，Harper ME 成功地将单拷贝的 DNA 序列定位到 G 显带标本上，标志着染色体定位技术取得了重要进展。二十世纪九十年代，随着人类基因组计划的进行，由于绘制高分辨人类基因组图谱的需要，FISH 技术得到了迅速的发展和广泛的应用。

FISH 技术是一种重要的非放射性原位杂交技术，对于研究细胞的生物学功能、基因表达的规律以及病原微生物的检测等，都有着重要意义。它的基本原理是：如果被检测的染色体或 DNA 显微切片上的靶 DNA 与所用的核酸探针是同源互补的，两者经变性、退火、复性，即可形成靶 DNA 与核酸探针的杂交体。将核酸探针的某一种核苷酸标记上报告分子生物素（或地高辛），可利用该报告分子与荧光素标记的特异亲和素之间发生的免疫化学反应，再经荧光检测体系在显微镜下对待测 DNA 进行定性、定量或相对定位分析。

FISH 技术的实验流程为：FISH 样本的制备→探针的制备→探针标记→杂交→染色体显带→荧光显微镜检测→结果分析。

原位杂交的探针按标记分子类型分为放射性标记和非放射性标记。用核素标记的放射性探针的优势在于对制备样品的要求不高，可以通过延长曝光时间加强信号强度；缺点是探针不稳定、自显影时间长、放射线的散射使得空间分辨率不高及核素操作较繁琐等。采用荧光标记系统即 FISH 技术可以克服以上不足。FISH 技术作为非放射性检测体系，具有以下优点：①荧光试剂和探针经济、安全；②探针稳定，一次标记后可在两年内使用；③实验周期短、能迅速得到结果，特异性好，定位准确；④FISH 可定位长度在 1kb 的 DNA 序列，其灵敏度与放射性探针相当；⑤多色 FISH 通过在同一个核中显示不同的颜色可同时检测多种序列；⑥既可以在玻片上显示中期染色体数量或结构的变化，也可以在悬液中显示间期染色体 DNA 的结构。FISH 技术的缺点是不能达到 100% 杂交，特别是在应用较短的 cDNA 探针时效率明显下降。

三、液相分子杂交

标记的探针与待测样品存在于同一溶液体系中，即杂交反应在均匀的液相中进行，彼此间同源互补的碱基序列配对形成杂交分子。杂交反应完成后，以含变性剂（通常为尿素）的聚丙烯酰胺凝胶电泳（polyacrylamide gel electrophoresis，PAGE）分离并进行信号显示。

（一）核酸酶 S1 保护分析法

核酸酶 S1 保护分析法（nuclease S1 protection assay）是一种检测 RNA 的杂交技术，又称为 S1- 描图（S1-mapping）。其灵敏度较之 Northern 印迹杂交法更高，并可进行较为准确的定量。选择适当的探针还可进行基因转录起始位点分析及内含子剪切位点分析等。

核酸酶 S1 保护分析法的原理是利用 M13 噬菌体体系合成高比放射活性的单链 DNA 探针，探针与待测 RNA 样品在液相中进行杂交，形成 DNA/RNA 杂交双链。核酸酶 S1 能专一性降解没有形成杂交体的 DNA 和 RNA 单链，而 DNA/RNA 杂交双链则受到保护而不被降解。其主要操作见实验流程 1-5。

实验流程 1-5 核酸酶 S1 保护分析实验

A. 加入适量 RNA 样品（10~15μg）于微量离心管中，并补加适量酵母 tRNA 至 RNA 总量为 25μg。

B. 加入适量标记的单链 DNA 探针（约 50 000cpm）于上述 RNA 混合物中，乙醇沉淀后弃上清。沉淀于室温干燥，然后加入相应杂交缓冲液[80% 去离子化甲酰胺，0.4mol/L NaCl，40mmol/L PIPES（pH6.4），1mmol/L EDTA（pH8.0）]30μl，重新溶解核酸沉淀，混匀。将离心管完全浸没于 85℃水浴中，保温 15min。

C. 迅速将离心管转入 52℃水浴中保温 12h。

D. 加入 30μl 含 3~30U 核酸酶 S1 的酶解缓冲液[280mmol/L NaCl，50mmol/L 乙酸钠（pH4.5），4.5mmol/L $ZnSO_4$，20μg/ml 变性鲑精 DNA]，并置于 37℃水浴中保温 30min。

E. 酶解完毕后，加入75μl终止缓冲液及750μl冰预冷的95%乙醇。酚/氯仿抽提1次，最后用2倍体积无水乙醇沉淀，置-70℃过夜。

F. 此样品溶解于10μl电泳上样缓冲液并经变性聚丙烯酰胺凝胶电泳分离。然后放射自显影，阅读相应区带的有无及强弱，判断DNA探针所针对的RNA序列的有无及量的多少。

（二）RNA酶保护分析法

RNA酶保护分析法（RNase protection assay，RPA）的原理与核酸酶S1保护分析法基本相同，只是所采用的探针为单链RNA探针，杂交后形成RNA/RNA双链。RNA酶A和RNA酶T1专一性降解单链RNA，而双链RNA则不被降解。此法的灵敏度较核酸酶S1保护分析法还要高出数倍，可用于RNA定量、RNA末端定位及确定内含子在相应基因中的位置。

（三）引物延伸分析法

引物延伸分析法（primer extension analysis）可用于RNA 5′-端的定位和定量，并可检测mRNA的前体和剪接加工中间体。待检RNA与过量的5′-端标记的单链DNA引物（合成寡核苷酸或限制酶切片段）杂交，随后用反转录酶延伸此引物，合成与RNA模板互补的cDNA。通过变性聚丙烯酰胺凝胶电泳测定cDNA的长度，即可反映引物末端的标记核苷酸与RNA 5′-端的距离。

采用引物延伸分析法时，单链DNA引物一般为30~40nt长度的合成寡核苷酸。这种引物有两个主要优点：①不能形成DNA，而是DNA杂交体；②其序列可以精心设计，以便与特定的mRNA序列杂交。采用这种方法可以避免mRNA二级结构所造成的麻烦，并能最大限度地提高分离度，使cDNA产物在凝胶电泳上与引物分开。

参考文献

1. 卢圣栋．现代分子生物学实验技术．2版．北京：中国协和医科大学出版社，1999.
2. J.萨姆布鲁克，D. W.拉塞尔．分子克隆实验指南（精编版）．4版．黄培堂，主译．北京：化学工业出版社，2008.
3. 张晓伟、史岸冰．医学分子生物学．3版．北京：人民卫生出版社，2020.
4. Green MR. Sambrook J. Molecular Cloning: A Laboratory Manual. 4th ed. New York: Cold Spring Harbor Laboratory Press, 2012.
5. Southern E. Southern blotting. Nat Protoc, 2006, 1(2): 518-525.
6. Streit S, Michalski CW, Erkan M, et al. Northern blot analysis for detection and quantification of RNA in pancreatic cancer cells and tissues. Nat Protoc, 2009, 4(1): 37-43.
7. Pinaud R, Mello CV, Velho T, et al. Detection of two mRNA species at single-cell resolution by double-fluorescence in situ hybridization. Nat Protoc, 2008, 3(8): 1370-1379.
8. Gall JG. The origin of in situ hybridization-A personal history. Methods, 2016, 98: 4-9.
9. Ishida Y, Sugiura Y, Magome T, et al. Expression Analysis of Serotonin Receptors, Serotonin Transporter and l-Amino Acid Decarboxylase in the Mouse Sphenopalatine Ganglion by RT-PCR, Northern Blot Analysis and In Situ Hybridization. Neuroscience, 2019, 411: 23-36.

（汤立军）

第二章　聚合酶链反应

聚合酶链反应(polymerase chain reaction, PCR)是一种体外酶促扩增特异DNA片段的技术。在反应中,DNA产物的生成以指数方式增加,能将极微量的DNA成百万倍地扩增。PCR技术最主要的特点是灵敏度高、特异性强、操作简便。定性、相对定量和绝对定量PCR技术在生物学和医学中的应用极其广泛(图2-1)。

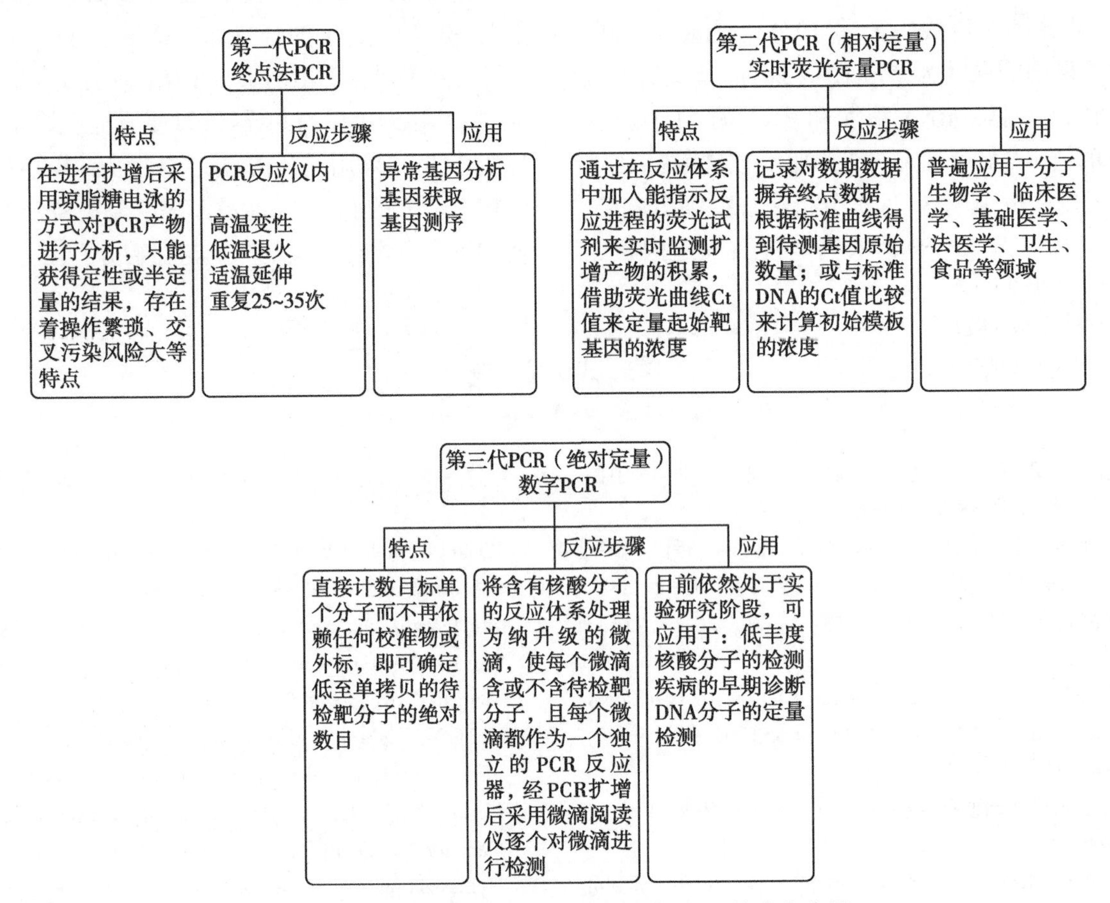

图2-1　从定性分析发展到定量测定的PCR技术和应用

第一节　PCR技术概述

PCR是指在DNA聚合酶催化下,以亲代DNA为模板,以特定引物为延伸起点,通过变性、退火、延伸三步骤循环,在体外复制出与模板DNA序列互补的子链DNA的过程,能快速特异地在体外扩增任何目的DNA片段。

一、PCR技术的发展历程及科学价值

二十世纪七十年代末,随着DNA重组技术的产生和发展,快速获得目的基因(待检测或待研究的特定基因)片段已经成为瓶颈问题。1983年,Kary Banks Mullis发明了同时使用2个寡聚核苷酸引物的DNA扩增方法,即PCR技术。他最初使用的酶是大肠埃希菌DNA聚合酶Ⅰ的大

片段（Klenow 片段），加热时会变性失活，每次循环都要重新加入，而且引物链延伸反应在 37℃下进行，容易发生模板和引物之间错配，产物特异性较差。这些缺点给 PCR 技术操作程序带来不少困难，使得 PCR 技术在一段时间内没能引起生物学和医学界的足够重视。后来，Randall K. Saiki 等人从温泉的水生嗜热杆菌内得到一种耐热的 DNA 聚合酶，即 *Taq* DNA 聚合酶（*Taq* DNA polymerase，*Taq* pol），其专一性及活性均明显提高，极大地简化了 PCR 的操作。

自 Mullis 发明 PCR 方法以来，该技术不断改进，与其他分子生物学技术相结合，其用途日益广泛，从定性分析发展到定量测定，新的 PCR 技术类型层出不穷。第一代 PCR 就是常见的终点法 PCR 技术，采用普通 PCR 仪对靶基因进行扩增，采用琼脂糖凝胶电泳对产物进行分析。定性 PCR 存在着操作繁琐、交叉污染风险大、无法准确定量等缺点。第二代 PCR 是荧光定量 PCR 技术（realtime fluorescence quantitative PCR，qPCR），也是目前应用最广泛的 PCR 技术。通过在反应体系中加入能指示反应进程的荧光试剂来实时监测扩增产物的积累，借助荧光曲线的阈值循环数（被称为 Ct 或 Cq 值）来定量起始靶基因的浓度。荧光定量 PCR 具有特异性更强、有效解决 PCR 污染问题、自动化程度高等特点。目前广泛应用于分子生物学、生物技术、医学研究、法医学、诊断学等领域的各种核酸定量检测。但依赖于 Ct 值说明荧光实时定量 PCR 的定量也只是相对的，而且在低拷贝靶分子、模板浓度差异细微的条件下，其检测的灵敏度、精确度都受到了限制。第三代 PCR 技术——绝对定量 PCR 技术，即数字 PCR（digital PCR，dPCR）。数字 PCR 是近年来迅速发展起来的一种绝对定量分析技术。与传统定量 PCR 技术不同的是数字 PCR 不依赖于扩增曲线的 Ct 值进行定量，也不必采用内参基因和标准曲线，具有很好的准确度和重现性，可以实现绝对定量分析（见本章第五节介绍）。

PCR 技术的出现使微量核酸（DNA 或 RNA）的操作变得简单易行。PCR 技术与分子克隆、DNA 序列分析方法几乎构成了整个分子生物学实验工作的基础，是分子生物学的关键技术。PCR 技术的发明是分子生物学的一项革命，极大地推动了分子生物学以及生物技术产业的发展，成为分子生物学与医学的根本性基石。

二、PCR 技术的基本原理

PCR 的基本工作原理是在体外模拟体内 DNA 复制的过程，以拟扩增的 DNA 分子为模板，用 2 个寡核苷酸片段作为引物，分别在拟扩增片段的 DNA 两侧与模板 DNA 链互补结合，提供 3′-OH 末端，在 DNA 聚合酶的作用下，按照半保留复制的机制沿着模板链延伸直至完成新的 DNA 合成，不断重复这一过程，即可使目的 DNA 片段得到扩增（图 2-2）。PCR 反应的特异性依赖于与靶序列两端互补的寡核苷酸引物。

三、PCR 反应体系

PCR 反应体系中包含特异性寡核苷酸引物、DNA 模板、DNA 聚合酶、脱氧核糖核苷三磷酸（deoxyribonucleoside triphosphate，dNTP）和含有必需离子的反应缓冲液。

1. 寡核苷酸引物 PCR 反应中的寡核苷酸引物（primer）至少应含有 18 个与模板序列完全互补的核苷酸，最好长达 20~24 个核苷酸（20~24mer），才能保证扩增反应的特异性。

寡核苷酸引物在 PCR 反应中的浓度通常是 0.1~1.0μmol/L，这一浓度足以完成 30 个循环的扩增反应。浓度过高会引起模板与引物的错配，影响 PCR 反应的特异性，同时引物浓度过高时，形成二聚体的概率也增大。非特异产物和引物二聚体可与模板竞争使用酶、引物和 dNTP 等，从而导致 PCR 产量的下降。反之，若寡核苷酸引物浓度不足，也会导致 PCR 效率的降低。

2. 缓冲液 用于 PCR 标准缓冲液的主要成分通常有三羟甲基氨基甲烷-盐酸（Tris-HCl）、KCl 和 $MgCl_2$，其中二价镁离子（Mg^{2+}）的存在与否至关重要。Mg^{2+} 浓度可直接关系到 DNA 聚合酶的活性和 DNA 双链的解链温度，因此对反应的特异性及产量有显著影响。Mg^{2+} 浓度过低会使 DNA 聚合酶活性降低、PCR 产量下降；Mg^{2+} 浓度过高则影响 PCR 反应的特异性。Mg^{2+} 的最佳浓度为 1.5~2.0mmol/L。但是 Mg^{2+} 可与缓冲液中的螯合剂，如乙二胺四乙酸（ethylenediamine tetraacetic acid，EDTA）以及带负电的基团（如磷

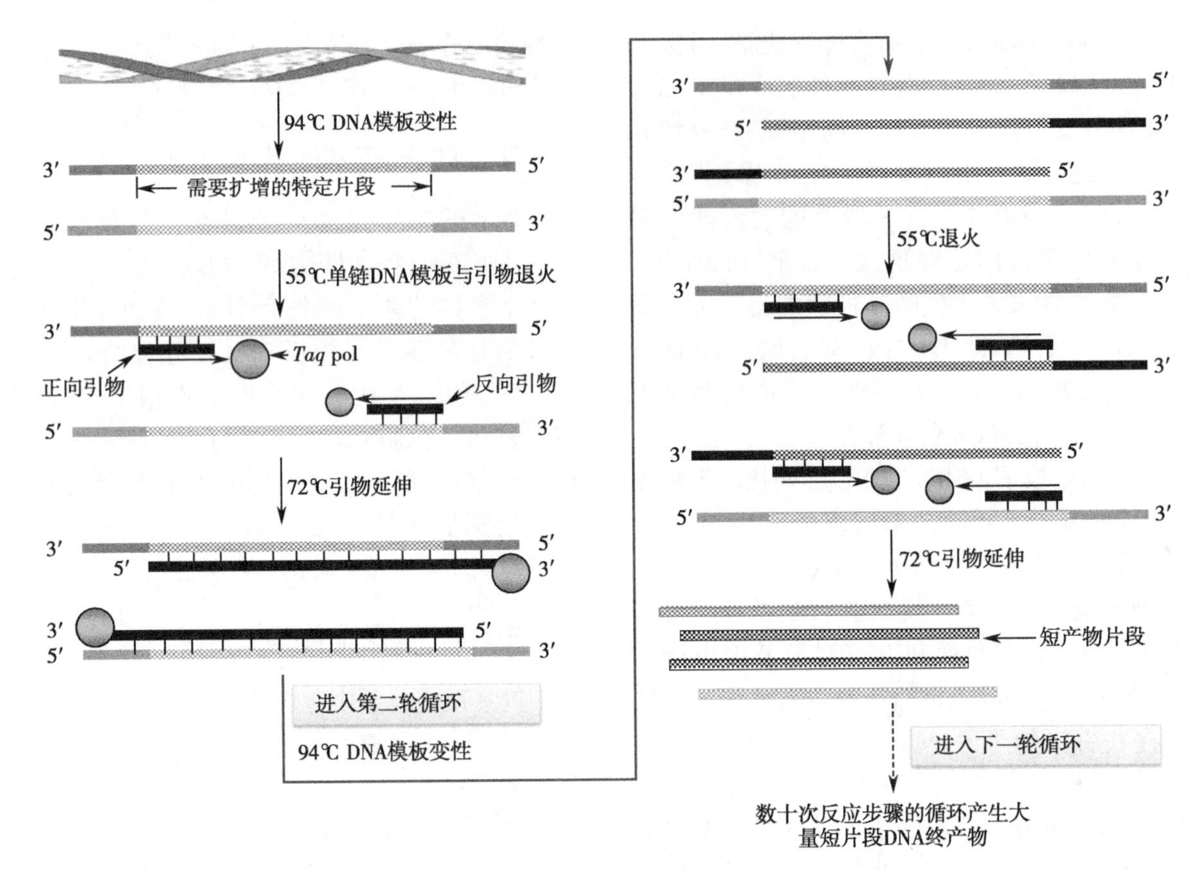

图 2-2 PCR 技术原理

PCR 扩增产物可分为长产物片段和短产物片段两部分。在第一轮反应周期中,一两条互补的 DNA 为模板,引物附上模板的 3′-端,即新生链的 5′-端是固定的,其 3′-端则没有固定的止点,产生"长产物片段"。进入第二轮循环,新延伸片段的起点和终点都限定于引物扩增序列以内,形成长短一致的"短产物片段"。短产物片段的长度严格地限定在两个引物链 5′-端之间,是需要扩增的特定片段。短产物片段按指数倍数增加,而长产物片段则几乎可以忽略不计。

酸根)结合,因此反应中游离的 Mg^{2+} 浓度取决于反应液中 dNTP 和 EDTA 的浓度。

3. DNA 聚合酶 耐热 DNA 聚合酶在 95℃下持续温育仍能保持活性,使得寡核苷酸引物的退火和延伸可以在高温下进行,因此大大减少了引物与模板的错配,提高了扩增反应的特异性和产率。现已发现多种耐热 DNA 聚合酶,其共同特点是高温下仍保持一定的酶活性,但性能尚有一定的差别。

(1)*Taq* DNA 聚合酶:天然的 *Taq* 酶是从嗜热水生菌(*Thermus aquatics*)YT-1 菌株中分离获得,具有较高的热稳定性。该酶在 95℃下的半衰期为 40min,完全可满足 PCR 反应的需要。*Taq* 聚合酶催化 DNA 合成的最适温度为 75~80℃,延伸速率为 150~300 个核苷酸 /s。温度下降,合成速率下降;而当温度高于 80℃时,几乎无 DNA 合成,原因可能是高温破坏了引物-模板结合的稳定性。*Taq* 酶不具有 3′→5′外切酶活性,因此对于反应中的单核苷酸错配无校对功能。该酶在 PCR 反应中出现碱基错配的概率为 1/18 000~1/300,也就是说经过 25 轮扩增后,扩增产物的序列中每 400bp 就有一个可能与原始序列不同。

(2)*Pfu* DNA 聚合酶:该酶是从激烈火球菌(*Pyrococcus furiosus*)中获得。由于它具有 5′→3′ DNA 聚合酶活性及 3′→5′外切酶活性,催化 DNA 合成的保真性比 *Taq* pol 高 10 倍左右。它的最适延伸温度为 72~78℃。*Pfu* DNA 聚合酶耐热性极好,97.5℃时半衰期大于 3h。在缺乏 dNTP 时,*Pfu* DNA 聚合酶会降解模板 DNA,因此一定要在反应混合液中加入 dNTP 后再加酶。

DNA 聚合酶的浓度是影响 PCR 反应的重要因素,不同的 PCR 反应都有最适聚合酶用量。酶量过大会导致反应特异性下降,过小则影响产量,

50μl PCR 反应体系中 *Taq* DNA 聚合酶的用量一般为 0.5~2.5U。

4. 脱氧核苷三磷酸　PCR 反应中所用 dNTP 的浓度取决于扩增片段的长度、$MgCl_2$ 的浓度及引物浓度等反应条件，一般终浓度应在 50~200μmol/L。dNTP 溶液应用 NaOH 调 pH 值至 7.0。4 种 dNTP 的摩尔浓度应相等，若任何一种浓度明显不同于其他几种时，会诱发核苷酸的错误掺入，降低新链合成速度。高浓度的 dNTP 也易产生错误碱基的掺入，而浓度过低会降低反应产量。

5. 模板 DNA　模板 DNA 亦称为靶序列。它既可以是单链 DNA，也可以是双链 DNA。闭环模板 DNA 的扩增效率略低于线状 DNA，因此用质粒作模板时最好先将其线状化。模板 DNA 中不能混有蛋白酶、核酸酶、DNA 聚合酶抑制剂以及能与 DNA 结合的蛋白质等。在一定范围内，PCR 的产量随模板 DNA 浓度的升高而显著增加，但模板浓度过高会导致反应的非特异性增加。为保证反应的特异性，基因组 DNA 作模板时含量可用 1μg 左右，质粒 DNA 作模板时用 10ng 左右。

四、PCR 反应的基本步骤

PCR 反应的基本步骤是在反应管中加入反应缓冲液、dNTP、引物、DNA 模板和 DNA 聚合酶，混匀后加石蜡油封盖液面（目前有些 PCR 仪在无特殊要求时可不用）防止反应液的挥发，然后将反应管置于 PCR 仪中开始以下循环反应。

1. 变性　PCR 反应开始时，首先要使双链 DNA 模板解链成为单链，此过程称为变性（denature）。模板 DNA 在 95℃左右的高温条件下双螺旋的氢键断裂，双链 DNA 解链成为单链 DNA 并游离于反应液中。

2. 退火　两条寡核苷酸引物在适当温度下，分别依据碱基互补结合在模板 DNA 扩增区域两端，称为退火（annealing）。此时，DNA 聚合酶便可开始合成新链。由于加入的引物分子数远大于模板 DNA 的分子数，因此引物与模板 DNA 形成复合物的概率远远高于 DNA 分子自身的复性配对。

3. 延伸　在 4 种 dNTP 底物及 Mg^{2+} 存在下，DNA 聚合酶在最适作用温度下将单核苷酸按碱基互补配对原则从引物的 3′－端掺入，使引物沿 5′→3′方向延伸（extension）合成新股 DNA。每一循环的产物再继续作为下一循环的模板。

整个 PCR 反应一般需进行 30 轮左右的循环。在最初阶段，原来的 DNA 链起着模板的作用，随着循环次数的递增，新合成的引物延伸链急剧增多而成为主要模板，因此，PCR 扩增产物将受到所加引物 5′－端的限制，使终产物序列介于两种引物 5′－端之间。

第二节　PCR 的引物设计和反应条件优化

获得特异性强、产量高的 PCR 反应产物需要正确设计引物和最佳的反应条件。

一、PCR 引物的设计

引物直接影响 PCR 反应的特异性和产量。引物设计的目的是在特异性和效率两方面取得平衡，特异性扩增目的基因片段是引物设计的优先考虑。目前，可以利用计算机软件方便地进行引物设计。引物设计软件会通过每一引物设计变化的预定值在两个目标间取得平衡，找出最佳引物。不过，也需根据实验的具体要求进行适当调整。例如在医学诊断中，需要以牺牲效率为代价调整引物以提高特异性，因为降低假阳性远比扩增产物的产量更为重要。以下是引物设计的基本原则。

1. 引物的位置　通常的 PCR 反应需要一对引物，分别与 DNA 两条链两端的序列互补，其中一个为正向引物（forward primer），另一个为反向引物（reverse primer）。用于基因组 DNA 的引物序列应位于基因组 DNA 的保守区，且与非扩增区无同源序列，这样可减少引物与基因组 DNA 的非特异结合，提高反应的特异性。若以互补 DNA（complementary DNA，cDNA）为模板，则首先应尽力使引物和产物保持在信使 RNA（mRNA）的编码区域内，因为这是合成蛋白质的独特序列；其次，尽量将引物放到不同的外显子上，以便使特异的 PCR 产物与从污染 DNA 中产生的产物在大小上相区别。

2. 引物的长度 用于PCR反应的每一条引物的长度可以在16~40mer范围内，以18~24mer为最佳。引物过短，会降低产物的特异性，每增加1个核苷酸，引物的特异性可以提高4倍。注意这里引物的长度是指与模板DNA序列互补的部分，不包括为后续克隆而加的酶切位点等额外序列。引物过长，会使反应过程中退火不完全，与模板结合不充分，使引发（启动合成）的模板数减少，以至引起扩增产物明显减少。引物过长也容易导致形成发夹结构等复杂二级结构，进而导致扩增效率降低或者失败。

3. 引物末端 引物的3′-端设计对于PCR反应是非常关键的。由于引物3′端的第1和第2个碱基的错配会影响*Taq* DNA聚合酶的延伸，因而会影响PCR反应的扩增效率及特异性。引物的3′-端碱基错配时，不同碱基的引发效率有很大差异。当末位碱基为A时，错配时引发效率大大降低；当末位碱基为T时，即使错配情况下亦能引发链的合成。所以3′-端的碱基最好选G、C而不选A、T。对于引物5′-端的碱基并无严格限制。当引物的长度足够时，引物5′-端的碱基可不与模板DNA互补而呈游离状态，因此，可以在引物的5′-端加上限制性核酸内切酶识别位点、启动子序列或其他序列等，以便于PCR产物的分析克隆。

在一个PCR反应中的一对引物之间不应存在互补序列，特别是3′-端应尽量避免互补，以免形成“引物二聚体”造成引物的浪费和非特异性扩增。每一个引物的内部也应尽量避免形成二级结构，特别是引物的末端应无回文结构。

4. 引物的GC含量和T_m值 PCR引物的G+C碱基含量应该保持在40%~75%，以维持熔解温度（melting temperature，T_m）在合适温度范围内。在此范围内，PCR反应既可以保持有效的退火，又维持了良好的特异性。例如，含有50% G+C的20个碱基的寡核苷酸引物的T_m值[T_m=4（G+C）+2（A+T）]为60℃。

二、PCR反应条件的优化

PCR方法操作简便，但影响因素颇多，因此需根据不同目的及不同的DNA模板，探索最适条件，以获得最佳反应结果。以下主要从反应的特异性、敏感性、保真性及扩增效率等方面讨论PCR反应条件的优化。

1. 变性条件的优化 变性温度过高或变性时间过长都会导致DNA聚合酶活性的丧失，从而影响PCR产物的产量。变性温度过低或变性时间过短则会导致DNA模板变性不完全，使引物无法与模板结合，同样会导致PCR反应的失败。通常情况下，95℃变性20~30s即可使各种DNA分子完全变性。

2. 退火条件的优化 引物与模板的退火温度由引物的长度及GC含量决定。退火温度一般应比T_m值高3~12℃为最佳，但也可根据实际需要适当降低，通常不应低于T_m值5℃。增加退火温度可减少引物与模板的非特异结合，提高PCR反应的特异性；降低退火温度则可增加PCR反应的敏感性。退火时间一般为20~40s，时间过短会导致延伸失败；时间过长则易产生引物二聚体或导致非特异性配对。

3. 延伸条件的优化 延伸温度取决于所用的DNA聚合酶的最适温度，通常为70~75℃。延伸温度要求比较严格，一般不可随意更改。有时延伸温度相差1℃就可导致PCR反应的失败。延伸时间取决于扩增片段的长度和DNA聚合酶的特征。不同DNA聚合酶的延伸速度有差别，常用的*Taq*酶通常扩增1kb的片段小于1min。通常在*Taq*酶扩增PCR中，目的片段小于500bp时，所需延伸时间为20s；目的片段在500~1 200bp时，延伸时间需40s；目的片段大于1 200bp时，则还需增加延伸时间。另外，还可以500bp/30s为基准，根据目的片段的长度计算反应时间。目的片段小于150bp时可以省略延伸步骤，因为退火温度下DNA聚合酶的活性已足以完成短序列的合成。

4. 循环次数 PCR反应的循环次数主要取决于模板DNA的浓度，一般为25~35次，此时PCR产物的累积可达到最大值。随着循环次数的增加，一方面由于产物浓度过高，自身发生结合而不与引物结合导致扩增效率的降低；另一方面，随着循环次数的增加，DNA聚合酶活性下降，引物与dNTP浓度也下降，会出现“平台效应”，也容易发生错误掺入，使非特异性产物增加。因此在得到足够产物的前提下应尽量减少循环次数。

5. 增强剂 PCR反应中加入一定浓度的增强剂，如二甲基亚砜（dimethyl sulfoxide，DMSO）、甘油、非离子去垢剂、甲酰胺和牛血清白蛋白等可提高反应的特异性和产量，有些反应只能在这些辅助剂存在时才能进行。但需要注意的是，这些增强剂浓度过高时，不仅不能提高PCR反应的特异性和产量，还会对PCR反应产生抑制作用（表2-1）。

表2-1 几种常用的影响PCR反应的添加剂浓度

添加剂	抑制浓度	增强浓度
DMSO	>10%	5%
聚乙二醇6000	>20%	5%~15%
甲酰胺	>10%	5%
甘油	>20%	10%~15%
Tween 20	>5%	0.1%~2.5%

6. 热启动PCR 将PCR反应混合物置于低于T_m值的温度下时，在极短的时间内即可产生引物二聚体和非特异性配对。热启动PCR方法则可以大大减少这些麻烦。这种方法是在加入DNA聚合酶之前，先将PCR反应体系升温至95℃，预变性2~5min后，将仪器设在暂停，在这一高温条件下迅速加入DNA聚合酶后再恢复循环。热启动可以防止模板变性不充分，同时还避免了DNA聚合酶活性的迅速下降。

第三节 PCR技术的基本类型及应用

与其他分子生物学技术相结合，新的PCR技术类型层出不穷，极大地满足了生物医学的研究需求。这里仅介绍一些典型的PCR技术。

一、PCR技术的主要类型

（一）反转录PCR

反转录-聚合酶链反应（reverse transcription-polymerase chain reaction，RT-PCR）将RNA的反转录反应与PCR反应相结合，是最广泛使用的PCR方法。首先，以RNA为模板，用反转录酶合成cDNA链，再以cDNA为模板，通过PCR扩增合成目的DNA片段。RT-PCR可检测到单个细胞中少于10个拷贝的特异RNA，是目前敏感度最高的RNA检测方法，可以用于低丰度的mRNA分析，克服了原有的原位杂交、点杂交、RNA印迹杂交及核酸酶保护实验等RNA分析方法的局限。

1. RT-PCR反应体系 与普通PCR反应相比，RT-PCR增加了反转录所需要的模板、酶和引物。

（1）反转录酶：属于以RNA为模板合成cDNA的DNA聚合酶，天然存在于一类以RNA为遗传物质的反转录病毒中。目前在生命科学领域中应用较为广泛的有鸟类成髓细胞性白血病病毒（avian myeloblastosis virus，AMV）反转录酶（AMV RT）、莫洛尼鼠白血病病毒（Moloney murine leukemia virus，M-MLV）反转录酶（M-MLV RT）及其改造重组体M-MLV。

（2）模板RNA：反转录反应中作为模板的RNA样品可以是提取的总RNA、mRNA或体外转录的RNA产物。提取RNA的方法多种多样，无论使用哪种方法，最关键的因素是抑制RNA酶活性并最大限度地去除基因组DNA污染。

（3）引物：可用特异性或非特异性引物进行反转录。常用的非特异性引物是12~18个脱氧胸苷构成的寡聚胸苷[Oligo（dT）12~18]和随机引物（random primer）。对于短的不具有发卡结构的真核细胞mRNA，两种引物都可采用。Oligo（dT）12~18只适用于具有多聚腺苷酸（poly A）尾的RNA，对于无poly A尾的原核生物的RNA、真核生物的rRNA、tRNA以及某些种类的mRNA不适用。因Oligo（dT）12~18引物需与mRNA的poly A尾结合，所以对RNA模板的质量要求很高。随机引物适用于任何类型的RNA模板，但由于特异性低，主要用于单一模板的RT-PCR反应。特定引物是最特异最灵敏的方法，特别是在RNA量足够的情况下建议使用此法。

2. RT-PCR反应基本步骤 RT-PCR的基本过程如图2-3所示。基本步骤包括RNA提取（实验流程2-1）、反转录-PCR反应（实验流程2-2）及反应产物分析三大步。按照此流程进行的人肝癌细胞SMMC-7721中*N*-乙酰氨基葡萄糖转移酶V的mRNA表达水平检测的RT-PCR结果如图2-4。

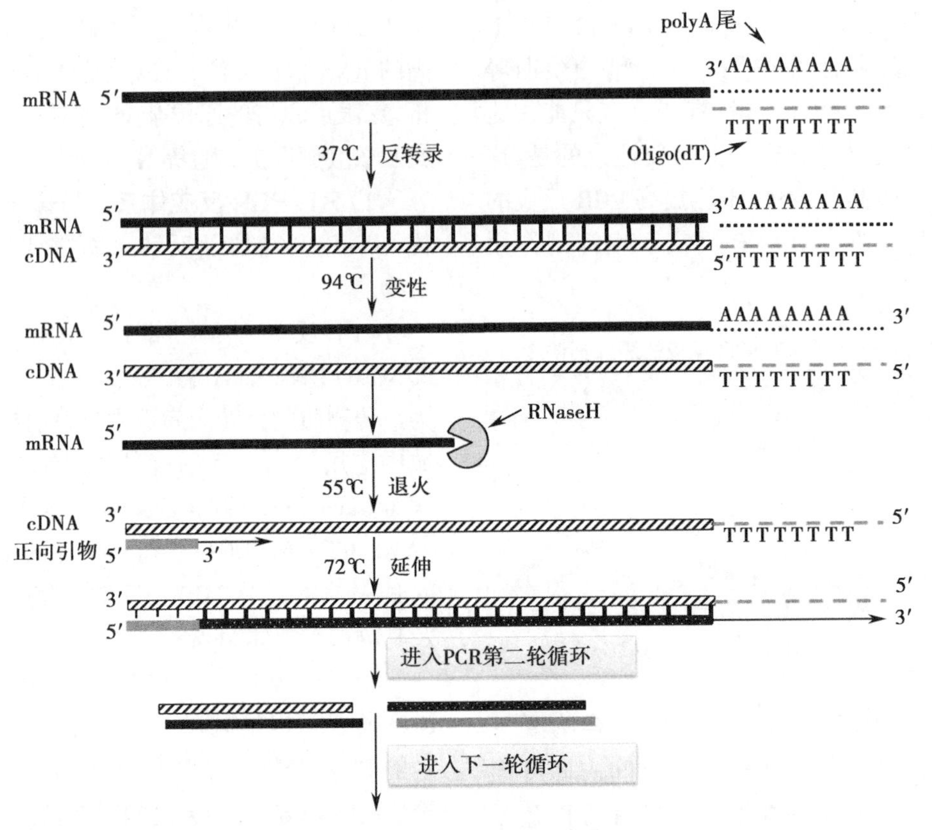

图 2-3 RT-PCR 反应步骤

反转录酶催化 RNA 转化成 cDNA。不管是 M-MLV 还是 AMV，在本身的聚合酶活性之外，都具有内源性 RNaseH 活性。RNaseH 活性同聚合酶活性相互竞争模板或 cDNA 延伸链间形成的杂合链，讲解 DNA 复合物中的 mRNA 链

实验流程 2-1 动物组织 / 细胞总 RNA 的抽提及检测（TRIzol 法）

A. 取新鲜动物组织 0.1~0.2g 置于研钵中，用剪刀剪碎组织，研钵中加入少量液氮，迅速研磨，待组织变软，再加少量液氮，再研磨，成粉末状，每 100mg 组织加入 1ml TRIzol，在冰浴中迅速匀浆 15~30s，以充分研碎组织。然后将细胞悬浮液吸入另一微量离心管中，室温下静置 5min。

B. 若为贴壁细胞，培养预定时间后，彻底弃掉培养液。将 TRIzol 试剂直接加在贴壁细胞上，室温放置 10min；若为悬浮培养细胞，则直接离心收集细胞后用 TRIzol 重悬、裂解，每 1ml TRIzol 可裂解 5×10^6 个动物、植物或酵母细胞，或 1×10^7 个细菌菌体。

C. 反复吹打裂解组织 / 细胞，裂解液移入新管，室温静置 5min，4℃，12 000g 离心 10min。

D. 将上清转移入新管，按照 TRIzol∶氯仿等于 5∶1 的比例加入氯仿 200μl，用力颠倒充分混匀，静置 10min，待其分层后，4℃，12 000g 离心 15min。

E. 小心转移水相至新管中，加入等体积异丙醇，振荡混匀，室温放置 10min，4℃，12 000g 离心 10min，小心弃上清。

F. 向沉淀中加入 75% 乙醇，振荡片刻，以 4℃，7 500g 离心 5min，小心弃上清。室温静置 5~15min，使 RNA 沉淀恰好干燥，以 DEPC 水溶解，保存于 -70℃冰箱中备用。

注：TRIzol 是 RNA 提取用的专用细胞组织裂解溶液，可直接购买。

实验流程 2-2 RT-PCR 反应

A. 反转录

在微量离心管中加入模板 RNA 2μg，Oligo（dT）18（0.1μg/μl）5μl，10mmol/L dNTP 2μl，DEPC 水补足体积至 14μl，65℃水浴 5min，立即放到冰上，顺序依次加入：

5×M-MLV 反应缓冲液	4μl
核酸酶抑制剂（25U/μl）	1μl
M-MLV 反转录酶（100U/μl）	1μl

37℃孵育 60min。

B. PCR 反应

反转录产物（模板）	2μl
10×PCR 反应缓冲液	5μl
10mmol/L dNTP	4μl
引物（50μmol/L）	1μl
Taq 酶（5U/μl）	0.5μl
DEPC 水	37.5μl

扩增程序：94℃ 5min 热启动；94℃ 45s，57℃ 30s，72℃ 1min，30 个循环；72℃ 10min。

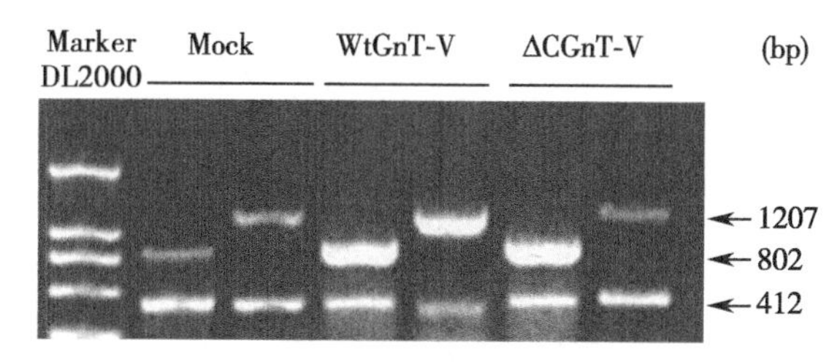

图 2-4 用 RT-PCR 方法对目的基因 mRNA 表达水平进行检测

PCR 扩增产物 1μl 经 1% 琼脂糖凝胶电泳 30min，紫外灯下观察拍照。Mock、WtGnT-V、Δ CGnT-V 分别代表转染空载体质粒、含野生型目的基因的重组质粒、含突变型目的基因的重组质粒。412bp 扩增片段为 β-actin 内参照

提取获得的 RNA 用琼脂糖凝胶甲醛变性电泳分析其完整性。如 28S 和 18S RNA 比值约为 2∶1，表明 RNA 无降解。电泳结果也可估计出 RNA 的浓度，为紫外吸收检测浓度提供参考。适当稀释 RNA 后，用紫外分光光度计分析 RNA 的纯度和浓度。纯度依据 A_{260}/A_{280} 的比率判定，TRIzol 试剂提取的 RNA，该比值应为 1.6~1.8。依据所测 OD_{260} 值，计算出 RNA 的浓度（见附录Ⅳ）。

RT-PCR 实验的成败在很大程度上取决于 RNA 的纯度和完整性。利用动物组织 / 细胞提取 RNA 时，要利用高浓度的蛋白质变性剂以及酚、氯仿等有机溶剂处理、离心，使 RNA 与其他细胞组分分离。在提取的过程中要抑制内源和外源的 RNA 酶（RNase）活性，保护 RNA 分子不被降解。因此提取必须在无 RNase 的环境中进行，配制 RNA 提取试剂要用焦碳酸二乙酯（diethylpyrocarbonate，DEPC）处理过的水以去除残余的 RNA 酶。

PCR 扩增的 DNA 片段可用琼脂糖凝胶电泳来分辨和检测（图 2-4），并可使用 Total Lab 软件进行灰度分析，以目的基因与内参基因灰度的比值表示 mRNA 的相对水平。

RT-PCR 中的关键步骤是 RNA 的反转录，然后核糖核酸酶 H（RNaseH）催化 DNA-RNA 杂合体的 RNA 部分降解。未除净的蛋白质可与 RNA 结合从而影响反转录和 PCR 反应。若 RNA 模板中污染了微量 DNA，扩增后会出现非特异 DNA 的 PCR 产物。

（二）原位 PCR

直接用细胞涂片或石蜡包埋组织切片在完整细胞中进行 PCR 扩增的方法称原位 PCR（in situ PCR）。原位 PCR 是利用完整的细胞作为一个微小的反应体系来扩增细胞内的目的片段。在不破坏细胞的前提下，利用一些特定的检测手段来检测细胞内的扩增产物。原位 PCR 既能分辨鉴定带有靶序列的细胞，又能标出靶序列在细胞内的位置，在分子和细胞水平上研究疾病的发病机制和临床过程有重大的实用价值，其特异性和敏感性高于一般的 PCR。

用提取的 DNA 进行 PCR 不能直接说明特定细胞中待扩增序列的拷贝数，若进行基因定量分析则成本过高，且由于经过细胞分类及 PCR 等多个步骤会导致材料的丢失及增加错误产生的概率，而不易获得准确的结果。如果在单个细胞中进行 PCR 扩增，然后用特异探针进行原位杂交即可检出含该特异序列的细胞。细胞经组织固定处理后，具有一定的通透性，一般的 PCR 试剂，如 *Taq* 酶和引物等可以进入细胞。经原位 PCR 扩增后虽然有少量产物可扩散到细胞外的周围环境中，但大部分仍留在细胞器中。因此，利用标记引物在原位进行 PCR，直接显色或者利用特异探针与扩增产物立即杂交，就可获得较满意的结果。

原位 PCR 的关键步骤是制备细胞。通常用 1%~4% 的多聚甲醛固定细胞，蛋白酶 K 消化要完全。为了在原位杂交检测扩增产物时能测定细

胞数目,PCR的变性步骤必须不破坏细胞形态。进行原位PCR时,需防止短片段PCR扩增产物扩散到细胞外,在扩增过程中要防止组织干燥,同时还要保持组织细胞的粘连性。原位PCR结合原位杂交的方法特别适用于病理切片中含量较少的靶序列的检测。

(三)反向PCR

通常的PCR扩增是沿着已知序列方向进行的,若扩增是针对已知序列两侧的未知序列进行的,则称为反向PCR(reverse PCR)。反向PCR是用反向的互补引物来扩增两引物以外的未知序列的片段,也就是说,这一反应体系不是在一对引物之间而是在引物外侧合成DNA。

将含有已知序列的DNA在两侧的未知序列处用合适的限制性内切酶切割成适当大小的片段,然后用连接酶连接环化,根据已知序列设计并合成3′-端和5′-端引物,扩增未知序列(图2-5)。也可使用单一内切酶在已知序列处切割使环化DNA线性化后再进行PCR。一般来说,用线性化DNA进行反向PCR扩增效率可提高100倍。

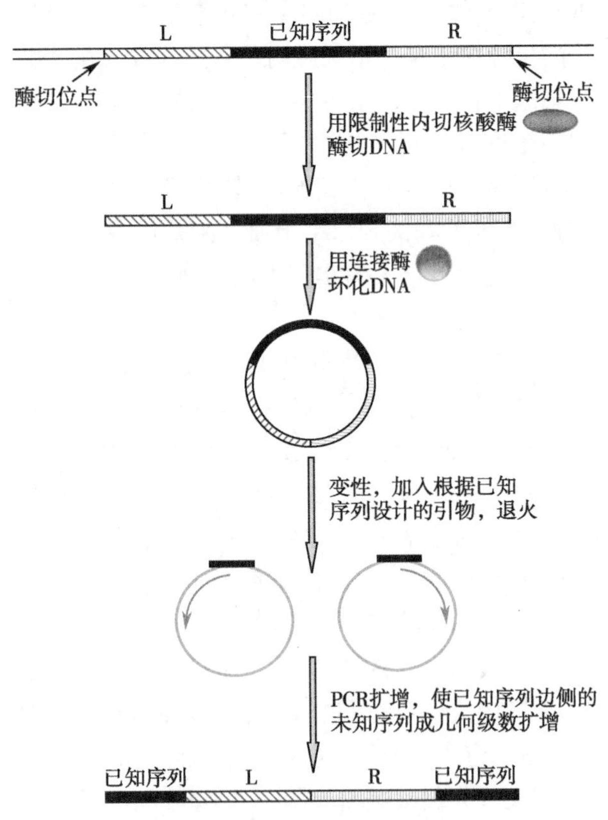

图2-5 反向PCR设计原理

用适当的限制性内切酶裂解含有已知序列的DNA,以产生适合于PCR扩增的片段,然后片段的末端再连接形成环状分子。PCR的引物同源于环上已知序列的末端序列,但其方向可使链的延伸经过环上的未知区而不是分开引物的已知序列区。图中L和R分别代表已知序列区上、下游的未知序列

反向PCR方法可用于扩增本来就在核心区旁边的序列,还可用于制备未知序列探针或测定边侧区域本身的上、下游序列,并可将已知部分序列的全长cDNA进行分子克隆,建立全长的DNA探针。反向PCR适用于基因游走、转位因子和已知序列DNA旁侧病毒整合位点分析等研究。

(四)实时定量PCR

实时定量PCR(qPCR)通过使用荧光染料或荧光标记的特异性探针,实时在线监控反应过程,结合相应的软件可以对结果进行分析,计算待测样品的初始模板量(详见本章第五节)。

除上述介绍的4种PCR技术外,根据应用目的不同还有重组PCR、多重PCR、表达PCR等,在此不再一一介绍。常见PCR技术的特点和用途归纳于表2-2。

表2-2 常见PCR技术的特点及用途简述

PCR技术	技术特点	用途
常规PCR	经典	扩增已知序列的DNA
反转录PCR	将反转录与PCR结合	分析RNA水平,获得cDNA
重组PCR	利用引物设计改变原有DNA的结构	构建突变体及重组体
原位PCR	结合原位杂交,在细胞涂片或组织切片进行	鉴定并定位带有靶序列的细胞
不对称PCR	采用两种不同浓度的引物进行PCR	扩增出特异长度的单链DNA
多重PCR	在同一反应体系里使用两对以上引物	多个基因片段的同时扩增
反向PCR	反向互补引物来扩增引物以外的DNA片段	扩增未知序列DNA
锚定PCR	在未知序列末端添加同聚尾,并设计锚引物	扩增未知序列DNA
表达PCR	利用通用启动子及适合的引物来扩增含有启动子序列的DNA片段	直接进行体外转录和翻译产生功能性蛋白质
巢式PCR	设计外和内两对引物,外引物扩增产物包含内引物扩增的靶序列	提高检测的灵敏度和特异性
实时定量PCR	通过荧光探针实时监控反应过程	mRNA、miRNA、痕量核酸定量

二、PCR 技术的实际应用

由于 PCR 技术具有快速、简便、灵敏等特点，已被广泛地应用于临床医学、遗传咨询、司法鉴定、考古学及分子生物学等各个领域。常用应用领域及研究方法如下。

（一）基因结构分析

PCR 技术能够快速、灵敏地放大被测试的目的基因，所以可用于鉴定由基因缺失、突变、转位等基因结构异常及外源基因侵入（如病毒感染）所引起的各种疾病。PCR 技术已广泛地用于遗传病的基因分析、产前诊断、传染病病原体检测、癌基因临床分析等方面。PCR 结合分子杂交等分析方法可进一步提高检测的灵敏度和准确性。

1. 基因缺失的检测 人类的许多遗传病如肌营养不良、地中海贫血等均是由于特定基因缺失引起的。此外，人类许多肿瘤的形成也与特定基因如抑癌基因 RB 或 p53 的缺失有关。PCR 技术为诊断基因缺失引起的疾病及发病机理的研究提供了简便有效的手段。常用的方法是在基因缺失部位两侧设计一对特异引物，进行 PCR 反应，根据产物长度的大小来判定是否存在基因缺失。

2. 基因突变的检测 DNA 碱基突变可引起肿瘤、遗传病和免疫性疾病等疾病发生，因此，检测 DNA 突变对于临床诊断和研究有重大意义。PCR 检测基因突变的方法主要有四种：

（1）PCR 结合等位基因特异性寡核苷酸探针法（PCR-allele specific oligonucleotide，ASO）：任何基因的突变都有一些突变热点，如 RAS 原癌基因的突变常集中于第 12、16、61 位密码子上。检测这些突变时，先用 PCR 扩增被检测的 RAS 基因，然后将 PCR 产物点样固定到尼龙膜上，再针对各种基因突变合成一系列具有正常序列和突变序列的寡核苷酸探针，其 5′－端用核素标记，严格控制杂交和洗膜条件，使探针与待测 DNA 序列间只要有 1 个碱基的错配就不能杂交，这样便可检出突变的基因。

（2）PCR- 限制性片段长度多态性分析（PCR restriction fragment length polymorphism，PCR-RFLP）：如果碱基突变的位置与某种限制性核酸内切酶的识别位点相关，突变会产生新的或消除原有的酶切位点，那么用特定的限制性核酸内切酶消化 PCR 产物，通过电泳酶切图谱就能直接判断碱基发生突变与否。若某一遗传病与这一酶切位点的存在或消失有连锁关系，那么 PCR-RFLP 便可用于该遗传病的诊断。

（3）PCR 扩增特异的等位基因分析（PCR amplification of specific alleles，PASA）：引物 3′－端的碱基决定着 PCR 反应的特异性及扩增效率，只有当引物 3′－端碱基与模板相互配对，才可在 DNA 聚合酶的作用下进行延伸，产生特异的 PCR 产物。在设计引物时，使突变位点位于 3′－端，则可根据特异扩增产物的出现与否判定样品中是否包含该基因突变。

（4）PCR- 单链构象多态性分析（PCR-single strand conformation polymorphism，PCR-SSCP）：PCR-SSCP 的基本原理是，DNA 单链大分子在非变性凝胶中的泳动速度取决于空间构象及分子量。DNA 分子中 1 个碱基的变异即可导致其空间构象的改变，从而影响泳动速度。因此，可以将变异的 DNA 分子用内切酶处理后再进行电泳。为显示电泳结果，可用放射性核素标记的引物进行 PCR，亦可在电泳后用银染色或溴化乙锭染色显示区带。由于 PCR-SSCP 是检测单链 DNA，所以可使用不对称 PCR 扩增单链 DNA。单链 DNA 进行聚丙烯酰胺凝胶电泳时，一般 SSCP 图谱是 2 条单链 DNA 条带，但有时有的 DNA 片段可能只呈现 1 条单链 DNA 条带，这主要是由于两条单链 DNA 之间存在相似的立体构象；有时 3 条以上的 SSCP 图谱是由于野生型 DNA 片段和突变型 DNA 片段共同存在的结果。

3. 基因易位分析 有些疾病中有染色体易位或重排现象的发生，而且这些变化有一定的规律，尤其在白血病患者中。例如，B 细胞淋巴瘤有染色体（14，18）易位，使第 18 号染色体总是与第 14 号染色体上的 6 个免疫球蛋白重链基因的连接片段之一相连接，产生嵌合基因，由于此嵌合基因为肿瘤细胞所特有，所以可作为白血病细胞的标志之一。这些变化用细胞遗传学方法不一定能发现，而应用 PCR 扩增该标志基因，则成为一个高敏感特异的检测 B 细胞淋巴瘤的方法。

4. 外源致病基因的检测 有一些致病病毒目前难以在体外分离培养或培养时费时费力，不利于临床早期诊断。PCR 方法则可克服上述困难。根据感染病毒的保守序列设计引物，先用反转录酶以上述组织的 RNA 为模板产生 cDNA，再进行 PCR 扩增，即可检出有无病毒基因的侵入。该法比分子杂交、血清学等诊断方法敏感性更高且操作简便，因此在各种病毒检测和研究中得到大量应用。

（二）基因获取

只要知道目的基因两端的序列，就可通过 RT-PCR 和重组 PCR 等技术进行基因克隆，这不仅省略了通常制备 DNA 片段的繁琐步骤，也避免了进行亚克隆的经典程序。为了保证克隆操作的顺利和克隆后表达的正确性，设计引物时可对其 5′-端做一些修饰，增加一段序列（如限制性核酸内切酶的识别位点、启动子序列，或是起始密码子、终止密码子等），经 PCR 扩增后，添加的序列会整合到新合成的产物中，以便于进行下一步的重组克隆以及基因表达。

（三）序列分析

PCR 技术使 DNA 测序大为简化，因此，现在几乎都采用 PCR 法进行序列测定（见第三章）。

PCR 技术除了上述三方面的应用外，还可用来制备高比活性标记探针，利用重组 PCR 可进行基因的人工定位突变和基因表达调控的研究。随着 PCR 技术的不断发展和完善，它的应用领域将不断扩大，显示出这项新技术的巨大潜力。

第四节 PCR 产物的定性和定量检测方法

传统意义上讲，PCR 检测技术的全过程应为两步：一是 PCR 的扩增，二是扩增后 DNA 片段的检测。对 PCR 扩增片段检测系统的要求是准确、可重复地反映模板的性质和数量。目前，随着 PCR 技术的发展，PCR 产物的检测手段也在增加，常用的有以下几种。

（一）琼脂糖凝胶电泳

PCR 扩增反应完成之后，必须通过严格的鉴定，才能确定是否真正得到了预期的、准确可靠的特定扩增产物。琼脂糖凝胶电泳是检测 PCR 产物常用和最简便的方法，能判断产物的大小，有助于产物的鉴定。琼脂糖凝胶电泳是用琼脂糖作支持介质的一种电泳方法。普通琼脂糖凝胶分离 DNA 的范围为 0.5~10kb，可按所分离 DNA 分子的大小范围选择琼脂糖的浓度（见附录Ⅳ）。对于分子量较大的样品，一般可采用低浓度的琼脂糖凝胶进行电泳分离，如果 PCR 产物分子量较小，可以采用浓度比较高（如 2%）的琼脂糖凝胶。琼脂糖凝胶电泳操作简单，电泳速度快，样品不需事先处理就可以进行电泳。电泳后，用溴化乙锭（ethidium bromide，EB）染色可以直接在紫外灯下观察到 DNA 条带；用凝胶扫描仪或紫外检测仪可观察、拍照并分析结果。琼脂糖凝胶电泳法一般无法进行精确定量。虽然电泳的同时加 DNA 分子量标准品（DNA marker）作对照，以预知 PCR 扩增产物的长度，但条带并不能显示更多信息，所以是非特异性的方法。

（二）实时定量 PCR 检测技术

实时定量 PCR（quantitative real-time PCR，qPCR）是目前应用较为普遍的相对定量的 PCR 技术。在 PCR 反应体系中加入荧光基团，利用荧光信号的积累来实时监测整个 PCR 进程。实时定量 PCR 采用专用 PCR 仪，能够自动在每个循环的特定阶段对反应体系的荧光强度进行检测，实时地记录荧光强度的改变，可以做到 PCR 每循环一次就收集一个数据，建立实时扩增曲线，准确地确定起始 DNA 拷贝数，从而对样品的浓度进行比较精确的定量。qPCR 介绍详见本章第五节。

（三）高分辨熔解曲线检测技术

高分辨熔解曲线（high-resolution melting curve，HRMC）是仅仅通过荧光 PCR 之后的熔解曲线分析，就能检测 PCR 片段的微小序列差异的方法。每一段 DNA 都有其独特的序列，也就有了独特的熔解曲线形状，应用饱和荧光染料和高分辨率的熔解曲线分析技术可精确地对样品的基因型进行分析，精度可达单碱基差异。进行 HRMC 分析时，扩增子的熔解曲线完全取决于 DNA 碱基序列。序列中如有一个碱基发生突变，都会改变 DNA 链的解链温度。该方法的优点是高通量、快速、高灵敏度、闭管检测以防止污染造成的假阳性。但此方法对仪器要求较高，随着拥有精确控温装置的高分辨熔解曲线仪器的出现，HRMC 技术的普及使用成为可能。

（四）高效液相层析检测系统

高效液相层析具有分离效率高、分析速度快、定量准确等优点，为非特异性 PCR 产物检测法。取数微升反应产物，稀释后注入高效液相层析系统，经 2.5μm 离子交换柱分离后，用紫外检测器进行检测。本法灵敏度和自动化程度高，而且初始模板数和 PCR 产物峰面积之间具有良好的线性关系，但应用不如前几种广泛。

（五）毛细管电泳检测系统

毛细管电泳技术是一类以毛细管为分离通道、以高压直流电场为驱动力，根据样品中各组分之间迁移速度和分配行为上的差异而实现分离的一类液相分离技术，实际上是电泳技术和层析技术的交叉。毛细管电泳具有快速、微量、分辨率高、重复性好及易于定量、易于自动化的特点，从而提供了一种 PCR 产物的自动化检测系统。毛细管电泳技术用于 PCR-SSCP 是一种快速、有效的筛选基因点突变的方法。

（六）固相捕获检测系统——PCR 产物的特异性探针捕获检测法

这是一种将固相捕获与探针杂交相结合的特异性 PCR 产物检测方法。用特异性探针能够特异性检测其 PCR 产物，排除 PCR 产物中存在的非特异性扩增成分的干扰。其基本过程是：①PCR 引物用生物素标记；②进行 PCR 扩增及 PCR 产物的变性；③变性的 PCR 产物被结合到预先结合到酶标板底的序列特异的寡核苷酸探针上（即固相化探针）；④洗去没有捕获的扩增子；⑤被杂交和捕获的 PCR 产物与标记 HRP 的抗生物素蛋白（亲和素，avidin）温育结合，加底物显色进行定量（图 2-6）。此种基于固相捕获与探针杂交相结合的 PCR 产物检测方法具有灵敏性和特异性的特点。

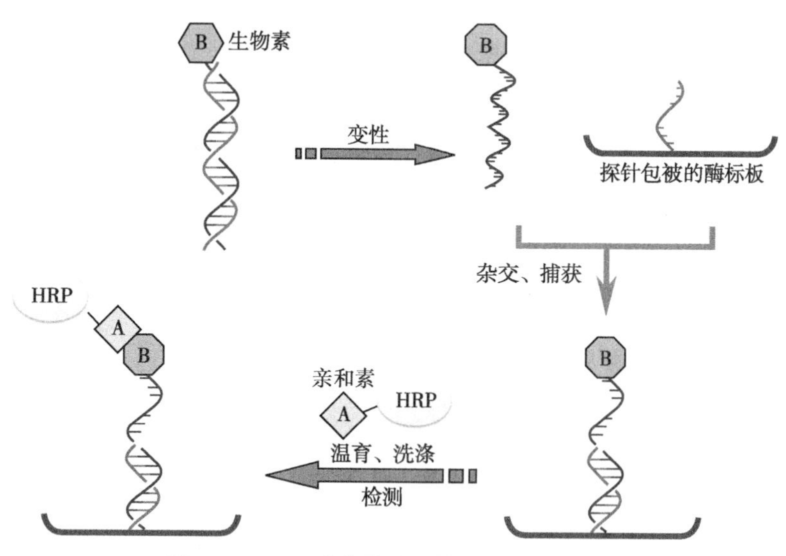

图 2-6　PCR 产物的特异性探针捕获检测法

PCR 引物标记生物素，扩增后，PCR 产物变性并结合到酶标板底的寡核苷酸探针上，被杂交和捕获的 PCR 产物与标记 HRP 的亲和素结合

第五节　定量 PCR

在 PCR 对扩增产物定性鉴别的基础上，随着分子生物学、微生物学、精准医学的发展，DNA 和 RNA 分子的定量变得越来越重要。近年又发展起来对模板 DNA 片段进行定量研究的方法，即定量 PCR。

一、相对定量 PCR 技术和绝对定量 PCR 技术

传统 PCR 方法可对特定 DNA 片段进行指数级的扩增，并可以通过凝胶电泳的方法对扩增产物进行定性分析，也可以通过放射性核素掺入标记后的光密度扫描来进行定量分析。无论定性还是定量分析，都属于对 PCR 反应终产物的检测。但很多情况下我们更需要确定的是未经 PCR 信号放大之前的起始模板量。在这种需求下，实

时定量PCR（qPCR）于1996年由美国Applied Biosystems公司首先推出。由于该技术不仅实现了PCR从定性到相对定量的飞跃，而且与常规PCR相比，它具有特异性更强、结果准确可靠、自动化程度高等特点。该技术检测方法简单，通用性好，价格相对较低，在分子诊断、分子生物学研究、动植物检疫以及食品安全检测等方面有广泛的应用。

实时定量PCR是相对定量的PCR技术，是目前实验室的常规操作。但低丰度的目标DNA分子很难通过扩增检测到，无法满足越来越严格的定量要求。随着第二代测序和单细胞分析等技术的不断发展，人们对核酸定量的兴趣已经达到了前所未有的单分子水平，这导致了数字PCR技术的繁荣。DNA样品分别在独立但相同的分区中进行扩增，每个反应的全或无检测结果均遵循泊松分布。在计算阳性反应的总和后，通过泊松校正，不仅可以得到目标分子的浓度，还可以得到目标分子的绝对数量。因此，数字PCR是绝对定量的PCR技术。本节将详述实时定量PCR技术原理及普遍应用，介绍数字PCR技术的发展前景及面临的挑战。

二、实时定量PCR技术的原理

实时定量PCR依靠荧光标记物和自动化仪器，每次循环都可读出荧光强度，实时监测了反应进程中的PCR产物，从而更精确地实现了对模板样品的定量及定性的分析。实时定量PCR的基础在于反应起始的模板DNA量与循环过程的指数期的扩增产物量之间存在着定量关系，利用荧光信号的实时监测和计算，可以反映出这种定量关系。在PCR反应早期，产生荧光的水平不能与背景明显地区别，而后荧光的产生进入指数期、线性期和最终的平台期，因此可以在PCR反应处于指数期的某一点上来检测PCR产物的量，并且由此来推断模板的初始含量。

（一）实时定量PCR的定量原理

1. Ct值的定义 在荧光定量PCR技术中，最重要的概念是Ct值。C代表反应循环数（cycle），t代表阈值（threshold）。如果检测到荧光信号超过阈值被认为是真正的信号，它可用于定义样品的阈值循环数（Ct）。Ct值的含义是每个反应管内的荧光信号到达设定的阈值时所经历的循环数。

2. 根据Ct值结合标准曲线计算样品的起始拷贝数 随着PCR反应的进行，监测到的荧光信号的变化可以绘制成一条曲线。在PCR反应早期，产生荧光的水平不能与背景明显地区别。为了便于对所检测样品进行比较，在反应的指数期，首先需设定一定荧光信号的阈值，一般这个阈值是以PCR反应的前15个循环的荧光信号作为荧光本底信号。荧光阈值的设置是3~15个循环的荧光信号的标准偏差的10倍。在反应起始时模板数越高，达到荧光信号阈值需要的循环数越少，阈值代表的荧光信号显著大于背景信号，此时需要的循环数即是Ct值，它总是出现在扩增指数期的某一点上（图2-7）。

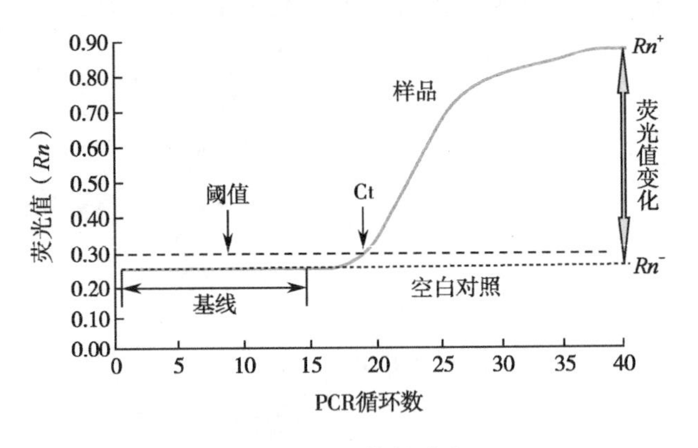

图2-7 Ct值的确定

研究表明，每个模板的Ct值与该模板的起始拷贝数的对数存在线性关系，起始拷贝数越多，Ct值越小。利用已知起始拷贝数的标准品可绘出标准曲线，其中横坐标代表起始拷贝数的对数，纵坐标代表Ct值。因此，只要获得未知样品的Ct值，即可从标准曲线上计算出该样品的起始拷贝数（图2-8）。

（二）实时定量PCR仪

实时定量PCR需要依赖实时定量PCR仪，仪器由自动热循环系统、荧光检测系统及实时分析软件构成。荧光检测系统用来监测循环过程的荧光，通过与实时设备相连的计算机收集荧光数据，数据以图表的形式显示。荧光定量检测系统由实时荧光定量PCR仪、实时荧光定量试剂、通用电脑、自动分析软件等构成。原始数据被绘制成荧光强度相对于循环数的图表。原始数据收集

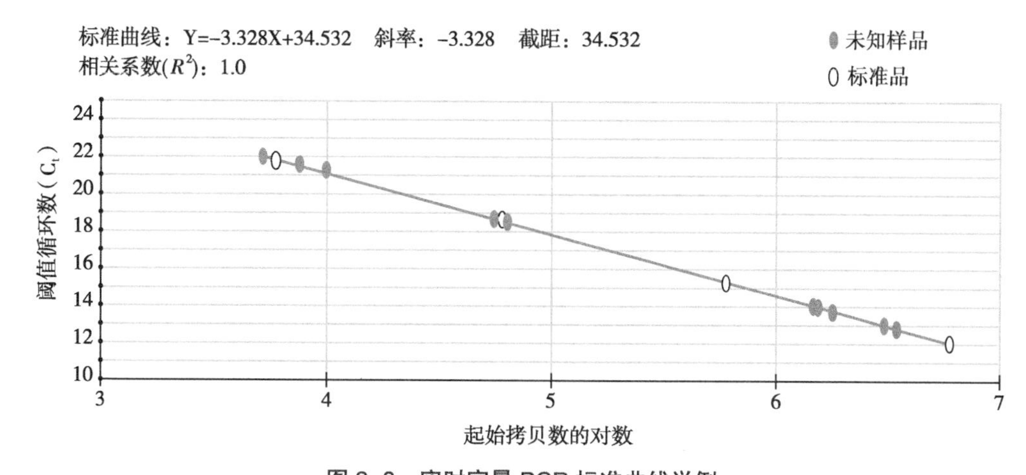

图 2-8 实时定量 PCR 标准曲线举例

相关系数（R^2）应大于 0.98，越接近 1，结果可信度越高

后可以开始分析。实时设备的软件能使收集到的数据进行正常化处理来弥补背景荧光的差异。正常化后可以设定阈值水平，这就是分析荧光数据的水平。阈值应设定在使指数期的扩增效率为最大，这样可以获得最准确、可重复性的数据。如果同时扩增的还有标有相应浓度的标准品，线性回归分析将产生一条标准曲线，可以用来计算未知样品的浓度。

三、应用于实时定量 PCR 中的荧光探针与荧光染料

荧光标记是实现 PCR 反应实时定量的化学基础。实时荧光定量 PCR 的化学原理包括探针类和非探针类两种。非探针类是利用非特异性的插入双链 DNA 的荧光结合染料或者特殊设计的引物来指示扩增的增加。探针类则是利用与靶序列特异杂交的探针来指示扩增产物的增加。前者简便易行，而后者由于增加了探针的互补识别步骤，特异性更高。

（一）实时定量 PCR 荧光探针

1. 荧光探针 TaqMan TaqMan 是一类寡核苷酸探针，依据目标 DNA 序列的上游引物和下游引物之间的序列配对来设计。探针的 5′ - 端用报告荧光染料（reporter fluorescence dye，R）标记，通常为 6- 碳氧荧光素（6-FAM）、5- 碳氧荧光素（5-FAM）、FITC 等；探针的 3′ - 端则标记淬灭染料（quencher dye，Q），如 6- 羧基 - 四甲基 - 罗丹明（TAMRA）等。当完整的探针与目标序列配对时，5′ - 端报告荧光基团发射的荧光因与 3′ - 端的淬灭剂接近而被淬灭。但随着 PCR 延伸，DNA 聚合酶的 5′ - 端外切酶活性将探针切开，使得荧光基团与淬灭剂分离，报告基团的荧光得以释放而被检测。随着扩增循环数的增加，释放出来的荧光基团不断积累，因此荧光强度与扩增产物的数量成正比（图 2-9）。

2. 荧光探针——分子信标 分子信标（molecular beacon）是一种茎环结构的双标记寡核苷酸探针。在此结构中，位于分子一端的荧光基团与分子另一端的淬灭基团靠近。不存在模板时，探针呈茎环结构；存在模板时，茎环结构打开与模板配对，构象改变使得荧光基团与淬灭基团分开，释放荧光（图 2-10）。分子信标的茎环结构中，环一般为 15~30 个核苷酸长，并与目标序列互补；茎一般为 5~7 个核苷酸长，相互配对形成茎的结构。荧光基团连接在茎臂的一端，而淬灭基团则连接于另一端。分子信标必须非常仔细地设计，确保在退火温度下保持茎环结构。分子信标也有缺点，即探针匹配的是基因内部序列，不一定在每个基因上都能找到长短适中且带有末端回文结构的序列，所以分子信标的探针设计要求较高。

（二）实时定量 PCR 荧光染料

1. 荧光染料——SYBR Green SYBR Green Ⅰ能结合到 DNA 双螺旋的小沟。处于未结合状态的染料显示较低的荧光强度，一旦结合到双链 DNA 之后荧光信号增强。在加入了过量的 SYBR 荧光染料的 PCR 反应体系中，SYBR 荧光染料特异性地掺入到产物的 DNA 双链，发射荧光信号，

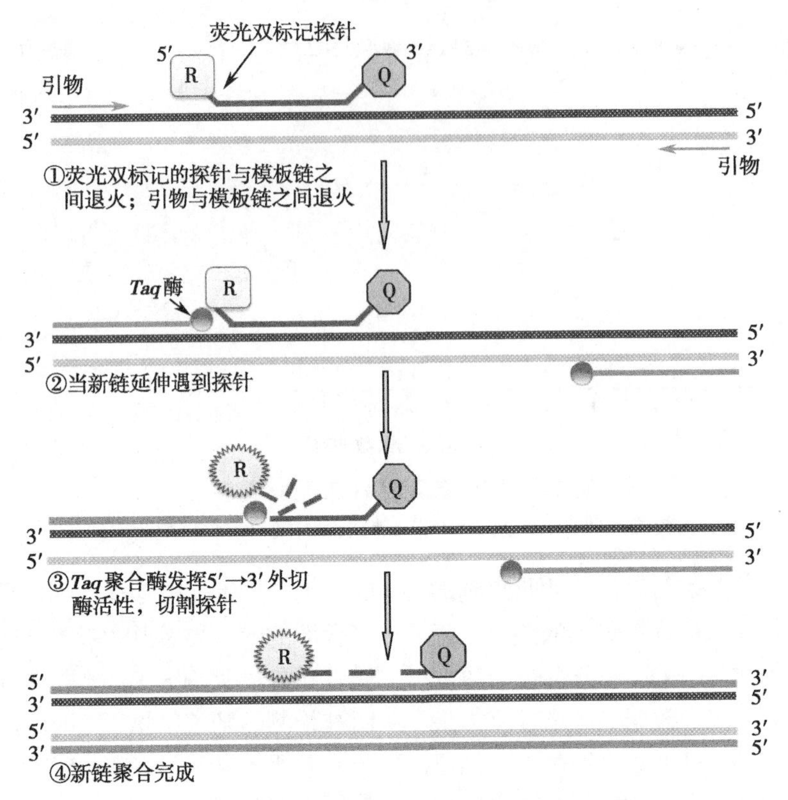

图 2-9 荧光探针 TaqMan 定量原理示意图

R:荧光双标记探针 5′ - 末端标记的报告荧光基团;Q:荧光双标记探针 3′ - 末端标记的淬灭染料。探针完整,R 所发荧光能量被 Q 基团吸收,无荧光发出;R 与 Q 分开,发出荧光

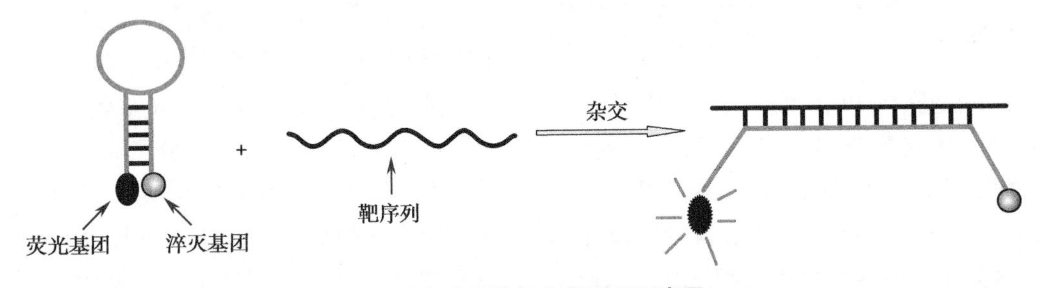

图 2-10 分子信标定量原理示意图

而未掺入 DNA 链中的染料分子不会发射任何荧光信号,从而保证荧光信号的增加与 PCR 产物的增加完全同步。SYBR Green Ⅰ在核酸的实时检测方面有很多优点,由于它与所有的双链 DNA 相结合,不必因为模板不同而特别定制,因此设计的程序通用性好,且价格相对较低。但是,内嵌染料没有序列特异性,可以结合到包括非特异产物、引物二聚体、单链二级结构以及错误的扩增产物上,造成假阳性而影响定量的精确性,所以此法的特异性不如 TaqMan 探针。

2. 荧光引物 LUX 荧光引物 LUX(light upon extension)是在荧光探针的基础上发展而来的一项新技术,其基本原理就是借助荧光直接标记引物来监测扩增产物的生成,达到无需另外设计探针、节约成本的目的。通过在引物上标记一个荧光发色基团和一个能量受体,利用与分子信标相同的原理获得与扩增产物量的增加成比例的荧光信号。操作时将定量 PCR 的一对引物中任意一条设计为带有末端回文结构,并在 3′ - 端标记荧光素。这样,这条引物在游离状态下就可形成茎环结构,而这种 DNA 构象本身具有淬灭荧光基团的特性,所以不需要在另一端标记淬灭基团。LUX 正是巧妙利用了发夹结构的 DNA 单链内在特性而节约了一个标记基团。当引物和模板配对的时候，这个茎环结构就打开，释放荧光，导致荧光信号显著增加。虽然荧光引物法和 SYBR Green 一样仅靠引物专一性来保证产物的专一性，不过由于荧光标记在引物上而不会受到引物二聚体的干扰，因而专一性自然优于荧光染料法（图 2-11）。

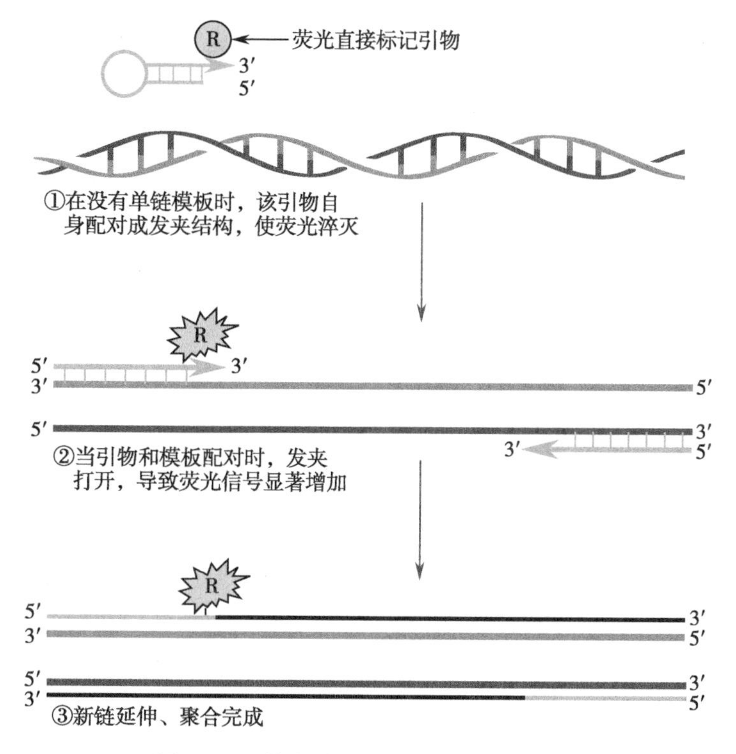
R
荧光直接标记引物
3′
5′
①在没有单链模板时，该引物自
身配对成发夹结构，使荧光淬灭
R
5′
3′
3′
5′
5′
3′
3′
5′
②当引物和模板配对时，发夹
打开，导致荧光信号显著增加
R
5′
3′
3′
5′
5′
3′
3′
5′
③新链延伸、聚合完成

图 2-11 荧光引物 LUX 工作原理示意图

这种设计和分子信标很相似，而其优点在于：①用引物代替探针，无需设计和合成探针。这个发夹引物设计也比分子信标探针更为简单，在引物 5′-端额外添加几个和 3′-端配对的碱基并不困难，因此从理论上来说引物设计就相对容易。②只需要标记一个荧光基团，更为节约，而且从实验结果的角度上来看灵敏度较高，可以检测低至 10 个拷贝的基因，和 TaqMan 探针法相当。与 TaqMan 探针和分子信标相比，LUX 引物通过二级结构实现淬灭，不需要荧光淬灭基团，也不需要设计特异的探针序列。

四、实时定量 PCR 的实验流程

（一）引物和探针的设计

检查比对序列，先选择好探针的位置，然后设计引物使其尽可能地靠近探针。探针的设计原则是：①尽可能短，不要超过 30bp；②T_m 值应在 68~70℃之间；③避免 5′-端是鸟苷酸（G），以免发生淬灭作用；④选择胞苷酸（C）多于鸟苷酸（G）的链作探针，G 的含量多于 C 会降低反应效率。

（二）PCR 反应及数据记录

提取细胞或组织中的总 RNA、反转录、PCR 反应操作流程见本章第三节。PCR 反应需要在实时定量 PCR 仪专用反应板或管中进行，加入所有反应试剂后，将反应板置入仪器内，按照仪器操作说明完成反应和数据记录。

（三）数据分析

一般而言，荧光扩增曲线可以分成 3 个阶段：荧光背景信号阶段、荧光信号指数扩增阶段和平台期，其形状是一条平滑的 “S” 形曲线。

1. 标准曲线法的绝对定量 用一系列已知浓度的标准品制作标准曲线。标准品可以是纯化的质粒 DNA、体外转录的 RNA，或者是体外合成的单链 DNA。

2. 标准曲线法的相对定量 属于自身相对标准曲线。所用的标准品只要知道其相对稀释度即可。在整个实验中样品靶序列的量来自于自身标准曲线，最终必须除以参照物的量。

3. *Ct* 比较法的相对定量 运用数学公式

[$\Delta\Delta Ct$=(Ct 目的基因 $-Ct$ 内参基因)实验组 -(Ct 目的基因 $-Ct$ 内参基因)对照]来计算相对量,Ct 值是热循环仪检测到达设定的阈值荧光信号时所经历的循环数。假设每个循环增加1倍的产物数量,在PCR反应的指数期得到的 Ct 值反映起始模板的量,一个循环的不同相当于起始模板数2倍的差异($2^{-\Delta\Delta Ct}$)。所以,$2^{-\Delta\Delta Ct}$ 表示的是实验组目的基因的表达相对于对照组的变化倍数。该方法不必制作标准曲线,但前提是目的基因与内参基因要有类似的扩增效率。

以3-磷酸甘油醛脱氢酶(GAPDH)基因作为内参基因,检测目的基因 *N*-乙酰氨基葡萄糖转移酶Ⅴ(GnT-Ⅴ)的表达水平为例。实验均取3个重复反应孔(3个完全平行操作)的 Ct 值进行计算。无药物处理的对照样本中的GAPDH的 Ct 值分别为17.17、17.41和16.75,GnT-Ⅴ的 Ct 值分别为26.08、25.94和26.06;药物处理样本中GAPDH的 Ct 值分别为16.80、17.03和6.49,GnT-Ⅴ的的 Ct 值分别为23.06、22.95和23.04。计算步骤如下:

(1)分别计算内参基因与待检基因样本的 Ct 均值差 ΔCt(差异均一化)。

ΔCt = GnT-Ⅴ Ct 平均值 -GAPDH Ct 平均值

对照样本的 ΔCt=(26.08+25.94+26.06)/3-(17.17+ 17.41+16.75)/3=8.91

药物处理样本的 ΔCt=(23.06+22.95+23.04)/3-(16.80+17.03+16.49)/3=6.24

(2)求出药物处理样本与对照样本的 ΔCt 差值 $\Delta\Delta Ct$。

对照样本的 $\Delta\Delta Ct$= 对照样本的 ΔCt- 对照样本的 ΔCt=0

药物处理样本的 $\Delta\Delta Ct$= 药物处理样本的 ΔCt- 对照样本的 ΔCt=-2.67

(3)求值($2^{-\Delta\Delta Ct}$)得出药物处理样本的GnT-Ⅴ基因表达变化比率。

对照样本的 $2^{-\Delta\Delta Ct}=2^0=1$

变化比率(药物处理样本/对照样本)= $2^{-\Delta\Delta Ct}/1=2^{2.67}=6.37$

故GnT-Ⅴ基因在药物处理后表达水平是处理前的6.37倍。

五、实时定量PCR常见问题及优化方案

实时定量PCR与传统PCR相比具有特异性强、重复性好、灵敏度高的特点。但实时定量PCR较传统PCR反应体系更复杂,影响因素较多,如果设计或操作不当常出现一些问题。

(一)影响特异性的因素

1. 由于引物或探针降解、引物或探针设计不合理而造成的 Ct 值出现过晚或无 Ct 信号出现。优化方案是设计更好的引物或探针;优化引物浓度和退火温度。避免引物或探针降解可在进行实时定量PCR实验前通过电泳检测其完整性。

2. 模板有基因组的污染而出现非特异扩增。优化方案是在RNA提取过程中避免DNA的污染,或通过引物设计避免非特异扩增。

(二)影响重复性的因素

目的基因的初始拷贝数较低,造成结果的重复性较差。应使用初始浓度较高的样品或减少样品的稀释倍数。如果待测样品中目的基因的量处于反应体系的检出限附近,那么最好使用复孔以保证结果的可靠性。如果研究者是进行首次实验,那么应选择一系列稀释浓度的模板来进行实验,以选择出最为合适的模板浓度,一般而言,使 Ct 值位于15~30个循环比较合适。

(三)标准曲线的线性关系不佳

原因可能是:①加样不准,使得标准品不呈梯度;②标准品出现降解;③模板浓度过高。理想的标准品应与样品具有高度同源性,虽然标准品和样品之间的差异始终存在,在制作标准曲线时,应至少选择5个稀释度的标准品,涵盖待测样品中目的基因量可能出现的全部浓度范围。

(四)影响敏感度高低的因素

实时定量PCR由于使用了荧光物质作为定量工具,敏感度通常能达到 10^2 拷贝/ml,对数期分析线性范围很宽,为 $0\sim10^{11}$ 拷贝/ml。影响实时定量PCR敏感性的因素众多,除了对一般PCR反应均存在的影响因素如反应体系、*Taq* 酶的活性之外,还需注意如下因素:

1. 特异性产物与引物二聚体竞争荧光染料SYBR Green,从而降低了实时PCR的敏感性。可用TaqMan探针代替SYBR Green。

2. 使用热启动方法加强特异性。在反应体

系达到引物退火温度时才加入某一反应成分，因为引物二聚体是在各种试剂一经混合便开始形成的，所以用这种方法能有效地减少引物二聚体的形成。

3. 要尽可能地优化引物设计。使两条引物的 GC 含量大致一致，使用纯化的引物进行实验等都有助于防止引物二聚体形成。

4. Mg^{2+} 的浓度。Mg^{2+} 是影响 *Taq* 酶活性的关键因素。Mg^{2+} 浓度过低无法使 *Taq* 酶发挥最佳活性，浓度过高又会增加引物二聚体形成。一般来说，对以 DNA 或 cDNA 为模板的 PCR 反应，应选择 2~5mmol/L 浓度的 $MgCl_2$；对以 mRNA 为模板的 RT-PCR 而言，则应选择 4~8mmol/L 浓度的 $MgCl_2$。

六、实时荧光定量 PCR 的国际化标准

实时荧光定量 PCR（qPCR）在近十余年来已得到广泛应用，但在许多发表的文章中缺乏足够的实验细节描述，如关于样品采集和处理的信息，特别是缺乏对 RNA 质量和完整性的评估标准；PCR 反应的效率和分析参数等常常被省略，特别是样品相对一个参照基因的归一化也在无任何理由的情况下被忽略，妨碍了读者和评审去精密地评价实验结果的可靠性和重现性。用一个统一的标准来规范实时荧光定量 PCR 成为当务之急。定量 PCR 实验数据发表所必需的实验信息的最低限度标准（minimum information for publication of quantitative Real-Time PCR experiments，MIQE）已于 2009 年出版（见参考文献 1）。

作为荧光实时定量 PCR 的国际标准，MIQE 涉及的内容非常详细，对 qPCR 的术语、概念、研究与临床应用、样本的采集、处理和制备、核酸的质量控制、反转录、qPCR 过程、数据分析等方面的操作标准和规范都做了详尽的阐述。按照这个准则来规范 qPCR 实验操作，方可保证实验结果的准确性和可信度。

MIQE 规定在发表 qPCR 论文时必须提供以下信息：①每个目的基因和对照基因的 database 检索编号；②每个引物和探针的外显子位置、寡核苷酸序列和浓度，包括染料或被修饰的碱基的性质、位置和连接；③聚合酶的浓度和性质，以及模板 DNA 或 cDNA 的量；④Mg^{2+} 浓度、缓冲液的化学成分、反应体积；⑤qPCR 仪和循环条件也必须注明。

MIQE 指南对于临床医学诊断的设计和操作尤为重要。MIQE 指南在中国 qPCR 应用领域的认知尚属起步阶段，下面以反转录荧光实时定量 PCR（RT-qPCR）为例对 MIQE 各项要求加以说明。

（一）RT-qPCR 实验设计的必要性

定量 PCR 是对精确性要求很高的实验，要求在实验前有比较完整的实验设计方案。在进行实时荧光定量 PCR 实验前，需要设计一个较完善的实验方案，包括设立严谨的实验组和各种对照组、选择处理样品、提取模板的方法、设计 PCR 引物、选择荧光标记方法及靶基因和内参基因选择、生物学和技术重复次数等，从而可以减少实验结果的可变性，保证其顺利进行。

（二）确保 RNA 的纯度和质量的必要性

做好 RT-qPCR 实验取决于很多因素，其中 RNA 模板的质量是关键。RNA 样品的量及完整性、有无基因组 DNA 的污染及 PCR 抑制剂等因素是最初的潜在实验偏差的来源。

1. 样品的预处理 样品的预处理方法要根据样品的不同来选择不同的样品抽提方法、保存方法、解冻和均质化过程。如果样品在采集后无法立即处理，应先将材料在液氮中速冻后保存于 -80℃冰箱或直接保存在液氮中。

2. RNA 提取 组织总 RNA 提取的实质就是将细胞裂解，释放出 RNA，并通过 RNA 的纯化去除蛋白质、DNA 等杂质，最终获得高纯度 RNA 的过程。用 DNA 酶（DNase Ⅰ）处理 RNA 样品，去除了基因组 DNA 对检测结果的影响。

3. RNA 纯度的检测 采用分光光度法检测 RNA 的纯度，A_{260}/A_{280} 比值成为判断核酸纯度的常用标准。高纯度的 DNA 一般在 1.8~2.0 之间；RNA 的 A_{260}/A_{280} 比值低于 1.7 时表明有蛋白质或酚污染，高于 2.0 时表明可能有异硫氰酸残存。

4. RNA 完整性鉴定 总 RNA 在普通琼脂糖凝胶电泳上出现的条带与变性凝胶上一致，如果观察到 28S 和 18S 核糖体 RNA 的条带亮而浓，前者条带的密度大约是后者条带密度的 2 倍，则提示 RNA 完整。RNA 制备过程中如果出现 DNA 污染，将会在 28S 核糖体 RNA 带的上方出现；

RNA的降解表现为核糖体RNA带的弥散。对RNA完整性要求较高的后续实验，如RNA印迹和cDNA文库的构建，则需要通过微流体电泳系统、毛细管电泳、RNA结合荧光染料法对RNA的完整性做出进一步准确的检测。综上所述，RNA质量的好坏直接关系到后续实验的成败。通过确保RNA的纯度和质量的一致性可以降低生物学重复的差异。

（三）引物和探针设计

依照MIQE指南，荧光定量PCR的引物必须是以两个外显子设计，避免基因组DNA的扩增，且在发表qPCR文章时必须提供每个引物和探针的外显子位置、寡核苷酸序列和浓度。另外，设计好的引物还要通过NCBI中的“Primer-Blast”应用程序进行比对，以确保目的基因的特异性。MFOLD程序则可用来分析扩增子是否存在阻碍有效扩增的二级结构。在使用杂交探针进行实验时，必须注意防止探针－引物二聚体的形成和其本身在反应过程中的延伸。探针－引物二聚体的形成主要是因为探针可与引物的3′－端杂交，为了防止发生这种现象，通常是将探针的3′－端完全磷酸化，使之不能延伸，若此磷酸化不完全或是没有磷酸化，就会产生目的基因的副产品，从而干扰实验结果。鉴于以上这两点，所以应对探针精心设计，并将其末端完全磷酸化。

（四）反转录

由于RNase在环境中广泛存在，反转录也是容易引入误差的步骤之一。在质量控制检测后应立即将总RNA样品反转录为cDNA，以避免样品反复冻融而导致RNA降解。高保真反转录酶的应用也可最大限度地减少误差的导入。引物可选择随机引物、Oligo（dT）及基因特异性引物。MIQE中对反转录过程要求设置无转录（NRT）对照、无模板对照（NTC）。无模板对照可用于检测是否存在PCR污染和引物二聚体。此外，对每一块反应板和每一组不同反应条件的定量校准也是必不可少的。

（五）RT-qPCR扩增

RT-qPCR扩增流程中，PCR的效率、线性动态范围、退火温度、熔解曲线、扩增子的凝胶电泳分析以及染料法所需要的试剂等，都要经过测定和校准。引物的优化、引物浓度、退火温度都会影响到PCR的效率，进而影响实验的质量。两个引物应具有近似的T_m值。对于定量标准的稀释，MIQE也做了详细的阐述。另外，为了控制由RNA抽提效率、反转录率和扩增效率产生的差异，用$\Delta\Delta$Cq法对样品和参照RNA基因不同浓度进行归一化处理。MIQE规定，在所提交的数据中，不仅要有标准曲线，还要注明斜率值。

（六）数据分析

MIQE还规范了QPCR技术的专业用语。MIQE对内参基因的选择和数据分析方法也有所规范。

1. 内参基因的选择 数据分析方法因所选定量方法的差异而有所差异。绝对定量是通过样品的Cq值与标准曲线进行比较得到的；相对定量是一定量的实验组和对照组中目的基因的相对比率。无论是绝对定量还是相对定量，实验数据的校准是必不可少的；绝对定量中每次的实验标准样品必须与待测样品同时平行扩增；而相对定量在比较多个样品时，选择一个样品作为对照样品，其他所有样品目标基因的表达都以对照样品上调或下调，一般以基准或未处理样品作为对照。

在qPCR实验中，内参基因被用来作为数据标准化的对照，以校正作为模板的cDNA所存在的数量差异。内参基因通常是各种管家基因，如GAPDH基因、β-肌动蛋白基因、rRNA，但实际上理想的内参基因很少或者说不存在，因为所有基因在不同组织或不同处理方法条件下的表达都不尽相同。盲目地使用一种管家基因作为内参，可能使基因表达的微小差异不易被发现，更严重的可能得出错误或相反的结论。Vandesompele J等建议在实验中同时检测3个或4个位于不同代谢通路中的特定内参基因。他们用BLAST序列比对或用cDNA克隆数据库芯片鉴定了qPCR常用的9个管家基因，分别是β-肌动蛋白（ACTB）、β_2-微球蛋白（β_2M）、3-磷酸甘油醛脱氢酶（GAPDH）、羟甲基胆素合成酶（HMBS）、次黄嘌呤鸟嘌呤磷酸核糖转移酶1（HPRT1）、核糖体蛋白L13a（RPL13a）、琥珀酸脱氢酶（亚基A）（SDHA）、TATA盒结合蛋白1（TBP1）和酪氨酸单氧化酶/色氨酸单氧化酶激活蛋白ζ多肽（YWHAZ）基因。做荧光定量PCR，先以Ct值最小的那条基因作为内参，其他几条内参基因与其相比，求出表达差异最小的几个基因相对表达的几何平均值，用作均一化标准。

2. 实验重复性与重现性 重复原则是科学实验设计的重要原则，为排除研究对象的个体差异和系统误差，在实验中须分别设立生物学重复和技术重复。MIQE 指南指出，进行 qPCR 实验前须充分分析并保证足够的样本数，对于比较对照组和处理组的基因表达水平的情况，设置的 3 个生物学重复样品应该来源于独立实验中分别进行处理的样品。进行 qPCR 实验时，一般最少设立 3 个生物学重复，并且每个生物学重复设立 2 或 3 个技术重复方案，以确保最大限度地消除个体差异并增加统计学显著性。

七、实时定量 PCR 技术在医学上的应用

目前，实时定量 PCR 技术已经被广泛应用于基础科学研究、临床诊断、疾病研究及药物研发等领域。实时定量 PCR 技术具有定量、特异、灵敏和快速等特点，是目前检测目的核酸拷贝数的可靠方法，是 DNA 定量技术的一次飞跃。这将改变以往对疾病的表型认识和表型诊断，从本质上认识疾病和诊断疾病。

（一）实时定量 PCR 技术在肿瘤诊断和研究方面的应用

尽管肿瘤发病的机制尚未完全清楚，但相关基因发生突变是致癌性转变的主要原因已被广泛接受。实时定量 PCR 技术在肿瘤病毒基因、肿瘤相关基因、肿瘤相关抑癌基因等研究方面已取得显著成果。实时定量 PCR 不但能有效地检测基因的突变、重排、易位等，而且能准确检测癌基因表达量，可与肿瘤早期诊断、鉴别、分型、分期、治疗及预后评估等相联系。

（二）实时定量 PCR 技术在基因突变及其多态性方面的应用

在突变检测上，常规 PCR 多用限制性片段长度多态性分析（PCR-RFLP）、单链构象多态性分析（PCR-SSCP）等方法，操作费时费力，相比之下，实时荧光定量 PCR 运用特异性荧光探针来检测基因突变则非常便捷。可设计跨越疑似突变位点的荧光探针，进行基因扩增，然后对扩增产物进行缓慢加热获得熔解曲线，根据熔解曲线的特征判断有无突变。也可使用双标记探针进行突变检测，为了检测突变体，要设计两种不同颜色的探针，一个探针检测野生型，可以标记 FAM，同时设计另一个标记的探针来检测突变体。

此外，实时定量 PCR 技术在单核苷酸多态性分析方面有很好的应用前景。例如，应用实时定量 PCR 进行致病基因的多态性研究，发现即使同一疾病不同个体，其体内生物活性物质的功能及效应出现差异，会导致治疗反应性上的悬殊。按照基因多态性的特点用药，将会使临床治疗符合个体化的要求。

（三）实时定量 PCR 技术在病原体检测方面的应用

实时定量 PCR 技术可用于多种细菌、病毒、支原体、衣原体的检测，如 HBV 的检测。以往对乙肝病毒的检测主要依靠乙肝表面抗原（HBsAg）这种间接指标。但在临床实际运用中，仅仅根据 HBsAg 阳性或阴性很难判断该患者体内病毒是否处于复制期，病毒复制的量又如何，以及患者是否具有传染性。实时定量 PCR 的出现，可及时、准确地检测出标本中 HBV 的拷贝数。HBV DNA 定量检测可及时、灵敏地监测患者药物治疗的效果。实时定量 PCR 不仅能对病毒定性，而且由于其实验的批间和批内差异小、重复性好，因此能方便、快速、灵敏、准确地定量病毒 DNA 或 RNA 的序列，更重要的是可从中动态地研究在整个病程中潜在病毒的复活或持续，从而使临床医生和病毒学家能检测临床的变化。

八、绝对定量 PCR 技术

（一）数字 PCR 技术的原理

1999 年，Bert Vogelstein 等人首次正式提出了数字 PCR 概念，并利用数字 PCR 在大肠癌病人的粪便中检测出突变的致癌基因 *ras*。数字 PCR 是一种直接计数目标分子而不再依赖任何校准物或外标，即可确定低至单拷贝的待检靶分子的绝对数目的方法。数字 PCR 一般包括两部分内容，即 PCR 扩增和荧光信号分析。dPCR 是首先将样品 DNA 稀释到每个检测孔中只有一个分子或不含待检靶分子。例如采用微滴式稀释方法，通过对样品进行微滴化处理，将含有核酸分子的反应体系分散为成千上万个纳升级的微滴。然后每个检测孔都作为一个独立的 PCR 反应器，不同

于 qPCR 对每个循环进行实时荧光测定的方法，数字 PCR 技术是在扩增结束后对每个反应单元的荧光信号进行采集。经多轮 PCR 扩增后，向每个孔中加入特异性结合靶分子的荧光探针。采用阅读仪逐个对检测孔进行检测，并以终点信号的有或无作为判断标准（有荧光信号的微滴判读为“1”，无荧光信号的微滴判读为“0”）。最后，根据泊松分布原理及阳性微滴的比例，利用分析软件计算待检靶分子的浓度或拷贝数，从而实现样品中的初始目标 DNA 模板的绝对定量（图 2-12）。

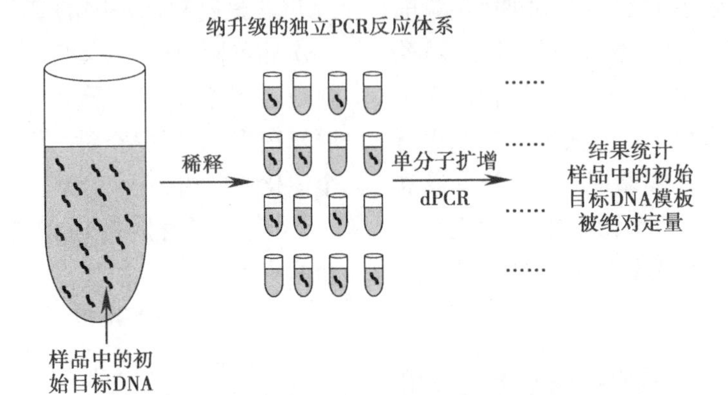

图 2-12 数字 PCR 扩增反应原理示意图

（二）数字 PCR 技术面临的挑战

数字 PCR 技术目前依然处于实验研究阶段。目前大多数的数字 PCR 仪器只能测量两种荧光，限制了同一样品中不同目标的多重检测能力。亟待开发多靶点检测的多重数字 PCR 系统。其次，建立规范化的标准检测分析流程，是保证检测结果准确性和可靠性的前提，而目前数字 PCR 尚欠缺系统的质控措施。另外面临着实验成本昂贵、实验过程复杂等问题的挑战。所以数字 PCR 技术的普及和推广尚需高端仪器和高端技术的进一步推动。

（三）数字 PCR 技术的优势及应用前景

数字 PCR 是一项非常有前景的 DNA 定量检测技术，具有高通量、微体系、高灵敏度的特点。下面我们就目前已经比较明确的数字 PCR 应用方向做一个介绍。

1. 低丰度 DNA 模板分子的精确定量 由于绝大部分微液滴中只含单个或不含模板分子，使得低丰度 DNA 模板分子的扩增不受高丰度模板分子扩增的竞争抑制。样品中可能存在的抑制剂也在分配到微液滴的过程中进行了相对稀释，从而提高 PCR 扩增对抑制剂的耐受程度，因此适用于临床低丰度核酸分子的检测和定量，可应用于诸多临床样品（如血液、尿液、唾液等体液标本）中痕量核酸标记物的检测。例如肿瘤的液体活检，对易感或高危人群的血液、尿液、唾液中核酸水平的肿瘤标志物进行数字 PCR 检测，预期将较大幅度地提前肿瘤发现的窗口期。

2. 基因表达差异研究 数字 PCR 在复杂背景下稀有突变和表达量微小差异的标本进行准确检测及分析方面有着良好的应用前景。数字 PCR 可以提供比实时荧光定量 PCR 更精确的基因差异表达研究，尤其对于那些靶基因表达差异微小的情况，如：mRNA、microRNA、lncRNAs 等的表达分析；等位基因的不平衡表达；单细胞基因表达分析；外泌体核酸分子定量分析等。

3. 与二代测序整合 数字 PCR 与二代测序技术（NGS）对接，一方面能很容易地整合进 NGS 测序文库制备流程，精确定量测序文库，提高 NGS 的运行效率与数据质量；另一方面，数字 PCR 还能对 NGS 的测序结果进行验证，确保测序结果的可信度。

4. 微生物（病毒、细菌等）的检测 病毒等微生物的载量对于阐释疾病病程，后续治疗及疗效评估至关重要，因此需要数字 PCR 高精确和稳定的分析。同时在缺乏标准品的检测项目中，数字 PCR 可用于直接定量病原微生物的拷贝数。

数字 PCR 在精准医学领域、分子生物学、微生物学等领域提供了精确检验方法和实验思路，但目前从应用范围和实验成本角度来比较，数字 PCR 尚不可能取代荧光定量 PCR 技术。将来经过优化，高灵敏度的数字 PCR 技术将具有极大优势。

参考文献

1. Bustin SA, Benes V, Garson JA, et al. The MIQE guidelines: minimum information for publication of quantitative real-time PCR experiments. Clin Chem, 2009, 55(4): 611-622.
2. Erlich HA. PCR Technology: principles and applications for DNA amplification. New York: Macmillan Publishers, 1989.
3. Howe C. Gene cloning and Manipulation. 2nd ed. London: Cambridge University Press, 2007.
4. Lewin B. Gene XI. 11th ed. Sudbury: Jones & Bartlett Publishers, 2013.
5. Liew M, Pryor R, Palais R, et al. Genotyping of single-nucleotide polymorphisms by high-resolution melting of small amplicons. Clin Chem, 2004, 50(7): 1156-1164.
6. Sambrook J, Russell DW Molecular cloning, a laboratory manual. 4th ed. New York: Cold Spring Harbor Laboratory Press, 2012.
7. Watson JD, Gann A, Baker TA, et al. Molecular biology of the gene. 7th ed. New York: Cold Spring Harbor Laboratory Press, 2013.
8. Wilson K, Waker J. Principles and techniques of biochemistry and molecular biology. London: Cambridge Press, 2010.
9. Vogelstein B, Kinzler K W. Digital PCR. Proc Natl Acad Sci USA, 1999, 96(16): 9236-9241.
10. Vargas DY, Kramer FR, Tyagi S, et al. Multiplex Real-Time PCR assays that measure the abundance of extremely rare mutations associated with cancer. PLoS One, 2016, 11(5): e0156546.
11. Postel M, Roosen A, Laurent-Puig P, et al. Droplet-based digital PCR and next generation sequencing for monitoring circulating tumor DNA: a cancer diagnostic perspective. Expert Rev Mol Diagn, 2018, 18(1): 7-17.
12. Sreejith KR, Ooi CH, Jin J, et al. Digital polymerase chain reaction technology-recent advances and future perspectives. Lab Chip, 2018, 18(24): 3717-3732.

（王丽影）

第三章　DNA 测序技术

核酸测序的历史至少可追溯到二十世纪六十年代。最初，人们用部分酶解等方法仅能测定 RNA 的序列，且相当费时费力。1977 年，英国科学家 Sanger F 创建了双脱氧测序法，或称 Sanger 法。同年，美国科学家 Maxam AM 和 Gilbert W 合作创立了化学降解法，又称 Maxam–Gilbert 测序法。这两种 DNA 测序方法的建立，使 DNA 测序技术实现了第一次飞跃，Sanger 和 Gilbert 也因此在 1980 年共获诺贝尔化学奖。之后，DNA 测序技术得到了进一步改进和发展。

第一节　DNA 测序技术的发展

DNA 测序技术发展迅速，40 余年来已从第一代（自动激光荧光）发展到第二代（循环芯片）和第三代（单分子）测序法（图 3–1）。

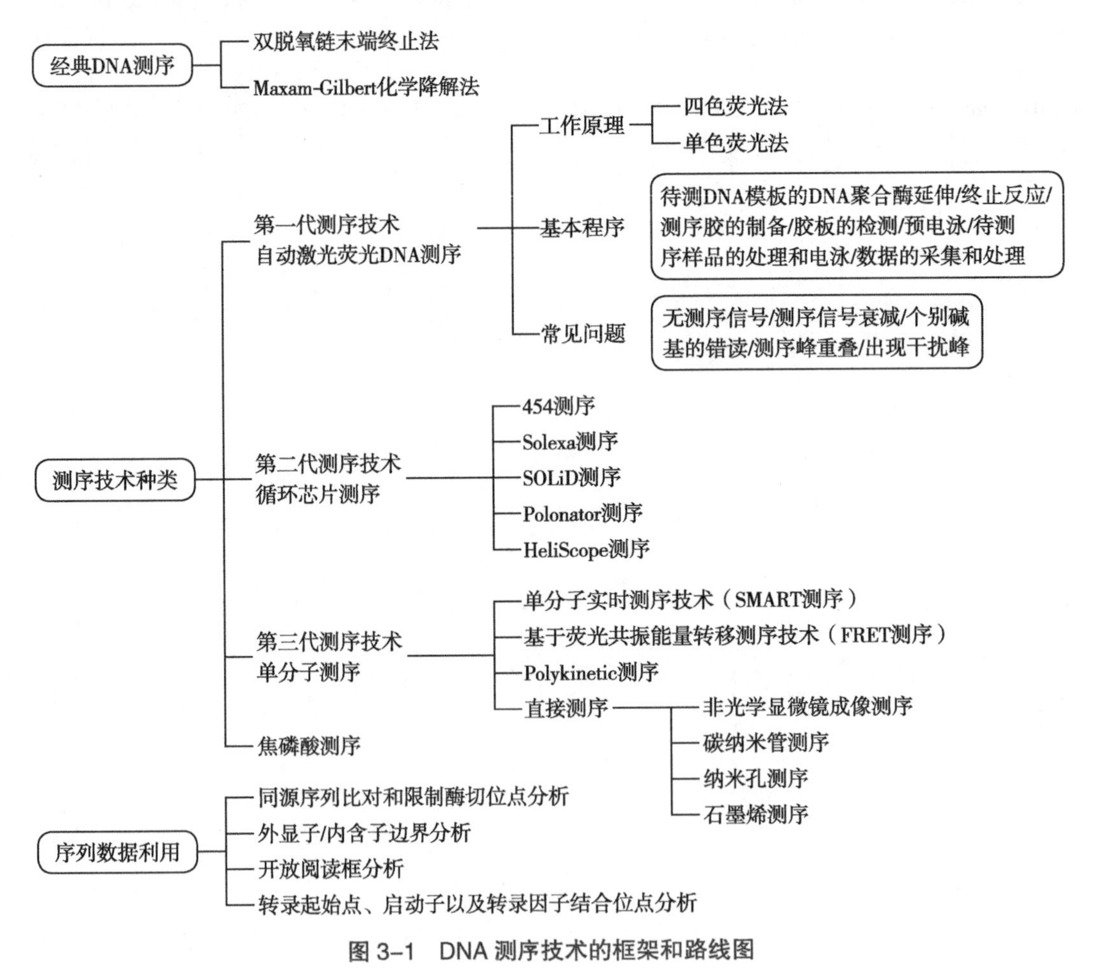

图 3–1　DNA 测序技术的框架和路线图

一、第一代测序技术

1986年，Smith LM等用四色荧光代替放射性核素作标记，避免了放射性对人体造成的伤害。随着*Taq* DNA聚合酶被广泛应用于双脱氧测序法，人们把PCR与DNA测序结合起来，建立了PCR测序，可以直接对体外扩增的DNA进行序列测定，而不必先将其克隆到载体上。1987年，DNA序列自动测定仪问世，它是双脱氧测序法、荧光标记法和激光检测法三者结合的结果，其标志着DNA测序技术的又一次飞跃。自动激光荧光DNA测序被称为第一代测序技术，目前，第一代测序技术的读长可以超过1 000bp，原始数据的准确率可高达99.999%。

二、第二代测序技术

第一代测序技术因对电泳分离技术的依赖，使其难以进一步提升分析的速度和提高并行化程度，并且难以通过微型化降低测序成本。因此，需要开发全新的技术来突破这些局限。鉴于此，第二代测序技术（即循环芯片测序法）应运而生。与第一代测序技术相比，第二代测序技术具有操作更简易、费用更低廉的优势。然而，第二代测序技术的最大缺点是可靠读长短。为此，人们开始探索兼具第一代和第二代测序技术优势的第三代测序技术。

三、第三代测序技术

目前较成熟的第三代DNA测序技术是单分子实时技术。PacBio公司已经研发出相关测序仪并于2010年上半年交由用户使用。另外，在第二代测序技术和单分子实时测序技术中，序列都是通过读取光学信号而间接确定的，因此，除了需要昂贵的光学监测系统外，还要记录、存储并分析大量的光学图像，这都使仪器的复杂性和成本增加。同时，依赖生物化学反应读取碱基序列更增加了试剂、耗材的使用。针对这些不足，人们目前正在研发直接读取序列信息、既不需要电泳分离也不需要使用荧光或者化学发光物质的其他第三代测序技术（如纳米孔直接测序技术，也有人将纳米孔直接测序称为第四代测序技术）。相信随着DNA测序技术的不断发展，基因组测序将变得越来越快速而廉价。

第二节 常规DNA测序法的原理

所谓常规DNA测序法，主要是指双脱氧测序法和化学降解法。

一、双脱氧测序法的原理

双脱氧测序法（dideoxy sequencing method）（又称Sanger法）的基本原理如图3-2所示。利用DNA聚合酶来延伸结合在待测序列模板上的引物，直到在新合成DNA链的3′－端掺入一种2′，3′－双脱氧核苷三磷酸（ddNTP）。由于ddNTP脱氧核糖的3′－位碳原子上缺少羟基而不能与下一位核苷酸的5′－位磷酸基之间形成3′，5′－磷酸二酯键，从而使得正在延伸的DNA链在此ddNTP处终止。因此，通过在4种反应体系中分别加入4种不同的ddNTP底物，就可得到终止于特定碱基的一系列寡核苷酸片段。这些片段具有共同的起点（即引物的5′－端），而有不同的终点（即ddNTP掺入的位置），其长度取决于ddNTP掺入的位置与引物5′－端之间的距离。经可分辨1个核苷酸差别的变性聚丙烯酰胺凝胶电泳分离这些片段，进而借助片段中的所带标记（如核素标记）即可读出一段DNA序列。因此，双脱氧测序法，又称为双脱氧末端终止测序法。

二、Maxam-Gilbert化学降解法测序的原理

化学降解法（chemical degradation method）测序的基本原理如图3-3。首先在DNA片段的末端进行标记，然后用专一性化学试剂将DNA进行特异性降解。化学试剂作用的第一步是将某种核苷酸的特定碱基（或特定类型的碱基）进行化学修饰；第二步是经过修饰的碱基从糖环上脱落，进而使无碱基糖环两端的磷酸二酯键断裂，从而产生4套含有长短不一DNA分子的混合物，其长度取决于该组反应所针对的碱基在待测DNA全长片段中的位置。随后，将各组反应产物进行电泳分离，再通过所带标记（如核素）显示序列结果。化学降解法的特异性基于第一步反应中肼、硫酸二甲酯或甲酸仅与DNA链上小部分特定碱

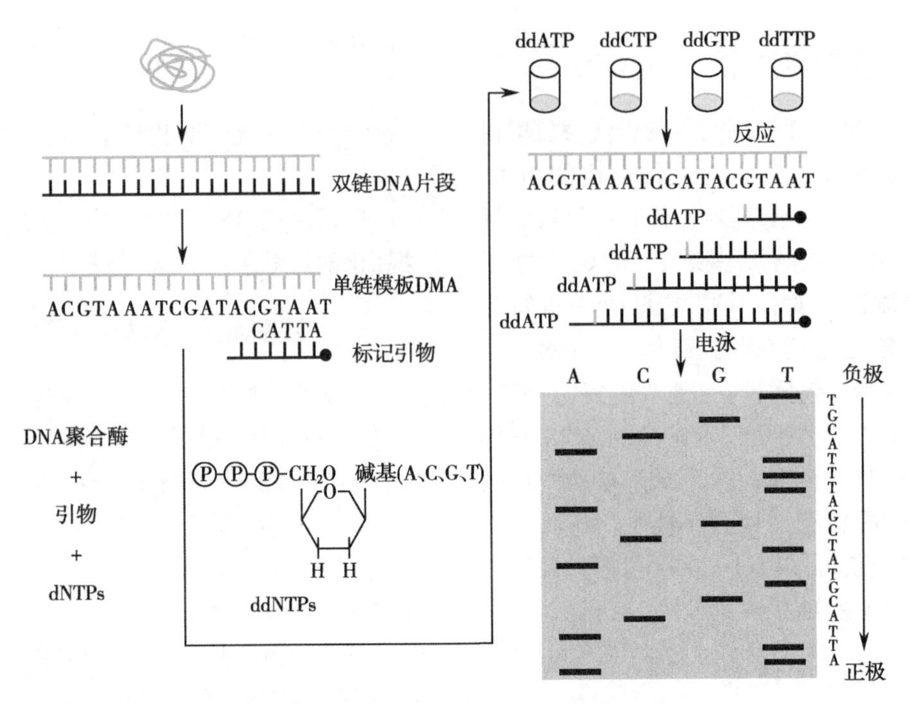

图 3-2 Sanger 法测定 DNA 序列的原理示意图

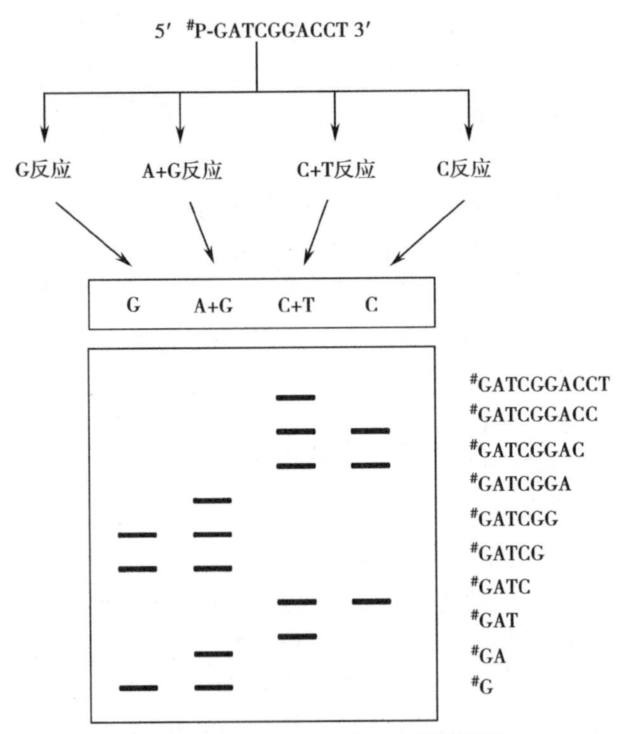

图 3-3 Maxam-Gilbert 化学降解法测定 DNA 序列的原理示意图

G 反应：用硫酸二甲酯对 G 的 N7 进行甲基化，其后断开 C8-N9 间的化学键，哌啶置换了被修饰的 G 与核糖结合；A+G 反应：甲酸使嘌呤环上的 N 原子质子化，从而削弱了腺嘌呤脱氧核糖核苷酸和鸟嘌呤脱氧核糖核苷酸中的糖苷键，然后哌啶置换了嘌呤；C+T 反应：肼打开嘧啶环，产生的碱基片段能被哌啶所置换；C 反应：在 NaCl 存在时，只有 C 可与肼发生反应，随后被修饰的 C 由哌啶置换

基的作用，而第二步的哌啶断裂必须是定量反应。化学降解测序法与 Sanger 测序法的主要区别见表 3-1。

表 3-1 Sanger 法和化学降解法测序的主要区别

	Sanger 法测序	化学降解法测序
化学反应	合成反应	降解反应
所测序列来源	酶促合成反应所产生的拷贝	原 DNA 分子
化学试剂	相对复杂	相对简单
测序读长	较长	较短
特殊用途	无	有（甲基化等 DNA 修饰、研究 DNA 二级结构及蛋白质与 DNA 的相互作用等）
应用广泛程度	应用广泛	应用较少

第三节 自动激光荧光 DNA 测序——第一代测序技术

目前，自动激光荧光 DNA 测序（又称第一代测序技术）的应用已十分普遍。本节主要介绍该技术的基本原理、基本程序和主要注意事项。

一、自动激光荧光DNA测序的基本原理

自动激光荧光DNA测序的基本原理是基于Sanger双脱氧法的全自动化形式。不同的自动激光荧光DNA测序系统的具体工作原理不尽相同，概括起来，可将工作原理分为四色荧光法和单色荧光法两类。目前，以四色荧光法为主，单色荧光法已很少应用。

（一）四色荧光法

用4种不同的荧光染料标记同一引物或4种不同的终止底物ddNTP，最终结果均相当于赋予DNA片段4种不同的颜色，因此，一个样品的4个反应产物可在同一个泳道内电泳，或经过毛细管电泳，减少了不同测序泳道间电泳迁移率差异对测序结果精确性所带来的影响。具体方法有两种：①将4种荧光染料分别标记在同一测序引物的5′-端，从而形成了一组（4种）标记引物。在Sanger法测序反应中，特定荧光标记的引物与特定的ddNTP底物保持对应关系，这样以某种ddNTP终止的所有DNA片段的5′-端都标记上了相同的荧光基团。②将4种荧光染料分别标记在4种ddNTP底物上，在Sanger法反应后，反应产物的3′-端便被标记上了不同的荧光。

（二）单色荧光法

采用单一荧光染料标记引物5′-端或dNTP，经Sanger法反应后，所有产物的5′-端均带上了同一种荧光标记（即相当于赋予所有DNA片段同一种颜色），因此，一个样品的4个反应必须分别进行，相应产物也必须在4个不同的泳道内电泳。

二、自动激光荧光DNA测序的基本程序

这里以自动化程度较低的ABI377测序系统为例，介绍自动激光荧光DNA测序的基本程序（针对高端自动激光荧光DNA测序系统，测序程序几乎实现了完全自动化）。

（一）待测DNA模板的制备

可用于自动测序反应的DNA模板类型，包括双链DNA、单链DNA、PCR产物、基因组DNA等。无论采用哪类模板，都应保证模板的高质量，否则将无法获得良好的测序结果。

（二）DNA聚合酶延伸/终止反应

1. 使用荧光标记引物的DNA聚合酶延伸/终止反应 荧光标记引物测序试剂盒（实验流程3-1）包括*Taq* DNA聚合酶、反应缓冲液、4种荧光标记引物（JOE、TAMRA、FAM和ROX荧光标记引物）、4种d/ddNTP混合物。试剂盒中用7-脱氮-dGTP代替dGTP，以减轻条带压缩现象。

实验流程3-1 荧光标记引物的DNA聚合酶延伸/终止反应

A. 配制4个独立反应（A、G、C、T）各自的预混液。取4支微量离心管，分别标上A、G、C、T，根据样品数量的不同，配制适量的预混液（包括荧光标记引物、d/ddNTP混合物、反应缓冲液、*Taq* DNA聚合酶）。其中JOE引物与d/ddATP配合使用，TAMRA引物与d/ddGTP配合使用，FAM引物与d/ddCTP配合使用，ROX引物与d/ddTTP配合使用。

B. 建立反应体系。取4支微量离心管，分别标明A、G、C、T。分别取对应预混液4μl加到相应管中，然后各管中均加入DNA模板1μl，各管总体积均为5μl，混匀离心。

C. 热循环反应。实际上就是进行PCR（根据热循环仪型号，使用不同的反应参数）。

D. DNA沉淀。将同一样品的4支管中的反应液依次取出，分别加入含有50μl无水乙醇和3μl 3mol/L乙酸钠的微量离心管中，-20℃放置30min以上，离心弃上清液，再以70%乙醇洗一次，离心弃洗液后，使沉淀自然干燥或真空干燥，然后用于上样测序（或于-20℃保存至上样）。

2. 使用荧光标记终止底物的DNA聚合酶延伸/终止反应 荧光标记终止底物测序试剂盒（实验流程3-2）包括荧光标记终止底物混合物（含A、G、C、T荧光标记终止底物，dNTP混合物，*Taq* DNA聚合酶）、5×测序缓冲液、引物（如M13反向引物）。其中的引物也可以是自行设计的。

> **实验流程 3–2 荧光标记终止底物的DNA聚合酶延伸/终止反应**
>
> A. 制备测序预混液。根据待测样品数量的不同，在1支微量离心管中配制适量的预混液（包括荧光标记终止底物混合物、引物、测序缓冲液、*Taq* DNA聚合酶和蒸馏水），混匀后短暂离心，放置于冰上待用。
>
> B. 建立反应体系。取DNA模板4μl与测序预混液6μl混合，总体积10μl。
>
> C. 热循环反应。实际上就是进行PCR（根据热循环仪型号，使用不同的反应参数）。
>
> D. DNA沉淀。用乙醇/乙酸钠沉淀，方法同实验流程3–1。

（三）测序胶的制备

可使用成品测序胶（如PagePlus gel），也可自行配制。

（四）胶板的检测

启动计算机，开启377XL数据收集程序：即先进入主菜单，选择文件，然后开启新文件；选择测序运行；从检测栏中选择胶板检测A；如果扫描线平直而没有可见的峰出现，表明胶板干净；如果需要，则重新清洁胶板；如果一切正常，则按取消按钮。

（五）预电泳

依次将1×TBE缓冲液加入下槽和上槽，然后用缓冲液冲洗胶孔数次，以彻底去除其中的凝胶碎屑。在胶孔中加入蓝色葡聚糖染料，用以标记胶孔底部。从预电泳栏中选择预电泳，使之运行8~10min。检查窗口，并选择状态栏以确证电压、电流、激光功率等已达到要求。

（六）待测序样品的处理和电泳

1. 待测序样品的处理 向干燥的待测序样品中加入3μl上样缓冲液（如为大片段DNA模板测序反应，则加入2μl上样缓冲液），充分溶解后短暂离心。于95~98℃加热变性2~5min，然后置于冰上，等待加样。

2. 加样 加样前，再次用缓冲液冲洗胶孔。上样时应缓慢，以防样品飘溢到邻近的加样孔中，同时应避免有气泡产生。对于一般的测序反应，上样量为1μl；对于大片段DNA模板测序反应，上样量为2μl。当样品量较多时，应分批加入。每次加样后电泳2~3min，再加下一批样品。

3. 电泳 再次检查电泳所需各种参数，确证无误后，按下“运行”按钮，开始电泳。在电泳过程中，应注意检查电泳时间、电压、激光功率等参数。利用鼠标箭头观察最低扫描线的y坐标值是否为500~1 000，如果未达到此值，应进行调整。

（七）数据的采集和处理

将数据采集和处理中所需的各参数输入计算机后，启动自动数据采集系统，整套装置便可以自动运行。最后将样品测序结果以直观的层析吸收图形在荧光屏上显示出来。经人工检查后，就可打印出一份漂亮的彩色图样；或拷贝出来做进一步处理。计算机软件中除用于控制测序信号收集和信号处理、结果编辑的内容外，还有一套用于同一样品多次测序结果比较的软件。它可使操作者以其简便的方式将多次结果（包括层析吸收图形）同时显示在同一窗口之下加以比较，以进一步校正测序结果。

针对高端自动激光荧光DNA测序系统，测序程序几乎实现了完全自动化。例如，ABI3730XL型基因分析系统，采用毛细管电泳分离技术，机器可自动完成制胶过程，仅需人工安装好毛细管、注射器即可；同时，其可自动完成上样、电泳分离、检测及数据分析，仅需将预处理好的样品放置于自动进样器上便可。

三、自动激光荧光DNA测序的注意事项

自动激光荧光DNA测序时，需注意的主要问题如下。

（一）无测序信号

该问题多因模板纯度低所致。为了保证测序模板的质量，在制备模板的过程中，应彻底去除DNA中的盐分。如果使用了PEG，应彻底去除之。单链模板应避免反复冻融。质粒双链模板，应尽量保证全部是超螺旋DNA而没有缺口DNA存在。PCR产物模板，应保证PCR产物的单一性。

（二）测序信号衰减

导致测序信号衰减的常见原因有：①待测序列中含有poly（A/T）或（G/C）簇；②待测序列中

含有较长的重复序列。解决方案：从另一端测序，通过对多次测序结果的比对，或许能得到全序列结果。如果以上导致信号衰减的序列出现在待测序列的中间，测序难度将大大增加。

（三）个别碱基的错读

如图 3-4A 所示，把一个 G 读成了两个 G。此时需要认真查读序列图谱，因为计算机会产生错读信号，特别是当几个相同碱基连续出现时，容易出现碱基错读。

（四）测序峰重叠

导致测序峰重叠的常见原因有：①在克隆测序时，所挑重组子不是单克隆，所提供的测序质粒模板中含有两种以上插入片段的不同质粒；或是用于提取测序模板质粒的菌液被污染。在这种情况下，可在测序结果中出现多处重叠峰（图 3-4B）。解决方案：在平板上划线接种细菌，重新挑取单克隆菌落，抽提质粒或送新菌液再次测序。②在 PCR 测序模板中，因碱基缺失或 PCR 产物不纯（即含有两种以上长度不等但部分序列一致的片段），均可导致多处重叠峰出现。解决方案：将 PCR 产物克隆到质粒载体中，挑出单克隆测序；或将 PCR 产物进行 PAGE 纯化（至少琼脂糖电泳后切胶纯化）后再进行测序。③ PCR 测序模板中有杂合突变或缺失，从而在测序图形中会在某一位点出现重叠峰，其他位点一般都是单一峰形（图 3-4C）。解决方案：可将待测 DNA 片段克隆于载体后再测序。④测序引物有碱基缺失（通常是靠引物的 5′ - 端缺失），则可导致从测序一开始就出现移码，从而产生严重的重叠峰。解决方案：最好重新合成引物，或将引物进行 PAGE 纯化。

（五）测序图中出现干扰峰

如图 3-4D 所示，图中列举了两种干扰峰情况：①左侧第一组套峰中，两峰的轴线并不在同一位置，左侧的 T 峰（红色）是干扰峰；②右侧第二组套峰中，两峰轴线位置相同，且峰高相近，其中的 C 峰（蓝色）是干扰峰，实际应为 A（绿色）。第二组套峰要与杂合子峰相区别。一般来讲，杂合子峰由轴线相同但峰高不同的 2 个峰组成。解决方案：①仔细核对干扰峰位点和测序结果的文本序列，并与基因库中的序列相比较；②若干扰峰位点恰好是某限制性核酸内切酶的切点，则可用该酶进行鉴定；③进行反向测序。

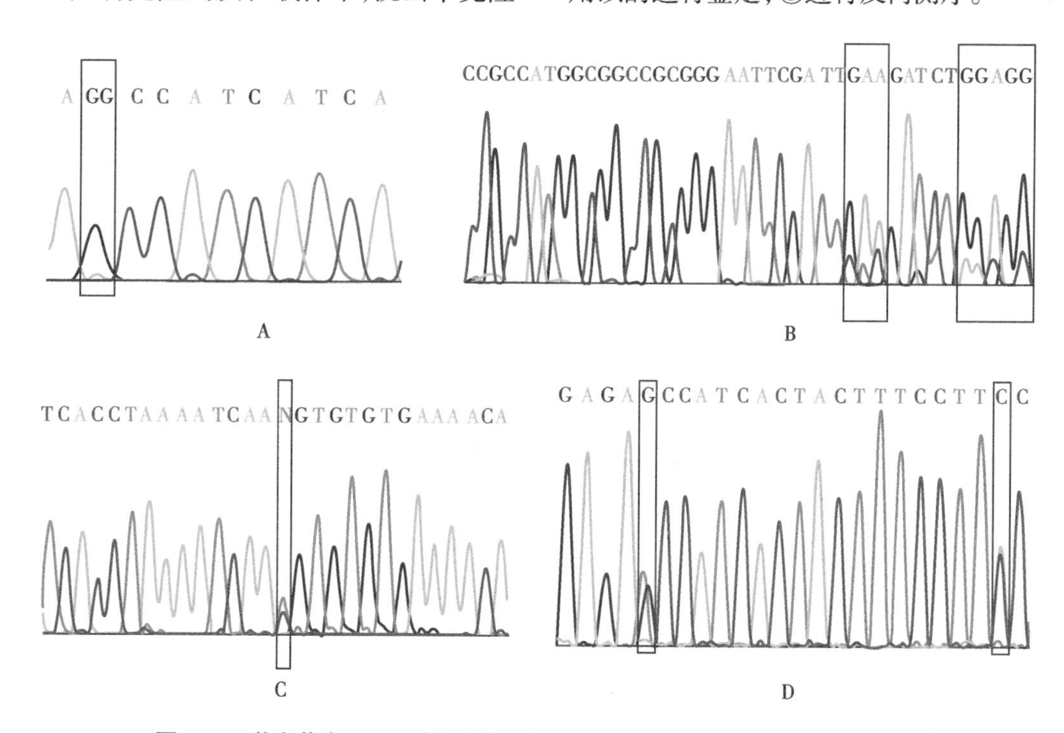

图 3-4 激光荧光 DNA 测序时的碱基错读、重叠峰和干扰峰（见文末彩插）

A. 碱基错读；B. 因质粒模板中含有 2 种以上插入片段或用于提取测序模板质粒的菌液被污染而导致的多处重叠峰；C. 因 PCR 测序模板中有杂合突变或缺失而导致的单一位点的重叠峰；D. 测序图中的 2 种干扰峰（左侧第一组套峰中的红色 T 峰是干扰峰，右侧第二组套峰中的蓝色 C 峰是干扰峰）。以上各变化均用矩形框在相应图中标出

第四节 其他DNA测序新技术

除上述自动激光荧光DNA测序技术外，还有其他多种测序新技术在实际工作中得到应用或正在研发。本节主要介绍焦磷酸测序、第二代和第三代测序技术。

一、焦磷酸测序技术

焦磷酸测序（pyrosequencing）是一种基于发光法测定焦磷酸（PPi）的DNA测序技术，其原理如图3-5所示。①一条特异性测序引物与单链模板DNA退火后，加入酶混合物和底物混合物，其中酶混合物中包括DNA聚合酶、三磷酸腺苷硫酸化酶（ATP sulfurylase）、荧光素酶和三磷酸腺苷双磷酸酶（apyrase）；底物混合物中包括5′-磷酸化硫酸腺苷（adenosine 5′-sul-phatophosphate，APS）和荧光素。②向反应体系中加入1种dNTP，如果它和DNA模板的下一个碱基配对，则会在DNA聚合酶的作用下，添加到测序引物的3′-末端，同时释放出一分子PPi。③在三磷酸腺苷硫酸化酶的作用下，生成的PPi与APS结合形成ATP。在荧光素酶的催化下，ATP与荧光素结合形成氧化荧光素，同时发光，最大波长约为560nm，荧光信号强度（即检测峰值的高低）与聚合的dNTP个数成正比。④反应体系中剩余的dNTP和残留的ATP在三磷酸腺苷双磷酸酶的作用下发生降解。加入另一种dNTP，重复第②~④步反应。通过这种循环反应，根据加入的dNTP类型和荧光信号强度（峰值的高低），就可实时读取模板DNA的准确核苷酸序列信息。

焦磷酸测序技术的三个关键点分别是：①反应中使用dATP的类似物dATPαS，因为dATP的结构与ATP相似，能与荧光素反应发出荧光，而dATPαS几乎不产生背景荧光。②反应中三磷酸腺苷双磷酸酶使测序能循环进行，因为每加一种dNTP就必须除去上一次未反应的dNTP，否则会影响连续测序。这种双磷酸酶能够在聚合反应完成后降解剩余的dNTP，因此无需用分离或洗涤步骤来除去剩余的dNTP。③使测序信号形成峰。

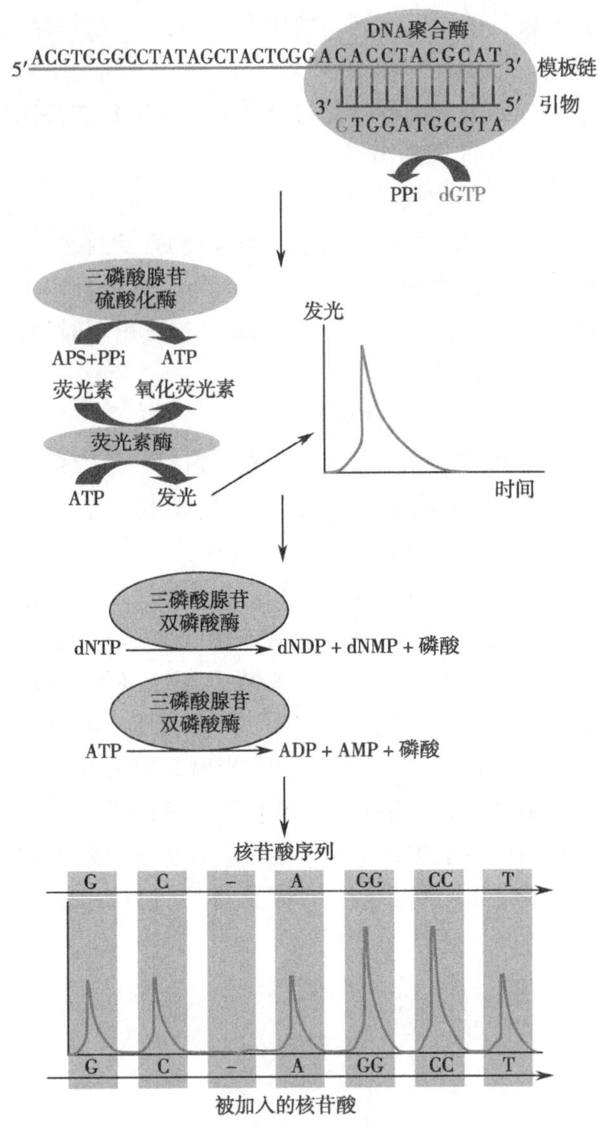

图3-5 焦磷酸法测定DNA序列的原理示意图（见文末彩插）

PPi：焦磷酸；APS：5′-磷酸化硫酸腺苷

由于测序反应产生的ATP信号会使背景累积而溢出，从而使测序无法进行，然而，用于降解dNTP的三磷酸腺苷双磷酸酶同时也能降解ATP，因此可以得到峰信号。

焦磷酸测序技术操作简单，结果准确，可用于单核苷酸多态性位点分析、等位基因频率测定、细菌和病毒等微生物的分型鉴定、CpG甲基化分析、扫描与疾病相关基因序列中的点突变等领域。然而，该方法的测序长度一般短于Sanger法。

二、循环芯片测序——第二代测序技术

循环芯片测序（cyclic-array sequencing），又称第二代测序技术，即对布满DNA样品的芯片重

复进行基于DNA聚合酶或连接酶以及引物、对模板进行的一系列延伸反应和荧光序列读取反应，通过显微设备观察并记录连续测序循环中的光学信号。该类测序方法采用了大规模矩阵结构的微阵列分析技术，阵列上的DNA样本可以被同时并行分析。

第二代测序技术的优势在于：①通过阵列配置可以实现大规模的并行化，以提供极大的信息密度。理论上讲，只有光的衍射极限（即用来检测独立光学事件的半波长）会限制并行化的程度，这极大地提高了总的测序数据产出通量。②不需电泳，设备易于微型化。③相对于第一代测序技术，样品和试剂的消耗量明显降低，即大大降低了测序成本。然而，与第一代测序技术相比，第二代测序技术的最大缺点是其可靠读长短（通常在30~450bp）。

第二代测序技术的用途十分广泛，可用于细致地分析基因组和转录组全貌，因此又被称为深度测序（deep sequencing）。例如：①可用于尚无序列物种的全基因组从头测序，从而获得该物种的参考序列，为后续研究奠定基础；②可用于有参考序列物种的全基因组重测序，从而在全基因组水平上扫描突变位点，揭示个体差异的分子基础；③可用于全转录组测序，从而分析可变剪接、编码序列的单核苷酸多态性等；④可用于小分子RNA测序，从而发现新的小RNA分子；⑤可与染色质免疫沉淀技术相结合，从而鉴定出与特定转录因子结合的DNA区域；⑥可与甲基化DNA免疫共沉淀技术相结合，从而鉴定出基因组上的甲基化位点。

（一）第二代测序技术的基本流程

基本流程如下：①将基因组DNA随机分割成小片段DNA分子，获得DNA文库片段。②在所获小片段DNA分子的末端连上接头，然后变性得到单链模板文库。③将带接头的单链小片段DNA文库固定于固体表面（平面或微球的表面）。④通过对固定片段进行克隆扩增，从而制成PCR集落（PCR colony or polony）芯片。每一个集落中都含有1个小片段DNA分子的多个拷贝。许多这样的集落集合在一起就形成了集落芯片。这样一次测序反应就可以同时对众多的集落进行测序。克隆扩增方式包括桥式PCR、乳液PCR或原位成簇。⑤针对芯片上的DNA，利用聚合酶或连接酶进行一系列循环的反应操作，通过读取将碱基连接到DNA链上的过程中释放出的光学信号（荧光或化学发光）而间接确定碱基序列。然后，对产生的阵列图像进行时序分析，便可获得DNA片段的序列。最后，按照一定的计算机算法将这些片段组装成更长的重叠群。

（二）常用的第二代测序技术

1. 454测序　该测序技术的主要特点如下：①经乳液PCR（emulsion PCR）进行单链文库片段的扩增。乳液PCR的基本过程是：将单链分子与微珠连接，每个微珠连上一条单链分子，然后将这些微珠在乳液中包裹成油包水的小液滴，每个液滴中包含一个微珠，然后进行PCR扩增，最后每个微珠上都会携带有上千万条待测模板分子。打破微乳液滴，将这些携带有大量模板分子的微珠收集起来制成芯片。②芯片的每个微孔中有一个微珠。③在454测序仪中，芯片微孔板被安装成流通池的一部分，其中一面可以通过测序反应的化合物，另一面则与CCD光学检测系统的光纤部件相接触。④采用边合成边测序的方法，利用焦磷酸法产生的光学信号来记录碱基序列。每一轮测序反应都会掺入一个核苷酸，随后加入荧光素和APS，这样在每个微孔中每当有聚合酶将核苷酸掺入时都会发光，从而也就确定了DNA模板上的互补碱基。最后用三磷酸腺苷双磷酸酶洗涤去掉多余的核苷酸。⑤454测序技术的主要优势是测序长度较大，读长可达约500bp。⑥在焦磷酸测序中，除了DNA聚合酶反应所需的化合物，并不需要额外的化合物用于DNA链的延长，从而降低了化学反应失败的概率。⑦454测序技术的主要局限：由于焦磷酸测序中所使用的核苷酸没有终止基团可以停止DNA链的延伸，因此，在测定同一核苷酸聚合物区域（如“AAAAA”序列）时，该测序方法会遇到问题，不得不依靠光信号的强度来推断同聚核苷酸的长度，这就容易产生错误，故该测序技术的主要错误类型是碱基的插入或缺失，而不是碱基的置换。与其他第二代测序技术相比，454测序技术的另一个缺点是试剂价格相对较高，因为它依赖于包含一系列酶的焦磷酸检测。

2. Solexa测序　又称Illumina测序，其主

要特点如下：①经桥式PCR（bridge PCR）进行单链文库片段的扩增。桥式PCR的基本过程是：将体外构建好的两端连有接头（非对称接头）的单链DNA文库，经密集固定在载体上的引物（引物的5′-端借助一个柔性接头固定在载体上）进行PCR扩增。扩增后双链DNA的两端都被固定在载体上，从而形成“桥”。模板扩增产物在芯片的固定位置形成一个个模板“克隆”。然而，Solexa测序技术中使用的桥式PCR与传统的桥式PCR有所不同，它能交替使用*Bst*聚合酶进行延伸反应以及使用甲酰胺进行变性反应。②一块芯片具有8条独立通道，每条通道都可以容纳数百万模板“克隆”，这样一次就可以同时对8个不同文库进行测序。③经PCR扩增后的所有模板都被线性化处理而形成单链模板，接着与测序引物退火、杂交。随后使用修饰的DNA聚合酶和4种核苷酸混合试剂进行单碱基延伸测序反应。④采用边合成边测序的方法，所使用的每一个dNTP都携带一种荧光基团和一个可被去除的终止基团。在每一轮测序循环中，标记不同荧光基团的4种dNTP以及DNA聚合酶同时加入流通池通道中，按照碱基互补配对的原则进行DNA链的延伸。每个核苷酸的3′-羟基均被封闭起来，以防止额外的延伸，这样每一次反应都只会掺入一个核苷酸。采集荧光图像，碱基特异的荧光标记便揭示了这一轮中新加入的核苷酸是什么，进而也就获得了模板中这一位置的DNA序列。经过一轮单碱基掺入反应采集到信号之后，通过化学方法切除被掺入核苷酸上的荧光标记基团和终止基团（即打开了3′-端），随后就能继续掺入下一个核苷酸。重复上述反应，完成测序。⑤Solexa测序读长较短（36~70bp），其原因是光信号衰减和移相。由于要记录每个DNA簇的光学信号，这就要求每一簇中所有DNA链的延伸保持同步。然而，测序中每一步化学反应都有失败的可能，例如不能将掺入核苷酸上的荧光基团或终止基团切除，这将会导致一个簇中的一些DNA链过长，而另一些DNA链可能没有同步延伸，进而引起信号衰减或荧光信号相位移。另外，错误率是累积的，DNA链越长，错误率越高。这些都限制了读长的增加。

3. SOLiD测序 SOLiD测序（sequencing by oligonucleotide ligation and detection）的主要特点如下：①与454测序相类似，该测序技术也经乳液PCR进行单链文库片段的扩增。PCR扩增反应结束之后，微乳液滴被打破，小磁珠被富集起来固定到固态平板上，制成高密度测序芯片。②SOLiD测序仪能将富集了模板片段的微珠在芯片上进行高度可控的任意排列。③采用边合成边测序的方法，所进行的反应是由DNA连接酶催化的连接反应，而不是DNA聚合酶催化的聚合反应。④采用双碱基编码技术（two-base encoding），即通过两个碱基来对应一个荧光信号，而不是传统的一个碱基对应一个荧光信号，这样每一个位点都会被检测2次，因此出错率明显降低。实现双碱基编码的原理如下：首先，通用引物与模板片段两端的接头序列互补结合，然后连接酶将一个被荧光标记的8bp长的核酸探针片段连接到引物末端。这段8bp长的核酸探针是经过设计的（比如给第5位碱基标记上荧光）。连接反应完成后，就可以采集荧光图像，然后在第5和第6位碱基之间切断，去掉荧光标签。如此反复，就可以获得每间隔4个碱基的第5位碱基的确切信息（如第5、第10、第15以及第20位碱基等）。经过几轮这样的循环之后，已获得延伸的引物会变性脱落，再重新结合上新的引物从头开始新一轮测序，不过这一次可能获得的是第4、第9、第14以及第19位碱基的信息。可通过使用不同长度的引物（+1或者-1）或者使用在不同位点（比如第2位碱基）标记荧光的8bp核酸探针片段达到这个目的。如此反复，最终就能获得整条模板片段的完整序列信息。⑤SOLiD测序技术的主要缺点是序列读长相对较短，其原因是同一簇扩增产物中存在移相。

4. Polonator测序 该技术的主要特点如下：①与SOLiD测序技术类似，Polonator测序技术也使用乳液PCR法扩增模板片段，使用连接酶法测序。②采用单碱基探针，而不是SOLiD技术中的双碱基编码策略。③每次连接反应将一个9bp探针池与DNA连接酶一起加入，以进行引物和探针的连接。9bp探针池中包含很多荧光标记的变性寡核苷酸探针，荧光标记与每个读取位置对应（即荧光颜色与读取位置的碱基相对应），每次连接之后获取荧光图像。然后，延伸的引物－探针链经变性进行系统重置。接下来，对下一个读取位置进行引物与第2个9bp探针池之间的连接。经过重复进行“重置－连接－获取图像”的过程，即可读取所有位置的碱基信息。④不累积测序错误是该测序技术的优点之一。因为Polonator测序系统重置后，无需进行连串的连接反应，因而测序错误不会累积。但是，这会使引物间可能的读取位置受到限制，读长更短。这一缺陷在某种程度上可以通过在文库序列中使用多重锚定位置来扩展读取区间。尽管如此，目前Polonator系统可测序的长度仍非常有限。⑤Polonator测序仪的价格要比其他第二代测序仪低得多。而且更重要的是，Polonator测序仪是一个可开源的设备，它允许最终用户自己编程，变更并且改进测序操作或化学试剂。

5. HeliScope测序 该技术的主要特点如下：①最大的特点是无需对测序模板进行扩增，它使用了一种高灵敏度的荧光探测仪直接对单链DNA模板进行合成法测序。首先，将poly A尾添加到DNA文库片段末端，通过与固定在芯片上的poly T互补杂交而将模板链固定在芯片上，制成测序芯片。模板上标记有Cy3以标出它们在芯片上的位置。DNA聚合酶将荧光标记的单核苷酸掺入到引物上，采集荧光信号，切除荧光标记基团，进行下一轮测序反应，如此反复，最终获得完整序列信息。②无需考虑移相的问题，因为每条链都是独立操作的。③能较好地解决同聚物测序问题。在单分子操作中，可通过动力学控制酶的反应（即控制每轮测序反应中碱基加入反应的速度），从而降低DNA链延伸的速度，在dNTP被洗掉前，减少2个连续碱基连接在链上的可能。④采用了一项被称为全内反射显微镜（total internal reflection microscopy）的技术，只有靠近流通池反应表面很薄的一层空间内的荧光基团才能被消逝波所激发产生荧光。⑤可通过“两步法”，即测序两次来提高测序的准确性。由于在测序过程中新合成的链同样通过引物固定在芯片上，所以可以变性使新合成的链与模板链分离，重新以反方向再次测序。两步法测序可用于去除缺失错误，因而相对于单向测序显著提高了准确率。⑥测序读长短。经过数百轮这种单碱基延伸，才可获得25bp或更长的测序长度。

三、单分子测序——第三代测序技术

第三代测序技术都是针对单分子进行序列分析，无需扩增。目前，第三代测序技术主要有3种策略：①通过掺入并检测荧光标记的核苷酸来实现单分子测序，包括HeliScope测序技术、单分子实时技术（single molecule real time technology，SMRT）以及基于荧光共振能量转移（fluorescence resonance energy transfer，FRET）的测序技术。由于HeliScope测序技术的原理仍是循环芯片测序法，且读长较短，故归到了前述第二代测序技术中讨论。②利用DNA聚合酶在DNA合成时的天然化学方式来实现单分子测序。③直接读取单分子DNA序列信息。

（一）SMRT测序

SMRT是一种单分子合成测序技术，它依赖于被称为零模波导（zero mode waveguide，ZMW）的纳米孔结构来实时观察DNA的聚合。ZMW纳米孔的直径为70nm，深度为100nm。数以千计的ZMW纳米孔被刻蚀在一片薄金属膜上，并将金属膜附着在透明的支持基质上。由于每个ZMW纳米孔的尺寸都低于光的波长，所以当光线从透明一侧照射时无法透射，并在每个小孔的底部形成指数衰减的消逝波，这样就创造了一个很小体积的检测空间。每个ZMW纳米孔底部允许固定一个DNA聚合酶分子。在测序过程中，由固定的聚合酶根据单链DNA模板合成双链。每次加入一个碱基，聚合酶捕获具有荧光标记的dNTP，并将其带到检测区间，产生荧光光曝。光曝的荧光颜色便揭示了模板上的互补碱基。通过连续实时监控每个ZMW纳米孔的荧光光曝，就快速测定了每一个孔内DNA模板的序列。SMRT技术在高速测序、长序列产出和低成本方面有着巨大的潜力。其测序速度可达第二代测序速度的1万~2万倍，测序长度可达10kb（是Sanger法的10倍）。PacBio公司已经研发出相关测序仪并于2010年上半年交由用户进行样品测试，目前已经商业化。

（二）FRET测序

该技术基于荧光供体和受体之间的FRET现象。它利用一种蛋白质纳米装置来实时观察和记录DNA聚合酶催化DNA合成的过程。在FRET

过程中，只有在附近（小于10nm）存在能量供体时，受体分子才会在激发状态下发出荧光。在测序过程中，每个dNTP的γ-磷酸上都携带一个具有特定颜色的荧光受体基团，而在DNA聚合酶的活性位点附近携带一个荧光供体基团。当DNA链延伸时，一个与模板配对的碱基被DNA聚合酶捕获，并使荧光受体基团靠近供体基团，于是发生FRET，从而发出相应颜色的荧光。一旦结束，荧光基团作为PPi的一部分被DNA聚合酶释放。这样当核苷酸连接起来的同时就协同地产生了一个荧光光曝。通过记录和分析时序的荧光光曝，就构建了DNA序列信息。在去除荧光标记或切除封闭基团时，整个过程是没有停顿的，这确实是一个实时过程。为了进一步降低背景的干扰，FRET测序技术也采用TIRM作为荧光检测设备。另外，与HeliScope测序技术不同，该技术将DNA聚合酶固定在基质表面上，而不是固定DNA，这样DNA链的延长就不受限制；固定酶（而不固定DNA）的另一个好处是：当DNA延长时，可将核苷酸连接控制在很小的检测空间范围内（即DNA链增长时荧光不会超出检测范围）。理论上讲，FRET测序技术的速度应很快，且读长应较长（因为读长主要由DNA聚合酶的特性决定）。

（三）Polykinetic测序

该技术利用了DNA聚合酶在DNA合成时的天然化学方式。当聚合酶按照模板，将碱基连接到DNA链上时，它首先需要检测溶液中某一碱基是否与模板碱基相匹配。若不匹配，聚合酶则马上释放该碱基；若匹配，聚合酶则捕获该碱基，并继续进行耗时的步骤，将核苷酸连接到DNA链上。Polykinetic合成测序技术就是利用匹配与不匹配碱基在这一步骤所需时间的差异进行检测。DNA聚合酶被固定在基质表面上，测序时，每次在反应体系中加入4种核苷酸中的一种，通过测定DNA聚合酶捕获核苷酸以及完成聚合的时间，可以推断出该核苷酸是否与模板匹配，通过检测聚合酶的构象变化就可以记录这一过程中的时间差异。当然，FRET测序技术中所采用的配对供体和受体的荧光共振能量转移策略也可用于这一检测，但荧光的主要问题是荧光基团的光漂白。为解决这一问题，人们对Polykinetic测序技术进行了改进，利用酶的构象改变时其电磁性质发生变化的特性，通过离子体共振光谱、核磁共振等技术进行检测。

（四）直接测序

直接测序技术无需对DNA进行标记，从而省去了昂贵的荧光试剂和CCD照相设备。下面简要介绍几种直接测序技术。

1. 非光学显微镜成像测序 非光学显微镜成像测序（sequencing by non light microscope imaging）技术的设想如下：它试图借助具有原子水平分辨率的非光学显微镜（如扫描隧道显微镜、原子力显微镜等）来区分不同的碱基，从而将核苷酸（主要是碱基）的空间线性排列方式可视化。为了解决天然DNA分子在电子显微镜下对比度不足的问题，可在DNA聚合酶合成新DNA链时加入更重的元素。这样，在电子显微镜下，就容易观察带有更重元素的DNA并确定其序列。

2. 纳米孔测序 纳米孔（直径1~2nm）通常是利用固态物质或者生物分子制成的小孔。纳米孔测序（nanopore sequencing）（也有人称之为第四代测序技术）的原理是：在纳米孔中配置纳米电极，在电场驱动下，当线状DNA分子通过小孔时，经一些物理手段（如电测方法）来确定碱基的排列顺序。以纳米孔为基础的测序技术都面临两个关键的挑战，一是区分4种核苷酸的速度要与DNA运动的速度相称；二是控制DNA通过纳米孔的速度。目前，已经尝试了测量离子电流波动的方法（当单链DNA分子通过纳米孔时，可堵塞纳米孔而造成电压的波动）。近年，有学者利用大约只有1nm的超短距离的电极，首次成功地测量出了构成DNA的1个核苷酸碱基分子流动的电流（即在每个碱基被驱动通过纳米孔时记录下了特征性隧道电流）。

由于离子电流测量很容易辨别单链与双链DNA，于是人们利用这一性能开发出了杂交辅助的纳米孔测序（hybridization assisted nanopore sequencing，HANS）方法。首先，将基因组DNA随机切割成大约100kb的片段，制成单链并与六聚寡核苷酸探针杂交，然后驱动结合了探针的基因组文库片段通过可寻址的纳米孔阵列。因通过每个孔的离子电流均可独立测量，于是追踪电流的变化，便可确定探针杂交在每个基因组片段上的精确位置。利用基因组片段上杂交探针的重叠区域将基因组片段文库排列起来,建立一组完整的基因组探针图,进而利用计算机算法,获得完整的基因组序列。

另外有学者设计了一种基因工程蛋白质纳米孔。他们以α-溶血素来设计纳米孔并置于脂双层膜中,然后将氨基化环糊精共价结合在孔的内侧。当驱动4种核苷单磷酸(dNMPs)穿越纳米孔时,通过纳米孔的电流将分别减小到4种不同的状态,每种状态都与一种dNMP相对应。将这一机制与外切核酸酶将核苷酸从DNA链上切除并释放出来相结合,提供了另外一种纳米孔测序技术。当外切核酸酶消化单链DNA后,单个碱基落入孔中,它们瞬间与环糊精相互作用,并阻碍了穿越小孔的电流。每个碱基以及甲基胞嘧啶都有自己特有的电流振幅,因此很容易转化成DNA序列。在该技术中,外切核酸酶的固定方式至关重要,必须确保切割下来的dNMP能被严格单一地运送并通过纳米孔。

除了碱基的检测,控制DNA的运动以及通过纳米孔的速度也至关重要。DNA高速移动通过纳米孔具备了开发超高速测序方法的可能。但是,如果DNA链通过孔隙速度过快,用来确定每个碱基的时间就非常短,特别是在DNA随机运动以及DNA分子与纳米孔表面非特异作用的情况下,这种情况还可能更加严重。所有这些都增加了DNA分子转位通过纳米孔速度的不确定性。尽管可通过降低温度、增加溶液黏度、降低纳米孔的偏好性等来降低DNA通过的速度,但速度的变化依然是一个具有挑战性的问题。为了解决这一难题,人们有多种设想。设想之一就是加入某种类型的加工酶,使之与穿越孔的DNA链结合,这将有助于降低DNA分子移动的速度。最近,有学者研发了一种被称为DNA晶体管的纳米孔装置,他们将纳米孔嵌入金属层中,形成了可调节的、将DNA分子捕获在纳米孔内的金属介质结构。计算机模拟表明,经过周期性的门电位开关,每次使一个碱基通过纳米孔是可行的,这就给探测穿越孔的核苷酸留出了充足的时间。

3. 碳纳米管测序　已有研究表明,碳纳米管表面与DNA分子之间可以发生很强的相互作用,这种作用甚至与序列特异性相关。长的单链DNA可以缠绕在一条单壁碳纳米管上,从而形成一个稳定的DNA-碳纳米管复合物。计算机模拟显示,引入的4种核苷酸可表现出独特的局部密度,这是碳纳米管测序的物质基础。尽管这些设想尚处于理论验证阶段,但碳纳米管在DNA高速测序中已经显示出了巨大的潜力。

4. 石墨烯测序　石墨烯是由碳原子构成的二维晶体,非常稳定并具有良好的导电性,是特别适合制作核酸测序用电极的材料。有人试图在石墨烯上蚀刻出大约1nm宽的缝隙,这样当DNA分子垂直通过此缝隙时,缝隙两边的石墨烯边缘就可以作为电极来确定核酸的序列。该测序技术面临多个挑战,包括在石墨烯上蚀刻出这样小的缝隙,控制DNA的运动、移动的方向以及通过缝隙的速度等。

第五节　对所获DNA序列的初步分析

借助生物信息学手段,可对所获DNA序列的诸多特征进行初步分析,以下简要介绍几种特征的分析策略。

一、同源序列比对和限制性核酸内切酶位点分析

针对所获DNA序列,可利用序列比对搜索工具BLAST(basic local alignment search tool, http://www.ncbi.nlm.nih.gov/BLAST/)或FASTA(fast alignment, http://www.ebi.ac.uk/Tools/sss/fasta/)与GenBank中已有的序列进行同源比对分析,从而初步判断所获DNA序列的基本特征。当然,也可与某一特定序列进行两两比对分析。

通过对所获DNA序列进行限制性核酸内切酶位点分析,可为绘制目的DNA的限制性酶切图谱和亚克隆时选择适宜的限制性核酸内切酶提供依据。常用的限制性核酸内切酶位点分析工具包括:①NEBcutter(http://tools.neb.com/NEBcutter2);②Vector NTI(http://register.informaxinc.com/solutions/vectornti/);③WebCutter(http://bio.lundberg.gu.se/cutter2/);④Watcut(http://watcut.uwaterloo.ca/watcut/watcut/template.php);⑤BioEdit

(http://www.mbio.ncsu.edu/BioEdit/);⑥DNAMAN(http://www.lynnon.com/);⑦RestrictionMapper(http://www.restrictionmapper.org/)。

二、外显子/内含子边界分析

在真核生物中，成熟的mRNA需将转录而来的内含子序列剪切掉、将外显子序列连接起来，该机制依赖外显子/内含子边界的一些短的共有序列(consensus sequences)。这些保守序列包括：①内含子5′-端的GU和3′-端的AG，二者分别称为5′-剪接部位(剪接供体)和3′-剪接部位(剪接受体)；②位于3′-剪接部位上游20~50nt的分支点A；③位于3′-剪接部位上游的嘧啶富含序列。常用的外显子/内含子边界分析的网址是：http://genes.mit.edu(通常使用其中的Scan程序，如GeneScan、GenomeScan、ExonScan等)。通过预测所获序列中的外显子/内含子边界，可初步判断可能的内含子，实际上也就得到了潜在的cDNA序列。当然，要证实所预测cDNA的可靠性，通常要用BLAST工具搜索GenBank，与同一物种或不同物种的全长cDNA序列进行比对。表达序列标签(expressed sequence tag，EST)是基因外显子表达产物的片段，如将所预测的外显子序列与EST序列作比较(即搜索EST数据库)，则可增加被鉴定基因的范围。

三、开放阅读框分析

针对从cDNA文库中克隆的序列，通常要分析其开放阅读框(open reading frame，ORF)，从而了解编码蛋白质的信息。鉴于mRNA具有从任一阅读框翻译蛋白质的能力(实际使用的阅读框有赖于核糖体开始的位置)，因此，一个mRNA分子从两个方向翻译时各有3个可能的阅读框，即总共有6个可能的阅读框。由于在那些不用于翻译的阅读框中常有许多终止密码，而编码蛋白质的序列区域在多肽链终止前不会出现终止密码，故通过搜索一个序列中的起始密码和终止密码即可预测编码一条多肽链的ORF。搜索ORF的常用工具包括：①ORF Finder(http://www.ncbi.nlm.nih.gov/gorf/gorf.html)；②BESTORF(http://linux1.softberry.com/berry.phtml?topic=bestorf&group=programs&subgroup=gfind)；③GENSCAN(http://genes.mit.edu/GENSCAN.html)；④GlimmerM(http://www.cbcb.umd.edu/software/glimmerm/)；⑤GeneFinder(http://rulai.cshl.edu/tools/genefinder/)；⑥GeneMark(http://topaz.gatech.edu/)。另外，也可通过BLAST从GenBank中获取相似基因的有关信息，进而通过相似性比对(similarity search)，将预测的ORFs与其他生物来源的假想多肽进行比较，如果与其他生物可能产生的多肽相似，便提示它很可能是一个真正的编码序列。多数情况下，根据所预测的ORF，可直接将DNA序列翻译为氨基酸序列。

四、转录起始点、启动子以及转录因子结合位点分析

除可预测ORF外，根据所获DNA序列，还可对ORF上游的一些调节元件(如转录起始点、启动子、转录因子结合位点等)进行分析预测。进入真核生物启动子数据库(eukaryotic promoter database，EPD，http://epd.vital-it.ch)，可进行启动子搜索。在预测ORF的基础上，通过细致观察上游序列，即可初步预测可能的转录起始点，而不用去搜索整个基因组。利用TransFac、FastM和TESS等数据库可搜索转录因子结合位点。核受体实质上也属转录因子范畴，利用网站http://www.nubiscan.unibas.ch/可进行多种核受体结合位点预测。

在过去的40多年中，DNA测序技术不断创新，从手工测序发展为当今的高度自动化测序，测序通量呈指数提高，而成本急剧降低。各代测序技术各有特点，在功能上有机互补，它们将长期共存，以适应不同需要。纵观DNA测序技术的发展历史，不难发现，固态技术与生物化学的结合是测序技术不断创新的关键之一。测序技术发展的另一趋势是：技术的融合将从生物化学或化学手段向物理手段发展，未来的测序仪将可能根本不使用生物化学方法，而纳米技术将可能发挥更大的作用。相信随着DNA测序技术的不断创新和发展，基因组测序将变得越来越快速并且廉价，DNA测序技术将广泛地应用于比较基因组学分析、疾病诊断以及个体化(个性化)医疗等领域，为揭示生命现象的本质和促进人类健康做出卓越贡献。

参考文献

1. Sanger F, Nicklen S, Coulson AR. DNA sequencing with chain-terminating inhibitors. Proc Natl Acad Sci USA, 1977, 74(12): 5463-5467.
2. Maxam AM, Gilbert W. A new method for sequencing DNA. Proc Natl Acad Sci USA, 1977, 74(2): 560-564.
3. Smith LM, Sanders JZ, Kaiser RJ, et al. Fluorescence detection in automated DNA sequence analysis. Nature, 1986, 321(6071): 674-679.
4. Le Gallo M, Lozy F, Bell DW. Next-Generation Sequencing. Adv Exp Med Biol, 2017, 943: 119-148.
5. Hardwick SA, Deveson IW, Mercer TR. Reference standards for next-generation sequencing. Nat Rev Genet, 2017, 18(8): 473-484.
6. van Dijk EL, Jaszczyszyn Y, Naquin D, et al. The Third Revolution in Sequencing Technology. Trends Genet, 2018, 34(9): 666-681.
7. Nakano K, Shiroma A, Shimoji M, et al. Advantages of genome sequencing by long-read sequencer using SMRT technology in medical area. Hum Cell, 2017, 30(3): 149-161.
8. Leggett RM, Clark MD. A world of opportunities with nanopore sequencing. J Exp Bot, 2017, 68(20): 5419-5429.
9. Feng Y, Zhang Y, Ying C, et al. Nanopore-based fourth-generation DNA sequencing technology. Genomics Proteomics Bioinformatics, 2015, 13(1): 4-16.
10. Wasfi A, Awwad F, Ayesh AI. Graphene-based nanopore approaches for DNA sequencing: A literature review. Biosens Bioelectron, 2018, 119: 191-203.

（何凤田）

第四章　蛋白质的定性定量分析技术

蛋白质的定性定量分析技术是蛋白质结构与功能研究的重要基础工具（图 4-1）。蛋白质定性分析（qualitative analysis）的目的是确定在样品中是否存在蛋白质，存在的是什么蛋白分子；蛋白质定量分析（quantitative analysis）的目的是确定样品中总蛋白质（total protein）的含量或者某种单一蛋白成分的含量。

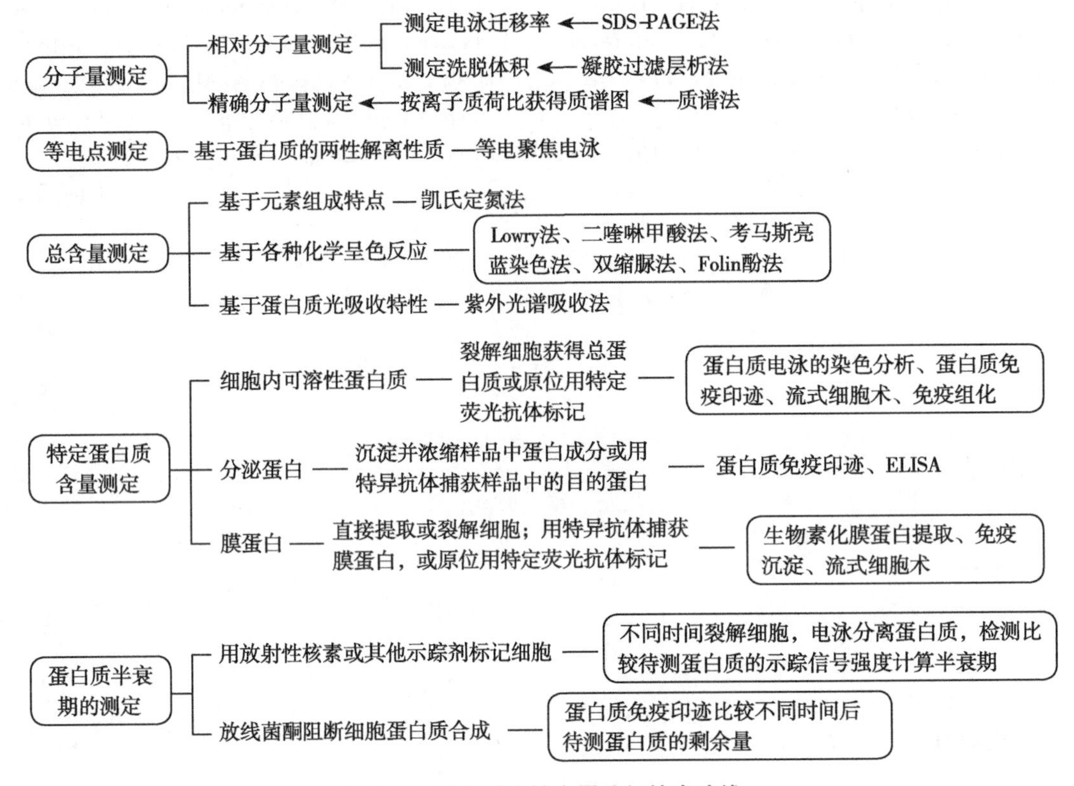

图 4-1　蛋白质定性定量分析技术路线

第一节　蛋白质分子量的测定

分子量（molecular weight，MW）是蛋白质的一个重要参数，研究细胞中各种蛋白质的结构与功能常常离不开分子量的确定。实验中，可以依据蛋白质的某些理化性质，如离心沉降、排阻层析、黏度以及带电性质等测定其分子量，得到蛋白质的相对分子量（relative molecular weight，Mr）；而蛋白质的精确分子量是指分子中含有的全部原子量的总和。本节介绍两种最常用的蛋白质相对分子量的测定方法，SDS-PAGE 法和凝胶过滤层析法，以及一种蛋白质精确分子量的测定方法——质谱法。

一、SDS-PAGE 法测定蛋白质的相对分子量

本书第十五章第五节详细介绍了聚丙烯酰胺凝胶电泳分离蛋白质的原理和方法。这里介绍该方法在蛋白质相对分子量测定中的具体应用。

（一）基本原理

蛋白质在电场中支持物上的迁移率差异主要依赖于样品中各种分子携带的电荷、分子大小与形状的差别。要利用聚丙烯酰胺凝胶电泳测定某一蛋白质的分子量，必须排除电荷、分子形状等因素（或使其作用减少到忽略不计的程度），使该蛋白质迁移率仅仅取决于其分子量的大小。如果在聚丙烯酰胺凝胶电泳系统中加入阴离子去垢剂SDS，蛋白质的迁移率将主要取决于其分子量的大小。

SDS的作用是破坏蛋白质中的氢键和疏水键，并按一定的比例（SDS浓度大于1mmol/L时，1g蛋白质约结合1.4g SDS）和蛋白质分子结合成复合物，使蛋白质带负电荷的量远远超过其本身原有的电荷量，掩盖了各种蛋白质分子间天然的电荷差异。在系统中同时加入还原剂，如巯基乙醇，破坏蛋白质的二硫键，使蛋白质几乎全部呈长椭圆棒状，其短轴约为1.8nm，长轴与蛋白质的分子量成正比。因此，各种SDS-蛋白质复合物在电泳时的迁移率不再受原有电荷和分子形状的影响，而只是分子量的函数。此时，在SDS-PAGE中蛋白质的分子量与电泳迁移率间的关系符合下列公式：

$$\log M_r = K - bm$$

式中 M_r 为蛋白质的相对分子量，K 为截距，b 为斜率，m为迁移率。

测定某种蛋白质的分子量，需要同时电泳分离一组标准品蛋白质，取其相对分子量的对数作为纵坐标，迁移率作为横坐标，作图得到标准工作曲线方程。将待测蛋白质的迁移率代入方程，即可计算得出其相对分子量。

（二）SDS-PAGE法测定分子量的操作

用SDS-PAGE法测定蛋白质的相对分子量，目前最常用的是垂直平板不连续电泳系统。平板电泳的优点是可以将标准品和不同样品放在同一块胶上进行电泳，使之具有更好的可比性。不连续电泳与连续电泳相比的优点是可以获得较集中的区带。

1. 标准蛋白质样品的制备　作为分子量标准的蛋白质样品目前多作为商品成套供应，常有高分子量和低分子量标准品之分（表4-1）。可以根据待测样品的理论分子量或其他可参考数据选用合适的蛋白质分子量标准品。

表4-1　蛋白质分子量标准品举例

低分子量标准品		高分子量标准品	
卵清蛋白	43.0kD	肌球蛋白重链	200.0kD
碳酸酐酶	29.0kD	磷酸酶b	97.4kD
乳球蛋白	18.4kD	牛血清白蛋白	68.0kD
溶菌酶	14.3kD	卵清蛋白	43.0kD
牛胰蛋白酶抑制剂	6.2kD	碳酸酐酶	29.0kD
胰岛素（α链和β链）	3.0kD	乳球蛋白 溶菌酶	18.4kD 14.3kD

2. 待测蛋白质样品的制备　取蛋白样品加入等体积的2×SDS-PAGE上样缓冲液，混匀，在沸水浴中加热3min，待电泳时上样（可在分离胶聚合的间隙中制备）。

3. 电泳分离及染色　应该根据待测样品的预期分子量选用适宜的标准品和聚丙烯酰胺凝胶的浓度。电泳胶的制备以及蛋白质样品的电泳方法见附录Ⅲ。当电泳前沿（溴酚蓝为指示剂）移动至分离胶的边缘时，结束电泳，取下胶板，切去浓缩胶，将整块分离胶浸没在0.25%考马斯亮蓝R-250溶液中，染色0.5~1h（最好连续轻微摇动使染色均匀）。取出凝胶，用水漂洗几次，然后加入脱色液，更换数次直至显现清晰的蛋白质区带（图4-2）。

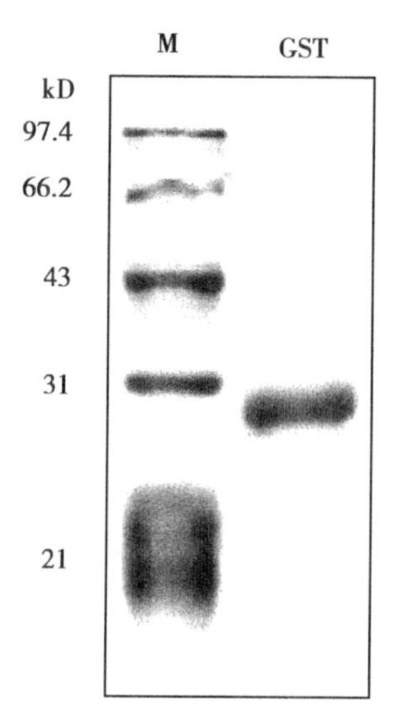

图4-2　蛋白质SDS-PAGE电泳后考马斯亮蓝染色图像

4. 蛋白质相对迁移率的计算　通常以相对迁移率Rf表示蛋白质的泳动行为，其定义和计算方法为:Rf=蛋白样品移动的距离(cm)/指示染料移动的距离(cm)。蛋白样品移动的距离是指从分离胶电泳起始部位至蛋白质染色区带前缘间的距离,指示染料移动的距离是指从分离胶起点至指示剂前沿的距离。分别求得标准蛋白和样品蛋白的Rf后,以分子量为纵坐标,Rf为横坐标作图,可以得到蛋白质分子量的标准曲线方程。将待测蛋白质样品的Rf代入方程,可计算其分子量。

二、凝胶过滤层析法测定蛋白质相对分子量

凝胶过滤层析法主要是按照蛋白质的分子大小和形状分离不同的蛋白质,因此可以分子量标准品为参照,测定样品蛋白质的Mr。凝胶过滤层析法分离蛋白质的原理及一般操作详见第十五章第四节。这里仅介绍分子量测定的具体操作和注意事项。

(一)凝胶过滤层析测定蛋白质Mr的基本操作

蛋白质分子在凝胶过滤柱层析中的行为以洗脱体积(elution volume,Ve)计量。Ve是自加入样品起,到组分洗脱达最高峰时所流出的体积。将标准品的洗脱体积对相应分子量作图,获得的标准曲线可以用来求出待测样品的分子量。Ve与分子量的关系可以表示为:

$$Ve=K1-K2\log M_r$$

式中$K1$和$K2$为常数,M_r为相对分子量,Ve为洗脱体积。

在用凝胶过滤柱层析法测定分子量时,根据待测样品的分子量选择适宜的凝胶过滤基质,最常用的是葡聚糖凝胶。将基质装柱,方法见附录Ⅲ。

依次将标准品(可以是几种不同分子量标准品的混合液)和待测样品进行层析分析。在不影响黏度的前提下,尽量使用较高的样品浓度,体积应该控制在柱床体积的1%~2%。加样和洗脱的方法与一般层析法相同,即在柱床表面液体刚刚流入凝胶后,轻轻将样品加到柱床表面,不要破坏柱床表面的平整,以免导致洗脱峰的分散。待样品流入柱床后,加入洗脱液开始洗脱。洗脱缓冲液可以是水、缓冲液或水与有机溶剂的混合液。

若要监测标准品或待测样品的洗脱情况,可以将流出液直接连接到紫外分光光度计,后者可以连续读出流出液的A_{280},并在记录仪上记录下来(图4-3)。洗脱完成后,可以根据记录下来的洗脱峰位置、流速及记录纸走纸速度计算出每一个样品的Ve。国产的核酸蛋白检测仪基本上可以满足这一需要。

如没有相应的仪器,也可以分部收集流出液(如每管3ml),再用紫外分光光度计测定各管的A_{280},计算出Ve。

完成Ve测定后,以蛋白质分子量的对数为横坐标,Ve为纵坐标,作出标准曲线。根据标准曲线计算出待测样品的分子量。

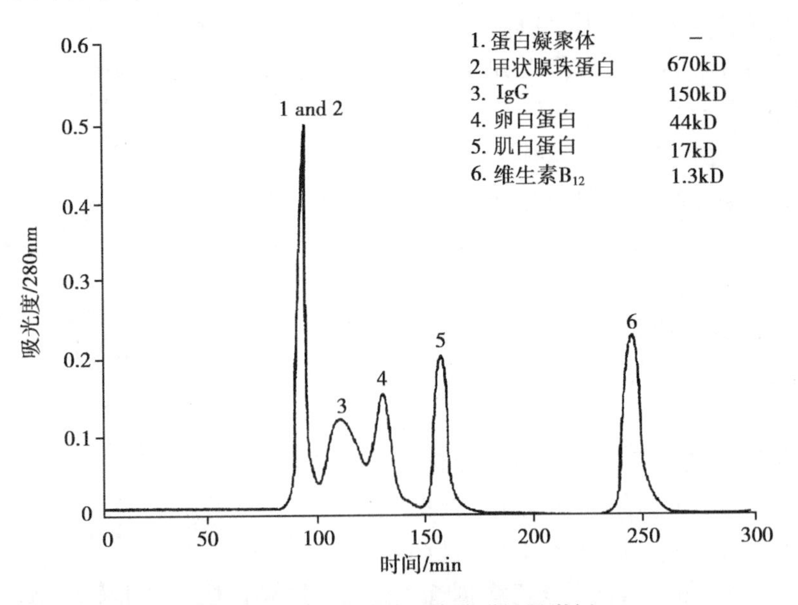

图4-3 蛋白质凝胶过滤洗脱记录举例

（二）凝胶过滤层析法测定蛋白质 Mr 的注意事项

1. 在层析过程中的任何时候，液面都不能低于柱床表面，否则可能会进入气泡影响样品的洗脱行为。

2. 葡聚糖凝胶一旦溶胀装柱，在使用过程中应始终保持在液体中，如果凝胶暴露于空气而干燥，凝胶的结构就会被破坏，影响分离效果。

3. 由于葡聚糖凝胶为糖类化合物，要特别注意防止发生细菌或霉菌的污染。一般在完成层析后，要将柱床用水洗脱干净，并在最后的洗脱液中加入 0.02% 的叠氮钠作为防腐剂。也可以逐渐提高洗脱液中的乙醇浓度直至 95%，使凝胶脱水收缩，再用乙醚洗去乙醇，抽滤干燥后保存。

三、质谱法测定蛋白质精确分子量

质谱（mass spectrometry，MS）是测定蛋白质分子量的最新方法，能精确测定分子质量 2 000kD 以下的多肽。二十世纪九十年代发展的电喷雾电离质谱（electrospray ionization MS，ESI-MS）和基质辅助激光解吸电离质谱（matrix-assisted laser desorption ionization MS，MALDI-MS）可测定数十万道尔顿的蛋白质。质谱法检测蛋白分子质量只需要皮摩尔（pmol）量的蛋白样品，其精度可达 0.01%。

（一）质谱法分析蛋白质分子质量的基本原理和操作

质谱法的基本原理是使蛋白质和基质分子在离子源中发生电离，将基质的质子转移到蛋白质，生成不同荷质比的带正电荷离子，经加速电场的作用，形成离子束，进入质量分析器。在质量分析器的电场和磁场中，离子束发生相反的速度色散、聚焦而得到质谱图，从而确定蛋白质分子的质量（图 4-4）。本节主要以基质辅助激光解吸电离飞行时间质谱（matrix-assisted laser desorption/ionisation time-of-fight mass spectrometry，MALDI-TOF-MS）为例介绍质谱分析蛋白质分子量的过程（实验流程 4-1）。

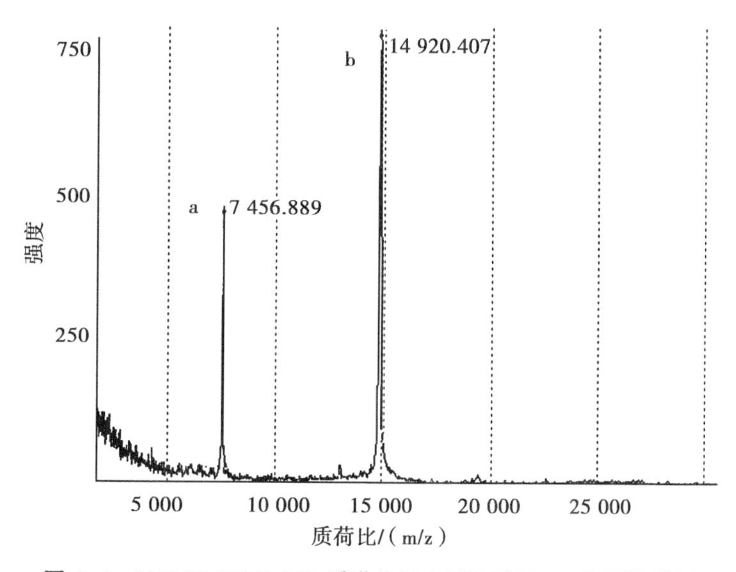

图 4-4　MALDI-TOF-MS 质谱分析人纤溶酶原 K5 分子量举例

实验流程 4-1　MALDI-TOF-MS 测定纯化蛋白分子量

A. 将纯化蛋白经超纯水透析去除盐成分后，真空冷冻干燥成蛋白质干粉。

B. 以超纯水或者基质缓冲液，含 50% 乙腈、0.1% 三氟乙酸，溶解蛋白质干粉并稀释至 0.1~10pmol/μl。

C. 选择合适的校准蛋白标准品混合分子，其分子量范围应涵盖待测样品分子质量。

D. 将蛋白样品液与饱和基质液（饱和 α- 氰 -4- 羟基肉桂酸）以 1∶1 的比例混合均匀。

E. 取上述混合液 1μl 加于样品靶上，空气干燥。

F. 将含有蛋白标准品和样品蛋白的样品靶放入 MALDI-TOF-MS 质谱仪，选择合适的测试方法获得质谱图与蛋白分子量。比较所测得的目的蛋白分子的精确分子量与根据蛋白质氨基酸序列推导的相对分子量的差异。

（二）注意事项

1. 不同的蛋白质分子其最佳检测浓度会有所差异。普通蛋白样品，其浓度应控制在0.1~10mmol/L；而一些糖蛋白，浓度大于10mmol/L时检测效果较好；对于分子量大于50kD的蛋白质，浓度超过100mmol/L才会得到较好的检测结果。

2. 纯化蛋白质必须经过脱盐处理，以除去干扰结晶和离子化的组分。一些污染物如EDTA、甘油、叠氮钠和去污剂等都能干扰检测的灵敏度。

3. 根据蛋白质的分子量选择合适的基质，常用的基质有芥子酸，适合于大于10kD的蛋白质或多肽；α-氰-4-羟基肉桂酸适合于小于10kD的蛋白质或多肽；2,5-二羟基苯甲酸（2,5-dihydroxybenzoic acid）适于大于3kD的多肽及一些糖蛋白的分析。

第二节 蛋白质的等电点测定

蛋白质的等电点是蛋白质的重要特性之一。测定蛋白质的等电点对于了解目的蛋白质的理化性质和设计纯化目的蛋白的策略均有重要作用。最初，人们利用变性蛋白质在等电点处易出现结絮，且受热易发生凝固的特点测定蛋白质的等电点。这种测定方法的准确性和精确度都很低，不能满足蛋白质结构与功能研究的需要。目前等电聚焦电泳已经成为单向电泳中分辨率最高的蛋白质分离技术，也成为蛋白质等电点测定的主要技术。

一、等电聚焦电泳测定蛋白质等电点的原理

蛋白质的最主要特点是它的两性解离性质。蛋白质在不同的pH环境中带有不同数量的正电荷或负电荷，只有在某一pH时，蛋白质的净电荷为零，此pH即为该蛋白质的等电点。

等电聚焦电泳主要以聚丙烯酰胺凝胶、琼脂糖凝胶或葡聚糖凝胶为支持物，在凝胶中加入载体两性电解质。载体两性电解质是脂肪族多氨基和多羧基类混合物，可以在电场中自然形成正极为酸性、负极为碱性的连续线性pH梯度。蛋白质分子在这一连续线性pH梯度电场中电泳时，在大于其等电点的pH环境中以阴离子形式向正极移动，在小于其等电点的pH环境中以阳离子形式向负极移动，最后在其等电点的相应位置聚集，由此可以测定出某种蛋白质的等电点。

二、等电聚焦电泳测定蛋白质等电点的操作

等电聚焦电泳的方式有多种，主要有垂直管式、毛细管式、水平板式、垂直板式及超薄水平板式等。它们的原理基本相同，只是装载介质的用具不同。

目前做蛋白质等电点分析最常用的是超薄水平板式，它具有一次可以分析多个样品、两性电解质用量少、分辨率高和结果重复性好等优点，且电泳后的凝胶易于固定、染色和干燥。因此这里仅介绍如何用超薄水平板式等电聚焦电泳测定蛋白质的等电点。

（一）平板两性电解质胶的制备

根据需要选用适当pH范围的两性电解质，按照第十五章第五节所提供的方法制备电泳用胶，也可以购买商品化的预制胶板或胶条。

（二）加样和电泳

将制备好的平板胶的模具取出后，胶平置于电泳槽支持板上（内有水冷却装置），将两张滤纸条（10cm × 1cm）分别用正极酸性缓冲液和负极碱性缓冲液浸透后平整置于胶的正负极。

将已知等电点的标准品和待测样品分别加到5mm × 5mm的小滤纸片（也可以用擦镜纸）上，分别置于胶的不同位置。已知等电点的标准品样品应根据其等电点放置，等电点在酸性范围的放在偏碱性（负极）的部位，而等电点在碱性范围的则放在偏酸性（正极）的部位。待测样品的放置部位可以参考预期等电点。所有样品的位置都不能放在紧靠电极的部位，以免样品在酸性或碱性缓冲液作用下变性而影响等电点测定的准确性。

接通电泳仪，按照仪器说明书操作通电。原则上等电聚焦电泳应该从低电压开始进行，逐步升高至理想电压。持续电泳至电流接近零（表明电场内包括蛋白质样品在内的两性电解质都已经到达等电点）时即可停止电泳。

（三）染色及等电点分析

电泳结束后，将胶取出，用10%三氯乙酸固

定10min后,再浸泡于1%三氯乙酸中至少2h,以除去胶中的载体两性电解质,然后浸没在0.25%考马斯亮蓝R-250溶液中,染色0.5~1h(最好连续轻微摇动使染色均匀)。取出凝胶,用水漂洗几次,然后加入脱色液,更换数次直至显现清晰的蛋白质区带。

待测蛋白质等电点的确定有3种方法:①利用已知等电点的标准蛋白质的等电点为纵坐标,距正极的距离为横坐标作图得pH梯度曲线。利用此标准曲线,根据待测样品在胶中的位置计算目的蛋白质分子的等电点;②用微电极直接测定胶表面的pH值而获得样品的等电点;③将胶条切成等距离(5mm)的小块儿,浸泡于水中,用精密试纸测定pH值。

(四)注意事项

1. 蛋白质的等电聚焦电泳对样品的溶解度要求很高,未彻底溶解的颗粒易引起拖尾。因此,可以在样品溶液中加变性剂如尿素(6~8mol/L)或非离子去垢剂等帮助其溶解,或在上样前离心样品溶液除去未溶解的颗粒,以提高电泳质量。

2. 样品的盐浓度要低于50mmol/L,否则会造成区带扭曲。

3. 加样量取决于样品中蛋白质的种类及检测方法的灵敏度。一般认为蛋白浓度以0.5~1mg/ml为宜,此浓度的样品最适加样体积约10~30μl。

4. 为精确测定等电点,可以分两步进行测定。先选用pH范围较宽的载体两性电解质(如pH3~10)进行初步测定,根据测定结果再选用pH范围较窄、精密度更高的载体两性电解质(如pH4~6或pH6~8)进行进一步测定。

等电聚焦电泳除作为蛋白质等电点测定的一个手段之外,更是一个高分辨率的蛋白质分离手段,是蛋白质组学研究中不可缺少的工具(见第十五章)。

第三节 蛋白质总含量测定

蛋白质总含量的测定方法主要可以归纳为3类:①基于蛋白质的元素组成特点直接进行分析的方法,如凯氏定氮法(Kjeldahl determination);②在蛋白质的各种化学呈色反应基础上建立的各种比色法(colorimetry),如双缩脲法、Folin酚法、Lowry法、考马斯亮蓝染色法和二喹啉甲酸法等;③基于蛋白质光吸收特性的紫外光谱法。本节介绍几种主要的蛋白质总含量分析方法。

一、凯氏定氮法

该法由丹麦化学家J. Kjeldahl于1883年建立,但是由于操作过程繁琐,在实验室常规的溶液蛋白质含量分析中已经被其他较简便的方法所取代。

(一)凯氏定氮法原理

凯氏定氮法是在蛋白质的含氮量通常在16%左右(14%~19%)这一特点的基础上建立的,并因此而得名。

(二)凯氏定氮法的基本流程

将样品在硫酸中加热消化,硫酸将蛋白质氧化为二氧化碳和水,氮还原生成氨(NH_3),并与硫酸结合生成硫酸铵。加入强碱,使硫酸铵分解放出氨,通过特殊的凯氏蒸馏装置将氨收集到无机酸溶液中,用标准碱溶液进行滴定,确定氨量,根据氨量计算出样品的含氮量,进而计算出蛋白质含量。

(三)凯氏定氮法的优缺点

凯氏定氮法的主要优点是适用于一切形态的样品,无论是固体还是液体都可以获得精确的分析结果。

凯氏定氮法的主要缺点是:①样品中存在的非蛋白态氮对于测定值有直接的影响;②在构成蛋白质的氨基酸有偏差的情况下,含氮量就会明显高于理论含氮量,造成测定误差;③与其他方法相比,操作过程繁琐,对操作者的技术熟练程度要求高。

(四)凯氏定氮法的主要用途

目前在农业及食品工业中,凯氏定氮法仍作为动植物和食品蛋白质的含量测定方法。

二、比色法

比色法是基于蛋白质的各种化学反应建立起来的蛋白质定量方法,包括Lowry法、二喹啉甲酸法和考马斯亮蓝法等。

(一)Lowry法

Lowry法是O. Lowry于1951年在Folin酚试剂法和双缩脲法的基础上建立的蛋白质含量分析

法，因此也称为Lowry改良法。这一方法在二十世纪五十年代到九十年代中期一直作为蛋白质含量分析的主要方法。

1. Lowry法原理　Lowry法的原理涉及两步反应，第一步反应是基于原双缩脲测定法，即在碱性溶液中蛋白质中的肽键与Cu^{2+}反应形成紫色的络合物（两个以上肽键接近存在的情况下，在强碱性一侧与Cu^{2+}形成络合盐），其颜色的深浅与蛋白质的含量成正比；第二步反应是基于二十世纪二十年代起应用多年的Folin等人建立的酚试剂法，即酚试剂（磷钼酸和磷钨酸混合液）被蛋白质中的芳香族氨基酸（色氨酸和酪氨酸）残基还原，反应呈现深蓝色。

2. Lowry法的优缺点　Lowry将双缩脲法和Folin酚试剂法结合起来，大大提高了蛋白质含量分析的敏感度和精确性。其优点有：①具有作为比色法的共同优点，即可以对多个样品同时进行分析，操作简便；②采用酚试剂反应使得灵敏度提高，可以与微量凯氏定氮法相当，却不像凯氏定氮法那样需要复杂的操作和熟练的实验技巧；③结合使用双缩脲反应避免了酚试剂反应局限于色氨酸和酪氨酸所造成的蛋白质含量测定偏差。

Lowry法的缺点主要有：①比色法要求在显色后必须保持光学透明度，因而对样品的溶解度要求高；②酚试剂在碱性溶液中的稳定性差，容易导致测定误差；③反应易受多种物质干扰，例如含巯基化合物、糖类、钾离子、甘油、尿素、游离氨基酸和核酸类物质等均能干扰测定结果。

3. Lowry法的用途　只要干扰物质的含量在允许浓度以下，Lowry法就适用于所有透明溶液中总蛋白含量的分析。Lowry法的蛋白质定量范围为1~15μg/ml。Lowry法目前仍然是较常用的蛋白质定量分析方法，例如，我国目前规定，在生物制品检定中应采用Lowry法确定产品的蛋白含量。

在细胞信号转导研究中，常常需要在细胞裂解缓冲液中加入各种非离子去垢剂以溶解膜结合蛋白。这些非离子去垢剂对蛋白质含量分析干扰很大，常不能准确反映蛋白质的含量。商业公司的测定试剂盒中除碱溶液和稀释的Folin试剂外，还提供了另一种试剂（Solution S），可以消除非离子去垢剂的影响。

在细胞生物学，尤其是在细胞信号转导研究中，能够用于实验的样品量有限，可以采用微量法进行测定。最小允许容积取决于所使用的分光光度计及比色杯的最小允许容积，有的仅需100μl即可。

4. Lowry法的基本操作和注意事项

（1）基本操作：所有蛋白质含量测定的比色法都属于相对定量分析，必须将样品的颜色反应与已知蛋白量的标准品相比较，才能计算出样品中的蛋白含量。因此，用Lowry法等比色方法进行蛋白质含量分析时，需要同时用一系列倍比稀释的已知蛋白含量的标准品溶液做一个颜色深浅程度与蛋白含量的关系曲线，这一曲线被称为标准曲线（图4-5）。利用这一曲线可以根据待测样品溶液的呈色强度计算出其中的蛋白含量（实验流程4-2）。

如果使用比较先进的分光光度计测定样品，由于仪器具有数据处理能力，因此可以直接打印出标准曲线并给出样品的蛋白浓度。

（2）注意事项

1）所用标准品溶液的蛋白浓度范围应该与其呈色强度有良好的线性关系，浓度过低或过高都会超出线性区域，不能准确反映蛋白质的含量。常用标准品有牛血清白蛋白，应购买高纯度的产品作为标准品。

2）在每次测定样品的同时必须用蛋白标准品作标准曲线，不能用以往实验中的标准曲线读数替代，因为试剂和反应环境在每一次实验中都会有所不同。

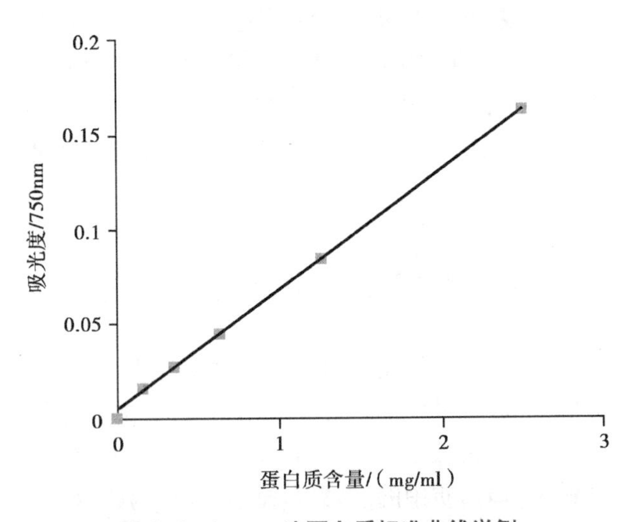

图4-5　Lowry法蛋白质标准曲线举例

实验流程 4-2 Lowry 法测定含有非离子去垢剂样品的蛋白含量(微量法)

A. 准确称量标准品蛋白,用与样品相同的细胞裂解缓冲液溶解,使其浓度为 5mg/ml。以此浓度开始,用细胞裂解缓冲液将标准品蛋白稀释为下表中的各个蛋白质浓度,每个浓度 50μl 为宜。

B. 适当稀释样品(凭经验或做数个不同稀释浓度)。

C. 准备 Solution A′:根据样品数量取出适量 Solution A,按照每毫升 Solution A 加入 30μl Solution S 的比例混合即成 Solution A′。

D. 按下表在微量离心管内分别加入各试剂(单位为 μl):

管号	1	2	3	4	5	6	7	8
标准蛋白质溶液	—	15.0	15.0	15.0	15.0	15.0	15.0	—
蛋白质浓度/(mg/ml)	0.0	0.2	0.4	0.6	0.8	1.0	1.2	待测
待测样品	—	—	—	—	—	—	—	15.0
样品缓冲液	15.0	—	—	—	—	—	—	—
Solution A′	75.0	75.0	75.0	75.0	75.0	75.0	75.0	75.0
Solution B	600.0	600.0	600.0	600.0	600.0	600.0	600.0	600.0

E. 室温放置 15min。

F. 用分光光度计在 750 nm 波长处以 1 号管调零点,再测定各管吸光度(A)。

G. 以吸光度值为纵坐标,蛋白质浓度为横坐标,用手工或计算机绘制标准曲线,根据标准曲线计算出待测样品中的蛋白含量(如样品经过稀释,应注意计算稀释前的蛋白含量)。

3)待测样品应呈完全溶解状态,浓度亦应仔细调整,使其测定值在标准曲线范围内,否则会产生相当大的误差。

4)应用 Lowry 法测定溶液中蛋白含量时应该特别注意是否存在干扰物质。一方面要避免使用干扰测定的试剂,另一方面要充分估计待测样品中的干扰物质对测定值的影响。为了准确测定样品,实验中应该采用与样品溶剂完全相同的溶剂进行标准品的溶解和稀释。

5)加入 Folin 酚试剂后应该在 15min 到 1h 内完成比色分析,时间过短反应不完全,过长也会因为颜色消退而影响精确度。

(二)二喹啉甲酸法

二喹啉甲酸法(bicinchoninic acid assay, BCA 法)是一种类似 Lowry 法的蛋白定量方法,该方法只需一步反应且不易受其他物质干扰,是目前实验中最常用的蛋白质含量分析方法。

1. BCA 法原理 同 Lowry 法类似,在碱性溶液中,蛋白质中的肽键能与 Cu^{2+} 反应生成 Cu^{+},BCA 试剂能与 Cu^{+} 反应形成稳定的紫色复合物,并在 562nm 有很强的吸收峰。

2. BCA 法的优点 BCA 法的优点是:①操作简单,只需要一步反应;②BCA 试剂在碱性溶液中稳定性好;③不易受反应物的干扰,不受大多数去垢剂和变性剂(尿素、盐酸胍)的影响;④在还原糖存在的情况下灵敏度更高;⑤其测定范围为 0.1~1.0mg/ml,微量体系为 0.5~10μg/ml。

3. BCA 法的操作步骤 附录Ⅲ给出了 BCA 法的微量测定操作步骤,此处不再赘述。

4. 注意事项

(1)适当延长孵育时间能提高反应的灵敏度;相反,如果颜色变得过黑,加热可以终止反应。

(2)EDTA 等螯合剂能与 Cu^{+} 反应。因此,应该在保证样品浓度在测定范围的情况下尽可能稀释样品,降低 EDTA 的影响。

(3)利用微波炉加热,可将孵育时间降低到 20s。

(4)某些物质仍能干扰 BCA 法。样品中如有脂类物质能明显提高吸收值,还原剂(二硫苏糖醇、巯基乙醇)也能影响反应。

（三）考马斯亮蓝法

考马斯亮蓝法操作简单快速，近年来在某些方面有取代经典 Lowry 法的趋势。

1. 考马斯亮蓝法原理 考马斯亮蓝（Coomassie brilliant blue）G-250 在一定浓度的乙醇和酸性溶液中呈红色。在此溶液条件下，考马斯亮蓝 G-250 与蛋白质结合，导致考马斯亮蓝 G-250 的颜色从红色变为蓝色，最大光吸收峰从 465nm 转变为 595nm。考马斯亮蓝 G-250 与蛋白质的复合物在 595nm 波长处具有很高的光吸收系数，并与溶液中的蛋白质浓度成正比。

2. 考马斯亮蓝法的优缺点 与其他方法相比，考马斯亮蓝法的主要优点有：①操作简便，能同时测定多个样品；②考马斯亮蓝 G-250- 蛋白质复合物颜色稳定；③对干扰剂的敏感度低于 Lowry 法及紫外吸收法。

考马斯亮蓝法的主要缺点有：①因染料与蛋白质的实际反应状况较为复杂，色素与样品中的蛋白质不一定以化学当量相结合，有时可能出现非特异性吸附的情况。因此，同等量的不同种类的蛋白质测定值之间可能会有较大的偏差；②要求样品完全溶解；③样品不能回收使用。

3. 考马斯亮蓝法的操作 考马斯亮蓝法的操作非常简单，只要将染料溶液（考马斯亮蓝 G-250 0.1g 溶于 95% 乙醇 50ml，再加 85% 的浓磷酸 100ml，用 H_2O 稀释至 1 000ml，混匀备用）加入标准品或样品溶液中，混匀后室温放置 5min，用分光光度计或酶标仪测定吸光度即可。

4. 考马斯亮蓝法的注意事项

（1）在蛋白质浓度过高时，反应时间过长易发生沉淀，应该尽可能在 10min 内测完标准品和样品，减少误差。

（2）最好使用一次性的比色杯或者多孔板，着色后的杯子很难洗净。

三、紫外光谱吸收法

蛋白质的定量可以用物理测定方法进行。紫外光谱吸收法（ultraviolet spectrometry）可以简单、快速地检测出样品溶液中的蛋白含量。

（一）紫外光谱吸收法原理

蛋白质在紫外区有两个吸收峰。一个吸收峰在 280nm 处，是由蛋白质中芳香族氨基酸的色氨酸和酪氨酸分子中苯环的共轭双键引起的，其中色氨酸的光吸收最强，酪氨酸次之。大部分蛋白质中的芳香族氨基酸含量差别不大，故可以用溶液在 280nm 处的吸光度推算出蛋白含量。相对纯化的、无核酸污染的蛋白溶液紫外光吸收比值（A_{280}/A_{260}）约为 1.8，如比值过低，表明有较多核酸杂质存在。蛋白质在紫外区的另一吸收峰由肽键引起，在 240nm 以下时光密度急剧增加，215nm 处的吸收率为 280nm 处的数倍。对含量很低的蛋白质溶液可以用 215nm 处的吸光度和 225nm 处的吸光度之差来测定蛋白质含量。

（二）紫外光谱吸收法的优缺点

紫外光谱吸收法最大的优点是简便，只需倒入比色杯测定光密度即可；其次是敏感度高；另外一个特殊的优点是样品不损失，测定后可以继续使用。

紫外光谱吸收法的主要缺点是精确度差，原因为：①在同一紫外区有较强吸收的物质（核酸或某些缓冲液成分）可强烈干扰测定结果；②不同蛋白质中芳香族氨基酸含量变动过大时，也会导致用 280nm 测定的结果出现较大偏差；③用 215/225nm 波长测定时散射光线干扰大，难以准确定量；④要求完全透明的蛋白质溶液。

（三）紫外光谱吸收法的用途

紫外光谱吸收法主要用于蛋白质的快速含量检测，此时对蛋白质的定性需求高于准确定量需求。例如在蛋白质纯化过程中，尤其是各种层析纯化过程中监测蛋白质的位置，判断吸附和洗脱情况。另外，对于一些准确度要求不高的蛋白质定量实验，也可以用紫外光谱吸收法估测溶液中的蛋白质含量。

（四）紫外光谱吸收法的操作

取一定体积适当稀释的蛋白质溶液，放入石英比色杯内，在紫外分光光度计上读取相应波长处的吸光度。吸光度读数应该在 0.1~0.8 之间，低于或高于此范围都会产生较大的误差。

用吸光度读数计算溶液中蛋白质含量的方法有两种。一种根据已知蛋白含量的标准品溶液的紫外吸收光密度值，作出标准曲线，将样品与标准曲线相比即可计算出其蛋白质含量。另一种方法是根据溶液的 A_{280}/A_{260} 比值，用以下经验公式估算出蛋白质含量：

蛋白质浓度（mg/ml）$=1.45\times A_{280}-0.74\times A_{260}$

（五）紫外光谱吸收法的注意事项

应用紫外光谱吸收法测定蛋白质含量时必须注意，用于仪器调零的液体要与待测样品一致，标准蛋白也需要使用同样的溶剂，以避免溶剂的紫外吸收特性干扰样品测定。表4-2汇总了几种蛋白质含量测定方法的部分特征数据，可根据具体情况选用。

表4-2 各种蛋白定量法的比较

方法名称	最小测定体积	定量范围*
凯氏定氮法	无特殊限制	0.3~3.0μg
Lowry法	0.1ml	100~1 500μg/ml
紫外光谱吸收法（280nm）	0.1ml	20~500μg/ml
紫外光谱吸收法（215~225nm）	0.1ml	10~100μg/ml
考马斯亮蓝法	0.1ml	25~250μg/ml
二喹啉甲酸法	0.1ml	20~2 000μg/ml

*以样品原液浓度表示，不包括反应试剂的稀释。

第四节 特定蛋白质的含量测定

上一节介绍了样品中蛋白质总含量的测定方法，但是在实际应用中，往往需要直接分析混合蛋白质样品中某种特定蛋白质的含量。目前已经有一些方法可以通过对比不同样品中特定蛋白质的细胞定位、含量及翻译后修饰特性的变化，对目的蛋白的含量进行半定量分析（如免疫印迹分析技术、酶联免疫吸附实验、流式细胞术、免疫组化、放射免疫法等）或对某一蛋白质进行绝对定量分析（如稳定同位素稀释质谱法）。这些技术均可以在混合液中直接测定，样品无需纯化。

一、细胞可溶性蛋白质的含量测定

细胞可溶性蛋白质是指一些能够溶于水或水溶液的细胞内蛋白质分子。根据可溶性蛋白的分类以及待测蛋白质的性质选择不同的方法进行定量，例如，利用基因工程方法获得的细菌可溶性重组蛋白质，常采用蛋白质电泳染色对其表达水平进行初步分析，待蛋白纯化后再直接测定蛋白质的含量；对于真核细胞内的可溶性蛋白质，可通过蛋白质免疫印迹等方法对细胞裂解物或单细胞中的目的蛋白质进行相对定性定量分析。

（一）蛋白质的电泳染色分析

用电泳技术将混合液中不同的蛋白质分离开，通过蛋白质染色明确某种蛋白质的相对含量，得到这种蛋白质在总蛋白中所占的比例。

多种染色方法可以用于电泳后蛋白质的定性定量分析，这些染色方法包括考马斯亮蓝R-250染色法、银染色法（silver staining）、氨基黑10B染色法和丽春红S（ponceau S）染色法等。其中前两种方法主要用在电泳胶的染色，后几种方法主要用在固定于硝酸纤维素膜或其他蛋白转移膜上的蛋白质染色。

电泳分离血浆蛋白，染色并计算清蛋白和球蛋白的比例是此法的最早应用。当用原核细胞或真核细胞表达外源基因时，希望目的蛋白表达在总蛋白中占有较高的比例，从而有利于后续的纯化工作。这一信息可以通过蛋白质分离后染色而获得，这里以大肠埃希菌表达人肿瘤坏死因子TNF-α为例说明其基本操作。

取100μl诱导表达后的细菌培养液，离心去上清，用PBS洗涤一次，在菌体沉淀中加入SDS-PAGE上样缓冲液50μl，振荡使菌体完全悬浮，95℃加热3min，离心，将25μl上清加到SDS-PAGE胶的样品槽中进行电泳分离，电泳后用0.25%考马斯亮蓝R-250染色液染色2~4h后脱色，最后在薄层扫描仪上扫描并计算出目的蛋白在总蛋白中所占的百分比（图4-6）。

（二）蛋白质的免疫印迹法分析

免疫印迹法（immunoblotting）是对蛋白质混合溶液中目的蛋白进行定性的方法，也是对目的蛋白在不同细胞或者同一种细胞不同条件下的相对含量进行半定量的方法。印迹技术最初用于核酸分子检测，后来人们发现蛋白质在电泳分离之后也可以转移并固定于膜上，因此该方法也用于蛋白质的定性定量分析。相对于分析DNA的Southern印迹和分析RNA的Northern印迹（见第六章），蛋白质印迹被称为Western blotting。由于其利用的是抗原－抗体结合的方法检测目的蛋白质，故也被称为免疫印迹技术。

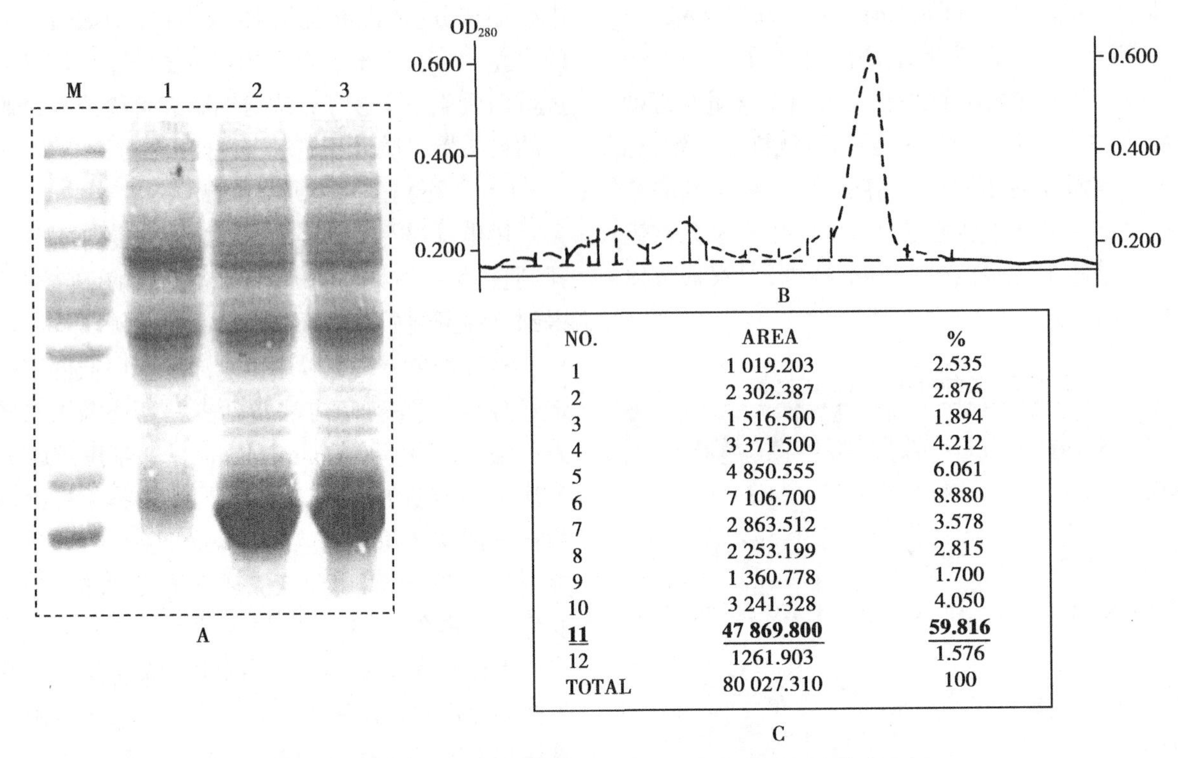

NO.	AREA	%
1	1 019.203	2.535
2	2 302.387	2.876
3	1 516.500	1.894
4	3 371.500	4.212
5	4 850.555	6.061
6	7 106.700	8.880
7	2 863.512	3.578
8	2 253.199	2.815
9	1 360.778	1.700
10	3 241.328	4.050
11	**47 869.800**	**59.816**
12	1261.903	1.576
TOTAL	80 027.310	100

图 4-6　新型重组人肿瘤坏死因子在大肠杆菌中的表达效率分析

1. 免疫印迹技术的基本原理　蛋白质印迹技术的原理和过程与DNA和RNA印迹技术类似。蛋白质混合物经变性聚丙烯酰胺凝胶电泳按分子量大小进行分离后,在电场中蛋白质分子从凝胶转移到NC膜或其他膜上,各个蛋白质条带的相对位置保持不变。然后采用特异性抗体检测目的蛋白质的含量。免疫印迹技术的基本流程如图4-7所示。

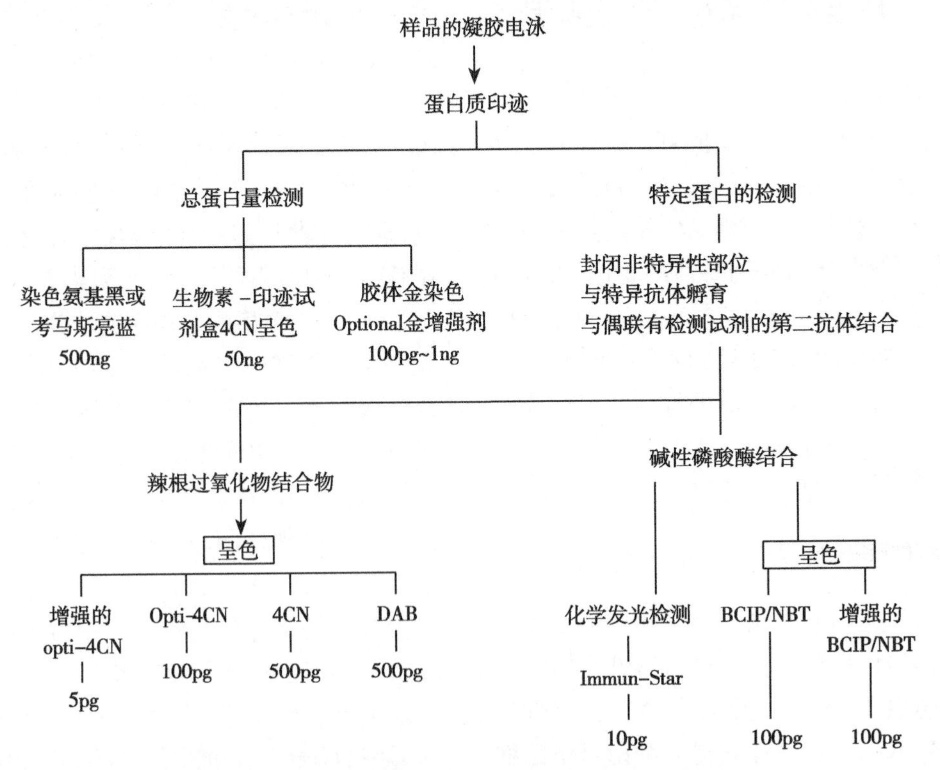

图 4-7　免疫印迹法检测细胞中特定蛋白质的流程图

2. 免疫印迹技术的用途 免疫印迹技术主要用于检测样品中特定蛋白质的存在,并进行半定量分析。商品化抗体种类的大量增加以及一些特殊抗体的商品化扩大了免疫印迹技术的应用,例如多种抗磷酸化蛋白质抗体的发展使得用免疫印迹技术分析细胞信号转导过程中的蛋白质磷酸化变得十分容易。蛋白质印迹反应已经成为细胞信号转导研究中应用最广泛的技术。另外,蛋白质分子间的相互作用研究也依赖于免疫印迹技术。

3. 免疫印迹技术的基本操作 这里以检测培养细胞内的色素上皮衍生因子(pigment epithelium-derived factor, PEDF)的表达状态为例说明免疫印迹检测技术的全过程。

(1)细胞裂解物的制备:PEDF 位于细胞质,为检测细胞中 PEDF 的表达情况,需将细胞裂解(实验流程 4-3),释放细胞内容物,提取细胞的总可溶性蛋白。有多种裂解细胞的方法可供使用(表 4-3),可根据实验目的与实验条件进行选择。

实验流程 4-3 用 1% NP-40 裂解缓冲液裂解细胞

A. 离心收集 1×10^7 个细胞,加入 4℃预冷的 1% NP-40 裂解缓冲液 100μl。

B. 剧烈振荡使细胞充分悬浮混匀,4℃放置 15min。

C. 4℃,10 000g 离心 10min。

D. 取出上清备用。

注:

1% NP-40 裂解缓冲液:1% NP-40, 50mmol/L Tris-HCl(pH7.4), 150mmol/L NaCl, 0.1mmol/L PMSF, 1μmol/L pepstatin, 0.5mg/ml leupeptin, 0.3μmol/L aprotinin。

表 4-3 细胞裂解的不同方法及其特点

裂解方法	特点
SDS-PAGE 样品缓冲液裂解法	释放全部细胞蛋白成分,蛋白变性
非离子去垢剂缓冲液裂解法(NP-40、Triton X-100 等)	温和,只释放胞质蛋白和溶解的膜蛋白,可以保留蛋白质的结合活性或酶活性
低渗缓冲液裂解法	可以获得细胞核,提取核蛋白,可以保留蛋白质的结合活性或酶活性

在组织和细胞裂解过程中要特别注意蛋白质的降解问题。为此,可以在裂解缓冲液中加入多种蛋白酶抑制剂,并保持低温操作(表 4-4)。当采用 SDS-PAGE 样品缓冲液直接煮沸裂解时,由于操作时间很短和 SDS 对蛋白质(包括蛋白酶)的强烈变性作用,可以不用蛋白酶抑制剂。

表 4-4 常用的蛋白酶抑制剂

名称	作用的蛋白酶	工作浓度	溶剂
PMSF	丝氨酸蛋白酶	0.1~1.0mmol/L	异丙醇
EDTA	金属蛋白酶	0.5~1.5mmol/L	H_2O
胃蛋白酶抑制剂(pepstatin)	酸性蛋白酶	1μmol/L	甲醇
亮抑蛋白酶肽(leupeptin)	丝氨酸和巯基蛋白酶	0.3μmol/L	H_2O
胰蛋白酶抑制剂(aprotinin)	丝氨酸蛋白酶	0.01~0.3mol/L	H_2O

(2)细胞裂解物的蛋白定量:取 15μl 上清,利用前述的蛋白质定量微量法测定蛋白含量。如果浓度过高,可按比例稀释。

(3)细胞裂解物的 SDS-PAGE:制备 SDS-PAGE 胶。取相当于 10~50μg 蛋白的细胞裂解上清液,用 1×SDS-PAGE 上样缓冲液对各个样品体积差进行补齐,保证所有样品上样的蛋白质总质量和体积一致,最后加入 1/4 体积的 5×SDS-PAGE 上样缓冲液,95℃加热 3min,快速离心使蒸发到管壁的水分沉到管底。每个样品取出 25μl 进行上样,同时在另外泳道内加入预染色的蛋白质分子量标准。在凝胶上加 8V/cm 电压,待指示剂溴酚蓝进入分离胶后将电压提高到 10V/cm,直至指示剂前沿到达胶的底部,关掉电源。

(4)蛋白质的电转移:电转移是指在电场中蛋白质从凝胶转移到转移膜上的过程,目前主要有两种电转移模式,一种是湿法,另一种是半干法。两种方法均使用滤纸和海绵将凝胶和膜夹在中间制成“三明治”结构进行电转印,其区别在于所使用电转移缓冲液的体积、是否需要预冷系统以及电转移时间等。这两种方法转移效率都较高,因此常根据实验习惯以及所用设备选择电转移方法。

目前常用的转移膜有 3 种，分别是硝酸纤维素膜（NC 膜）、PVDF 膜以及尼龙膜，各种膜的特点见表 4-5。

电转移缓冲液（见附录Ⅳ）需提前一天配制并保存于 4℃。蛋白质电泳完成以后，剥离凝胶并用蒸馏水短暂冲洗，将凝胶至于电转移缓冲液中平衡 10min，按照图 4-8 依次装好胶和转移膜。如使用 PVDF 膜，需先将膜浸入微量的 100% 甲醇中数秒，直至整张膜变得半透明，用去离子水漂洗 PVDF 膜，放入电转移缓冲液中平衡 3~5min。NC 膜直接浸润到电转移缓冲液中即可，浸泡大约 5min 即可进行电转移。转移的时间与使用的电流有关，可以高电流快速在 1h 内完成转移，也可以在低电流下过夜。使用高电流时需要冷却转移装置。

（5）目的蛋白的检测：在早期蛋白质印迹实验中，第二抗体主要使用 ^{125}I 标记，操作繁琐不便。二十世纪九十年代以后，人们改进了酶标第二抗体的检测技术，采用了更为敏感的底物显色、化学发光和荧光底物来显示目的蛋白的有无和所在位置，大大推动了蛋白质印迹技术的普遍应用（表 4-6）。

表 4-5 常用蛋白质转移膜

种类	微孔大小 / μm	结合能力 / （μg/cm²）	特点
硝酸纤维素膜（NC 膜）	0.45	80~100	蛋白容量高，价格低，易于封闭，背景低，容易在转移后染色以确定膜上的蛋白量，分子量小于 20kD 的蛋白易丢失，膜机械强度低，易碎
	0.22	80~100	可以弥补上述损失
PVDF 膜	0.22	170~200	容量大，机械强度高，尤其是在 SDS 存在下可促进蛋白质的结合
尼龙膜			仅用于核酸的转移

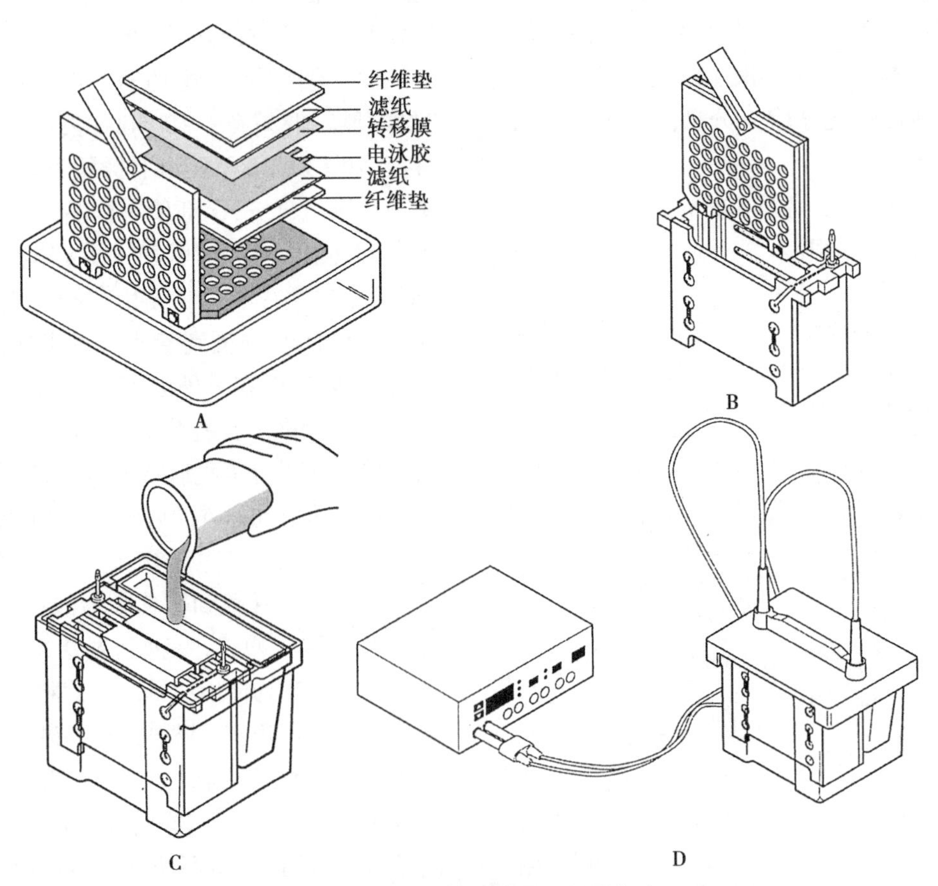

图 4-8 蛋白质转移装置及设置方法

表 4-6 免疫印迹技术中第二抗体的标记和检出方法

标记物	检出方法	优缺点
^{125}I	放射自显影	敏感度较高，但是标记操作繁琐，需防护，环境污染，几乎不再使用
过氧化物酶、碱性磷酸酶、抗生物素	底物化学发光 ECL	敏感，需用X线片显影，若无自动洗片机，则操作稍多
	底物荧光 ECF	敏感，需要特殊仪器
	底物呈色	敏感度有限，但操作简便

在上述方法中，综合敏感度和操作程序，较佳的方法是采用增强化学荧光法（enhanced chemiluminescence，ECL）的方法。ECL检测目的蛋白的效果取决于目的蛋白丰度以及抗体的特异性、亲和力和效价。ECL法检测细胞裂解液中目的蛋白的主要步骤（实验流程4-4）包括：封闭（blocking）转移膜的非特异结合位点；目的蛋白与特异性抗体或称第一抗体（primary antibody）结合；特异抗体与抗抗体或称第二抗体（secondary antibody）结合；底物化学发光及显影。

实验流程 4-4 ECL 检测 PEDF 操作程序

A. 在封口塑料袋内用5%~10%脱脂奶粉/TBST（TBS/0.1% Tween 20）溶液封闭膜，室温1h。

B. 取出膜，直接放在新的塑料袋内，加入抗PEDF抗体（兔多克隆抗体1μg/ml于TBST中，体积依膜的大小而异），封口，混匀孵育室温1h或4℃过夜。

C. 取出膜放在塑料盒内，加入适量TBST，轻摇5~10min。

D. 更换TBST，重复洗涤3次。

E. 加入适量1∶5 000稀释的HRP-鼠抗兔抗体，室温1h。

F. 用TBST洗膜3次，每次5~10min。

G. 用平整的吸水纸轻轻吸去膜表面水分，将膜浸入ECL反应液（A液和B液等体积混合后立即使用），室温1min。

H. 在暗室用X线片曝光，显影、定影后观察结果。

注：

TBS：Tris buffered saline。

为比较不同样品的目的蛋白含量，可以将反应结果进行薄层扫描，比较各区带的峰面积；也可以在计算机扫描后，用相应软件计算不同区带信号的强弱。经一种抗体检测过的蛋白质转移膜要妥善保存。用含有SDS和巯基乙醇的缓冲液在68℃洗涤转移膜30min，可以去除已经结合的抗体，而原本转移到膜上的蛋白损失却很小，因此可以再次用于另一种目的蛋白的检测。

4. 免疫印迹技术的注意事项

（1）免疫印迹技术所测定的不是目的蛋白的绝对含量，而只能确定该目的蛋白存在与否及在可比条件下该蛋白的含量高低。由于信号的强弱受多种因素的影响，所以一般仅作为半定量指标。不同目的蛋白由于所用的检测抗体不同，其含量也不具有可比性。

（2）比较一种目的蛋白在不同细胞或者同一细胞不同条件下的相对含量时，各样品的总蛋白量必须相同，只有这样所获结果才具有可比性。所以各个样品上样前要进行总蛋白浓度的测定，经过换算保证每个蛋白质样品的上样量一致是免疫印迹进行半定量的前提。转移完成后，用可逆染色剂如丽春红S染色，确认转移是否完全以及不同样品间的蛋白质含量是否平衡。最后，使用一些细胞中管家基因表达的蛋白质，如肌动蛋白（β-actin）、微管蛋白（tubulin）等作为内参照，对目的蛋白的含量进行标准化（图4-9）。

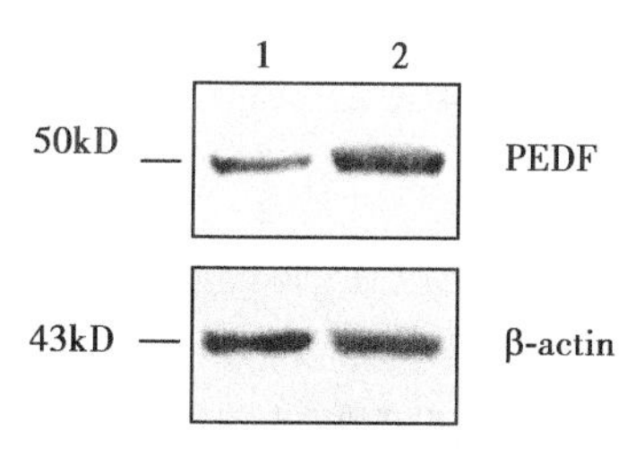

图 4-9 免疫印迹法检测小鼠脂肪组织内的PEDF

（3）蛋白质SDS-PAGE电泳的上样量不应过大。蛋白质上样量过大一方面导致蛋白质在电泳中分离效果降低；另一方面，如果超出了电转移膜的容量会导致最后获得的印迹信号降低。在过量蛋白质存在的条件下，蛋白质分子与膜的结合力较弱，而与后续抗体更容易结合，但是形成的抗原-抗体复合物很容易在实验过程中被洗脱下来。另外，为了达到较好的分离效果，应该选用适当浓度的凝胶进行 SDS-PAGE 电泳。

（4）开始电泳和转移前，一定要确认电极的正负极接头是否正确，以免损失样品。

（5）甲醇能够固定聚丙烯酰胺凝胶并去除 SDS，同时提高蛋白质分子与膜的结合力，但是它能够降低大分子蛋白的移动效率。在电转移缓冲液中不加甲醇不会引起任何副反应，但是这种方法已被经验性地确定下来。目前也有许多甲醇含量较低或者不含甲醇的电转移缓冲液。另外，甲醇对非 SDS 凝胶或等电聚焦凝胶是不必要的。

（6）电转移时间由丙烯酰胺浓度、胶的厚度、凝胶的缓冲体系以及蛋白分子大小以及形状所决定。一般电转移时间太长，小分子量蛋白容易穿透转移膜而丢失；电转移时间过短，因大分子量蛋白质的转移效率有限，导致电转移效率降低，所以应该根据具体的实验设计选择不同孔径的转移膜以及电转移时间。

（7）碱性 pH 值和 SDS 更有利于蛋白质从凝胶上分离，但是酸性环境和甲醇则促进蛋白质同带负电荷的膜吸引。SDS 凝胶上的蛋白质分子因为带有 SDS 分子，导致其电转移速度快于非 SDS 凝胶。所以对于大分子蛋白质分子，向电转移缓冲液中加入适当 SDS（最大浓度为 0.1%）时，使蛋白质分子带负电荷，易于从凝胶洗脱，以提高电转移效率。

（8）在免疫检测中，要注意充分封闭非特异结合位点。目前较常用的是 5%~10% 的脱脂奶粉和牛血清白蛋白。

（9）如抗体反应在封口塑料袋内进行，一定要驱除袋内的所有气泡，否则会导致抗体结合不均匀，影响结果的正确性。

（10）操作始终要轻柔，接触胶和膜时都要戴手套，不要在转移膜上造成任何刮痕或磨痕（否则会造成背景信号）。在整个操作过程中，转移膜要始终在液体中，不能干燥。如果 PVDF 膜在使用过程中干燥，可以用甲醇重新湿润后使用。已经负载有蛋白质的转移膜以及已经干燥的 PVDF 膜也能够用甲醇重新湿润后进行目的蛋白检测。

5. 免疫印迹过程中常出现的问题和解决方法见表 4-7。

表 4-7 免疫印迹过程中常出现的问题和解决方法

问题	问题及解决方法
没有信号	电转移是否成功，用丽春红将电转移后的膜进行染色，确定电转效率；第一抗体的选择与使用是否正确；测定 HRP 偶联的第二抗体的活性，确认抗体正常工作；明确化学发光底物正常与使用方法无误；建议设立阳性对照组，明确整个系统存在问题还是单个步骤有问题
荧光信号过弱	优化各种抗体浓度；延长一抗的孵育时间；延长二抗的孵育时间；延长曝光时间；缩短洗膜时间，并用不含 Tween 20 的缓冲液洗膜；使用不含封闭试剂的缓冲液配制并孵育一抗和二抗；提高蛋白的上样量；优化电转移条件
背景过高	使用洁净的电转移装置、新配制的缓冲溶液以及新的转移膜进行实验；延长洗膜时间和次数；提高洗膜缓冲液中去垢剂的浓度；封闭过夜；避免直接接触膜，应佩戴手套并使用平头镊子；尝试更换不同类型的膜；适当增加第二抗体的稀释度

（三）蛋白质分子的流式细胞术分析

1. 流式细胞术的基本原理 流式细胞术（flow cytometry，FCM）是一种定量分析技术，是指利用流式细胞仪检测细胞内特异标记的荧光信号，从而测定细胞的多种生化物质（如膜蛋白、抗原、离子或 DNA/RNA 水平等）性质的方法，同时也是一项可以把具有相同荧光信号特征的某些细胞亚群从多细胞群体分离出来的细胞分析技术。常用的荧光染料有许多种，表 4-8 列出了目前最为常用的荧光染料。

表 4-8 流式细胞术常用的荧光染料

激发光	荧光染料	颜色
氩离子激光（488nm）	FITC	绿色
	Alexa Fluro 488	绿色
	PE	橙红色
	PI	橙红色
	PE-Texas Red	红色
	PE-Cy5	红色
氦氖激光（633nm）	APC	红色
	Alexa Fluro 647	红色
紫色激光（405nm）	Alexa Fluro 405	蓝色
	Pacific Blue	蓝色

2. 流式细胞术的优点 可用于分析单细胞悬液或者生物颗粒；分析速度快；可以进行多参数的分析；可同时检测多种细胞成分；精确度好，准确度高；既是细胞分析技术，又是精确的分选技术。

3. 流式细胞术测定蛋白质含量的基本原理 待测细胞被制成单细胞悬液，经特异性荧光染料或者含有荧光染料标记的抗体染色后加入样品管中。细胞进入流动室，在液压下单列排列形成单细胞流，与水平方向的激光光束垂直相交，被标记的细胞在激光下发出特定波长的荧光，能够被光电倍增管检测到，根据荧光强度以及荧光类型对细胞中蛋白表达水平进行定量分析。

4. 流式细胞术的操作步骤

（1）细胞的收集与固定：将待测细胞彻底弃去培养液，用PBS清洗；加入消化液消化细胞，血清终止反应；收集细胞悬液，4℃，100g离心10min，离心前留出小部分细胞进行细胞计数；离心结束后，弃去上清，将细胞重悬于100μl PBS中，随后加入900μl预冷（-20℃）的甲醇固定细胞，并将细胞保存于-20℃。

（2）第一抗体结合：将1.5×10^6个上述固定的细胞转移至新的微量离心管中，于4 000g离心15s，收集细胞；弃去固定液，用1.0ml 4℃预冷的PBS重悬细胞，重复上述离心步骤；去除PBS，加入0.5ml针对目的蛋白的第一抗体工作液，轻柔振荡混匀。将细胞与抗体于4℃孵育过夜。

（3）染色：4 000g离心15s，收集细胞，弃去抗体孵育液。用0.5ml PBS（含10%灭活正常山羊血清、0.000 2% Triton X-100和0.01% NaN3）重悬细胞沉淀，并轻柔混匀再离心重悬细胞以洗去未结合的第一抗体，重复洗涤3次；向细胞沉淀中加入0.5ml FITC标记的第二抗体并轻柔混匀，37℃孵育2h，期间间断性轻柔混匀并尽可能避光；重复洗涤步骤2~3次，并弃去上清；向细胞沉淀中加入0.5ml RNA酶并轻柔混匀，37℃孵育30min。

（4）样品上机分析：加入0.5ml PI（DNA染色），使溶液体积为1ml，轻柔混匀。用40~60μm的尼龙膜过滤细胞，上机并进行数据分析。

5. 流式细胞术的注意事项

（1）所有的液体溶液和试剂都应通过高压消毒或者过滤除菌的方式灭菌，并无菌保存。

（2）消化收集细胞时仔细控制细胞消化时间，避免细胞成团。

（3）每个样品的起始细胞数至少为1.5×10^6，在固定和染色过程中会损失一些细胞，最后上机检测时细胞数大约为1.0×10^6。减小离心管容积，并使用聚丙烯管能够减少细胞流失。

（4）清洗溶液中可加入山羊血清以降低抗体的非特异性结合。

（5）调整固定液的量能够改变细胞的浓度。使用甲醇作为固定液时，PBS和甲醇的最佳体积比为1:9。对于一些蛋白质分子在不同的固定条件常得出不同的结果。已经固定的细胞可以在-20℃放置1年以上，不会引起抗原丢失。

（6）在用流式细胞术确定抗体稀释度之前，应该先采用免疫荧光方法明确第一抗体以及第二抗体的稀释度。为确定第一抗体是否过量，使用相同第一抗体稀释液处理两组样品（除第一抗体外，这两组样品的其他处理应该是完全一致的），顺次进行流式细胞仪检测，对比荧光信号结果，如果第一抗体稀释度过高，第二个样品发出的荧光信号将明显弱于第一个样品。

（7）在流式细胞术实验过程中，应该严格控制离心条件，一方面尽量减少丢失细胞，另一方面将机械剪切力对细胞的损伤降到最低。

流式细胞术常出现的问题与解决方法见表4-9。

二、细胞分泌蛋白的含量测定

分泌蛋白（secreted protein）是指在细胞内合成后，分泌到细胞外起作用的蛋白质，如消化酶、体液中的部分蛋白成分、抗体和部分激素等。因为分泌蛋白质常存在于成分复杂的体液中，如消化液、血液以及细胞培养的上清中，而且蛋白浓度常相对较低，所以需要使用灵敏度高、特异性好的方法进行分泌蛋白的含量测定。

（一）免疫印迹方法对分泌蛋白的分析

上述免疫印迹方法也可以用于分泌蛋白的定性定量分析，但是不能单独使用。原因是：①血液以及细胞培养上清的成分复杂，常含有多糖或者脂类等成分，干扰SDS-PAGE电泳结果，导致蛋白质混合物不能按照分子量很好地

表 4-9 流式细胞术过程中常出现的问题和解决方法

问题	解决方法
没有信号	确保所有抗体都按说明书正确使用与储存；明确所用抗体的选择正确；明确是否使用正确的激发光
信号过弱	可能是抗体稀释过度导致，优化抗体稀释度；间接免疫荧光中，抗体浓度过高导致前带效应（prozoning effect），所以适当稀释抗体观察，荧光信号是否增强；细胞数过量也可导致荧光减弱，降低细胞密度；如果抗原本身表达量过低导致信号较弱，则选择带有较强荧光的抗体进行检测；优化各种抗体孵育的条件
非特异性染色	确定加入抗体之前细胞被彻底洗涤；调整抗体稀释度；一些细胞本身表达低亲和性的 Fc 受体，导致结合抗体的 Fc 段，所以对于一些细胞向抗体稀释液中加入封闭试剂（SeroBlockFcR），封闭 Fc 段；选择同所检测样品没有交叉反应的第二抗体
结果与预期相反	所用试剂中部分成分能够影响某些抗原分子，避免使用这些成分；细胞消化液也能破坏细胞的某些蛋白分子，更换其他消化方法；对于细胞内蛋白质分子的检测，常需使用破膜剂促进抗体与抗原的结合

分离，致使后续结果混乱；②如果样品中蛋白质浓度较低，免疫印迹检测很可能出现假阴性结果。所以在进行免疫印迹之前通过物理或化学的方法使待测样品中的所有蛋白质成分沉淀，一方面去除各种糖、脂质和离子成分的影响，保证电泳效果；另一方面浓缩蛋白质，避免出现假阴性结果。蛋白质沉淀的方法有硫酸铵沉淀法、有机溶剂沉淀法和超滤法等，具体见第十五章第三节。

（二）ELISA 对分泌蛋白的分析

ELISA 是酶联免疫吸附剂测定（enzyme-linked immunosorbent assay，ELISA）的简称。该方法自二十世纪七十年代初问世以来，发展十分迅速，目前已被广泛用于生物学和医学科学的许多领域。

1. ELISA 的原理 ELISA 借助酶标记的抗体或抗原在体外与固相化的抗原或抗体相结合，固相上的酶量与标本中受检物质的量呈一定比例。加入底物显色系统，通过酶与底物的相互作用呈现颜色反应，反应颜色的深浅与标本中受检物质的量直接相关，故可根据呈色的深浅进行定性或定量分析。目前已知的用于 ELISA 的酶 / 底物系统见附录Ⅳ。这种方法具有敏感度高、特异性好、方法可重复、操作简便快速、所需设备简单等优点。

2. ELISA 方法的分类 ELISA 分为直接法、间接法、双抗体夹心法和竞争性 ELISA，其中每种方法根据检测试剂的不同又分为一些亚类，例如直接法分为酶标抗原的直接法和酶标抗体的直接法，双抗体夹心法又分为直接双抗体夹心法和间接双抗体夹心法。本部分主要以直接双抗体夹心法为例，对 ELISA 方法进行介绍。

3. 直接双抗体夹心法

（1）直接双抗体夹心法的原理：将针对目的蛋白质的特异性抗体包被于酶标板中进行固相化后，加入含有已知浓度的标准品溶液和待测样品，随后加入针对目的蛋白的酶标抗体，最后加入酶标底物进行显色，通过颜色深浅定量目的蛋白浓度。由于该法使用固相化抗体特异性获得抗原并进行定量，故亦被称为捕获实验。这种方法所使用的酶标抗体和固定抗体可以是同一物种来源，也可以是不同物种来源。因为本方法中使用了两种抗体，所以待测抗原必须至少含有两个能够结合抗体的抗原表位，因此，了解低分子量抗原中抗原决定簇的可能位置，选择合适的抗体是本方法的关键。如果固定抗体结合了小分子抗原唯一的抗原决定簇，那么酶标的抗体将不能识别抗原，实验将得到阴性结果。因为 ELISA 方法的广泛应用，现在有很多有效的、针对不同蛋白质分子的双抗体夹心法 ELISA 检测试剂盒，大大减少了研究人员的工作量与前期准备时间。

（2）直接双抗体夹心法操作步骤：本部分仍以 PEDF 分子的 ELISA 检测试剂盒为例，介绍直接双抗体夹心法的操作步骤（实验流程 4-5）。试剂盒中已含有包被了小鼠抗人 PEDF 单克隆抗体的 96 孔酶标板，所以省略了包被抗体的步骤。根据试剂盒说明书倍比稀释标准品，配制 0~62.5ng/ml 的标准品溶液备用。

实验流程 4–5 双抗体夹心法 ELISA 检测分泌蛋白含量

A. 为排除 PEDF 同其他蛋白分子结合而不能被检测的可能性，必须采用尿素处理样品。首先使用终浓度为 8mol/L 的尿素冰上处理样品 1h；采用商品化样品稀释液、PBS 或者含有 1% BSA 的 Tween 以至少 1∶100 的稀释度稀释样品，以降低样品中的尿素浓度，将尿素对抗原和抗体结合的影响降到最低，处理后的样品必须马上与固相化抗体相结合。

B. 向酶标板中加入 100μl 标准品或者样品，标准品和样品均应做复孔，37℃孵育 1h。

C. 洗板 4 次。

D. 每孔加入 100μl 稀释好的生物素标记小鼠抗人 PEDF 单克隆抗体，37℃孵育 1h。

E. 洗板 4 次后，每孔加入 100μl HRP 偶联的链亲和素，37℃孵育 1h。

F. 将显色底物平衡至室温后，取 100μl 加入到各反应孔中，室温孵育 5~10min；观察各孔颜色反应的发生情况，当最高浓度标准品（62.5ng/ml 的标准品）呈现深蓝色时，每孔加入 100μl 显色终止溶液终止反应。此时反应液从蓝色变成黄色，立即用酶标仪在 450nm 下检测每孔的吸光度。

G. 数据分析。以 PEDF 标准品的浓度为横坐标，各个标准品在 450nm 下的吸光度为纵坐标作标准曲线，根据待测样品的吸光度得出样品中 PEDF 的浓度。

（3）注意事项

1）样品的获取与保存：所得样品应立即分装；立即进行实验的样品可保存于 4℃，否则应该贮存在 -80℃，避免反复冻融。可用作 ELISA 测定的标本十分广泛，如体液（如血清）、分泌物（唾液）和排泄物（如尿液、粪便）等均可用于测定特定抗体或抗原成分的存在。不同样品的处理方法各不相同，可根据实验目的以及试剂盒要求进行处理。例如，细胞培养上清应离心后去除细胞碎片或细胞后再进行实验。为排除细胞培养基对结果的影响，应该使用细胞培养基配制标准品。

2）加样方法：ELISA 实验中加样的方法至关重要，除包被外，加样时移液头与管壁都需呈 45° 加样；加样体积要准确；加样手法要轻，勿过力；微量移液器的枪头尖端不能过度碰到管底而导致其变弯，也不能加在管壁上；另外，加样时不能产生气泡，气泡会导致读数不准确。

3）洗板：ELISA 实验中洗板不完全会导致背景显色过强，干扰实验结果。目前推荐使用多通道移液器，每次每孔加入 250μl 洗液进行洗板。弃去洗液时，应倒扣酶标板、甩尽孔内液体，将板扣在吸水性好的纸巾或滤纸上，彻底去除洗液。如此重复 4 次。

4）建议每次 ELISA 实验均应重新进行标准品测定，得到新的标准曲线。

ELISA 方法因简单易行、灵敏度高、特异性好等优点被广泛用于医学诊断与研究和生物学研究等领域。但 ELISA 实验需要严格控制各个环节的操作，否则会引起背景过强、显色不完全等结果。表 4–10 总结了 ELISA 实验中的常见问题以及解决方法。

表 4–10 ELISA 实验中的常见问题与解决方法

问题	可能原因	解决方法
加入底物孵育 30min 后无显色	没有加入酶标二抗或稀释错误；叠氮钠等成分抑制了酶的活性	实验前仔细计算
斑点样反应	抗体或抗原包被不均匀；加液时产生气泡以及过度用力；酶标板不平整；加样后没有充分混匀试剂	重新包被；轻柔加入液体，避免气泡产生；更换酶标板确定样品在孔中充分混匀
颜色反应发生过快	洗板不彻底；酶反应过强	不要使用去垢剂；确保每个孔洗板的液体量；稀释相应的抗体，使吸光度在 10~15min 内达到 1.5 左右
颜色反应发生过慢	免疫反应弱；试剂中混有抑制酶反应的成分，如叠氮钠	提高抗原或抗体的浓度，以及延长孵育时间，降低孵育温度；了解酶的特点，避免使用错误的防腐剂
背景过高	抗体的非特异性结合；酶标抗体同固相抗原或抗体结合	更换合适的封闭剂；设立严格的对照组，明确所用试剂是否与其他试剂非特异性结合

三、膜蛋白的含量测定

膜蛋白是存在于细胞质膜中的蛋白质分子，在细胞内分子运输、能量代谢、细胞和组织结构的维护以及细胞信号转导中发挥重要作用。膜蛋白参与细胞内或细胞间的信号转导过程，部分膜蛋白还是药物作用的靶点与受体，所以膜蛋白的研究在医学研究中至关重要。

根据蛋白分离的难易及在膜中分布的位置，膜蛋白基本可分为3大类：外在膜蛋白（又称外周膜蛋白）、内在膜蛋白（也称整合膜蛋白）和脂锚定蛋白。

外在膜蛋白约占膜蛋白的20%~30%，分布在膜的内外表面，主要在内表面，为水溶性蛋白，易于提取。内在膜蛋白是一种通过与膜中的脂质分子共价相连而插入脂质双分子层中的膜蛋白，约占膜蛋白的70%~80%。大部分内在蛋白贯穿整个脂双层，两端暴露于膜的内外表面，这种类型的膜蛋白又称跨膜蛋白。跨膜蛋白通过许多疏水氨基酸残基锚定在膜结构里面，很难溶解在水性缓冲液系统中。脂锚定蛋白又称为脂连接蛋白，是一种通过共价键与细胞膜脂分子相结合的膜蛋白。脂锚定蛋白位于细胞膜的两侧，在细胞膜蛋白中含量较少。

目前膜蛋白的提取方法分为去垢剂和表面活性剂提取法、生物素化膜蛋白提取法以及利用细胞膜糖蛋白的聚糖分离膜蛋白的方法等。各种方法各有利弊，例如去垢剂和表面活性剂是较常用的膜蛋白提取方法，尽管能够提高膜蛋白的水溶性，但常导致膜蛋白丧失天然结构，妨碍膜蛋白的功能研究；生物素化膜蛋白提取法能够获得高纯度的膜蛋白，缺点是在使用抗生物素蛋白作为生物素化蛋白的纯化结合分子时，常需要用蛋白变性的方法分离结合的蛋白，影响后续研究。另外，目前有许多非去垢剂化学提取膜蛋白的试剂盒，也能够有效收集提取细胞膜蛋白。

人们至今还不能对细胞膜中某一膜蛋白进行精确的定量，目前采用的方法大部分都是基于免疫学手段，即抗原 - 抗体结合的原理，对细胞特定膜蛋白进行相对定量，以比较同一细胞经过不同处理后目的蛋白含量的变化以及不同细胞间同一膜蛋白的含量差异。本部分以生物素化膜蛋白提取法结合免疫沉淀法测定体外培养细胞的膜蛋白成分为例，简要介绍膜蛋白的提取和定量分析。

（一）细胞膜蛋白的分离——生物素化膜蛋白提取法

1. 生物素化膜蛋白提取法的基本原理 生物素化膜蛋白提取法（biotin-label membrane protein isolation）属于亲和纯化蛋白质的方法，将生物素与膜蛋白相偶联，利用生物素同鸡蛋清中的亲和素以及细菌中的链亲和素高亲和力结合的特点，分离纯化生物素偶联蛋白。生物素为水溶性分子，不能通过细胞膜的脂质双分子层，因此生物素分子只能与细胞膜蛋白相结合。蛋白质分子中赖氨酸残基上的ε-氨基、半胱氨酸的巯基、蛋白质分子羧基端的天冬氨酸和谷氨酸是生物素及其衍生物的结合位点。

2. 生物素化膜蛋白提取法的操作步骤 弃去细胞培养液，用磷酸盐缓冲液PBS（pH7.4）漂洗细胞1次；向细胞中加入EZlinksulfo-NHS-SS-biotin工作溶液（PBS作为溶剂，现用现配），37℃孵育10min；弃去反应液，加入新鲜配制的赖氨酸溶液，37℃孵育5min，以中和多余的生物素分子；弃去赖氨酸溶液，PBS清洗细胞1次后，加入含1% NP-40的细胞裂解液裂解细胞，获得含有细胞膜蛋白的提取液；使用亲和素或链亲和素琼脂糖凝胶对上述蛋白提取液进行纯化，最终获得高纯度的生物素化细胞膜蛋白。

（二）特定细胞膜蛋白的检测——免疫沉淀法

在获得细胞裂解液后，也可用目的蛋白的特异性抗体进行免疫沉淀反应，获得纯度较高的目的蛋白，具体方法见第十五章。取所获得的免疫沉淀物进行免疫印迹分析，利用HRP偶联的链亲和素孵育转移膜，经化学发光获得荧光条带，根据目的蛋白分子量确定目的蛋白位置。

除此之外，膜蛋白的定量方法还有免疫印迹法和在细胞原位采用流式细胞术检测单细胞目的蛋白相对含量的方法等。免疫印迹法和流式细胞术对膜蛋白含量的分析方法同细胞内可溶性蛋白的定量相类似，不同之处在于获得蛋白的提取方法以及使用的特异性抗体不同，可以根据具体实验目的与实验条件选择。

测定细胞中特定目的蛋白含量的方法还有免

疫细胞化学、放射免疫分析和激光共聚焦分析等方法，限于篇幅，不在这里一一介绍。表4-11对不同亚细胞分布的特定蛋白含量检查方法的选择及优缺点进行了归纳。

表4-11　不同亚细胞分布的特定蛋白含量的检查方法及优缺点

特定细胞分布蛋白	技术方法	优点	缺点
细胞可溶性蛋白	蛋白质电泳染色分析	可以较为方便地了解某种蛋白在总蛋白中所占比例	不能精确定量，且该方法较局限于重组蛋白表达量初步分析的应用
	免疫印迹	分辨力、灵敏度高，特异性好	不能定位，不能精确定量
	流式细胞术	可同时检测多种细胞成分，精确度好，准确度高，分析速度快	不适合检测低表达的蛋白，样品前期准备较为繁琐，设备要较求高
细胞分泌蛋白	免疫印迹	分辨力、灵敏度高，特异性好	要求样品纯度高、浓度大
	ELISA	简单易行，灵敏度高，特异性好	重复性不好；易受自身抗体、嗜异性抗体干扰，易出现假阳性
细胞膜蛋白	生物素化膜蛋白提取法	能获得高纯度的膜蛋白	常需要用蛋白变性的方法分离结合蛋白，影响后续研究

四、蛋白质的绝对定量分析

以上介绍的几种方法都只能进行半定量分析。虽然在两个样本之间进行直接比较时半定量是有意义的，但是对于蛋白质含量差异小特别是修饰蛋白的测定，上述方法就不够灵敏和精确，需要对蛋白质进行绝对定量。稳定同位素稀释质谱法是近年来广泛用于某一蛋白质绝对定量分析的技术。

（一）稳定同位素稀释质谱法的基本原理和操作

稳定同位素稀释质谱法首先需要根据LC-MS/MS实验的结果选择一段该蛋白质有代表性的胰蛋白酶分解形成的肽段；加入稳定同位素（例如C-13，N-15，O-18等）合成此肽段，得到含稳定同位素的内标肽，利用LC-MS/MS技术对内标肽进行分析，确定内标肽的保留时间等参数；收集蛋白裂解液，使用SDS-PAGE进行富集，然后切取凝胶中目的蛋白质迁移的区域，胰酶消化获得天然的胰蛋白酶肽，并加入合成的内标肽，混合均匀；按内标肽的LC-MS/MS条件对含分析物和内标肽的混合液进行分析，根据内标肽和分析物中对应肽的比值计算出目的蛋白质的含量，由于含稳定同位素的内标肽的绝对含量是已知的，就可以计算出目的蛋白质的绝对含量。

（二）应用和注意事项

1. 细胞和组织蛋白样本均适用，且可精确测定蛋白质翻译后修饰水平。

2. 某些蛋白质存在特殊的序列或结构特征，如不合适的蛋白水解裂解位点，应当改用其他蛋白酶（如糜蛋白酶）进行消化，或者合成一种跨越多个蛋白水解位点的较长的内标肽，并在样品消化过程中加入，这个较长的肽段可以用来解释多个裂解产物。

3. 获取蛋白质及SDS-PAGE初始分离过程中的损失必须通过实验确定，或者可以忽略不计。

4. 蛋白质的绝对定量需要完全的蛋白酶活性降解蛋白质样品。

5. 对纯化的蛋白质进行稳定同位素稀释质谱分析，可用于检测蛋白质水解的效率。

第五节　蛋白质半衰期测定

调控蛋白质的稳定性是细胞调节其生长、分化和存活的方式之一。蛋白质的半衰期即蛋白质降解一半所需的时间，是用以衡量蛋白质稳定性的基本指标，蛋白质半衰期越长表明蛋白质在细胞内越稳定。目前，用于测定蛋白质半衰期的方法主要有两种：脉冲追踪标记法和放线菌酮阻断法。

一、脉冲追踪标记法

脉冲-示踪标记法(pulse-chase labeling assay)是用核素或其他标记物标记细胞或生物个体的特定代谢物,通过自显影等方法追踪分析某一代谢过程的技术。例如,用放射性核素标记氨基酸,可检测某种特定蛋白质在细胞内的变化过程。

(一)脉冲追踪标记法的基本原理

在细胞培养基中加入放射性核素标记的氨基酸,如 ^{35}S 标记的甲硫氨酸,短期孵育后,该氨基酸掺入合成的蛋白质中;去除培养基中游离的放射性氨基酸,再以饱和量的未标记氨基酸取代;更换培养基,在不同时间裂解细胞,通过免疫沉淀对待测蛋白质进行追踪,放射性核素的衰变率代表检测蛋白质的降解率。

(二)脉冲追踪标记法的用途

脉冲追踪标记法是研究哺乳动物细胞蛋白折叠、成熟以及降解的有效方法,通过与免疫共沉淀结合可检测特定蛋白质的半衰期。这种方法已经成功用于多种内源性蛋白的分析,如 IgA、甲状腺球蛋白的研究。

(三)脉冲追踪标记法的基本操作

这里以检测培养的贴壁细胞为例介绍脉冲追踪标记技术的全过程。主要实验材料包括:①[^{35}S]-L-甲硫氨酸(>29.6MBq/mmol);②脉冲标记培养液,不含甲硫氨酸的 DMEM 或者 RPMI1640,含 10%(v/v)FBS;③追踪培养液,含 15mg/L 甲硫氨酸的完全培养液;④裂解液,PBS(pH7.4),包含 0.5%(v/v)Triton X-100、1mmol/L EDTA、20mmol/L NEM 以及 1mmol/L PMSF 和 Cocktail 蛋白酶抑制剂。操作步骤见实验流程 4-6。

脉冲追踪标记后的细胞裂解液可经前述的免疫沉淀和 SDS-PAGE,然后将凝胶干燥,于 -80℃进行胶片曝光或者用磷光成像仪检测蛋白质信号(图 4-10)。对蛋白质区带进行密度扫描,依据密度计算蛋白质的半衰期:扫描各泳道显影条带的灰度值 I,以 ln(I)为纵坐标,时间(t)为横坐标作图,拟合线性方程 ln(I)=k·t+b,式中 k 为斜率,b 为常数,则半衰期 T(1/2)=ln(2)/k。

实验流程 4-6 细胞的[^{35}S]-L-甲硫氨酸脉冲标记

A. 用 100mm 的培养皿培养贴壁细胞至 80%~90% 融合。

B. 用 37℃预温的脉冲标记培养液配制[^{35}S]-L-甲硫氨酸工作液,终浓度为 3.7~7.4MBq/ml。

C. 去除培养液,用 10ml 预温的脉冲标记培养液洗细胞 2 次,弃上清。

D. 加 5ml 预温的脉冲标记培养液,37℃,5% CO_2 中孵育细胞 15min,以消耗去除细胞内的甲硫氨酸。

E. 去除培养液,加入 2ml [^{35}S]-L-甲硫氨酸工作液,37℃,5% CO_2 中孵育细胞 10~30min。

F. 去除上清,加入 10ml 预温的追踪培养液清洗细胞 1 次。

G. 加 10ml 追踪培养液于 37℃,5% CO_2 条件下孵育细胞至不同的追踪时间后,常规刮取细胞。

H. 收集细胞悬液到 15ml 离心管,于 4℃,300g 离心 5min,去除上清。

I. 用 2ml 预冷的 PBS 洗 1 次,离心弃上清,加入 600μl 裂解液,4℃,16 000g 离心 10min,转移上清,并保存于液氮或 -80℃冰箱中。

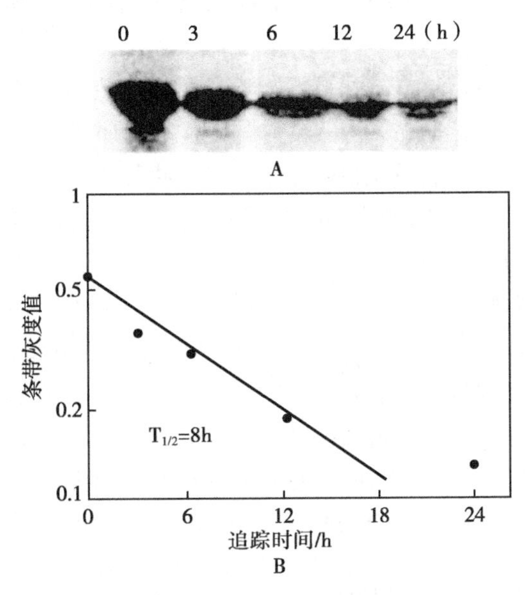

图 4-10 脉冲追踪标记法计算 RCN-3 半衰期举例

应在预装有碳过滤器的特定通风橱中完成[^{35}S]-L-甲硫氨酸脉冲追踪标记的实验，避免将含放射性的溶液暴露到空气中，并严格遵守其他放射性物质使用规则。放射性标记的氨基酸溶液在标记过程中容易挥发，请将其容器拧紧放置于37℃水浴，但不宜超过1h。放射标记的氨基酸可回收重新检测放射性再利用，该反应液可冻于-20℃放置2个月。废弃的培养液以及洗液都具有放射性，丢弃应注意安全环保。

二、放线菌酮阻断法

另一种确定蛋白质半衰期的方法是放线菌酮阻断法。放线菌酮（cycloheximide）是一种真核生物蛋白质合成抑制剂，它通过抑制蛋白质合成过程的移位步骤阻止翻译的进行。该方法尤为适用于一些难以进行代谢标记的蛋白质半衰期的测定。

（一）放线菌酮阻断法的基本原理

该方法应用放线菌酮阻断细胞合成新蛋白质，于一定时间后收集细胞裂解液，提取总蛋白质进行SDS-PAGE和免疫印迹，根据免疫印迹结果的灰度扫描密度值计算出待测蛋白质的半衰期。

（二）放线菌酮阻断法的优缺点

相对于脉冲追踪标记法，放线菌酮阻断法不需要接触放射性物质，因此是脉冲追踪标记法的有效替代方法。本方法的缺点是，放线菌酮阻断总蛋白合成，因此不能反映正常生长情况下蛋白质的真实更新状态，也会对蛋白酶的稳定性以及丰度产生影响。尽管如此，该方法仍是确定蛋白质半衰期的简单有效的替代方法。

（三）放线菌酮阻断法的基本操作

1. 用100mm培养皿培养贴壁细胞至80%~90%融合。

2. 加入放线菌酮至终浓度为35μg/ml（或者通过预实验确定放线菌酮抑制蛋白合成又不明显抑制细胞生长的浓度）。

3. 根据不同的时间点（0min、15min、30min、60min）收集培养细胞，用300μl 1×SDS样品缓冲液裂解细胞，煮沸3min。

4. 4℃，16 000g离心5min，转移上清到新的微量离心管，分装冻于-80℃或者直接上样进行SDS-PAGE。

5. 选择特异性的抗体进行免疫印迹检测，并扫描印迹信号灰度值，拟合线性方程计算蛋白质的半衰期。

（四）放线菌酮阻断法的注意事项

放线菌酮的使用浓度要控制在合适范围内，过高会导致细胞生长受影响。进行免疫印迹实验的注意事项参照本章第四节。

参考文献

1. 汪家政，范明．蛋白质技术手册．北京：科学出版社，2000.
2. Coligan JE. 精编蛋白质科学实验指南．李慎涛，主译．北京：科学出版社，2007.
3. 吴后男．流式细胞术原理与应用教程．北京：北京大学医学出版社，2008.
4. Kirkpatrick DS, Gerber SA, Gygi SP. The absolute quantification strategy: a general procedure for the quantification of proteins and post-translational modifications. Methods, 2005, 35(3): 265-273.
5. Harlow E, Lane D. Antibodies: A Laboratory Manual. New York: Cold Spring Harbor Laboratory Press, 2001.
6. Christine V. Sapan Roger L. Lundblad. Review of methods for determination of total protein and peptide concentration in biological samples. Proteomics Clin Appl, 2015, 9(3-4): 268-276.
7. Özkan Küçük NE, Şanal E, Tan E, et al. Labeling Carboxyl Groups of Surface-Exposed Proteins Provides an Orthogonal Approach for Cell Surface Isolation. J Proteome Res, 2018, 17(5): 1784-1793.
8. Hörmann K, Stukalov A, Müller AC, et al. A Surface Biotinylation Strategy for Reproducible Plasma Membrane Protein Purification and Tracking of Genetic and Drug-Induced Alterations. J Proteome Res, 2016, 15(2): 647-658.
9. Elia G. Biotinylation reagents for the study of cell surface proteins. Proteomics, 2008, 8: 4012-4024.
10. Pengbo Zhou. Determing Protein Half-lives. Methods Mol Biol, 2004, 284: 67-77.
11. Belle A, Tanay A, Bitincka L, et al. Quantification of protein half-lives in the budding yeast proteome. Proc Natl Acad Sci USA, 2006, 35: 13004-13009.

（高国全）

第五章 蛋白质的空间结构分析技术

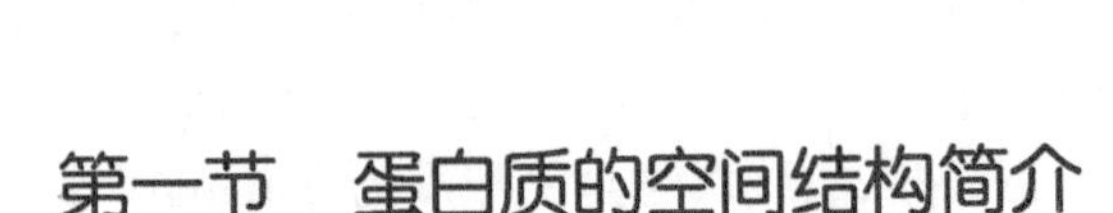

第一节 蛋白质的空间结构简介

蛋白质在生物体内承担着各种各样的生理功能，特定蛋白质的功能是由其特定的三维空间结构决定的。蛋白质分子的多肽链往往并非处于伸展状态，而是折叠和堆积成特定的三维空间结构。蛋白质分子中的化学基团在三维空间上的特异分布和堆积使得蛋白质能够行使重要的结构性、转运、调控和催化等生理功能。

蛋白质的分子结构可以分为一级结构和三维空间结构（二、三、四级结构）等不同层次。蛋白质的一级结构是指蛋白质多肽链中氨基酸残基的排列顺序。蛋白质的三维空间结构是指蛋白质在一级结构的基础上进一步折叠而成的结构，又称构象。蛋白质的三维空间结构可分为下列层次：蛋白质的二级结构是指多肽链中，局部的连续氨基酸残基折叠形成的局部特征构象，包括α-螺旋、β-折叠和无规则卷曲等；蛋白质的三级结构是指在二级结构的基础上，由多肽链上相距较远的氨基酸残基相互作用，进而折叠所形成的整个多肽链的空间构象；有的蛋白质具有四级结构，是指由两条或多条具有三级结构的多肽链相互聚合而成的蛋白质空间结构。蛋白质三维空间结构的折叠及其稳定性，取决于氨基酸残基之间的氢键、盐桥和疏水相互作用等非共价相互作用。

蛋白质的一级结构是空间结构和功能的基础。两个一级结构很相近的蛋白质在折叠后的空间构象往往也会相近，一级结构差异大的蛋白质的构象则可能很不同。但是，在蛋白质结构折叠和堆积中具有关键作用的一个或多个氨基酸残基的替换或缺失，也可能会造成其三维空间结构上大的变化。同时，如果与蛋白质行使功能相关的关键氨基酸残基发生替换或缺失，也会明显改变其生物活性，尽管可能对三维空间结构没有明显的影响。例如蛋白酶分子参与催化的活性位点氨基酸残基发生突变，通常会导致酶失活。蛋白质的三维空间结构直接决定其功能。蛋白质变性后，虽然一级结构不受影响，但三维空间结构被破坏，生物学活性也随之丧失。另外，蛋白质的变构作用是体内重要的调节方式之一：某些小分子物质与某些蛋白质的非催化位点特异地结合，引起该蛋白质的构象发生变化，从而导致其生物活性的升高或降低。

对于蛋白质功能和作用机制的研究，很大程度上都需要围绕着对蛋白质三维空间结构与功能关系的理解展开。目前，研究高分辨率蛋白质的空间结构主要有3种方法，即X射线晶体学、核磁共振波谱学和低温电镜三维重构技术。X射线晶体学是最早和最主要的解析蛋白质空间结构的技术，目前蛋白质数据库（protein data bank，PDB）中共收录16万多个生物大分子的结构数据，其中约90%是通过X射线晶体学的方法解析的。X射线晶体学技术的瓶颈在于蛋白质结晶和高质量晶体的获得。核磁共振波谱学技术作为X射线晶体学的重要补充，是唯一能够测定在溶液状态下具有原子分辨率的生物大分子空间结构的方法。同其他方法相比，核磁共振波谱学技术在研究蛋白质在溶液中的动态特性方面具有无可比拟的优势。核磁共振波谱学技术主要受到蛋白质分子量的限制，因而常常应用于小分子量蛋白质（<30kD）的结构研究。近年来，由于核磁共振波谱学新技术的发展，可以研究的蛋白质分子量已突破200kD。低温电镜三维重构技术在近年来取得了一些突破性进展，最近10年才开始得以较广泛运用，主要适用于测量分子量较大的蛋白质复合体，其缺点是很难得到高分辨率的结构。

在本章中，我们主要对X射线晶体学、核磁

共振波谱学技术以及低温电镜三维重构技术解析蛋白质空间结构的技术方法进行详细介绍。在本章最后一节，我们将对蛋白质二级结构预测、蛋白质三级结构建模和分子对接进行简单介绍。

第二节　蛋白质空间结构解析的X射线晶体学技术

蛋白质分子能够结晶的现象在170多年以前就已被报道（血红蛋白）。德国物理学家伦琴（Wilhelm Conrad Röntgen）在1895年发现X射线及德国物理学家劳厄（Max von Laue）于1912年发现晶体的X射线衍射现象，开创了X射线晶体学技术的纪元。1953年佩鲁茨（Max Ferdinand Perutz）用重原子同晶置换法解决了生物大分子晶体结构测定中衍射的相位问题。在1957年和1959年肯德鲁（John Cowdery Kendrew）和佩鲁茨分别获得了肌红蛋白和血红蛋白的低分辨率空间结构，从此X射线晶体衍射技术逐渐成为研究生物大分子空间结构的重要手段。

一、基本原理

蛋白质X射线晶体学是利用X射线晶体衍射技术对蛋白质三维空间结构进行研究的通称。主要包括蛋白质晶体的制备和使用X射线晶体学解析蛋白质晶体空间结构两部分。

（一）蛋白质结晶的原理

当蛋白质溶液达到过饱和状态时，处于随机状态的蛋白质分子转变成有序排列的状态并从溶液中析出，这一有序化的过程即蛋白质结晶。由于蛋白质分子量较大，几何形状复杂，表面电荷多样，局部结构可能具有较高的柔性，有的蛋白质在溶液中易发生聚集沉淀等因素，获取分子有序排列的蛋白质单晶是比较困难的，目前仍然是晶体结构解析的一个主要瓶颈。

蛋白质结晶过程可以分为两个阶段，首先是形成晶核，然后是周围分子向晶核聚集，即晶体长大的过程。蛋白质结晶的基本条件之一是蛋白质溶液具有较高的纯度和均一性。一般情况下，蛋白质样品至少需要达到95%的纯度。一定大小晶核的形成也是晶体形成的决定因素，如果晶核太小就可能被溶解。

蛋白质结晶技术的关键在于控制蛋白质溶液的过饱和程度以及达到过饱和的速度。如果蛋白质溶液高度过饱和，蛋白质分子将以无定形沉淀的形式析出。蛋白质结晶时，应首先使蛋白质溶液缓慢趋于饱和，进而达到一个适宜的过饱和度，并形成少量的晶核。然后蛋白质分子不断堆积到晶核上，溶液过饱和度逐渐降低，最后溶液和晶体处于平衡状态。

（二）X射线衍射技术解析蛋白质晶体结构的原理

蛋白质晶体中的分子排列具有规则、对称性及周期性的特点。当X射线从特定方向进入晶体后，与晶体中原子的电子发生相互作用而产生散射。原子的电子越多，散射能力越强。晶体中各个原子的电子散射的电磁波在空间相干叠加，形成衍射光束。衍射线的方向，即衍射图上斑点的位置由晶体中最小的重复单元——晶胞的大小和形状决定；而晶胞内所有原子的电子对衍射斑点的强度都有贡献。因此，测定衍射线的方向可以确定晶胞参数，而测定衍射斑点的强度，通过傅里叶变换可计算出晶胞内的电子密度分布，再由此推测晶胞内分子的原子空间坐标。

衍射线与晶胞参数的对应关系可以由Laue方程或Bragg方程给出。W. L. Bragg指出，晶体所产生的衍射可以看作是X射线束被晶体的一系列平行平面反射造成的。只有当反射线光程差等于X射线束波长的整数倍时，才能产生衍射。Bragg定律给出了X射线波长λ、反射角θ和晶面间距d_{hkl}之间的关系：$n\lambda=2d_{hkl}\sin\theta$。X射线波长$\lambda$是已知的，反射角$\theta$可以由衍射数据获得，因而可以得到晶面间距$d_{hkl}$。

电子密度ρ在空间坐标（xyz）处的值可以由以下函数给出：

$$\rho(xyz)=\frac{1}{V}\sum_{h}\sum_{k}\sum_{l}|F(hkl)|\cos[2\pi(hx+ky+lz)-\alpha(hkl)]$$

其中，V指晶胞总体积，$|F(hkl)|$是结构振幅，$\alpha(hkl)$是相位，hkl是密勒指数（miller indices）。电子密度函数与结构振幅和相位有关。在衍射实验中，衍射点的强度信息可以被记录。结构振幅可以从衍射强度推导得到。然而，衍射

数据的相位无法从实验收集的数据中直接得到。晶体结构解析的核心问题之一就是解决相位问题。目前已经发展出了一系列方法来获取相位信息。

1. 同晶置换法　两个晶体如果具有相同的空间对称性和相同的晶胞参数，称之为同晶型。在不改变分子和晶体结构的情况下，蛋白质晶体（母体）经过化学修饰（如局部被重原子置换）可得到衍生物晶体（重原子衍生物）。由于引入的重原子仅影响晶体的衍射强度，而不改变衍射方向，通过比较两者的衍射图像可以（如帕特森函数法）得到衍生物晶体中重原子的位置信息及蛋白质母体的相位信息。

2. 分子置换法　对于一级结构同源性较高的蛋白质或突变体蛋白质以及蛋白质的化学修饰物来说，彼此的空间结构往往十分相似，仅仅是结构细节有所不同。这时可以利用已知的同源结构作为待测蛋白质的模型，计算其结构因子并同实验测定结果比较而确定相位。这种方法要求两者具有较高的结构相似度。

3. 多波长反常散射法　当X射线的频率接近原子光谱吸收带时，X射线不仅被散射，还会被共振吸收，从而扰乱了正常散射，这种情况下产生的散射称为反常散射。反常散射效应对于重原子尤为明显。对于类似于上述的重原子衍生物，至少两个波长的反常散射也可用于获取相位信息。

二、蛋白质晶体结构解析

通过X射线晶体学方法解析蛋白质的空间结构的主要步骤包括：①蛋白质结晶；②X射线衍射数据的收集；③由衍射数据和相位信息计算电子密度；④蛋白质结构模型的建立和修正（图5-1）。

（一）蛋白质结晶

蛋白质结晶常用的方法是气相扩散法和平衡透析法（图5-2）。气相扩散法是在一个封闭体系内，含有较低沉淀剂浓度的蛋白质溶液和含有较高沉淀剂浓度的池液之间发生蒸汽扩散，蛋白质溶液内沉淀剂浓度不断增加，使得蛋白质的溶解度逐渐降低。最后，蛋白质溶液达到过饱和，蛋白质分子有规律地排列而结晶析出。气相扩散法包括悬滴法和坐滴法，悬滴法的具体做法是将蛋白质溶液和等体积池液混合滴在一个载玻片上，将此载玻片倒置在含有池液的容器上，形成一个密

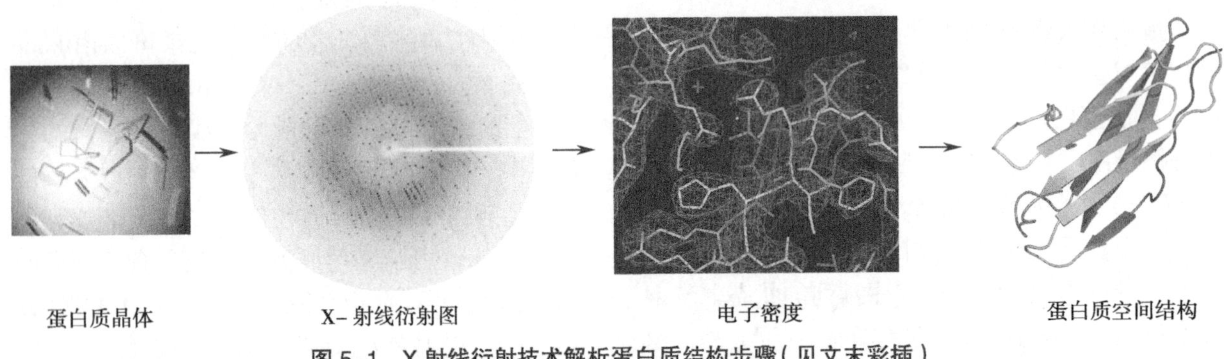

图5-1　X射线衍射技术解析蛋白质结构步骤（见文末彩插）

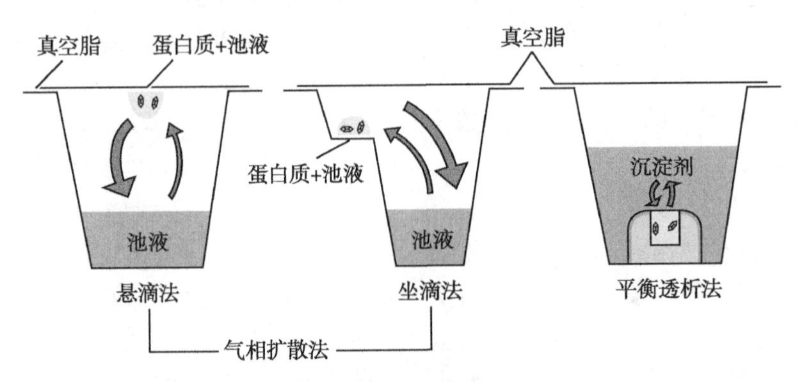

图5-2　蛋白质结晶常用方法
气相扩散法（悬滴法和坐滴法）和平衡透析法

闭的空间。坐滴法与悬滴法基本相同，只不过是蛋白质溶液和池液混合后是向上放置而非倒置。坐滴法适用于以下情形：添加剂导致液滴表面张力较低；反向扩散导致液滴增大；结晶条件已确定，需要大量结晶等。

平衡透析法是利用半透膜选择性透过小分子物质的性质，来调节蛋白质溶液中沉淀剂的浓度，使蛋白质溶液缓慢达到过饱和而结晶析出。具体方法是在容器中用半透膜隔开小体积的蛋白质溶液和沉淀剂，沉淀剂缓慢促使隔间中的蛋白质溶液达到过饱和而结晶。

蛋白质结晶条件的选择没有什么规律可言，通常要在上百种条件中进行筛选。很多公司用一些常用的沉淀剂、添加剂和不同 pH 的缓冲液，以一定比例组合，配制出一系列的结晶试剂盒。目前，很多蛋白质晶体都是使用这些试剂盒筛选到最初的结晶条件，然后在此基础上优化得到高质量的晶体。

初筛的液滴中出现晶体时，首先要确定晶体是蛋白质晶体还是盐晶。可以捞取晶体制备电泳样品，如果 SDS-PAGE 电泳结果显示蛋白质条带，则应该是蛋白质晶体。另外，可以在 X 射线衍射仪上收几幅衍射图，盐晶只在高分辨率区域有衍射点，而蛋白质晶体在低分辨率区域也有衍射点。

确定是蛋白质晶体后，可以对结晶条件进行进一步优化。一般情况下增加蛋白质浓度，同时降低沉淀剂浓度，晶体的质量会更好一些。有些情况下，pH 值变化 0.1 个单位就可能抑制蛋白质晶体的产生，因而可以通过微调 pH 值来优化结晶条件。温度能够影响气相扩散速度以及蛋白质分子的热运动，通过改变温度可以调节蛋白晶体的生长速度。有时，使用添加剂可以提高晶体的质量，公司也提供各种添加剂试剂盒。如果晶体不易长大，可以考虑使用接种（seeding）的方法来得到大的单晶，即将小晶体接入新液滴中使其进一步生长得到大的晶体。

（二）X 射线衍射数据的收集

进行 X 射线衍射分析需要有 X 射线源，目前使用较多的是旋转阳极铜靶作为 X 射线光源，更强的 X 射线是由同步辐射加速器产生的。同步辐射 X 射线的强度比普通射线源产生的 X 射线高几个数量级，可大大提高生物大分子晶体衍射数据的质量。在室温条件下，晶体受到 X 射线照射会产生损伤。因此，在低温条件下收集数据，会延长晶体寿命，提高数据的质量。将晶体悬置在一个薄金属圈限定的液滴中，然后迅速冷冻至液氮温度，可大大延长晶体寿命。

面探测仪（area detector）能够准确而有效地记录衍射图样。目前常用的面探测仪主要有 IP（image plate）和 CCD（charge-coupled device）两种。IP 面探测仪使用光敏磷化物感光物质记录 X 射线衍射，然后使用扫描仪记录衍射图样。CCD 面探测仪使用电子探头将衍射点记录下来，并将收集的光信号转化为电信号输入计算机存储。目前，同步辐射光源上使用最多的是 CCD 面探测仪。

（三）根据衍射数据解析蛋白质分子空间结构

使用同晶置换法或分子置换法等方法获取相位信息之后，就可以由 X 射线衍射数据计算电子密度图。电子密度图能够给出晶胞中的电子在三维空间中的分布。由电子密度图结合蛋白质分子的组成和化学结构等相关信息，就可以构建蛋白质分子的初始结构模型。X 射线衍射数据处理的常用程序有 DENZO、XDS、HKL2000 等。

（四）结构精修

初始结构模型通常是比较粗糙的，需要对这个结构模型进行修正处理，以进一步提高结构的准确度。结构修正的内容主要包括：优化晶胞参数和原子坐标参数，提高电子密度函数和晶胞中原子分布的吻合程度，提高结构振幅的计算值和实验值的吻合程度等。

实际操作中主要是调整模型的参数，即每个非氢原子的原子坐标和温度因子（B），使得蛋白质晶体的结构振幅的计算值 F_c 越来越接近观测值 F_o。F_c 与 F_o 的差异用 R 因子表示。同时，为了检测修正过程，随机选取 5%~10% 的衍射点不参与修正过程，它们的 F_c 与 F_o 的差异用 R_{free} 因子表示。一般说来，对于一个得到较好测定的蛋白质结构而言，R 因子在 0.15~0.20 之间，R_{free} 因子值与此接近，二级结构区 B 值常为 20 左右或更小。常用的修正方法有晶体化学约束最小二乘法和模拟退火（simulated annealing）等。

第三节 蛋白质溶液结构解析的核磁共振波谱学技术

核磁共振（nuclear magnetic resonance，NMR）是指自旋量子数不为零的原子核，在外磁场的作用下，核自旋能级发生塞曼分裂，共振吸收某一特定频率的射频辐射的物理过程。

自 1946 年斯坦福大学的物理学家布洛赫（Felix Bloch）的实验室和哈佛大学的物理学家珀塞尔（Edward Mills Purcell）的实验室先后独立发现凝聚态物质的核磁共振现象以来，经过 60 多年的发展，核磁共振波谱学技术在物理、化学、生物等各学科的众多分支领域得到了广泛应用。从二十世纪八十年代初开始，瑞士化学家维特里希（Kurt Wüthrich）等人开始将二维核磁共振方法应用于蛋白质的结构研究，系统发展了蛋白质二维核磁共振氢谱的指认方法，并且于 1985 年解出第一个球蛋白——牛精蛋白酶抑制剂 IIA 的三维溶液结构。

截至 2019 年 4 月，有超过 11 000 个蛋白质结构通过核磁共振波谱学技术解析并被收录到蛋白质数据库中。与晶体学方法相比，核磁共振波谱学技术能够在更加接近生理环境（溶液状态、pH 值、盐浓度和温度等）的状态下对蛋白质空间结构进行研究，特别是对于研究部分折叠的、难于结晶的蛋白质具有优势。而且，核磁共振波谱学技术能够提供有关蛋白质折叠、动力学特征、多构象态以及与配基相互作用等方面的信息。

一、基本原理

NMR 产生于原子核自旋的量子力学特性。原子核因自旋而具有自旋角动量和磁矩。自旋角动量和磁矩与自旋量子数 I 相关。生物大分子核磁共振最关注的是自旋量子数为 1/2 的原子核，常用的是 ^{1}H、^{13}C、^{15}N、^{31}P 等。在外加磁场下，自旋量子数不为 0 的原子核会发生能级裂分。在射频场的作用下，原子核会在不同能级之间发生跃迁。跃迁发生的条件是射频场的能量等于原子核在不同能级之间的能级差，因而被称为核磁共振。处于激发态的原子核跃迁回基态时会产生电磁波，此即核磁信号。

原子核周围电子云的密度随着周围化学环境的不同而变化。核外电子受到外磁场的作用，产生感生磁场。感生磁场与外磁场相互叠加，使原子核上的有效磁场强度总是小于外磁场强度。这种屏蔽作用使得同一种原子核由于所处化学环境不同，核磁共振频率略有不同，这被称为化学位移。化学位移反应的是原子核所处的化学环境，也是特定原子核“身份”的标志。化学位移定义为 $\delta=[(\omega-\omega_{ref})/\omega_0]\times 10^6$（ppm，ppm=$10^{-6}$），其中 ω_{ref} 是指基准参照物的信号，常用的参照物为 TMS（tetramethylsilane，四甲基硅烷）或 DSS（2，2-dimethy-2-silapentane-5-sulfonic acid，2，2-二甲基 -2- 硅戊烷 -5- 磺酸）。

由于相互成键的原子核之间存在 J 耦合，磁矩可在这些核之间传递而带上多个核的化学位移信息（双共振和三共振）。因而，最终可将蛋白质中所有原子核的化学位移确定出来。

核磁共振能够用于蛋白质空间结构解析还要依赖于原子核 Overhauser 效应（nuclear overhauser effect，NOE）。核 NOE 效应是空间上接近的（5.5Å 以内）原子核自旋之间的偶极 - 偶极相互作用介导的交叉弛豫（relaxation）的结果。NOE 信号的强度与自旋核之间距离的 6 次方成反比，因而能够给出距离约束信息。由大量的结构约束信息（距离约束和角度约束等）可以将蛋白质的空间结构重建出来。

二、蛋白质核磁共振溶液结构解析

通过核磁共振波谱学技术解析蛋白质溶液结构的主要步骤包括：①样品的准备；②核磁共振实验及数据处理；③蛋白质主链和侧链化学位移的指认，NOESY（nuclear overhauser effect spectroscopy）信号的归属以及其他结构约束的归属（例如 J 耦合，氢键和偶极耦合）；④结构计算及结构优化（图 5-3）。

（一）蛋白质样品的准备

对于分子量小于 10kD 的蛋白质，可以直接使用未标记的样品，通过采集一系列二维氢谱来确定 ^{1}H 的化学位移；对于分子量大于 10kD 的蛋白质，由于氢谱的谱峰重叠比较严重，通常需要使用 ^{15}N 标记或者 $^{15}N/^{13}C$ 双标记的样品，采集一系

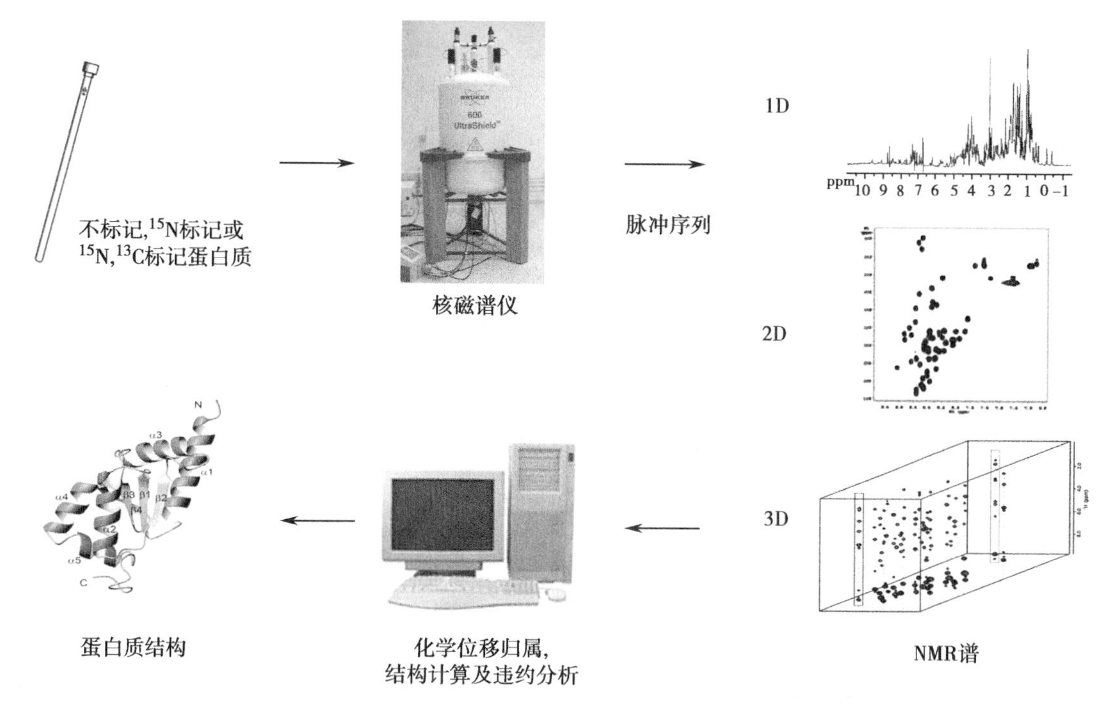

图 5-3 核磁共振波谱学技术解析蛋白质溶液结构步骤

列三维三共振谱图进行化学位移的归属。蛋白质的获取方式主要有细胞内表达、体外翻译以及化学合成。核磁共振研究中所用的蛋白质大多是在大肠杆菌表达系统中得到的,这为蛋白质的同位素标记提供了方便。

蛋白质同位素标记的主要策略是采取均一标记法,即在无机培养基(如M9培养基)中使用^{15}N标记的氮源(如$^{15}NH_4Cl$)和^{13}C标记的碳源(如^{13}C葡萄糖或甘油)分别作为大肠杆菌生长的唯一氮源和碳源。对于分子量大于30kD的蛋白质,通常需要使用$^{2}H_2O$代替H_2O,获得氘代的蛋白质样品进行核磁共振实验。除了常规的^{15}N、^{13}C、氘标记之外,还可以根据需要制备特殊标记的样品。主要方法包括:①选择性质子标记,在深度氘标记的基础上,仅在氨基酸特定位置,例如甲基、芳环处引入质子;②基于蛋白质剪切技术的片段标记,此技术可用于引入非天然氨基酸和化学修饰,以及用于生产毒性蛋白质或通过环化来稳定蛋白质。

核磁共振实验对蛋白质样品的浓度和稳定性要求比较高,因而需要对缓冲液、离子强度、pH值和实验温度等条件进行优化。一般而言,蛋白质浓度不应低于0.2mmol/L(普通探头)及0.05mmol/L(低温探头),样品体积为450~500μl。推荐的优化流程包括:①优化pH及缓冲液类型,常用的缓冲液有磷酸盐缓冲液、乙酸盐缓冲液和Tris·HCl等,缓冲液的pH不应高于8;②尝试常规添加剂来优化蛋白质的稳定性及溶解度,如各种无机盐和尿素等;③再优化特殊添加剂,如甘油、某些氨基酸等。

(二)化学位移指认

化学位移指认策略主要分成两类,即依赖于NOE的策略和依赖于J耦合的策略。前者是由K. Wüthrich等人发展起来,其主要方法是通过COSY和TOCSY谱指认每个与$^{1}H^{N}$关联的自旋系统,然后通过NOESY或ROESY谱来建立自旋系统的顺序连接,并和蛋白质氨基酸序列对应,最终实现完整的共振峰指认。此方法是核磁共振早期使用的方法,主要用于10kD以下蛋白质的分析。后者由Ad Bax等人在二十世纪九十年代中期提出,主要是结合$^{13}C^{\alpha}$和$^{13}C^{\beta}$的化学位移来实现主链骨架指认及顺序连接,目前广泛用于10~30kD蛋白质的研究。结合使用TROSY技术和蛋白全氘标记技术,甚至可以用于研究100kD左右的蛋白质。

通过$^{13}C^{\alpha}$和$^{13}C^{\beta}$化学位移进行蛋白质主链指认又称CBCA分析,主要依靠三组异核三共振实验:CBCA(CO)NH/HNCACB、HNCA/HN(CO)

CA、HNCO/HN(CA)CO。其中CBCA(CO)NH/HNCACB这一组实验是此方法的核心，在谱峰分散良好的情况下仅依赖于这一组实验就能完成除C′外的所有骨架重原子的共振峰指认和氨基酸序列的顺序连接。在三维HNCACB谱图中，每一个主链NH信号(i)会关联本氨基酸残基的$^{13}C^{\alpha}$(i)、$^{13}C^{\beta}$(i)信号，以及前一个氨基酸残基的$^{13}C^{\alpha}$(i-1)、$^{13}C^{\beta}$(i-1)信号。而在三维CBCA(CO)NH谱图中，NH信号(i)仅关联前一个残基的$^{13}C^{\alpha}$(i-1)、$^{13}C^{\beta}$(i-1)信号(图5-4)。根据这一特点，可以将二维^{1}H-^{15}N HSQC谱图中的NH信号依次按其一级序列连接起来。由于这一组实验谱图信号较弱，灵敏度较低，通常需要使用HNCA/HN(CO)CA这一组实验来辅助指认，这是因为三维HNCA谱信号较强，每一个主链NH信号(i)只出现$^{13}C^{\alpha}$(i)和$^{13}C^{\alpha}$(i-1)的信号。第三组实验中，HNCO灵敏度最高，且C′化学位移分散度较高，有助于解决其他实验数据中谱峰重叠的问题。CBCA方法的优点在于同时利用$^{13}C^{\alpha}$和$^{13}C^{\beta}$化学位移在相邻氨基酸间的关联信息，可以提高指认的准确度。而$^{13}C^{\alpha}$和$^{13}C^{\beta}$的化学位移可以给出对应自旋体系可能的氨基酸残基类型，并且可以进一步用于侧链的指认。

蛋白质侧链化学位移的指认可以通过多种异核三维实验实现：^{15}N-HSQC-TOCSY实验的谱峰分散好，可以给出同一个残基内所有氢原子的化学位移信息；(H)CCH-COSY，(H)CCH-TOCSY能够给出一个残基内所有侧链碳、氢原子以及骨架$^{1}H^{\alpha}$、$^{13}C^{\alpha}$之间的关联，结合$^{13}C^{\alpha}$、$^{13}C^{\beta}$的化学位移，可以实现所有侧链原子的共振峰指认。另外，还可以结合HBHA(CO)NH实验给出的$^{1}H^{\alpha}$、$^{1}H^{\beta}$化学位移的信息进行辅助分析。

（三）获取用于结构计算的约束

多种NMR实验可以给出结构约束数据：①NOE谱，提供^{1}H-^{1}H之间的距离信息；②^{3}J耦合实验，提供扭转角约束信息；③氢氘交换实验，提供氢键约束信息。另外，RDC(残余偶极耦合)实验和PRE(顺磁弛豫增强)实验是近些年开始广泛应用的核磁共振技术，前者能够提供单键耦合核之间共价键的取向信息，后者能够提供长程距离约束。

1. NOE约束 基于蛋白质分子是刚性和独立自旋体系近似(ISPA)的假设，我们可以从NOE信号强度估算出两个氢原子之间的距离。以特定的已知参考距离r_{ref}及其NOE强度V_{ref}为参照(表5-1)，按下式进行NOE强度到距离的转换：

$$r_{ij}=r_{ref}\cdot\left(\frac{V_{ref}}{V_{ij}}\right)^{\frac{1}{6}}$$

由于NOE数据解析的复杂性，如自旋扩散效应，分子内运动造成的构象柔性，化学交换等，NOE约束通常以半定量方式而非精确值引入结构计算。理论上，质子之间的核间距小于5.5Å时均可观察到NOE效应。根据NOE交叉峰的体积大小可将距离约束划分为不同档次。

2. 二面角约束 二面角约束对得到高分辨率的溶液结构有很大帮助。二面角约束可以从测定构成二面角的原子之间的J耦合常数计算得

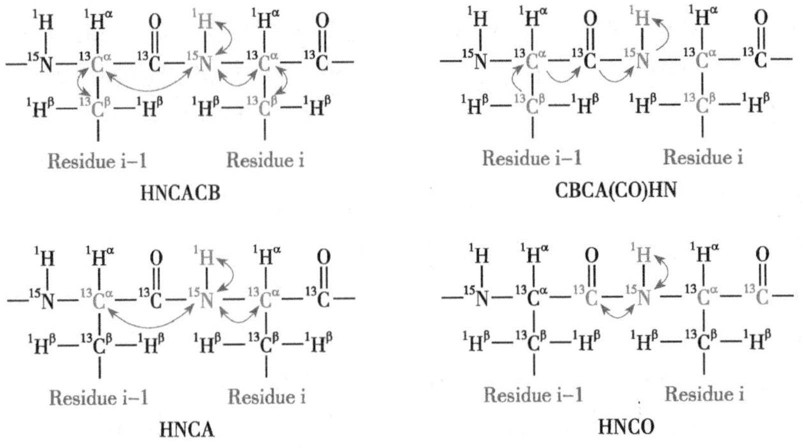

图5-4 3D HNCACB、3D CBCA(CO)NH、3D HNCA、3D HNCO核磁共振实验磁矩传递路线(见文末彩插)

表 5-1 蛋白质中常见二级结构单元典型距离数据 单位：Å

NOE	α- 螺旋	3_{10}- 螺旋	平行 β- 折叠片	反平行 β- 折叠片
$d_{\alpha N}$(i, i+1)	3.5	3.4	2.2	2.2
$d_{\alpha N}$(i, i+2)	4.4	3.8	3.6	
$d_{\alpha N}$(i, i+3)	3.4	3.3	3.1~4.2	
$d_{\alpha N}$(i, i+4)	4.2			
$d_{\alpha\beta}$(i, i+3)	2.5~4.4	3.1~5.1		
$d_{\beta N}$(i, i+1)	2.5~3.8	2.9~3.0	3.7~4.4	3.2~4.2
d_{NN}(i, i+1)	2.8	2.6	4.2	4.2
d_{NN}(i, i+2)	4.2	4.1	3.8	
$d_{\alpha\alpha}$(i, j)			4.8	2.3
$d_{\alpha N}$(i, j)			3.0	3.2
d_{NN}(i, j)			4.0	3.3

到。例如 ^3J 耦合常数 $^3J_{H^N-H^\alpha}$ 可以给出肽键平面和 $^{13}C^\alpha$ 所连的 ϕ 角，可以通过 HNHA 实验获得 $^3J_{H^N-H^\alpha}$ 值。

另外，蛋白质分子的二级结构与 H^α、C^α、C^β 的化学位移有非常重要的相关性。因而，基于数据库统计分析的结果，可以通过对化学位移的分析给出二面角约束信息。常用的软件有 CSI（http://www.bionmr.ualberta.ca/bds/software/csi/）和 TALOS（http://spin.niddk.nih.gov/bax/nmrserver/talos/）等。

3. 氢键约束 二级结构单元内部（α- 螺旋）或二级结构单元之间（β- 折叠片）的氢键形成具有一定规律。通过氢氘交换的实验以及二级结构预测（CSI 或 TALOS），分析得到处于 α- 螺旋或者 β- 折叠片区域的残基。在这些能够形成氢键的原子间可以加入氢键距离约束。

（四）蛋白质溶液结构计算

核磁共振方法解析蛋白质溶液结构的基本原理是利用上述结构约束，结合原子自身的键长、键角特征，利用距离几何（distance geometry）或模拟退火（simulated annealing）算法计算出一组与实验约束以及其他物理化学原则不相互冲突的结构。

目前，有许多软件用于蛋白质溶液结构的计算。CYANA（http://www.cyana.org/wiki/index.php/Main_Page）源于早期软件 DYANA，在其基础上添加了用于自动的 NOE 指认和结构计算的模块 CANDID。CYANA 能够在分析 NOE 信号的基础上通过多轮循环计算生成初始结构，结构计算快速、便捷、可靠性高，是目前溶液结构计算中广泛使用的软件之一。CYANA 的缺点是自身的力场参数较为简单，得到的结构通常还需要进一步精修。Amber（http://ambermd.org/）主要用于结构的精修。在通过其他软件（例如 CYANA）得到初步空间结构后，使用 Amber 软件进行进一步优化（例如可选用显式或者隐式水模型），最终得到能量最低的结构系综。Amber 不能从结构约束直接计算结构，需要提供初始结构，计算过程也比较耗时。另外，X-PLOR（http://nmr.cit.nih.gov/xplor-nih/）以及 CNS（http://cns-online.org/v1.2/）也常用于核磁共振溶液结构的计算。

最后，要对计算所得结构的质量进行评估。主要包括违约分析、RMSD 分析和拉氏构象图分析。违约分析贯穿在结构计算的整个过程中，包括 NOE 距离违约和二面角违约等。这些违约要通过调整 NOE 信号归属来修正，一般计算至 NOE 距离违约都小于 0.2Å，二面角违约小于 5°，且 NOE 信号使用率要达到 95% 以上。拉氏构象图用来分析结构中氨基酸残基的 ϕ 和 ψ 角，要使得最终结构中 85% 以上氨基酸残基的 ϕ 和 ψ

角处于最佳区域，且仅有极少处在不允许区域。

利用核磁共振波谱学技术解析的蛋白质溶液结构一般为一组能量最低的结构（20个左右）。将这一组结构叠合在一起可以发现，一般二级结构区域重叠性较好，属于比较稳定的结构区。而有的loop区和蛋白质两端的无规则卷曲区域重叠的不好，收敛度差，这能一定程度上反映出这些区域的柔性比较高。为了便于观察和对比，通常选用一组溶液结构的平均结构来展示其结构特征（图5-5）。

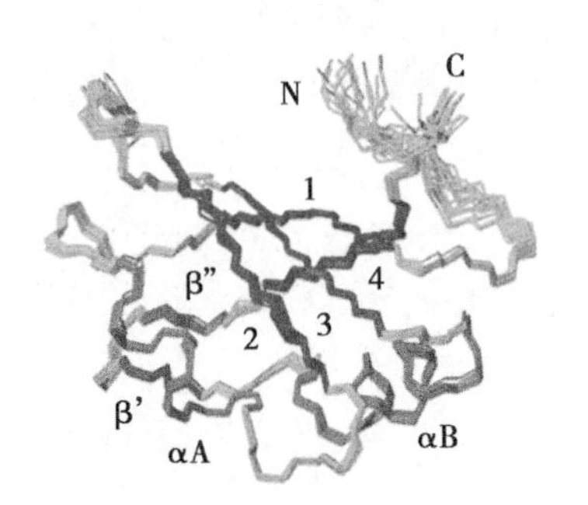

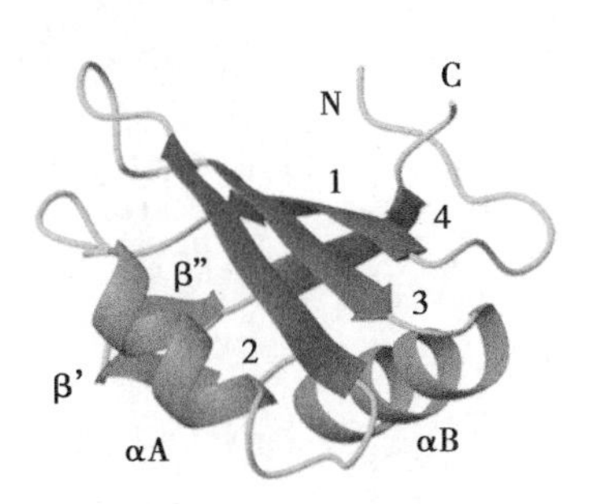

图5-5 利用核磁共振波谱学技术解析的溶液中蛋白质三维空间结构（见文末彩插）

左图是20个能量最低结构的系综，右图是这20个结构的平均结构。结构中两个α螺旋分别标注为αA和αB，两个β折叠分别标注为β'和β"

第四节 蛋白质空间结构解析的低温电镜三维重构技术

自1931年德国科学家鲁斯卡（Ernst Ruska）研制出第一台透射电子显微镜，电子显微镜在科学和技术领域发挥了无可替代的作用，近年来更是在结构生物学中展现出重要应用价值。1968年，英国生物物理学家克卢格等在*Nature*上发表了一篇关于利用电子显微镜照片重构T4噬菌体尾部空间结构的著名论文，首次提出利用二维电镜照片确定生物大分子空间结构的方法，为电子显微学成为解析生物大分子空间结构的有效手段奠定了理论基础，克卢格因此获得1982年诺贝尔化学奖。二十世纪八十年代以来，随着生物样品快速冷冻技术的引入以及低温电子显微技术和计算机技术的不断发展，生物电子显微学已经成为研究生物大分子结构与功能的强有力手段。二十一世纪以来，冷冻电镜技术在蛋白质结构解析领域取得了革命性的进步，主要得益于两个方面的突破：首先，是直接电子探测技术（direct-electron detector device，DDD）的应用，DDD检测器极大地改善了冷冻电镜图像的质量；再次，是电镜图像处理和三维重构软件算法的进步。在2013年以前，只有对具有高度对称性的病毒颗粒样品，可得到近原子分辨率三维空间结构。自2013年，300kD膜蛋白TRVP1的3.4Å高分辨冷冻电镜结构发表以来，冷冻电镜技术在蛋白质原子分辨率结构解析方面的应用，取得了突飞猛进的发展。目前所获得的结构分辨率已经突破2.0Å，达到了X射线晶体学结构解析的分辨率。2017年，瑞士科学家Jacques Dubochet、美国科学家Joachim Frank和英国科学家Richard Henderson被授予诺贝尔化学奖，以表彰他们在发展冷冻电镜技术研究生物大分子的高分辨率结构方面的贡献。

与其他技术相比，利用低温电镜三维重构技术研究蛋白质结构与功能具有如下优点：第一，蛋白质样品无需形成三维晶体，而是在水溶液环境中被快速冻结，使得天然结构得以最大程度地保留，所获得的结构接近于其生理状态；第二，快速冷冻可以捕捉到反应过程的瞬时状态，可以研究一些反应的瞬时过程和反应中间体，以及蛋白质的动力学特性和功能；第三，适用于研究分子量较大的蛋白质分子以及较复杂的生物分子复合体系；第四，低温电镜三维重构技术架起了从蛋白质、蛋白质复合体、超分子复合体系到亚细胞系统的空间结构研究的桥梁。

一、基本原理

透射电子显微镜利用德布罗意波长非常短的

高能电子束代替光束作为光源，与光学显微镜相比具有更高的分辨能力。电子从镜筒顶部的电子枪中发射出来，通过聚光镜会聚成尖细、明亮而又均匀的电子束，照射在样品上。样品中的每一个原子由于对电子的散射变成一个个新的点光源，并向不同方向散射电子。电子束通过样品后由物镜成像于中间镜上，再通过中间镜和投影镜逐级放大，成像于荧光屏或照相干版上。

为了能够从电子显微图像中获得样品的空间结构信息，首先要求样品必须满足弱相位近似（weak-phase-object approximation）的条件，即入射电子穿过样品之后，电子只发生相位的移动而振幅不变。其次，在成像时要求适当的欠焦量，以在投影照片上形成最大明暗衬度。

由电子显微镜得到的一系列二维投影图像经过计算机图像处理重构出三维空间结构，其数学本质基于中央截面定理：一个函数沿某方向投影函数的傅里叶变换等于此函数的傅里叶变换通过原点且垂直于此投影方向的截面函数。

物体的密度分布函数和其傅里叶变换之间的关系是：

$$F(X,Y,Z)=\iiint f(x,y,z)\cdot \exp[-2\pi i(Xx+Yy+Zz)]\,dxdydz \quad (公式1)$$

其中，$f(x,y,z)$为物体的三维密度函数，$F(X,Y,Z)$为其傅里叶变换，积分区间为$-\infty$到$+\infty$。

物体在某一方向上的投影是物体密度$f(x,y,z)$沿该投影方向的线积分。若取Z轴为电子光学轴，则物体沿Z轴在X—Y平面中的投影像（二维投影像）可用下面函数表示：

$$P_z(x,y)=\int f(x,y,z)\,dz \quad (公式2)$$

设其二维傅里叶变换为$P_z(X,Y)$，则

$$P_z(X,Y)=\iint P_z(x,y)\cdot \exp[-2\pi i(Xx+Yy)]\,dxdy \quad (公式3)$$

因此，

$$P_z(X,Y)=\iiint f(x,y,z)\cdot \exp[-2\pi i(Xx+Yy)]\,dxdydz \quad (公式4)$$

由公式1，当$Z=0$，得到傅里叶空间中央截面$F(X,Y,0)$，

$$F(X,Y,0)=F(X,Y,Z)|_{Z=0}=\iiint f(x,y,z)\cdot \exp[-2\pi i(Xx+Yy)]\,dxdydz \quad (公式5)$$

所以，

$$P_z(X,Y)=F(X,Y,0) \quad (公式6)$$

因此，任何实空间的三维物体，沿入射光线方向的二维投影的傅里叶变换，是该物体三维傅里叶变换后，在倒易空间中垂直于该入射光线方向的一个过中心点的二维截面。应用这一定理，沿不同方向拍摄物体的一系列二维投影图像$P(x,y)$，经傅里叶变换后得到各个中央截面的$F(X,Y,Z)$。当截面足够多时，就可以得到傅里叶空间的三维信息，再经反傅里叶变换便能重构出物体的三维密度函数$f(x,y,z)$，重构样品在实空间的三维空间结构：

$$f(x,y,z)=\iiint F(X,Y,Z)\cdot \exp[-2\pi i(Xx+Yy+Zz)]\,dXdYdZ \quad (公式7)$$

结合以上原理，目前低温电镜三维重构技术已分化发展为三种具有不同特点和适用范围的方法：电子晶体学（electron crystallography），主要研究生物大分子的二维晶体和螺旋晶体；单颗粒分析（single particle analysis），主要针对结构具有全同性的生物大分子；电子断层成像术（electron tomography），主要用于研究那些不具有全同性的单一结构，比如细胞或细胞器，以及一些巨大的超分子复合物。

二、蛋白质空间结构解析

（一）电子晶体学

电子晶体学利用电子显微镜的成像和电子衍射的功能，从蛋白质分子的二维晶体或螺旋晶体中获取结构信息，解析其三维空间结构。二维晶体是蛋白质分子在二维平面上的规则排列，而螺旋晶体可以看作是二维晶体形成纤维或管状的具有螺旋对称性的一种特殊形式。一些膜蛋白在天然的膜环境中就以二维晶体的形式存在，还有一些膜蛋白和水溶性蛋白经表达纯化后可以在体外实现二维结晶。对于在天然生物膜中含量较多的膜蛋白，可以通过适当的物理或化学方法诱导蛋白在膜内二维有序化，也可以通过抽提膜内其他成分或加入适当添加剂而促进蛋白的二维结晶。另外，利用去除去污剂的方法使膜蛋白在脂双层中重组可以获得更高质量的二维晶体，且结晶条件易于控制，结果的重复性较好。对于水溶性蛋白，最常用的是利用两亲性分子在水面展成的单分子层，即LB（langmuir-blodgett）膜，作为模拟

生物膜的一个简单体系，在脂单层膜上实现蛋白质分子的二维有序组装。

生物样品耐受电子辐照的能力有限，为了保持样品的天然结构，收集原始图像数据时需减少辐射剂量。目前使用的电子显微镜中都含有“low dose”的操作模式。实际操作时，首先在低放大倍数（search mode，辐照剂量非常低）下寻找感兴趣的样品区域；然后进行聚焦（focus mode），将放大倍数设置为曝光时所需倍数或者更大，在距离曝光区域1~2μm附近确定正焦点，设定合适的欠焦值（-3~-1μm）和曝光时间；最后在选定区域完成曝光（exposure mode），采用CCD收集并记录图像，记录区域只在曝光时受电子束照射。

电子照射到二维晶体或螺旋晶体上，能够发生衍射，根据二维投影图像来确定相位，利用衍射图谱来确定振幅，拍摄一系列的衍射谱和投影图获取不同转角下的振幅和相位信息，将这些信息在三维倒易空间中拟合，并加入相应的晶体学对称，通过反傅里叶变换计算出蛋白质分子的密度投影，从而重构出该蛋白质的空间结构。

电子晶体学可以从投影图像的傅里叶变换直接测得结构因子的相位，不需要制备蛋白质的重原子衍生物。而且，由这种方法得到的相位质量高于由同晶置换法得到的X射线晶体学中的相位。电子显微学和电子衍射学的互补结合使得利用电子晶体学方法得到的蛋白质结构可达原子分辨率，目前蛋白质二维晶体结构解析最高分辨率已达1.9Å。电子晶体学能够获得膜蛋白或膜相关的水溶性蛋白在膜环境中的结构信息，更反映生理状态下的真实结构，因而具有X射线晶体学不可比拟的优势。

（二）单颗粒分析

溶液态的蛋白质样品中高度含水，这对于需要将样品置入高真空镜筒的电子显微技术来说是非常不利的。以往，人们利用化学固定脱水包埋和负染等方法来制备适合电镜研究的样品，但是这些方法在一定程度上破坏了生物样品的天然结构。近年来，冷冻含水方法因其能够提高生物样品对电子辐射的耐受力，并且获得天然含水环境下的结构信息，得到了快速发展并实用化。当水分子被快速冷冻时，会形成无定形的玻璃态冰，这种冰不会破坏生物大分子的结构，而且能提供样品所需要的水分。在实际操作中，含有蛋白质分子的溶液样品被加载到含有微孔的碳支持膜上，利用滤纸吸附（blotting）多余的液体使得支持膜表面形成一层非常薄的溶液，然后将其快速送入被液氮冷却的液态乙烷中，液态乙烷的高热容保证了样品温度快速下降并防止冰晶的产生，这些大分子颗粒从而被包埋在玻璃态的冰层当中，然后通过低温样品杆将制备好的低温样品送入高真空的镜筒中进行直接观察。目前一些商用的自动化快速冷冻装置已经得到推广，按照冷冻方法可以分为浸入式快速冷冻、喷射快速冷冻、金属镜面快速冷冻及高压快速冷冻，大大增加了低温样品制备的成功率。

在溶液中，大量蛋白质分子以独立的颗粒形式存在，只是在各自取向上有所区别。不同区域的二维投影图像，包含数量足够多的颗粒，可以覆盖重构一个蛋白质分子空间结构所需的全部可能取向角度范围。在低剂量模式下收集大量二维投影图像，从中将颗粒图像挑选出来，可对其进行对中、分类和叠加平均以提高信噪比。然后通过计算等价线（common line）建立投影图与取向之间的关系，或者通过与初始结构模型的投影图像进行对比来推算每张投影图的取向。对每张投影图进行傅里叶变换，并按照投影方向填充到三维傅里叶空间对应的截面，再进行反傅里叶变换，就可得到其三维空间结构模型。通过对原始图片或分类平均图与结构模型的投影图像进行匹配分析，优化取向参数，进而得到更准确的空间结构模型，如此反复对结构模型进行修正，直到收敛获得最终的结果（图5-6）。

利用单颗粒分析得到的蛋白质空间结构的分辨率与所收集颗粒的数目有密切的联系，通常需要处理的颗粒数目在几万到十几万个，因此很多自动化挑选颗粒的软件和图像处理的算法策略被开发出来，如SPIDER、IMAGIC和EMAN等。单颗粒分析解析蛋白质结构的分辨率目前可达10Å以内。由于对蛋白质样品没有结晶的要求，单颗粒分析对于难以结晶的蛋白质具有极大优势。另外，单颗粒分析可以解析蛋白质分子在不同功能状态时的结构，从而揭示蛋白质或复合体发挥功能过程中的结构变化和作用机理。

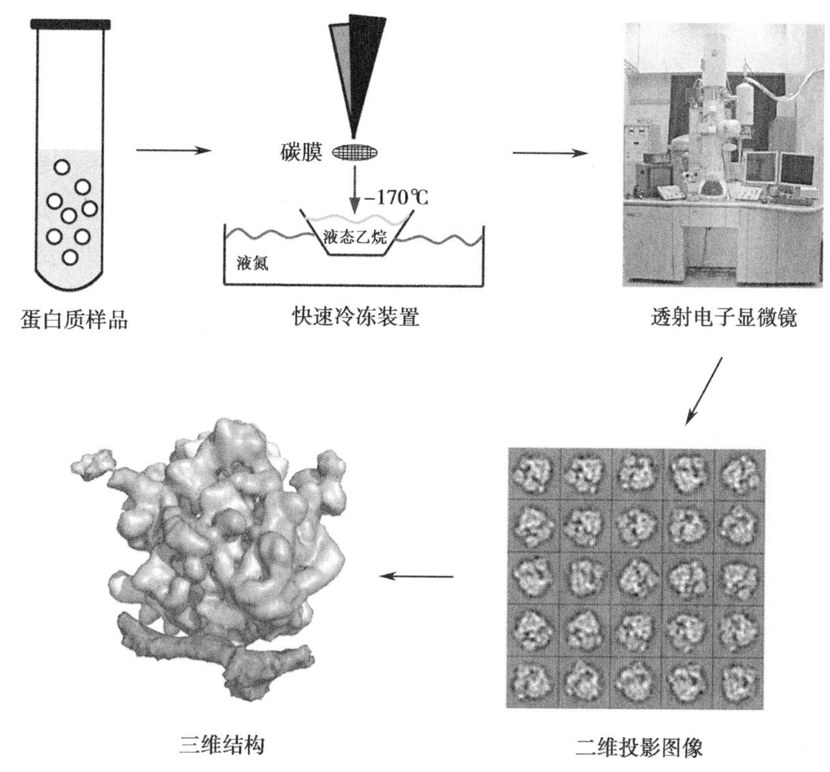

图 5-6 利用单颗粒分析方法重构蛋白质三维空间结构步骤

第五节 蛋白质空间结构预测及建模

蛋白质空间结构测定的速度远远落后于其氨基酸序列测定的速度。从氨基酸序列到蛋白质空间结构的编码关系，被称为第二遗传密码。第二遗传密码的破译被列为二十一世纪生物学的重要任务之一。

蛋白质空间结构预测分为两个部分：根据蛋白质的氨基酸序列预测其二级结构；然后，预测蛋白质三级结构，并进一步预测不同亚基的组装。

一、蛋白质二级结构预测

通过对大量已知空间结构的蛋白质进行研究，人们发现尽管一条多肽链可能采取的构象数目十分巨大，但二级结构组装形成一定的空间结构的方式却是有限的。因此，蛋白质二级结构预测是解决从蛋白质一级结构预测其空间结构这一问题的最关键步骤。一般认为，如果二级结构的预测准确率可以达到 80%，我们就可以基本准确地预测一个蛋白质分子的空间结构。

二级结构预测方法的主要想法是基于氨基酸的连续片段对某种二级结构状态有倾向性这一事实。早期使用的二级结构预测方法是建立在假定蛋白质二级结构主要是由局部氨基酸残基所决定的基础上，可靠性均不高于 65%。代表性的方法有 Chou-Fasman 法、GOR 法和 Lim 法等。

蛋白质序列比对信息的引入是显著改进二级结构预测准确度的关键，使得预测的准确度有可能接近 80%。蛋白质中有可能 70% 的氨基酸被改变而不影响结构，而同时有可能改变很少几个残基就会使蛋白质结构变得不稳定。这一似乎矛盾的现象暗示了局部氨基酸片段可能暗含了蛋白质空间结构的信息，因为蛋白质水平的进化选择是在空间结构而非序列上进行的。因而，从蛋白质序列比对结果中提取残基变化模式能够给出特定的结构细节。

结合蛋白质序列比对信息的二级结构预测需要较大的数据库和先进的算法相结合。PSI-BLAST 和隐马尔科夫模型的发展带来了大规模常规搜索的突破。更大的数据库以及更好的搜索技术将使二级结构预测的准确度推向更高。目前，比较常用的二级结构预测方法有：PSIPRED（http://bioinf.cs.ucl.ac.uk/psipred/）、Jpred3（http:

//www.compbio.dundee.ac.uk/www-jpred/)、PHD(https://www.predictprotein.org/)等。其中最常用的是PHD,它主要是将蛋白质序列比对信息与神经网络方法结合起来进行二级结构预测,在预测中考虑了局部序列上下文关系和整体蛋白质性质(蛋白质长度、氨基酸频率等),其预测准确率可达到70%以上。

二、蛋白质三级结构建模

三级结构预测是蛋白质结构预测的核心和目标。目前蛋白质空间结构预测的方法分为三类:同源建模法、折叠模式识别法和从头计算法。

1. 同源建模 两个进化相关蛋白质往往具有类似的空间结构,这是同源建模的基本出发点。对于待预测的未知结构蛋白质,如果能够在结构数据库中找到与其同源性较高的序列,那么我们可以认为该结构未知蛋白质具有与其类似的结构。同源建模方法一般包括以下几个步骤:通过序列比对确定模板蛋白;识别和复制结构保守区结构;模建Loop区结构;侧链建模和对整个结构的精修。如果待预测蛋白质序列与模板序列匹配后的序列一致度在30%以上,同源建模的结果一般比较可靠。

目前,有较多的软件用于同源建模。SWISS-Model是迄今为止应用最广泛的免费服务器之一(http://swissmodel.expasy.org/)。通过SWISS-Model进行结构预测的过程包括:模板的选择,模板的比对,模型的建立和结果的评估。Modeller(http://salilab.org/modeller/)是另一个常用的同源建模软件,它并不是直接拷贝模板的保守区结构片段,而是根据模板结构产生一些结构约束。然后,在这些约束条件下进行优化得到最终结构。

2. 折叠模式识别 折叠模式识别法与同源建模类似,同样基于已获得的结构模板。虽然蛋白质结构数据库中收录的结构数不断增多,但蛋白质的折叠种类是有限的。目前,已有多个关于蛋白质折叠类型的数据库,如SCOP(structural classification of proteins)和CATH(class, architecture, topology, homologous superfamily)等。折叠模式识别法的主要想法是通过判定结构未知蛋白所属的折叠类型得到其大致的结构,然后再进一步通过结构精修得到最终的构象。具体方法是将未知结构蛋白质的序列比对在折叠类型数据库的每个结构上,通过一定的打分函数判断待预测序列和模板的匹配程度,其中打分最高的被认为是目标序列最可能采取的折叠结构。使用折叠模式识别法进行蛋白质空间结构建模的程序有THREADER(http://bioinf.cs.ucl.ac.uk/software_downloads/threader/)和PROSPECT(http://compbio.ornl.gov/structure/prospect2/)等。

3. 从头计算 在找不到合适的蛋白质结构模板的情况下,根据序列信息进行从头计算蛋白质结构。从头计算是基于基本的物理化学原理,使用计算机模拟的方法寻找蛋白质自由能最低的构象。该方法主要包括三个方面:①建立蛋白质的几何表示方法;②通过构建势能函数及参数,计算蛋白质各种构象的能量;③优化构象空间搜索方法,对蛋白质构象空间快速搜索,找到某一全局最小能量对应的构象。常见的搜索算法大致可以分为三类:遗传算法、蒙特卡罗模拟和分子动力学方法。

目前来说,最好的从头预测方法是ROSETTA方法(https://www.rosettacommons.org/)。ROSETTA方法主要是基于片段组装的方法,先通过对已知的蛋白结构进行统计得到一个片段库。然后在此基础上搭建构象并进行筛选。

三、蛋白质复合物结构的分子对接

分子对接(molecular docking)是从已知结构的受体与配体分子出发,通过计算机模拟配体与受体分子间的相互作用,预测其结合模式的方法。在分子对接中,主要需要考虑受体与配体分子的空间几何互补和能量匹配。空间几何互补是分子间发生相互作用的基础,能量匹配是分子复合体保持稳定的基础。在分子对接中,一般需要对对接体系进行一定程度的简化,根据简化程度的不同,分子对接方法可以分为三类:刚性对接、半柔性对接和柔性对接。分子对接主要包括四个步骤:①搜索配体与受体分子的可能的结合模式;②通过采取一系列过滤方法排除不合理的结构;③对获得的结构进行能量优化,允许氨基酸残基侧链和骨架的柔性运动;④通过合理有效的打分函数对近天然构象进行评价、排序和挑选。

常用的分子对接软件有 AutoDock 和 HADDOCK 等。AutoDock（http://autodock.scripps.edu/）是目前应用最广泛的分子对接软件之一。AutoDock 应用半柔性对接方法，允许小分子的构象发生变化，在 2.0 版本以前采用模拟退火和遗传算法来寻找受体和配体最佳的结合位置。其后版本对能量的优化采用拉马克遗传算法（LAG），LAG 将遗传算法与局部搜索方法相结合，以遗传算法迅速搜索势能面，用局部搜索方法对势能面进行精细的优化。HADDOCK（http://www.nmr.chem.uu.nl/haddock/）最大的优点是对接过程可以加入各种生物化学或生物物理学的相关相互作用数据，因而对接的结果可信度较高。例如，可以通过核磁共振实验的化学位移干扰技术确定蛋白质分子间的作用界面，然后基于此实验数据进行分子对接。另外，通过生物信息学方法进行保守氨基酸分析以及点突变、化学交联等实验数据也可以转变为结构约束辅助对接过程。

参考文献

1. 梁毅 . 结构生物学 . 2 版 . 北京：科学出版社，2010.
2. Bernhard Rupp. Biomolecular Crystallography: Principles, Practice, and Application to Structural Biology. New York: Garland Science, 2010.
3. 杨铭 . 结构生物学与现代药学研究 . 北京：科学出版社，2008.
4. Jeremy N. S. Evans. Biomolecular NMR Spectroscopy. New York: Oxford University Press Inc., 1995.
5. J. Cavanagh, W. J. Fairbrother, A.G. Palmer Ⅲ, et al. Skelton. Protein NMR Spectroscopy: Principle and Practice. 2nd ed. Amsterdam: Academic Press, 2006.
6. 程凌鹏 . 生物大分子高分辨率冷冻电镜三维重构技术 . 实验技术与管理，2018，35（6）：17-26.
7. 李治非，高宁 . 冷冻电镜技术应用于生物分子高分辨结构解析——2017 年诺贝尔化学奖浅谈 . 大学化学，2018，33（1）：1-6.
8. 阎隆飞，孙之荣 . 蛋白质分子结构 . 北京：清华大学出版社，1999.
9. Oscar Llorca. Introduction to 3D reconstruction of macromolecules using single particle electron microscopy. Acta Pharmacologica Sinica, 2005, 26: 1153-1164.
10. P. E. 波恩，H. 魏西希 . 结构生物信息学 . 刘振明，刘海燕，译 . 北京：化学工业出版社，2009.

（夏 斌）

第六章 蛋白质相互作用研究技术

细胞接受外源或内源信号，通过特有的信号途径，调节基因的表达，以保持其生物学特性。在这个过程中，蛋白质通常都不是以一个分子，而是以互相联系的一群分子形式发挥作用的。大部分蛋白质和其相互作用伴侣共同作用，或者与其他蛋白质形成复合物来发挥作用。因此，在现代分子生物学中，蛋白质相互作用的研究占有非常重要的地位。

蛋白质相互作用是指两个或两个以上蛋白质分子，通过非共价键形成蛋白质复合物的过程。蛋白质间相互作用存在于机体每个细胞的生命活动过程中，生物学中的许多现象如复制、转录、翻译、剪切、分泌、细胞周期调控、信号转导和物质代谢等均受蛋白质间相互作用的调控。理解蛋白质相互作用的方式、作用程度、作用结果，将有助于蛋白质功能分析、发育机制探索、疾病发生机制、药物研发等众多问题的解决。目前已有多种方法用于蛋白质相互作用的研究，常用的有酵母双杂交、亲和层析、免疫共沉淀、细胞内共定位分析等（图 6-1）。

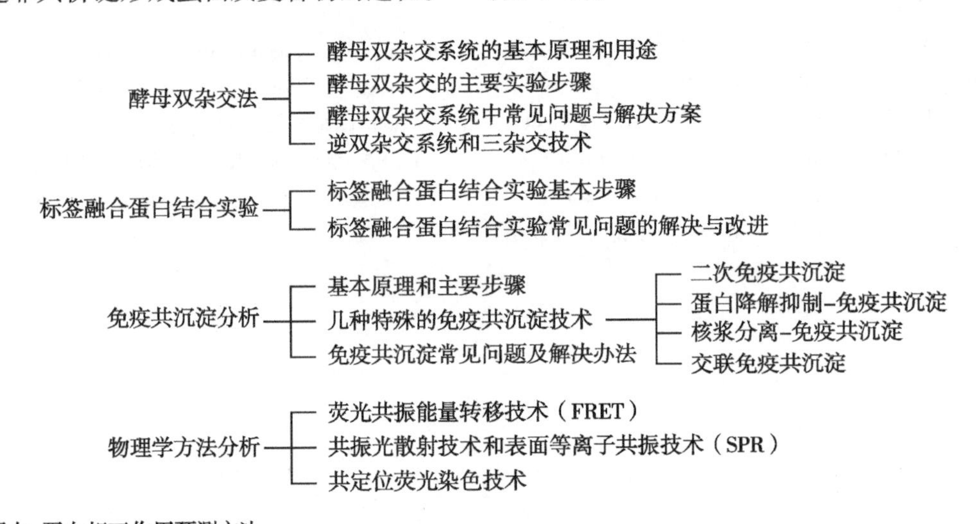

图 6-1 蛋白质相互作用研究技术路线图

第一节 酵母双杂交法

酵母双杂交系统（yeast two-hybrid system）以酿酒酵母为实验宿主。酵母的遗传能力及易操作性使其可以低成本、高通量地评估大量的蛋白质相互作用。这一技术是基于对真核生物调控转录起始过程的认识和报告基因技术的发展而建立的，是目前蛋白质相互作用分析，尤其是筛选未知蛋白质相互作用的最有力的工具之一。

一、酵母双杂交系统的基本原理和用途

转录激活因子一般由两个或两个以上独立的结构域构成，最基本的有 DNA 结合结构域（DNA binding domain，DBD）和转录激活结构域（activation domain，AD）。单独的 BD 虽然能和启动子结合，但是不能激活转录；单独的 AD 由于不能接近启动子，也不能激活转录。如果将 BD 和 AD 的编码 cDNA 分别与两种具有配对相互作用的蛋白质分子的 cDNA 进行基因融合而表达为融

合蛋白，依赖两种蛋白质分子之间的相互作用，就可以使BD和AD重新在空间上接近，呈现完整的转录因子活性，恢复对下游基因的表达激活作用。

经典的酵母双杂交方法由Fields S等人利用酵母转录因子*GAL4*分子的BD和AD而建立，并用此证明了两种蛋白质Snf1和Snf2之间的相互作用。他们将Snf1与BD融合，称为“诱饵”（bait）；将Snf2与AD融合，称为“猎物”（prey）或靶蛋白（target protein）。如果在Snf1和Snf2之间存在相互作用，那么分别位于这两个融合蛋白上的BD和AD就能重新形成有活性的转录激活因子，从而激活相应基因的转录与表达。为显示转录因子的激活作用，采用编码β-半乳糖苷酶的*lacZ*作为报告基因（见第十章），在其上游调控区引入*GAL4*调控序列。由于已经知道在Snf1和Snf2之间存在相互作用，结果发现只有同时转化了Snf1和Snf2融合表达载体的酵母细胞才有β-半乳糖苷酶活性，单独转化其中任何一个载体都不能检测出β-半乳糖苷酶活性，所以酶活性检测就可判别“诱饵”和“猎物”二者之间是否存在相互作用（图6-2）。

酵母双杂交技术在发展过程中对报告基因、“诱饵”载体以及“猎物”载体等做了许多改进。其中一个重要改进是引入了额外的报告基因，如广泛采用的*HIS3*基因。在带有*HIS3*报告基因的酵母细胞，只有当*HIS3*被启动表达后才能在缺乏组氨酸的选择性培养基上生长。*HIS3*报告基因的转录表达则是由“诱饵”和“猎物”的相互作用所启动。目前，大多数酵母双杂交系统往往同时使用2个甚至3个报告基因，但都含有最基本的*lacZ*报告基因。通过这种双重或多重选择既提高了检测灵敏度又减少了假阳性现象。

酵母双杂交方法一方面可以用于确认两个已知蛋白质的相互作用，更重要的是可以从cDNA文库中寻找与已知蛋白质相互作用的未知分子。如果“诱饵”蛋白序列已知，希望找出与之相结合的“猎物”蛋白，可将一个cDNA文库中的每个cDNA与AD基因融合形成一个能表达众多融合蛋白的文库。将“诱饵”蛋白（与BD融合）与该文库同时在酵母中表达，通过筛选出报告基因被激活的单克隆并作序列分析，便可鉴别出与该已知蛋白质相互作用的“猎物”蛋白，这就是酵母双杂交的高通量文库筛选用途（图6-3）。

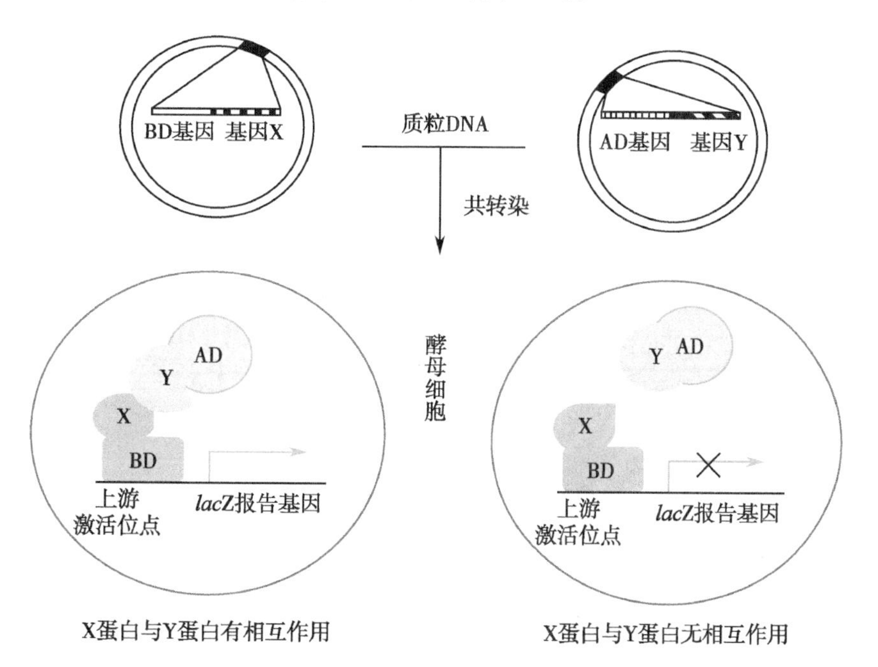

图6-2 酵母双杂交原理示意图

分别将靶蛋白基因X和“诱饵”蛋白基因Y构建在BD和AD载体上，然后共同转染酵母细胞，如果靶蛋白X和诱饵蛋白Y存在相互作用，那么*lacZ*报告基因就会被激活，反之，则不能激活下游*lacZ*报告基因

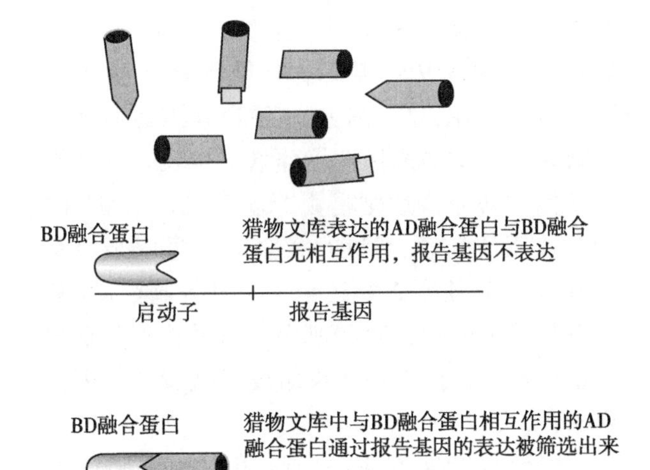

图 6-3 用已知功能的蛋白基因筛选双杂交 cDNA 文库 将已知功能的靶蛋白基因 X 构建在 BD 载体上构建 BD-X 融合蛋白，然后筛选"猎物"文库，如果文库中存在 X 蛋白的相互作用蛋白，下游报告基因就被激活。反之，报告基因表达不被激活

酵母双杂交方法的优点之一是具有很高的灵敏度，可以检测到生物化学方法检测不到的、相对较弱以及瞬时的蛋白质相互作用；另一个优点是在酵母的体内环境之中进行分析，更接近天然状态。

二、酵母双杂交的主要实验步骤

用于未知蛋白质相互作用筛选的酵母双杂交实验步骤较为复杂，其基本步骤可归纳于图 6-4。

（一）载体选择和构建

用酵母双杂交系统筛选未知相互作用蛋白质，首先需要构建"诱饵"蛋白载体。例如，将要分析的已知蛋白质的编码序列与 GAL4-BD 序列融合，形成在酵母中可表达的载体。载体的构建实验与一般 DNA 重组载体构建相同。

该载体必须能够在酵母中表达。实验系统所用的报告基因主要有营养型筛选（如 *-Trp*、*-Leu*、*-His*）以及显色（*lacZ*）等，这些报告基因分别受 *GAL4* 调控的 *GAL1*、*GAL2*、*MEL1* 启动子调控（图 6-5）。

目前一些生物技术公司都有各自的载体系统用于酵母双杂交实验，其差别在于报告基因、调控序列及筛选标志等。

（二）"诱饵"质粒自激活检测

在用"诱饵"载体筛选文库之前，还应检测单独在 *AH109* 菌株导入"诱饵"载体是否可以激活报告基因，即是否具有自激活特性，如有，这种"诱饵"载体就无法用于筛选相互作用分子。如

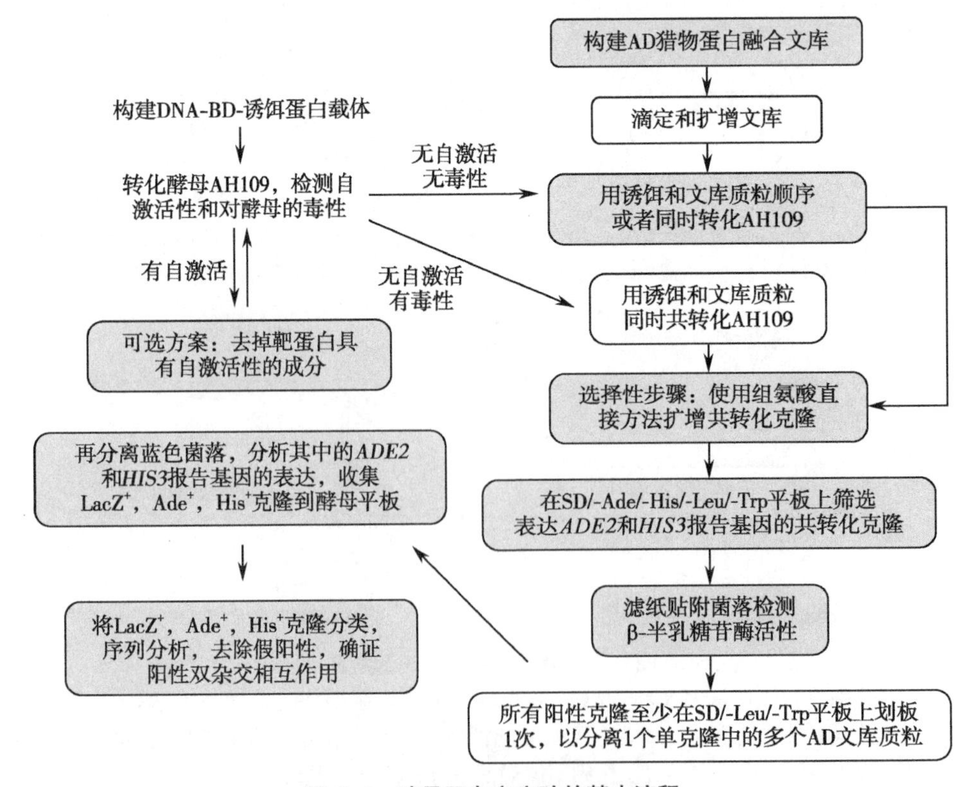

图 6-4 酵母双杂交实验的基本流程

GAL1UAS	GAL1TATA	*HIS*3
GAL2UAS	GAL2TATA	*ADE*2
MEL1UAS	MEL1TATA	*LACZ*

A

SD/Ura-　SD/Leu-　SD/Trp-　SD/his-

a b c d

B

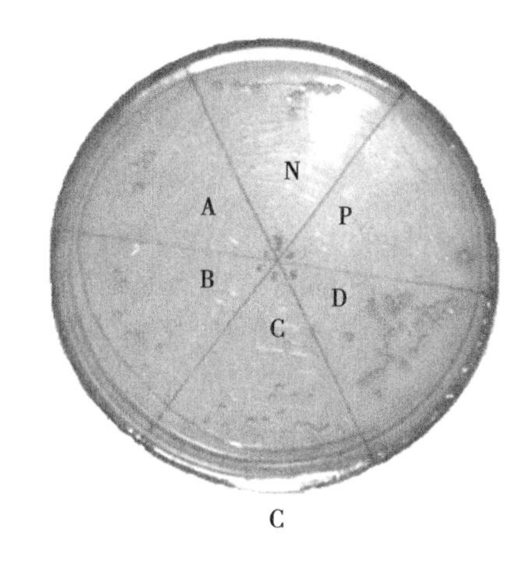

C

图 6-5　"诱饵"载体的报告基因及自激活检测

A. MACHMAKER 双杂交系统中的报告基因示意图，报告基因为 *HIS3*、*ADE2* 和 *LACZ*，上游分别受 *GAL4* 调控的 *GAL1*、*GAL2*、*MEL1* 启动子调控；B. a、b、c、d 为 4 个含有不同"诱饵"载体的酵母转化子。4 个质粒的酵母转化子均在 SD/–ura 平板上生长，说明转化所用酵母品系确为 AH109；"诱饵"质粒含有色氨酸缺陷筛选基因，SD/–trp 平板上有菌落生长，说明"诱饵"质粒已转入 AH109 中；文库质粒中有亮氨酸缺陷筛选基因，SD/–leu 平板上无菌落生长，说明酵母菌中无文库质粒的转入；组氨酸缺陷筛选基因为本实验所用 *GAL4* 酵母双杂交系统的报告基因，故 a、b、d"诱饵"质粒相应的酵母转化子在 SD/–his 平板上无菌落生长，表明此"诱饵"载体无自激活作用，而 c"诱饵"质粒相应的酵母转化子在 SD/–his 平板上有菌落生长，表明此"诱饵"载体激活了酵母双杂交系统中的 *HIS* 报告基因，具有自激活作用；C. 阳性对照 P 为蓝色克隆，阴性对照 N 为白色克隆。A、B、C 3 个待检测的转化子克隆为白色，说明这 3 个克隆含有的"诱饵"载体没有激活报告基因；D 克隆显示为蓝色，说明 D 克隆中的"诱饵"载体激活了系统的报告基因 *MEL1*

果"诱饵"载体具有自激活特性，含有"诱饵"载体的酵母转化子就可以在营养缺陷的培养基上生长，同时颜色筛选克隆呈现蓝色；反之，如果"诱饵"载体无自激活作用，则含有"诱饵"载体的酵母转化子不能在营养缺陷的培养基上生长，同时颜色筛选克隆呈现白色。图 6-5B 和图 6-5C 是 *GAL4* 双杂交系统"诱饵"载体自激活检测的结果。该系统使用 2 个营养缺陷筛选报告基因 *ADE2*、*HIS3* 及一个颜色筛选报告基因 *MEL1*（或者 *lacZ*，分别编码 α- 半乳糖苷酶或者 β- 半乳糖苷酶）。如果"诱饵"载体能够激活报告基因，则相应的酵母转化子可在 *ADE2*、*HIS3* 营养缺陷的培养基上生长。另外，α- 半乳糖苷酶为分泌蛋白，因此无需裂菌，仅在培养基中加入 α- 半乳糖苷酶底物 X-α-Gal，如果培养基上菌落呈蓝色则表明报告基因 *MEL1* 被激活。

（三）文库选择和扩增

要筛选未知的相互作用蛋白质，需要一个可以表达细胞内各种蛋白质的"猎物"融合蛋白的 cDNA 表达文库，即将 cDNA 文库的各种基因编码序列与 *GAL4*-AD 序列融合，形成一个"猎物"文库。依据所研究的组织或细胞类型，尽量购买商品化的文库进行筛选，因为文库的质量直接影响筛选效果。如果所研究的细胞类型没有可供选择的文库，自行构建的文库一定要保证文库内的基因丰度，即能够代表的蛋白质种类要足够，好的

文库滴度应达到 10^6 个 cDNA。

购买的文库和自行构建的文库在使用前都需要扩增，应严格按照说明来进行扩增，保证扩增文库与原文库具有相同的代表性，丰度不丢失。文库扩增后即可提取其中的质粒 DNA，用于下一步的筛选。需要注意的是，文库质粒 DNA 提取质量要高，建议采用商品化的质粒大量制备试剂盒进行。

（四）在酵母细胞内筛选相互作用分子

首先将“诱饵”载体转入酵母细胞，筛选获得含有“诱饵”蛋白的酵母克隆，再将此细胞用于对文库的筛选。筛选时，将“猎物”蛋白文库（至少需要 200μg DNA）转入已含有“诱饵”蛋白的酵母细胞。这一步骤主要涉及高效率的酵母转化实验。首先需要制备感受态酵母细胞，然后用“猎物”融合文库进行酵母转化，详细操作步骤见第十四章。

（五）阳性克隆鉴定

首先，依据载体和宿主菌的遗传特点可以确定“诱饵”蛋白和“猎物”文库是否进入酵母细胞；其次，如果表达的“猎物”蛋白存在与“诱饵”蛋白的相互作用，载体中的报告基因即可表达，通过对报告基因的检测，可以确定融合蛋白相互作用的阳性克隆。

1. 阳性克隆的报告基因检测 取足够数量的含有“诱饵”质粒和文库质粒的酵母共转化子铺于 *SD/-Ade/-His/-Leu/-Trp/X-α-Gal* 平板上，置于 30℃孵箱中培养 3~5 天至菌落生成。通过观察报告基因的激活筛选与“诱饵”蛋白相互作用的文库蛋白质。报告基因的检测同自激活检测部分，如果酵母共转化子中的“诱饵”蛋白与文库蛋白之间存在相互作用，则酵母共转化子可以在营养缺陷的培养基上生长，同时筛选克隆呈现蓝色。挑取 *SD/-Ade/-His/-Leu/-Trp/X-α-Gal* 平板上直径≥2mm、呈蓝色的菌落，在 *SD/-Leu/-Trp/X-α-Gal* 平板上划线 3 次，让含有多个文库质粒的共转化子随着分裂分布到不同的酵母菌中去，减少筛选的假阳性。最后仍然在 *SD/-Ade/-His/-Leu/-Trp/X-a-Gal* 平板上呈现蓝色的即为阳性克隆。

2. β- 半乳糖苷酶活性检测 另一种检测显色报告基因的方法是用滤纸贴附菌落来检测 β- 半乳糖苷酶活性，而在培养基中不加底物。将无菌的 Whatman 滤纸小心覆盖到培养平板表面，使所有的待测菌株都有部分沾到滤纸上，用注射器在滤纸上打三个不对称的孔，以标记方向。取出滤纸放入液氮中 0.5~1min，再放置于室温融化，反复冻融 3 次。将带有菌株的滤纸在培养板内放到预浸泡（含 X-α-gal 的缓冲液）过的滤纸上，有菌株的一面向上，滤纸中间不能有气泡，30℃培养。一般筛选文库所得的阳性克隆在 0.5~8h 内会变蓝，超过 8h 容易产生假阳性结果。为进一步证明阳性克隆的可靠性，还可以将上述蓝色菌落再接种到液体培养基中扩大培养，然后测定酵母裂解液中的 β- 半乳糖苷酶活性，活性的高低可以作为筛选的标准。

（六）酶切鉴定

进一步的鉴定需要从阳性克隆酵母菌中提取质粒（实验流程 6-1），通过限制性核酸内切酶酶切片段的存在与否确定是否为有意义的克隆，同时也可以用这一方法依据酶切片段的大小对阳性克隆进行初步分类，选择出代表性的克隆进行序列分析。图 6-6 给出了一个阳性克隆鉴定的实例。

实验流程 6-1 酵母菌质粒提取

A. 接种酵母到 3ml SD 营养缺陷型培养基中，30℃，260r/min 培养 16~18h。

B. 取 1ml 培养物室温 13 200r/min 离心 30s。

C. 弃上清，沉淀重悬于酵母裂解液中，室温放置 15min，期间上下颠倒 1 次。

D. 加入 0.5ml TE，迅速颠倒混匀，加入 0.06ml 3mol/L NaAC，颠倒混匀。

E. 加入 0.6ml 酚 / 氯仿 / 异戊醇（25∶24∶1），剧烈振荡混匀。

F. 13 200r/min 离心 2min，转移上清到新管。

G. 重复 E、F 步操作，加入 0.65ml 预冷异丙醇，混匀，-20℃放置 20min。

H. 13 200r/min 离心 5min，去尽上清，加入 0.1ml 70% 乙醇。

I. 13 200r/min 离心 5min，弃去上清，用 20μl TE 缓冲液溶解沉淀。

注：

酵母裂解液：3% SDS，0.2mol/L NaOH。

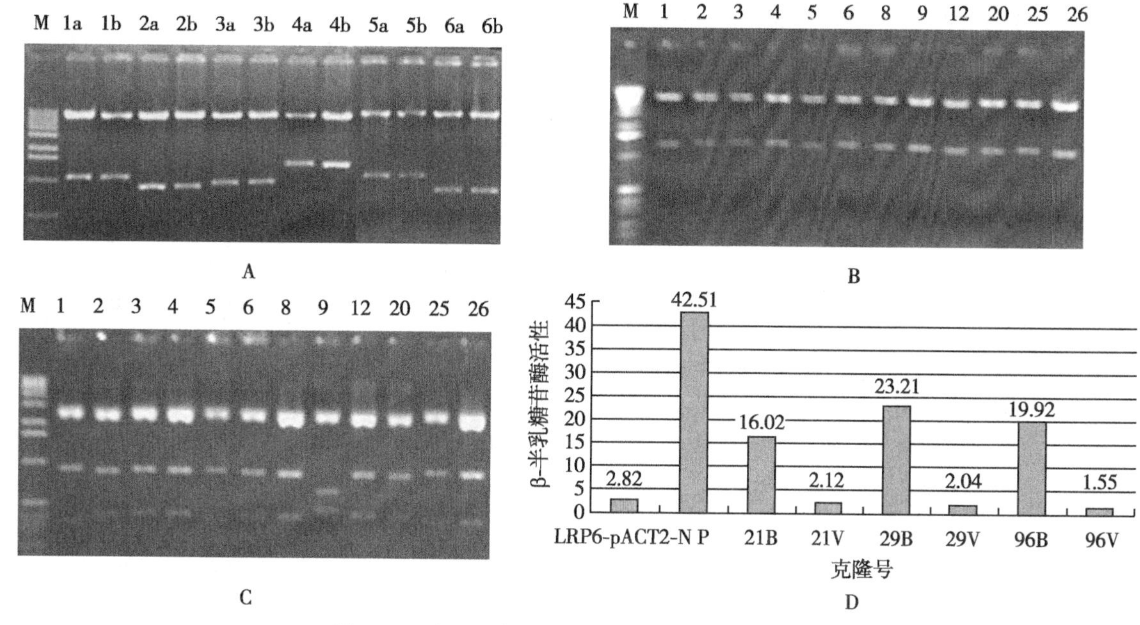

图 6-6 酵母双杂交文库筛选阳性克隆鉴定举例

A. 部分克隆的酶切电泳图。每一个成功转化的 DNA 都选取了 2 个单克隆提质粒分析，如果 a 与 b 结果相同，则认为是同一克隆，否则要重新选单克隆；B. 酶切分类结果。将插入片段大小相似的一起电泳，12 个克隆片段大小相同，暂时分为一组；C. 酶切再分类结果。每组选 1 个克隆测序，根据测序结果所作的酶切图谱，选择另外的酶再切。D. AH109/pGL1 为系统阳性参照，LRP6-pACT2-N 为"诱饵"与无关文库质粒共转，属阴性对照，21V、29V、96V 为阳性克隆与无"诱饵"载体共转，亦属阴性对照。21B、29B、96B 为阳性文库质粒与"诱饵"共转，属真正的阳性克隆

酵母中质粒的拷贝数很低，电泳往往不可见，而且此法得到的质粒不纯，可能有一些抑制剂的存在，不适用于 PCR 测序反应，所以需要重新转化到大肠埃希菌中扩增再检测。在此可以使用高效率的电转化法。

（七）重转化验证

从阳性克隆获得的质粒一方面可进行序列分析以确定基因的性质，另外可同时再重新转化酵母进行验证。即将每个质粒与"诱饵"质粒共转化酵母，如果仍然可以检测到相互作用，则可进一步确定这些克隆的可靠性，同时也可排除假阳性克隆。

（八）阳性克隆的生物信息学分析

测序结果分别用蛋白质和核酸序列在 NCBI 提供的基因库中作 BLAST 分析。

酵母双杂交方法得到的相互作用是在酵母体内得到的，而且是人为地使两个蛋白质表达在一起。而在高等动物体内，二者未必会在细胞内同时同区域表达，所以要用其他方法对筛选的结果进行验证。体内环境的复杂使得酵母双杂交系统文库筛选的结果在可重复性上不如其他一些生物化学方法。因此，酵母双杂交系统往往只是一个课题初期采用的方法，但是对于以后工作的很多方面会有很重要的启发和提示。

三、酵母双杂交系统中的常见问题与解决方案

酵母双杂交实验虽然对蛋白质相互作用研究具有重要的推动作用，但是具体实施时也存在许多问题，需要在实验设计和实施中予以注意。

（一）假阳性问题

酵母双杂交实验带来的最大困惑是假阳性，一般称为自激活。引起假阳性的主要原因是 BD 融合"诱饵"蛋白，甚至 AD 融合靶蛋白本身单独存在时即可激活报告基因的转录。

解决假阳性的干扰，一方面是在载体方面进行改进。现在实验室使用的均已是商品化的载体，各公司几经换代的各种酵母双杂交系统采用了多个报告基因，且每个报告基因的上游调控区又各不相同，这可减少大量的假阳性。另一个解决方案主要靠实验者自己完成，在检测两种蛋白质相互作用时必须有严格的对照，排除自激活作

用的干扰。自激活检测时，将“诱饵”蛋白表达载体单独转化入酵母细胞，若 8h 以内菌落没有产生半乳糖苷酶而变蓝色，即可认为自激活能力很弱，可以用来筛选文库。如果有较强的自激活现象，可以删除“诱饵”蛋白的一部分序列，使它失去自激活性，但是同时注意这样做可能会删掉“诱饵”蛋白相互作用的结构域。此外，进行重复验证，也可避免假阳性结果。

即使没有自激活作用，获得的阳性克隆也未必一定是真正的相互作用蛋白质。还需要考虑以下一些情况出现的假阳性克隆：①这种相互作用是否会在细胞内自然发生；②某些蛋白质如果是依赖于泛素蛋白的蛋白酶解途径的成员，它们具有普遍的蛋白质间的相互作用能力；③一些实际上没有任何相互作用但有相同基序的蛋白质，如任何两个具有亲 α- 螺旋的蛋白质间都可以发生相互作用。

（二）转化效率问题

在双杂交鉴定过程中要经过两次转化，工作量相当大，特别是寻找新的作用蛋白质时尤其如此。而且，酵母细胞的转化效率比细菌要低约 4 个数量级。因此，转化步骤就成为双杂交技术的瓶颈。一般来说，文库质粒酵母转化应保证 10^4 左右。近来，Bendixen C 等人通过酵母接合型的引用，避免了两次转化操作，同时又提高了双杂交的效率。因此，推荐使用预转文库进行筛选。

（三）假阴性问题

在酵母双杂交的应用中有时也会遇到假阴性现象，即两个蛋白质本应发生相互作用，但报告基因不表达或表达程度很低，以至于检测不出来。造成假阴性的原因主要有：①融合蛋白的表达对细胞有毒性，这时应该选择敏感性低的菌株或拷贝数低的载体；②蛋白质间的相互作用较弱，应选择高敏感的菌株及多拷贝载体；③BD 或者 AD 的融合蛋白部分没有包括相互作用的位点，或者破坏了融合蛋白的正确折叠；④蛋白质在酵母中不能稳定表达，或者不能正确折叠，或者不能进入细胞核。

（四）其他需要注意的问题

酵母平板上的菌落在 30℃下培养 1 周左右要及时转接，4℃放置 1 个月左右也要及时转接，否则会失去活性。

四、逆向双杂交系统和三杂交系统

酵母双杂交技术在应用中发挥了巨大的作用，但人们也注意到了它有一定的局限性，为此发展了多种适应不同需求的改型双杂交技术。逆向双杂交系统（reverse two-hybrid system）用于检测能阻断两个蛋白质间相互作用的蛋白质结构，其设计大致可以分为两类。一类是用 *URA3* 或 *CYHZ* 基因作为报告基因。*URA3* 基因编码尿嘧啶合成途径中的重要酶，将 5′- 氟乳清酸转变为细胞毒性物质，只要有相互作用，就可使细胞无法生长；而在存活细胞中，引入的突变阻碍了蛋白质间的相互作用。利用这种技术发现了影响转录因子 *EZFI* 与 *DPI* 相互作用必需区内的点突变。另一类是将常规报告基因（如 *HIS3*）置于 *TetR* 控制之下。待测蛋白质之间发生相互作用后首先表达抑制因子 *TetR*，*TetR* 结合到操纵序列后就抑制了报告基因 *HIS3* 的表达，结果转化子不能生长。只有当待测蛋白质之间的相互作用被突变所阻断而无法激活 *TetR* 基因时，报告基因才能摆脱 *Tet* 操纵序列的控制而表达，使转化子获得在选择培养基上生长的能力。利用这种方法鉴定出了 cAMP 应答元件结合蛋白中第 33 位丝氨酸的突变会阻断其与辅助激活因子 CREB 结合蛋白的相互作用。

在许多细胞内信号传递过程中，两个蛋白质间的相互作用常涉及核酸等其他生物大分子。在研究这些大分子与蛋白质间相互作用的过程中发展了一种新的技术系统——三杂交系统（three-hybrid system），其本质与双杂交是相同的，只是需通过第三个分子的介导把两个杂交蛋白质带到一起。RNA 三杂交系统还可检测由 RNA 介导的两个蛋白质间的相互作用，也可筛选鉴定新的蛋白质结合因子。

第二节 标签融合蛋白结合实验

标签融合蛋白结合实验是基于亲和层析原理，分析蛋白质体外直接相互作用的方法。该方法利用一种带有特定蛋白序列标签（tag）的纯化融合蛋白作为诱饵，在体外与待检测的纯化蛋白质孵育，然后用可结合蛋白标签的琼脂糖珠将融合蛋白沉淀回收，洗脱液经电泳分离并染色。如果两种蛋白质有直接的结合，待检测蛋白质将与融合蛋白同时被琼脂糖珠沉淀（pull-down），在电泳胶中可见到相应条带（图 6-7）。

目前最常用的标签是谷胱甘肽硫转移酶（GST），有各种商品化的载体用于构建 GST 融合基因，并在大肠埃希菌中表达为 GST 融合蛋白。利用 GST 与还原型谷胱甘肽（glutathione）的结合作用，可以用共价偶联了还原型谷胱甘肽的琼脂糖珠一步纯化 GST 融合蛋白。另一个常用的易于用常规亲和层析方法纯化的标签分子是可以与镍离子琼脂糖珠结合的 6 个组氨酸（6 × His）标签。

标签融合蛋白结合实验技术的优点有：①灵敏度高。因其具有亲和层析的蛋白质富集作用，可以检测到生物化学方法检测不到的、相对较弱的蛋白质相互作用。②实验材料比较容易获得，实验周期短。③可以排除其他蛋白质的干扰，反映出蛋白质之间直接的相互作用。

标签融合蛋白结合实验主要用于：①证明一对蛋白质分子是否存在直接物理结合；②分析一对相互作用蛋白质之间相互作用所必需的结构域；③用已知蛋白质分子作为诱饵，筛选细胞内与之相结合的未知分子。

一、标签融合蛋白结合实验基本步骤

以 GST 融合蛋白结合实验为例，基本实验过程见图 6-7A。在此，GST 融合蛋白和待测蛋白质均可通过细胞裂解物、纯化蛋白质、重组表达以及体外转录翻译系统等方法获得。

GST 融合蛋白的表达纯化可以通过考马斯亮蓝染色直接进行观察，对于与 GST 融合蛋白有相互作用的目的蛋白，其丰度往往会比较低，因此可以借助标签抗体或目的蛋白的特异性抗体进行检测。当用此技术进行筛选时，往往需要进行银染，

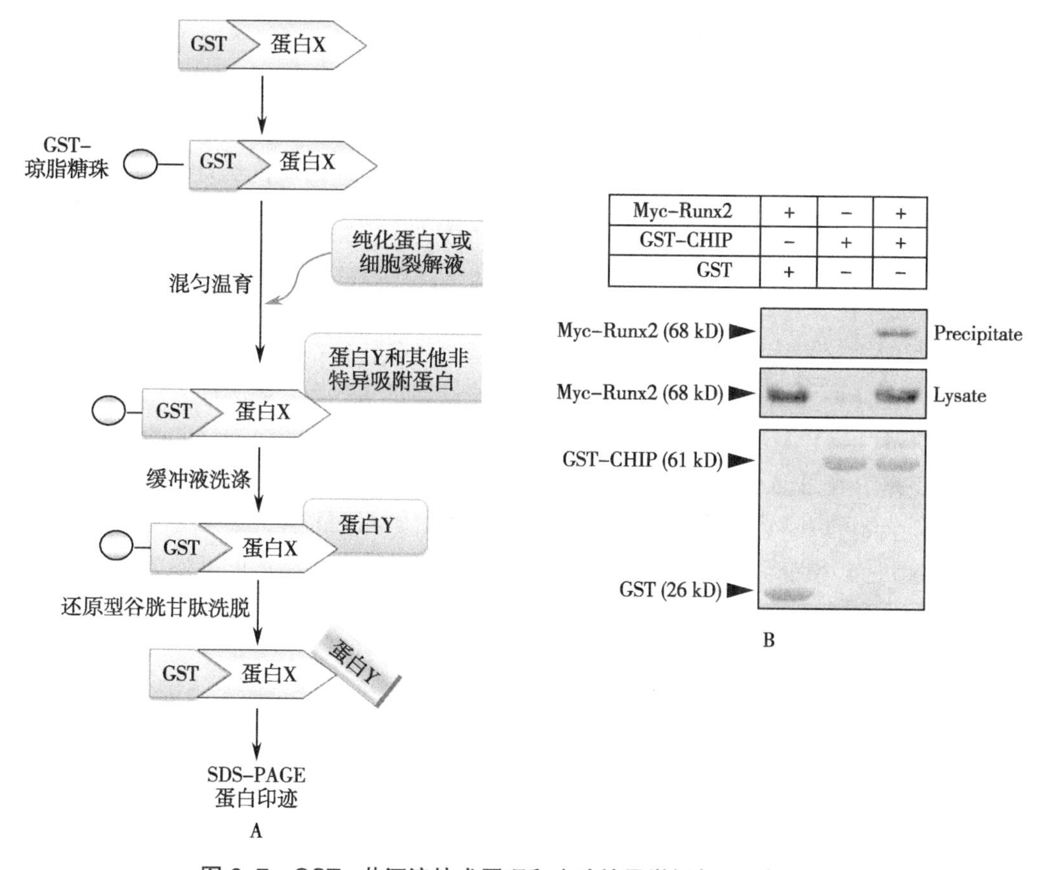

图 6-7　GST- 共沉淀技术原理和实验结果举例（见文末彩插）

A. 用 GST- 蛋白 X 融合蛋白沉淀与之相互作用的蛋白 Y 的原理及主要步骤；B. 转录因子 Runx2 与泛素连接酶 CHIP-GST 融合蛋白的共沉淀。上方两图为蛋白免疫印迹，Runx2 带有 Myc 标签表位，在有 GST-CHIP 存在时，抗 Myc 标签抗体免疫印迹阳性。GST 蛋白为阴性对照，不能沉淀 Runx2，下图为蛋白染色，证明加入了等量的 GST 或 GST-CHIP 融合蛋白

之后切下特异性条带进行质谱分析，由此可以确定与探针蛋白相互作用的目的蛋白。图 6-7B 是转录因子 Runx2 与泛素连接酶 CHIP-GST 融合蛋白的共沉淀举例。

GST 融合蛋白结合实验已经成功用于许多种蛋白质的相互作用，但是，这种技术也存在着局限，如哺乳动物蛋白质之间的相互作用有时要求正确的折叠和翻译后修饰（如糖基化），而大肠埃希菌不能提供这样的环境。因此，GST 融合蛋白在大肠埃希菌中的折叠与修饰往往不能够反映其在天然环境中的状况，检测到的蛋白质之间的相互作用也不能充分说明在天然环境中蛋白质的这种相互作用一定存在，还需其他实验相互验证。同时也可以考虑利用其他类似于哺乳动物细胞、具有相似转录后修饰功能的表达系统，如昆虫细胞 - 杆状病毒表达系统，进行 GST 融合蛋白的表达，这样就可以弥补以上缺陷。

二、标签融合蛋白结合实验常见问题的解决与改进

1. 不能有效纯化融合蛋白 本实验能够进行的前提是获得可溶性的融合蛋白。当融合蛋白的表达水平、可溶性等不理想时，可能难以获得足够的纯化蛋白质进行结合和沉淀实验。此时，摸索各种条件，包括载体优化、IPTG 浓度等对提高表达水平可以有所帮助。更多的情况是，细菌表达的蛋白质形成包含体而影响纯化，此时可以考虑调整培养温度、pH 值、IPTG 浓度等改善融合蛋白的溶解度。在无论如何也不能获得足量可溶性蛋白质的情况下，也可以考虑用变性复性的方式获得标签蛋白，但是必须充分认识这样获取的相互作用蛋白质的假阳性问题，用其他方法进行验证。

2. 检测不到特异性相互作用的目的蛋白质条带 无法检测到特异性结合到标签蛋白上的目的蛋白条带的原因可能有：洗涤强度过大，丢失了结合不够紧密的结合蛋白质；标签蛋白或被筛选蛋白质是否已被降解；蛋白质的相互作用是否需要其他辅助因子等。GST 融合蛋白或待测蛋白质浓度过低也会因为不能有效地将目的蛋白进行富集而出现阴性结果。当敏感度受到限制时，可以考虑使用 ^{35}S 示踪蛋白来提高检测的敏感性。

3. 背景过高 非特异性结合的蛋白质会影响到实验者对实验结果的观察，这往往需要增强洗涤条件，如增加洗涤时间及次数，提高盐离子和去垢剂浓度；也可以在结合过程中加入 1% BSA 或 0.5% NP-40 以降低背景；同时可以考虑减少亲和层析介质的使用。GST 融合蛋白或待测蛋白质浓度过高，也会增加背景信号。在体外翻译系统中，放射性核素标记十分方便，可以排除其他蛋白质分子的干扰，获得清晰的信号。

4. 标签对融合蛋白空间结构的影响 对于已知蛋白质，最好根据文献确定克隆策略，这样可以将标签融合对蛋白质结构的影响降到最低。对于研究不够明确的蛋白质可以考虑将标签分别放到靶蛋白的 N- 端或 C- 端，避免构象改变带来的假阳性或假阴性结果。

近年来随着质谱分析系统的迅速发展及融合蛋白标签设计的改进，为这一传统方法的使用提供了更为广阔的空间。此外，应用特殊的亲和层析系统，如串连亲和层析（tandem affinity purification，TAP），也是一个值得注意的趋势。这样的系统通过几个蛋白质标签串联排列，增加了对相互作用蛋白质的纯化能力，加上质谱技术的应用，使其成为在细胞内进行蛋白质复合物筛选的有力手段。

第三节 免疫共沉淀分析

免疫共沉淀（co-immunoprecipitation，co-IP）以抗体和抗原之间的特异性结合为基础，用于测定蛋白质相互作用，是确定两种蛋白质在完整细胞内生理性相互作用的有效方法。

一、基本原理和主要步骤

免疫共沉淀的基本原理是，在保持蛋白质相互作用的条件下收获并裂解细胞，在细胞裂解液中加入针对一种已知蛋白质的特异性抗体，孵育后再加入可与抗体结合的蛋白 A/G- 琼脂糖珠（或者磁珠）沉淀收获抗原抗体复合物，若细胞中存在着与此已知蛋白质相结合的目标蛋白，就可以与上述抗原抗体复合物共同被沉淀下来，形成“目标蛋白 - 已知蛋白 - 抗已知蛋白抗体 - 蛋白 A”复合物。经 SDS-PAGE 后，复合物可被分离，

再经免疫印迹或质谱鉴定出目标蛋白。这种方法常用于测定两种蛋白质是否在体内结合，常使用针对这两种蛋白质的抗体分别进行 co-IP，以相互印证。与质谱技术结合，也可用于确定一种特定蛋白质的新的未知结合蛋白（图 6-8）。

免疫共沉淀技术的优点是：①得到的蛋白质相互作用是在细胞内天然形成的，反映的是细胞的生理状态；②可以分离得到天然状态的蛋白质复合物。其缺点是：①可能检测不到低亲和力和瞬时蛋白质 - 蛋白质相互作用；②不能证明两种蛋白质的直接结合，其他分子可能起到桥梁作用；③依赖于高质量的、可用于免疫沉淀的特异性抗体。

二、几种特殊的免疫共沉淀技术

免疫共沉淀技术在应用过程中不断得到改进和发展，形成了一些新的方法，扩大了其应用范围和特异性。

（一）二次免疫共沉淀

二次免疫共沉淀（IP-re-IP）与常规 co-IP 的不同是使用了 2 种特异性抗体，可用于分析 3 种蛋白质分子在细胞内是否以复合物存在。如要证明蛋白质 X、Y、Z 在细胞内可形成复合物，在细胞裂解液中加入抗蛋白质 X 的抗体，免疫沉淀获得抗原抗体复合物，经过非变性洗脱，向此复合物溶液中再加入抗蛋白质 Y 的抗体，再收集免疫复合物，进行 SDS-PAGE 及蛋白质印迹分析或者干胶后放射自显影。两次免疫沉淀提高了判断蛋白质 X、Y、Z 复合物的准确性，尤其是配合放射性核素标记时，检测敏感度很高。另外，可以利用标签抗体来检测已知蛋白质间是否存在相互作用。图 6-9 给出了 IP-re-IP 的原理和实验结果实例。

（二）蛋白质降解抑制 - 免疫共沉淀

真核细胞中存在着溶酶体和泛素 - 蛋白酶体蛋白质降解途径。免疫共沉淀实验中若两个蛋白质相遇，使对方发生降解时，必然会影响免疫共沉淀实验的结果。为解决这一问题，可以用各种方式抑制细胞内蛋白质降解。目前的方式有：①对于通过溶酶体途径降解的蛋白质，可以通过加入 NH_4Cl、氯喹等改变细胞内酸性环境，抑制这类蛋白质的降解。NH_4Cl 的使用浓度为 20μmol/L，作用时间为 4~6h 不等，需要进行预实验确定最佳使用浓度和时间。②对于通过泛素 - 蛋白酶体途径降解的蛋白质，可用 MG132 抑制，使用浓度为 10~50μmol/L。MG132 长时间处理细胞后，对细胞有杀伤毒性，超过 24h 往往会导致细胞凋亡，因此，对于研究凋亡药物处理细胞的研究，MG132

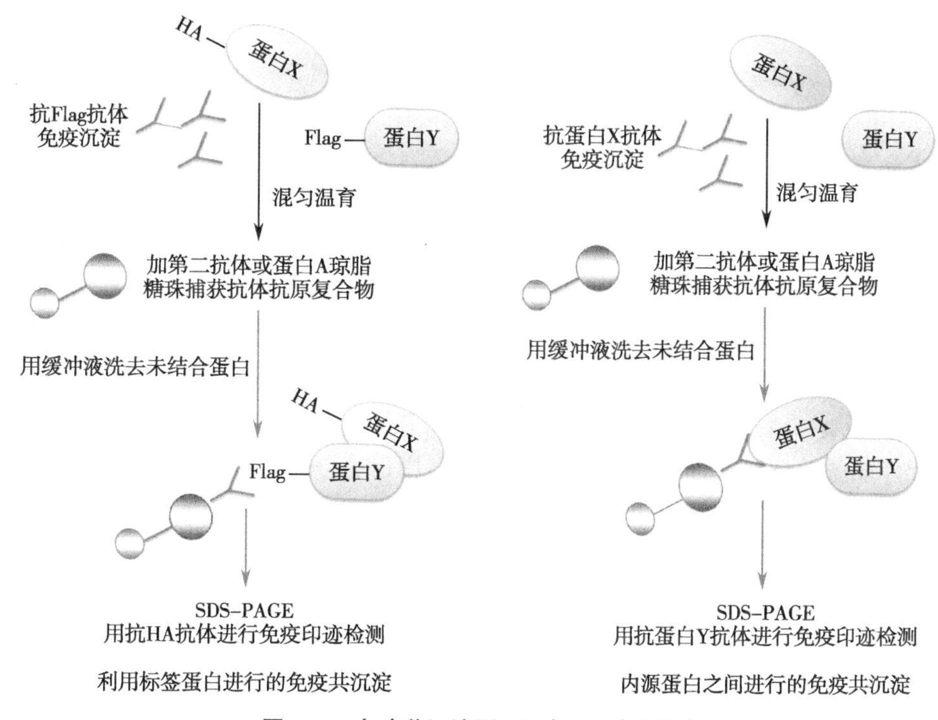

图 6-8 免疫共沉淀原理图（见文末彩插）

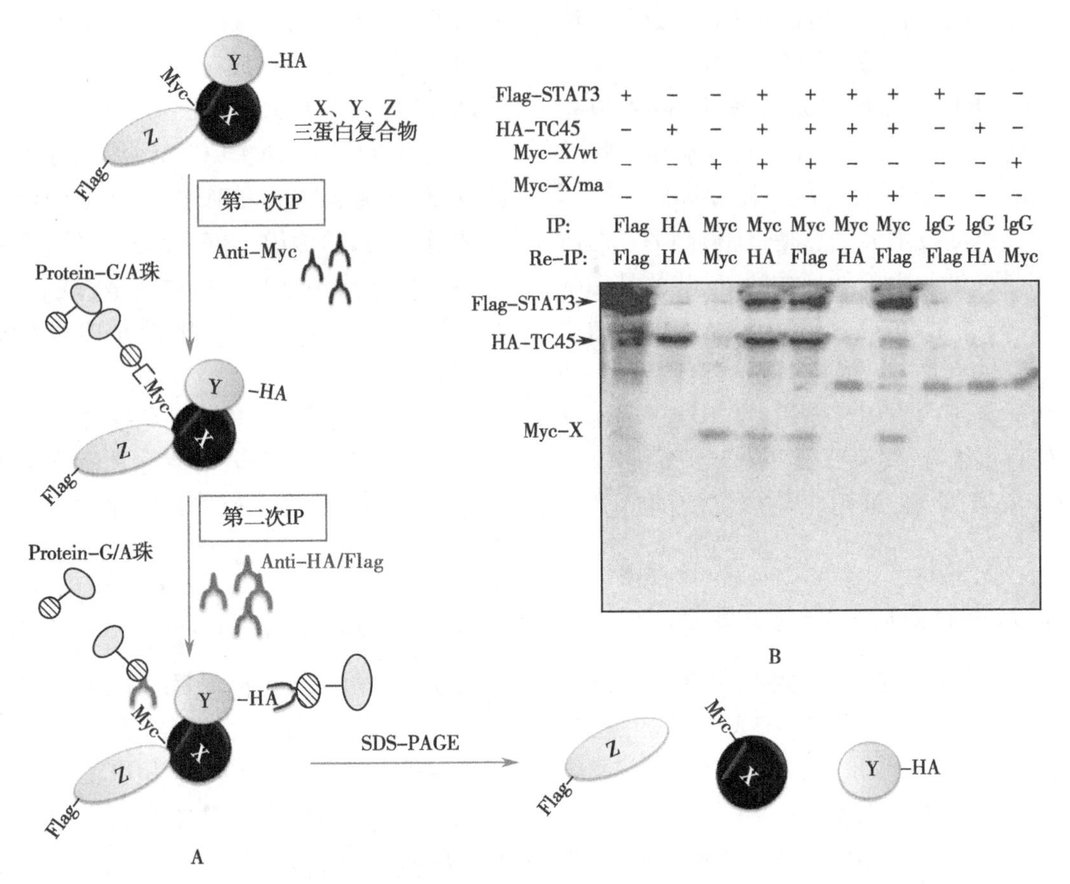

图 6-9 二次免疫共沉淀原理示意图及实验结果举例(见文末彩插)

A. IP-re-IP 原理示意;B. IP-re-IP 检测到的 GDX-TC45-STAT3 复合体。在 293T 细胞中转染 3 个蛋白质的编码 cDNA,24h 后用 35S 标记细胞,6h 后裂解细胞。在裂解液中加入 Myc 标签抗体进行第一次免疫沉淀,然后用 HA 或者 Flag 抗体进行第二次 IP(re-IP),SDS-PAGE 后自显影,可以检测到野生型的 GDX,而同样顺序却检测不到突变体的 GDX,表明 TC45 和 STAT3 的相互作用需要 GDX 作为桥梁来介导

的处理时间不能太长,可以相对加大 MG132 的工作浓度,缩短使用时间。

(三)核质分离 - 免疫共沉淀

体内的许多蛋白质是穿梭于细胞质和细胞核或其他细胞器之间的。当研究蛋白质之间相互作用时会遇到蛋白质之间的时空问题,为此而建立的核质分离技术联合 co-IP 可以确定蛋白质相互作用的亚细胞区域。很多转录因子是这方面的典型例子,如转录因子 β-catenin 和 TCF4 之间的相互作用,在无配体刺激的情况下,前者大部分位于细胞质部分,而后者定位于细胞核部分,当配体刺激后 β-catenin 的稳定性增强而入核,与 TCF4 发生相互作用以激活下游基因的转录。

核质分离 - 免疫共沉淀方法的特点是在 co-IP 前,先利用核质分离技术以得到细胞质和细胞核的较完整组分。核质分离 co-IP 实验在解决蛋白质相互作用的时空问题上具有一定的优势,该实验需要注意的是核 / 质蛋白之间的交叉污染。如果细胞质部分裂解得不充分,细胞核里面会掺杂细胞质的蛋白质,反之亦然。

(四)交联免疫共沉淀

交联(crosslink)是共价连接不同化学功能基团的技术。对于蛋白质来说,亲核侧链或多肽链的末端均为交联的功能基团。交联技术在许多方面都有应用,其中应用于研究蛋白质相互作用已有 50 多年的历史。交联技术与 co-IP 联合使用的目的是稳定已经结合在一起的蛋白质分子,避免一些结合能力弱或瞬时结合的分子在 co-IP 的过程中解离。蛋白交联和质谱技术结合,还能够提供互相结合的蛋白上特定氨基酸的空间距离信息,从而推断参与蛋白结合的关键氨基酸。应用此方法时,首先使用较温和的条件裂

解细胞，加入化学交联剂使细胞内原本动态存在的相互作用蛋白质共价交联在一起，再进行常规co-IP。双琥珀酰亚胺辛二酸酯（disuccinimidyl suberate，DSS）和双琥珀酰亚胺辛二酸酯磺酸（bis[sulfosuccinimidyl]suberate，BS）是目前两种主要的交联剂，使用前需要对多种实验条件和交联剂进行预实验，最终确定最佳交联条件。

三、免疫共沉淀的常见问题及解决办法

1. 细胞裂解液的选择　不同的细胞裂解缓冲液（见第四章、附录Ⅳ）可能会有不同的免疫沉淀效果。RIPA裂解液的背景信号低，但是会使某些激酶变性，同时也会破坏某些蛋白质之间的相互作用。NP-40裂解液不会使蛋白质变性，也不会抑制激酶活性或破坏蛋白质复合物，但是背景高。磷酸盐缓冲液RIPA通常是最好的选择。磷酸盐在pH7.2缓冲能力强，同时也是磷酸酶抑制剂。而Tris在pH7.2不是一个很好的缓冲液，也不是磷酸酶抑制剂，不过在加入钙或锰（蛋白质结合或激酶活性维持所需）时需使用Tris缓冲液，否则还是首选磷酸盐。蛋白激酶Syk和Src等的酶活性不稳定，大部分会在RIPA中丢失，应该用NP-40裂解液，包含EDTA和磷酸酶抑制剂，且在裂解细胞、沉淀及洗涤全程使用。一般需要进行预实验来确定裂解条件，主要是盐浓度和去垢剂的浓度。此外，全程低温操作也有助于稳定蛋白质间的相互作用及蛋白质活性。

2. 抑制剂的选择　裂解细胞的同时即要注意蛋白质降解和化学修饰基团的丢失。所有的免疫沉淀实验都应在裂解细胞时使用蛋白酶抑制剂（见第四章）。对于磷酸化蛋白质，需要使用磷酸酶抑制剂（见第八章）。另外，EDTA用于抑制裂解液中的磷酸化反应，通常使用浓度为2mmol/L。钒酸钠抑制所有的酪氨酸蛋白磷酸酶活性，最高使用浓度可至200μmol/L，使用前现配。氟化钠是丝氨酸、苏氨酸蛋白磷酸酶抑制剂，通常使用浓度为50mmol/L。DTT可以阻止新暴露的半胱氨酸形成二硫键，从而阻止蛋白质聚集，在整个免疫沉淀过程中使用，必须现用现配。此外，还可以使用蛋白酶体抑制剂，如MG132等。

3. 细胞裂解操作　为减少蛋白质降解和变性，裂解细胞必须在冷室或冰上进行，所有液体和用具都需要预冷。细胞裂解时间一般20min即可，每个35mm培养皿的细胞用0.25~0.30ml裂解液，这个比例可保证背景较低。裂解后的离心应使用4℃低温离心机。

4. 抗体的选择和使用　并非所有的抗体都可以用于免疫沉淀，需要在实验中尝试。购买商品化抗体应询问其是否适用于免疫沉淀。为了获得最强的信号，最好加入过量的抗体，如果裂解液过多，抗体不能完全结合，将会导致背景增强。

5. 不理想结果及解决方法　由于蛋白质间相互作用常常属于弱结合，且可能只有少部分是处于结合状态，所以检测的敏感度和特异性都不十分理想。免疫共沉淀实验需要耐心和技巧，往往需要多次摸索才能找到获得理想信号的条件。表6-1给出了免疫共沉淀实验中的常见问题和解决方案。

表6-1　免疫共沉淀中的常见问题及解决办法

常见问题	可能原因	解决办法
出现非特异性背景	样品中的一些物质非特异性的结合在抗体或用于收获抗体的琼脂糖珠上	将细胞裂解液用不含特异抗体的正常血清或琼脂糖珠进行预清除；在免疫沉淀时，加入BSA或明胶封闭非特异结合；在琼脂糖珠保存液中使用5%的BSA
	蛋白裂解液中有蛋白聚集	在加入抗体之前，将蛋白裂解液在100 000*g*离心30min以去除聚集蛋白
	沉淀后洗涤不充分	交换使用高盐洗脱液和低盐洗脱液，或者加入不同的洗涤剂，也可以试用纯净水洗涤1次。增加洗涤次数和时间
	裂解液在使用前冻融过	在使用前不要冻融裂解液
	抗体浓度太高	降低抗体浓度

续表

常见问题	可能原因	解决办法
出现特异性背景条带	抗原中包含1个以上多肽链	结果判定时予以注意
	抗体识别了同源表位的蛋白	尝试不同表位的单抗
	多克隆抗体结合于其他蛋白	尝试单抗或亲和层析纯化后的抗体
	可能是IgG轻链或重链	IgG重链大约55kD,轻链大约28kD
检测不到特异性抗原条带	抗体不适合做免疫沉淀	试试其他抗体,多抗可能比单抗好一些
	使用了错误的琼脂糖珠	根据第一抗体的类型正确选用(见附录Ⅱ)
	抗体与琼脂糖珠结合过弱	使用第二抗体(如羊抗小鼠IgG)增强结合
	样品中目的蛋白过少	增加抗体浓度;增加裂解液浓度;^{35}S示踪
	洗脱液太强,破坏了复合物	使用温和洗脱液,同时减少洗涤次数
	孵育时间太短	将抗体与样品在4℃孵育数小时或过夜
	抗体浓度太低	增加抗体浓度
	样品含过多竞争性结合蛋白	加入抗体之前将裂解液在100 000g离心30min,以去除不溶蛋白、膜组分蛋白等
	目的抗原丢失或者被破坏	制备新鲜裂解液,避免反复冻融裂解液,给裂解液中加入合适的蛋白酶抑制剂
	样品中存在干扰物质	DTT等还原剂、极端pH、高浓度去垢剂可能会破坏抗体-抗原的结合

第四节 物理学方法研究蛋白质-蛋白质相互作用

依赖于分子克隆及生物化学技术的发展,蛋白质相互作用研究取得了长足进展,不过仍存在许多技术局限。许多生物化学方法只能在裂解细胞液中进行,无法做到在活细胞生理条件下实时动态观察蛋白质-蛋白质间的相互作用。此外,蛋白质印迹实验难以直接测定蛋白质分子间的作用亲和力。一些依赖于物理学测量的方法在一定程度上改变了这一状态。

一、荧光共振能量转移技术

蛋白质或其他分子在活细胞内相互作用的时间和地点是了解它们功能的关键,而传统的研究方法如免疫共沉淀等需要破碎细胞,只能反映细胞群体的静态事件。荧光共振能量转移(fluorescence resonance energy transfer, FRET)技术克服了传统方法的缺陷,实现了单个活细胞蛋白质相互作用在体内实时动态的连续观测。

(一)荧光共振能量转移技术的基本原理和应用

荧光共振能量转移是指当两个荧光基团足够靠近时(1~10nm),激发供体分子,通过偶极子相互作用,使得能量转移到邻近的受体分子,即发生能量共振转移。实际工作中常用荧光蛋白实现这种转移,即将需要进行分析的两种蛋白质编码序列分别与不同的荧光蛋白基因融合,共同导入细胞。在细胞中,携带不同荧光基团的两种融合蛋白如果可以相互作用,就可检测到荧光的变化。文末彩插图6-10以CFP(供体)和YFP(受体)为例介绍其原理。

FRET技术可以用于:①研究细胞内两种蛋白质分子之间的相互作用,与基因突变和转染结合,可以分析这种相互作用所依赖的结构。②研究膜受体的组装。某些受体如细胞凋亡受体Fas的活性形式是三聚体。将Fas分别与青色荧光蛋白(cyan fluorescent protein, CFP)与黄色荧光蛋白(yellow fluorescent protein, YFP)融合,用FRET技术可以实时观测Fas单体是否发生聚合。③实

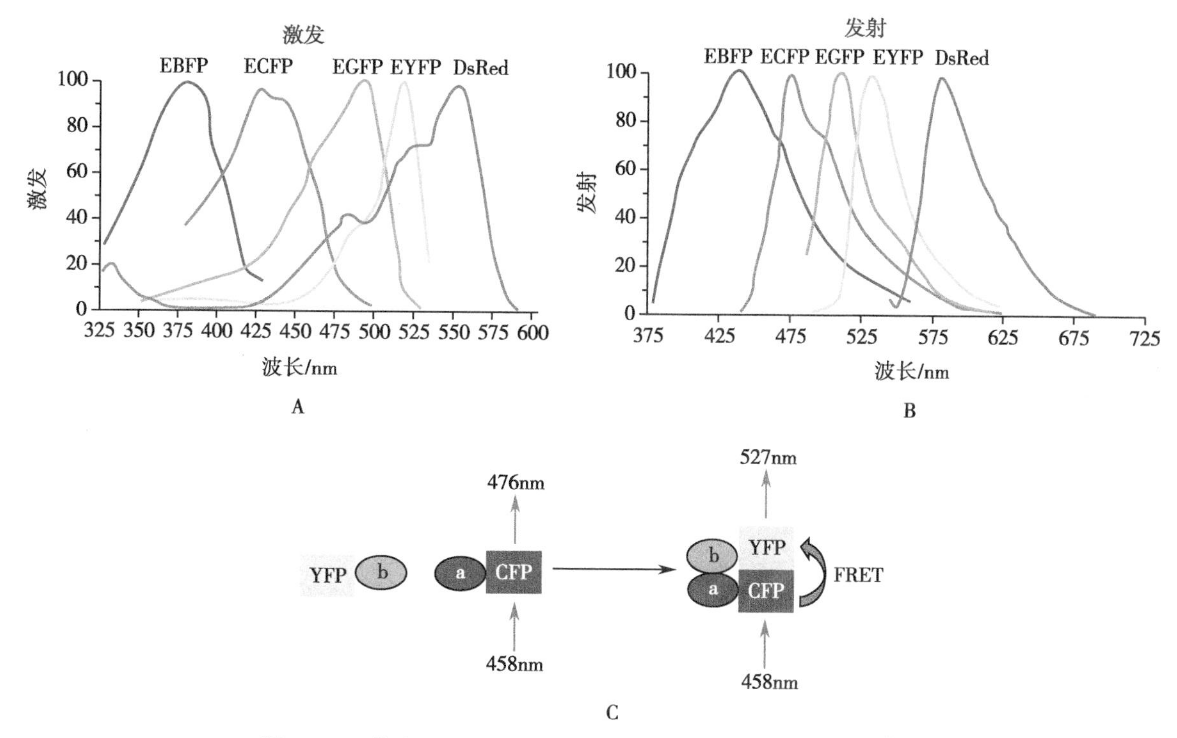

图 6-10 荧光蛋白特性与 FRET 技术的基本原理（见文末彩插）

A. 各种 GFP 突变体的荧光激发光谱；B. 各种 GFP 突变体的发射光谱；C. FRET 技术的基本原理是 CFP 的发射光谱与 YFP 的吸收光谱有重叠（A，B），当两者足够接近时，外源光源激发 CFP 时，CFP 的发射荧光充当 YFP 的激发光，从而使得 CFP 的发射荧光减弱或消失，细胞发射的主要是 YFP 的荧光，即能量共振地转移到了 YFP 上。两个发光蛋白的能量转换效率与它们距离的 6 次方成反比。如果融合蛋白 a-CFP 和 b-YFP 没有发生相互作用，CFP 与 YFP 相距很远不能发生 FRET，用 CFP 吸收波长 433nm 作为激发波长，检测到的是 CFP 的发射波 476nm 的荧光；但当蛋白质 a 与 b 发生相互作用时，CFP 与 YFP 充分靠近发生 FRET，此时检测到的是 YFP 的发射波 527nm 的荧光

时分析酶活性。天冬氨酸特异的半胱氨酸蛋白酶（cysteinyl aspartate-specific protease，caspase）在细胞凋亡过程中具有重要作用，利用 FRET 技术可研究其激活的时空特点（图 6-11）。例如 caspase-8 活化后可切割全长的 Bid 蛋白，羧基端 Bid 蛋白转位到线粒体引发细胞色素 C 的释放，诱导细胞凋亡。如果将 Bid 蛋白的两端分别与 CFP 和 YFP 融合，没有被切割前，CFP 与 YFP 可发生 FRET，当 Bid 蛋白被切割后 FRET 效应消失。这不仅是一种很好的检测 caspase-8 酶活性的方法，也可以同时很清楚地观察切割后的 Bid 蛋白在细胞内的去向。

（二）荧光共振能量转移技术实验流程

1. 质粒设计和构建 利用重组 DNA 技术构建可在细胞内表达的各种荧光蛋白是 FRET 技术实现的前提。目前可从生物技术公司购买各种荧光蛋白载体，操作见第三章。

作为用于 FRET 的载体表达产物所提供的光学特性需满足以下条件：①供、受体的激发光谱要分得足够开；②供体的发射光谱与受体的激发光谱要有重叠；③供、受体的发射光谱不能重叠。

当目标蛋白为膜蛋白时，由于普通的载体不是很适合膜蛋白的表达，建议对质粒进行适当改造。比如可以在 CFP 和 YFP 编码序列的起始密码子的后面插入目标蛋白的信号肽序列等。由于 FRET 的效率与发光蛋白之间的距离及其相对方向有关，因此还要特别注意蛋白质的结构和蛋白质多肽之间的空间距离。

2. 细胞培养和质粒转染 常规培养细胞，将待检测的表达载体转染细胞，方法见第八章。确定转染载体的表达，并摸索细胞处理的实验条件。

3. 荧光检测 需要配有适合供体 / 受体荧光激发的激光光源共聚焦激光扫描成像系统，如

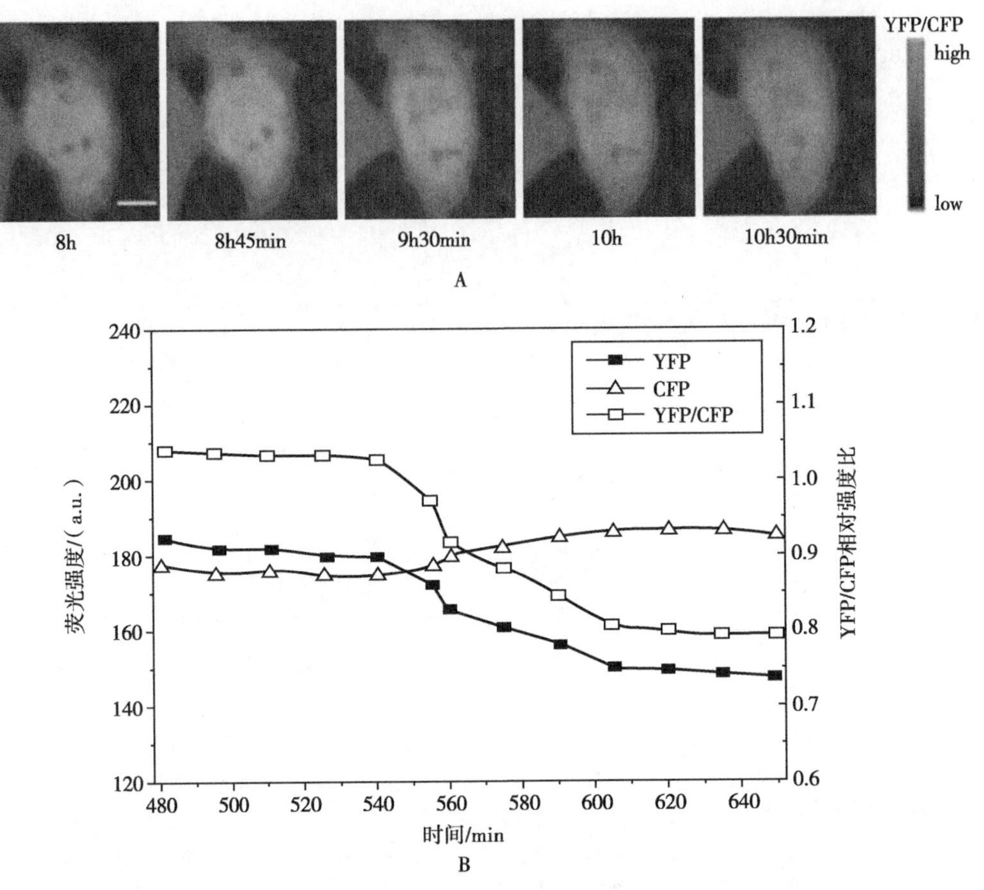

图 6-11 FRET 技术在活细胞中实时分析 UV 诱导的 Bid 激活(见文末彩插)

A. 图中显示的是转染了 YFP-Bid-CFP 细胞中 UV 照射后 YFP/CFP 比值的图片。所取图片为紫外辐射后 8h 开始收集。长度标尺 r=10μm。B. CFP、YFP 和 YFP/CFP 比值的荧光强度的量化分析结果

配有可发射 458nm、488nm 和 514nm 激光,并分别激发 CFP、GFP 和 YFP 的氩离子激光光源的激光扫描共聚焦显微镜。检测时,用适宜波长激光激发细胞,在不同滤光器下记录细胞的发射荧光图像。再用图像处理软件进行荧光发射密度定量。

(三)荧光共振能量转移技术实验的注意事项

1. 供体 / 受体抗体浓度 在制备 FRET 成像的样品时,可以使用抗体。如果要标记抗体,可用合适的缓冲液洗去细胞上的残渣和血清成分。选择适合标记的供体 / 受体抗体浓度。对于 FRET 实验,通常选用一个较低的供体 / 受体浓度(50μg/ml),确保选择的浓度不会影响转移率。

2. 光学过滤装置和图像采集 供体成像通道应该配有适用于供体荧光特异性带宽的激发过滤装置,而使受体激发光很少甚至完全不能通过。受体成像通道则配有分色镜激发滤光片,只允许受体激发荧光通过。用共聚焦激光扫描显微镜时,FRET 样品的成像通道应设有多种滤光片,以消除供体激发光和受体激发光的影响。共聚焦激光扫描显微镜中设置了 3 个成像通道。如果只有受体的荧光,用 514nm 波长激光激发和 PMT1 采集。如果只有供体的信号,用 458nm 波长激发和 PMT2 采集。FRET 荧光信号用 458nm 波长激光激发和 PMT1 采集。不同的信号应该用多通道按顺序采集,以减少信号交叉干扰。

3. 荧光淬灭问题 FRET 实验时,常存在很多因素导致荧光淬灭或衰减,应考虑使用抗荧光淬灭剂。激发光的强度和扫描次数也会影响荧光淬灭速度,因此在保证实验顺利进行的条件下,应尽量减少扫描次数和减弱激发光的强度。在做细胞固定的 FRET 时,不能用含有丙酮等变性剂的物质封片,以免荧光蛋白质变性而破坏其产生荧

光的能力。

4. 假阴性和假阳性问题　FRET实验中，如配对的供体和受体之间的距离或方向不合适，将导致假阴性结果。FRET发生的理想状态是所有供体和受体都配对，但在实际操作中，很难控制每个细胞中都有等量的受体和供体，因此，未配对的蛋白质则会增加对信号的干扰。原本不存在相互作用的供体和受体之间如果距离足够近时，也会发生FRET，从而造成假阳性。因此，必须设置严格的实验对照。在受体荧光漂白的FRET实验中，受体的不完全漂白（<95%）可能会导致实验结果的重大偏差。

二、共振光散射技术和表面等离子共振技术

表面等离子共振（surface plasmon resonance，SPR）技术是通过监测相互作用分子表面折光系数的变化来检测和定量分子间的结合反应。该技术在研究蛋白质与蛋白质、蛋白质与小分子、蛋白质与脂类以及蛋白质与核酸间相互作用的动力学数据方面有广泛的应用。

（一）基本原理

SPR技术是基于SPR检测生物传感芯片（biosensor chip）上配位体与分析物相互作用的一种技术，它的建立得益于"连续光谱偏振光照射金属光栅时出现反常衍射现象"的描述、"金属与空气界面的表面电磁波激发模型"的建立及"金属等离子体"等一系列概念的提出和问题的解决。其基本原理是当入射光以临界角入射到两种不同透明介质界面（如镀在玻璃表面的金属银或金的薄膜）时，金属自由电子会产生共振，电子吸收光能量从而使反射光在一定角度内大大减弱，其中使反射光完全消失的入射光角度称为共振角（SPR角）。SPR角随金属表面的折射率变化而变化，而折射率的变化又和结合在金属表面的生物分子质量成正比，因而可通过对生物反应过程中SPR角的动态变化获取生物分子相互作用的特异信号（图6-12）。

在实际应用中，需要将相互作用的一种分子（配基）偶联到专用的介质上（芯片）作为固定相，另外一种分子作为流动相通过固定相分子，如有与固定相分子相互结合，则会产生共振角变化。

（二）SPR技术的基本步骤

SPR技术应用于蛋白质与蛋白质相互作用研究的基本过程，包括检测蛋白质准备、蛋白质偶联、芯片表面的再生、相互作用动力学检测及相互作用动力学分析几个步骤。实验流程6-2以验证相互作用的蛋白A和蛋白B为例，蛋白A为偶联蛋白，使用CM5芯片，叙述了SPR实验的基本过程。

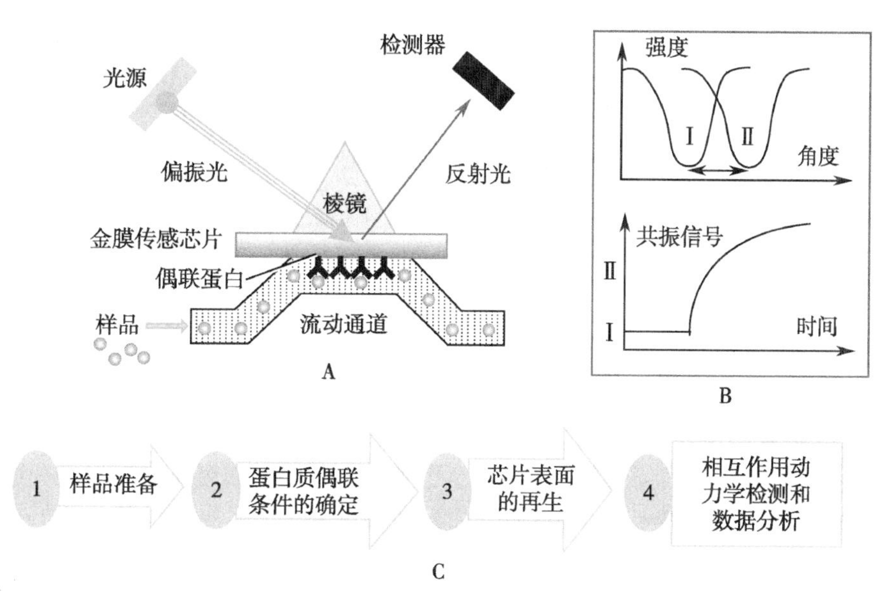

图6-12　SPR检测蛋白质相互作用原理及流程

A. SPR的基本工作原理；B. SPR检测结果样图；C. SPR实验主要步骤

实验流程 6-2 SPR 技术研究蛋白质之间相互作用的实验方法

A. 蛋白 A 在传感芯片上的偶联条件筛选。用不同 pH 的乙酸钠溶液分别稀释蛋白 A 至浓度为 10μg/ml。以 15μl/min 的流速连续 2min 注入不同 pH 的蛋白 A，实时记录 SPR 响应曲线。最后用 25mmol/L NaOH 冲洗芯片 30s。从中筛选出乙酸的最佳 pH 值。

B. 蛋白 A 在 CM5 芯片上的固定。用 pH4.5 的乙酸钠稀释蛋白 A 至 50μg/ml，将系统温度控制在 25℃，并使流速为 10μl/min，进样时间为 20min。

C. 芯片表面再生条件筛选。首先以 20μl/min 的流速注入浓度为 1μg/ml 的蛋白 A，进样时间设为 0.3min。然后分别注入不同 pH 值（1.5、2.0、2.5、3.0）和不同浓度（1mmol/L、5mmol/L、10mmol/L、20mmol/L、50mmol/L、100mmol/L）的甘氨酸－盐酸再生液。若再生液再生芯片时的 RU 值低于基线值则需再次进样。

D. 蛋白 B 的准备。将蛋白 B 稀释成 7 个梯度：5ng/ml、10ng/ml、50ng/ml、100ng/ml、500ng/ml、1 000ng/ml、10 000ng/ml，注入分析小室，测定并记录结合曲线。同一浓度做 2 个平行重复实验。

E. 分析实验结果，得出蛋白 A 和 B 结合的动力学参数。

1. 蛋白质样品的准备 蛋白质样品的准备主要是选择合适的溶剂。SPR 的常用工作液是 HEPES 缓冲液 HBS 或 PBS。HBS 适用于大多数的蛋白质，小分子量的样品则一般用 PBS 作为溶剂。值得注意的是，如果研究的两个相互作用对象需要 Ca^{2+} 的存在，这时候即使是小分子的研究对象也不宜用 PBS 作为溶剂。

2. 蛋白质偶联条件的确定 蛋白质和芯片的偶联对于实验的成败至关重要，因此，选择固定配基在芯片上的方法应该反复优化，如果实验条件允许，所选择的方法因该尽可能减小不均一性并最优化结合配基的功能。用恰当的条件（溶剂的 pH 和何种溶剂非常关键）偶联尽可能多的蛋白质。

3. 流动相注入和检测 样品一般溶在工作液当中，确保样品在工作浓度下没有沉淀产生。

4. 芯片表面的再生 芯片表面的再生对于配基固化的表面再利用及数据的可信度有着很重要的作用，酸、碱、溶剂、盐、去垢剂都可以用于再生。通过重复加入分析物和重复使用再生溶液来确定配基是否连接在表面，可以验证再生能力的高低，通常利用正常的再生条件，在同一表面反复使用 100 个循环式是可以的。用恰当的条件进行再生，如果没有合适的再生条件，建议每一次循环的实验都重新偶联蛋白质。

5. 相互作用动力学检测与分析 最终动力学参数的检测和分析目前都有成熟的软件可供选择，目前大多采用 Biacore 软件来完成上述工作。

（三）SPR 技术的优点和用途

SPR 技术的优点有：①样品无需标记，可以最大限度保持蛋白质活性；②实时检测，能动态地监测生物分子相互作用的全过程；③检测过程方便快捷，灵敏度高；④高通量、高质量分析数据；⑤对复合物的定量测定不干扰反应的平衡。

在生物学领域，SPR 技术主要用于检测生物分子的结合作用或者通过生物分子结合作用的检测来完成特定生物分子的识别及其浓度的测定。在蛋白质组学研究中，SPR 技术广泛应用于蛋白质检测和蛋白质－蛋白质相互作用研究，它能在保持蛋白质天然状态的情况下实时提供靶蛋白的细胞分布、结合动力学及浓度变化等功能信息。此外，还可用于检测基因的点突变。

在药学领域，SPR 技术主要用于蛋白质与药物之间的相互作用以及药物筛选与新药开发，还可用于临床诊断，例如，监测和定量测定病人血清中的生物药剂、抗体滴度等。在食品工业及环境监测领域，主要用于生物毒素检测、细菌和病原菌检测、药物残留量检测。

（四）SPR 技术中常见问题的解决与改进

1. 蛋白质偶联水平低 造成蛋白质偶联水平低的原因是偶联蛋白没有充分结合到芯片表面或者偶联蛋白结合到芯片表面但没发生偶联。可以采取以下措施来提高蛋白质的偶联水平：①使用低离子浓度溶液。一般总的离子浓度应低于 10mmol/L；②增加偶联时间；③增加偶联蛋白的浓度；④确保使用新鲜偶联溶液；⑤在尽可能高的温度下进行偶联；⑥确保偶联溶液和工作液中不含使偶联蛋白失活的物质。

2. 响应值过低 在偶联充分的情况下有时仍会出现较低的反应值或最大结合能力较低的情况，这种情况往往是由于偶联蛋白在偶联过程中发生了失活。常用的解决方法是更换偶联方法或降低偶联蛋白的水平。

3. 其他注意事项 用于实验的工作液和水都要用0.22μm的滤膜进行过滤，以免溶液中的颗粒堵塞仪器。不要将芯片至于其保护槽之外，以免芯片上的灰尘或其他颗粒影响实验结果。如果样品中含有黏性分子或是混合物的样品，诸如血清，每次实验完毕都要对仪器进行清理。

三、共定位荧光染色技术

细胞免疫荧光（immunofluorescence）染色技术是将免疫学、细胞生物学以及显微技术结合起来的一项技术。利用不同荧光基团标记的抗体与细胞内相应蛋白结合，借助激光共聚焦显微镜（confocal laser scanning microscope）获取荧光图像，可以显示目的蛋白在细胞内的定位信息，从而为研究蛋白质间的相互作用提供细胞水平的证据，并能为蛋白质间的功能研究提供一定的线索。

（一）共定位荧光染色技术的原理

免疫荧光组织化学（immunofluorescence histochemistry）或免疫荧光细胞化学（immunofluorescence cytochemistry）是将荧光作为标记物的免疫组织化学技术。1942年，A. Coons等首次报道了用FITC标记抗体，检查小鼠组织切片中的可溶性肺炎球菌多糖抗原，从此开创了免疫荧光组织化学技术的先河。随着荧光标记技术和单克隆抗体技术的不断发展和激光扫描共聚焦显微镜的应用，免疫荧光组织化学的特异性、定位敏感性与准确性大大提高。它能在细胞、亚细胞水平原位检测蛋白质分子，这是其他任何生物技术难以取而代之的。故免疫荧光组织化学技术始终是生物学、基础医学和临床医学各学科领域常用的研究方法之一。

免疫荧光组织化学技术用于检测细胞或组织内抗原或半抗原物质。根据抗原抗体反应原理，先将已知抗体（或抗原）用荧光素标记，再用这种荧光标记物作为分子探针与组织细胞内的相应抗原（或抗体）反应，在细胞或组织中形成含有荧光素的特异性抗原抗体复合物。这种复合物上的荧光素受激发光照射而发出各种颜色荧光，利用荧光显微镜观察，即可对组织细胞中的抗原或抗体进行定性、定位乃至定量研究。蛋白质、多肽、核酸、酶、激素、磷脂、多糖、受体及病原体等，凡能作为抗原或半抗原的物质均可用免疫荧光组织化学技术检出，可以用于蛋白质间的共定位研究（图6-13）、蛋白质在特定细胞器（内质网、溶酶体等）上的定位研究以及细胞骨架的形态研究。

与传统荧光显微镜相比，激光共聚焦扫描电镜在观察蛋白质的亚细胞定位方面有着显著的优点。因为点扫描/针孔检测系统消除了样品中相邻蛋白质光的干扰；另外，灵敏的光电倍增管检测荧光可以应用窄光路滤波器，在两个光谱中产生极小的重叠，这对于观察利用多颜色标记的蛋白质定位尤为重要。

（二）共定位荧光染色技术的基本过程

免疫荧光染色的基本过程包括细胞爬片、固定、透化、封闭、抗体孵育及荧光检测等过程。细胞爬片是将细胞接种或涂片在盖玻片上，这一步关键是玻片的处理以及细胞的活力。固定和透化步骤最重要的是根据所研究抗原的性质选择适当的固定方法，合适的固定剂和固定程序对于获得好的实验结果是非常重要的。免疫荧光中的封闭和抗体孵育与其他方法（如酶联免疫或蛋白印迹）中的相同步骤是类似的，最重要的区别在于免疫荧光实验中要用到荧光抗体，因此必须谨记避光操作。此外，抗体浓度的选择可能更加关键。最后需要注意的是，标记好荧光的细胞片应尽早观察，或者用封片剂封片后在4℃或-20℃避光保存，以免因标记蛋白质解离或荧光减弱而影响实验结果。要得到一个完美的免疫荧光实验结果，除了需要高质量的抗体以及对实验条件进行反复优化外，还必须设立严谨的实验对照。

总之，免疫荧光实验从细胞样品处理、固定、封闭、抗体孵育到最后的封片及观察拍照，每步都

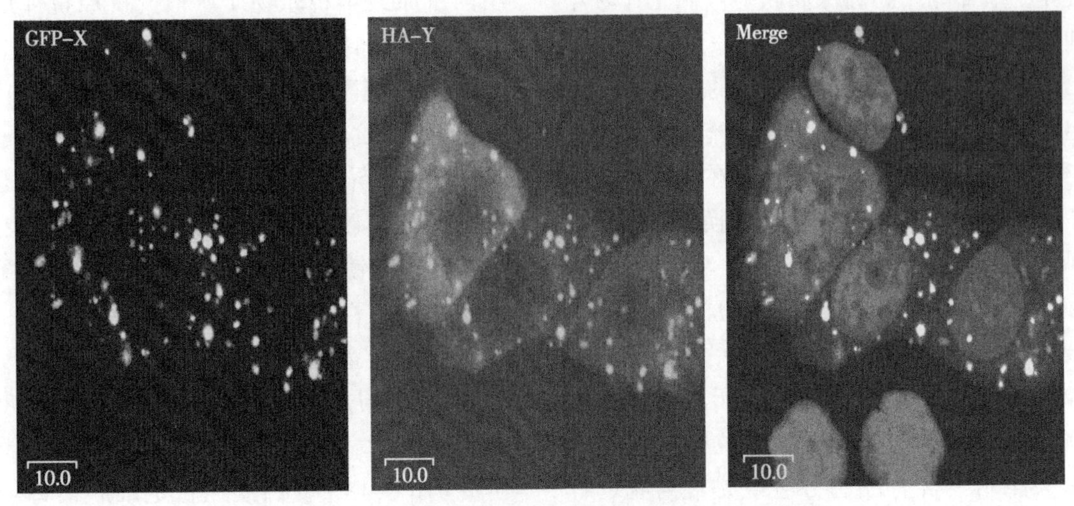

图 6-13 细胞内蛋白质共定位的染色结果（见文末彩插）

在荧光显微镜下观察，绿色通道扫描的结果显示出 GFP-A 蛋白在细胞内的分布情况（左图）；红色通道显示出用 HA 和 TRITC 标记二抗孵育过的 B 蛋白在细胞内的分布情况（中图）；当把两个通道的信号合并（merged）后，两者重合呈现出黄色（右图），说明二者有很好的共定位，且相对于细胞核的信号（蓝色），两者的相互作用发生在细胞质内

非常关键，需要严格控制实验流程中每个步骤的质量，才能最终获得理想的实验结果。

（三）共定位荧光染色技术的注意事项

1. 盖玻片处理 细胞能否较好地在盖玻片上生长是整个实验的基础，因此盖玻片的预处理就显得尤为重要。在整个实验之前，要提前将盖玻片泡酸 24h，然后用蒸馏水冲洗干净，浸泡在 75% 酒精中备用。

2. 细胞接种密度 为了获得较好的细胞图像，在接种细胞时，要以稀疏接种为宜，实验当天时密度达到 40%~60%。如果密度过大，细胞接触在一起妨碍了细胞的伸展，无法获得细胞自然的形态，将影响蛋白质定位的观察。

3. 固定剂 免疫细胞化学研究中常用的固定剂仍为醛类固定剂，其中以甲醛类和戊二醛最为常用。在配制 4% 多聚甲醛时，将粉末溶于 0.1mol/L PBS 中，加热至 60℃左右，持续搅拌（或磁力搅拌）使粉末完全溶解，通常需加少许 NaOH 颗粒才能使溶液清亮。

4. 抗体孵育 样品加抗体后都要放在湿盒内，一定不能让片子干燥。当然也不能留太多液体，否则会使抗体稀释。

5. 注意避光操作 因为第二抗体带有荧光基团，为避免荧光淬灭，加入第二抗体以后的每个步骤都要注意避光。

6. 可行二次染色 若切片或其他标本经某种荧光抗体染色后，未获得阳性结果，而又怀疑有另外的病原体存在时，可用相应的荧光抗体再染色。有时存档蜡块不能再用以切片，可用存档的 HE 染色标本，褪去盖片和颜色，再进行免疫荧光或其他免疫细胞化学染色。

7. 荧光淬灭 由于激光扫描共聚焦显微镜具有更强的功率和更聚焦的光束，与普通荧光显微镜相比，标本的光漂白作用更为明显，荧光素的荧光可在连续观察过程中逐渐减弱或消失。除了在操作中需避光外，在最后封片时还应考虑使用抗荧光淬灭剂。常用的抗荧光淬灭剂有 *p*- 苯二胺、*N*- 丙基没食子酸盐、1，4- 二偶氮双环 - 辛烷等。其中 *p*- 苯二胺是最有效的抗淬灭剂，但由于对光和热均有较强的敏感性，且具有毒性，因而限制了在体内的应用。1，4- 二偶氮双环 - 辛烷是一种稳定的非离子性抗淬灭剂，价格便宜且易使用，可用于体内研究。此外，还有其他的抗荧光淬灭方法也能使活性细胞或非活性标本荧光强度得到增强，如使用中密度滤片、采用高数值孔径物镜和相对较低的放大倍数等。

8. 其他常见问题和解决方法 见表 6-2。

表 6-2　细胞内共定位荧光染色技术常见问题的解决与改进

常见问题	可能原因	解决方法
非特异性背景染色	操作过程中漂洗不充分	每步步骤后冲洗 3 次，每次 5min
	加试剂后切片干燥	防止切片干燥
	样品中抗原弥散	及时固定，固定液要符合标准
	封闭不充分	延长封闭时间
染色过强	一抗浓度过高或抗体孵育时间过长	降低一抗浓度或缩短一抗孵育时间
	孵育温度过高，超过 37℃	延长封闭时间
染色弱	抗体浓度过低或孵育时间过短	提高抗体浓度，孵育时间不能少于 60min
	试剂超过有效使用期	及时更换试剂
	滴加试剂时缓冲液未沥干致使试剂稀释	每步骤滴加试剂前吸干切片中多余的缓冲液
	复染或衬染太深	复染时要淡染细胞核
	室温太低，低于 15℃	适当延长孵育时间
	蛋白过度封闭	封闭时间不要超过 60min
染色阴性	操作步骤错误	重新实验，设立阳性对照
	样品中无抗原	设立阳性对照实验，以验证实验结果
	一抗与二抗种属关系错误	仔细检查一抗与二抗种属关系
	试剂盒与显色系统不相匹配	使用与试剂盒相匹配的显色系统
	试剂盒中一种或多种试剂活性降低	不同批号试剂盒不能混用，不能使用过期试剂盒

第五节　蛋白质-蛋白质相互作用预测方法

近几年，随着高通量筛选、计算方法预测、文献挖掘等技术的发展，促进了蛋白质相互作用网络构建，提供了预测蛋白质相互作用的方法。

蛋白质相互作用预测的原理主要是基于对蛋白质相互作用结构域的认识。目前已经发现了多种蛋白质相互作用的结构域，这些结构域中最常见的包括：识别并结合含磷酸化酪氨酸基序的 SH2 结构域、结合富含脯氨酸基序的 SH3 结构等。正是基于这些识别序列，通过相应算法，目前已经建立了很多针对结构域相互作用的数据库。蛋白质相互作用的预测还可以基于基因组信息的系统发育谱（phylogenetic profile）、基因邻接（conserved geneneighborhood）、进化同源关系的镜像树（mirrotree）、关联突变（correlated mutant）等其他方法。

基于上述生物学背景知识、假设和模型，综合数学、统计学、信息学、化学等学科的理论和方法，目前的数据库不仅提供已知的蛋白质相互作用的信息，还可以推测新的相互作用是否存在。表 6-3 列举了部分可用于蛋白质相互作用查询和预测的数据库。由于蛋白质相互作用受多种因素影响，综合蛋白质相互作用的各种特征，用不同的方法同时进行预测能有效提高预测可信度。

目前，研究蛋白质相互作用的常用方法就是我们上面描述的酵母双杂交、亲和层析和免疫共沉淀、荧光共振能量转移（FRET）、表面等离子共振（SPR）和细胞免疫荧光染色技术等。当然，这些常用的研究方法虽然原理不变，但是在使用过程中，研究人员和商家一直在不断优化，通过改进材料，优化实验步骤，使得这些研究方法越来越准确可靠。比如，酵母双杂交的文库制备为预转文库，使得操作流程缩短，转化效率大大提高。免疫共沉淀技术中使用的珠子也在不断改进，不仅可

表 6-3 部分蛋白质相互作用数据库

名称	网址	特点
Biomolecular Interaction Network Database(BIND)	http://www.bind.ca	除相互作用蛋白外,还收录了 DNA、RNA、糖等生物分子的相互作用
Database of Interacting Proteins (DIP)	http://dip.doe-mbi.ucla.edu	每个分子有 SwissPort、NCBI 等多个其他数据库连接
Molecular INTeraction database (MINT)	http://mint.bio.uniroma2.it/mint	使用简便,图形化
human protein reference database (HPRD)	http://www.hprd.org	只收录人的 PPIs
The Biological General Repository for Interaction Datasets(BioGRID)	http://www.thebiogrid.org	可使用图形界面检索,也可将程序下载后构建生物学通路
mammalian protein-protein interaction database(MIPS)	http://mips.gsf.de/proj/ppi	提供蛋白质名称、实验方法、物种等多种查询方式
iSpot	http://cbm.bio.uniroma2.it/ispot	为用户蛋白序列预测与 PDZ、SH3 和 WW 结构域的结合力强弱
Interdom	http://interdom.lit.org.sg	预测能够与用户提交的蛋白质序列结合的结构域
IntAct	https://www.ebi.ac.uk/intact/	该数据库除外可以检索蛋白等分子相互作用外,还可以检索文献中报道相互作用结果。
STRING	https://string-db.org/	可以利用蛋白名或者序列等进行检索,同时可以一次输入多个蛋白进行检索,可快速呈现蛋白相互作用示意图
DIP	https://dip.doe-mbi.ucla.edu/dip/Main.cgi	蛋白质相互作用数据库,可以利用蛋白名称,序列,motif 等进行检索查找相互作用的蛋白
PIPs	http://www.compbio.dundee.ac.uk/www-pips/	人类蛋白相互作用预测数据库
PDZbase	http://abc.med.cornell.edu/pdzbase	查询包含 PDZ 结构域的蛋白质相互作用数据库
HPRD	http://hprd.org/	人类蛋白参考资源,查找蛋白相互作用以及蛋白磷酸化位点等

以使用效率更高的蛋白 A/G- 琼脂糖珠,还可以使用磁珠(magnetic beads)来减少背景,提高特异性和缩短实验流程。除了这些常用方法本身的改进,随着科技的飞速发展,也出现了一些新的研究方法。

在免疫荧光共定位染色技术中,出现了看得见的蛋白互作新技术邻近连接 Duolink PLA (proximity ligation assay)。PLA 技术是一种特殊的免疫分析方法,该方法通过一对标记有一段寡聚脱氧核苷酸(单链 DNA)的单克隆或者多克隆抗体的探针(PLA probe, PLA 探针),识别目的蛋白,当这两个探针识别同一个蛋白时,两个探针之间的距离靠近,产生邻近效应(proximity)。此时,通过加入一段与连接在抗体上的 DNA 互补的连接寡聚脱氧核苷酸(connector oligonucleotides),PLA probe 上的 DNA 就会通过配对互补作用,与该段 DNA 互补,然后在连接酶的作用下,PLA probe 上的 DNA 被连接在一起形成一条新的 DNA 片段。通过荧光 PCR 可以扩增并对该新的 DNA 片段进行定量,从而定量对应的目标蛋白。

PLA技术可将蛋白信号放大1 000倍，实现单分子级别的灵敏度。可以进行蛋白瞬时相互作用检测，微量细胞中的微弱蛋白互作检测，病理组织中蛋白相互作用的原位检测，可视化检测蛋白相互作用与翻译后修饰单细胞水平检测，组蛋白的修饰分析，高通量蛋白互作检测，药物筛选和靶标验证等。

等温滴定量热法（isothermal titration calorimetry，ITC），这也是近年来迅速发展并广泛应用的一种研究分子间相互作用的生物物理技术。ITC技术不需要对检测蛋白进行标记，使用热作为信号，在恒定温度下直接测量复合物形成过程中的热量变化，通过测量两个溶液相互作用时吸收或放出的热量来提供分子相互作用的重要信息，如结合常数、结合位点数、自由能、摩尔结合焓和摩尔结合熵。ITC技术对被研究体系的溶剂性质、光谱性质和电学性质等没有任何限制条件；不干扰蛋白质和核酸的生理功能；方法灵敏度和精确度高；测量时不需要制成透明清澈的溶液。ITC量热实验完毕的样品，还可以进行后续的其他生化实验。ITC实验时间较短，单个反应只需30~60min，实验操作简单。（整个实验由计算机控制，清洗仪器后，仅需输入实验的参数，如温度、注射次数、注射量即可）。ITC主要用于检测酶促反应，蛋白质去折叠/折叠，抗原-抗体相互作用，分子伴侣-底物相互作用以及药物-核酸相互作用等。

参考文献

1. 张幼怡.蛋白质-蛋白质相互作用方法与应用.北京：北京大学医学出版社，2008.
2. F.奥斯伯，R.布伦特.精编分子生物学实验指南.5版.金由辛，包慧中，赵丽云，译.北京：科学出版社，2008.
3. Suter B, Kittanakom S, Stagljar I. Two-hybrid technologies in proteomics research. Curr Opin Biotechnol, 2008, 19: 316-323.
4. Golemis E. A Molecular Cloning Mannual: Protein-Protein Interaction. New York: Cold Spring Harbor Laboratory Press, 2002.
5. Einarson MB. Detection of Protein-Protein Interactions Using the GST Fusion Protein Pulldown Technique. In Molecular Cloning: A Laboratory Manual. 3rd ed. Cold Spring Harbor Laboratory Press, 2001.
6. Pranavan Thillaivinayagalingam, Julien Gommeaux, Michael McLoughlin, et al. Biopharmaceutical production: Applications of surface plasmon resonance biosensors. J Chromatogr B Analyt Technol Biomed Life Sci, 2010, 878(2): 149-153.
7. Takemoto K, Nagai T, Miyawaki A, et al. Spatio-temporal activation of caspase revealed by indicator that is insensitive to environmental effects. J Cell Biol, 2003, 160: 235-243.
8. 刘爱平，王琦琛.细胞生物学荧光技术原理和应用.2版.合肥：中国科学技术大学出版社，2007.
9. Damian Szklarczyk, Annika L. Gable, David Lyon, et al. STRING v11: protein-protein association networks with increased coverage, supporting functional discovery in genome-wide experimental datasets. Nucleic Acids Res, 2019, 47(D1): D607-D613.
10. Gomez D, Shankman LS, Nguyen AT, et al. Detection of histone modifications at specific gene loci in single cells in histological sections. Nature Methods, 2013, 10(2): 171.

（王银银 常智杰）

第七章　蛋白质组学技术

蛋白质组学是近二十年来生命科学领域发展最快的学科之一。与基因组研究相比，蛋白质组研究所面临的对象要更为复杂。从结构特征上讲，组成蛋白质的氨基酸有 20 种，加上修饰的氨基酸就更多，而 DNA 仅由 4 种核苷酸组成。从数量上讲，人类基因组大约有近 2 万种编码基因，由于编码基因在转录、蛋白质翻译或翻译后可变剪切、修饰、蛋白酶切等原因，使得最终执行功能的蛋白质种类可达百万种。从表达丰度上讲，并非所有的蛋白质都在同一细胞或组织类型中表达，表达蛋白质的拷贝数相差几十倍、上百倍甚至更多。为此，需要对蛋白质组进行全面的定性和定量分析（图 7-1）。

蛋白质组的复杂性，决定了蛋白质组研究技术必须具备高分辨率的分离能力、高通量的序列测定能力、对低丰度蛋白质的识别能力，以及与之配套的大规模数据解析能力等。以双向凝胶电泳、高效液相色谱、生物质谱和生物信息学等为主的核心技术的创新和发展（图 7-2），成为蛋白质组研究飞速发展的决定性因素。

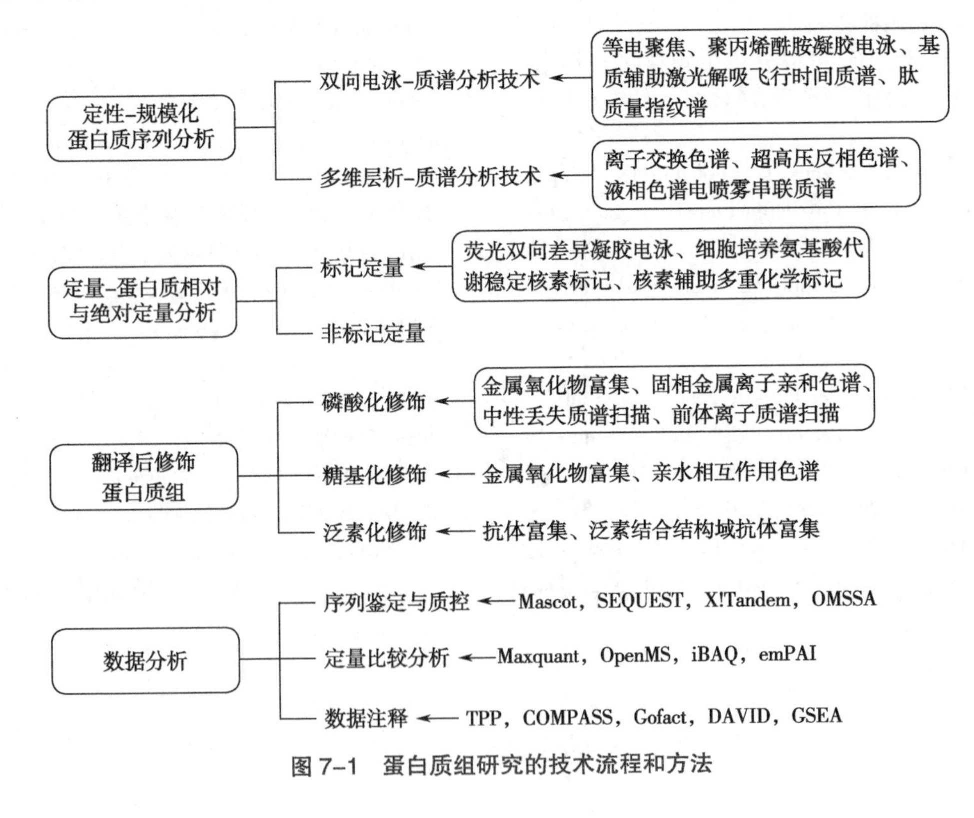

图 7-1　蛋白质组研究的技术流程和方法

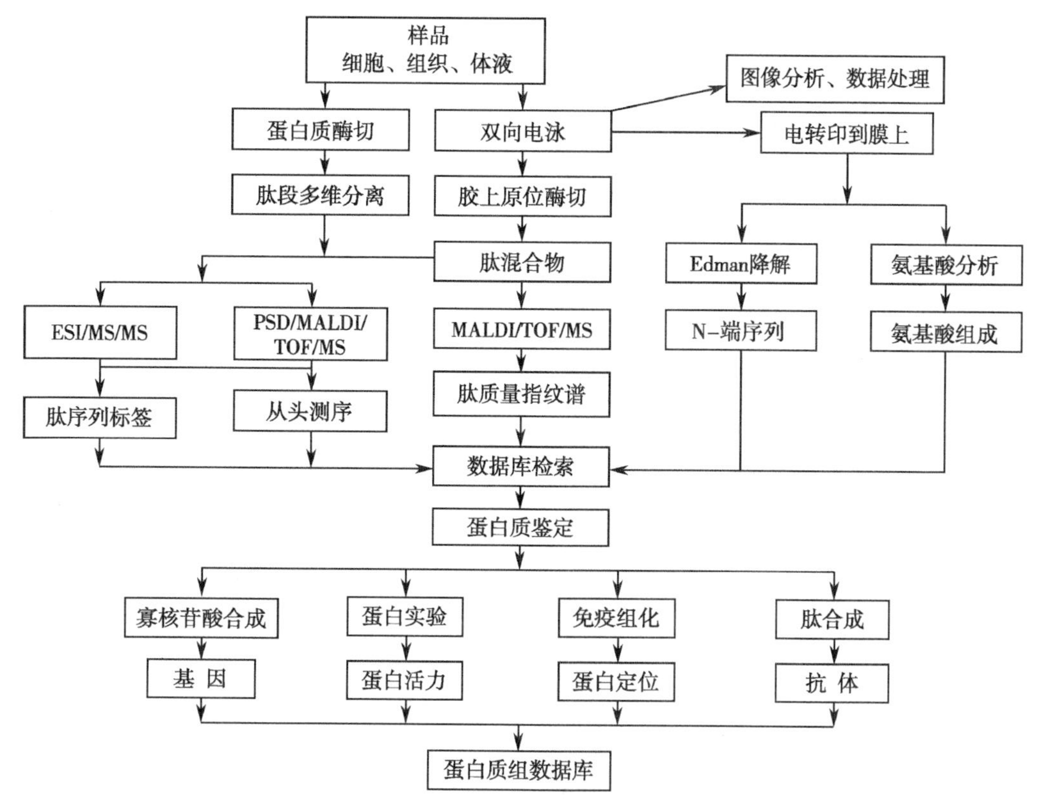

图 7-2 蛋白质组研究的技术路线示意图

第一节 基于双向电泳-质谱的蛋白质组研究策略

一、双向凝胶电泳

在各种不同原理的蛋白质分离分析方法中，双向凝胶电泳（two-dimensional gel electrophoresis）可同时分辨上千个蛋白质。其原理是根据蛋白质的等电点和分子量这两个一级属性，将蛋白质混合物在电荷（等电聚焦，isoelectric focusing，IEF）和分子量（变性聚丙烯酰胺凝胶电泳，denatured polyacrylamide gel electrophoresis，通常是 SDS-PAGE）两个水平上进行分离（图 7-3）。传统等电聚焦电泳技术和 SDS-PAGE 在最好状态下可在各自方向上分辨 100 个不同的蛋白质，因此，理论上的 2-DE 分辨能力可达到约 10 000 个蛋白质点。目前已有实验室在 30cm × 40cm 大胶上可达到这一分离能力，而普通胶（20cm × 20cm）可分辨约 3 000 个点。

除分辨率外，重复性是 2-DE 需重点关注的另外一个重要问题。诸多因素可能影响 2-DE 的重复性，包括：①样品制备的重现性；②第一向等电聚焦电泳胶的 pH 梯度稳定性及重现性；③第一向胶条与第二向胶条之间的接触是否良好；④第二向聚丙烯酰胺凝胶的聚合均匀程度及重现度，使用梯度胶时还需考虑梯度重现性；⑤凝胶显色方法的选择及显色时间的控制；⑥实验人员的操作技能及凝胶处理经验。

1. 样品制备 良好的样品制备是获得一个理想 2-DE 结果的关键。样品需要基本无盐（低于 50mmol/L）且无其他污染物，如无关试剂、苯环化合物及核酸等。

样品预处理涉及到蛋白质的溶解、变性和还原，从而能解除蛋白质与蛋白质之间以及蛋白质与核酸之间的相互作用，并除去核酸等非蛋白质成分。因此，严格说来，2-DE 分离所得到的其实是构成蛋白质的亚基。理想的样品制备是通过一步提取得到尽可能多的蛋白质，从而避免过多步骤影响样品制备的重现性。虽然样品提取的方法已相当完善，但应用于复杂样品时，很难一步提取出所有蛋白质，即使提取出来，因蛋白质点太多也会出现点的重叠现象，不利于进一步的分析。因

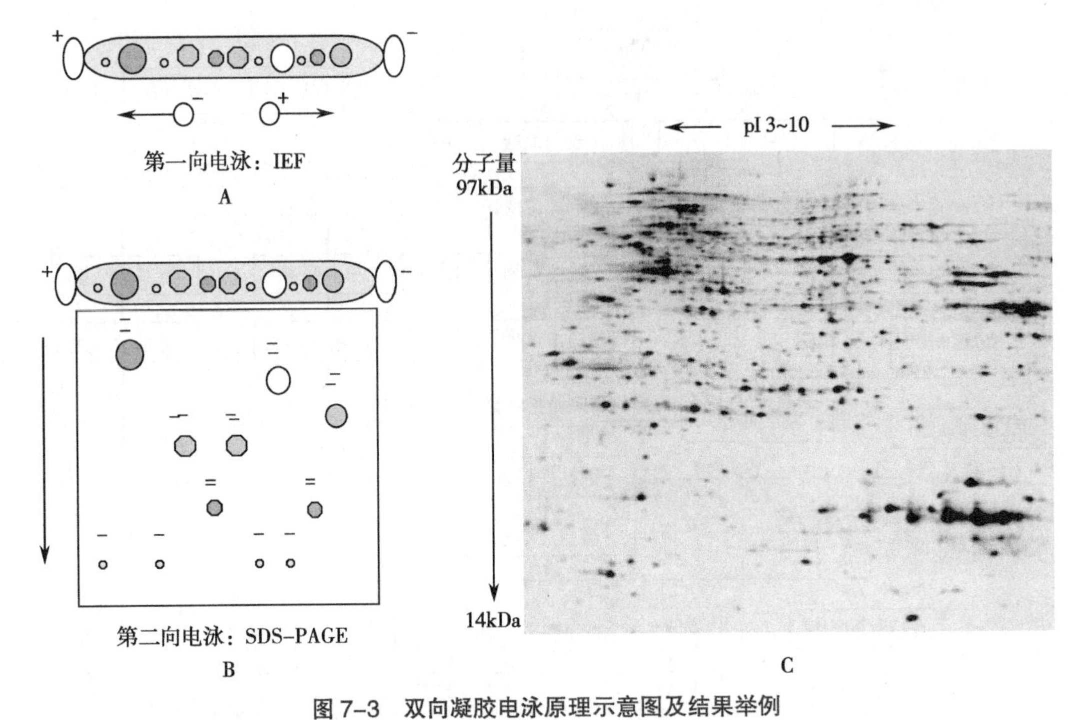

图 7-3　双向凝胶电泳原理示意图及结果举例

A. IEF 原理；B. SDS-PAGE 原理；C. a 粒子辐射诱导支气管上皮细胞转化成肿瘤细胞的双向电泳图

此，有人提出三步提取的新策略，即采用三种溶解性能不同的裂解液分步提取细胞总蛋白质组分，然后分别进行 2-DE 分离。该法被称作"三维电泳"。经过探索，发现该法可明显增加分离后得到的蛋白质点数从而提高分辨率。同时这种方法最大优势在于第三步中对膜蛋白的提取能力是以前各种方法所难以达到的。

2. 等电聚焦电泳　等电聚焦电泳是利用蛋白质等电点的不同在大孔凝胶中将蛋白质分离。早期的等电聚焦电泳在凝胶中预先由小分子载体两性电解质形成 pH 梯度，当蛋白质在电场作用下迁移至与其等电点相同 pH 值位置时，就停止迁移。载体两性电解质是一些可溶性的两性小分子，它们在自身 pI 附近有很高的缓冲能力。当电压加在载体两性电解质混合物间时，最高 pI 值的分子（带最多正电）移向阴极，最低 pI 值（带最多负电）的分子移向阳极，其余分子将根据其 pI 值在两个极值之间分散，形成一个连续的 pH 梯度。目前常用的是商品化的预制的 IPG（immobilized pH gradient）胶条。该胶条是在丙烯酰胺凝胶预聚合时共价引入酸碱缓冲基团，将一种偏酸性丙烯酰胺缓冲液和一种偏碱性的丙烯酰胺缓冲液根据所需 pH 范围按比例制得。与传统载体两性电解质预制胶相比，IPG 胶具有机械性能好、重现性好、易处理、上样量大的特点。IPG 胶有多种 pH 范围，可以满足窄范围高上样量的制备分析需要。

3. 聚丙烯酰胺凝胶电泳　第一向 IEF 电泳完成后，第二向依据蛋白质分子量的分离常包括以下步骤：①制胶；②IPG 胶在 SDS 平衡液中还原和烷基化；③蛋白质从第一向胶转移至第二向胶；④电泳；⑤蛋白质检测。

SDS 平衡液的主要作用是使第一向胶条上的蛋白质变性。SDS 是一种阴离子去垢剂。在溶液中，当 SDS 单体浓度大于 1mmol/L 时，可以与蛋白质定量结合。蛋白质与 SDS 结合的重量比为 1∶1.4，此时蛋白质所带负电荷过量，在电场中的迁移速率主要与蛋白质分子量相关，分子量越小，迁移越快，从而将蛋白质根据分子量的不同进行分离。

4. 蛋白质检测　2-DE 可以分辨上千个蛋白质点，如何对这些点进行有针对性的分析，方法的选择至关重要。检测某类蛋白质是否存在时多用 Western blotting 技术；显示蛋白质全谱时可以采用考马斯亮蓝 R-250（考蓝）、Cu 染或 Zn- 咪唑负性染色等容易脱色或不需要脱色的染色方法。银染色是灵敏度较高也比较经济的染色方法，其灵敏度可达 1~10ng，但传统的银染色方法中的增敏剂戊二醛是一种交联剂，易和自由氨基形成希夫碱，增加质谱鉴定时肽段提取的难度。去掉戊二醛的银染色方法可以和质谱分析兼容。

5. 图像分析 图像分析是2-DE技术中的一个重要环节。仅仅通过用肉眼观察来比较几张不同的电泳胶之间的差异也是不现实的，需要图像分析软件的辅助。经过多年的发展，目前已形成了比较完善的图像分析系统，如Melanie 3、PDQuest、Imagemaster、Progenesis等，它们的基本工作原理与功能相近。

二、基于辅助激光解析电离飞行时间质谱鉴定蛋白质

1. 生物质谱技术简介 质谱（mass spectrometry，MS）分析法是通过测定样品离子的质荷比（m/z）来进行成分和结构分析的方法。基质辅助激光解吸附电离（matrix-assisted laser desorption ionization，MALDI）技术和电喷雾电离（electrospray ionization，ESI）技术，可以使核酸或蛋白质、多肽等生物大分子产生带单电荷或多电荷的分子或离子，从而能够测定其分子量，并且通过串联质谱分析还可以得到生物大分子的结构信息。具有高灵敏度和高质量检测范围的生物质谱技术使生物大分子的微量分析成为可能，因此质谱技术真正进入了生命科学领域，成为蛋白质组研究的核心技术之一。

2. 基质辅助激光解吸电离飞行时间质谱 基质辅助激光解吸电离（MALDI）作为一种离子源，通常用飞行时间（time of flight，TOF）作为质量分析器，所构成的仪器称为基质辅助激光解吸电离飞行时间质谱（MALDI-TOF-MS）。MALDI的基本原理是将样品与小分子基质（肉桂酸、芥子酸及其衍生物）混合共结晶，当用不同波长的激光（通常为337nm）照射晶体时，基质分子与样品分子同时从靶上解离。而基质分子所吸收能量转移至样品分子，形成带电离子并进入质谱进行分析。样品产生的离子在加速电场的作用下获得相同的动能，经过一个真空无电场飞行管道，较轻的离子速度快，较早到达检测器，较重的离子较晚到达检测器，飞行时间与$(m/z)^{1/2}$成正比。MALDI产生的离子多为单电荷离子，质谱图中的谱峰与样品各组分的质量数有一一对应关系，因此，MALDI-TOF-MS最适合分析蛋白质水解后的肽混合物。

3. 肽质量指纹谱鉴定技术 肽质量指纹谱（peptide mass fingerprinting，PMF）是目前蛋白质组研究中较为常用的鉴定蛋白质的方法。由于每种蛋白质的氨基酸序列（一级结构）不同，蛋白质被位点特异性蛋白酶水解后，产生的肽片段序列也各不相同，其肽混合物质量数亦具特征性，所以称为指纹谱，可用于蛋白质的鉴定。

用实验测得的蛋白质酶解肽段质量数在蛋白质数据库中检索，寻找具有相似肽指纹谱的蛋白质，从而鉴定蛋白质。典型的肽质量指纹谱实例如图7-4所示。

4. 基质辅助激光解吸电离飞行时间串联质谱技术 MALDI-TOF-MS鉴定蛋白质时，通常需要匹配4个甚至更多的肽段才能实现蛋白质的有效鉴定。但是，如果被鉴定的凝胶点内含有多个蛋白质，或者该凝胶点的丰度低，所产生的有效质谱信号较少时，仅靠肽段的质量数信息，无法实现胶内蛋白质的有效鉴定。依赖于新型串联型MALDI-TOF-TOF质谱仪，则可以实现肽段的序列测定。该类质谱仪在离子飞行路径中添加了一个碰撞池，从而可以选择母离子，利用高能量将肽段裂解成为碎片离子。根据碎片离子谱图，可以实现目标蛋白质高可靠性鉴定。

5. 数据库搜索工具 质谱鉴定所获得的是肽段或碎片离子的质量信息。要从这些信息中鉴定出目标蛋白质序列，需要专用的数据库搜索工具。常用的肽质量指纹谱数据搜索工具有Mascot、Phenyx和ProFound等；而用于串联质谱数据库搜索的工具有Mascot、OMSSA、Sequest、X!Tandem以及国内科学家自主研发的pFind软件包（http://pfind.ict.ac.cn）等。上述部分资源可以在网站ExPASy（http://us.expasy.org/tools/）找到相应链接。

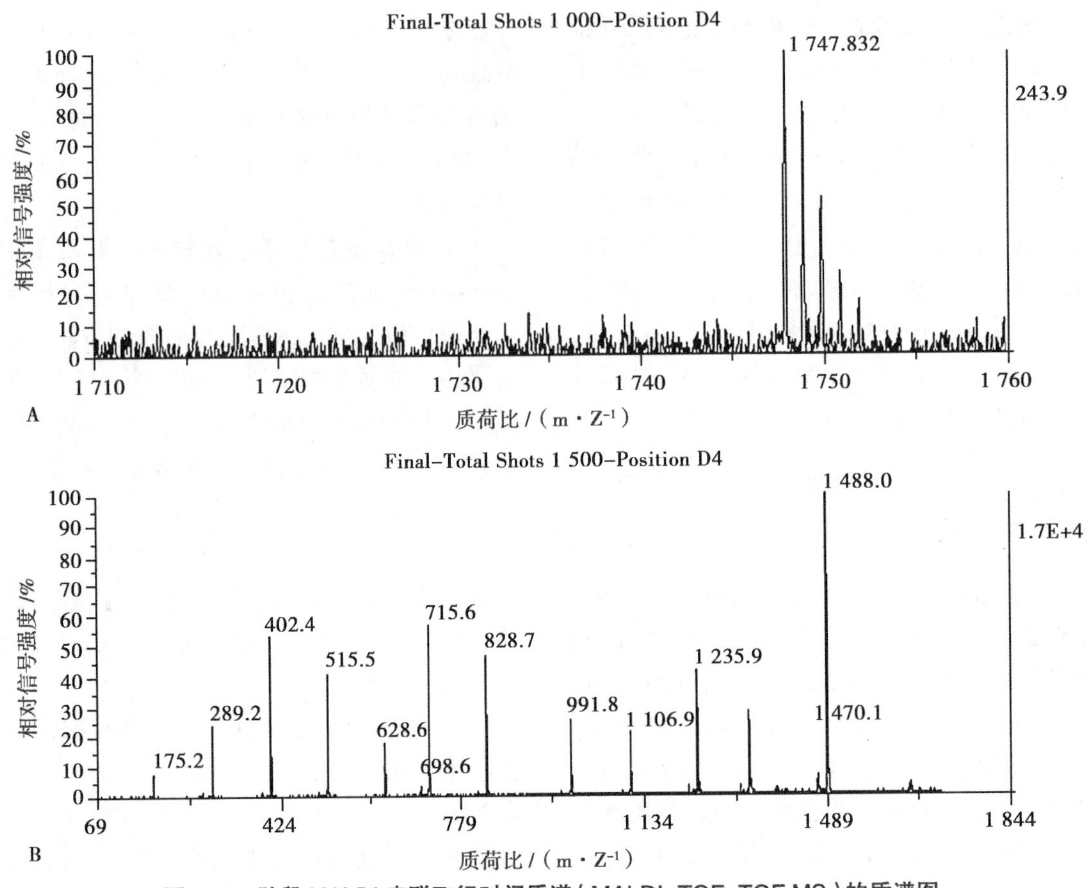

图 7-4 肽段 MALDI 串联飞行时间质谱（MALDI-TOF-TOF MS）的质谱图

A. 一级质谱母离子图谱；B. 肽段 1747.832 对应串联质谱图谱

第二节 基于多维色谱 - 质谱的蛋白质组研究策略

蛋白质分离技术和质谱鉴定技术是蛋白质组研究的两大支撑技术。目前蛋白质组研究按分离模式的不同主要有两种技术路线，一种是传统的基于凝胶电泳的蛋白质分离技术结合生物质谱鉴定的技术路线，如 2-DE 结合 MALDI-TOF-MS；另一种是多维液相色谱与生物质谱相结合的技术路线，通常称之为鸟枪法（shotgun）策略，其特点是结合多种互补的蛋白质或肽段分离手段，首选不同的色谱技术，实现蛋白质或多肽的高效分离，并与串联质谱技术结合，实现多肽序列的高准确鉴定。鸟枪法由于其灵敏度高、兼容性好、易于自动化等特点，在蛋白质组研究中的应用日趋广泛。

在经典的鸟枪法策略中，蛋白质混合物首先被位点特异性蛋白酶降解为不同的肽段，所得到的肽混合物再进行第一维预分离，如强阳离子交换色谱分离、非凝胶电聚焦分离、碱性反向色谱分离等，所收集得到的不同组分再分别进行纳升反向色谱分离和质谱鉴定（图 7-5）。

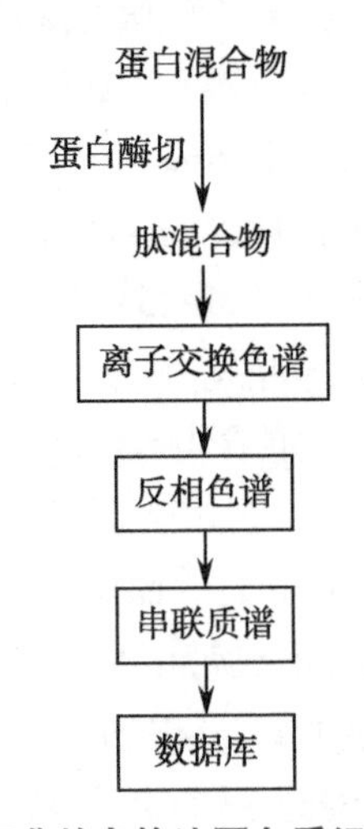

图 7-5 经典的鸟枪法蛋白质组学技术流程

一、蛋白质样本制备与酶解

用于鸟枪法蛋白质组分析的样本可以是细胞、组织、甚至完整生物体的蛋白质提取液。与凝胶电泳相对应，鸟枪法蛋白质组学研究常采用在溶液中酶切的方法，利用位点特异性蛋白酶对目标蛋白质混合物进行充分酶解。常用的位点特异性蛋白酶有胰蛋白酶、Lys-C、Glu-C、LysargiNase等。以胰蛋白酶为例，它可以选择性地从赖氨酸和精氨酸的羧基端（羧基端为脯氨酸时除外）将蛋白质序列进行剪切。由于SDS、CHAPS等助溶剂影响肽段的色谱分离行为，并抑制肽段在质谱中的响应，因此在进行溶液酶切时要避免引入。有机溶剂沉淀或SDS-PAGE胶分离等步骤可以有效去除上述助溶剂。常用于鸟枪法蛋白质制备的提取液如8M尿素/10~100mM Tris-HCl；对于易溶蛋白质混合物如分泌蛋白质，可以采用10~100mM Tris-HCl或碳酸氢铵溶液。

酶解后的肽段混合物通常需要进行脱盐处理，以去除助溶剂、缓冲盐类等，获得纯的肽混合物。常用的脱盐方式是利用反相萃取柱进行处理，所得到的肽段混合物冻干后可以长期在低温贮存。

二、肽段混合物色谱分离技术及进展

如前所述，第一维肽段分离方法最好能与质谱前的反相色谱在分离能力上形成互补。由于反相色谱的分离是基于肽段的疏水性，而基于肽段溶液带电荷数的不同，采用离子交换色谱分离，可以达到与反相色谱很好的互补效果。采用高pH反相色谱进行第一维分离，也可与酸性反相色谱形成互补，达到多维的分离效果。

1. 强阳离子交换色谱 肽段在酸性环境中（pH2.7~3.0），其酸性氨基酸如天冬氨酸和谷氨酸的侧链羧基不电离而呈中性；而碱性氨基酸，包括赖氨酸、精氨酸以及组氨酸等的侧链氨基等基团以及肽段N-末端的自由氨基都带正电荷。这些带正电的基团可与强阳离子交换填料SCX上的带负电的基团结合。通过逐渐提高流动相中盐离子的浓度（如钾离子或铵离子），肽段将按照碱性从低到高的顺序依次从SCX柱上洗脱（图7-6A）。

SCX分离有离线和在线两种形式。离线色谱柱的优势在于可分离毫克级以上的肽混合物，在线SCX则可以实现在线柱切换，适用于微量复杂样品的分析。

2. 纳升反相色谱 反相色谱可根据肽段疏水性的不同，实现复杂肽混合物的分离。与常规制备级的反相色谱柱（内径4.6mm、2.1mm等）相比，纳升反相色谱需要的样品量低，与电喷雾质谱源在线联合，可以实现亚amol级肽段的高灵敏度分离和鉴定。

目前，与质谱连接的纳升级液相色谱仪有高压型（nano-HPLC）和超高压型（UPLC）。前者使用的反相色谱填料粒径为5μm或3μm，柱长15cm以内，其系统压力通常不超过6 000psi（400bar）。而UPLC系统压力可达到10 000psi（1psi=6.895kPa），其适用的反相柱填料粒径达到1.7μm甚至更小，因此可以减小峰宽，提高色谱分辨率。常见的在线反相色谱分离的质谱全离子流谱图示意如图7-6B。

三、电喷雾串联质谱鉴定蛋白质

电喷雾电离（ESI）的基本原理是利用高电场使质谱进样端的毛细管柱流出的液滴带电，带电液滴在电场中飞向与其所带电荷相反的电势一侧，液滴在飞行过程中，其所含溶剂不断蒸发，表面积缩小，表面电荷密度迅速增加，最终表面电荷间相互排斥，导致液滴爆裂为带电的子液滴。这一过程不断重复，使最终的液滴非常细小，呈喷雾状，这时液滴表面的电场不断增强，使被分析物离子化，成为带单电荷或多电荷的离子。

在蛋白质组学研究中，电喷雾离子源的前端常与纳升液相色谱相连，而后端紧接串联质谱系统。所谓串联质谱，是指将两种或两种以上的质谱分析系统在空间或时间上连接在一起，其中一个分析系统负责肽段或其他化合物的质量过滤和选择，而相连的其他分析系统则担任离子的碎裂及检测等工作。多级串联质谱可以将肽段沿主链的不同位置打碎，形成x，y，z或a，b，c系列离子，与软件解析相结合，可用来进行肽段序列测定（图7-7）。

ESI-MS/MS的基本构成部分除离子源外，质量分析器和质量检测器是另外两个重要组成部分。近年来，以质量分析器为主，电喷雾串联质谱技术获得了突破性发展，从而使质谱仪的扫描速度、质量准确度以及分析灵敏度上均有质的飞跃。

ESI-MS/MS在蛋白质组学领域有两类代表性的系统，一类是将四极杆－飞行时间质谱仪

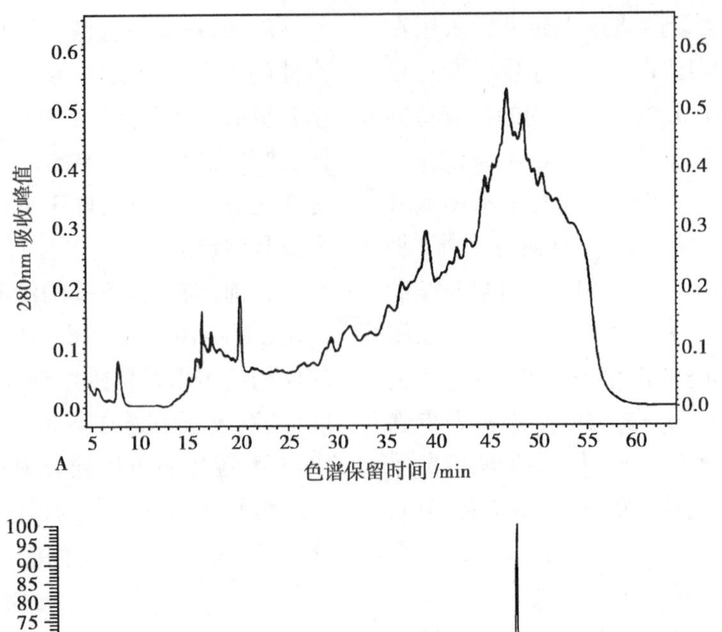

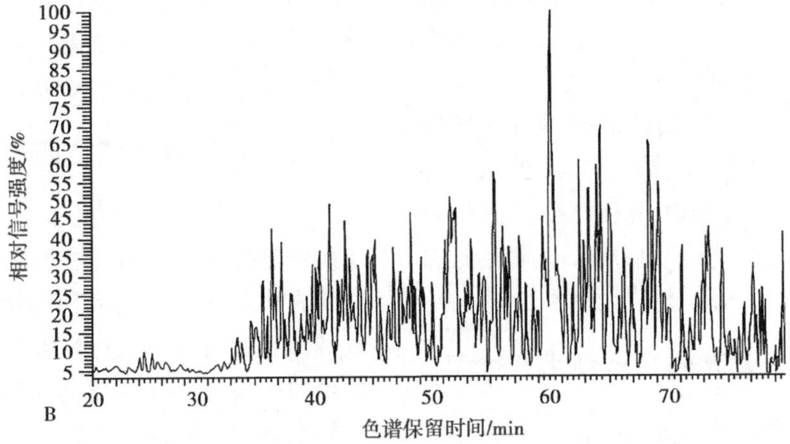

图 7–6　人肝全蛋白质酶切肽段分离色谱图

A. 强阳离子交换色谱图，梯度时间 1h；B. 离子交换色谱某一馏分肽段的反相色谱－质谱鉴定总离子流谱图，梯度时间 1.5h

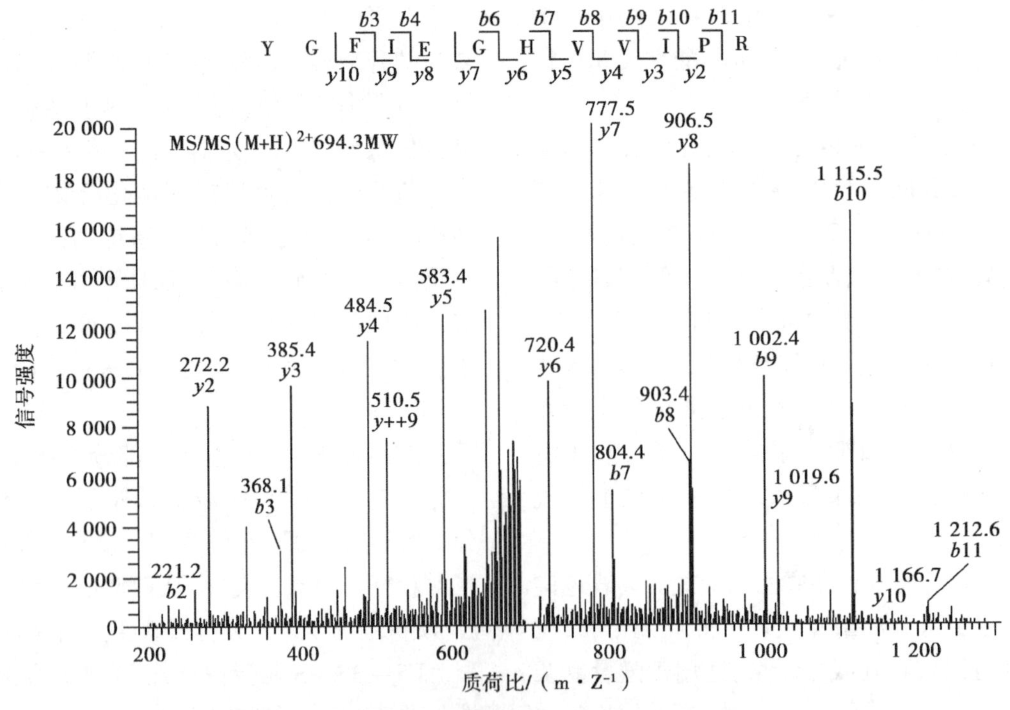

图 7–7　液相色谱串联质谱图及碎片离子匹配信息

（Q-TOF）串联。四极杆质量分析器具备了离子选择系统、离子碰撞池等功能，而 TOF 部分的作用则是实现离子的高分辨率和高准确度检测。

第二类代表性的串联质谱仪是基于离子阱技术的串联质谱系统。离子阱质谱仪的优点是其本身就具备多级串联质谱的能力，最多可达 10 级。离子阱发展过程经历了从三维 - 线性 - 双压线性离子阱的过程。相应的，在灵敏度、单位分辨率、扫描速度、碰撞裂解效率等方面离子阱均获得了有效的提高。所谓双压，是指在离子阱部分，采用了前后 2 个相同的线性离子阱串联，前面的高压阱负责离子的捕获、隔离和裂解，可以有效提高离子捕获能力，同时提高肽段的碎裂速度，将肽段碎裂时间缩短到原来的 1/3。后面的低压阱部分可在同等分辨率下获得更高的离子扫描速度。双压线性阱同时保留了离子阱质谱仪的多达 10 级串联质谱仪的特点和自动增益控制预测功能，可以提高质谱对低丰度肽段的鉴定能力，从而增加离子阱质谱仪扫描的动态范围。

静电场轨道阱则是近年来在质谱领域突破性的发展，其质量分析性能可与傅里叶变换离子回旋共振质谱媲美，常规质谱分辨率可达到 480 000，内标准确度 1ppm（ppm=10^{-6}），而其运行费用、维护难度则与普通质谱相当。因此静电场轨道阱质谱仪在实践中得到了较好地推广。

四、多维色谱分离技术的新进展

高 pH 反相色谱与常规的酸性反相色谱的组合，因其简单、高效的特点，已成为当前多维色谱肽段分离技术的首选。

高 pH 反相色谱的 pH 值在 7~10，偏酸性的肽段会优先从反相色谱柱上洗脱下来，这与在酸性条件下的反相色谱行为正好相反。由于 SCX 主要依赖肽段所带正电荷进行样品分离，其中大量肽段聚集在 +2 或 +3 价，使得 SCX 分离时肽段会在很短的保留时间窗口同时洗脱，无法得到理想的分辨效果。而在高 pH 反相色谱，依据肽段疏水性获得的分离效果高于 SCX。不仅如此，高 pH 反相色谱在分离过程中避免了大量盐溶液的引入，无需肽段分离后的脱盐步骤。这些优点使得高 pH 反相色谱分离成为第一维色谱分离的新颖而有力的竞争者。

第三节　定量蛋白质组学研究技术

蛋白质组学研究随着技术的发展已经不仅仅满足于实现规模化的蛋白质定性鉴定，还需同时实现蛋白质表达的定量分析。定量蛋白质组学研究通过分析细胞、组织或生物体在不同生理或病理条件下蛋白质的差异表达状况，从而解析上述生理或病理条件下的分子作用机制，对基础生命科学问题研究和临床疾病的诊治具有重要价值。

根据是否对蛋白质 / 多肽进行标记，可以将蛋白质组学定量方法分为标记和非标记两类，而根据定量目的的不同又可以分为相对定量和绝对定量，前者是对不同样品中相同蛋白质群表达量的相对变化进行分析，而后者是对样品中单个蛋白质或蛋白质群的绝对量或浓度进行测定。根据分离和鉴定策略的不同，定量蛋白质组学技术又包含基于传统的双向凝胶电泳的定量技术、基于稳定同位素等标记以及液 - 质联用的定量技术。前者如荧光双向差异凝胶电泳；后者如稳定同位素代谢标记技术、同位素辅助多重化学标记技术和非同位素标记的相对和绝对定量蛋白质组学技术。系统的定量蛋白质组学研究技术见图 7-8。

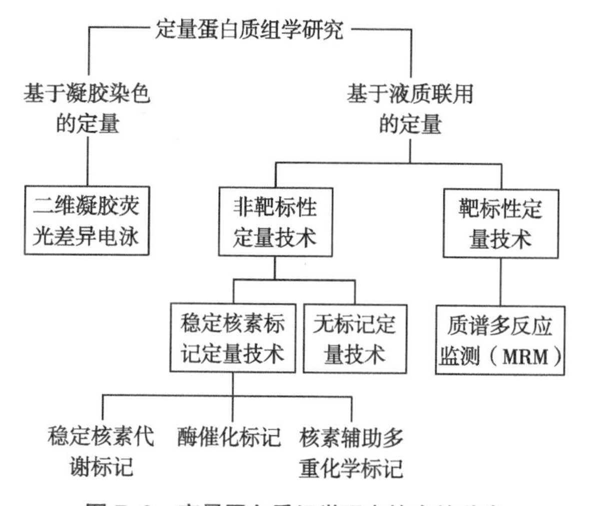

图 7-8　定量蛋白质组学研究技术的种类

一、荧光双向差异凝胶电泳技术

2-DE 技术具有良好的分辨率，但却很难避免重复性较差和灵敏度低的缺点。荧光双向差异凝胶电泳（two-dimensional fluorescence difference gel electrophoresis，2D-DIGE）则很好地对上述问题进行了改进。在2-DE-DIGE策略中，最关键的是荧光标记试剂利用了结构相近的Cy2、Cy3、Cy5三种花菁类化合物所含荧光素基团的结构不同。用三种试剂分别标记不同刺激状态的蛋白质样品，然后将标记后的样品等量混合，在同一块二维凝胶上进行分离，根据不同标记试剂在荧光扫描仪中信号的不同，从而辅助发现差异表达的蛋白质点（图7-9）。

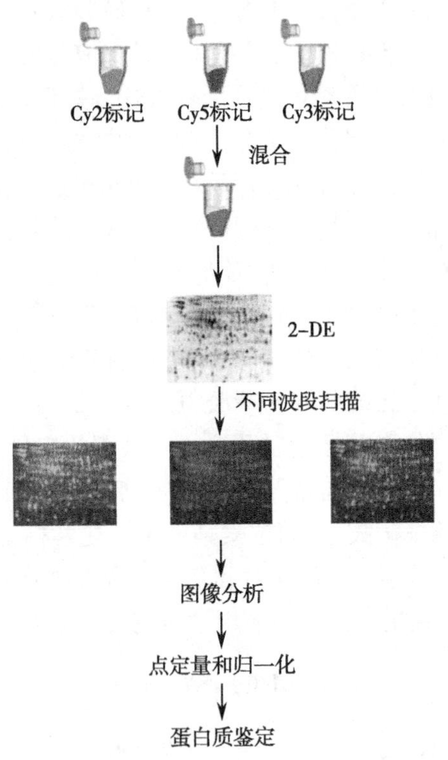

图7-9 荧光双向差异凝胶电泳定量蛋白质组学的基本步骤和结果举例（见文末彩插）

2D-DIGE技术的使用，大大降低了运行二维凝胶电泳时的工作量和样品的使用量，并且可以通过内标的方法获得不同样品间完全重现的凝胶图谱，从而进行高可靠性的蛋白质表达量差异比较，使分析结果准确、可靠、重复性更好。

二、无标记定量技术

无标记定量技术（label-free quantitation）是在蛋白质组鸟枪法技术的基础上，直接利用鉴定蛋白质的质谱数据，对蛋白质检测的肽段数目、鉴定的概率得分、被鉴定肽段的离子数及质谱信号峰强度进行分析处理，寻找它们和蛋白质浓度的关系，进行线性拟合，获取计算模型，最后进行蛋白质定量的方法。该技术不进行任何标记，只需要分析两次或多次质谱鉴定产生的数据信号，实验操作简单，价格低廉，也没有样品的限制。

无标记定量蛋白质组技术主要分为两类：一是以肽段的色谱积分面积为基础，通过比较蛋白质酶切多肽的色谱积分面积、一级质谱中肽段母离子信号强度或者二级质谱子离子的信号强度而得到的相对丰度；二是以肽段被质谱检测到的次数（spectral count）为基础，通过归一化来表征被检测蛋白质的相对丰度并进行定量。

然而，在很大程度上无标记定量技术也依赖于LC-MS/MS仪器本身的重现性和分析行为。生物样本的极端复杂性以及质谱分析的偶然性对该技术都是极大的挑战。如何控制误差带来的影响，增强多次样本分析的重复性和鉴定的可靠性，使计算模型定量更加准确，是无标记定量技术的研究重点。

三、同位素辅助多重化学标记技术

同位素辅助多重化学标记技术（isobaric tags for relative and absolute quantitation，iTRAQ）采用化学方法使肽段与含有不同稳定性同位素的化学试剂反应，产生特异氨基酸残基的修饰，从而引入同位素标记。

2004年，iTRAQ试剂问世。这种标记肽段或蛋白质氨基的试剂由3部分构成，即一端的“报告”基团、中间的质量平衡基团和肽活性反应基团（NHS树脂）（图7-10A）。“报告”基团的质量数分别为114、115、116和117m/z，质量平衡基团的质量数分别为31、30、29和28D，整个同位素标签的总质量最终组合为145D（图7-10B）。因此，带有不同标记试剂的肽段或蛋白质在一级质谱中没有区别，但通过二级碎裂，可以比较在二级图谱中产生的“报告”基团峰的相对强度来进行相对和绝对定量（图7-10C）。

多重标记技术可以同时对标记样品中的多肽进行定性序列测定和定量丰度分析，从而大大提高了定量分析的通量。第一代iTRAQ能同时比较4种不同处理状态的样本，因此能方便地用于时间动态蛋白质组学研究。随后出现了可实现六重、八重、十重甚至十一重标记（第二代iTRAQ、第二代TMT）的试剂。TMT的优点是标签多，通量高，平均到每个样品的质谱分析时间少，成本相

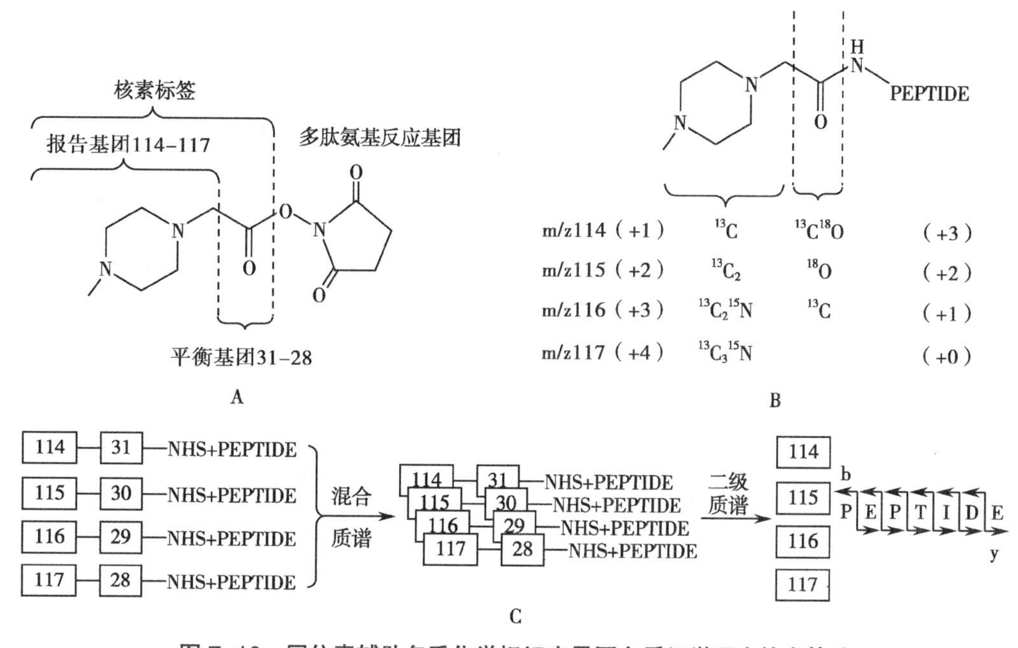

图 7-10 同位素辅助多重化学标记定量蛋白质组学研究技术策略

A. iTRAQ 试剂化学结构；B. iTRAQ 试剂修饰肽段后结构；C. iTRAQ 试剂标记肽段质谱定量技术策略

对较低。但这些标记试剂利用 C 和 N 同位素微小的质量差异区分标签，因此需要双高精质谱仪才能实施。

四、细胞培养氨基酸代谢稳定同位素标记技术

细胞培养氨基酸代谢稳定同位素标记技术（stable isotope labeling with amino acid in cell culture，SILAC）通过代谢通路将稳定性同位素引入蛋白质组样品，引起肽段的质谱峰改变。通过比较标记前后同一肽段的质谱峰强度变化，实现对蛋白质的定量比较。

该技术是由美国北卡罗莱纳大学的华人科学家陈先教授提出，但其使用的是亮氨酸等非胰蛋白酶特异性识别的氨基酸。Oda Y 等在 1999 年提出了改进办法。在实验中，他们分别用含天然同位素（如 ^{1}H、^{12}C、^{14}N）和重稳定性同位素（^{2}H、^{13}C、^{15}N）标记的必需碱性氨基酸（如精氨酸、赖氨酸）培养细胞，标记的氨基酸完全掺入到细胞新合成的蛋白质中，替代了原有氨基酸。不同标记后细胞的裂解蛋白质按细胞数或蛋白质量等比例混合，经过分离、纯化后进行质谱分析（图 7-11）。常用于代谢标记的氨基酸有 $^{13}C_6$ L-Lysine（+6D）、$^{13}C_6$ L-Arginine（+6D）、$^{13}C_6$，$^{15}N_4$ L-Arginine（+10D）等。该技术从细胞培养水平通过代谢标记，实现了接近完全的同位素标记效果。细胞培养后获得的蛋白质直接等比例混合，从而可以避免在后期样本处理过程中因多次操作可能带来的误差。

目前该方法已经应用于包括大肠杆菌、酵母、哺乳动物细胞、果蝇（SILAD）甚至小鼠（SILAM）的全身标记，并有商品化的标记培养基便于使用。SILAD 标记小鼠的不同脏器组织块也已商品化，可在规模化的模式动物研究中作为内标使用。

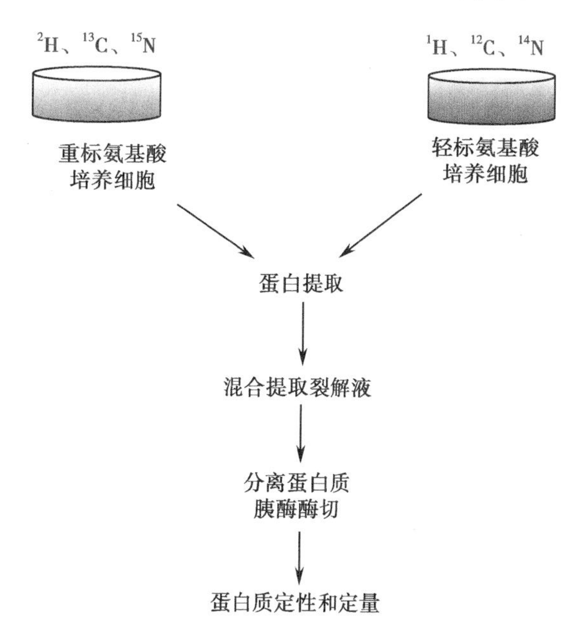

图 7-11 细胞培养氨基酸代谢稳定同位素标记定量蛋白质组学研究技术策略

五、基于质谱和稳定性同位素标记辅助的绝对定量技术

仅仅依靠传统的质谱鸟枪法技术和双向凝胶电泳技术，无法对比较蛋白质组研究中发现的大量候选标志蛋白质开展规模化定量和验证分析。质谱选择性反应监测（selective reaction monitoring，SRM）技术，具备了高通量、高灵敏度、高选择性的特征，已被广泛使用。SRM 技术中，根据蛋白质酶切多肽母离子质量数和碎片离子质量数，选择母离子－子离子对，允许符合设定的母离子进入碰撞室，碰撞完成后，只记录设定的子离子信号，据此实现目的蛋白质的鉴定和定量（图 7-12）。通过母离子和子离子的两次选择，去除干扰离子，降低背景信号噪音，提高灵敏度。

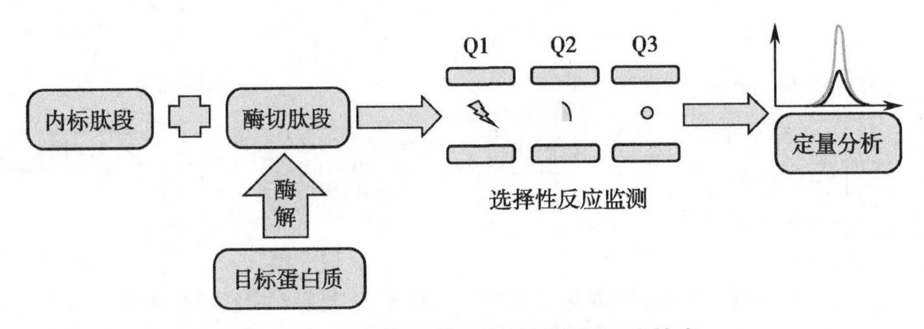

图 7-12 质谱选择性反应监测定量研究技术

选择性反应监测（SRM：selective reaction monitor）是针对二级质谱或多级质谱的某两级之间，即在母离子中选一个离子进行碰撞，然后从形成的子离子中也只选一个离子。因为两次都只选单离子，所以噪音和干扰被排除得更多，灵敏度信噪比会更高

在生物标志物发现－确证－临床验证的研究流程中，SRM 定量技术能有效地解决传统免疫验证方法在大规模生物标志物确证过程中的瓶颈现象，克服抗体制备周期长、特异性差和制备困难的缺点，满足高通量、高特异性临床验证的要求。

SRM 技术的一个重要用途是用于复杂体系中蛋白质表达水平的规模化绝对定量研究。具体策略是将稳定同位素标记的内标肽加入到蛋白质酶切溶液中，同位素标记的内标多肽和蛋白质酶切产生的内源性多肽具有相同的序列、相同的化学性质、相同的液相色谱保留时间、相同的质谱离子化效率以及相同的二级碎裂离子，但质量数不同。在 SRM 质谱分析中，可以根据添加的内标肽计算出内源性多肽的绝对量，进而推算得到其所对应蛋白质的绝对表达量。

利用 SRM 技术不仅可以确定细胞中目的蛋白的绝对量，还可以确定某种特定翻译后修饰的绝对量。泛素是真核细胞中广泛存在的一种小蛋白，可修饰蛋白质底物的赖氨酸残基而形成泛素化。泛素还可被后续的泛素修饰，形成泛素链。其中第 48 位赖氨酸修饰形成的 K48 泛素链是真核生物蛋白质特异性降解的信号，这一发现荣获了 2004 年的诺贝尔奖。但除 K48 泛素链之外，泛素单体上的第 6、11、27、29、33、63 位泛素链存在与否及其生物学功能并不清楚。利用 SRM 技术证明这 6 种泛素链和 K48 一样都广泛存在，并且还具有特定的生物学功能，已成为 SRM 研究细胞信号途径的经典案例。

第四节 蛋白质芯片的原理及应用

蛋白质芯片（protein chip）或者称为蛋白质微阵列（protein microarray）是一种高通量的蛋白分析技术，不仅可以在蛋白质水平上检测基因的表达，用于蛋白质表达谱研究，还可以用于大规模研究抗原－抗体及其他各种蛋白质－蛋白质的相互作用，以及 DNA- 蛋白质、RNA- 蛋白质的相互作用。蛋白质芯片也可以在蛋白质组规模上对正常和疾病组织的蛋白质表达谱进行

检测，筛选出与疾病发生发展密切相关的靶蛋白分子，作为疾病诊断、疗效和预后分析的重要标志物；还能直接筛选出与这些标志蛋白作用的药物，从而推进药物的开发进程。此外，通过蛋白质芯片检测药物作用后的蛋白表达谱变化，可以对药物的药效与毒性作出判断，研究药物的作用机制。

一、蛋白质芯片的原理和实验流程

（一）蛋白质芯片的原理

蛋白质芯片技术是指将不同的蛋白质或多肽分子显微固化于固相支持物表面，将样品中的蛋白质进行标记，通过检测蛋白质－蛋白质相互作用，对样品中靶蛋白分子进行高通量检测的一种新技术。其基本原理是蛋白质－蛋白质相互作用，如抗原－抗体、受体－配体、酶与底物等之间的特异识别与结合。相对而言，这种相互作用的特异性不如碱基之间的互补配对严格。蛋白质芯片也可以通过蛋白质与双链 DNA 的相互作用来检测靶 DNA 分子与靶蛋白之间的相互作用。蛋白质芯片的制作和使用原理与基因芯片有相似之处，两者之间的比较见表 7-1。

表 7-1　蛋白质芯片与基因芯片的比较

特性	基因芯片	蛋白质芯片
配基	寡核苷酸，cDNA文库基因片段等	纯化后蛋白质包括抗体或酶，提取或原位合成的肽链
固定条件	原位合成或显微打印	原位合成或显微打印，力求保证蛋白质的活性不丧失
封闭液	预杂交液	BSA 或者特殊氨基酸封闭
反应原理	核苷酸碱基互补配对	蛋白质分子相互作用原理
应用方向	研究基因序列及功能	研究蛋白质的功能，蛋白质相互作用

与基因芯片技术相比，蛋白质芯片具有以下实用价值：其一，由于蛋白质活性受到多种因素的调控，其与活性基因所表达的 mRNA 之间不能简单地认为是直接对应关系；其二，蛋白质在翻译后存在复杂的修饰过程，如磷酸化、糖基化、乙酰化、甲基化等；其三，蛋白质检测比基因 mRNA 检测更直观。

（二）蛋白质芯片的实验流程

蛋白质芯片的实验流程与基因芯片类似，包括以下几个主要步骤：芯片的制作、样品的准备、生化反应、检测分析。

1. 芯片的制作　可采用在固相支持物上原位合成多肽的方法（如显微光蚀刻、分子印章等）制作多肽芯片；也可将大量预先合成或提纯的蛋白质、多肽以点样或喷墨打印的方式，有序地固化在固相介质的表面，制备蛋白微阵列。

芯片制备应用的固化探针蛋白，包括多抗、单抗、抗原、酶、酶底物蛋白、受体等。其中最常用的是抗体，可以通过采用噬菌体展示技术建立抗体文库等方法来制备。用于制备蛋白质芯片的固相载体包括膜性材料、玻片、金膜、凝胶和微孔板等。膜性材料除了尼龙膜和硝酸纤维素膜外，还有聚苯二氟乙烯膜和聚苯乙烯膜等。蛋白质芯片制备的关键是将蛋白质探针固化于支持物上而不丧失生物活性。一般情况下，抗体微阵列适用于大多数载体，而抗原具有许多不同的表面结合性能，因此，为了解决抗原连接到载体表面的一致性问题，研究者把特异分子的相互作用引入到固体载体的蛋白质固化上来，以进行蛋白质芯片的生产。这些配对分子包括链霉抗生物素蛋白－生物素、组氨酸标记－镍螯合物等。

2. 样品的准备　可以使用荧光素、放射性核素或酶标法来对待分析的蛋白质样品进行标记，其中常用的标记酶包括辣根过氧化物酶、碱性磷酸酶等。标记的方法有直接法和交联法，其中直接法是用过碘酸钠使酶分子表面的多糖羟基氧化成醛基，而醛基可以和抗体（抗原）中的游离氨基反应形成 Schiff 碱，然后用硼酸化钠终止反应，从而实现酶和抗原（抗体）的结合。交联法则是通过双功能交联剂将酶与抗原（抗体）连接在一起。荧光素标记最常用的标记物是 Cy5 与 Cy3 两种物质。

3. 生物化学反应　将标记的样品加到芯片上，与探针蛋白分子进行抗原－抗体、受体－配体等特异性反应之后，在一定条件下进行洗脱。

4. 检测分析　主要通过激光扫描仪、磷光成像仪和质谱仪等检测蛋白探针与样品中靶分子的相互作用，或采用酶联免疫吸附分析（ELISA）来检测结果，再用相应的软件对蛋白芯片上的信息进行分析，以确定靶蛋白的种类、表达量、分子量和相互关系等。

二、蛋白质芯片的分类及应用

蛋白质芯片通常根据其制作技术来进行分类。包括较早出现的固相表面型芯片，即在固相支持物表面高度密集排列的蛋白质微阵列。当待测蛋白与其反应时，可特异性地捕获样品中的靶蛋白，通过检测系统对靶蛋白进行定性和定量分析。蛋白质芯片还包括微孔型芯片，即通过光蚀刻技术在硅片或玻片上制作不同尺寸的微孔，使之成为高密度的小型酶联免疫测试板。此外，还包括毛细管电泳型芯片、液相载体型芯片等，后者采用了芯片实验室（Lab-on-A-Chip）的基本原理。

与基因芯片类似，蛋白质芯片能够用来检测特异的蛋白质表达，也可以用来鉴定蛋白质间的相互作用、蛋白质修饰、DNA-蛋白质间的相互作用、小分子-蛋白质间的相互作用及抗体检测，其中最重要的应用仍然是蛋白差异表达分析。例如以夹心ELISA法为基础的蛋白质微阵列，可用来检测细胞因子蛋白的表达，通过高效的检测试剂来筛选大量待检样品，具有较好的敏感性和特异性。

随着质谱技术的应用，通过对探针结合的蛋白质进行分析后，可以得到不同的样品表达图谱。而在研究小分子-蛋白质间相互作用研究方面，可通过将小分子固化于芯片上，与标记的蛋白共同孵育，或是应用标记的小分子去筛选蛋白质芯片上的蛋白质，从而揭示蛋白质潜在的靶分子位点。蛋白质芯片也可应用于食品分析方面，如利用免疫检测的蛋白质芯片技术检测食品中的黄曲霉毒素、雌激素等。在疾病诊断方面，蛋白质芯片通过检测多种肿瘤标记物，可为肿瘤诊断提供新的研究工具。

尽管蛋白质芯片技术具有其技术特色和优势，但是在应用中仍有一些问题需要进一步完善。如蛋白质中存在的同分异构体的检测难题，蛋白质的易变性以及非特异性结合等问题都对蛋白质芯片的结果有一定的影响，因此需要进一步深入研究，改进相关技术。

随着人类基因组计划的完成，在掌握基因序列信息数据的基础上，分析基因表达谱将有助于阐明基因的功能与组织方式，对进一步研究不同个体、不同组织、不同时间及不同生命状态下基因表达差异，从而最终揭示基因表达与细胞功能的关系，具有重要的理论价值。

第五节 翻译后修饰蛋白质组研究技术

生物体内的蛋白质具有多种翻译后修饰，目前已经确认的蛋白质翻译后修饰种类已达500余种。翻译后修饰蛋白质普遍存在丰度低、动态范围宽、背景干扰多等问题。蛋白质翻译后修饰的识别是首要问题，需要将不同类型的翻译后修饰蛋白质从复杂的生物环境中选择性地分离出来，并根据每种翻译后修饰基团的物化属性，特异性地开展质谱定性和定量分析。

一、翻译后修饰蛋白质富集与分离技术

由于每种翻译后修饰的物理化学属性的不同，针对不同的修饰，可建立不同的富集和分离模式。

（一）磷酸化蛋白质/多肽富集分离技术

蛋白质磷酸化的特异富集分离主要是利用了磷酸基团的特殊物理特性，如基于正负电荷吸引的金属氧化物富集法。该技术主要是利用磷酸基团在低pH条件下与二氧化钛（TiO_2）、二氧化锆（ZrO_2）等金属氧化物之间的静电吸引，从而实现磷酸化肽段的亲和富集。固相金属离子亲和色谱法是利用金属离子与磷酸化肽段中磷酸基团的配位作用，从而实现选择性富集。亲和取代富集法是利用磷酸基团在碱性条件下发生β消除反应生成双键后，使用亲核取代试剂在双键处引入生物素、巯基标签等，并结合亲和提取技术实现选择性富集。但苛刻的反应条件与大量并生的副反应都限制了该技术在蛋白质磷酸化富集中的广泛应用。

（二）糖基化蛋白质/多肽富集分离技术

蛋白质糖基化的分离富集主要是利用糖蛋

白中糖链的物理特性，采用共价结合或物理吸附的方式，选择性地将其从复杂的生物环境中分离出来。目前经典的富集方法包括利用糖链的亲水特性所采取的亲水色谱法、基于分子截留技术的超滤法和可选择性富集糖肽的凝集素亲和色谱法等。此外，利用共价结合作用实现糖蛋白富集的技术包括酰肼富集与硼酸富集等。酰肼富集法是利用糖链上1，2-顺式邻二羟基氧化后产生的醛基与固相酰肼树脂共价结合，选择性富集糖蛋白或糖肽。硼酸分子也可在碱性条件下与糖链中的1，2-顺式邻二羟基可逆共价结合，用于糖基化蛋白质的富集。

（三）泛素化蛋白质/多肽富集分离技术

蛋白质的泛素化富集技术主要可分为以下3种：①抗原表位标签表达系统（Ub epitope-tag expressing systems）；②泛素串联结合结构域（Ub binding domains）；③泛素化亲和抗体（Ub antibodies）。抗原表位标签技术主要是利用融合表达系统，将内源性泛素链上嵌入标签，进一步针对标签开展对泛素化蛋白质的特异性富集。泛素结合结构域也可用来亲和提取泛素化蛋白质，目前已经发现了20余种针对泛素具有不同亲和常数的泛素结合结构域。泛素结合结构域串联富集技术将几种相同或不同的泛素结合结构域融合表达在一起，有效增加了其对泛素化蛋白质的亲和力，降低对不同泛素链的偏向性。最近研发出来的泛素亲和抗体，可有效应用于所有类型泛素化蛋白质的亲和富集。目前已经出现了针对泛素化修饰被胰蛋白酶酶切后产生的Gly-Gly结构的特异亲和抗体，并应用于规模化的泛素化蛋白质富集鉴定工作。

二、翻译后修饰蛋白质质谱鉴定技术

翻译后修饰蛋白质或肽段的识别，包括修饰蛋白质的鉴定、修饰位点的发现、修饰基团的结构确认等，其很大程度上得益于近年来迅速发展的质谱技术和相关数据解析技术。

（一）磷酸化蛋白质/多肽的质谱鉴定

蛋白质的磷酸化修饰主要是指在丝氨酸、苏氨酸或酪氨酸上增加了H_3PO_4基团。在以ESI源为离子化装置的质谱鉴定模式中可以采用中性丢失或前体离子扫描方式来检测磷酸化肽段。以三重四极杆质谱为例，中性丢失扫描是指在正离子模式下，将三重四极杆中Q1与Q3的电压差设定为只可以通过质量差为98m/z（H_3PO_4[M+H]$^+$）或49m/z（H_3PO_4[M+2H]$^{2+}$）的肽段离子，这样在Q3中就只能检测到在Q2中碎裂后丢失磷酸基团的磷酸化肽段，有效地降低了样品的复杂程度。

该技术还可以在Q3中直接分析磷酸化肽段的磷酸化位点及氨基酸序列，但该技术只能检测丝氨酸或苏氨酸上的磷酸化修饰。前体离子扫描是利用三重四极杆的Q1在负离子扫描模式下全扫描后，将筛选的肽段离子在Q2中碎裂，以磷酸化肽段在Q2中释放PO^{3-}（79D）作为"报告离子"，通过在Q3时只扫描"报告离子"来确定磷酸化肽段，最后再切换到正离子质谱检测模式下完成对磷酸化肽段的氨基酸序列测序。

随着磷酸化蛋白质组学的快速发展，新的肽段裂解方式，高能离子碰撞碎裂（HCD）、电子转移解离（ETD）与电子捕获解离（ECD），也成功应用到蛋白质磷酸化的质谱鉴定中，快速提升了磷酸化蛋白质组研究能力。

（二）糖基化蛋白质/多肽的质谱鉴定

蛋白质的糖基化修饰（glycosylation）主要分为*N*-连接与*O*-连接两种。糖基化蛋白质不仅丰度低而且糖链结构复杂、具有糖链组成存在微不均一性等特点。当糖肽质谱检测时，由于肽段与糖链的分子量之和较高，糖肽在质谱图中通常会出现一个较宽的信号峰，因此在利用质谱技术分析蛋白质糖基化时，通常需要使用生物酶法或化学法将糖蛋白的*N*-糖链或*O*-糖链释放，再结合释放前后糖肽的质量变化实现质谱检测。如*N*-糖链修饰肽段经PNGase F水解后将修饰位点上的天冬酰胺转化为天冬氨酸，从而在肽段质量上产生0.984D的质量增加作为标签，使用高精度质谱就可实现对糖基化位点的确认。在*O*-糖链的研究中主要利用丝氨酸或苏氨酸在碱性条件下的β消除反应，在释放糖链的同时，在糖基化位点处产生双键，再利用亲和试剂与双键反应，引入质量标签，实现对*O*-糖基化位点的确认。

（三）泛素化蛋白质 / 多肽的质谱鉴定

蛋白质泛素化修饰中的泛素（ubiquitin，Ub）是由 76 个氨基酸组成的多肽，序列高度保守，在生物体内通过泛素连接酶（E3）共价连接到赖氨酸的 ε 氨基上形成泛素化修饰。在泛素化蛋白质的胰蛋白酶酶切过程中，会将泛素羧基端的 Arg-Gly-Gly 结构中的 Arg 残基水解，从而产生 Gly-Gly 二肽结构，在泛素化修饰肽段中的 Lys 残基上会产生相应的 Gly-Gly（114D）质量标签，利用常规的串联质谱技术，即可实现对泛素化肽段的规模化鉴定。

第六节 蛋白质组学数据分析工具

对蛋白质组数据进行解析和进一步的功能分析是蛋白质组研究的一个重要组成部分，对特定实验产出的生物质谱数据的解析可以获得蛋白质的鉴定、定量和修饰等一系列生物学信息。图 7-13 是基于生物质谱的蛋白质组数据的基本分析流程。该流程首先用质谱对样品内的蛋白质进行鉴定，通过数据库搜索或从头测序鉴定获得肽段，进一步参照蛋白质数据库组装成蛋白质。因为数据分析的各个环节均存在部分假阳性，需要在肽段以及蛋白质水平分别进行质控，以获得高度可靠的鉴定结果。进一步根据被鉴定蛋白质的肽段等相关信息，利用对应的质谱数据进行定量，从而获得不同样品间的蛋白质差异表达信息。最后，利用数据库中的注释信息对鉴定的蛋白质进行功能注释、聚类和富集分析等，并结合样品的信息，得到相应的生物学结论。本节将从 3 个方面概括介绍蛋白质组数据处理的基本原理、方法和软件，并列举相应的软件及其网址（表 7-2）。

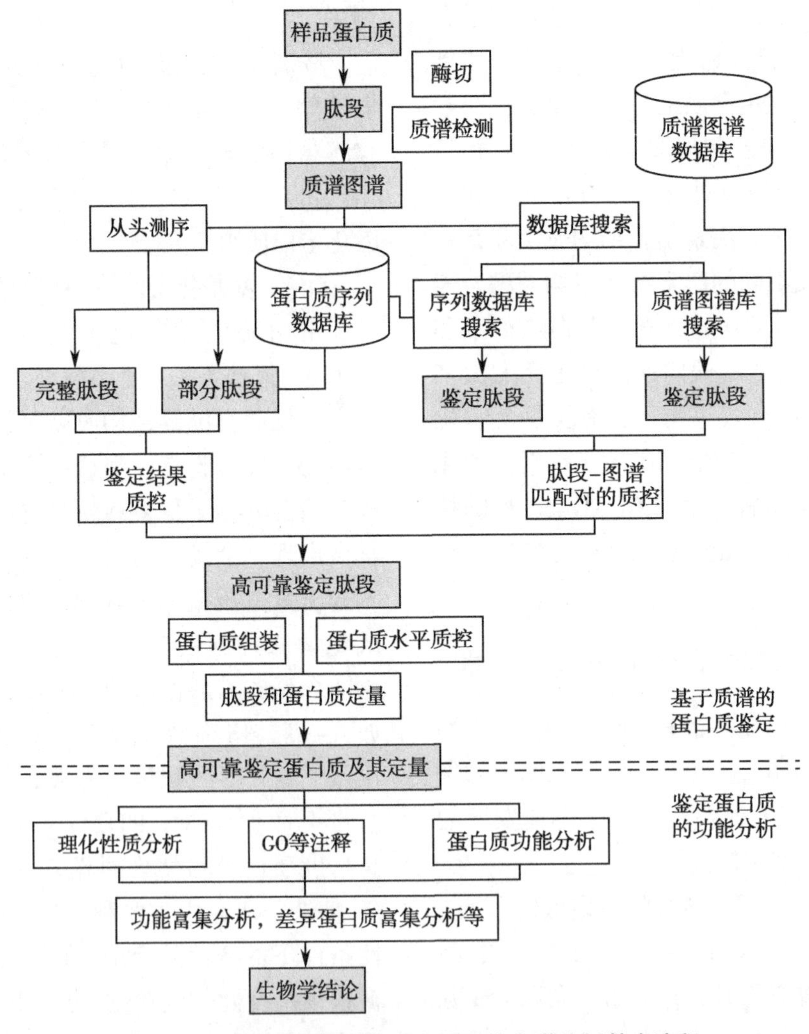

图 7-13 基于生物质谱的蛋白质组信息学分析基本流程

表 7-2 蛋白质组学数据分析方法及软件工具

模块	分析方法	代表性方法或软件
序列鉴定	从头测序	Peaks (http: //www.bioinfor.com/); PepNovo (http: //proteomics.ucsd.edu/Software/PepNovo.html)
数据库搜索	序列库搜索	Mascot (http: //www.matrixscience.com/); SEQUEST (http: //fields.scripps.edu/sequest/); X!Tandem (http: //www.thegpm.org/tandem/); OMSSA (http: //www.omssa.com/)
	图谱库搜索	SpectraST (http: //www.peptideatlas.org/spectrast/); X!Hunter (http: //www.thegpm.org/hunter/); Bibliospec (http: //proteome.gs.washington.edu/software/bibliospec/v1.0/documentation/index.html)
	PSM 水平质控	PeptideProphet (http: //tools.proteomecenter.org/); Percolator (http: //noble.gs.washington.edu/proj/percolator/); epDistiller (http: //www.bprc.ac.cn/PepDistiller/)
	蛋白质组装	ProteinProphet (https: //www.systemsbiology.org/proteinprophet); DBParser (http: //chemdata.nist.gov/mass-spc/ftp/download/Sara/DBParser3/DBParserMain.html); IDpicker (http: //fenchurch.mc.vanderbilt.edu/software.php)
	蛋白质质控	ProteinProphet (http: //tools.proteomecenter.org/); Mayu (http: //proteomics.ethz.ch/muellelu/web/LukasReiter/Mayu/)
定量	有标定量	MaxQuant (http: //www.maxquant.org/)
	无标定量	基于图谱计数: spectra count; PAI; emPAI (http: //empai.iab.keio.ac.jp/) 基于峰面积: LFQuant (http: //sourceforge.net/projects/lfquant/) ; MaxQuant (http: //www.maxquant.org/); iBAQ (http: //www.maxquant.org/)
蛋白质组数据功能注释和分析方法	蛋白质注释	Gene Ontology Annotation (GOA)(http: //www.geneontology.org/); Swiss-Prot (http: //www.ebi.ac.uk/swissprot/)
	蛋白质性质和功能分析	ProPAS (http: //bioinfo.hupo.org.cn/tools/ProPAS/propas.htm); SignalP (http: //www.cbs.dtu.dk/services/SignalP/); TMHMM (http: //www.cbs.dtu.dk/services/TMHMM-2.0/); SMART (http: //smart.embl-heidelberg.de/); TargetP (http: //www.cbs.dtu.dk/services/TargetP/); APSSP (http: //imtech.res.in/raghava/apssp/)
	蛋白质的富集分析	DAVID (http: //david.abcc.ncifcrf.gov/); GOfact (http: //61.50.138.118/gofact/); GSEA (http: //www.broadinstitute.org/gsea/index.jsp); IPA (http: //www.ingenuity.com/); Metacore (http: //thomsonreuters.com/metacore/)
	质谱数据分析的整合软件包	TPP (http: //www.proteomecenter.org/software.php); OpenMS/TOPP (http: //open-ms.sourceforge.net/); COMPASS (http: //www.chem.wisc.edu/~coon/software.php); MaxQuant (http: //www.maxquant.org/); MassChroQ (http: //pappso.inra.fr/bioinfo/masschroq/); GProX (http: //gprox.sourceforge.net)

一、质谱数据分析方法和工具

生物质谱测序的原理是将蛋白质酶解后的肽段进行裂解，测量每个裂解片段的质荷比，由此推断每个片段的质量数，再通过对所有这些片段的质量数以及谱峰强度形成的质谱图谱进行解析，从而推断其所来源的肽段。

（一）肽段序列和修饰的鉴定

质谱数据解析的方法主要包括从头测序（*de novo* sequencing）和数据库搜索两大类。从头测序通过串联质谱的信息重建肽段序列，不受已知蛋白质或基因组数据库所包含信息的影响。随着技术的发展，从头测序技术也得到了快速发展，出现了如 peaks、pNovo、pNovoM 等软件技术。

质谱数据解析更有效的方式是基于数据库搜索的分析策略。数据库搜索的方法有两大类，分别是序列数据库搜索和质谱图谱库搜索。序列数据库搜索是选择已知的蛋白质序列数据库（如 Uniprot、RefSeq 等），搜索引擎首先将数据库中候选蛋白质根据序列理论规则酶切为肽段，然后将这些肽段理论裂解成图谱，通过实际图谱和理论裂解图谱的比对，判断该图谱最可能是哪个肽段裂解的。当前序列数据库常用的搜索引擎包括 Mascot、SEQUEST、pFind、X!Tandem、OMSSA 等。由于不同的搜索引擎各有优势并具备一定的互补性，整合多搜索引擎的结果在一定程度上能提高谱图鉴定率。

图谱库搜索策略首先需要构建一个已知匹配肽段的图谱数据库，然后将实验测量的图谱跟该图谱库进行比对，以获取图谱所匹配的肽段信息。当前，美国标准与技术研究所（NIST）的图谱库（http://peptide.nist.gov/）被认为是覆盖最广、质量最高的图谱库。现有针对图谱库的搜索引擎主要包括 SpectraST、X!Hunter、Bibliospec 等。相对于序列数据库搜索，图谱库搜索额外考虑了图谱峰强度以及非 b/y 离子峰，因而具有更高的灵敏度和可靠性。

（二）鉴定结果的质量控制和评估

利用数据库搜索的策略所获得的肽段图谱匹配对（peptide-spectrum match，PSM）不免会存在错误匹配的情况，因此对这些结果进行进一步的质量控制非常重要。

在 PSM 水平的质控方面，值得一提的是诱饵数据库（decoy database）策略。诱饵数据库的方法是在序列或图谱数据库搜索的时候，将原数据库进行反转或其他变换，构造一个在容量和复杂度上都与原数据库类似但真实情况下不存在的竞争数据库，并利用搜索诱饵数据库的结果直接估计错误匹配的 PSM 数量。基于诱饵数据库评估假阳性率（false discovery rates，FDR）的方法，在数据库搜索策略和 FDR 的计算等方面国际上开展了多项研究，其中最简单的一类方法是将质谱数据对原有数据库和诱饵数据库合并的数据库搜索后，直接用匹配诱饵数据库的 PSM 数除以匹配原有数据库的 PSM 数，由此得到 FDR。随后，通过控制某个卡值参数（如 Mascot 的打分值或其他综合参数），即可得到研究者需要的置信度水平（如 99%）。

从鉴定肽段到蛋白质的序列推导过程，同样可能存在 FDR 评估的需求。最简单的蛋白质 FDR 质控方法是只保留鉴定到两个或两个以上不同肽段的蛋白。但更为合理的整合方法有 ProteinProphet、MAYU 等。

（三）蛋白质定量方法

定量分析是蛋白质组研究的新趋势，针对重稳定性同位素标记或无标记样品的质谱数据，分别有相应的软件工具可供选择。

MaxQuant 是针对 SILAC 有标定量设计的软件，如今已经扩展应用于无标定量中。无标定量可以粗略分为基于图谱计数的方法以及基于峰面积计算的方法。前者直接通过计算鉴定对该蛋白的图谱数进行粗略估算（也即通常所说的 spectral count，以及 PAI、emPAI 等）；后者则通过对一级或二级图谱的峰面积计算进行定量。现有的软件除了上面提到的 MaxQuant 外，还有 OpenMS 等多个软件。而近年发展的 iBAQ 绝对定量的方法，则将图谱峰强度信息与图谱计数的归一化方法结合起来，被认为是比 APEX 和 emPAI 更稳定的方法。

二、蛋白质组数据功能注释与分析方法

在利用质谱数据得到可靠的鉴定蛋白质列表及其定量信息后，需要对鉴定蛋白质进行详细的注释和分析，以发现样品中所表达的蛋白质的性

质、功能方面的偏性,进而发掘其中所蕴含的生物学意义。

在蛋白质功能注释方面,当前最常用的结构化注释体系是基因本体(gene ontology,GO)。基因本体是一个结构化的本体词汇表,可以通过基因本体注释(gene ontology annotation,GOA,http://www.ebi.ac.uk/goa)实现对基因的注释。基因本体从3个不同的方面实现对基因功能的注释:分子功能(molecular function)、生物学过程(biological process)以及细胞组分(cellular component)。此外,SwissProt等具有高质量注释信息的数据库,也可以作为鉴定蛋白质功能注释信息的一个重要来源。

利用蛋白质的序列信息,可以对缺乏注释信息的蛋白质进行初步的功能分析,包括信号肽预测、跨膜区预测、结构域预测、亚细胞定位预测、蛋白质二级结构预测等。Expasy网站的蛋白质组页面(http://www.expasy.org/proteomics)提供了大量国际上知名的蛋白质序列与功能分析工具的链接,可以选择使用。

在获得相应的注释信息后,可以对样品中待鉴定蛋白质或差异蛋白进行功能或通路等方面的富集分析,以寻找该样品可能存在的功能特性。当前功能富集分析最常用的在线软件是DAVID。此外,GOfact也可以实现类似的功能。同时,近年也出现了针对差异鉴定结果的富集分析软件,包括GSEA等。商业软件公司也加入到其中,IPA和Metacore能给用户更多更全面的注释信息以及更友好的界面和输出等。

三、蛋白质组整合软件包

为了实现蛋白质组数据分析的流程化和通量化,不同研究者为了不同的目的开发了相应的软件包,这些软件覆盖的蛋白质组分析流程也不尽相同。

首先,仪器公司或商业软件公司往往会提供他们自己的解决方案。如Thermo Fisher公司的Proteome Discoverer,AB SCIEX公司的Proteinpilot,nonlinear公司的Progenesis LC-MS,Peaks公司的软件包等。这些软件包往往具有较好的性能和较高的稳定性,但方法更新较慢,难以实现用户的特定需求。因此,以下介绍部分开源或免费软件。

TPP(trans-proteomic pipeline)是美国系统生物学研究所主持开发的蛋白质组数据处理软件包。该软件包整合了大量的数据转化、鉴定、定量和质控等工具,支持X!Tandem、Mascot、SEQUEST、SpectraST等多种搜索引擎,所包含的主要软件包括色谱可视化检查工具Pep3D,质量控制工具PeptideProphet、iProphet、ProteinProphet,以及定量工具XPRESS、ASAPRatio和Libra等。

OpenMS提供了大量的C++类能用于帮助建立蛋白质组软件的工具;TOPP则在OpenMS的基础上提供了多个工具以针对特定的目的定制用户自己的分析流程,支持Mascot和OMSSA搜索引擎。COMPASS则围绕着OMSSA搜索引擎的前处理和后处理的各个步骤,建立了整合软件工具包。

近年,定量蛋白质组由于技术的进步被充分重视,针对定量的软件包层出不穷。如MaxQuant是主要针对Thermo Fisher公司的质谱仪所构建的鉴定和定量的软件包,可用于有标或无标定量数据分析。

在衔接蛋白质组数据和后期的功能分析方面,GProX建立了较好的模型。该软件包重点关注定量结果的可视化方面,主要的分析模块包括数据库检索、丰度比的聚类、特征富集检验以及通路分析工具等。

参 考 文 献

1. Chen M, Ying W, Song Y, et al. Analysis of human liver proteome using replicate shotgun strategy. Proteomics, 2007, 7: 2479-2488.
2. Hao Chi, Chao Liu, Hao Yang, et al. Comprehensive identification of peptides in tandem mass spectra using an efficient open search engine. Nat Biotech, 2018, 36: 1059-1061.
3. Evans C, Noirel J, Ow SY, et al. An insight into iTRAQ:

where do we stand now? Anal Bioanal Chem, 2012, 404 (4): 1011-1027.
4. Gao Y, Li Y, Zhang C, et al. Enhanced Purification of Ubiquitinated Proteins by Engineered Tandem Hybrid Ubiquitin-binding Domains (ThUBDs). Mol Cell Proteomics, 2016, 15: 1381-1396.
5. Gilar M, Olivova P, Daly AE, et al. Orthogonality of separation in two-dimensional liquid chromatography. Anal Chem, 2005, 77: 6426-6434.
6. Görg A, Obermaier C, Boguth G, et al. The current state of two-dimensional electrophoresis with immobilized pHgradients. Electrophoresis, 2000, 21: 1037-1053.
7. Mike May. Clinical Aspirations of Microarrays. Science, 2013, 339 (6121): 858-860.
8. Peng J, Elias JE, Thoreen CC, et al. Evaluation of multidimensional chromatography coupled with tandem mass spectrometry (LC/LC-MS/MS) for large-scale protein analysis: the yeast proteome. J Proteome Res, 2003, 2: 43-50.
9. Picotti P, Aebersold R. Selected reaction monitoring-based proteomics: workflows, potential, pitfalls and future directions. Nat Methods, 2012, 9 (6): 555-566.
10. 王京兰,万晶宏,罗凌,等.蛋白质组研究中肽质量指纹谱鉴定方法的建立及应用.生物化学与生物物理学报, 2000, 32: 373-378.
11. Washburn MP, Wolters D, Yates JR 3rd. Large-scale analysis of the yeast proteome by multidimensional protein identification technology. Nat Biotechnol, 2001, 19: 242-247.
12. 张伟,张纪阳,刘辉,等.蛋白质质谱分析的无标记定量算法研究进展.生物化学与生物物理进展, 2011, 38: 506-518.
13. Xu, P, Duong, D, Seyfried, N, et al. Quantitative proteomics reveals the function of unconventional ubiquitin chains in proteasomal degradation. Cell, 2009, 137 (1): 133-145.
14. Zhu H, Pan S, Gu S, et al. Amino acid residue specific stable isotope labeling for quantitative proteomics. Rapid Commun Mass Spectrom, 2002, 16: 2115-2123.

(徐 平 应万涛)

第八章　蛋白质的化学修饰分析技术

由遗传密码编码的氨基酸序列并非代表着蛋白质分子结构与功能的全部信息，翻译后化学修饰对于蛋白质结构与功能的维持和调节也起着重要作用。有些修饰相对稳定，决定着蛋白质的折叠，如二硫键的形成；有些修饰影响蛋白质的生物活性和水溶性等，如糖基化；还有一些修饰具有高度动态特征，常常在数分钟甚至数秒内发生，对于蛋白质的催化活性、分子间相互作用等具有关键的影响，如磷酸化。事实上，每一种由数十或数百个氨基酸构成的蛋白质分子都存在着多种化学修饰的可能，从而赋予细胞代谢或信号通路调控极大的多样性。

物质代谢调节及细胞信号转导分子机制的研究极大地推动了对于蛋白质共价化学修饰普遍意义的认识。随着人类基因组计划的完成，蛋白质的功能成为目前分子生物学的研究热点，蛋白质化学修饰分析技术是目前分子医学研究的重要手段，在分子医学理论发现和建立的过程中具有重要的推动作用。

研究蛋白质的翻译后化学修饰可以直接分析目的蛋白质上的修饰基团，或者分析从目标蛋白质上释放的修饰基团。早期使用的基本方法包括：放射性核素体内外示踪或掺入的直接检测法、利用修饰反应所需酶的抑制剂进行的间接检测法、体外去除修饰基团的酶学方法等。近年来更为常用的是利用针对修饰基团的特异性抗体进行检测，此外，生物质谱分析技术的发展为蛋白质化学修饰的分析提供了新的平台（见第七章）。本章按照化学修饰的类型分别介绍常用分析方法（图 8–1）。

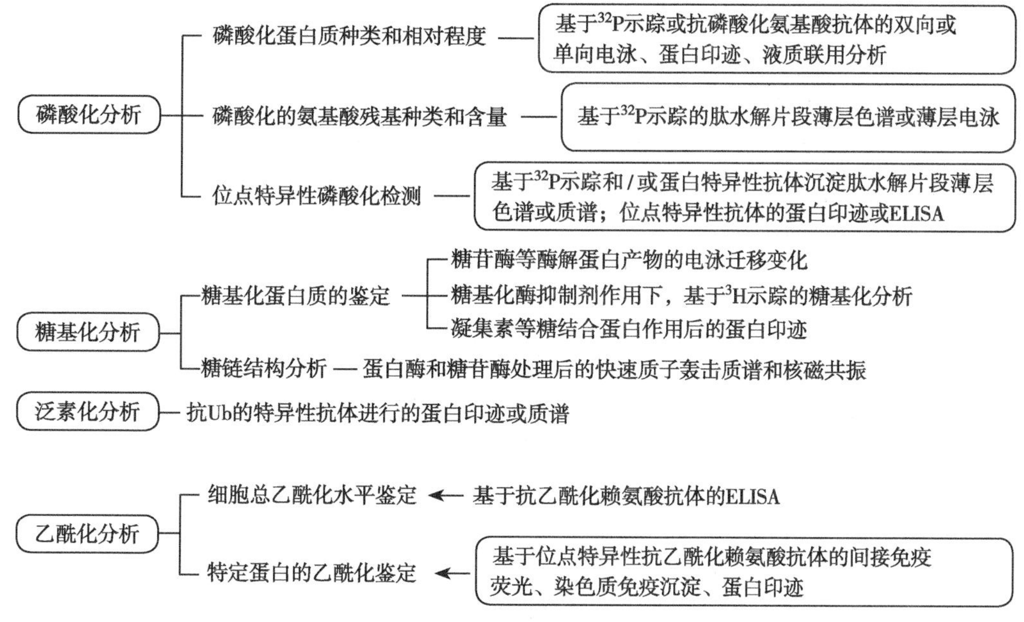

图 8–1　蛋白质化学修饰检测技术路线

第一节 蛋白质磷酸化分析

蛋白质的可逆磷酸化修饰是细胞多种功能调节的基础，在蛋白激酶（protein kinase）和蛋白磷酸酶的双重控制下进行。原核生物的蛋白质磷酸化（protein phosphorylation）主要参与细菌的趋化性调控，发生磷酸化的残基是组氨酸、谷氨酸和天冬氨酸。在真核生物，磷酸化则主要发生在丝氨酸、苏氨酸和酪氨酸残基上。磷酸化修饰本身所具有的简单、灵活、可逆的特性以及磷酸基团的供体ATP的易得性，使其成为真核细胞信号应答网络最普遍的调控手段。预期至少有30%的细胞内蛋白质功能受到磷酸化修饰的调节，其中以丝氨酸的磷酸化最为常见。鉴于磷酸化修饰在生命活动和人类疾病发生发展中的重要意义，研究细胞内蛋白质磷酸化修饰已成为医学分子生物学的重要内容。

蛋白质磷酸化的研究包括三个方面：一是鉴定特定蛋白质在细胞活动中是否发生了磷酸化，哪些氨基酸残基发生了磷酸化；二是确认负责催化特定蛋白质磷酸化的蛋白激酶和磷酸酶；三是理解磷酸化所调控的功能变化。

细胞内磷酸化蛋白质在特定时间和条件下仅占蛋白质总量的很小一部分，其化学剂量处于非常低的水平，无法进行直接分析。目前的分析策略都首先需要对磷酸化蛋白质进行富集，例如亲和层析、免疫沉淀等，然后进行磷酸基团的检测，包括放射性核素的掺入、特异抗体的识别、质谱分析等。早期的蛋白质磷酸化分析主要采用放射性核素示踪技术，耗时并对环境和操作人员造成危害；抗磷酸化抗体，尤其是针对特定蛋白质磷酸化基团的抗体的应用大大简化了磷酸化蛋白质的分析流程，质谱技术的发展则为直接分析磷酸化位点提供了新的手段（图8-2）。

一、放射性核素示踪法用于蛋白质磷酸化分析

最早用于细胞内蛋白质磷酸化分析的方法是放射性核素示踪。事实上，只要有适宜的前体物质可以用于标记，放射性核素示踪理论上就可以应用于所有的翻译后修饰分析。利用 ^{32}P 标记的无机磷酸盐（^{32}Pi）进行生物合成标记可以用于观察细胞的磷酸化状态变化。

（一）细胞内 ^{32}P 标记

体外培养细胞，在培养基中加入 ^{32}Pi，孵育一定时间，使得细胞内的ATP带有 ^{32}P 标记（实验流程8-1），再对细胞进行刺激（加入激素、生长因子等），此时细胞内的蛋白激酶将利用这些 ^{32}P-ATP 作为反应底物，所有发生磷酸化的蛋白质的磷酸基团中都将含有 ^{32}P。

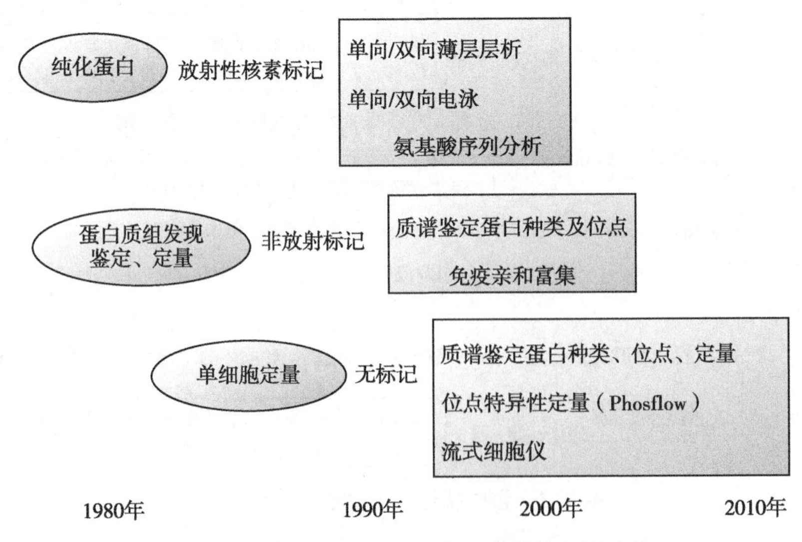

图8-2 蛋白质磷酸化研究方法发展的不同阶段

实验流程 8-1 细胞内 ^{32}P 标记

A. 培养细胞至一定密度（$0.5 \sim 1 \times 10^6$ cells/35mm dish），用无磷酸缓冲液（Krebs-Ringer buffer）洗涤细胞，用含2%透析过的FCS的DMEM培养液重悬细胞，并在此液体中孵育60min。

B. 将[^{32}P]-磷酸18.5MBq直接加入培养液中，轻摇混匀，37℃孵育4h。

C. 弃去液体，用细胞刮辅助收集细胞，加入与后续实验相应的细胞裂解液后进行免疫沉淀、电泳等操作。

*无磷酸Krebs-Ringer缓冲液：20mmol/L HEPES（pH7.3），0.1% BSA，0.2%葡萄糖。

*所有操作需要在放射性核素操作专用实验室进行，并严格执行相关规定。

经过 ^{32}P 标记的细胞裂解后（裂解液中需加入蛋白酶抑制剂和磷酸酶抑制剂），可以用于以下分析。

1. 磷酸化蛋白质的种类数和相对程度 将裂解液进行单向或双向SDS-PAGE，通过放射自显影或放射性信号成像（phosphor imaging）的自动化仪器分析，即可观察是否有蛋白质磷酸化发生。与 ^{35}S-甲硫氨酸的蛋白质示踪联合使用，可以定量计算出在特定条件下，有多少蛋白质分子发生了磷酸化。放射性标记可以非常灵敏、直观地检测磷酸化蛋白质，尤其是与双向凝胶电泳结合后可以从蛋白质组的角度整体观察细胞内蛋白质磷酸化程度的变化；它的缺点是不能标记组织样品。

2. 发生磷酸化的氨基酸残基种类和含量 磷酸化蛋白质在细胞总蛋白质中所占比例有限，精确的分析需要将磷酸化蛋白质与其他含磷酸分子，如磷酸胆碱、磷酸乙醇胺、磷脂等相区别。对酸碱水解的不同敏感性可以用于磷酸化氨基酸的分析。尽管目前已有特异性抗体可用于识别蛋白质中的磷酸化氨基酸的种类，但是磷酸化氨基酸的放射化学分析仍然是确定磷酸化氨基酸的“金标准”。

磷酸化蛋白质可用胰蛋白酶等水解，水解肽段经液相层析或电泳分离，通过监测放射性活度可收集到磷酸化肽段，进而作磷酸化氨基酸分析。磷酸化丝氨酸、磷酸化苏氨酸和磷酸化酪氨酸在酸性pH条件下化学性质稳定，将磷酸化的肽段进行酸水解后，再行薄层层析或薄层电泳，可直接鉴定出几种磷酸化氨基酸。再与蛋白酶解肽段相比较，还可分析出磷酸化位点。需要指出的是，由于磷酸化酪氨酸含量非常低，当样品中含有大量丝氨酸残基磷酸化的蛋白质或有RNA污染时则很难检出。

3. 用于分析特定蛋白质的磷酸化种类和位点 如果在细胞裂解后，利用特异性抗体进行免疫沉淀后再行酸水解，放射性自显影的信号则可以确定该种蛋白质在哪种氨基酸残基上发生了磷酸化。如果1条多肽链中只有1个丝氨酸、苏氨酸或者酪氨酸被磷酸化，磷酸化位点的确定比较容易，但是在大多数情况下，蛋白质都存在数个磷酸化位点，使得分析比较困难。为在多个磷酸化位点情况下完成分析，需要先将肽链进行适当的水解，对获得的较短肽段进行磷酸化氨基酸分析，方可获知磷酸化位点（实验流程8-2和图8-3）。随着人类基因组计划的完成，各种蛋白质的一级结构已经清晰，商品化的针对特定蛋白质的抗体众多，这种针对特定蛋白质的磷酸化研究目前在实验室更为常用。

实验流程 8-2 特定蛋白质免疫沉淀后的磷酸化氨基酸分析

A. 免疫沉淀：完成 ^{32}P 细胞内标记后，弃去液体。加入细胞裂解液（含蛋白酶、磷酸酶抑制剂的非离子去垢剂裂解液），用细胞刮辅助收集裂解的细胞（悬浮细胞可直接离心收集），离心后收集上清，加入所需要的特异性抗体进行免疫沉淀，按常规收获免疫复合物，用SDS-PAGE上样缓冲液溶解免疫复合物。

B. 获取磷酸化蛋白质：将免疫复合物溶液进行单向或双向凝胶电泳，电泳完成后将蛋白质转移至PVDF膜，做好方向标记后（可用商用荧光显影记号），放射自显影，按照显影信号将预期含有 ^{32}P 磷酸化蛋白质的膜剪下。

C. 酸水解：将膜放入一个小的耐高温塑料螺口带盖离心管内（可用细胞冻存管），加入甲醇使膜湿润，再用水润洗 1 次。加入足够量的 6mol/L HCL 盖住膜，旋紧管盖，110℃孵育 60min。自然冷却，离心，取上清，放在另一新的小离心管内，真空离心干燥。

D. 层析样品准备：在干燥的样品中加入 6~10μl H_2O，在涡旋混合器上剧烈混匀，溶解样品，高速离心沉淀不溶物。

E. 薄层层析：在薄层层析容器内，用 20cm × 20cm × 100μm 纤维素薄层层析板（可用商品化板）进行，每块薄层板可加 4 个样品。加样需要小量多次完成，反复微风干燥，使点样点的样品扩散直径尽可能小。在每个样品点处，点加 1μl 磷酸化氨基酸标准品（非放射性磷酸化丝氨酸、磷酸化苏氨酸和磷酸化酪氨酸混合）。用 pH1.9 层析缓冲液进行第一向层析、pH3.5 层析缓冲液进行第二向层析。

F. 放射自显影：取出薄层板，在 50~80℃烤箱内放至完全干燥。喷涂 0.25% 茚三酮丙酮溶液，再加热 5~10min，使磷酸氨基酸标准品呈色。做好方向标记，使用增感屏，-70℃自显影。与标准品相比较，即可得知所分析的特定蛋白质中的磷酸化氨基酸种类。

注：

细胞裂解缓冲液：50mmol/L Tris-HCl（pH7.4），100mmol/L NaCl，1% NP-40，1% DOC，0.1% SDS，10mmol/L EDTA，临用前加入 1mg/ml leupeptin 和 aprotinin，200mmol/L Na_3VO_4 和 1mmol/L PMSF。

pH1.9 电泳缓冲液：50ml 88% 甲酸，156ml 冰乙酸，1 794ml H_2O，密封室温保存。

pH3.5 电泳缓冲液：100ml 冰乙酸，10ml 嘧啶，10ml 100mmol/L EDTA，1 880ml H_2O，密封室温保存。

所有操作需要在放射性核素操作专用实验室进行，并严格执行相关规定。

磷酸酶抑制剂：通过破碎细胞提取蛋白质的同时可释放出磷酸酶，这些磷酸酶可以水解提取的磷酸化蛋白质的磷酸基团。因此，在蛋白质提取过程中，需要加入磷酸酶抑制剂以防止水解。常用的蛋白酶抑制有 PMSF、Leupeptin 亮肽素及 Aprotinin 抑肽酶等。常用的磷酸酶抑制剂有氟化钠 NaF、原矾酸钠 Na_3VO_4 及甘油磷酸钠 Beta-glycerophosphate 等。

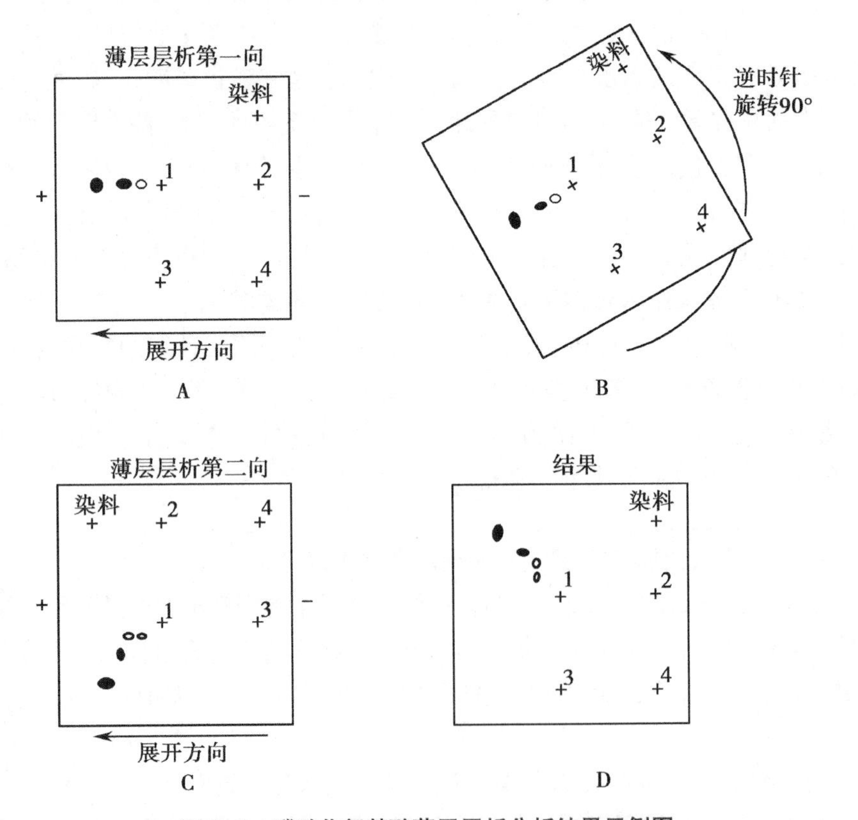

图 8-3 磷酸化氨基酸薄层层析分析结果示例图

（二）体外激酶活性测定

体外蛋白激酶活性测定（*in vitro* kinase assay）是在无细胞体系中利用γ-^{32}P-ATP作为磷酸基团供体进行的蛋白质磷酸化分析。在反应过程中，蛋白激酶催化γ-^{32}P-ATP分子中带有^{32}P的γ-磷酸基团转移到蛋白质底物的相应氨基酸残基上，利用放射自显影即可确定底物的磷酸化，进而确定蛋白激酶的活性。在蛋白激酶活性测定中，除了γ-^{32}P-ATP分子作为供体底物以外，还需要有可被磷酸化的蛋白质或多肽作为磷酸基团的受体。不同蛋白激酶的底物不同，有些蛋白激酶具有以自身为底物的自我磷酸化能力，可以自身为底物来测定酶活性；大部分蛋白激酶则需要加入外源底物，外源底物常通过基因工程表达来制备。GST标签由于纯化简便，常被用来表达融合蛋白质，用作蛋白激酶的底物。用于激酶活性测定的底物一定要含有可被该激酶磷酸化的磷酸化位点或模体。常用激酶的磷酸化位点见表8-1。

表8-1 部分蛋白激酶磷酸化位点举例

蛋白激酶	磷酸化模体
蛋白激酶A	R-R/K-X-S*/T*>R-X-S*/T*
蛋白激酶C	R/K-X-X-S*/T*-X-R/K
p34^{cdc2}蛋白激酶	S*/T*-P-X-Z
钙调蛋白依赖蛋白激酶	R-X-X-S*/T
酪蛋白激酶Ⅰ（CKⅠ）	R-X-X-S*/T
酪蛋白激酶Ⅱ（CKⅡ）	S*/T*-（D/E/S（P）$_{1-3}$，X$^{2-0}$）
ERKs	X-S*/T*-Pro-X

*：磷酸化氨基酸；X：极性氨基酸；Z：碱性氨基酸；S（P）：已发生磷酸化的丝氨酸。

上述体外激酶分析原理可以用于多种形式的实验，既可以用于免疫沉淀复合物内蛋白激酶的活性测定，也可以用于纯化或部分纯化的蛋白激酶的活性检测。如果所研究的分子可能属于蛋白激酶，又有特异性抗体可供使用，就可以采用免疫沉淀的方式富集这种蛋白激酶来进行活性检测（实验流程8-3）。对于用于体外激酶活性测定的免疫沉淀而言，细胞和组织的裂解液与一般的免疫印迹实验所用裂解液相同，但是需要额外加入磷酸酶抑制剂以防止磷酸化的激酶和底物被去磷酸化。裂解液中的非离子去垢剂Triton X-100等可以提高蛋白质的提取效率。此外，还可以选择标签融合蛋白的方法，利用商品化的针对特定标签的抗体进行。这些抗体的优点是在免疫沉淀中具有更强的特异性。但是需要考虑到，这些标签可能会改变所融合的蛋白激酶的构象，从而影响其活性。

实验流程8-3 免疫复合物的体外激酶活性测定

A. 收集细胞并以细胞裂解液裂解细胞，离心收集上清，BCA法定量蛋白质，取总蛋白含量为500~1 500μg的细胞裂解液用于免疫沉淀（所有反应管应使用同等量蛋白质）。

B. 加入20μl蛋白A/G-琼脂糖珠，4℃混匀孵育30min进行预清除，以减少非特异性结合。

C. 4℃，2 500g离心30s，收集上清，加入2~4μg特异性抗体，4℃振摇孵育过夜。

D. 加入20μl蛋白A/G-琼脂糖珠，4℃混匀孵育2h。

E. 用冷细胞裂解液（不含各种抑制剂）反复离心洗涤琼脂糖珠3次，用不含ATP的激酶反应液洗涤1次。

F. 用40μL激酶反应液重悬琼脂糖珠，37℃孵育10min，加入10μl 5×SDS-PAGE上样缓冲液，迅速混匀，95℃处理3min，离心，上清用于SDS-PAGE。

G. 干胶，放射自显影。

注：

细胞裂解液：20mmol/L Tris-HCl（pH7.5），150mmol/L NaCl，0.5% Triton X-100，临用前加入2mmol/L Na_3VO_4，30mmol/L焦磷酸钠，50mmol/L NaF，1mmol/L PMSF。

激酶反应液：30mmol/L Tris-HCl（pH7.4），10mmol/L $MgCl_2$，2mmol/L $MnCl_2$，3.7MBq/ml［γ-^{32}P］ATP（111~222TBq/mmol）。所有操作需要在放射性核素操作专用实验室进行，并严格执行相关规定。

体外激酶活性除可在液相测定以外，具有自我磷酸化作用的蛋白激酶活性还可以在PVDF膜上进行。其原理是经SDS变性的激酶在PVDF膜上经过适当的变性复性处理，可部分恢复酶活性。细胞裂解液中的蛋白质经SDS-PAGE分离后，转移至PVDF膜，用盐酸胍变性后再在含有非离子去垢剂的缓冲液中复性。如果该蛋白激酶存在着自我磷酸化活性，在PVDF膜上结合着的蛋白激酶在含有[γ-^{32}P]-ATP激酶缓冲液中反应时，即可掺入带有^{32}P标记的磷酸基团，经放射自显影观察到的条带即可显示该激酶的活性。用于激酶活性测定的PVDF膜还可以再与相应抗体反应，以确定具有蛋白激酶活性的条带与上述磷酸化条带是否相符，从而确定该蛋白具有蛋白激酶活性。

除上述在膜上进行的激酶反应外，激酶活性测定还可以直接在SDS电泳胶中进行。已知的或推测的底物可以加到胶中进行反应，加到胶中的底物不影响蛋白质样品的电泳行为。也可以通过SILAC（stable isotope labeling by amino acid in cell culture）技术检测，SILAC属于体内标记技术。在培养细胞的培养基中加入稳定同位素标记的氨基酸，通常这些被标记的氨基酸为蛋白质的磷酸化位点，如酪氨酸（Tyr）等。一般培养5~6代，细胞中的蛋白质被同位素标记。通过检测同位素标记的氨基酸，可以确定蛋白质是否被磷酸化以及磷酸化位点。此处因篇幅限制不再介绍详细操作流程。

在细胞内和无细胞体系中，以^{32}P示踪为基础的蛋白质磷酸化分析为细胞的物质代谢调节机制研究（如糖原合成和分解代谢）、细胞信号转导机制研究（如各种蛋白激酶的作用）等做出了重要贡献。但是这些实验对于操作人员的要求很高，高剂量的^{32}P对健康的危害也不容忽视。此外，这些技术的局限性还包括：^{32}P的放射性对细胞的损伤会为实验结果带来一些人为影响；磷酸化肽段消化回收不完全影响结果的准确性；磷酸化氨基酸残基及其周围肽段序列分析存在较大技术难度；体外蛋白激酶反应中所获得的磷酸化氨基酸序列并不一定能够反映细胞内发生的实际情况。随着技术的发展，荧光染料染色也可以检测蛋白质磷酸化程度，如磷酸化蛋白质的荧光染料可以直接对聚丙烯酰胺凝胶电泳中的磷酸化蛋白质进行选择性染色，通过荧光扫描仪检测得出结果。但是荧光染料方法的灵敏性比放射性元素的标记低，对不同的磷酸化位点检测的灵敏度不同。上述这些困难和问题的解决方式之一是抗磷酸化氨基酸抗体的发展应用。

二、抗磷酸化氨基酸抗体用于蛋白质磷酸化分析

富集磷酸化蛋白质最简单的方法是用识别磷酸化氨基酸残基的特异抗体进行免疫沉淀，从复杂混合物中免疫沉淀出目标蛋白。抗磷酸化抗体的出现大大简化了蛋白质的磷酸化分析方法。哈佛大学的Thomas R首先建立了一株抗磷酸酪氨酸的单克隆抗体—4G10，该抗体可以特异识别酪氨酸发生了磷酸化的蛋白质分子，因此，如果用它作为免疫印迹反应中的第一抗体，就可以检测出含有磷酸化酪氨酸的蛋白质条带。这一抗体的生产，有力地推动了蛋白质酪氨酸磷酸化在细胞信号转导中作用的研究。迄今为止，4G10仍然是敏感度最高的抗磷酸化酪氨酸抗体。4G10可以用于检测细胞总裂解物（total cell lysate）中的蛋白质酪氨酸磷酸化情况（图8-4），也可以与免疫

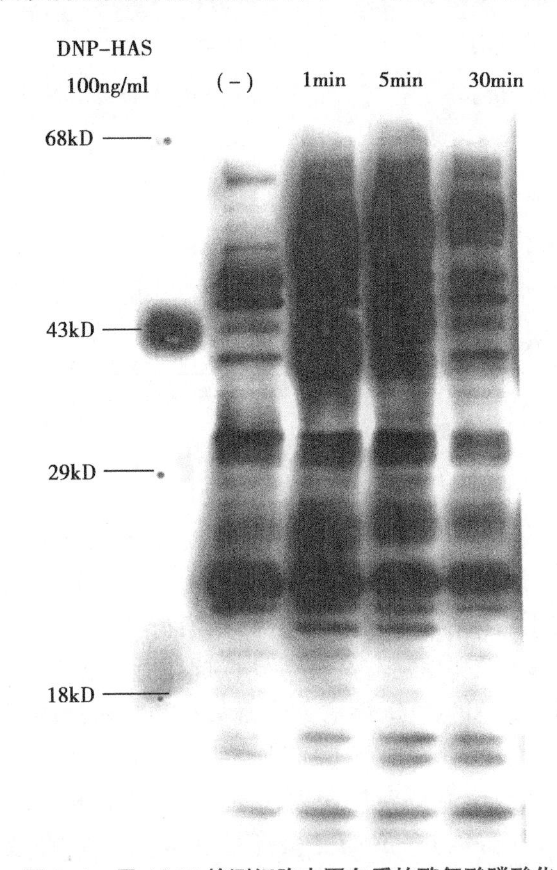

图8-4　用4G10检测细胞内蛋白质的酪氨酸磷酸化

沉淀技术结合，确定特定蛋白质是否有酪氨酸的磷酸化。另外，由于一直没有好的抗磷酸化丝氨酸抗体可供选择，故无法高效率进行丝氨酸磷酸化蛋白质的检测。

抗磷酸化酪氨酸抗体的使用大大方便了细胞内蛋白质酪氨酸磷酸化的分析，它的局限是不能用于直接分析特定蛋白质的酪氨酸磷酸化。1992年，针对特定蛋白质中的磷酸化酪氨酸肽段所制备的序列特异性抗体克服了这一难题。此后，抗特异位点磷酸化丝氨酸、磷酸化苏氨酸和磷酸化酪氨酸的特异性肽段的各种抗体迅速商品化，为细胞内各种蛋白质磷酸化的检测带来了极大的方便，为细胞内研究蛋白质激酶及其底物提供了重要的工具。

这些序列特异性的抗磷酸化氨基酸抗体的主要优势是它们可以用于细胞内磷酸化蛋白质的快速分析，而不再需要使用放射性核素。不仅可以确定目标蛋白质是否发生了磷酸化，还可以确定是哪一个氨基酸残基发生了磷酸化。目前有众多的生物技术公司提供多种可用于检测蛋白质磷酸化的抗体，如果在研究中遇到目的蛋白质具有磷酸化的可能时，可首先利用这些抗体进行分析。例如，抗磷酸化 MAP 激酶抗体（图 8-5）和抗磷酸化 Akt 抗体等。有了这些特异性抗体，可以直接检测出细胞总裂解物中磷酸化的目的蛋白质，而不需要先用免疫沉淀获得目的蛋白质。

若没有对应的特异性磷酸化抗体，可用 Phos-tag Biotin 代替，具体方法为先使用常规的方法，将 SDS-PAGE 胶上的蛋白质转移到 PVDF 膜上，然后 Phos-tag Biotin 就可以跟膜上磷酸化蛋白的磷酸根结合，接着加入 HRP 偶联的链霉素，再加入底物进行显色，可以检测磷酸化蛋白质。

三、蛋白质磷酸化的规模化分析

随着对细胞信号转导机制研究的深入，这些过程的网络调控特征逐步被认识。每一次实验鉴定一种或几种蛋白质磷酸化的免疫印迹实验已不能满足信号转导网络研究规模化分析的需要。近年来，随着位点特异性抗磷酸化抗体种类的增加，集成这些抗体，辅以其他技术，可以达到一次分析多个磷酸化蛋白质，甚至定量分析的目的。目前正在使用和发展中的方法有以下几种。

1. ELISA 方法 将多种位点特异性抗磷酸化抗体组合，采用 ELISA 技术，可以一次对一条信号通路上的多个蛋白激酶底物进行磷酸化分析。一些公司已有检测试剂盒可供使用，尽管比较昂贵，但是一次实验获得的数据对于综合理解信号通路及其相互联系有极大的帮助。

2. 流式细胞分析 以往流式细胞分析技术主要用于生理和疾病状态的免疫细胞亚群分析，近年来该技术在受体结合、细胞凋亡研究等方面扩大了使用范围。大量磷酸化位点特异性抗体的出现使流式细胞术用于细胞蛋白质磷酸化分析成为可能。随着抗体种类、荧光标志物种类、仪器检测通道数的发展，利用流式细胞术目前已经可以同时分析 10 种蛋白质的磷酸化状态，一定程度上属于信号通路活化的规模化分析。此外，流式细胞分析技术也可以实现单细胞磷酸化程度的检测。

3. 质谱技术 利用抗磷酸化抗体亲和层析与质谱相偶联的技术也可以进行细胞内多种蛋白

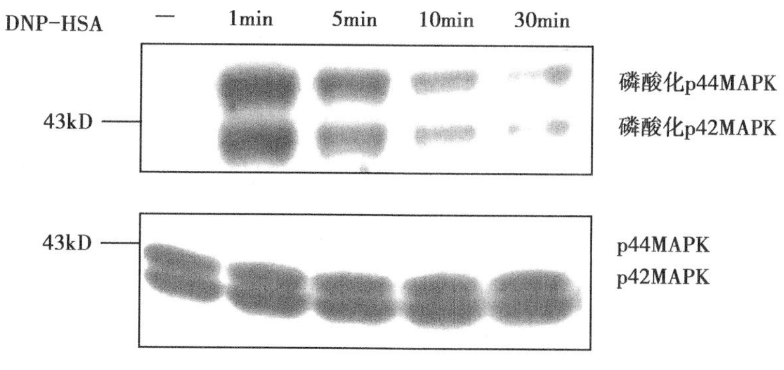

图 8-5 抗磷酸化 MAPK 和抗 MAPK 抗体的应用

质磷酸化位点的大规模分析。蛋白质磷酸化鉴定的常用手段是，先用蛋白酶将磷酸化蛋白质降解，再用磷酸酶处理肽片段，分析去磷酸化前后肽质量谱的差异，可基本确定肽段是否发生磷酸化及磷酸化的数目。磷酸肽的确定除了用磷酸酶法，还可以用 MALDI-MS（见第七章）观察磷酸肽去磷酸化后的亚稳离子。磷酸肽失去 H_3PO_4 后的亚稳离子峰具有低分辨率的特征，使其很容易与其他高分辨率的肽质谱峰区分。

若用于大规模磷酸化蛋白质组分析，则可以利用大孔的固定化钛离子亲和色谱微球作为样品处理基质材料，将磷酸化蛋白质的富集、蛋白酶解、磷酸化肽段富集与稳定同位素二甲基标记等步骤整合在一起，处理后得到磷酸化肽段样品即可进行分析。

磷酸化位点的确定需要用串联质谱对磷酸肽进行序列分析。磷酸肽在 CID 碰撞室离解或经源后衰变（PSD）裂解为碎片离子，含磷酸基团的肽段同时会产生丢失 80D 和 98D 的碎片峰，分别为 $[M+H-HPO_3]^+$ 和 $[M+H-H_3PO_4]^+$ 峰。同样，磷酸肽也会产生丢失 80D 和 98D 的 y、b 等系列子离子峰，通过序列分析可以确定磷酸基团连接的位点。

双向电泳分离的蛋白质点可以先进行胶上原位酶切得到肽混合物，再用磷酸酶处理肽段，因为 MALDI-MS 分析混合肽的能力较强，所以用其分析磷酸酶处理前后的肽段，确定发生磷酸化的肽段质量数，最后用串联质谱对磷酸肽进行序列分析确定磷酸化位点。

第二节 蛋白质糖基化分析

蛋白质的糖基化（glycosylation）是目前已知的最为复杂的蛋白质翻译后修饰，由 8 种单糖参与构成的各种复杂寡糖链与蛋白质连接形成。哺乳动物中蛋白质的糖基化类型可分为三种：*N*-糖基化、*O*-糖基化和 GPI 糖基磷脂酰肌醇锚。大多数糖蛋白质只含有一种糖基化类型，但是有些蛋白质多肽同时连有 *N*-糖链、*O*-糖链或糖氨聚糖。寡糖中的 *N*-乙酰葡糖胺与多肽链中天冬酰胺残基的酰胺氮连接，形成 *N*-连接糖蛋白；寡糖中的 *N*-乙酰半乳糖胺与多肽链的丝氨酸或苏氨酸残基的羟基相连则形成 *O*-连接糖蛋白。糖蛋白可分布于细胞表面、细胞内分泌颗粒和细胞核内，也可被分泌到细胞外构成细胞外基质。真核细胞内大约 50% 的蛋白质属于糖蛋白（glycoprotein）。蛋白质糖基化所形成的糖链一般含有 10~15 个单糖基，理论上计算会产生大量的异构体，目前被认为是细胞识别的重要信息分子。无论是体内细胞迁徙等正常功能，还是病原微生物与宿主的相互作用等异常状态，糖基化都具有非常重要的意义。

蛋白质糖基化分析包括：蛋白质是否发生了糖基化及糖基连接形式、糖基化位点分析和糖链结构分析。糖蛋白中的寡糖链变化多且结构十分复杂，信号也相对较低，目前的研究手段尚不能直接分析糖链结构。同时要注意的是，即使是同一种蛋白质，糖基化的糖链结构亦可能有多种形式。所以，一种糖蛋白的糖链可能会呈现出上百种不同的形式，这也为糖链分析带来了难度。即使在质谱技术迅速发展的今天，利用单一质谱分析仍然无法直接同时得到多肽序列与糖链结构的详细信息，因此，目前的糖基化分析仍然需借助酶学处理或糖链合成抑制剂，用间接方式来获得糖基化位点与糖链结构的信息。针对糖基化修饰研究的基本策略包括两种：一种是将糖链释放，糖链与修饰位点分别解析；另一种则是直接开展完整的糖肽解析。完整糖肽结构解析的优点是保留了肽段和糖链的全部信息但也对研究技术提出了更高的挑战。

一、酶解释放法鉴定糖蛋白

由于糖基化的和非糖基化的同一种蛋白质在 SDS-PAGE 上的电泳行为有差异，糖基化蛋白通常在凝胶电泳中呈现一个或多个扩散带，因而鉴定蛋白质存在糖基化的最简便方法是用特定的酶去除糖链后观察电泳行为的改变。

（一）水解糖蛋白糖基的酶

有多种酶可以用于糖蛋白的鉴定（表 8-2）。如果蛋白质分子中有糖链存在，在体外使用可去除蛋白质中的 *N*-连接寡糖的内切糖苷酶（endoglycosidase）、糖胺酶（glycosamidase）或者可

表 8-2　糖基化检测常用酶

酶	切割位点	用途
内切糖苷酶 H Endo H	切割核心区 2 个 *N*- 乙酰葡糖胺（GlcNAc）残基之间的糖苷键，在肽链上留下一个 *N*- 乙酰葡糖胺	*N*- 连接寡糖链高甘露糖型寡糖和杂合型寡糖
肽 *N*- 糖苷酶 F PNGase F	切割 *N*- 乙酰葡糖胺和天冬酰胺之间的键，释放出整个糖链，并将天冬酰胺转化为天冬氨酸	切割几乎所有的 *N*- 连接链
唾液酸酶 sialidase	切割末端唾液酸残基	*N*- 连接寡糖或 *O*- 连接寡糖，获得唾液酸
O- 糖苷酶 *O*-glycosidase	切割丝氨酸或苏氨酸连接的半乳糖 β-1，3-*N*- 乙酰半乳糖胺（Galβ-1，3-GalNAc）二糖单位，糖链末端不能有唾液酸	*O*- 连接寡糖
O- 聚糖酶 *O*-glycanase	切割丝氨酸或苏氨酸连接的半乳糖 β-1，3-*N*- 乙酰半乳糖胺（Galβ-1，3-GalNAc）二糖单位，糖链末端不能有唾液酸	*O*- 连接寡糖
α-1，2 岩藻糖苷酶 α-1，2-L-Fucosidase	切割 α-L-fucosyl lactose（Fucα-1-2Gal β1-4Glc）中 α-1，2-L-Fucose	α-1，2 连接岩藻糖
α-1，3/4 岩藻糖苷酶 α-1，3/4-L-Fucosidase	切割 α-L-fucosyl lactose（Gal β1-3（Fuc α-1-4）GlcNAcβ1-3Galβ1-4Gk-PA）（Gal β1-4（Fuc α-1-3）GlcNAcβ1-3Galβ1-4Gk-PA）中 α-1，3/4-L-Fucose	α-1，3/4 连接岩藻糖

去除 *O*- 连接寡糖的 *O*- 糖苷酶（*O*-glycosidase）处理样品，然后和未经处理的样品共同进行 SDS-PAGE，不含糖链的蛋白质电泳迁移率会高于糖基化蛋白。因此，对这些酶的敏感性可用于检测 *N*- 连接寡糖或 *O*- 连接寡糖的存在（实验流程 8-4）。

实验流程 8-4　内切糖苷酶分析 *N*-连接寡糖

A. [^{35}S]- 甲硫氨酸示踪标记细胞，裂解细胞后，用特异性抗体沉淀拟检测糖基化的目标蛋白质，用蛋白质 A- 琼脂糖珠收集抗原抗体复合物。

B. 在微量离心管中，向结合着抗原抗体复合物的琼脂糖珠中加入 20~30μl 0.1mol/L 的 2-ME/0.1% SDS，充分混匀，90℃ 3~5min，冷却后于 1 000g 离心 1min。将含有变性蛋白质的上清移至洁净的微量离心管内。

C. 取 10μl 变性蛋白质上清，依次加入 3μl 0.5mol/L Tris-HCl（pH8.6）、5μl H_2O、2μl 10% NP-40、5μl 200~250mU/ml PNGase F，每加 1 种试剂后要混匀。对照管内以 5μl 0.5mol/L Tris-HCl 代替酶。

D. 37℃温育过夜。

E. 加入 2.5μl 10×SDS 样品缓冲液，90℃ 5min，使 PNGase F 失活。

F. SDS-PAGE 分离蛋白质，放射自显影。电泳迁移率的增加表明存在 *N*- 连接寡糖链。

注：可以用 pH7.0 的磷酸钠或 HEPES 缓冲液代替 Tris-HCl，不能使用含钾盐的缓冲液，因其引起 SDS 沉淀。

N- 糖苷酶和肽 *N*- 糖苷酶 F（glycopeptidase F，PNGPase F）可以将糖链从天然或变性蛋白质的肽链骨架上完整地切割下来，去除所有的 *N*- 连接寡糖链。切割作用发生在最靠近天冬酰胺的糖与氨基酸的连接处。

除酶解作用外，另一种化学试剂三氟甲磺酸（trifluoromethane sulfonic acid，TFMS）具有双重作用，一是破坏所有相邻单糖间的糖苷键，二是破坏糖与丝氨酸或苏氨酸之间的连接（*O*- 连接），而对糖与天冬酰胺的连接（*N*- 连接）无作用。所以，经过 TFMS 处理的糖蛋白将仅保留 *N*- 连接的 *N*- 乙酰葡糖胺。

（二）酶解后糖蛋白的鉴定

由于检测敏感度的限制，往往需要使用 [^{35}S]- 甲硫氨酸示踪标记（见第四章）来观察蛋白质条带的改变，生物素化的蛋白质或 ^{125}I 标记亦可使用。鉴于 SDS-PAGE 分辨能力的限制，分子过大或过小均不适于用本方法来鉴定，大于 100kD 或小于 20kD 的蛋白质在电泳中很难观察到细微的迁移率变化。

用酶解法不但可以确定是否有糖链存在，还可以通过控制酶的浓度和反应时间，获得一系列的部分酶解产物，从而估算出某一糖蛋白中 *N*- 连接寡糖链的数目。例如，在上述 *N*- 糖苷酶（PNGase F）的实验中，用于消化 ^{35}S 示踪的蛋白质的酶浓度控制在 0.01~1mU/ml 之间，或者将反应时间设在 5~60min 之间，再加上未消化和完全消化的对照，对这些产物进行 SDS-PAGE，放射自显影后显示的条带数目可以初步反映出糖链的数目。

（三）糖链末端唾液酸的检测

许多重要的糖蛋白在糖链末端都含有唾液酸。唾液酸的骨架结构为神经氨酸。糖链中的唾液酸在细胞受体介导的内吞、蛋白质靶向、细胞黏附、病毒结合以及信号转导过程中均具有重要作用。唾液酸的存在可以用唾液酸酶（sialidase）或神经氨酸酶（neuraminidase）来确定。该酶的检测原理和流程与上述 *N*- 糖苷酶 PNGase F 消化类似，同样需要用 ^{35}S 标记细胞内新合成的蛋白质，然后在适当的缓冲液中加入酶进行消化，最后加入 SDS 使蛋白质变性及酶失活，用单向或双向电泳进行酶解产物的分析。唾液酸去除后，用单向凝胶电泳分析时，表观分子质量通常会减少，用双向凝胶电泳分析时，等电点通常会增加。

（四）多种酶可以序贯使用

在分析糖蛋白时，还可以将 *N*- 聚糖酶（*N*-glycanase）和 *O*- 聚糖酶（*O*-glycanase）序贯应用，但是二者的最适 pH 不一样，所以需要调整缓冲液。

除了可以用酶来去除寡糖链以外，还有一些化学物质可以用于去除糖链。例如，半乳糖胺与丝氨酸或苏氨酸的连接对碱非常敏感，用氢氧化钠（0.05~0.5mol/L）可以去除连接在丝氨酸或苏氨酸残基上的 *O*- 连接寡糖，并将其分别转变为丙氨酸或 β- 氨基丁酸，而原本没有糖基化的丝氨酸或苏氨酸不受影响。这种反应也被称为碱性 β- 清除（alkaline β-elimination）。通过比较碱处理前后多肽的氨基酸序列，即可确定蛋白质中 *O*- 连接寡糖是否存在。还可以收集蛋白质的糖链结构部分，用于质谱分析。酶法和质谱法的联合应用为糖蛋白的结构分析提供了新的技术。

（五）质谱技术和色谱分析用于酶解后糖链分析

糖蛋白中，*N*- 聚糖可以选择性地以酶或化学方式释放，通过高效液相色谱（HPLC）方法分离，并通过质谱（有或无糖苷酶处理）进行测序。*O*- 聚糖可以化学释放并以相同的方式测序。

糖蛋白经蛋白水解酶降解为肽段后，再用糖苷内切酶处理，对比处理前后肽段质量数的变化，可以找到含糖肽段，再对这一含糖肽段进行串联质谱分析，根据次级离子质量数及这一肽段的序列信息可计算出糖基化位点。

糖链连接顺序的分析需辅以多种糖苷外切酶，配伍组合各种不同的糖苷外切酶，从糖链外侧逐个切除单糖残基，同时进行质谱分析，确定被切除的单糖类型，从而得到糖链结构。用串联质谱法或具 PSD 功能的 MALDI 也可以分析糖链结构，糖链在质谱仪碰撞室内裂解后，根据次级质谱检测的碎片离子峰质量数推导糖链结构。

二、糖基化抑制剂用于鉴定糖蛋白

鉴定糖基化及寡糖链结构的另一种方法是在糖基化反应过程中使用抑制剂。有的抑制剂作用在糖基化的早期阶段，如衣霉素（tunicamycin），可阻止所有 *N*- 连接寡糖链的形成。在衣霉素存在下，细胞内的糖基化可以完全被抑制。有的抑制剂则在寡糖链形成过程中发挥作用，在某些特定的步骤中阻止糖链的合成，形成不同的糖链结构，因而可以利用该类抑制剂，确定一些糖链结构的存在与否及其对于糖蛋白功能的影响。图 8-6 列举了部分抑制剂的作用。糖基化抑制实验（实验流程 8-5）需要用 ^{3}H 标记单糖前体以定量检测糖基化，为确定糖蛋白的种类，还可以用[^{35}S]- 甲硫氨酸标记蛋白质，进行 SDS-PAGE。

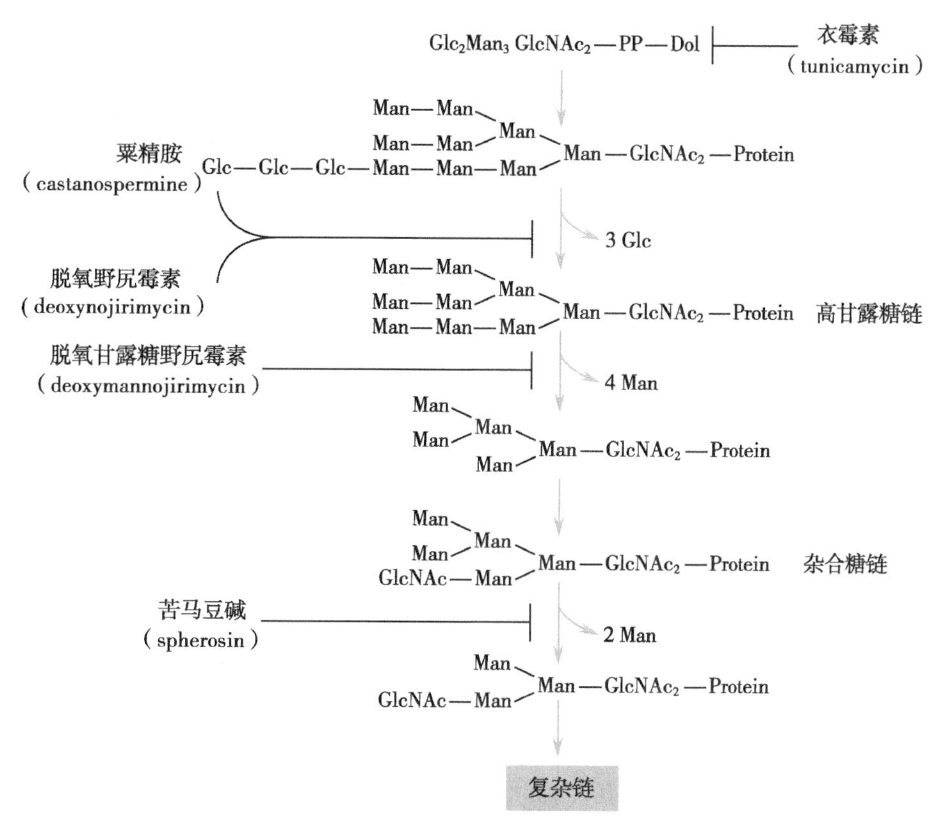

图 8-6　糖基化抑制剂作用示意图

实验流程 8-5　*N*- 糖基化抑制实验

A. 将新鲜细胞分到 100mm 含完全培养基的组织培养板上，培养 24h。

B. 吸出培养基（将悬浮细胞离心），加入足量的标记培养基，以覆盖细胞（约 5ml）。按预先确定的最佳浓度加入抑制剂，同时设不含抑制剂的对照。虽然没有实质性影响，但还是建议将细胞与抑制剂进行 24h 的预培养，保证在细胞表面表达有足够比例的聚糖结构发生改变的糖蛋白。

C. 加入[^{3}H]- 甘露糖至 0.14~3.7MBq/ml，培养 4~12h。将细胞收取至冰冷的 PBS 中。

D. 冷 PBS 洗涤细胞 2 次。将细胞沉淀物重悬于裂解缓冲液（5×10^7cells/ml）中，4℃温育 1h。

E. 4℃，3 000g 离心 10min，去除细胞核，上清于 4℃、100 000g 离心 lh。保存上清，在几天内使用或 -70℃保存。

F. 将每一样品分成 2 等份，加在圆底聚丙烯离心管中，加入 8 倍体积的冷丙酮（-20℃），轻缓混匀。-20℃沉淀过夜。4℃，3 000g 离心 15min，小心倒出丙酮。短暂离心，将残留丙酮移去。让沉淀自然干燥。

G. 重悬细胞沉淀，每 10^7 个细胞加入 20~40μl 的 Endo H 消化缓冲液，95℃作用 10min，使内源性水解酶失活，然后按每 100μl 样品 5μl 的比例加入 Endo H，37℃温育过夜。

H. 加入 1/10 体积 20% SDS，煮沸 3~5min。每次加一个样品至 Sephacryl S-200 柱（预先用 25mmol/L 甲酸铵 /0.1% SDS 平衡），上样体积不超过柱床体积的 5%。收集洗脱液，在 2 次上样间隙用 2~4 倍体积的 25mmol/L 甲酸铵 /0.1% SDS 洗柱。

I. 用闪烁计数器分别测定糖蛋白［在外水体积（Vo）洗脱下来的］和游离寡糖（在 Vo 之后洗脱）的放射性强度。

在抑制实验中，所有的放射性（不管是用抑制剂处理过的样品还是没有用抑制剂处理过的样品）都应当在 Vo 中洗脱下来。没有用抑制剂处理过的样品，由 Endo H 从肽链骨架上切下来的寡糖代表正在高尔基复合体中加工的不成熟寡糖，以及少量在成熟糖蛋白中发现的对 Endo H 敏感的结构。对于用抑制剂处理过的样品，由于抑制剂阻止寡糖被加工为成熟的寡糖结构，所以应当释放较高的放射性，加工不完全的寡糖所含甘露糖残基较加工完全的寡糖要多。从理论上讲，抑制剂处理过的样品经 Endo H 消化后，应当释放 100% 的放射性，但在实际实验中，从未有过完全的抑制。抑制实验前，需要确定抑制剂使用的最佳浓度。用衣霉素时，可用 TCA 沉淀代替丙酮沉淀。

三、凝集素结合法富集和鉴定糖蛋白

此外，凝集素（lectin）是一类糖结合蛋白，不同种类的凝集素与寡糖链中各种结构的糖基呈现出高亲和力和特征性的结合，因此一直作为一个分析蛋白质糖基化的工具，用于区分蛋白质是否含有糖基以及糖基的基本结构。常见的凝集素及其识别的寡糖结构见表 8-3。

将待检测的蛋白质经免疫沉淀后，电泳并印迹转移至 PVDF 或其他印迹膜上，用凝集素与膜孵育，检测结合到糖基上的凝集素即可确认蛋白质分子上的糖基。

四、单糖放射性核素示踪法

最初用于分析蛋白质是否糖基化的方法是用放射性核素标记的单糖前体来进行示踪。这种示踪可以在培养细胞中进行，也可以在无细胞体系中用纯化的糖基转移酶来进行。尽管 UDP 或 GDP-单糖是糖链合成的原料，但是由于它们不能进入细胞，因此细胞内糖链合成的示踪只能标记单糖。单糖在细胞内活化并结合核苷酸后，在高尔基复合体或内质网中掺入到糖链中。单糖掺入效率远低于放射性核素标记的氨基酸掺入蛋白质。影响放射性单糖掺入的条件包括：标记物的浓度、细胞的密度、标记时间等，最主要的还是存在着非放射性葡萄糖、半乳糖等的竞争。带有放射性单糖的糖蛋白在标记完成后，可以进行免疫沉淀，然后通过免疫印迹鉴定出蛋白质区带，结合放射性信号可以

表 8-3 常用凝集素及其所识别的糖结构

名称	识别结构	用途
雪花莲凝集素 galanthus nivalis agglutinin，GNA	末端甘露糖	鉴定高甘露糖型 *N*- 连接糖蛋白或酵母中的 *O*- 连接甘露糖
接骨木凝集素 sambucus nigra agglutinin，SNA	唾液酸 2，6- 半乳糖	鉴定唾液酸化的复杂型 *N*- 连接糖链（常与 MAA 联合使用）以及 *O*- 连接糖链结构中连接的唾液酸
山槐黄柏苷凝集素 maackia amurensis agglutinin，MAA	唾液酸 2，3- 半乳糖	鉴定唾液酸化的复杂型 *N*- 连接糖链及唾液酸连接方式（常与 SNA 联合使用）；鉴定 *O*- 连接糖链中 2，3 方式连接的唾液酸
花生凝集素 peanut agglutinin，PNA	半乳糖 1，3-*N*- 乙酰半乳糖胺（核心二糖）	鉴定 *O*- 连接糖链结构（酵母糖蛋白例外）；若二糖被其他基团取代（如唾液酸），则需要去除该基团（如用唾液酸酶）
曼陀罗凝集素 datura stramonium agglutinin，DSA	半乳糖 1，4-*N*- 乙酰葡糖胺；*O*- 连接聚糖中的 *N*- 乙酰葡糖胺	鉴定复杂型和杂合型 *N*- 连接聚糖和 *O*- 连接聚糖
莲花四淋菌凝集素 lotus tetragonolobus lectin，LTL	岩藻糖 α1-3；半乳糖 β1-4 *N*-乙酰葡糖胺	鉴定 α1-3 连接岩藻糖
大豆凝集素 soybean agglutinin，SBA	末端 α- 或 β 连接 *N*- 乙酰半乳糖胺的寡糖结构，并在较小程度上结合半乳糖残基	鉴定 *N*- 乙酰半乳糖胺
小麦胚芽凝集素 wheat germ agglutinin，WGA	末端 *N*- 乙酰葡糖胺	鉴定末端 *N*- 乙酰葡糖胺

确定糖基化蛋白质的存在。接下来，还可以继续进行酶解分析，以进一步确定糖链的类型。

五、糖蛋白的规模化研究技术

迄今分析蛋白质的糖基化，尤其是全面解析寡糖链的详细结构，对于一般实验室仍然是一项耗时费力的工作。大规模分离富集并鉴定糖蛋白的研究被称为糖蛋白组学（glycoproteomics）。目前的糖蛋白富集技术主要依赖于凝集素亲和技术和二维电泳分离技术，糖链成分的鉴定主要依靠生物质谱（第七章）。

不同细胞或同一细胞不同状态下的规模化糖蛋白差异分析，还可以采用叠氮化物标记单糖（如唾液酸、*N*-乙酰半乳糖胺等）在培养细胞内掺入糖蛋白的技术实现，这种技术被称为代谢寡糖工程标记技术。利用叠氮基团与三氢化磷或环辛炔发生的特异化学反应，将生物素或荧光基团偶联到三氢化磷或环辛炔，即可用抗生物素抗体或荧光信号检测到标记了叠氮化物的目标糖复合物。这一技术可以同时展示两种不同细胞内数百种不同的糖蛋白。

第三节　其他蛋白质共价修饰

随着对蛋白质共价修饰认识的深入，相应的分析技术也不断涌现。大部分技术都基于放射性核素标记、酶学方法以及免疫印迹。这里介绍几种常用的分析方法。

一、蛋白质泛素化分析

泛素（ubiquitin, Ub）是由76个氨基酸组成的8.6kD的蛋白质分子，在细胞中广泛存在。它的C-末端甘氨酸残基提供了一个与其他蛋白质分子连接的游离羧基，可共价结合在其他蛋白质分子的赖氨酸侧链氨基上，称为泛素化（ubiquitination）。此外，泛素中含有7个赖氨酸残基（Lys-6、Lys-11、Lys-27、Lys-29、Lys-33、Lys-48和Lys-63），所有这些赖氨酸残基均能通过与另一分子Ub的C-末端连接而形成不同形式的多聚Ub链。结合多个Ub时称为多泛素化，单一Ub结合即为单泛素化。

细胞内多种蛋白质均可被泛素化系统识别和修饰。泛素化常发生在一些需要被清除的蛋白质分子，或者那些在细胞内需要快速调节的分子，例如细胞周期调节蛋白，引导其进入蛋白酶体而被降解（主要由多泛素化介导）。此外，泛素化也可通过非蛋白质降解的方式参与蛋白质在细胞内的其他调节，如蛋白质的活性、相互作用和细胞内定位。近来的研究表明，泛素化系统的改变与细胞转化、肿瘤发生、神经退行性疾病、免疫和炎症反应等有关。

泛素化是Ub与底物蛋白质结合的化学过程，也是一种普遍存在的蛋白质翻译后修饰方式，需要在3种酶，即泛素激活酶（ubiquitin-activating enzyme, E1）、泛素结合酶（ubiquitin-conjugating enzyme, E2）和泛素连接酶（ubiquitin ligase, E3）的级联催化作用下，经过几步连续的酶促反应而实现。具体反应过程：①游离的Ub首先被E1活化，在ATP存在下，Ub的76位甘氨酸残基（Gly）与E1上的半胱氨酸残基（Cys）形成高能硫酯键而被激活；②Ub从E1通过转酯作用转移到E2上的Cys，形成新的硫酯键并与E2连接；③E2与E3结合，E3直接或间接与底物结合并催化Ub从E2转移到底物或已与底物相连的Ub上；E3也可以先接受E2-Ub上的Ub形成E3-Ub硫酯中间产物，之后再将Ub转移至底物。结合多个Ub时称为多泛素化，单一Ub结合即为单泛素化。可见，E3负责特异性识别蛋白质底物并将其与Ub连接，因此在泛素化调节中具有重要作用。E3酶是泛素修饰途径中决定底物特异性的关键酶，它可以分为两大类，即含有HECT结构域的E3酶和其他含有RING结构域或RING样结构域（比如U-box或PHD结构域）的E3酶。

这里主要介绍如何鉴定某种蛋白质是否作为泛素化的底物和确定某种蛋白质是否具有泛素连接酶活性的主要方法。

（一）蛋白质泛素化的鉴定

由于Ub本身属于蛋白质，较易制备抗体，为其鉴定提供了便利。目前鉴定一种蛋白质是否发生泛素化，主要采用免疫沉淀结合免疫印迹的方法。首先利用抗目的蛋白质的特异性抗体进行免疫沉淀以富集并纯化目的蛋白质，然后利用抗Ub的特异性抗体进行免疫印迹检测（实验流程8-6）。如果经免疫印迹鉴定，目的蛋白质可以对抗Ub抗体产生信号，则可以确定其存在泛素化。

实验流程 8-6 免疫沉淀法用于泛素化分析

A. 加适当体积的细胞裂解液。临用前加入 2μmol/L 巯基烷化剂 *N*- 乙基 - 马来酰胺（sulfhydryl alkylating agent *N*-ethylmaleimide, NEM）裂解细胞或组织（1ml/10cm 培养皿），在微量离心机中于 13 000g 离心 5min，取上清，加入 SDS 至终浓度为 1%，95℃作用 5min 使溶液充分变性，再加入 9 倍体积裂解液以调整 SDS 浓度为 0.1%，然后进行蛋白质浓度测定。

B. 各实验管按同等蛋白质含量取出裂解液，并用裂解缓冲液补足体积。加入适量特异性抗目的蛋白抗体（按照抗体使用说明），室温孵育 1h 以上或在 4℃下滚翻摇动 2h。

C. 加适量的蛋白 A- 琼脂糖珠，定量地沉淀抗体 - 抗原复合物，在 4℃下滚翻摇动 1h。当使用的抗体不能与蛋白质 A 有效地结合时，用蛋白 G- 琼脂糖珠替代。

D. 收集免疫沉淀物：在微型离心机中，以最大转速离心 5s，用 1ml 1% Triton 裂解缓冲液（含 0.05% SDS）洗涤琼脂糖珠 3 次。

E. 用微量移液器彻底除去琼脂糖珠中的洗涤缓冲液，加等体积的 2×SDS-PAGE 样品缓冲液，95℃ 3min。用 SDS-PAGE 分离样品，并转移到 PVDF 膜或硝酸纤维素膜上，对高分子质量的 Ub 偶联物进行免疫印迹转移时，使用低浓度的聚丙烯酰胺凝胶会更有效。

F. 用适当的封闭缓冲液（如 5% 脱脂奶粉）封闭非特异性的结合位点，然后将膜与适当稀释的抗 Ub 单克隆抗体共同温育一定时间，洗去未结合抗体，与第二抗体反应后，用化学发光显示免疫印迹信号。

泛素化分析与常规免疫沉淀和免疫印迹实验不同的是：①Lys-48 方式连接的多聚泛素链修饰的蛋白质很快被 26S 蛋白酶体降解，难以检测到目的蛋白质的泛素化。因此需要使用蛋白酶体抑制剂预处理细胞，常选用 10~25μmol/L 的 MG-132 在裂解前处理细胞 4h，也有其他商品化的蛋白酶体抑制剂可供选用。②细胞内存在着高活性的去泛素化酶类，因此在实验过程中进行细胞裂解时，需要使用去泛素化酶的抑制剂。去泛素酶类的活性中心有半胱氨酸残基，而巯基烷化剂 *N*- 乙基 - 马来酰胺（sulfhydryl alkylating agent *N*-ethylmaleimide, NEM）可以共价封闭该位点，因而是一种最常用的去泛素化酶抑制剂。目前，市场上也有商品化的更特异和昂贵的抑制剂可供选用。③在免疫沉淀纯化蛋白质前需要使细胞裂解液充分变性，以排除其他泛素化蛋白质与目的蛋白质间非共价相互作用的干扰，证明目的蛋白质确为泛素化共价修饰。

上述体内的泛素化分析在电泳后，抗 Ub 抗体检测到的往往并非单一蛋白质条带，而是随着连接的泛素数目的不同，显示出一种拖尾（smears）或阶梯样条带信号。高分子量的部分由于结合着更多的泛素，信号比较强。

另外，采用质谱技术不仅可以鉴定某种底物蛋白质是否被泛素化修饰，而且能够确定底物蛋白质分子中被泛素化修饰的赖氨酸残基。

细胞内还有许多与 Ub 一样能够共价结合并修饰其他蛋白质的一大类小分子，统称为泛素样蛋白（ubiquitin-like proteins, UBLs）。其中研究得比较多的是小泛素相关调节因子（small ubiquitin-related modifier, SUMO），也称相素，由 101 个氨基酸残基组成，与泛素具有 18% 的同源性。其三维结构与泛素类似，并且由类似的酶催化与底物蛋白结合。只要有合适的抗体可供使用，上述方法可以延伸到其他类泛素样修饰，如 SUMO 化等的检测。

（二）E3 泛素连接酶活性测定

细胞内泛素化最重要的调节酶是泛素连接酶（E3）。目前已经鉴定出几百种 E3，绝大多数 E3 具有底物特异性，但有的 E3 也可以识别数种底物。E3 泛素连接酶活性测定的基本原理都是检测体外泛素化反应，可以采用两种方式，一种是测定 E3 的自我泛素化，另一种是用专门的蛋白质（例如核酸酶 S 肽）作为泛素化底物来测定目的蛋白质（可以 GST- 融合蛋白形式表达纯化）是否具有 E3 酶活性（实验流程 8-7）。

在体外泛素化实验中，可以包括一个待检测蛋白质的突变体作为对照，以证实检测的可靠性。例如，含有 RING 结构域的一类 E3 泛素连接酶的活性中心常有一个含半胱氨酸和组氨酸的关键区段，可以作为实验的阴性对照突变位点。

实验流程 8-7 E3 泛素连接酶的活性测定

A. 在每一反应管内加入：

5× 泛素化反应缓冲液	4μl
纯化 GST- 融合蛋白（待检测 E3 活性的蛋白质）	1.5μg
核酸酶 S 蛋白（底物）	1.5μg
E1 泛素激活酶	100ng
E2 泛素结合酶	500ng
泛素	2.5μg

H_2O 补足体积至 20μl。

对照反应管内可分别去除上述反应的各个成分。

B. 室温反应 1.5h 以上。

C. 加入 20μl 2×SDS-PAGE 上样缓冲液终止反应，95℃ 5min。

D. 进行 SDS-PAGE，转移至 PVDF 膜。

E. 用抗 Ub 抗体进行免疫印迹检测。

注：

5× 泛素化反应缓冲液：250mmol/L Tris-HCl（pH7.5），12.5mmol/L $MgCl_2$，2.5mmol/L DTT，10mmol/L ATP。

二、组蛋白的乙酰化和甲基化分析

组蛋白的共价修饰对于染色质结构和基因表达调控极其重要，是表观遗传的重要方式，在个体发育和组织分化过程中起到重要作用。核心组蛋白的修饰包括乙酰化、甲基化、磷酸化、泛素化等，其中乙酰化和甲基化对染色质的局部结构和基因表达具有重要作用。分析组蛋白的化学修饰，一方面是细胞内总体的修饰分析，更为重要的是基因位点特异性的分析，确定某一特定基因所处的组蛋白的修饰模式，后者也是当前肿瘤等医学分子生物学研究的重要内容，故本节主要介绍这一方法。

对已知的组蛋白化学修饰的分析主要依靠抗体进行，如抗 H3-K9（组蛋白 3 第 9 位赖氨酸）甲基化抗体、抗 H4-K16（组蛋白 4 第 16 位赖氨酸）乙酰化抗体等，而且已有多种抗体上市可供选用。以往大部分的研究使用的是间接免疫荧光方法，其优点是可以直接反映染色质的状态，如致密染色质和 X 染色体灭活，缺点是不能确定特定基因局部的组蛋白修饰状态。目前，用于分析基因局部组蛋白修饰的方法比较好的是染色质免疫沉淀技术（chromatin immunoprecipitation，ChIP）。其基本原理是利用位点特异性甲基化或乙酰化的抗组蛋白抗体对染色质进行免疫沉淀，获得的免疫复合物中含有修饰的组蛋白和它们所结合的 DNA，用 PCR 法对其中的 DNA 进行基因扩增，即可得到这些基因所结合的组蛋白修饰模式（图 8-7）。这一方法也可以用于分析转录调节蛋白与 DNA 的结合，只是所用抗体不同。具体的操作细节在第十章介绍。

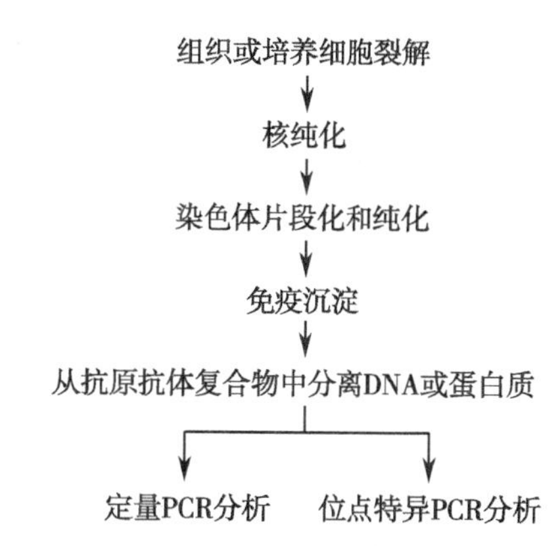

图 8-7 ChIP 法用于组蛋白修饰分析的原理和流程

另外，生物质谱方法是最为直接和准确的鉴定蛋白质乙酰化修饰的技术。质谱技术通过检测到的肽段质量与预测的肽段质量进行对比，如果二者质量相差 42amu，则认为在氨基酸残基或在蛋白质末端发生乙酰化修饰。通过从鉴定到的肽段的 N- 末端或 C- 末端逐个分析得到的离子，可以确定发生乙酰化修饰的氨基酸位点。

除了组蛋白以外，细胞中亦存在多种其他的发生乙酰化或甲基化的蛋白质。这些修饰蛋白质的检测主要依赖基于特异性抗体的蛋白质印迹、免疫荧光或 ELISA 等方法，例如用抗第 382 位赖氨酸乙酰化的 p53 抗体用于检测 p53 该位点的乙酰化状态。

随着蛋白质化学修饰分析技术的发展，对于细胞内各种蛋白质的化学修饰的分析方法不断改进，认识正在逐步深入。迄今所发展起来的分析技术，与细胞内蛋白质修饰的复杂程度相比，还远不能满足需要，未来需要的是更为直接和全面的分析技术。质谱技术与其他生物化学分析技术的进一步结合将是今后一段时间的发展趋势，将在提高规模化、敏感度、多样化、动态化方面有新的发展，其目标一方面是在基础理论研究方面，推动对于细胞实时状态下蛋白质修饰的复杂状态的认识，更有意义的方面是将用于临床疾病的诊断，如对肿瘤组织蛋白质磷酸化的分析。

参考文献

1. Coligan JE. 精编蛋白质科学实验指南 . 李慎涛，译 . 北京：科学出版社，2007.
2. Coligan JE, Dunn BM, Speicher DW, et al. Current Protocols in Protein Science. Wiley Online Library. 2013. http://www.currentprotocols.com/WileyCDA/CPTitle/isbn-0471111848.html.
3. Rosenberg IM. Protein Analysis and Purification. 2nd ed. Boston: Birkhäser, 2005.
4. Hardie DG. Protein Phosphorylation: A Practical Approach. Oxford: Oxford University Press, 1999.
5. Bonilla LE, Means GD, Lee KA, et al. The evolution of tools for protein phosphorylation site analysis: from discovery to clinical application. BioTechniques, 2008, 44: 671-679.
6. Hounsell EF. Glycoprotein Analysis in Biomedicine. New Jersey: Humana Press, 1993.
7. Umlauf D, Goto Y, Feil R. Site-Specific Analysis of Histone Methylation and Acetylation, Methods in Molecular Biology // Tollefsbol TO. Epigenetics Protocols. New Jersey: Humana Press, 2004.
8. Hemmings HC. Regulatory Protein Modification: Techniques and Protocols. New Jersey: Humana Press, 2010.
9. Simpson RJ, Adams PD, Golemis EA. Basic Methods in Protein Purification and Analysis: A Laboratory Manual. New York: Cold Spring Harbor Laboratory Press, 2008.
10. 代景泉，蔡耘，钱小红 . 蛋白质糖基化分析方法及其在蛋白质组学中的应用 . 生物技术通讯，2005，16: 287-292.
11. Varki A, Cummings RD, Esko JD, et al., editors. Essentials of Glycobiology [Internet]. 3rd ed. Cold Spring Harbor (NY): Cold Spring Harbor Laboratory Press, 2015.

（刘 帅）

第九章　基因表达谱分析技术

基因表达在体内受到精细调控。在任何给定情况下特定细胞只将其基因组中的一部分基因表达，即存在着基因表达的时空特异性。个体或组织的任何活细胞在特定时空都有特定的基因表达模式（gene expression pattern），亦被称为基因表达谱（gene expression profiling）或基因表达标记（gene expression signature）。

细胞的基因表达谱，即基因表达的种类和强度，决定了细胞的分化状态和功能，代表着基因与环境的相互作用，反映了一定细胞类型在一定环境、一定生长阶段的基因功能信息。可以说，在个体内决定细胞类型的不是基因本身，而是基因表达模式。分析组织和细胞在特定环境、特定条件，尤其是疾病状态下的基因表达谱，对于阐明疾病的发生发展机制、疾病诊断及药物研发等都具有重要价值。

基因表达谱包括了转录谱和蛋白质谱。传统的RNA印迹杂交、蛋白质印迹等研究基因表达的技术不具备规模化特征，无法用于组织细胞的基因表达谱分析。cDNA文库的建立、PCR技术的发明，尤其是适用于核酸和蛋白质的微阵列（microarray）技术的建立和发展，实现了细胞基因表达状态的高通量分析，基因表达谱的相对全面分析才得以实现。基因表达系列分析（serial analysis of gene expression，SAGE）技术和可串联基因表达序列标签（expression sequence tags，EST）测序可用于表达谱分析。近年来兴起的转录物组测序（RNA sequencing，RNA-Seq）和大规模平行信号测序技术（massively parallel signature sequencing，MPSS），则是在测序技术快速发展的条件下，通过第二代测序技术或第三代测序技术而实现的基因表达谱自动化分析过程。基因表达谱分析的策略框架与技术路线图可参考图9-1。

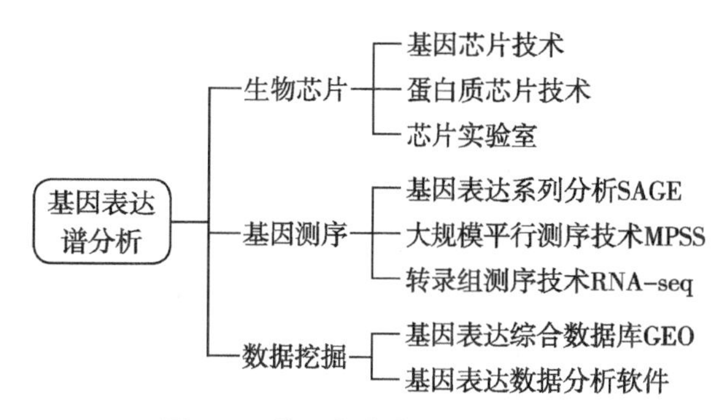

图9-1　基因表达谱研究技术路线

基因表达谱的分析必然带来海量的各种生物体的基因表达数据，由此促进了基于计算机数据库的生物信息学的发展。本章一方面以基因芯片技术为主，介绍用于实验室分析基因表达谱的基本技术，另一方面还介绍基因数据的分析方法。

第一节　基因表达谱分析的基本方法

在微阵列技术尚未完善之前，已经有一些技术用于组织和细胞的基因表达谱分析。其中大部分是通过构建组织或细胞在各种条件下的cDNA文库（代表着细胞所表达的mRNA种类）而进行的。文库的大量EST测序分析，给出了特定组织或细胞基因表达谱的部分信息。尤其是与各种差异筛选技术结合，如差异显示、差减杂交、丰度差异分析法、基因表达系列分析以及酶降解减数cDNA文库法等，对不同来源的cDNA文库进行比较分析（如肿瘤与正常细胞的比较），不仅发现了不少疾病相关基因，更是通过这些分析，发现了相当数量的新基因，且完成了它们的序列分析。这些技术对于人类基因组计划完成之前的新基因发现，尤其是疾病相关基因的发现和研究做出了重要贡献。

随着人类基因组计划的完成和微阵列技术的发展,原有的传统技术由于存在成本高、特异性不强等问题,逐渐被一些新技术所替代。目前用于基因表达谱分析的主要技术有:基因芯片技术、基因表达系列分析、第二代测序技术和第三代测序技术等。这里分别介绍这些方法的基本原理。其中基因芯片技术在本章第二节做重点介绍。另外,第二代和第三代测序技术参考第三章 DNA 测序技术。

一、基因芯片技术

基因芯片(gene chip)属于生物芯片(biochip)技术,是二十世纪九十年代初期发展起来的一门由分子生物学、微电子学、物理学、化学和计算机科学等多学科交叉融合而成的高新技术,既具有重要的学术价值,又具有明显的产业化前景,被评为 1998 年度世界十大科技进展之一。

基因芯片的研究推广起始于 Brown P 和 Trent J 所做的开创性工作。这项技术的原理是将大量已知序列的探针分子阵列固定于微小支持物的表面,与标记荧光分子的核酸样品(cDNA)发生杂交反应,与探针特异性结合的核酸片段的荧光信号通过扫描仪,计算荧光丰度值,可以给出核酸样品中相应基因的表达信息。

基因芯片基本原理的扩充,还被用于组织芯片(tissue microarray/tissue array)和芯片实验室(Lab-on-A-Chip)等技术领域。组织芯片是将不同组织来源的组织,显微集成后切片并固定于载玻片表面,形成组织细胞的微阵列,以方便同时对不同组织细胞中某种基因表达或基因存在状况的快速检测。芯片实验室则在固体表达,通过光蚀刻技术、显微集成流体力学或流体电子学的通道,使一些实验室检测过程被显微集成形成微阵列,以对某些基因表达甚至生化反应过程进行快速检测。两种技术虽然借鉴了基因芯片的微阵列集成原理,但由于主要针对单基因检测的集成和少数生化过程的快速平行化检测,不常用于基因表达谱的分析。

基因芯片技术早期存在的主要问题是重复性不理想。现今的发展一方面是芯片制作和操作技术的完善,另一方面是开发各种数据处理软件工具,来消除系统的内在偏差。当然,为了提高芯片检测的准确性,技术性重复(technical replicates)和生物学重复(biological replicates)是十分必要的。技术性重复通常是运用多个芯片来对同一个实验样品进行检测,这也是基因芯片实验费用成本较高的原因之一。生物学重复则通常是对多个水平的实验样品(例如对照样品)进行检测,从而得出更有意义的结论。基因芯片技术及其在基因表达谱分析方面应用的具体内容将在本章第二节和第三节中详述。

二、基因表达系列分析

基因表达系列分析(SAGE)是一种快速同时检测大量基因转录产物的方法,可以用于基因表达谱分析。

SAGE 的技术原理是利用 3′-端生物素化的 cDNA 文库,经特殊的限制性内切酶酶切,获得一系列 cDNA 的 3′-端短片段,并在所有短片段上连接标签接头。理论上文库中所有的 cDNA 分子的 3′-端短片段都将带上这一标签。通过对所有标签片段测序,可以确定 cDNA 文库来源细胞内的所有转录物,包括低丰度转录物,通过测得标签数目,还可获得每种转录物的相对含量。SAGE 可在未知任何基因或 EST 序列的情况下,对靶细胞的基因表达状况进行研究。SAGE 的详细技术原理和过程如图 9-2 所示。

1. 获得 3′-端生物素化的 cDNA 文库　从样品中提取 mRNA,以其为模板,用生物素标记的 Oligo(dT)为引物合成双链 cDNA,所获文库中的 cDNA 的 3′-端都会标记有生物素,可以用链霉亲和素(特异结合生物素)磁珠纯化。

2. 获得 cDNA 3′-端短片段　用限制性核酸内切酶 Nia Ⅲ消化 cDNA 文库。Nia Ⅲ的识别序列只有 4bp,理论上天然 DNA 序列中平均每 250bp 即有 1 个 Nia Ⅲ位点,所以,Nia Ⅲ的消化将获得多个 250bp 左右的 DNA 片段。通过链霉亲和素磁珠纯化,理论上所有 cDNA 3′-端短片段均可被捕获,而其他短片段则被清除。此时,每个 3′-端短片段成为 1 个 cDNA 分子的代表。Nia Ⅲ被称为锚定酶(anchoring enzyme,AE)。

3. 获得 SAGE 标签　将所有获得的 3′-端 cDNA 短片段的 5′-端补平,分成 2 份,分别连接接头 A 和接头 B。这些接头均含有序列为 CATG

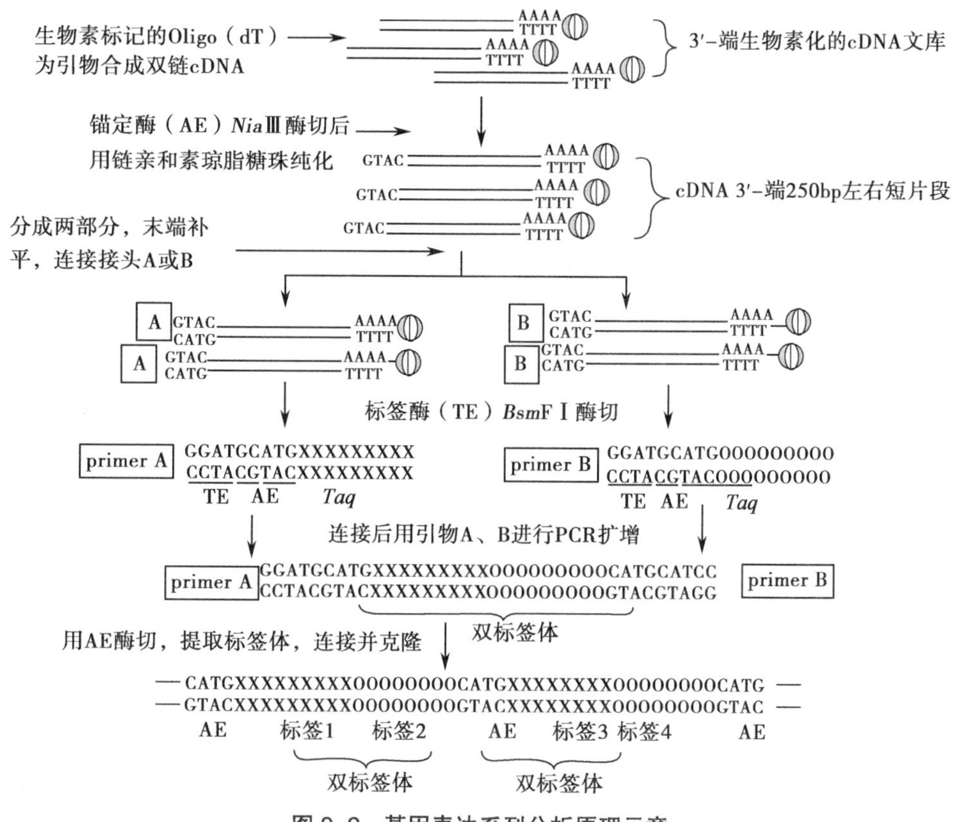

图 9-2　基因表达系列分析原理示意

的 4bp 突出端、1 个限制性核酸内切酶 BsmF Ⅰ 的识别序列和 1 个 PCR 引物序列（接头 A 对应引物 A，接头 B 对应引物 B）。BsmF Ⅰ 属于Ⅱ类限制酶，能在距离其识别位点下游 20bp 的位置切割双链 DNA，产生平末端。基于这一特点，用 BsmF Ⅰ 消化带有接头的 cDNA，就会使得每个 cDNA 分子释放出 1 个带有接头 A 或接头 B 的更短的 DNA 片段，称为 SAGE 标签（tag）。BsmF Ⅰ 也因此被称为标签酶（tagging enzyme，TE）。

4. SAGE 双标签的获得　将有 A 接头和 B 接头的 SAGE 标签分别用 Klenow 酶补平末端，将两部分 SAGE 标签混合，并用连接酶进行随机连接，产生两端分别带有 A 和 B 接头的 cDNA 连接体，即双标签（lingker-adapted ditag）。用 PCR 引物 A 和 B 进行扩增后，再用 Nia Ⅲ 酶切，释放出引物结合体（primer-adapter），PAGE 胶分离得到纯化的 SAGE 双标签（SAGE ditag）。

5. SAGE 双标签多聚体的获得及克隆　SAGE 双标签用 T4 DNA 连接酶连接成多聚体，选择合适的片段长度，克隆至高拷贝的克隆载体。得到的克隆插入序列由一系列的 20~22bp 长的 SAGE 双标签组成，每 2 个双标签中间由 4bp 的 Nia Ⅲ 酶切位点分隔开。

6. 测序　利用质粒载体上的通用引物，对插入片段进行单向序列测定。由于双标签体的长度基本相同，不会导致扩增的偏态性。同时数量和重量极大的转录物使同一种标签连接成双标签体的可能性极小，这保证了每个标签代表在当前细胞状态下的 1 个单位的转录产物。通过计算机软件分析能够得到上千种基因表达产物的标签序列以及丰度，同时应用 SAGE 软件分析，可以根据标签出现的频率和基因的表达丰度，构建 SAGE 文库。这种方法可以全面提供生物体的基因表达谱信息。同时，它还可以用来定量比较不同状态下的组织或者细胞的所有表达差异基因。虽然 SAGE 技术可以通过分子操作，获得基因表达谱信息，但与基因芯片技术相比较，SAGE 操作过程相对繁杂，更易于导致基因表达数据的误差，因而使用并不普及。

目前已经构建了多种 SAGE 文库。在 NCBI 网站上可以对 SAGE 文库进行电子检索，根据其文库的标签数据以及对应到基因后的注释数据，可以对基因表达谱进行分析比较。例如，可以对 SAGE 文库的组织之间进行基因表达谱比较的数据库：http：//www.ncbi.nlm.nih.gov/sage；USAGE 数据库：http：//www.cmbi.kun.nl/usage；提供实验方案、数据和参考文献的 SAGE 数据库：http：//www.sagenet.org。

三、基因测序技术

新一代基因测序技术（next generation sequencing，NGS）的出现，大大降低了基因测序的成本，使之能够成为基因分子生物学的有效工具（见第三章）。与传统的测序技术相比，新一代测序技术不需要 DNA 片段的重组克隆，而是针对 RNA 样品，使用接头进行高通量的并行 PCR 测序反应，结合微流体技术，利用计算机对大规模的测序数据进行拼接和分析，从而使得测序技术不再局限于单纯的基因组测序，而是可以开展全基因表达谱分析等多个领域的研究。

通过对 RNA 测序之后的表达计数和序列分析，可以对测得的每条序列进行计数，获得每个特定转录本的表达量。这是一种数码化的表达谱检测，能检测到丰度非常低的转录本，并且可以发现不在已知外显子中的序列信息，从而可以进行全基因组基因表达谱分析。随着新一代测序（NGS）技术的发展、测序成本降低和精确度的提高，将促进基因测序技术在基因表达谱分析中的应用。目前常用于基因表达谱分析的新一代测序技术包括转录物组测序和大规模平行信号测序等。

（一）转录物组测序

转录物组测序，又称 RNA 测序（RNA sequencing，RNA-seq），是近年来发展起来的利用深度测序技术进行转录物组分析的一项技术。人类基因组大约有 2 万~2.5 万个基因，在整个基因组中，只有 2% 的序列直接参加蛋白质合成，而 98% 因不编码蛋白质的基因组序列而没有得到很好的注释。近年研究发现，虽然 mRNA 是转录物组的主要成分，miRNA、lncRNA 等一些非编码 RNA 在细胞分化、发育、转录、翻译、遗传和表观遗传等多个层面，也参与了转录物组的构成与调控（见第十八章）。

因此，转录物组是指特定组织或细胞在某一发育阶段或功能状态下，所转录出来的所有 RNA，包括指导蛋白质翻译的 mRNA（即编码 RNA）和非编码 RNA（包括 tRNA、rRNA、snRNA、snoRNA、scRNA、hnRNA、miRNA、lncRNA 等）的总和。转录物组的研究对了解基因结构和功能、解读基因组功能元件、揭示组织和细胞的分子组成，以及探索机体发育和病理机制是必要的。转录物组分析的主要目标是：对所有的转录产物进行分类，确定基因的转录结构、剪接模式和其他转录后修饰，并量化各转录本在发育过程中和不同生理、病理条件下表达水平的变化。

RNA-Seq 的基本原理是：首先将细胞中的所有转录产物反转录为 cDNA，然后将 cDNA 文库中的 DNA 随机剪切为小片段，也可先将 RNA 片段化后再反转录成 cDNA；在 cDNA 两端加上接头，再利用高通量测序（或称为深度测序）技术测序，所测得的序列通过比对（有参考基因组时）或从头组装（无参考基因组时），从而形成全基因组范围的转录谱。

RNA-Seq 技术无需预先针对已知序列设计探针，能够提供精确的数字化信号，检测通量高，检测范围广，能够全面快速地获得特定组织或细胞在某一状态下的几乎所有转录本序列信息。因此，RNA-Seq 技术已开始应用于基础研究、临床诊断和药物研发等领域。

（二）大规模平行信号测序技术

大规模平行信号测序技术（MPSS）是在基因表达系列分析（SAGE）基础上发展起来的新的基因表达谱分析技术。它的原理是把 10~20nt 的碱基序列作为 mRNA 的标签，该标签序列含有能够特异识别转录子的信息。把组织或细胞中的 mRNA 反转录成 cDNA 后，在一端测出一个包含 10~20 个碱基的标签序列，由于每一个标签与相应 mRNA 对应，标签序列的拷贝数就代表了 mRNA 对应基因的表达水平。

与 SAGE 相比较，MPSS 不需要进行基因片段的分离、克隆和逐一测序，操作简便，速度快，耗费时间短，整个过程可自动化。MPSS 不必预先知道基因的序列，可同时分析组织或细胞中所有基因的表达水平。由于敏感度高，即使是表达水平很低的基因也能够精确测定，因此受到研究者们的关注。

虽然新一代基因测序技术有较高的自动化分析能力，但由于测序成本和原始序列数据的拼接分析等因素，其在基因表达谱分析方面的应用仍需要与基因芯片技术相互配合。

四、单细胞测序技术

单细胞测序技术是从单细胞水平揭示细胞基因组、转录物组、表观遗传变化的技术，从不同角度揭示细胞在不同阶段的功能和特性，可以通过一次建库，测得数百上千个单细胞的信息。随着微流控和纳米等技术的进步，使大量细胞的分离成为可能，加上不断发展和完善的测序技术，单细胞测序（single-cell sequencing，SCS）逐渐被各个领域广泛应用，如人类细胞图谱计划（human cell atlas，HCA）和肿瘤基因组项目（cancer genome project，CGP）等。传统的测序方法是对大量的混合细胞进行测序，将其遗传信息进行平均化，忽略了各种类型的细胞之间的区别。而SCS技术可以更明确细胞水平的异质性，有利于分析组织中数量较少细胞的遗传信息、细胞分化过程和机制，以及异质性较大的肿瘤组织特征。

（一）单细胞测序技术种类

SCS主要包括单细胞基因组测序、单细胞转录物组测序、单细胞表观遗传测序和单细胞多组学测序，从不同角度揭示了组织微环境中不同细胞的特性。

1. 单细胞基因组测序 主要包括单细胞全基因组测序和单细胞全部外显子测序。主要用于鉴定分析单核苷酸变异（single nucleotide variant，SNV）、拷贝数变异（copy number variation，CNV）和染色体结构变异（chromosome structural variation，CSV）。

2. 单细胞转录物组测序 最常用的方法为单细胞全转录物组测序，对单细胞中的编码RNA（rRNA、tRNA、mRNA）和非编码RNA进行基因表达定量、功能富集以及代谢通路分析。

3. 单细胞表观遗传测序 主要研究DNA的表观遗传修饰，如甲基化、羟基化以及组蛋白修饰，其中单细胞甲基化测序（single cell methylation sequencing，scM-seq）是目前最常用的表观遗传测序。scM-seq主要有3种方法：单细胞限制性代表区域甲基化测序（methylation sequencing of single cell restricted representation regions，scRRBS-seq）、单细胞亚硫酸氢盐测序（single-cell bisulfite sequencing，scBS-seq）和单细胞全基因组甲基化测序技术（single-cell whole genome bisulfite sequencing，scWGBS-seq）。其中scRRBS-seq覆盖的GpG位点最多，约370万个。

4. 单细胞多组学测序 包括单细胞双重组学测序和三重组学测序。其中单细胞双重组学测序是指同时进行单细胞基因组和转录物组测序，方法主要有3种：①scGT-seq（single-cell genome and transcriptome codetection and sequencing）：采用微流体技术将两者分离进行测序；②G&T-seq（genome and transcriptome sequencing）：采用物理方法将两者分离测序；③DR-seq（gDNA-mRNA sequencing）：采用拟线性扩增法；单细胞三重组学测序（single-cell triple omics sequencing，scTrio-seq）是指可同时检测同一个单细胞内的基因组、转录物组和DNA甲基化组的信息。单细胞三重组学测序采用一种温和的裂解方案，仅裂解单个细胞的细胞质，从而将mRNA释放到溶液中，同时保持细胞核完整。再将裂解产物离心分离含有mRNA的上清液与含有核的沉淀，并将各自转移到不同的管中。对上清液进行scRNAseq，然后再用scRRBS-seq方法对沉淀物进行DNA甲基化测序。从而可以同时得到来自同一细胞的基因组、转录物组和DNA甲基化的信息。

（二）单细胞测序的流程

单细胞测序的流程主要分为四大步骤，包括单细胞分离、核苷酸序列（DNA或RNA）扩增、基因测序和数据分析，如图9-3所示。

1. 单细胞分离技术 将目标细胞从组织中分离出来，并确保其生物完整性，是单细胞测序的关键步骤。目前常用的技术为：

（1）微流控技术：微流控技术通过人为控制微米级通道中的液体流速实现单细胞的分离，该技术具有样品消耗量小、微型化、分析速度快、自动化程度高等显著优势，强大的集成能力能够将反应、前处理、检测等流程集成到一个微流控系统中去完成操作。目前，商业化的微流控技术已经成熟应用于单细胞的全基因组、转录物组和表观基因组测序。

（2）连续稀释法：连续稀释法是将细胞悬液进行一系列不同梯度倍比稀释，从而获得极少数量细胞甚至是单个细胞。该方法虽然简单，不依

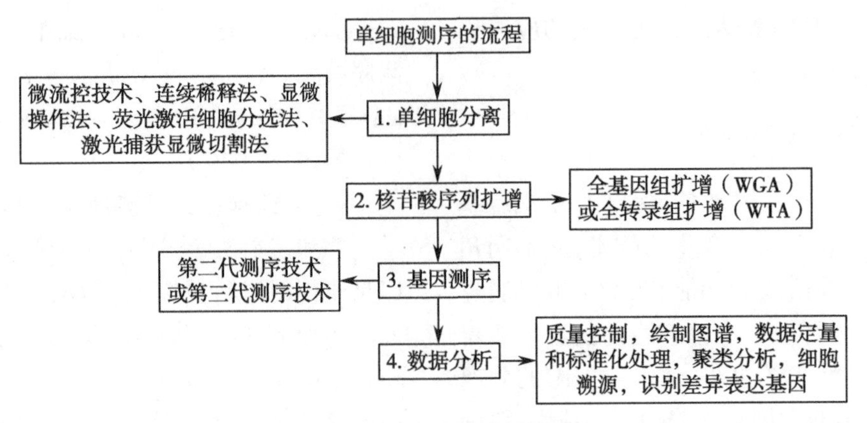

图 9-3　单细胞测序流程图

赖特殊设备，但不易精确分离出单个细胞，故而很少应用于SCS。

（3）显微操作法：通过在高倍显微镜下观察细胞的形态与颜色，利用显微操作器挑选和分离出单个细胞。此方法能有效精确地控制单个细胞的获取和释放，比起连续稀释法更加灵活，但耗时较长、操作要求较高，不适用于大量细胞的分离。常用于从早期胚胎或培养的微生物中提取单个细胞。

（4）荧光激活细胞分选法：荧光激活细胞分选法（fluorescence-activated cell sorting，FACS）是基于预先荧光标记的细胞表面特异性分子标志和细胞光散射的特性，通过流式细胞仪分选出单个细胞或某些特殊细胞群的技术。此技术具有全自动、高精度和高通量优势，能够特异性地分选细胞，是目前比较经济有效的方法。

（5）激光捕获显微切割法：激光捕获显微切割法（laser capture microdissection，LCM）是指在显微镜下，选择性地利用激光从固定组织切片中进行显微切割和分离单细胞。此技术可以快速、准确地获取单一细胞或细胞亚群，有效地解决了细胞异质性的问题，可广泛应用于癌症单细胞的分离与研究。

2. 核苷酸序列扩增　人类二倍体单细胞中只能分离出约6pg DNA，远低于NGS所需的纳克至微克的DNA量，因此需要进行全基因组扩增（whole genome amplification，WGA）或全转录物组扩增（whole transcriptome amplification，WTA），以满足高通量单细胞测序的样本需求。DNA扩增的方法主要有：①PCR技术［引物延伸预扩增PCR（PEP-PCR）、简并寡核苷酸引物PCR（DOP-PCR）、变体置换DOP-PCR（DDOPPCR）］；②多重置换扩增技术；③微孔置换扩增系统；④多重退火和基于循环的扩增循环。同时，单细胞中含10pg的总RNA和0.1pg的mRNA，需要将mRNA高保真性高效地反转录为cDNA双链，再进行扩增。转录物组扩增的方法包括：①smart-seq（switching mechanism at 5′ end of the RNA transcript）或smart-seq2；②Phi29转录物组扩增；③基于PCR的半随机转录物组扩增；④独特的分子标识符（UMIs）标记技术。

3. 建库测序　基因测序是通过构建文库，利用第二代测序技术（454焦磷酸测序、Solexa聚合酶合成测序和SOLiD连接酶测序）或第三代测序技术（单分子实时测序技术和纳米孔测序技术等），分析基因组或转录物组碱基序列、基因的表观遗传修饰。

4. 数据分析　是指通过各种算法对测序结果进行搜索（收集和筛选），处理（编辑、整理、管理和显示）及利用（计算、模拟），从测序结果中获取有用信息的一种方法。对于单细胞测序的数据分析，主要包括质量控制、绘制图谱、数据定量和标准化处理、聚类分析、寻找溯源、识别差异表达基因。关于单细胞转录物组的聚类等分析的步骤，可以通过Seurat3、scanpy4和SINCERA5等软件程序来实现。

第二节　基因芯片的原理及应用

基因芯片技术是二十世纪九十年代出现、二十一世纪初发展起来的一门新技术。基因芯片是来自分子生物学、微电子学、化学合成和计算机学等多学科交叉融合而成的技术。其出现和应用为基因表达谱研究、新基因的发现、基因突变检测、多态性分析、基因组作图和功能基因组研究等提供了强有力的工具，被认为是生命科学的重大突破之一，可用于疾病基因诊断、药物筛选和个体化用药等方面，在生命科学研究、医学、药物研究和开发、法医鉴定、工农业以及食品与环境卫生监督等领域，都将带来广泛而深刻的变革。

一、基因芯片的工作原理

基因芯片技术是指在固相支持物上原位合成寡核苷酸，或者直接将大量预先合成的探针以显微打印的方式有序地固化于支持物表面，然后与标记的样品杂交，通过对杂交信号的检测分析，得出样品的基因序列及基因表达信息。

基因芯片上固定的探针主要包括 cDNA、寡核苷酸两种类型，这些探针固化于芯片上形成基因探针的微集阵列，因此，基因芯片又被称为微阵列。根据芯片上探针分子种类的不同，可以分为 cDNA 芯片和寡核苷酸芯片两大类。

基因芯片技术实质是一种大规模集成的固相杂交（反向点杂交），其基本原理是核酸分子杂交，即依据 DNA 双链碱基互补配对、变性和复性的原理，以大量已知序列的寡核苷酸、cDNA 或基因片段作探针，检测样品中哪些核酸序列与其互补，然后通过定性、定量分析得出待测样品的基因信息。

二、基因芯片技术的基本流程

基因芯片技术主要包括芯片制作、样品准备，分子杂交和检测分析（图 9-4）。

（一）基因芯片的制作

一般实验室中的大部分芯片实验直接使用商业化的芯片产品。这里简单介绍芯片的制作过程，有助于大家理解原理，更好地选择和应用基因芯片。

基因芯片的制作方式有两种：一是核酸的原位合成；二是将事先制备好的基因探针有序地固化于支持物表面。通过采用显微光蚀刻（照相平板印刷）、压电打印、分子印章等技术，在芯片的特定区域原位合成寡核苷酸而制成的芯片称为原位合成芯片，代表性的芯片包括 Affymetrix 公司的 GeneChip 产品系列等。另一种更常见的制备方式是在芯片以外，采用常规分子生物学技术如基因克隆与 PCR 扩增、人工合成寡核苷酸等，预先制备 cDNA 或合成寡核苷酸探针，然后通过精密的自动化机械打印系统，将探针点样或打印到包被的固相支持物（或称载体）上的一个较小的区域，然后再固定在支持物上。其主要制备过程如下。

1. 探针的设计与制备　DNA 微阵列的探针（表 9-1）可采用人工合成的寡核苷酸片段，或从基因组中制备的、较长的基因片段或 cDNA。可

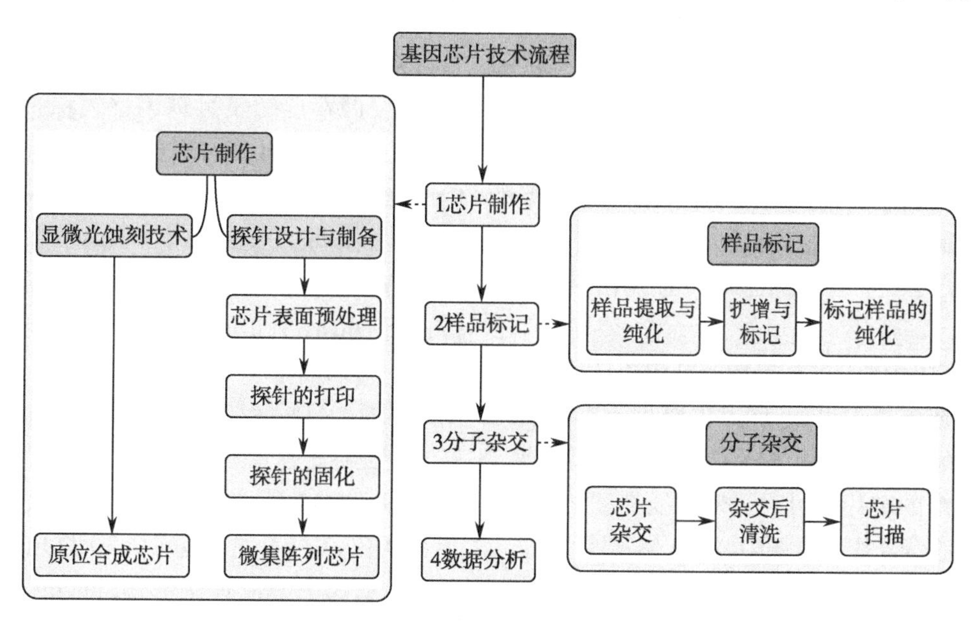

图 9-4　基因芯片技术流程

表 9-1 探针制备与纯化的方法

探针的设计与制备	常用生物学技术方法
探针制备	基因克隆与 PCR 扩增技术
	RT-PCR 扩增 cDNA 片段
	人工合成寡核苷酸片段
探针纯化	异丙醇沉淀，以 70% 乙醇洗涤
	乙醇沉淀法

根据实验设计从上述几种类型中进行选择，如进行基因突变检测时可采用寡核苷酸探针制作芯片；基因表达谱分析时可采用 cDNA 芯片或 50~70 个碱基的长链寡核苷酸芯片。

2. 支持物的类型与预处理 用于 DNA 芯片制作的固相支持物有实性材料和膜性材料两类。实性材料包括硅芯片、玻片和工程瓷片等；膜性材料有聚丙烯膜、尼龙膜、硝酸纤维素膜等。目前最常用的支持物是玻片。打印前需要对支持物进行表面化学处理，使支持物表面上衍生出氨基、醛基或羟基等功能基团以连接探针，并使探针稳定地固化于支持物表面，以防止在杂交时被洗脱。支持物表面经处理后，可减少亲水性的探针在其表面扩散，提高点阵的打印密度。玻片的预处理方法包括采用多聚赖氨酸或氨基硅烷包被的氨基化处理以及醛基化处理等。

3. 探针的打印 目前 DNA 微阵列的打印多采用针式打印。这种方式是通过不锈钢打印针与支持物表面的接触来完成液滴的转移，故又称为接触式打印。预先制备好的探针溶液常放置在 96 孔或 384 孔板上，打印针浸入探针溶液，吸取一定量的液体，移至支持物上方，然后打印针垂直运动触及支持物表面后留下液滴，或采用电压控制的喷墨机制进行显微打印，随后清洗打印针，真空干燥后进行下一个位点的打印。也可用多针同时进行打印。

4. 探针的固化 在支持物上打印探针后，需要将其固定在支持物表面，同时也要封闭支持物上未打印区域以防止核酸样品的非特异性固定。其中氨基修饰的玻片常可通过紫外线交联法，即以一定能量的紫外线进行照射，使 DNA 探针中的胸腺嘧啶残基与支持物上带正电的氨基形成共价键而固定探针。醛基修饰的玻片则可通过希夫碱连接法，即氨基末端修饰探针的氨基与玻片上的醛基形成希夫碱来实现探针的固化。

（二）基因芯片技术在基因表达谱分析中使用的基本流程

由于基因芯片技术具有高效、灵敏、高通量、平行化等特点，可对来源于不同个体（正常人与患者）、不同组织、不同细胞周期、不同发育阶段、不同分化阶段、不同病变、不同刺激（诱导、治疗条件）下细胞内的 mRNA 或 cDNA 进行大规模平行检测与分析，因而在基因表达分析与基因功能研究领域中得到广泛应用。用于基因功能研究的芯片也常被称为基因表达谱芯片。这里以基因表达谱芯片为例，介绍基因芯片使用的基本流程。

1. 样品的准备 样品的准备过程包括采用常规方法从组织细胞中分离纯化样品核酸，再对待测样品中的靶 DNA 进行特异性扩增，并在扩增过程中进行标记。目前样品的标记主要采用荧光标记法，也可用生物素、放射性核素等标记，样品的标记在其 PCR 扩增、反转录等过程中进行。反应中 DNA 聚合酶、反转录酶等可选择荧光标记的 dNTP 作为底物，在拷贝延伸的过程中，将其掺入到新合成的 DNA 片段中。此外，PCR 过程中还可应用末端荧光标记的引物，使新形成的 DNA 链末端带上荧光。常用的荧光分子包括 Cy3、Cy5、荧光素 FITC 或生物素等，其中生物素可用链霉亲和素偶联的荧光素或丽丝胺、藻红蛋白等引导进一步检测。常用的标记方法包括反转录标记法、随机引物延伸法、PCR 线性扩增法等。

基因表达谱芯片的样品标记常采用反转录标记法，即在反转录过程中掺入标记物（实验流程 9-1）。过程如下：从组织或细胞中提取总 RNA，纯化 mRNA，然后以 Oligo（dT）为引物，加入荧光标记的 dNTP（dCTP 或 dUTP），进行反转录合成 cDNA 第一链；或者直接以总 RNA 为模板进行 Oligo（dT）标记，而不必进行 mRNA 纯化步骤。最后将总 RNA 溶解在 DEPC 处理水或无 RNase 的 TE 缓冲液中准备标记。这里仅介绍反转录荧光标记法。

标记时将不同来源的待测样品、对照样品分别用红色（Cy5）、黄绿色（Cy3）荧光标记以进行比较分析。由于带有荧光标记的 dNTP 可能会影响反转录及 PCR 产物的形成，因此，在反转录及

实验流程 9-1 用于芯片杂交的 RNA 反转录标记反应

A. 在离心管中加入：

总 RNA（或 2μg mRNA） 10μg

Oligo（dT）12~18 2μg

加 DEPC-H_2O 至总体积 10μl。

B. 将上述混合液于 70℃加热 10min，迅速置冰上冷却 1min。

C. 加入：

标记反应混合液 15μl

Cy3-/Cy5-dUTP（1mmol/L） 3μl

SuperscriptTM Ⅱ反转录酶（200U/μl） 2μl

D. 混匀，42℃保温 2h。

注：标记反应混合液 300μl 含 5× 反转录缓冲液 60μl，5mmol/L DTT 60μl，100μmol/L dATP、dCTP、dGTP 各 1.5μl，100mmol/L dTTP 0.3μl，DEPC-H_2O 175.2μl。

PCR 过程中，同时加入带荧光标记的 dNTP 和相对应不带标记的 dNTP（如 Cy3-dUTP 和 dTTP），并调整这两者之间的比率，使得反转录及 PCR 产物的产量和荧光标记 dNTP 在新合成 DNA 分子中的掺入率达到一个平衡的水平，且杂交信号最强。

反转录标记反应完成以后，将样品离心到管底，加入 1.5μl 20mmol/L EDTA 终止反应；加 1.5μl 500mmol/L NaOH，70 ℃ 加 热 10min 降 解 RNA；加 1.5μl 500mmol/L HCl 中和 NaOH；用玻璃纤维过滤柱除去没有标记上的荧光核苷酸；用 50μl pH8.0 的 TE 洗脱纯化产物，并真空干燥；将标记探针溶于 10μl DEPC 处理的 H_2O 中。

2. 杂交反应与杂交后清洗 芯片的杂交过程与常规的分子杂交过程基本相似，先预杂交，再加入含有靶基因的杂交液杂交 3~24h 或以上，然后洗脱、干燥，以待检测。基因表达谱芯片杂交时，需要较长的时间（往往要求杂交过夜），需要高盐浓度、高的样品浓度、较低的杂交温度，但严谨性要求较低，这有利于提高检测的特异性、保证较高的灵敏度并可检测出低拷贝的基因。杂交后的芯片要经过严谨条件下的洗涤，洗去未杂交的一切残留物。杂交和洗脱的条件都必须通过实验进行优化以保证特异性。常用杂交清洗液的浓度见表 9-2，杂交和洗脱过程见实验流程 9-2。

表 9-2 杂交清洗液的配制

单位：ml

	ddH_2O	20×SSC	20% SDS	终体积
洗液 1	188	10	2	200
洗液 2	197	1	2	200
洗液 3	199	1	—	200

实验流程 9-2 芯片杂交和清洗的基本步骤

A. 准备好去离子甲酰胺、1% 牛血清白蛋白、人 Cot1-DNA 或 poly A-DNA（20μg/μl）溶液和杂交盒。

B. 将制备好的芯片浸入预杂交液（5×SSC、0.1% SDS 和 1% BSA）内，42℃温育 45min，用去离子水室温下清洗 5 次，在异丙醇中浸一下，空气干燥。

C. 取纯化的 Cy3- 和 Cy5- 标记探针各 10μl 混合，然后加入 1μl Cot1-DNA（20μg/μl），1μl poly A-DNA（20μg/μl），混匀后 95 ℃ 变性 5min，最大转速离心 1min。

D. 将样品与等体积、42℃预热的 2× 杂交缓冲液（50% 甲酰胺、10×SSC、0.2% SDS）混合，然后加到预杂交处理过的芯片上，小心地盖上盖玻片，以防产生气泡。

E. 放入杂交盒，并在其两端的小孔中各加入 10μl 水保持湿度。42℃水浴杂交 16~20h。

F. 打开杂交盒，轻轻取出芯片，不要移动盖玻片。将芯片迅速浸入洗液 1 中，42℃轻轻摇晃 4min。

G. 将芯片转移至洗液 2 中，室温下轻轻摇晃 4min；将芯片转移至洗液 3 中，洗脱 1min，重复 4 次。

H. 用蒸馏水冲洗玻片，用无水乙醇清洗小于 10s，空气干燥。

3. 扫描与分析 芯片杂交及清洗后，带有荧光标记的靶 DNA 与其互补的 DNA 探针形成杂交复合物，在激光激发下，荧光分子发射荧光。运用基因芯片扫描仪对荧光信号进行检测、分析，得到芯片杂交图像的同时，探针的荧光信号强度也用具体数值反映出来。在得到原始数据后，必须对微阵列上探针的荧光强度进行标准化处理、分析才能鉴定出差异表达的基因。标准化就是校正荧光标记物的标记效率和检测效率之间的差异。这些差异可导致Cy5和Cy3平均比值的波动，因此在分析前就必须对荧光强度进行校正。可根据标准化后的探针的荧光信号强度，来进一步筛选差异表达基因。由于在杂交过程中标记了Cy3和Cy5的样品与探针发生竞争性杂交，探针同时结合了两个样品中碱基序列互补的核酸片段，因此芯片上每一个探针都同时显示出Cy3和Cy5的荧光信号，可以根据其Cy3和Cy5的比值（Ratio值）来鉴定差异表达基因：Cy3与Cy5的比值（Cy3/Cy5）在0.5~2.0范围内的基因不存在显著的表达差异，而比值大于2或小于0.5，则认为该基因的表达出现显著改变（即为差异表达基因）。

三、基因芯片技术的其他应用

基因芯片技术可以对大量的生物样品平行、快速、敏感、高通量地进行基因分析，不仅可用于基因表达谱分析，而且在DNA序列测定、基因表达分析、基因组研究、基因诊断、药物研究与开发，以及工农业、食品与环境检测等领域也得到越来越广泛的应用。

1. DNA序列分析 基因芯片技术通过大量固化的寡核苷酸探针与生物样品的靶序列进行分子杂交，根据产生的杂交图谱排列出靶DNA的序列，这种测序方法称为杂交测序（sequencing by hybridization）。对未知序列的分析，需要有一定长度的寡核苷酸序列的集合，其原理如图9-5。可参考第三章。

2. 基因突变检测 人类基因组中常见的基因突变包括点突变、插入、缺失等形式，采用寡核苷酸芯片可对这些突变类型进行检测。基因芯片可用于基因组基因突变的检测，亦可用于突变基因组表达谱的分析。

3. 基因诊断 利用基因芯片技术，不仅可以在DNA水平上寻找和检测与疾病相关的内源基因及外源基因，而且可以在RNA水平上检测致病基因的表达异常，因而在遗传病、感染性疾病、肿瘤等疾病的基因诊断中得到广泛应用。目前基因芯片常用于病原体的检测或诊断，应用时针对病原体的保守基因序列、特异序列或与疾病相关的特异基因来设计探针（合成寡核苷酸或进行PCR扩增）或采用基因组DNA探针。

4. 药物研发 在药物研究与开发中，基因芯片技术可应用于药物筛选、新药发现、合理用药、中草药鉴定和真假药辨别等方面。药物筛选是新药开发的途径之一。它以疾病机理为基础，选择特定生物分子作为靶标进行高通量筛选。其中的关键是选择合适的靶标和提高筛选效率。利用基因芯片技术可比较正常组织细胞与病变组织细胞

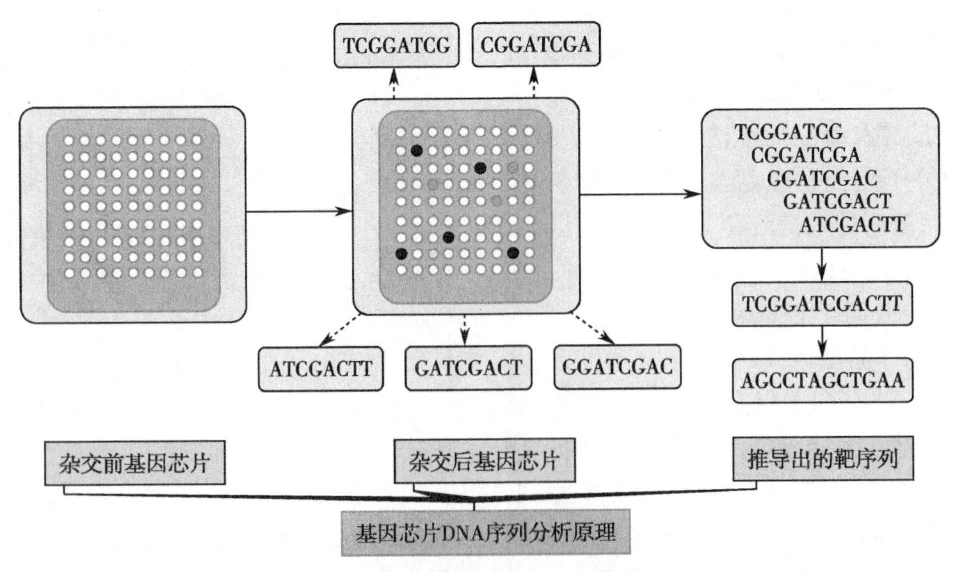

图9-5 基因芯片DNA序列分析原理

中大量相关基因表达的变化，从而发现一组疾病相关基因作为药物筛选靶标，进而可直接筛选特定的基因文库以寻找药物作用的靶点。药物筛选要求平行、快速、高通量，基因芯片在这方面无疑具有优越性。

第三节　基因组学的数据挖掘

随着DNA元件百科全书（the encyclopedia of DNA element，ENCODE）计划对人类基因组计划的延续与深入，人类基因组得到了广泛的测序和功能识别，生命科学进入了空前的“大数据”时代。经过处理和确认后的基因组学数据，需要对其进一步进行有意义的分析解释，或对数据进行更深层次的数据挖掘（data mining）。高通量测序技术和基因芯片技术为医学进入大数据时代提供了核心技术支撑，其中基因芯片实验是基于已知序列信息所测得的数据，不仅包括了扫描玻片产生的数据，也包括了记录实验过程及采用分析方法的数据（例如用在生物芯片中探针的特征信息、制作玻片的方法以及每个实验的杂交条件）。当收集完数据之后，能够有效存储并继续探索信息就显得十分必要。数据必须被安全地存储并且易于被加载，当选择结果数据时，要考虑的是数据库数据格式的通用性。由于不同的芯片类型所提供的数据类型不尽相同，相应的图像种类和数量也不一样，数据需要一套标准，以方便其他研究者重复实验或者重新分析已经发表的数据信息。微阵列最低限度信息标准（minimum information about a microarray experiment，MIAME）是国际上的通用标准，用来促进数据共享。这里主要介绍基因组学相关的数据库和对基因组学数据挖掘分析的主要方法。

一、基因组学数据库

生物信息学作为一门储存、修订、分析和整合生物数据的学科，对来自人类基因组计划的基因信息数据分析和挖掘开发十分重要。纵观生物信息学的发展历史，可将它分为3个主要阶段：①萌芽阶段。二十世纪六十年代，以Dayhoff的替换矩阵和Neelleman-Wunsch算法为代表，实际组成了生物信息学的一个最基本的内容和思路——序列比较；②形成期。二十世纪八十年代，以分子数据库和BLAST等相似性搜索程序为代表的生物信息学作为一个新兴学科已经形成；③高速发展期。近10年来，以基因组测序与分析为代表的基因组计划，特别是人类基因组计划的实施使生物信息学的优势得以充分表现，基因组信息学成为生物信息学中发展最快的前沿学科。

目前，生物信息学数据库中影响力比较大的有美国国家生物技术信息中心的GenBank、欧洲生物信息研究所（EBI）所维护的数据库，以及日本DNA数据库（DDBJ），这里列举常用的基因组数据库网址（表9-3）。除了上述基因组数据库，微阵列技术的发展也使各个生物学研究领域逐渐建立起了微阵列数据的公共数据库。

一个完整的芯片数据库，应可搜索并下载得到多个阵列的数据，查询到所储存的芯片信息以及关于探针的生物学数据，从而方便研究者获得多个数据组成的数据集，以进行比较和分析。研究者可分别调出相关的数据集，或者选择具有一

表9-3　常用的基因组数据库

数据库名称	数据库网站
NCBI	http://www.ncbi.nlm.nih.gov/
EBI	http://www.ebi.ac.uk/
DDBJ（DNA Data Bank of Japan）	https://www.ddbj.nig.ac.jp/index-e.html
UCSC	http://genome.ucsc.edu/
GSDB（Genome Sequence Database）	http://www.ncgr.org/gsdb
NDB（Nucleic Acid D Database）	http://ndbserver.rutgers.edu
GATK（Genome Analysis Toolkit）	https://software.broadinstitute.org/gatk/

定差异表达的基因相关数据等。目前基因芯片数据常用的公共数据库是基因表达综合数据库(gene expression omnibus, GEO), GEO创建的目的是建立一个强大、多样性的公用高通量数据存储库,其网址为: http://www.ncbi.nlm.nih.gov/geo。该数据库覆盖广泛的生物学内容,包括疾病、代谢、药理学、药学、免疫学和生态学等。数据来自世界各地实验室研究者的提交,有些杂志要求文章发表时将数据提交到一些公共数据库,其目的是可以让一些独立的研究机构来重新评价和分析这些数据的结果。GEO作为公共的高通量分子数据库,可为综合数据组提供3个发布和共享入口,这些数据包括单通道和多通道mRNA测量、基因组DNA和蛋白质分子的生物芯片实验(图9-6)。同时也接受基因芯片技术创新应用产生的数据,如鉴定DNA-蛋白质相互作用的免疫共沉淀实验和基因组测序用的重叠芯片。GEO也接受来自非芯片技术的基因组学和蛋白质组学高通量数据,包括基因表达的系列分析和质谱分析的肽图谱等。

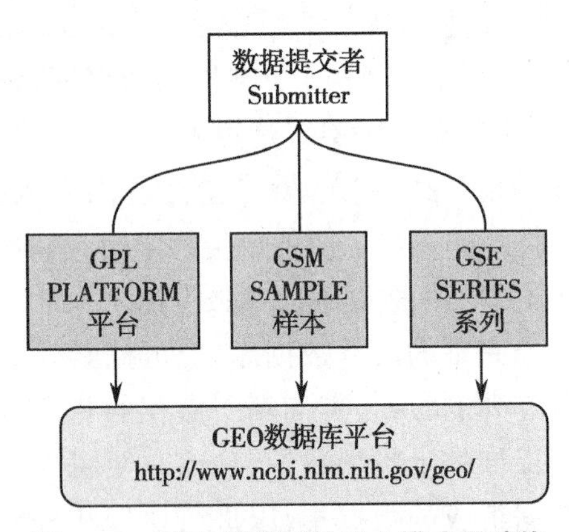

图9-6 GEO数据库的建立模式及功能

二、基因组学数据挖掘的常用方法

随着芯片和高通量测序技术的广泛应用,在生命科学领域积累了越来越多的基因组学数据,像肿瘤研究领域中肿瘤基因组图谱(The Cancer Genome Atlas, TCGA)、国际肿瘤基因组团体(International Cancer Genome Consortium, ICGC)等大型肿瘤基因组测序计划的启动和完成,以及GEO数据库中丰富的芯片实验数据,为科研人员提供了大量的基因组学数据,满足了不同的研究需求。下面以微阵列芯片的数据挖掘为例进行讲述。微阵列芯片实验的结果是成千上万个基因表达值的定量检测,数据分析可显示出部分基因被显著调节。分析结果的获得,依赖于特定的实验模式和采取的统计学分析方法。例如对基因的表达水平按照差异进行排序,如果界定为1%的显著性差异,则一个包含有2万个探针的微阵列中将有200个左右差异表达基因。而这些基因的表达差异可能确实存在,但是也有可能是由于人为因素或实验过程中的误差导致的波动。因此,对于研究者而言,需要面对的就是如何选用合理的统计学方法来决定基因表达数据的真实性。伴随着生物信息学的研究发展,对芯片数据分析的工具也越来越多,分析结果也越来越精确。

1. 基因组学数据分析 关于芯片来源的数据分析步骤一般包括了图像分析、标准化处理、基因差异分析等过程。扫描仪得到的图像文件,经过过滤背景噪声,提取得到荧光信号强度值;然后为了避免由于样本差异、荧光标记效率和检出率的偏差,需要对不同荧光的原始提取信号进行均衡和标准化,才能进一步用于实验数据的深入分析。数据标准化的实质就是校正并减少误差,使其处理得到的数据更有合理性和可比性。主要的方法有看家基因法、总值标准化法、中值标准化和均值标准化等。例如看家基因法,通过其很少受到干扰而表达基本一致性的特点,作为组内参照来校正所有基因的表达数据。散点分析也是芯片数据处理的一种方法,通过数值在坐标轴上的定位,来检测芯片实验的两种实验条件下受到不同调控的基因。

数据经过标准化后通过可信度分析来对数据的真实性进行检验,对所得数据能否真实反映芯片实验来予以评估之后,再结合实验设计思路对数据进行推测性分析,即根据数据反映的信息可得到的实验结论,例如利用统计学方法(如聚类分析、判别分析)或生物学软件(如KEGG代谢通路分析等)来得出有意义的论断或假设。随着公共平台上基因表达谱数据的增加,亦有研究者从数据库中直接下载芯片数据,然后应用软件对得到的数据来进行分析,力求从不同研究者的实验结果中找到有关联的数据信息,从而提出新的实验假设和结论,再用实验去验证(图9-7)。

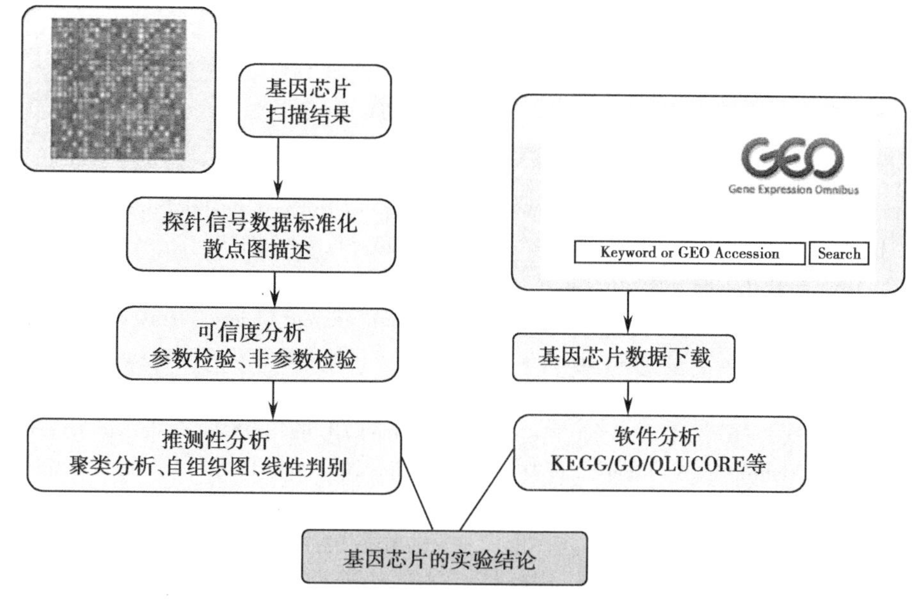

图 9-7 基因芯片数据分析的策略

2. 基因组学数据挖掘 对于得到的基因芯片数据，目前已经有了多种生物学软件对其进行进一步的分析和整合。这里简介一些已经得到广泛使用的软件和编程语言。

（1）BRB Array Tool：是一个分析 DNA 微阵列数据的较为完整、系统的软件包。该软件包由美国国家癌症研究院、癌症诊疗中心、生物测定学研究室开发而成。软件包中包含对各种基因芯片数据进行整理、注释、显示、过滤、标准化等预处理模块，还包括散点图分析、聚类分析、分类对比分析、分类预测、二进制树形网络预测、数量性状分析、生存分析等功能模块。BRB 对单通道和双通道的基因芯片数据都能进行分析。软件包安装后自动插入生物学研究者所熟知的 Excel 操作系统之中，为用户提供了方便的数据分析平台。

（2）Gene Sifter 软件：是一个集统计分析和生物功能分析为一体的在线系统，提供便捷高效的综合分析工具，并支持多种微阵列平台。其中的单击基因概要（one click gene summary）可以快速提供单个基因的功能注解。

（3）基因本体（gene ontology，GO）：每个查询入口均有 1 个登记标记（entry）和名称（term），每个 term 均属于 1 个本体（ontology）。GO 数据库总共有 3 个本体，分别是：分子功能（molecular function，MF）、细胞组分（cellular component，CC）和生物过程（biological process，BP）。在 Gene Ontology 的软件中，所有的基因都可标注不同的基因信息。GO 软件的作用之一，是使各种数据库中基因产物功能描述相一致，现在已包含数十个动物、植物、微生物的数据库。

（4）蛋白类别和进化关联数据库：网站的英文名称是 Protein Analysis THrough Evolutionary Relationships，简称为 PANTHER，网址是 http://www.pantherdb.org/。这是一个在线网络分析平台，根据基因名称或 ID 来对基因的生物学功能进行分类研究以及代谢通路分析。同时该数据库还可以对蛋白质的不同类别和分子功能进行研究。

（5）生物信息学常用的计算机系统和语言：Linux 系统是一套免费使用和自由传播的类 Unix 操作系统，是一个基于 POSIX 和 UNIX 的多用户、多任务、支持多线程和多 CPU 的操作系统。具有批量处理任务、处理大文本、运行速度快，以及可登录远程服务器获取数据和文件等优势。另外，生物信息学常用的编程语言包括 R、Python 和 Java。其中 R 语言比较适用于科研人员的日常数据分析。R 包和 Bioconductor 数据包提供了强大的统计学分析方法和可视化分析方法，如 RMA、PAM、ANOVA、CLARA、Benjamini、Hochberg、limma 和 clusterProfiler 等。其中可实现 GO 富集和 KEGG 通路富集分析，显示差异基因参与的生物过程和信号转导通路，并以 Z 值报告的形式输出。另外对于具有时间过程的微阵列芯片数据，可以提供表达强度随时间改变的可视化聚类图。

参考文献

1. Mike May. Clinical Aspirations of Microarrays. Science, 2013, 339(6121): 858-860.
2. 马文丽,郑文岭. DNA 芯片技术的方法与应用. 广州: 广东科技出版社, 2002.
3. Prokopec SD, Watson JD, Waggott DM, et al. Systematic evaluation of medium-throughput mRNA abundance platforms. RNA, 2013, 19(1): 51.
4. Masuda K, Kuwano Y, Nishida K. Application of DNA microarray technology to gerontological studies. Methods Mol Biol, 2013, 1048: 285-308.
5. Bianco JN, Poli J, Saksouk J, et al. Analysis of DNA replication profiles in budding yeast and mammalian cells using DNA combing. Methods, 2012, 57(2): 149.
6. Xie Y, Ahn C. Statistical methods for integrating multiple types of high-throughput data. Methods Mol Biol, 2010, 620: 511.
7. Grant GR, Manduchi E, Stoeckert CJ Jr. Analysis and management of microarray gene expression data. Curr Protoc Mol Biol, 2007, 19: Unit 19.6.
8. Papp K, Szittner Z, Prechl. Life on a microarray: assessing live cell functions in a microarray format. Cell Mol Life Sci, 2012, 69(16): 2717.
9. 李丽娟,师书玥,张村宇,等. 单细胞转录组测序技术原理及其应用. 中国畜牧杂志, 2019, 55(02): 15-21.
10. Gawad C, Koh W, Quake SR. Single-cell genome sequencing: current state of the science. Nat Rev Genet, 2016, 17(3): 175-188.

(杨 霞)

第十章　基因转录调控与染色质结构分析技术

无论是低等生物还是高等生物，基因表达都受到精确的调控，具有严格的规律性。基因表达调控的主要意义是适应环境，针对诸如营养、温度、渗透压等的变化，调整各种基因表达速率，改变体内参与相应功能的蛋白质的种类、数量，调节代谢状态以适应环境需求；其次是保证多细胞生物进行分化、发育、繁殖和代谢。在真核基因表达调控过程中，染色质的结构和功能发挥着重要作用。在染色质结构和功能的研究过程中，人们逐步建立起一系列分析技术（图 10-1）。

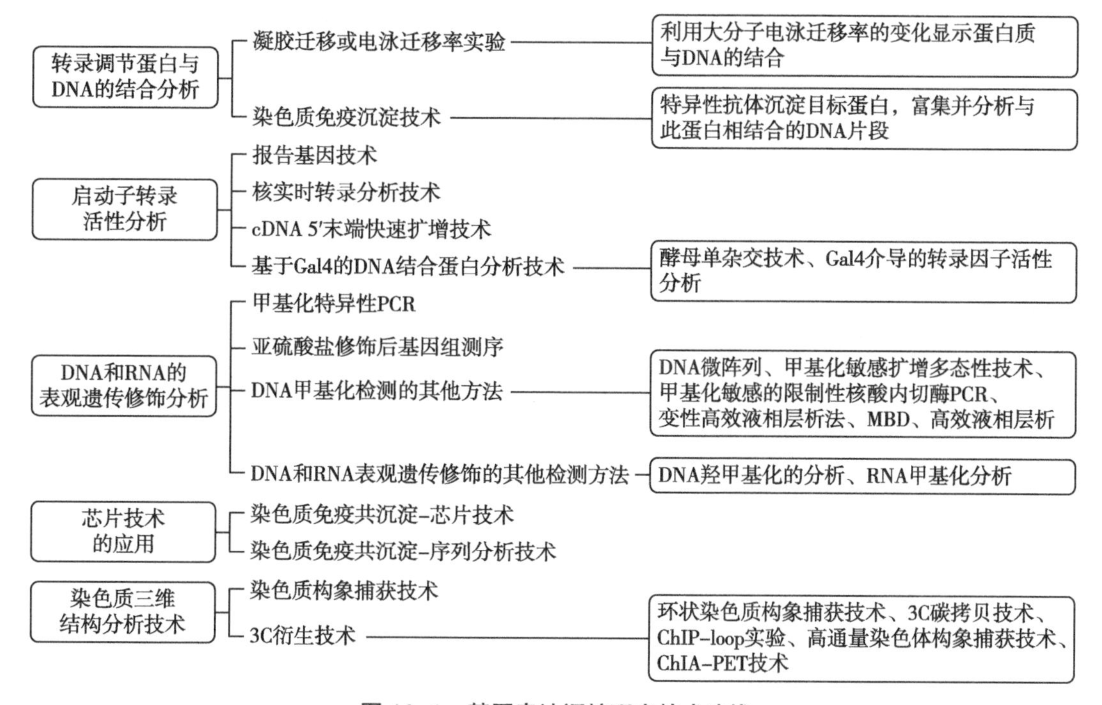

图 10-1　基因表达调控研究技术路线

第一节　转录调节蛋白与 DNA 结合分析

染色质 DNA 与蛋白质间的相互作用是基因转录调控的基本机制。转录调节蛋白亦称为反式作用因子，与相应的 DNA 顺式作用元件的结合是染色质重塑和基因转录调节的基础。所以，鉴定能够结合于 DNA 调节元件的蛋白质，是对染色质结构功能分析的基本内容，是阐明基因表达调节机制的主要思路。可以用于这一目的的技术包括凝胶电泳迁移率分析、染色质免疫共沉淀、寡聚脱氧核苷酸沉淀等。本节主要介绍目前比较常用的前两种技术。

一、凝胶迁移或电泳迁移率实验

电泳迁移率变动分析（electrophoretic mobility shift assay，EMSA），亦称为凝胶迁移率变动分析（gel mobility shift assay），其原理是利用大分子电泳迁移率的变化显示蛋白质与 DNA 是否发生结合。最初用于研究 DNA 结合蛋白与相应 DNA 序列间的相互作用,可进行定性和定量分析,目前已经成为转录因子研究的经典方法之一。

（一）EMSA 的基本原理

EMSA 技术的基本原理如图 10-2A 所示。由于蛋白质、核酸等在凝胶中的电泳迁移率取决于其大小、形状和电荷,电泳迁移率的差异可显示出分子结构或结合组分的不同,因而可用于观察分子(如蛋白质、核酸)间的相互作用。例如:将特定的一段 DNA 分子(用放射性核素或荧光等标记)与细胞核提取物或某种确定的 DNA 结合蛋白(通过人工重组、表达实现)孵育后进行电泳,如果核提取物中存在能与这一段 DNA 序列特异结合的蛋白质因子,就会有大分子复合物的形成,电泳时 DNA 片段就因分子量增加、构象变化等而出现电泳迁移率降低、区带滞后的现象。该方法可用于检测 DNA 结合蛋白、RNA 结合蛋白与相应核酸分子的互作,并可通过加入特异性的抗体形成 super-shift 条带来检测特定的蛋白质,并可进行未知蛋白质的鉴定。

（二）EMSA 的主要实验流程

EMSA 的基本实验流程包括蛋白质样品制备、DNA 或 RNA 探针制备、蛋白质与 DNA 或 RNA 片段结合、电泳分离、结果分析等。

1. 核蛋白提取物的制备　用于 DNA 结合分析的 EMSA 实验的蛋白质样品可以是纯化的蛋白质、部分纯化的蛋白质或核细胞抽提液(实验流程 10-1)。

2. DNA 探针的制备　DNA 探针目前主要依据候选的结合序列人工设计并合成 DNA 片段。为在电泳后能够辨认,DNA 片段可以用放射性核素 ^{32}P 标记或用生物素、荧光、地高辛等非放射性物质进行标记,前者虽然操作较复杂,但敏感度高。用于标记人工合成 DNA 片段的主要方法是用 T4 多核苷酸激酶进行的末端标记法(实验流程 10-2)。无论是何种标记方法,目前都有商品试剂盒可用。

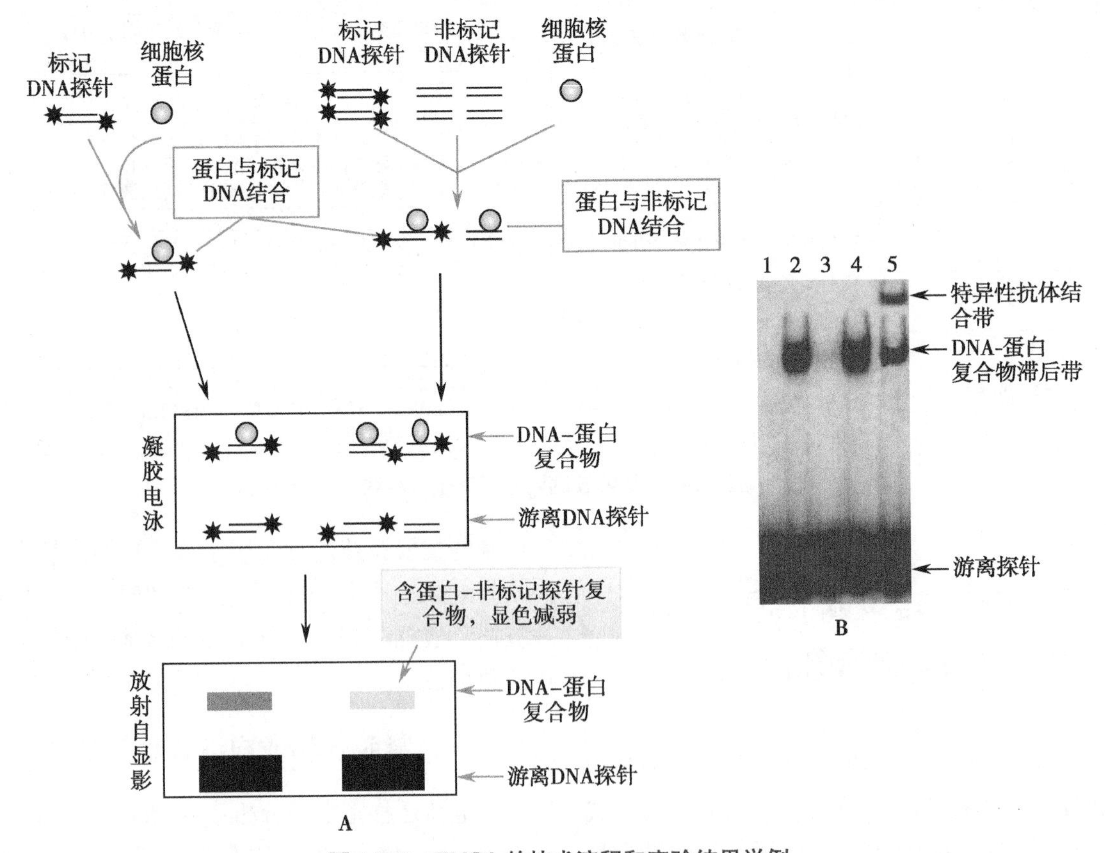

图 10-2　EMSA 的技术流程和实验结果举例

A. 技术原理;B. 照片实例:泳道 1 为核提取物与无关探针对照;泳道 2 为核提取物与标记探针;泳道 3 为核提取物 + 标记探针 + 非标记探针;泳道 4 同泳道 2;泳道 5 为核提取物与标记探针再加特异性抗体(最上面是 super-shift 条带)

实验流程 10-1　细胞核抽提液的制备

A. 培养细胞至适当密度，用预冷的 PBS 洗涤细胞 2 次，吸干净余液。加适量 PBS，将细胞刮下。

B. 在 4℃，500g 离心 5~8min，小心弃掉上清。

C. 加 400μl 细胞膜裂解液，涡旋混匀 15s，立即置于冰上 15min。

D. 加 25μl 10% NP-40，涡旋混匀 15s，立即置于冰上 1min。

E. 涡旋混匀 5s，4℃，12 000r/min 离心 30min。

F. 收集上清（胞质蛋白），置于 -80℃。

G. 于沉淀中加入 100μl 细胞核裂解液，冰浴放置 30min，间以涡旋振荡。

H. 4℃，12 000r/min 离心 10~15 min。

I. 收集上清（核蛋白）至新的离心管，-80℃保存。

注：

细胞膜裂解液：10mmol/L HEPES（pH7.9），10mmol/L KCL，0.1mmol/L DTT 和 0.5mmol/L PMSF。

细胞核裂解液：20mmol/L HEPES（pH7.9），400mmol/L NaCl，1mmol/L EDTA，1mmol/L DTT 和 1mmol/L PMSF。

实验流程 10-2　DNA 探针的标记和纯化

A. 如下设置探针标记的反应体系：

待标记探针（1.75 pmol/μl）	2μl
10×T4 多核苷酸激酶反应液	1μl
H_2O	5μl
[γ-^{32}P]-ATP（111 TBq/mmol，370MBq/ml）	1μl
T4 多核苷酸激酶（5~10 U/μl）	1μl

按照上述反应体系依次加入各种试剂，加入放射性核素标记的 ATP 后，振荡混匀，再加入 T4 多核苷酸激酶，混匀。

B. 水浴，37℃反应 10min。

C. 加入 1μl 探针标记终止液，混匀，终止探针标记反应。

D. 加入 89μl TE，混匀。标记好的探针最好立即使用，最长使用时间一般不宜超过 3 天。标记好的探针可以保存在 -20℃。

E. 使用前，95℃变性 5~10min，缓慢退火至室温，使之形成双链以供转录因子结合。

标记反应后，可以取少量探针用于标记效率评估。通常标记的效率应在 30% 以上，即总放射性的 30% 以上标记到了探针上。为简便起见，探针标记效率评估可以忽略，也不必进行纯化。不过，经纯化的探针可形成更清晰的 EMSA 电泳条带，一般用 5mol/L 乙酸铵和无水乙醇沉淀进行探针纯化。大部分 DNA 结合蛋白需要 DNA 双链为探针，故需要设计合成 2 条互补链。结合实验前，先将 DNA 探针 95℃变性 5~10min，缓慢退火至室温，使之形成双链。

3. 蛋白质提取物与 DNA 结合反应　将核蛋白提取物或纯化的蛋白质与标记的 DNA 探针温育，使具有结合 DNA 探针能力的蛋白质分子与探针形成蛋白质 -DNA 复合物，电泳分离并自显影后即可确定是否有蛋白质与 DNA 的结合。

为证明结合反应的特异性，在实验中需要有一系列的对照（表 10-1）。首先需要一个不加核蛋白的反应，电泳后应只有一条是 DNA 探针的条带出现在电泳胶的最前端；如果有蛋白质与 DNA 片段形成了复合物，标记 DNA 的迁移就会滞后，出现移动变慢的 DNA- 蛋白质复合物区带（图 10-2B）。结合的特异性以无关探针和特异结合探针的相互竞争对照来证明。无关探针（非特异）不能与蛋白质形成复合物，因此探针电泳条带迁移与无探针时相同；竞争对照在反应中使用了一定量的未标记 DNA 探针（冷探针），与标记

表 10-1　EMSA 结合反应

单位：μl

	阴性对照	待测样品	无关探针对照	冷探针竞争对照	抗体结合对照
无核酸酶水	7	5	5	4	4
5×EMSA 结合缓冲液 *	2	2	2	2	2
核蛋白或纯化转录因子	0	2	2	2	2
标记探针	1	1	0	1	1
无关标记探针	0	0	1	0	0
非标记探针	0	0	0	1	0
特异性抗体	0	0	0	0	1
总体积	10	10	10	10	10

*50mmol/L Tris，250mmol/L KCl，5mmol/L DTT；pH7.5。

探针竞争而占据了一些可结合该序列的蛋白质，使得蛋白质 -DNA 区带的强度明显减弱。用于竞争的未标记探针也被称为竞争 DNA（competitor DNA）。如果结合在该 DNA 探针上的是已知蛋白质，还可以在反应中加入特异性抗体，该抗体将结合在原有的蛋白质 -DNA 复合物上，使之电泳迁移更加缓慢，称为超迁移（super-shift）。

按照表 10-1 中的顺序依次加入各种试剂，混匀，20~25℃放置 2min。含有竞争对照时，在加入标记探针前需先混匀其他成分，室温放置 10min，让冷探针优先反应，然后加入标记好的探针。终止反应时，加入 1μl 10×EMSA 无色上样缓冲液（100% 甘油，0.5mol/L EDTA），混匀后立即进行电泳。

4. 非变性聚丙烯酰胺凝胶电泳及显影　与一般蛋白质电泳（SDS-PAGE）不同，蛋白质 -DNA 复合物的电泳分离需要在非变性条件下进行，避免复合物解离。电泳一般在 6%、含有甘油，但不含 SDS 和 DTT 的聚丙烯酰胺凝胶上进行（表 10-2），制胶方法和注意事项同 SDS-PAGE（见附录Ⅳ）。

表 10-2　6% 非变性凝胶配方（10ml）

单位：ml

成分	体积
TBE 缓冲液（10×）	1.0
37.5：1 丙烯酰胺 / 双丙烯酰胺（w/v，40%）	1.5
H_2O	7.4
TEMED	0.01
10% AP	0.01

将混合了无色上样缓冲液的样品加入到样品孔内，在多余的孔内加入 10μl EMSA 蓝色上样缓冲液（100% 甘油、0.5mol/L EDTA、0.5% 溴酚蓝），用于观察电泳进行的情况。由于溴酚蓝会影响蛋白质和 DNA 的结合，建议反应样品尽量使用无色的 EMSA 上样缓冲液。如果感到操作过于困难，可以添加极少量含溴酚蓝的上样缓冲液，至能勉强看到蓝色即可。电泳至蓝色染料溴酚蓝至胶的下缘 1/4 处，停止电泳，以防自由探针跑出凝胶。干胶仪器上干燥 EMSA 胶。然后用 X 光片压片检测，或用其他适当仪器设备检测。

二、染色质免疫沉淀技术

真核生物的基因组 DNA 以染色质的形式存在，是基因表达调控的结构基础。染色质免疫沉淀技术（chromatin immunoprecipitation，ChIP）是研究体内蛋白质与 DNA 相互作用的另一种常用技术。与前述的 EMSA 不同，ChIP 技术可以真实地反映蛋白质分子（含转录因子）在体内与基因组 DNA 结合的状况。近年来，其应用范围已经从研究目的蛋白与已知 DNA 靶序列间的相互作用，发展到研究目的蛋白与整个基因组未知序列的相互作用；从研究一个目的蛋白与 DNA 的相互作用，发展到研究结合在 DNA 序列上的蛋白质复合物。该技术还可以鉴定启动子区域位点特异性的组蛋白的化学修饰（见第八章）。随着对基因功能研究的不断深入，这项技术正越来越多地被应用于科研的各个领域。

（一）ChIP 的基本原理

ChIP 技术的基本原理如图 10-3 所示。利用特异性抗体沉淀拟研究的目标蛋白，将细胞内与此蛋白相结合的 DNA 片段富集，并进行序列

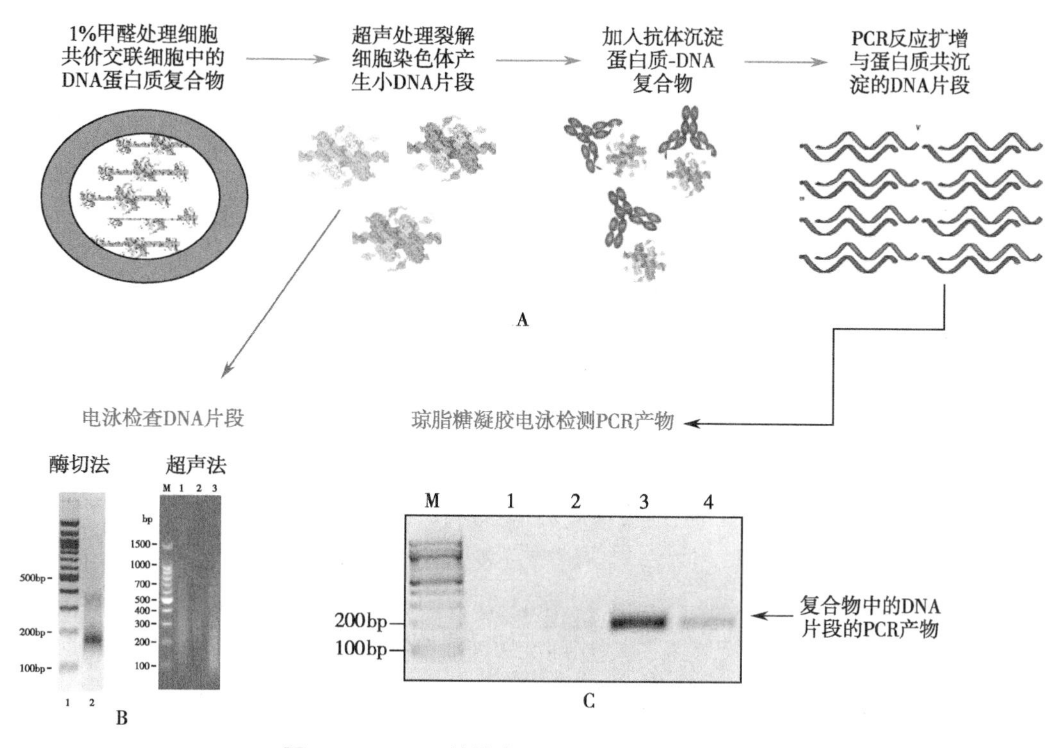

图 10-3　ChIP 的技术原理示意和实验结果举例

A. ChIP 的实验流程；B. 染色质破碎后的 DNA 片段照片；C. 实验结果显示的是抗乙酰化组蛋白 H3 抗体免疫沉淀物中的 GAPDH 基因 DNA 经 PCR 扩增后的电泳照片：泳道 1 为不含有 DNA 的阴性对照，无 DNA 区带；泳道 2 是非特异性抗体对照，因而也不产生 DNA 片段；泳道 3 可见抗乙酰化组蛋白 H3 抗体沉淀下来并经 PCR 扩增出来的 DNA 区带；泳道 4 是提取物 PCR 反应的阳性对照，未经免疫沉淀的提取物直接用于 DNA 扩增，可见 DNA 区带

分析。为保持蛋白质 -DNA 复合物的稳定，在裂解细胞前，需要先用化学交联试剂将细胞内原有的蛋白质 -DNA 复合物固定。细胞裂解后，将高分子染色质随机切断为一定长度范围内的小片段（以便后续的充分免疫沉淀），随后通过免疫学方法沉淀这些蛋白质 -DNA 复合体，再利用 PCR 技术特异性地扩增、富集目的蛋白所结合的 DNA 片段，从而验证、获得蛋白质 -DNA 相互作用的信息。通过鉴定所扩增的未知 DNA 片段，就可确定该蛋白在细胞内所结合的 DNA 序列；同时还可以对复合物中蛋白质分子的结构及化学修饰进行鉴定。

（二）ChIP 的主要实验流程

染色质免疫沉淀的主要步骤包括化学交联、细胞裂解、染色质破碎、染色质免疫沉淀、DNA 的纯化及鉴定。

1. 蛋白质 -DNA 复合物的化学交联　常用甲醛进行生物大分子复合物的化学交联（实验流程 10-3）。甲醛能够进入细胞，使蛋白质与 DNA 或蛋白质与蛋白质之间发生共价交联，稳定细胞内原本形成的复合物。如果交联效果不好，可以先用其他化学交联剂，如二甲基己二亚酰胺化合物（dimethyl adipimidate，DMA）或双琥珀酰亚胺戊二酸酯（disuccnimidyl glutarate，DSG）等处理细胞，以加强后续甲醛交联的效果。

实验流程 10-3　细胞内蛋白质 -DNA 复合物的化学交联及制备

A. 室温下用 PBS 离心漂洗培养细胞 2 次，并重悬浮至约 5×10^5cells/ml（细胞总数约 2×10^7），加入甲醛，至终浓度为 1%（每 4ml 培养液中加入 37% 甲醛 67.5μl），室温 10min。

B. 加入终浓度 0.125mol/L 的甘氨酸以终止交联反应。

C. 离心、收集沉淀细胞，用冰 PBS 漂洗 1 次。

D. 用 6ml 细胞裂解液重悬细胞。

E. 离心 2 000r/min，5min 后收集核粗提取物沉淀。

F. 用 PBS 再次漂洗沉淀，沉淀可用于下一步操作或 -20℃冷冻储存。

2. 染色质的破碎 细胞内染色质中DNA的长度将影响免疫沉淀效率和DNA片段的获得，为此可以使用超声物理破碎（实验流程10-4）或限制性核酸内切酶酶切消化，以获得所需长度的DNA片段。破碎DNA是ChIP实验成功与否的重要因素，超声破碎效果与细胞类型、细胞浓度及裂解液成分等因素有关。超声处理后的提取物的液体应从浑浊状态变为透明状态。实验前，应试用不同超声时间和强度，确定将DNA切割至大小约200~500bp的最优条件。

实验流程10-4 染色质破碎及免疫沉淀

A. 用1.9ml高盐裂解液重悬浮沉淀，然后移入2ml的微量离心管以备超声。采用预先选择的最佳条件超声处理。超声处理过程中，样品需要始终保持在冰浴中。

B. 4℃，10 000r/min离心15min，保留上清，进行蛋白质浓度测定。

C. 使用含100~500μg蛋白质的超声破碎的核提取物，加入50μl蛋白A/G-琼脂糖珠，4℃下孵育30min去除非特异性结合成分。4℃最大速度离心5min。

D. 在上清液中加入第一抗体，并在4℃下孵育过夜。

E. 加入50μl A/G PLUS-Agarose并置于4℃孵育2h，12 000r/min离心20s，收集球珠并置于冰上。

F. 用1ml高盐细胞裂解液漂洗球珠2次，用漂洗缓冲液漂洗沉淀4次，用400μl洗脱液重悬浮球珠。

G. 将试管置67℃水浴2h以打开交叉联接，期间混匀数次。离心后移去球珠，上清液继续置于67℃过夜。10 000r/min离心3min移去残余球珠，保留上清。

H. 用500μl石炭酸/氯仿/异戊醇（25∶24∶1）提取含有DNA的上清液1次，充分混匀。14 000r/min离心3min使两相分离，保留水相，然后用100μl TE提取有机相1次，并入水相。

I. 用600μl石炭酸/氯仿/异戊醇再提取混合的水相。

J. 可用商品化的试剂盒浓缩DNA。

注：

高盐裂解液：1×PBS，1% NP-40，0.5%脱氧胆酸钠，0.1% SDS和蛋白酶抑制剂Cocktail。

漂洗缓冲液：100mmol/L Tris（pH8.0），500mmol/L LiCl，1% NP-40和1%脱氧胆酸。

洗脱液：1% SDS，0.1mol/L $NaHCO_3$。

3. 免疫沉淀 与大多数免疫沉淀实验相同，抗体的特异性和亲和力对于是否获得足够纯度的靶蛋白及与之相结合的DNA片段至关重要。抗体的非特异性结合导致大量的非目标靶点DNA片段随之沉淀，造成假阳性，从而掩盖了真实的蛋白质结合位点信息；而亲和力较差的抗体，则无法有效地沉淀DNA结合蛋白及其靶点DNA片段。另一方面，在甲醛交联过程中，蛋白质构象会受到影响，可能会掩盖一些蛋白质的表位，影响到部分蛋白质和DNA复合体的免疫沉淀反应。因此，一些适用于蛋白质印迹或免疫组化的抗体，并不能保证一定能够成功地进行ChIP实验，需要充分尝试可利用的抗体，以获得最佳效果。

4. DNA鉴定 在免疫沉淀复合物中的DNA分离提取后，可以通过PCR来进行鉴定（图10-3）。无论是EMSA实验还是ChIP分析，都可以较好地用于分析特定转录因子与相应DNA元件的结合活性，既可以用于定性分析，也可以进行相对定量分析，获得转录因子活化程度的相关信息。现有的方法主要局限于已知蛋白质及其结合的DNA片段分析，由于转录调节因子在细胞中的含量很低，加之操作复杂，仍难以用于规模化研究。尤其是对于未知结合DNA片段的筛选，由于需要纯化的转录因子，难度很大。近年来，人们将ChIP和芯片技术结合在一起，建立了ChIP芯片（ChIP-chip）技术。该方法是在全基因组范围筛选与特定蛋白相结合的DNA序列，即鉴定特定核蛋白的DNA结合靶点的一项新技术（见本章第四节）。

第二节 启动子转录活性分析

启动子的转录活性指的是基因转录起始的能力，受到启动子自身结构、转录调节顺式元件的存在、转录因子及其他调节蛋白的存在等诸多因素的影响，体内启动子的转录活性，包含在各种环境信号作用下的转录活性改变，主要是通过对转录产物RNA进行定量分析来体现，目前最常用的是实时定量PCR技术（见第一章）。

体内环境复杂，对特定启动子的转录起始活性，尤其是相关顺式作用元件的研究比较困难，故目前主要采用体外分析系统来实现对特定基因转录调节的研究。在进行体外研究时，需要将特定基因克隆，然后在宿主细胞中研究各种因素对其转录的影响。此时，启动子转录活性的体现仍然需要检测转录产物。大部分基因表达产物的分析检测手段复杂，转录调节研究比较困难，目前的一些新技术已经一定程度上解决了这一难题，大大推动了转录调节研究。

一、报告基因技术

报告基因（reporter gene）是指一类在细胞、组织、器官或个体，在特定情况下会表达的基因，该基因的表达产物易被检测，且易与内源性背景蛋白相区别。报告基因技术是通过把已确定的顺式作用元件序列剪接到报告基因上来控制基因的活性，这些元件可以对宿主细胞中基因表达和调控的变化发生反应，从而直观地“报道”细胞内与基因表达有关的信号级联。报告基因技术可以用于多种转录调节研究：分析启动子的基本活性；在所研究的启动子上游或下游，或者报告基因编码序列下游插入各种顺式调节元件，观察它们对启动子活性或RNA 3′-UTR对编码基因表达的影响；观察细胞内各种信号（如蛋白激酶、转录因子的活化等）对所研究启动子转录活性的影响。

（一）报告基因技术的基本原理

报告基因技术是将需要研究的任何特定启动子（如TNF-α基因启动子）插入（克隆）到含一类表达产物极易直观检测的结构基因（报告基因）编码序列的上游的表达载体，以检测该特定启动子的活性或者关键DNA结合蛋白的结合序列特性。常用的报告基因包括：荧光素酶、绿色荧光蛋白（GFP）、半乳糖苷酶（*lacZ*）的基因等。将获得的启动子－报告基因重组表达载体转染目标细胞，根据所表达的报告基因产物特性进行检测。如TNF-α基因启动子，通过检测荧光表达强度或其他显色产物定量检测，就可以直观地“报告”TNF-α基因启动子，或其他特定启动子在细胞内的转录活性及对各种细胞内外信号的反应。报告基因技术具有敏感性高、操作简便等优点，适用于大规模检测。随着报告基因种类和检测方法的不断改进，报告基因技术将在检测活体组织和细胞基因表达方面得到越来越广泛的应用。此外，在研究疾病发生的分子机制、基因治疗和新药筛选方面，报告基因技术也发挥了重要作用。

（二）报告基因技术常用的报告基因

适合转录活性研究的报告基因需要具有以下几个条件：①全序列清楚；②在宿主细胞中不存在，即无背景，在被转染的细胞中没有相似的内源性表达产物；③其表达产物较易进行定量测定。

1. 荧光素酶　是能够催化不同底物氧化发光的一类酶。哺乳动物细胞无内源性荧光素酶。最常用的荧光素酶（luciferase，Luc）有细菌荧光素酶、萤火虫荧光素酶和海肾荧光素酶。

细菌荧光素酶对热敏感，因此在哺乳动物细胞的应用中受到限制。萤火虫荧光素酶检测灵敏度高，线性范围宽达7~8个数量级，是最常用于哺乳动物细胞的报告基因，可用荧光光度计检测酶活性，因而适用于高通量筛选。随着具有膜通透性和光裂解作用的萤火虫荧光素酶的应用，无需裂解细胞即可检测酶活性。海肾荧光素酶可催化海肾腔肠荧光素氧化，产物可透过生物膜，可能是最适用于活细胞的报告分子。将荧光素酶报告基因载体转染到细胞中，可用荧光素酶检测系统灵敏方便地测定荧光素酶基因的表达。自1986年起，萤火虫荧光素酶基因被用作测定基因表达的报告基因，获得了广泛的应用。图10-4是一个典型的报告基因载体的结构示意。

荧光素酶报告基因有许多优点：①无需使用放射性核素；②反应快速灵敏；③信号易用自动化仪器检测；④半衰期短，故启动子的改变会即时导致荧光素酶活性的改变，而荧光素酶不会积累。荧光素酶在哺乳动物细胞中的半衰期为3h，在植物中的半衰期为3.5h，而其他的报告基因的表达产物，如CAT在哺乳动物细胞中的半衰期为50h。荧光素酶浓度在10^{-16}~10^{-8}mol/L范围内，荧光信号强度与酶浓度成正比。

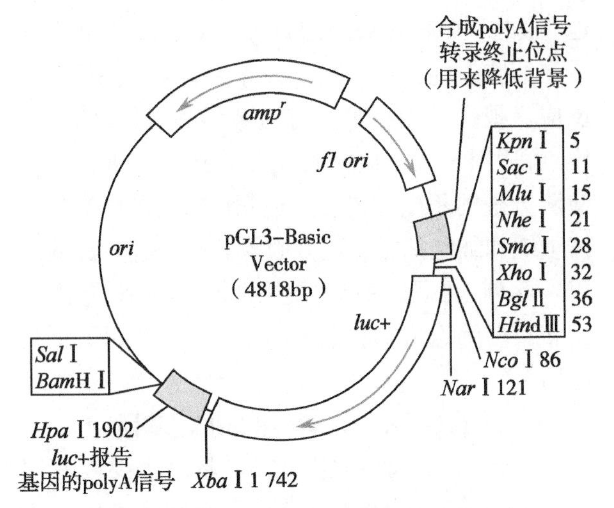

图 10-4 典型的报告基因载体的结构示意

2. β-半乳糖苷酶 β-半乳糖苷酶由大肠埃希菌 *lacZ* 基因编码，可催化半乳糖苷水解。其最大的优势是易于用免疫组织化学法检测其原位表达，是最常用的检测转染率的报告基因之一。以邻-硝基苯-β-D-半乳吡喃糖苷（ortho-nitrophenyl-β-D-galactopyranoside，ONPG）为底物，可用标准的比色法检测酶活性，其检测动力学范围为6个数量级。氯酚红-β-D-半乳吡喃糖苷（chlorophenol red-β-D-galactopyranoside，CPRG）是另一种可用比色法检测酶活性的底物，其灵敏度比ONPG高近10倍。此法可检测单个细胞的酶活性，并可用于流式细胞学分析。如以二氧杂环丁烷为底物，可用化学发光法（ECL）检测酶活性，其检测动力学范围最大，灵敏度最高，与用生物发光法检测荧光素酶活性的灵敏度相似。

3. 氯霉素乙酰基转移酶 氯霉素乙酰基转移酶（chloramphenicol acetyltransferase，CAT）基因来源于大肠埃希菌转位子9，是第1个用于检测细胞内转录活性的报告基因。CAT可催化乙酰CoA的乙酰基转移到氯霉素的3-羟基上消除其毒性。CAT在哺乳动物细胞无内源性表达，性质稳定，半衰期较短，适用于瞬时表达研究。可用放射性核素、荧光素和ELISA测定等方法检测其活性，也可进行蛋白质印迹和免疫组织化学分析。CAT与其他报告基因相比，线性范围较窄，灵敏性较低。

4. 分泌型碱性磷酸酶 分泌型碱性磷酸酶（secreted alkaline phosphatase，SEAP）是人胎盘碱性磷酸酶的突变体，无内源性表达。SEAP缺乏胎盘碱性磷酸酶羧基末端的24个氨基酸。其优点是无需裂解细胞，只用培养介质即可检测酶活性，便于进行时效反应实验。以间硝基苯磷酸盐（p-nitrophenyl phosphate，PNPP）为底物时可用标准的比色法测定酶活性，操作简单，反应时间短，价格低廉，但灵敏度不高。以黄素腺嘌呤二核苷酸磷酸为底物进行比色测定，其灵敏度增高。SEAP可催化D-荧光素-o-磷酸盐水解生成D-荧光素，后者又可作为荧光素酶的底物，此即两步生物发光法检测酶活性的原理。此方法灵敏度高，接近于荧光素酶报告基因的检测。还可用一步化学发光法检测酶活性。

5. 荧光蛋白家族 荧光蛋白家族（见附录Ⅳ）是从水螅纲和珊瑚类动物中发现的相对分子质量为2万~3万的同源蛋白。GFP是目前应用最多的发光蛋白，存在于发光水母（*aequorea victoria*）中。用395nm的紫外线和475nm的蓝光激发，GFP可在508nm处自行发射绿色荧光，无需辅助因子和底物。GFP最大的优势是无需损伤细胞即可研究细胞内事件。自1991年克隆了GFP基因，目前已获得几个突变体，如"红色迁移"突变体（red-shift mutant），其荧光更强。其他突变体还有蓝色荧光蛋白（BFP）、增强型GFP（EGFP）和去稳定EGFP（destabilized EGFP）等。红色荧光蛋白（RFP）是从珊瑚中分离的发光蛋白（drFP583或DsRed），可发射明亮的红色荧光。

上述这些常用的报告基因也可被联合应用，同时检测2个甚至3个基因的表达。报告基因的选择依赖于其灵敏性、可靠性及检测的动力学范围。稳定性好的报告基因适于基因转录动力学研究和高通量筛选，尤其适用于基因转移的定性研究。

（三）报告基因技术的主要实验流程

启动子活性报告系统实验本身相对简单，有多种商业化的报告基因载体系统可供选择。设计和构建一套带有拟研究的基因启动子及其调控位点的报告基因载体的过程相对复杂，要有扎实的分子克隆技术支持。在设计报告载体时，要注意构建各种对照，包括不同长短的启动子、转录因子结合位点的缺失或点突变的突变体等，以保证利用这一套载体，可以确切地证实某种特定的转录因子能够结合在启动子上，激活报告基因的表达，而突变的启动子将丧失这种结合能力。另外，对于所研究的转录因子也可以进行突变，确认只有野生型转录因子才能结合在启动子上，而突变的转录因子不能结合。这样多个双重对照的设置，可使转录因子和启动子间的调控关系的结论更具说服力（图 10-5，实验流程 10-5）。

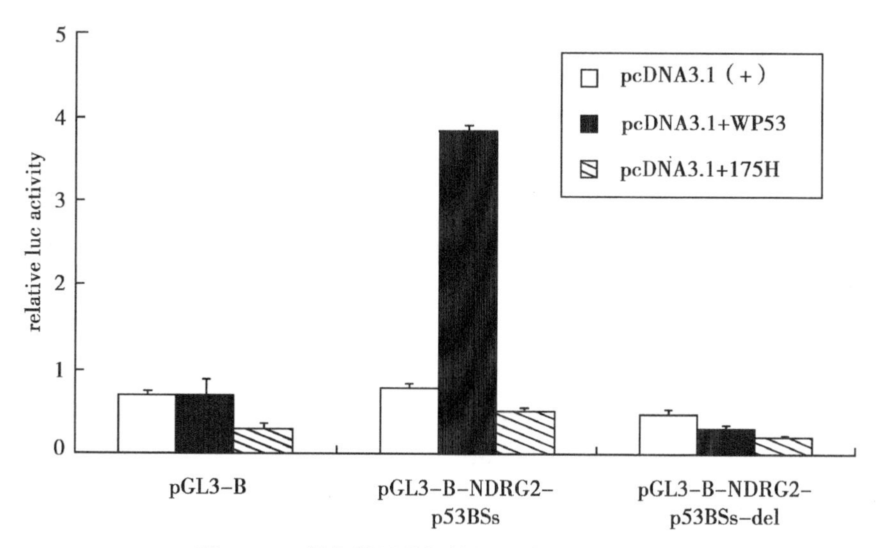

图 10-5 报告基因分析转录调控机制结果举例

pGL3-B-NDRG2-p53BSs：NDRG2 的启动子及 p53 结合位点克隆于 pGL3-B 载体；pGL3-B-NDRG2-p53BSs-del：NDRG2 的启动子及 p53 结合位点突变序列克隆于 pGL3-B 载体。为观察 p53 基因对 NDRG2 基因的调控作用，将 pcDNA3.1 质粒携带的野生型 p53（WP53）或突变型 p53（175H）转染 HK293 细胞，48h 后检测荧光素酶活性，可见只有野生型的 p53 可以激活 NDRG2 启动子，如果 p53 结合序列突变，则激活作用消失

实验流程 10-5 荧光素酶报告基因的检测实验

A. 实验第 1 天，消化并接种细胞（根据具体实验选择合适的细胞）于 35mm 细胞培养皿，置于 5% CO_2、饱和湿度的 37℃培养箱内培养过夜。

B. 待细胞密度达到 60%~70% 时，用荧光素酶报告基因质粒转染细胞。

C. 转染 24~36h 后，吸去培养液，用冰冷的 PBS 洗涤细胞。荧光素酶的酶促反应会被痕量的钙所抑制，故用磷酸钙转染的细胞在收集细胞前应充分洗涤除去含钙介质。

D. 在每个培养皿中加入 350μl 预冷的裂解液，于 4℃或冰上放置 10min 裂解细胞。

E. 在细胞裂解期间，准备足量的 1.5ml 微量离心管，将 ATP 缓冲液与荧光素缓冲液以 1∶3.6 的比例混合后分装，每管 100μl。

F. 依次取等体积的细胞裂解液（100μl）至步骤 E 中的离心管内，迅速混匀，在发光仪上读取吸光度值。发光反应会迅速衰减，将细胞裂解液加入反应液后 5s 内必须读取吸光度值，确保以相同操作手法读取全部样品的吸光值。

G. 取剩余裂解液测定 *lacZ* 的活性，其读数作为内标用以矫正荧光素酶的读数。用矫正后的读数作图，分析数据。

注：荧光素见光易氧化，已稀释未用的荧光素应丢弃。

裂解液：1.25ml 1mol/L Tris-HCl（pH7.5），25μl 1mol/L DTT，250μl 10% Triton X-100，加水至 25ml，4℃保存。

ATP 溶液：1.25ml 1mol/L Tris-HCl（pH7.5），250μl 1mol/L $MgCl_2$，24mg ATP，加水至 10ml，-20℃保存。

荧光素溶液：10mg 荧光素（luciferin），36ml 5mmol/L KH_2PO_4（pH7.8），4℃保存。

由于荧光检测的条件受很多因素影响，每次的荧光读数可能有较大的差别，报告基因启动子活性检测往往以相对值来表示，这就要求每次实验应该包含尽可能多的对照载体。所有对照载体的构建应该和实验载体一样，在实验开始前就完成设计和构建。如果等开始后发现遗漏构建某个对照质粒，之后再去构建，往往造成不必要的重复。

此外，将反式作用因子相互作用的检测方式与酵母双杂交实验相结合，还可通过报告基因的表达，研究蛋白质与蛋白质之间的相互作用。双杂交体系是由报告基因转录调控区、报告基因及一对可以相互作用的杂合反式作用因子组成。近年来，从上述杂交体系中发展出的单一杂交体系技术，也是根据对报告基因表达量的检测筛选出与已知顺式作用元件相结合的未知反式作用因子，该项技术正广泛应用于克隆细胞中微量且用生化手段难以纯化的反式作用因子（见第六章）。

二、核实时转录分析技术

核实时转录分析（nuclear run-on transcription assay）技术是用来直接研究真核细胞内目标基因的实时转录效率的方法。这一技术的优势在于：可以直观检测某一时间点的基因转录效率；同时由于核质分离，避免了一部分 mRNA 进入胞质内进行翻译。所以，这是真正能够实现观察目标基因是否在转录水平受到调控的重要方法。

（一）核实时转录分析的基本原理

在试管内，向细胞核提取物中加入放射性核素标记的 NTP，使其掺入到正在转录的 mRNA 分子中；再通过核酸分子杂交的方法，即可以同时鉴定出多个目标基因是否转录以及其转录的量。该方法作为一种直接测定转录活性的方法，能够排除 Northern 印迹等方法中 mRNA 的半衰期对实验结果的影响，可同时分析多个基因的转录活性。

（二）核实时转录分析的主要实验流程

核实时转录分析的基本实验流程包括细胞核分离、杂交膜制备、核转录反应、杂交反应等步骤。

1. 细胞核分离 细胞核分离的过程需要提前准备充足数量的细胞，操作时，一方面要保证获得细胞核的纯度，不要混杂过多胞质或胞膜碎片；另一方面要小心操作，防止损伤核膜，保证细胞核的完整性（实验流程 10-6）。要得到高质量的核转录分析数据，需要制备足量的细胞核提取物，用 1×10^7 个细胞的核提取物可以获得最佳数据，但是用 1×10^6 个细胞已可以检出。

实验流程 10-6 分离细胞核实验

A. 培养适当密度细胞，用预冷的 PBS 洗涤细胞 2 次，吸干净余液。加适合体积的 PBS，将细胞刮下，收集 6×10^6 个细胞。

B. 4℃，500g 离心 5~8min，小心吸掉上清。

C. 加入适量体积细胞核裂解液，涡旋混匀 15s，立即置于冰上 10min。

D. 4℃，500g 离心 5~8min，小心吸掉上清。

E. 加入与沉淀体积大致相等的细胞核储存液（50~200μl），小心重悬沉淀，-80℃存储。

注：

细胞核裂解液：10mmol/L NaCl，3mmol/L $MgCl_2$，10mmol/L Tris-HCl（pH7.4），0.5% NP-40。

细胞核储存液：40% 甘油，50mmol/L Tris-HCl（pH8.5），5mmol/L $MgCl_2$，0.1mmol/L EDTA。

2. 杂交膜制备 这一过程是将待检测基因的 cDNA 探针固定到杂交膜上：利用 NaOH 变性；加入等体积的乙酸胺中和反应；在 NC 膜上制备样点；将 NC 膜在杂交炉中孵育，以固定探针于 NC 膜。cDNA 探针的设计对于此实验成功与否至关重要，在保证 mRNA 与探针结合的同时还要具有足够的特异性；另外，探针浓度应该适当，浓度过高会增加背景，浓度过低又会导致敏感性下降。操作过程中还要注意保证各位点之间的距离，防止交叉污染。

3. 核转录反应 核转录反应是本实验的关键步骤，将分离获得的细胞核置于缓冲液中，通过模拟体内的环境使得转录过程持续进行，由于使用的是 ^{32}P 标记的 NTP，新合成的 RNA 链也将被标记 ^{32}P，根据信号的强弱便能够确定 RNA 的表达水平（实验流程 10-7）。在这一过程中，反应缓冲液成分影响转录过程的顺利进行：①缓冲液中各种离子的浓度和比例对于保持细胞核形态非常重要，如 K^+ 和 Mg^{2+} 浓度过低会导致核内 DNA 渗出；②pH 值影响转录效率，pH 值等于 8 时转录效率最高，当降低至 6.7 时，转录效率会降低一半；③缓冲液中 NTP 浓度也影响 RNA 的生成，而缺氧条件会减少 ATP 的含量。因此，反应缓冲液需要精确并新鲜配制，以保证转录过程的顺利进行。

4. 杂交反应　杂交反应是根据具有同源性的 DNA 或 RNA 单链在一定条件下碱基互补配对的原则进行的。影响杂交过程的因素很多，主要包括：探针的特异性和浓度、杂交缓冲液盐和甲酰胺的浓度、杂交温度。严格来说，实验前应该通过预实验确定与探针配比关系合适的缓冲液条件和杂交温度。

实验流程 10-7　核转录反应及杂交反应过程

A. 制备 2× 反应缓冲液：

[γ-^{32}P]-UTP（1.85×1 010Bq）	50μl
4× 反应缓冲液	250μl
8×NTP 混合液	125μl
ddH_2O	75μl

B. 冰上融解细胞核储存液，小心吸取 50μl，加入 50μl 2× 反应缓冲液中，室温反应 20min。

C. 加入 2μl DNase Ⅰ，37℃孵育 10min。

D. 加入 300μl 细胞核终止液、300μg 蛋白酶 K 和 100μg tRNA，用移液器混匀，40~50℃孵育 2h。

E. 加入预冷的 50% TCA 至每个样品，终浓度为 10%，冰浴 10min。

F. 4℃，12 000r/min 离心 15min，小心吸弃上清。

G. 100% 乙醇洗涤核酸沉淀，离心，吸弃乙醇，风干。

H. 加入含 0.5% SDS 的 TE 缓冲液 50μl，65℃孵育 15~30min，充分溶解沉淀。

I. 制备新鲜的杂交缓冲液，将结合探针的 NC 膜浸泡于 2.5ml 杂交缓冲液中，42℃孵育 6h。

J. 加入 50μl 制备的 RNA 样品于杂交缓冲液中，42℃孵育 72h。

K. 洗涤杂交膜：先用含 0.2% SDS 的 6×SSC 洗涤 1 次，再用含 0.2% SDS 的 2×SSC 洗涤 2 次，每次室温洗涤 10min；然后用含 0.2% SDS 的 2×SSC 洗涤 2 次，每次 65℃洗涤 10~30min。

L. 取出杂交膜，利用放射自显影检测结果。

注：

4× 反应缓冲液：100mmol/L HEPES 缓冲液（pH7.5），10mmol/L $MgCl_2$，10mmol/L DTT，300mmol/L KCl，20% 甘油。

8×NTP 混合液：2.8mmol/L ATP、GTP、CTP 和 3.2mmol/L UTP。

细胞核终止液：2% SDS，7mol/L 尿素，0.35mol/L NaCl，1mmol/L EDTA，10mmol/L Tris-HCl（pH8.0）。

杂交缓冲液：50% 甲酰胺，6×SSC，10× Denhardts 溶液，0.2% SDS。

10×Denhardts 溶液：1% 聚蔗糖，1% 聚乙烯吡咯烷酮，1% BSA。

三、cDNA 的 5′- 端快速扩增技术

cDNA 末端快速扩增技术（rapid amplification of cDNA end，RACE）是一种基于 RT-PCR 反应的、对体外合成的 cDNA 5′- 端或 3′- 端进行有效扩增的技术，以获得 mRNA 5′- 或 3′- 末端完整序列。因此，5′-RACE 可用于分析转录起点和启动子序列，因此在基因的表达调控研究中扮演了非常重要的角色。虽然目前包括人和小鼠在内的多个物种的几乎所有编码蛋白质基因都得到了很好的基因组定位和注释，但是对于绝大多数非编码 RNA（non-coding RNA，ncRNA），尤其是微小 RNA（microRNA，miRNA），它们的转录起始位点以及与启动子相关信息仍然未知，因此 5′-RACE 实验就为这些基因转录调控研究奠定基础。

（一）5′-RACE 的基本原理

5′-RACE 技术的基本原理是首先利用待研究的 mRNA 或 ncRNA 中已知的序列设计一条基因特异性引物（gene-specific primer，GSP），并以该 RNA 为模板进行反转录，得到 cDNA 的第一链；接着在末端脱氧核糖核酸转移酶（terminal deoxynucleotidyl tranferase，TdT）的催化下将 dATP 逐个加到新合成的 cDNA 的 3′- 端，形成 poly A；再利用含有部分接头序列的通用引物（universal amplification primer，UAP）和 GSP 分别作为上游引物和下游引物，经 PCR 扩增获得已知信息区和 poly A 尾之间未知的 5′- 端 RNA 序列。为了提高扩增的特异性，还可以再设计一条巢式基因特异性引物（nested gene-specific primer，NGSP）和接头引物来进行第二轮的 PCR。

可选择的其他方法有利用与 mRNA 的 3′- 末端的 poly A 尾巴互补的 Oligo（dT）或特定基因编码区内的一段已知序列互补的引物在反转录酶（如 MMLV）作用下，反转录合成标准第一链 cDNA。利用该反转录酶具有的末端转移酶活性，在反转录达到第一链的 5′- 末端时自动加上 3~5 个（dC）残基，退火后（dC）残基与含有 SMART 寡核苷酸序列 Oligo（dG）通用接头引物配对后，转换为以 SMART 序列为模板继续延伸而连上通用接头，或者通过 DNA 连接酶直接在 5′- 端接上通用接头（见 5′-RACE 示意图）。然后用一个含有部分接头序列的通用引物 UPM（universal primer，UPM）作为上游引物，用一个基因特异引物 2（genespecific primer，GSP，GSP2）作为下游引物，以 SMART 第一链 cDNA 为模板，进行 PCR 循环，把目的基因 5′- 末端的 cDNA 片段扩增出来。3′-RACE 类似，直接用基因特异引物和 Oligo（dT）可以扩增 3′- 端全部序列，并通过测序分析确定。

（二）5′-RACE 的主要实验流程

目前市场上有多种商品化的 RACE 实验试剂盒可供研究者选择，其中比较有代表性的有 Clontech 公司的 SMART RACE 技术以及 Ambion 公司的 RLM-RACE 技术。下面以 Clontech 公司新一代的 SMARTer RACE 试剂盒为例来介绍 5′-RACE 的实验操作步骤（实验流程 10-8）。

实验流程 10-8　5′-RACE 的实验操作流程

A. 首先按下表为每个 cDNA 合成反应配制混合液，短暂离心后于室温放置，直至步骤 E：

第一链缓冲液（5×）	2.0μl
DTT（20mmol/L）	1.0μl
dNTP 混合液（10mmol/L）	1.0μl
总体积	4.0μl

B. 在 1.0~2.75μl 的总 RNA 中加入 1.0μl 的 5′-CDS 引物 A（试剂盒专配），用无菌水补足至 3.75μl，混合均匀并短暂离心。

C. 72℃水浴锅中加热 3min，接着放置于 42℃环境冷却 2min，14 000g 短暂离心以收集管盖上的残留液体。

D. 加入 1.0μl 的 SMARTer IIA oligo，振荡混合均匀并短暂离心。

E. 按下表配制 5′-RACE cDNA 合成反应液：

步骤 1 中配制的混合液	4.00μl
RNA 酶抑制剂（40U/μl）	0.25μl
SMARTScribe 反转录酶（100U）	1.00μl
总体积	5.25μl

F. 将步骤 D 和步骤 E 中得到的溶液混合，此时反应总体积为 10μl。

G. 于 42℃孵育 90min 后放入 70℃水浴锅中加热 10min。

H. 短暂离心，将 cDNA 合成产物用 TE 缓冲液稀释（若用于合成反应的 RNA 总量小于 200ng，加入 20μl 的 TE；若大于 200ng，则加入 100μl 的 TE）。

I. 以上述得到的 cDNA 为模板，以 UAP 和 GSP 分别作为上下游引物，应用 *Taq* DNA 聚合酶进行 PCR 反应。

J. 切胶回收特异的目的条带，连入 T 载体并送测序，最后通过序列比对分析可以最终得知该基因的转录起始位点。

四、基于 Gal4 的 DNA 结合蛋白分析技术

Gal4 是酵母转录激活蛋白 GAL4 的基因。GAL4 具有两个结构域：DNA 结合结构域和激活

结构域。GAL4 系统是用于基因表达研究的一个有效工具。

（一）酵母单杂交技术筛选顺式作用元件结合蛋白

酵母单杂交（yeast one-hybrid）技术是一种体外分析 DNA 结合蛋白与其识别 DNA 序列之间相互作用的重要方法，通过对酵母细胞内报告基因活性的检测，寻找潜在的 DNA 结合蛋白或对 DNA 结合位点进行分析。该方法的优势在于：利用基因文库筛选目的蛋白比传统的蛋白质分离纯化更为简单快捷；以酵母为模型研究 DNA 和蛋白质相互作用更能模拟真核生物的体内环境。

将酵母转录因子 GAL4 的 DNA 结合结构域（DNA binding domain，DBD）置换为 cDNA 文库中的编码基因，构建成融合表达的 cDNA 文库；将已知的特定顺式作用元件构建到基本启动子（minimal promoter，Pmin）上游；报告基因连接到 Pmin 下游，构建酵母报告基因（yeast reporter）；将融合表达载体和酵母报告基因同时导入酵母，进行 cDNA 融合表达文库筛选。如果文库中编码基因表达出的蛋白质可以与顺式作用元件结合，就可以激活 Pmin 并诱导报告基因表达，从而筛选出相关转录因子。

（二）Gal4 介导的转录因子活性分析

哺乳动物细胞转录因子活性分析亦可以利用转录因子 Gal4 的 DNA 结合结构域 BD 进行。在该检测系统中，将待测转录因子的功能结构域片段和 Gal4 的 BD 构建成融合表达载体，与含有 BD 识别序列的荧光素酶报告基因（Gal4-luc）质粒均转入酵母细胞。通过报告基因的荧光信号，可以检测出待测目标蛋白不同区域的转录激活或抑制活性。

第三节 DNA 和 RNA 的表观遗传修饰分析

表观遗传学是二十世纪八十年代逐渐兴起的一门学科，主要研究在细胞核 DNA 序列没有发生改变的情况下，基因功能发生的可逆的、可遗传的改变。这些改变包括 DNA、RNA 和组蛋白的多种化学修饰，其中组蛋白修饰的分析技术在第八章已经介绍，本章主要介绍 DNA 和 RNA 的表观遗传修饰分析技术。

DNA 甲基化（DNA methylation）是研究最早最多的表观遗传修饰方式，指在甲基转移酶的催化下，DNA 中的胞嘧啶被选择性地添加甲基，形成 5′-甲基胞嘧啶，常见于基因中的 5′-CpG-3′序列。甲基化位点可随 DNA 的复制而遗传。DNA 甲基化可能存在于所有高等生物中，在发育、基因表达模式的维持以及基因组的稳定性中都起着十分关键的作用。大量的研究表明，DNA 的甲基化和基因的失活紧密相关。一般情况下，基因启动子区的甲基化导致基因表达的关闭，或称为沉默。通常 DNA 甲基化状态的改变是引起肿瘤发生的重要因素之一，这种变化包括基因组整体甲基化水平的降低和 CpG 岛局部甲基化水平的异常升高，从而导致基因组的不稳定，如染色体的不稳定、原癌基因的表达和抑癌基因的失活。因此，CpG 甲基化已成为分子生物学的研究热点之一，本节重点介绍 DNA 甲基化的检测手段。

一、甲基化特异性 PCR

甲基化特异性 PCR（methylation specific PCR，MSP）利用 2 套不同的引物对，分别针对甲基化和非甲基化的 DNA 片段进行扩增，根据能否扩增出相应大小的片段来判断 CpG 位点是否发生甲基化。这种方法已成为甲基化检测的经典方法。

（一）MSP 的基本原理

MSP 技术的基本原理如图 10-6A 所示。将 DNA 经亚硫酸盐处理，非甲基化的胞嘧啶转变为尿嘧啶，而甲基化的胞嘧啶保持不变。在 PCR 反应时，设计两套不同的引物对：一对引物序列针对经亚硫酸盐处理后的甲基化 DNA 链设计，若用该对引物能扩增出片段，说明该检测位点发生了甲基化（M 引物对）；另一对引物针对经亚硫酸盐处理后的非甲基化 DNA 链设计，若用该对引物能扩增出片段，说明该检测位点没有甲基化（U 引物对）。两对引物都具有很高的特异性，与未经处理的 DNA 序列无互补配对。MSP 引物覆盖序列中必须含有 1 个以上的 CpG 岛，以保证引物的特异性，经克隆测序就可检测出

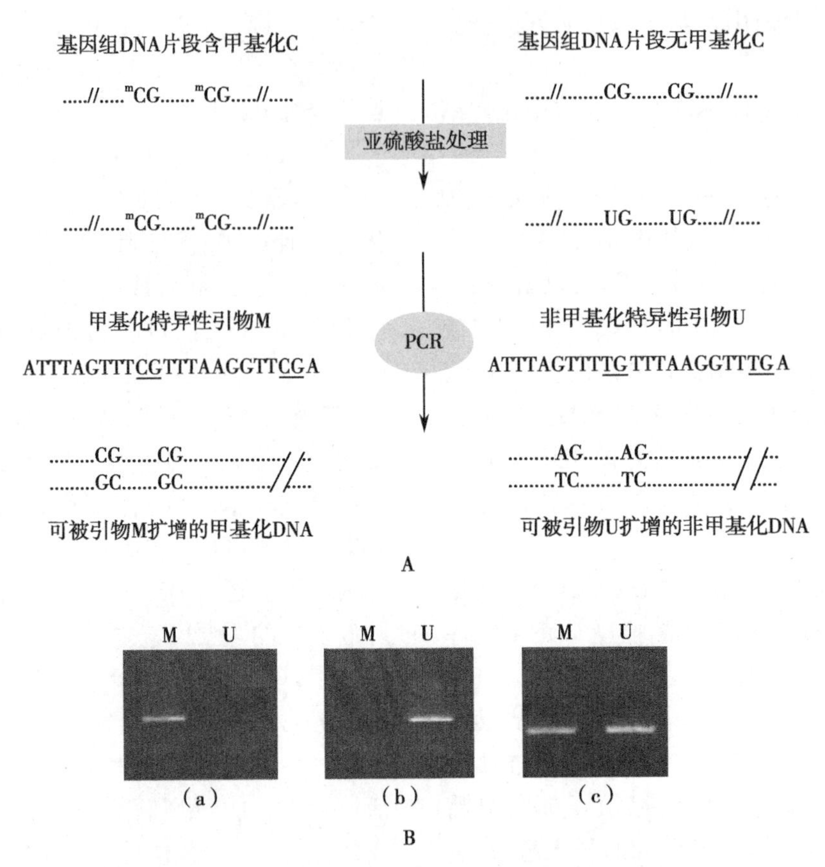

图 10-6　甲基化特异性 PCR 实验原理和结果分析

A. 甲基化特异性 PCR 实验原理，DNA 片段仅给出了 1 条链；B. PCR 结果举例：M pair 引物扩增出相应条带，而 U pair 没有，表明相应区域发生了甲基化（a），U pair 引物扩增出相应条带，而 M pair 没有，则表明相应区域未发生甲基化（b），M pair 及 U pair 引物均扩增出相应条带，表示相应区域发生了不完全的甲基化（c）

引物所覆盖序列的甲基化位点，引物覆盖序列中 CpG 岛所占比例越高，甲基化 DNA 检出率越高。

该法的不足之处在于：引物的选择和设计非常关键，否则易导致假阳性；如果亚硫酸盐对 DNA 处理不完全，也易导致假阳性。可通过限制性核酸内切酶检验 PCR 产物做进一步判断。

（二）MSP 的主要实验流程

MSP 的基本实验流程包括基因组 DNA 样品制备、DNA 亚硫酸盐处理过程、PCR 扩增、电泳分离、结果分析等。

1. 基因组 DNA 的制备　不同生物（如植物、动物、微生物）基因组 DNA 的提取方法有所不同，不同组织因其细胞结构及所含的成分不同，分离方法也有差异。因此在提取某种特殊组织的基因组 DNA 时必须参照文献进行相应的操作，以获得可用的基因组 DNA 大分子。尤其是组织中的多糖和酶类物质对随后的酶切、PCR 反应等有较强的抑制作用，因此用富含这类物质的材料提取基因组 DNA 时，应考虑除去多糖和酚类物质。本章重点介绍贴壁细胞的基因组 DNA 提取方法（实验流程 10-9）。

2. DNA 的酶切及亚硫酸盐处理　甲基化的胞嘧啶在亚硫酸盐处理后不发生改变，而非甲基化的胞嘧啶在亚硫酸盐处理后变为尿嘧啶，使用不同的引物进行 PCR 扩增就可以经过电泳或 DNA 测序分析检测出 DNA 的甲基化状态（实验流程 10-10）。在亚硫酸盐处理前，需要将高分子的基因组 DNA 先进行限制性核酸内切酶消化。这部分可以自己动手用亚硫酸盐处理基因组 DNA，并用 NaOH 将 DNA 变性，也可以用商品化的试剂盒进行。

实验流程 10-9　贴壁细胞的基因组 DNA 提取

A. 用 0.25% 胰酶消化 1×10^6~1×10^7 细胞，用含 10% 血清的细胞培养液终止消化，800r/min 室温离心 5min，弃废液。

B. 用预冷的细胞培养 PBS 洗涤细胞沉淀，5 000r/min 室温离心 5min，弃废液。再重复洗涤 1 次后收集细胞沉淀。

C. 加入 250μl 裂解缓冲液，缓慢混匀（注意动作要轻柔），37℃孵育 20min。

D. 加入适量蛋白酶 K，使其终浓度达到 100μg/ml，混匀，55℃水浴 1h。

E. 加入 150μl Tris 饱和酚（pH8.0），混匀后加入等体积（150μl）氯仿轻柔混匀 1min，12 000r/min 室温离心 10min，将上清移至一个新 1.5ml 离心管中。

F. 重复步骤 E，直至离心后液面间没有蛋白存在（可重复 2~3 次）。

G. 加入 250μl 氯仿，轻柔混匀 1min，12 000r/min 室温离心 10min，弃上清。

H. 加入 0.1 倍体积 3mol/L NaAc（pH5.2），混匀后再加入 2.2 倍体积 -20℃预冷的无水乙醇，混匀，-20℃放置 30min 或过夜。

I. 12 000r/min 室温离心 10min，弃上清，加入 1ml 预冷的 70% 乙醇洗涤 2min。

J. 12 000r/min 室温离心 10min，弃上清，将残液尽量吸干，室温晾干乙醇，再将 DNA 溶于适量 TE 或 H_2O 中。

注：

细胞裂解液：1mmol/L EDTA，10mmol/L Tris-HCl（pH8.0），10mmol/L NaCl，1% SDS，20μg/ml RNase A，4℃保存。

实验流程 10-10　DNA 亚硫酸盐处理

A. 用适当的限制性核酸内切酶酶切 2μg 基因组 DNA（避开需要检测的目的片段），50μl 酶切体系，37℃过夜。

B. 用 DNA 片段回收试剂盒回收酶切的 DNA，90μl H_2O 洗脱得 DNA 溶液。

C. 加入 10μl 新鲜制备的 3mol/L NaOH 至终浓度为 0.3mol/L，37℃温育 20min。

D. 在上述体系中加入 20mmol/L 对苯二酚 30μl，轻轻颠倒混匀，再加入 10~40μl 新鲜制备的 3.6mol/L $NaHSO_3$ 溶液（pH5.0），轻轻颠倒混匀，离心管外包上铝箔纸，避光，并加入 200μl 石蜡油，防止水分蒸发，限制氧化。55℃温育 10~16h。

E. 用 DNA 片段回收试剂盒回收经亚硫酸盐处理过的 DNA（如此时处理过的 DNA 量过大，也可直接将 DNA 层析纯化），H_2O 洗脱得 90μl DNA 溶液。

F. 在上述体系中加入 3mol/L NaOH 10μl（终浓度为 0.3mol/L），37℃温育 15min。

G. 加入 70μl 8mol/L NH_4Ac 中和至 pH7.0，加入 10μl 糖原（20mg/ml），混匀，加入 3 倍体积（400μl）的无水乙醇（-20℃预冷），混匀后置于 -20℃ 30min 或过夜。

H. 12 000r/min 室温离心 10min，弃上清，加入 1ml 预冷的 70% 乙醇洗涤。

I. 12 000r/min 室温离心 10min，弃上清，将残液尽量吸干。

J. 室温晾干乙醇，加入 10μl H_2O 溶解 DNA，-20℃冻存。

3. PCR 扩增及结果鉴定　基因组 DNA 完成亚硫酸盐处理后即可作为 PCR 的模板，用预先设计好的特异性引物进行 PCR 扩增。而引物的设计则需根据待测区域合成针对 DNA 发生甲基化的引物及未发生甲基化的引物，二者分别进行扩增，从而判断该区域的 DNA 是否发生甲基化。引物的设计和实验结果如图 10-6B 所示。

二、亚硫酸盐修饰后基因组测序

亚硫酸盐修饰后基因组测序（bisulfite sequencing PCR，BSP）同样是用亚硫酸盐使 DNA 中未发生甲基化的胞嘧啶脱氨基转变成尿嘧啶，而甲基化的胞嘧啶保持不变。用特殊引物扩增后将产物进行测序，判断 CpG 位点是否发生甲基化。此方法是一种可靠性及精确度很高的方法，可以明确目的片段中每一个 CpG 位点的甲基化状态，但是由于需要进行大量的 PCR 扩增及测序，过程较为繁琐，费用较高，可根据实验目的来选择。

（一）BSP 的基本原理

BSP 技术的基本原理如图 10-7A 所示。将 DNA 经亚硫酸盐处理，非甲基化的胞嘧啶转变为尿嘧啶，而甲基化的胞嘧啶保持不变。在 PCR 反应时，设计一对不含有 CG 位点的引物对，无论 DNA 序列本身经亚硫酸盐处理后是否发生改变，都能扩增得到相应片段，而后经过 DNA 测序获得目的片段的位点信息。

（二）BSP 的主要实验流程

BSP 技术用于检测 DNA 中每一个 CpG 位点的具体甲基化状态。基本实验流程包括基因组 DNA 样品制备、DNA 亚硫酸盐处理过程、PCR 扩增、PCR 产物测序等，与 MSP 过程基本一致。最终经过 DNA 序列与原始 DNA 序列比对后，判断目的片段 CG 位点是否发生甲基化（图 10-7B）。

三、DNA 甲基化检测的其他方法

近年来，DNA 甲基化检测分析技术有了很大的发展和完善。目前广泛的应用方法除甲基化特异性 PCR 法（MSP）、亚硫酸盐修饰后基因组测序（BSP）外，还有一些常用方法。

（一）DNA 微阵列法

DNA 芯片或基因芯片是基于杂交的寡核苷酸微阵列法产生的，是一种在基因组中检测甲基化位点的方法，包括用于整个基因组范围内扫描的差异甲基化杂交和用于检测某个位点的甲基化特异性的微阵列。前者类似于 mRNA 表达谱或 cDNA 微阵列，是 CpG 岛的微阵列；后者类似于寡核苷酸微阵列，是针对 CpG 二核苷酸位点的甲基化特异性寡核苷酸微阵列。甲基化特异性微阵列要求预先设计一对含有两个不相邻的 GC（或 AC）的探针，用于识别甲基化和非甲基化的序列，其中含 GC 的探针（5′-GCGC-3′）识别甲基化序列，含 AC 的探针（5′-ACAC-3′）识别非甲基化序列，探针的 5′-端通过 linker 固定于玻璃板上。

具体应用时，首先要对所研究的 DNA 片段用亚硫酸盐处理，将非甲基化的胞嘧啶变为尿嘧啶，而甲基化的则不会改变，再行 PCR 扩增。产物的 3′-端用荧光素标记，与固定相的 DNA 微阵列探针进行杂交，通过检测杂交后产生的荧光强度判断待测序列中的甲基化水平。

（二）甲基化敏感扩增多态性技术

甲基化敏感扩增多态性（methylation sensitive amplification polymorphism，MSAP）是在扩增片段

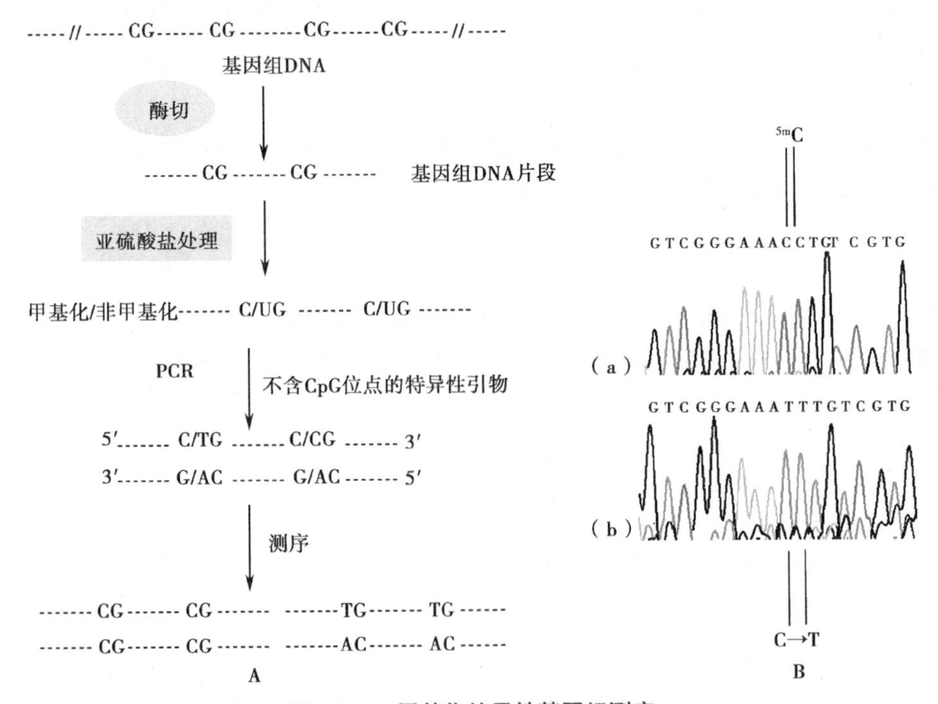

图 10-7 甲基化特异性基因组测序

A. 亚硫酸盐修饰后基因组测序原理；B. 由测序图可以看出，发生甲基化的 C 经过亚硫酸盐处理前后没有变化，相反，未甲基化的 C 经过亚硫酸盐处理后变为 T

长度多态性技术的基础上建立起来的。MSAP技术相对其他测定DNA甲基化程度的技术有如下优点：①不需知道被测DNA的序列信息，在不同生物上具有通用性，可用于DNA序列背景知识未知的生物；②操作相对简便；③可在全基因组范围检测CCGG位点的胞嘧啶甲基化变化。MSAP技术的局限性在于不能完成非CCGG位点的胞嘧啶甲基化。

MSAP技术的操作步骤包括提取高质量基因组DNA→基因组DNA酶切→连上相应的限制性核酸内切酶接头→以接头序列设计预扩增引物→进行PCR扩增；扩增产物稀释后，再加入带有选择性碱基的引物，进行第二次PCR反应，经6%的聚丙烯酰胺凝胶电泳分离扩增片段，采用银染色或放射自显影方法分析序列胶中的DNA条带。

（三）甲基化敏感的限制性内切酶PCR

甲基化敏感的限制性内切酶PCR（methylation sensitive restriction endonuclease-PCR）方法的原理是利用甲基化敏感的内切酶对发生甲基化的区域不切割的特性，将DNA消化为不同大小的片段后再进行PCR分析。通常使用的甲基化敏感的限制性内切酶有HpaⅡ-MspⅠ（识别CCGG序列）。当序列中的胞嘧啶发生甲基化时，HpaⅡ不切割，MspⅠ切割，进而设计与所选基因特异性匹配的引物，将酶切产物进行PCR分析。经多重PCR扩增，未被切割的片段不被识别，即可同时、快速地检测多个基因的DNA甲基化状态。该方法DNA标本需求量小，且可用于异质性标本，提示其可被进一步发展成为高通量的临床样本分析方法。

（四）变性高效液相层析法

变性高效液相层析法（denaturing HPLC，DHPLC）利用特殊的HPLC仪器分辨甲基化的DNA。将经重亚硫酸盐处理的DNA进行差异性扩增，由于原甲基化的胞嘧啶经亚硫酸盐处理被保留下来，因此在随后的PCR扩增时，其变性温度也相应上升，使PCR产物在层析柱中保留的时间明显延长，从而判定出PCR产物的DNA序列甲基化状况。

（五）联合甲基化敏感性限制性内切酶的甲基化区捕获柱层析

甲基化结合区柱层析法（combination of methyl-CpG binding domain column chromatography，MBD）与甲基化敏感性限制性内切酶相结合，先用内切酶切取待测片段，再用甲基化敏感的限制性内切酶消化，消化产物经MBD捕获含有甲基化区的片段，最后通过实时PCR扩增进行定量分析。这种方法联合运用了MBD柱层析法及MS-RE法，避免了单用MBD引起的非特异性捕获及单用内切酶时不完全消化所致的假阳性。

（六）高效液相层析

高效液相层析（HPLC）能够定量测定基因组整体甲基化水平，其过程是：先将DNA样品经盐酸或氢氟酸水解成碱基，水解产物通过层析柱，将结果与标准品比较。依据紫外光测定吸收峰值，计算积分面积得出基因组整体的甲基化水平。此外，也可以运用高效毛细管电泳（HPCE）法处理DNA水解产物确定甲基化的水平，相比HPLC，HPCE更简便、快速、经济。HPLC及HPCE测定基因组整体DNA甲基化水平的敏感性均较高。

四、DNA和RNA表观遗传修饰的其他检测方法

随着表观遗传学研究的逐渐深入，目前已经发现过百种DNA和RNA的表观遗传修饰方式和位点，包括甲基化、羟甲基化、乙酰化等。本章我们仅对常见的几种方法进行介绍。

（一）DNA羟甲基化的分析

DNA的羟甲基化修饰是DNA常见化学修饰方式之一，在哺乳动物中广泛存在。5-羟甲基胞嘧啶（5-hydroxymethyl cytosine，5-hmC）是双加氧酶家族通过氧化5-甲基胞嘧啶形成。5-hmC参与了染色体重新编程、基因表达的转录调控，并在DNA去甲基化过程中发挥重要作用。此外，5-hmC可能还与某些肿瘤，如结直肠癌、黑色素瘤、肾癌的发生密切相关。5-hmC单克隆抗体捕获法是研究DNA羟甲基化修饰的利器，该法利用5-hmC特异抗体进行羟甲基化DNA免疫共沉淀（hMeDIP）后，结合高通量测序技术以及生物信息学分析，可以获得全基因组羟甲基化分布图，有助于解析胚胎发育、神经细胞分化以及肿瘤发生的分子机制。

（二）RNA甲基化分析

近年来，对RNA表观遗传修饰的研究逐渐兴起。研究发现RNA上存在m6A、m6Am、I、m5C、

hm5C、ac4C等多种修饰方式。几乎所有物种的多种RNA中均存在RNA的甲基化修饰,并在基因表达调控中发挥重要的作用,其调控机制的异常可能与人类疾病或癌症相关。

MeRIP-seq高通量测序技术能够高效精确地检测全转录组不同的RNA甲基化,是成功发现RNA甲基化机理及功能的关键技术。MeRIP-seq技术采用免疫共沉淀方法,将甲基化RNA的特异抗体与被随机打断的RNA片段进行孵育,提取有甲基化修饰的片段进行测序;同时需要平行测序一个对照样本,对照样本用于消除抓取带有甲基化片段过程中的背景。然后将免疫共沉淀样本和对照样本中的序列片段对比(或定位)到参考基因组/转录组上,检测RNA甲基化位点。MeRIP-seq是甲基化DNA免疫共沉淀(methylated DNA immunoprecipitation, MeDIP)技术、RNA结合蛋白免疫共沉淀(RNA immunoprecipitation, RIP)技术和RNA测序(RNA sequencing, RNA-Seq)技术的结合。

第四节 芯片技术在基因表达调控研究中的应用

基因表达调控,尤其是高等生物的表达调控极其复杂,呈现出典型的网络调节特点,有些转录因子的靶基因超过百种。前述的各项技术虽然极大地推动了对生物基因表达调控机制的认识,但是单一分子或数个分子规模的研究难以阐明复杂的调控网络。为此,大规模、系统化的研究正在成为新的趋势。

芯片技术在基因表达谱的研究中已经被广泛应用(见第九章),这里讨论其在基因表达调控研究中的应用。芯片技术可以用于DNA和RNA的表观遗传修饰分析,也可以用于DNA结合蛋白分析,后者主要是基于染色质免疫共沉淀(ChIP)技术而建立的。目前常用的有利用基因芯片检测DNA的ChIP-chip、利用高通量DNA测序的ChIP-Seq、ChIP-PET和ChIP-SAGE等,都可用于大规模基因组区域的组蛋白修饰和转录因子结合位点研究。

一、染色质免疫共沉淀-芯片技术

ChIP-chip是将DNA芯片与ChIP实验相结合,在全基因组或基因组较大区域上的高通量分析技术。一方面用于分析转录因子的DNA结合位点,另一方面用于基因位点特异的组蛋白修饰模式研究。利用这一技术,有可能实现同时解析出一个转录因子的上百个靶基因,也可以对位点特异性乙酰化或甲基化组蛋白在基因组范围内所覆盖的基因区域进行探测。

ChIP-chip实验的第一步是应用特异性抗体获得足够量的所要研究的转录因子(如Myc),或者修饰组蛋白(H3-K4me3、H3-K36me3等),然后分离出它们所结合的DNA片段。与常规ChIP实验中在一个或数个PCR反应后用琼脂糖电泳鉴定所结合的DNA片段不同,ChIP-chip需要通过接头设计改变所获得的所有DNA片段,然后采用通用引物进行扩增,在扩增过程中引入荧光基团,如果比较两个不同基因组的差异,还可以引入两个不同颜色的荧光基团。完成PCR反应后再与DNA芯片杂交,根据信号强弱判断基因组中哪些DNA位点是免疫沉淀富集的位点。对照DNA可使用超声破碎后不加特异抗体直接保留下来的DNA或与特异抗体同物种的IgG免疫沉淀的DNA。如果采用单色杂交检测,则需要分别检测染色质免疫沉淀DNA与对照DNA芯片杂交的结果。

ChIP-chip获得的信息量主要取决于两方面,一是抗体的沉淀效率,二是所使用的芯片表面固定的探针数量和密度。最理想的用于ChIP的DNA芯片是能够覆盖全基因组,这样才不至于遗漏转录因子或修饰化组蛋白的结合序列。由于人的基因组过于复杂,目前的技术发展尚不足以在一个芯片上集中固定覆盖人类全基因组所有的探针。目前,已经有一些来自不同物种的专用于ChIP-chip的选择性芯片上市,如启动子芯片、CpG岛芯片等,也可以根据具体研究需要定制芯片。

二、染色质免疫共沉淀-序列分析技术

随着DNA序列分析技术的发展,测序的速度和成本都得到改善(见第二章)。第二代测序技术的测序通量远高于基于Sanger法的第一代

测序技术，但依然没有完全取代第一代测序技术。具有读长优势以及原始数据准确的Sanger法将用于小规模测序的缝隙市场，而第二代测序技术将用于大规模的测序项目。将ChIP方法与新的高通量测序技术相结合的ChIP-seq方法可以在全基因组范围内分析DNA的蛋白质结合位点，包括转录因子和修饰组蛋白等。

与芯片技术相比，ChIP-seq在基因组中的覆盖率、分辨率和成本等方面都具有优势。ChIP-seq的基本原理是读取ChIP富集序列的一端（tag），然后依靠生物信息学的数据，在基因组上寻找这些片段的位置。一个ChIP文库中可有百万个tag标签测序，形成一个代表全基因组与组蛋白修饰位点和转录因子结合位点的谱。也正是由于信息量大，ChIP-Seq的难点是测序后的数据分析，近来已经有各种数据处理软件可供使用，且今后一个时期，各种数据比较方法仍将是拓展这一技术的重要方面。

第五节 染色质三维结构分析技术

真核生物基因表达的调控很大程度上取决于转录因子的作用，传统的对于转录因子和DNA调控元件的研究都是线性的，而越来越多的研究发现，有很大一部分调控元件处在远离基因的区域，很难确定其目的基因。要正确理解这些调控元件的功能，必须考虑它们在细胞核中的三维构象。真核生物的基因组在细胞核内以染色质的形式存在，染色质是遗传信息和表观遗传信息的载体，其三维结构在DNA复制、DNA损伤修复、基因转录调控中扮演着重要的角色。本节我们主要介绍用于在三维层面研究基因表达调控的分析手段。

一、染色质构象捕获技术

2002年，染色质构象捕获（chromosome conformation capture，3C）技术的出现使人们对染色质三维空间上的相互作用的认知逐渐深入。3C技术是通过PCR等方法对DNA之间是否存在相互作用进行研究的应用。例如远程基因组元件增强子能通过染色质相互作用被带入其他区域，调控其邻近位置的基因转录。这为研究染色质的结构属性和空间分布，以及认识和评估基因表达调控、DNA复制、重组和修复均具有突破性的意义。

（一）3C的基本原理

3C技术的基本原理如图10-8所示。福尔马林瞬时固定细胞核染色质，用过量的限制性核酸内切酶切割染色质-蛋白质交联物，在DNA浓度极低而连接酶浓度极高的条件下用连接酶连接消化物，蛋白酶K消化交联物以释放出结合的蛋白质，用推测可能有互作的目的片段的引物进行普通PCR和定量PCR来确定是否存在相互作用。3C技术假定物理上互作的DNA片段连接频率最高，以基因座特异性PCR来检测基因组中DNA片段之间的物理接触，最终以PCR产物的丰度来确定是否存在相互作用。

（二）3C的主要实验流程

3C技术的基本实验流程包括化学交联、RE消化、连接、PCR反应等（实验流程10-11）。

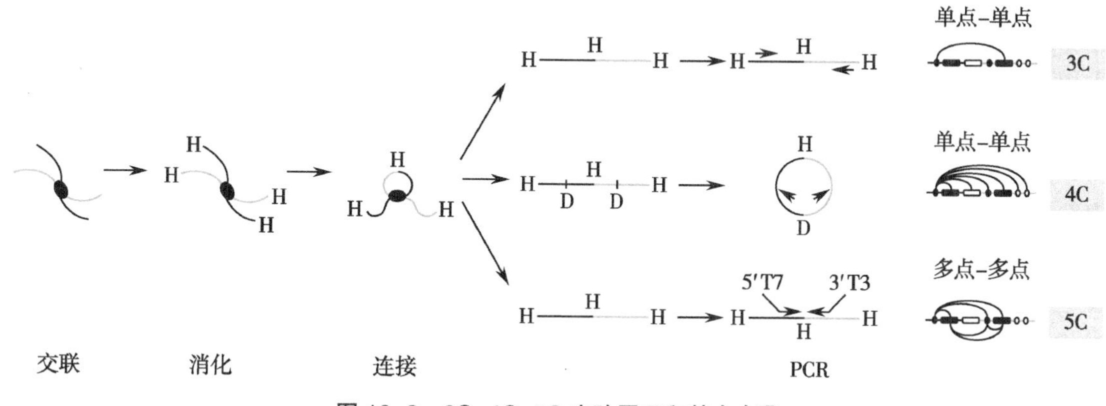

图10-8 3C、4C、5C实验原理和基本步骤

实验流程 10-11 染色质捕获技术

A. 甲醛交联 DNA 和蛋白质：收集细胞约 1×10^7，加入 37% 甲醛溶液至终浓度 1%，室温 10~30min。加入 1mol/L 甘氨酸至终浓度 0.125mol/L 终止交联反应。

B. 分离完整的细胞核：用预冷的含蛋白酶抑制剂（1mmol/L PMSF，1μg/ml aprotinin 和 1μg/ml pepstatin A）的 PBS 迅速洗细胞 2 次，收集细胞，每个样品加入 1.5ml 含有蛋白酶抑制剂（同上）的细胞裂解液（实验流程 10-1）。冰上放置 10~30min，4℃，4 000r/min 离心 5min，弃上清，收集细胞核。

C. RE 酶切：将上述步骤得到的细胞核用 0.5ml 2× 限制性核酸内切酶缓冲液重悬，同时加入适量的 SDS 至终浓度为 0.2%，在 37℃摇床中温育（200r/min）30min。加入 Triton X-100 至终浓度为 1%，继续在 37℃摇床中温育（200r/min）30min。加入 400U 酶，在 37℃摇床中温育（200r/min）过夜酶切。65℃ 20min 使酶失活。

D. 连接：将失活的酶切产物用 1×T4 连接酶缓冲液（含 1% Triton X-100）稀释 20 倍，在 37℃摇床中温育（200r/min）30min。加入 30U 连接酶，4℃过夜连接。

E. 加入 3μl 10mg/ml 蛋白酶 K，65℃孵育过夜，去除交联蛋白质。

F. 酚 / 氯仿抽提，异丙醇沉淀 DNA。分别用 70% 和无水乙醇洗涤 DNA，室温干燥，用 20μl 去离子水溶解 DNA，用于 PCR 反应。

1. 化学交联 甲醛（福尔马林）固定细胞核染色质，将细胞存在的 DNA- 蛋白质、蛋白质 - 蛋白质相互作用交联固定。即使这些相互作用的 DNA 序列本身可能距离很远，但是蛋白质 -DNA 和蛋白质 - 蛋白质的作用可将空间接近的序列片段聚拢在一起。换言之，如果染色质的两段 DNA 片段通过蛋白质连在一起，那么这个复合物可以在甲醛等交联剂作用下被保留。

2. RE 消化 分离细胞核，加入过量的限制性核酸内切酶，将未交联的 DNA 与交联的染色质分离。

3. 连接 在低浓度的 DNA 消化产物中加入高浓度的连接酶，从而保证相互结合的染色质或蛋白质所交联的 DNA 序列高效率连接。连接后加入蛋白酶 K 解交联，回收 DNA 片段。

4. PCR 反应 利用可能结合的目的片段设计引物进行半定量或定量 PCR，确定染色质间是否存在相互作用，还可进行序列分析确定其作用的序列。

二、3C 衍生技术

（一）环状染色质构象捕获技术

在 3C 技术中，实验者必须对可能结合的目的片段，即未知 DNA 片段的部分信息有所了解，才能设计引物进行 PCR，因此具有一定局限性。环状染色质构象捕获（circular chromosome conformation capture，4C）技术则避免了这点，可以找到多个与单一位点相互作用的 DNA 位点。

4C 技术的基本原理如图 10-8 所示。福尔马林瞬时固定细胞核内的染色质，用过量的限制性内切酶将染色质 - 蛋白质交联物酶切消化，在 DNA 浓度极低、连接酶浓度极高的条件下将消化物用连接酶连接，蛋白酶 K 消化交联物以释放蛋白质（与 3C 相同）。此时，已知 DNA 片段与未知 DNA 片段已经酶连成环状，使用已知 DNA 片段的特异引物进行反向 PCR，反向引物是为单个片段设计的，若在福尔马林固定细胞时这些 DNA 片段间存在蛋白质因子介导的物理接触，此时应有 PCR 产物，这样 PCR 就会将所有与锚连接在一起的碎片进行循环和捕获。

（二）3C 碳拷贝技术

3C 技术适用单点对单点的 DNA 结合分析，4C 技术适用于单点对多点的 DNA 结合分析，而 3C 碳拷贝（3C-carbon copy，5C）技术则采用了多路复用引物和下一代测序来确定在一个大的、预先确定的基因组区域内的许多相互作用，测定多点与多点的相互作用。5C 技术是基于 3C 的基本原理，结合连接介导的扩增（ligation-mediated amplification，LMA）来增加 3C 检测的通量。如图 10-8 所示，以 3C 酶切连接文库为模板，在 3C 引物端加上通用接头。例如在正向引物的 5′- 端加上 T7 接头，在反向引物的 3′- 端加上 T3 接头，若两个推测片段存在相互连接，由于连接酶介导的连接作用的性质，只有连接上的片段才有扩增。这样，利用通用引物T7、T3进行PCR，而后将产物进行高通量测序即可实现高通量的3C实验。

（三）ChIP-loop实验

ChIP-loop实验是基于3C技术发展起来的、研究候选蛋白质因子介导的与目的DNA片段互作的一种方法，常用的有ChIP-3C和ChIP-4C技术。ChIP-loop实验在细胞固定交联后用超声或酶切的方式使基因组断裂成小片段，继而用所研究蛋白质因子特异性的抗体进行免疫沉淀，回收和特定抗体结合的DNA-蛋白复合物，经连接、逆交联后采用PCR检测两个DNA片段是否具有相互作用。

（四）高通量染色体构象捕获技术

高通量染色体构象捕获（high-through chromosome conformation capture，Hi-C）技术是基于3C原理发展而来，主要实验流程为：用福尔马林交联细胞内与蛋白质相互作用的染色体，限制性酶切进行消化，再将缺口进行补平（dCTP进行生物素标记），连接酶进行连接，将样本进行超声破碎，随后用生物素亲和层析将片段沉淀，加上接头进行深度测序，对测序数据进行分析，结合生物信息分析方法，研究全基因组范围内整个染色质DNA在空间位置上的关系，获得高分辨率的染色质调控元件相互作用图谱。Hi-C可以与RNA-Seq、ChIP-Seq等数据进行联合分析，从基因调控网络和表观遗传网络来阐述生物体性状形成的相关机制。进行Hi-C实验的难点不在于对染色质构象的捕捉，而在于怎样对海量数据进行分析处理。由于实验中在DNA片段进行分子内连接时将连接末端标记了生物素，因而使得最后得到的文库特异性更强。

（五）ChIA-PET技术

ChIA-PET（chromatin immunoprecipitation using PET）技术是在ChIP-loop的基础上联合深度测序技术，在全基因组范围内检测由特定蛋白介导下发生相互作用的染色质片段。其部分实验流程与ChIP-loop实验相似，用目的蛋白特异性的抗体沉淀蛋白质-DNA复合物后，给酶切片段加上带有生物素标记的接头（此接头带有特殊的酶切位点），然后进行二次连接反应，再使用带有接头的酶进行酶切，所得产物再加上接头，进行深度测序。使用ChIA-PET可确定目标蛋白与DNA作用的位点，也可进一步确定目标蛋白可能调控的基因。

参考文献

1. Dekker J, Rippe K, Dekker M, et al. Capturing chromosome conformation. Science, 2002, 295(5558): 1306-1311.
2. Tian B, NowakDE, Jamaluddin M, et al. Identification of direct genomic targets downstream of the nuclear factor-kappaB transcription factor mediating tumor necrosis factor signaling. J Biol Chem, 2005, 280(17): 17435-17448.
3. Simonis M, Kooren J, de Laat W. An evaluation of 3C-based methods to capture DNA interactions. Nat Methods, 2007, 4(11): 895-901.
4. Johnson DS, Mortazavi A, Myers RM, et al. Genome-wide mapping of in vivo protein-DNA interactions. Science, 2007, 316: 1497-1502.
5. 肖正中，邬苏晓．DNA甲基化分析方法．生命的化学，2008，28：489-491.
6. 李敏俐，王薇，陆祖宏．ChIP技术及其在基因组水平上分析DNA与蛋白质相互作用．遗传，2010，32：219-228.
7. 翟侃，武治印，于典科．染色质构象捕获及其衍生技术．生物化学与生物物理进展，2010，37(9)：939-944.
8. Robert F, Weaver. 分子生物学．5版．郑用琏，译．北京：科学出版社，2013.

（陈园园）

第十一章　物质代谢与代谢物组学研究技术

物质代谢是细胞生命活动的基础。细胞的能量摄取以葡萄糖、脂类和氨基酸等为主，每种营养物质都有其特定的代谢通路，但彼此间又相互联系、相互转化。在这些代谢通路中，存在着控制代谢速度和代谢方向的关键代谢调控酶，决定着代谢产物的产生、代谢途径物流的方向和细胞的代谢模式。二十世纪二十年代，德国科学家 Otto Warburg 提出"肿瘤或快速增殖的细胞即使在氧供充足时依然选择糖酵解方式供能"，被称为 Warburg 效应。随着分子生物学的发展，现在人们已经认识到细胞的代谢重编程过程是导致这种效应的根本原因，在疾病发生发展过程中发挥着重要作用，也推动着代谢物组学研究的快速发展。细胞代谢模式与代谢物组学研究为疾病诊治提供了新的思路，成为当今医学和生命科学研究的热点之一，也促使人们开始重新认识代谢物组学的研究价值。通过测定细胞代谢过程中的关键酶活性、代谢产物含量、分析细胞氧耗、CO_2 等代谢途径的物流方向，可实时监测细胞或个体的代谢状态，并进一步明确与疾病的相关性。综合运用代谢物组学的研究策略可以筛选获得差异变化的代谢物（群），在全面认识细胞的代谢状态和模式的基础上，发现新的特征性代谢标记物，为疾病的诊断和治疗提供理论依据。本章既介绍了物质代谢重要产物的一般技术，如关键酶活性、代谢产物含量等代谢途径的物流方向分析，也涵盖了全面认识细胞代谢状态和模式的代谢物组学研究等相关技术。这些技术的总体框架和路线见图 11-1。

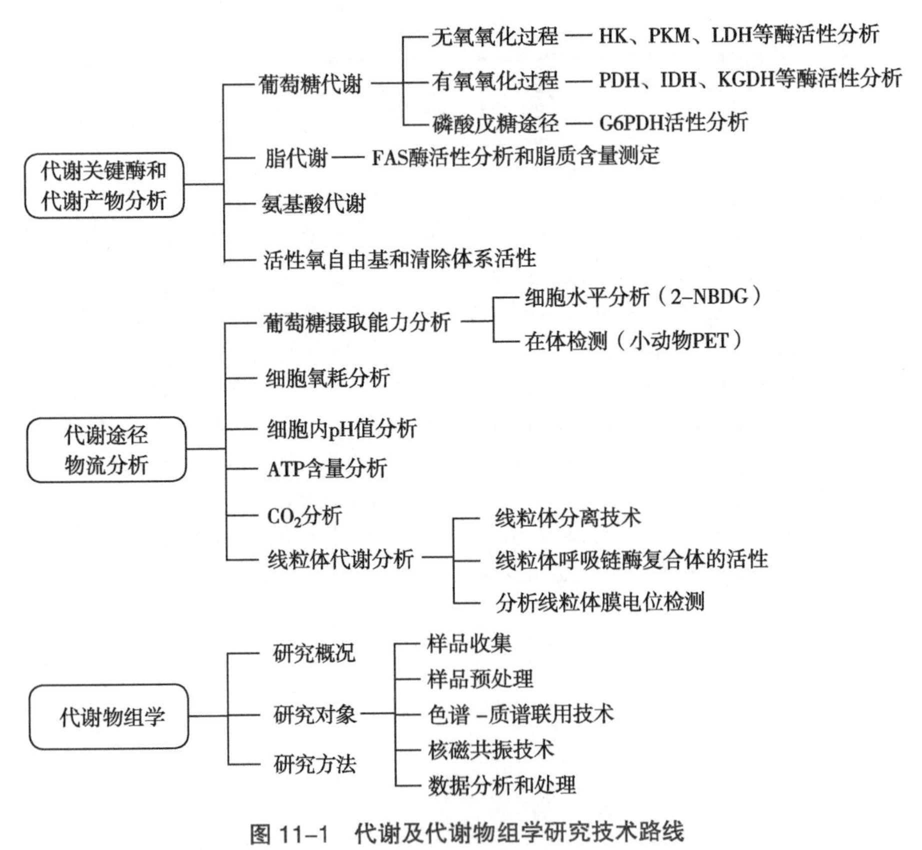

图 11-1　代谢及代谢物组学研究技术路线

第一节 代谢关键酶活性和代谢产物分析

葡萄糖、脂类和氨基酸等营养物质分别具有各自相对独立的细胞内代谢途径，经历多步骤、多环节的可控反应完成其代谢过程。细胞内关键酶的含量或活性是决定代谢方向的关键调控环节，可以反映出细胞的代谢状态和特征。对于酶的含量可以通过常规的RNA和蛋白质水平检测，分析关键酶的含量。而利用特定的酶促反应，可以分析酶的活性。同时，某些代谢中间产物可以在不同代谢通路间相互转换，其含量分析可反映出细胞的代谢流方向。本节将重点介绍葡萄糖、脂类、氨基酸代谢和细胞内自由基产生过程中的关键酶和关键产物分析等技术。

一、葡萄糖代谢关键酶活性和代谢产物分析

体内糖的主要形式是葡萄糖（glucose）和糖原（glycogen）。糖原是葡萄糖的多聚体，也是糖在体内的主要储存形式。体内葡萄糖的代谢途径主要有无氧氧化和有氧氧化过程，其次还有磷酸戊糖途径、糖原合成与糖原分解、糖异生等。其中，无氧氧化、有氧氧化和磷酸戊糖途径等在葡萄糖代谢过程中最为重要（图11-2）。在此，主要介绍这些代谢通路中的关键酶和代谢产物的分析方法。

（一）无氧氧化

葡萄糖经历糖酵解的10步代谢反应，生成丙酮酸。丙酮酸在无氧条件下，经乳酸脱氢酶催化生成乳酸；而在有氧条件下进入线粒体，经丙酮酸脱氢酶复合体催化，脱羧生成乙酰辅酶A，从而进入三羧酸循环代谢过程。在葡萄糖无氧氧化生成乳酸的代谢途径中，有4个重要的酶决定着反应速度和方向，即己糖激酶（hexokinase，HK）、磷酸果糖激酶-1（phosphofructokinase-1，PFK-1）、丙酮酸激酶（pyruvate kinase，PK）和乳酸脱氢酶（lactate dehydrogenase，LDH）。通过检测这些关键酶的活性以及它们的代谢产物含量（如葡糖-6-磷酸、果糖-1，6-二磷酸、丙酮酸和乳酸），可以分析细胞的代谢状态。这些酶的检测主要基于比色分析法，需要利用分光光度计或酶标仪进行分析。

1. 己糖激酶活性测定 葡萄糖进入细胞后进行代谢必须首先进行磷酸化修饰。己糖激酶（hexokinase，HK）是葡萄糖代谢过程中的第一个关键酶，催化葡萄糖转化为葡糖-6-磷酸。己糖激酶共有四种同工酶，目前的研究主要集中于己糖激酶Ⅰ和Ⅱ。葡糖-6-磷酸是糖酵解、磷酸戊糖途径、糖原合成和糖异生等多条代谢通路的交叉点，因此测定己糖激酶活性具有重要意义。

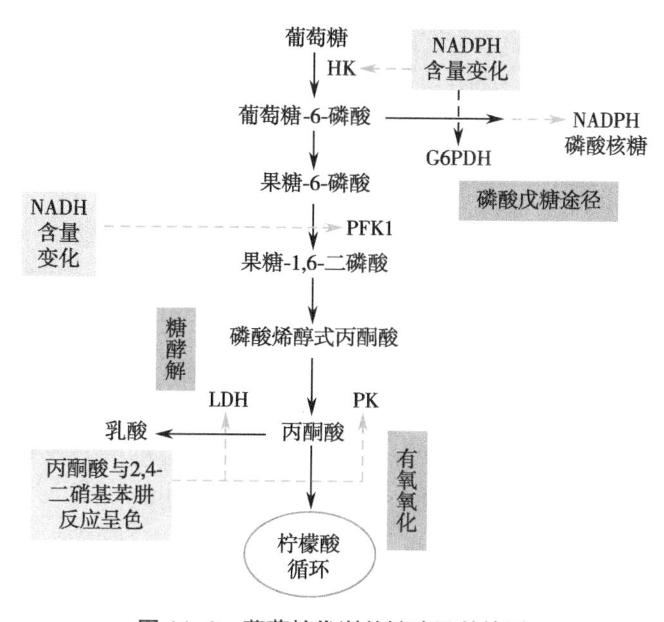

图11-2 葡萄糖代谢关键酶及其检测

测定原理：葡萄糖和ATP在己糖激酶的催化下，生成葡糖-6-磷酸和ADP；在葡糖-6-磷酸脱氢酶（glucose-6-phosphate dehydrogenase，G6PDH）的催化下，葡糖-6-磷酸和$NADP^+$生成6-磷酸葡萄糖酸内酯和NADPH。在$NADP^+$充足的条件下，NADPH的含量变化与葡糖-6-磷酸含量变化成正比，通过340nm下检测NADPH含量的变化，即吸光度的增加量，可反映出己糖激酶的活性。

样品制备：①对于细胞样品，需先收集细胞到离心管内，弃上清，按照每10^6个细胞加入200μl细胞裂解液的比例加入裂解液。充分匀浆裂解细胞，8 000g离心10min，取上清，置冰上待测；②组织样品可按每10mg组织加入100μl生理盐水的比例进行匀浆。8 000g 4℃离心10min，取上清，置冰上待测；③血清（浆）样品可直接进行检测。所有样品应避免反复冻融。

注意事项：①不同细胞、组织的己糖激酶活性差异较大，需进行预实验确定测量参数和样品稀释程度；②NADPH分析受温度影响较大，检测反应液的温度必须保持37℃恒温；③某些试剂需要低温保存，避免变性和失活。

2. 磷酸果糖激酶-1活性测定 磷酸果糖激酶-1（phosphofructokinase-1，PFK-1）催化果糖-6-磷酸和ATP转化为果糖-1，6二磷酸和ADP，是糖酵解过程中重要的限速酶。测定原理、样品制备及注意事项见表11-1。

3. 丙酮酸激酶活性测定 丙酮酸激酶（pyruvate kinase，PK）催化糖酵解过程中的第10步反应，促使磷酸烯醇式丙酮酸生成丙酮酸，是糖酵解过程中的主要限速酶之一。PK分为PKM1（pyruvate kinase M1）和PKM2（pyruvate kinase M2）两种亚型，其中PKM2在胚胎和肿瘤组织中高表达，其酶活性较PKM1低。测定原理、样品制备及注意事项见表11-1。

4. 乳酸脱氢酶活性测定 在氧供不足时，乳酸脱氢酶（lactate dehydrogenase，LDH）催化丙酮酸生成乳酸，并且伴随着NAD^+/NADH之间的转换。由于丙酮酸既可以进入三羧酸循环进行氧化磷酸化供能，也可以经LDH催化生成乳酸，使得丙酮酸成为两种不同代谢方式的中转枢纽。检测LDH的酶活性有助于评价葡萄糖的代谢方向。LDH有5种同工酶，即LDH1、LDH2、LDH3、LDH4和LDH5。人体心肌、肾、红细胞以LDH1和LDH2为主，肝和横纹肌以LDH4和LDH5为主，甲状腺、肾上腺等组织以LDH3为主。因此，LDH的含量和活性可以用于分析不同组织的代谢状态和疾病相关性。

测定原理：以NAD^+作为氢受体，乳酸脱氢酶能够催化乳酸脱氢生成丙酮酸，后续与丙酮酸激酶活性检测的原理相同。样品制备及注意事项见表11-1。

表11-1 重要葡萄糖代谢调控酶和代谢物的检测分析

名称		检测原理	样品制备及注意事项
无氧氧化	己糖激酶（HK）	己糖激酶催化葡萄糖生成葡糖-6-磷酸，进一步在葡糖-6-磷酸脱氢酶的催化下，生成葡糖-6-磷酸和NADPH。检测NADPH的含量变化可反映己糖激酶的活性	细胞和组织样品需进行裂解，8 000g离心10min后取上清检测；血清（浆）样品可直接检测。所有样品避免反复冻融 注意事项：①不同细胞、组织的酶活性差异较大，需进行预实验确定测量参数和样品稀释程度；②NADPH（NADH）分析受温度影响较大，检测反应液的温度必须保持37℃恒温；③检测样品和某些试剂需放置冰上，低温保存
	磷酸果糖激酶-1（PFK-1）	磷酸果糖激酶-1催化果糖-6-磷酸转化为果糖-1，6-二磷酸。进一步通过丙酮酸激酶和乳酸脱氢酶的作用，催化NADH转化为NAD^+。通过检测NADH的变化，定量分析磷酸果糖激酶-1的活性	
	丙酮酸激酶（PKM）	丙酮酸激酶催化磷酸烯醇丙酮酸（phosphoenol-pyruvate，PEP）转化成丙酮酸，丙酮酸与2，4-二硝基苯肼作用生成丙酮酸二硝基苯腙，后者在碱性溶液中显棕红色，颜色深浅与丙酮酸浓度成正比，由此计算丙酮酸激酶的活性	
	乳酸脱氢酶（LDH）	LDH能够催化乳酸脱氢生成丙酮酸，检测原理同丙酮酸激酶	

续表

名称		检测原理	样品制备及注意事项
无氧氧化	丙酮酸	同丙酮酸激酶的分析原理	样品准备同上,但检测前必须用三氯乙酸去除样品中的蛋白质
	乳酸	原理同乳酸脱氢酶的检测,反应完成后测定NADH的量,可计算乳酸的含量	样品准备同上,但检测前应首先去除乳酸脱氢酶等蛋白成分,减少对乳酸分析的影响
三羧酸循环	丙酮酸脱氢酶(PDH)	利用特定的丙酮酸脱氢酶抗体将PDH酶复合体吸附并固定于检测孔,然后加入反应底物辅酶A。PDH催化辅酶A生成乙酰辅酶A,释放出CO_2,并使NAD^+转换为NADH。NADH可进一步催化反应标记物呈现颜色反应(黄色),在450nm检测吸光值可计算PDH的酶活性	样品准备同上,但在样品准备过程中须加入特定的酶抑制剂,减少对PDH酶活性的影响
	柠檬酸合酶	柠檬酸合酶催化乙酰辅酶A和草酰乙酸反应,生成柠檬酸和带有硫醇基的辅酶A。而辅酶A可与二硫代二硝基苯甲酸(DTNB)反应生成有呈色反应的二硝基苯甲酸(TNB),吸光度值可反应柠檬酸合成酶的活性	同己糖激酶
	异柠檬酸脱氢酶(IDH)	异柠檬酸脱氢酶可将NAD^+和$NADP^+$还原为NADH和NADPH。分别加入NADH或NADPH的检测底物,测定NADH或NADPH的浓度,计算IDH酶活性	样品准备同上,样品内源性的NADH或NADPH会干扰检测结果,须设置合理的检测对照,降低检测背景
	α酮戊二酸脱氢酶(α-KGDH)	α-KGDH催化α-酮戊二酸、NAD^+和辅酶A生成琥珀酰辅酶A和NADH,NADH在340nm有特征吸收峰,以NADH的生成速率表示α-KGDH的酶活性	同己糖激酶
	乙酰辅酶A(Acetyl-CoA)	首先将游离的辅酶A淬灭,然后将样本内乙酰辅酶A转化成辅酶A。转化生成的辅酶A将被加成到NADH分子上,后者与荧光探针结合,产生荧光。根据荧光值,计算乙酰辅酶A的含量	检测前须彻底淬灭样品中游离的辅酶A
	异柠檬酸(Isocitrate)	异柠檬酸脱氢酶可催化异柠檬酸生成α-酮戊二酸,并发生脱氢反应,催化$NADP^+$还原成NADPH反应,在340nm下测定NADPH浓度的变化,可以计算出异柠檬酸的含量	同己糖激酶
	α-酮戊二酸(α-KG)	α-酮戊二酸经过加氨反应生成丙酮酸,后者能够与近无色的探针反应,使之显色,并激发出荧光。检测吸光值和荧光可计算α-酮戊二酸的含量	检测前须用过氯酸或氢氧化钾去除样品内源性的酶类等蛋白成分
磷酸戊糖途径	葡糖-6-磷酸脱氢酶(G6PDH)	G6PDH催化$NADP^+$还原生成NADPH,在340nm下测定NADPH的增加速率,可反映G6PDH的酶活性	同己糖激酶

5. 丙酮酸含量测定 丙酮酸是葡萄糖代谢过程中的重要中间产物之一。在无氧条件下，经乳酸脱氢酶催化生成乳酸。而在有氧状态下，丙酮酸脱羧生成乙酰 CoA，进入三羧酸循环完全氧化，并且实现了体内糖、脂肪和氨基酸间的互相转化。因此，丙酮酸是葡萄糖无氧分解和有氧氧化的交汇点。目前，对于血清、细胞和组织中的丙酮酸检测，主要基于丙酮酸可与 2，4- 二硝基苯肼反应，分析测定反应产物的吸光度。

测定原理：与丙酮酸激酶活性的检测原理相同，通过与已知丙酮酸标准曲线进行比较分析，可计算获得样品中丙酮酸的含量。

样品制备及注意事项：细胞、组织裂解过程同上述操作，见表 11-1。正式检测前，样品必须要进行三氯乙酸去除蛋白质，主要是样品中的乳酸脱氢酶会催化丙酮酸生成乳酸，影响结果分析。每组结果之间要进行细胞数目或总蛋白含量的标准化分析，如 1mg 总蛋白样品或 10^6 个细胞中的丙酮酸含量比较。

6. 乳酸含量测定 乳酸是葡萄糖无氧氧化的终末产物，体内乳酸主要来源于骨骼肌、脑和红细胞等，血液中乳酸浓度与这些组织产生乳酸的速率以及肝脏对乳酸的清除转化能力有关，约 65% 乳酸由肝脏利用进行乳酸循环。乳酸合成过多会导致细胞和组织呈现酸性环境。乳酸可以分为 L 型乳酸和 D 型乳酸两种异构体，人体细胞和血液中的乳酸主要以 L 型乳酸为主。乳酸含量的检测可反映组织和细胞中乳酸脱氢酶的活性。

测定原理：乳酸脱氢酶可以催化乳酸生成丙酮酸，在 NAD^+ 存在下，LDH 催化乳酸氧化成丙酮酸，并生成 NADH。加入硫酸肼捕获产物丙酮酸，并促进反应完成。反应完成后生成的 NADH 与乳酸为等摩尔，在 340nm 波长处测定 NADH 的量，可计算乳酸的含量。也可以利用酚嗪二甲酯硫酸盐（PMS）将 NADH 的氢传递给氯化硝基四氮唑蓝（NBT），使其还原成紫色甲臜。由于甲臜在 570nm 波长的吸光度与乳酸含量呈线性关系，通过测定甲臜的吸光度分析乳酸的含量。

样品制备及注意事项：细胞、组织裂解过程同上述操作。由于细胞培养液中含有大量蛋白质，应首先去除蛋白成分，特别是要去除乳酸脱氢酶，减少对乳酸分析的影响。

（二）有氧氧化

在有氧条件下，葡萄糖氧化分解生成 CO_2 和水的过程称为有氧氧化（aerobic oxidation）。葡萄糖有氧氧化过程分为三个阶段：第一阶段为糖酵解途径，1 分子葡萄糖转变成 2 分子丙酮酸，在细胞质中进行；第二阶段为丙酮酸进入线粒体，经丙酮酸脱氢酶复合体催化，脱羧基转化成乙酰辅酶 A；第三阶段为三羧酸循环和氧化磷酸化过程。有氧氧化是生物机体获取能量的主要方式。三羧酸循环的起始物乙酰辅酶 A，不仅是葡萄糖的氧化分解产物，也可来自于甘油、脂肪酸和某些氨基酸代谢。因此，三羧酸循环是糖、脂肪和蛋白质三种主要有机物在体内彻底氧化的共同代谢途径。其中，丙酮酸脱氢酶复合体、柠檬酸合酶、异柠檬酸脱氢酶和 α- 酮戊二酸脱氢酶复合体是三羧酸循环过程的限速酶（图 11-3）。我们将主要介绍这四种酶的活性检测及其重要代谢物的测定分析。

1. 丙酮酸脱氢酶活性测定 丙酮酸脱氢酶（pyruvate dehydrogenase，PDH）复合体定位于细胞线粒体，由丙酮酸脱氢酶（E1）、二氢硫辛酸乙酰转移酶（E2）、二氢硫辛酸脱氢酶（E3）、丙酮酸脱氢酶激酶、丙酮酸脱氢酶磷酸酶、功能未知的蛋白 X 和一些辅助因子等共同构成。其中丙酮酸脱氢酶的功能最为重要，催化丙酮酸脱羧生成乙酰辅酶 A。丙酮酸脱氢酶的活性可以评价细胞进入三羧酸循环代谢的能力。测定原理见表 11-1。

样品制备及注意事项：细胞、组织和血（清）浆样品经裂解后可以进行丙酮酸脱氢酶活性分析。但是由于 PDH 的酶活性受到 PDH 激酶（抑制酶活性）和 PDH 磷酸酶（激活酶活性）的反向调控，在样品准备过程中必须加入特定的酶抑制剂，减少对 PDH 酶活性的影响。

2. 柠檬酸合酶活性测定 柠檬酸合酶（citrate synthase）在三羧酸循环第一步反应中，催化乙酰辅酶 A 与草酰乙酸结合，生成柠檬酸。其中，乙酰辅酶 A 和草酰乙酸是柠檬酸合酶的激活剂，而 NADH、琥珀酰辅酶 A 是柠檬酸合酶的抑制剂。样品制备同前，应避免样品反复冻融，测定原理见表 11-1。

3. 异柠檬酸脱氢酶活性测定 异柠檬酸脱氢酶（isocitrate dehydrogenase，IDH）催化异柠

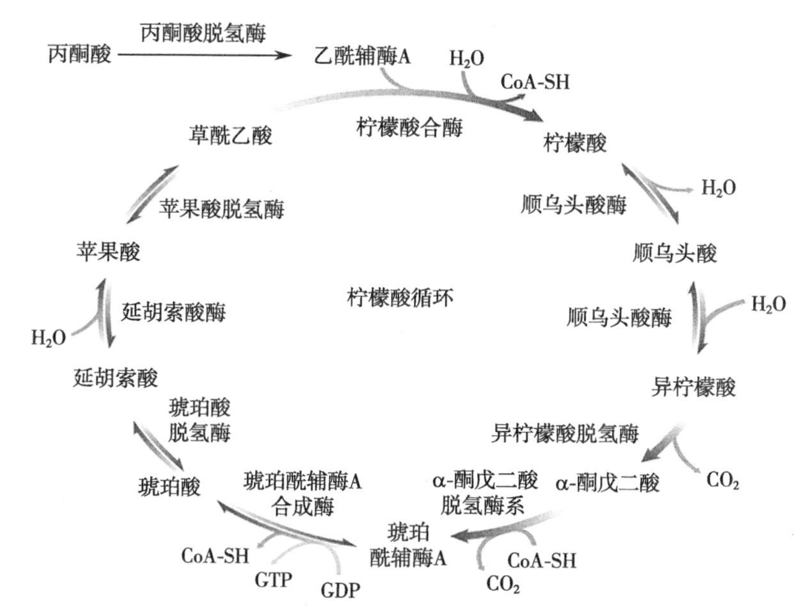

关键酶	检测原理
PDH	NADH含量变化
柠檬酸合酶	产物辅酶A与二硫代二硝基苯甲酸呈色
IDH	NADPH或NADH含量变化
α-KGDH	NADH含量变化

图 11-3 柠檬酸代谢关键酶及其检测

檬酸（isocitrate）氧化脱氢生成中间产物草酰琥珀酸（oxalosuccinate），然后进一步氧化脱羧生成α-酮戊二酸（α-ketoglutarate，α-KG），同时生成NADPH。该酶大量存在于肝脏、心肌、骨骼肌和肾脏等组织中，其活性高低反映出细胞的生物合成和抗氧化能力。细胞中存在着两种类型的IDH，其中线粒体中的IDH以NAD^+为辅酶，而胞质中的IDH则主要以$NADP^+$为辅酶。IDH酶活性的检测主要评价其催化生成还原性NADPH或NADH的能力。测定原理见表11-1。

样品制备：①取50mg组织或10^6个细胞加入200μl裂解液，13 000g离心10min去除不溶性沉淀；②10~50μl血清可直接检测；③必须将每孔的检测体积调整至50μl进行检测。

注意事项：①建议同一样品设置不同的浓度梯度进行检测；②样品内源性的NADH或NADPH会干扰检测结果，必须设置合理的检测对照，降低检测背景。

4. α酮戊二酸脱氢酶活性测定 α-酮戊二酸脱氢酶（ketoglutarate dehydrogenase，α-KGDH）复合体由三个酶（α-酮戊二酸脱氢酶、琥珀酰基转移酶、二氢硫辛酸脱氢酶）和五个辅助因子（TPP、硫辛酸、HSCoA、NAD^+、FAD）组成。其中α-酮戊二酸脱氢酶催化α-酮戊二酸氧化脱羧生成琥珀酰辅酶A，是三羧酸循环的关键调控酶之一。测定原理、样品制备及注意事项见表11-1。

5. 乙酰辅酶A含量分析 乙酰辅酶A（acetyl-CoA）是机体物质代谢的重要中间代谢产物，是体内能量代谢的一个枢纽。丙酮酸氧化脱羧和脂肪酸的β-氧化均可以生成乙酰辅酶A。同时，它是脂肪酸、胆固醇合成和酮体生成的重要碳源。糖、脂肪、蛋白质三大营养物质彻底氧化后殊途同归，均可以生成乙酰辅酶A，进入三羧酸循环。通过乙酰辅酶A汇聚成一条共同的代谢通路，即三羧酸循环和氧化磷酸化，并最终彻底氧化生成CO_2和水，释放能量用以ATP的合成。测定原理见表11-1。样品制备同前；应彻底淬灭样品中游离的辅酶A，合理控制样品浓度，不超出检测的灵敏度范围。

6. 异柠檬酸含量分析 异柠檬酸（isocitrate）是三羧酸循环中柠檬酸和α-酮戊二酸的中间分子，异柠檬酸被异柠檬酸脱氢酶氧化形成α-酮戊二酸，同时生成NAD（P）H。测定原理、样品制备及注意事项见表11-1。

7. α-酮戊二酸含量分析 α-酮戊二酸（α-ketoglutarate，α-KG）是三羧酸循环中的一个关键中间代谢物，异柠檬酸经过α-酮戊二酸向琥珀酰辅酶A转化。谷氨酸的转氨基作用也可以产生α-酮戊二酸，可以补充α-酮戊二酸的含量。α-酮戊二酸的含量分析是一种重要的代谢障碍检测指标。样品制备和测定原理见表11-1。

注意事项：①样品内源性的酶类会干扰检测结果，检测前须利用过氯酸或氢氧化钾去除蛋白成分；②设置合理的检测对照，降低检测背景，同一样品设置不同的浓度梯度进行检测。

（三）磷酸戊糖途径

磷酸戊糖途径（pentose phosphate pathway）是葡萄糖分解的一种方式，可以产生还原性的NADPH，并合成磷酸核糖，为核酸代谢做物质准备。葡糖-6-磷酸脱氢酶（G6PDH）是磷酸戊糖途径的关键酶，催化葡糖-6-磷酸氧化为6-磷酸葡糖酸内酯，同时将$NADP^+$还原为NADPH，用于脂肪酸、胆固醇等生物合成，并维持细胞内的还原状态。因此，G6PDH的活性高低在一定程度上反映出生物体的生物合成和抗氧化能力。测定原理见表11-1。样品制备及注意事项同己糖激酶活性的分析过程。

二、脂肪代谢产物分析

脂肪代谢是机体能量供应的重要来源，脂质的合成与分解失衡引发脂质代谢紊乱。脂肪酸合成增多，氧化分解降低，会导致细胞内脂质积累。脂肪细胞的积累是肥胖病的基础，也是糖尿病、动脉粥样硬化、肿瘤和心血管疾病等多种疾病发生的重要危险因素。

1. 脂肪酸合成酶活性测定　脂肪酸合成酶（fatty acid synthase，FAS）催化乙酰辅酶A和丙二酰辅酶A合成长链脂肪酸，是脂肪酸合成的关键酶。FAS普遍表达于各种组织细胞中，在哺乳动物肝、肾、脑和乳腺以及脂肪组织中表达丰富。FAS在正常组织中的表达处于较低水平，而在恶性肿瘤细胞中的表达异常增高。FAS的过度表达与恶性肿瘤的发生、发展和侵袭密切相关。

测定原理：乙酰辅酶A和丙二酰辅酶A在脂肪酸合酶的催化下消耗NADPH，生成长链脂肪酸；NADPH的减少量与FAS的活性和含量成正比，通过340nm下检测NADPH含量的变化，即吸光度的减少量可反映出FAS的活性。样品制备及注意事项同己糖激酶检测。

2. 脂质含量检测　脂质是脂肪和类脂的总称，包括甘油三酯、固醇、磷脂和糖脂等。组织和细胞中的脂质含量可以反映脂肪酸的合成与分解水平，是评价脂肪酸代谢状态的重要指标。

测定原理：脂溶性染料能溶于组织和细胞中的脂类，它在脂类中的溶解度比在溶剂中大。当组织切片置入染液时，由于染料易溶于组织内的脂质（如脂滴）中，因而使组织内的脂滴呈橘红色。油红O属于偶氮染料，是很强的脂溶剂和染脂剂，与甘油三酯结合呈小脂滴状。具体操作见实验流程11-1。

实验流程11-1　油红O染色

组织样品：将冰冻切片（厚度为4~8μm）常温干燥15~20min，4%甲醛固定5~10min，双蒸水漂洗，60%异丙醇脱水2min。油红O储存液（0.5%溶于异丙醇中）用双蒸水按3∶2稀释后过滤，常温避光孵育20~30min，60%异丙醇漂洗2~3次，双蒸水洗，苏木素复染1~1.5min，50%甘油封片。

细胞样品：细胞爬片后，4%多聚甲醛固定，双蒸水漂洗2~3次，60%异丙醇脱水2min，油红O储存液（0.5%溶于异丙醇中）用双蒸水按3∶2稀释后过滤，常温避光孵育20~30min，60%异丙醇漂洗2~3次，双蒸水洗，苏木素复染1~1.5min，50%甘油封片。

注意事项：①封闭显示脂肪的切片时，切片不宜太干，否则易产生气泡；②脂肪为有机溶剂，组织一般采用冰冻切片，并且切片不宜太薄；③苏木素复染时间不能过长，否则容易出现假阳性。

三、氨基酸代谢重要酶活性和代谢氨基酸含量分析

食物中的蛋白降解为氨基酸后才能被机体利用，体内蛋白质也要先分解为氨基酸才能继续氧化分解或转化。蛋白质水解生成的氨基酸在体内的代谢包括两个方面：一方面主要用以合成机体自身所特有的蛋白质、多肽及其他含氮物质；另一方面可通过脱氨作用、转氨作用、联合脱氨或脱羧作用，分解成α-酮酸、胺类及CO_2。氨基酸分解所生成的α-酮酸可以转变成糖、脂类或作为某些非必需氨基酸合成的原料，也可以经过三羧酸循环氧化生成CO_2和水，并放出能量。

1. 谷氨酰胺酶活性分析 谷氨酰胺酶(glutaminase, GLS)催化谷氨酰胺水解成谷氨酸和氨,在氮素代谢中具有重要调控作用,尤其是调节游离氨含量和尿素代谢。

测定原理:GLS催化谷氨酰胺水解成L-谷氨酸和氨,利用奈氏试剂检测氨增加的速率,即可计算其酶活性。采用碘化汞钾的碱性溶液(即奈氏试剂)与氨氮反应生成棕色的络合物,在420nm波长处,其吸光度与氨氮含量在低于1.75mg/L(N)浓度范围内成正比。样品制备及注意事项同其他检测。

2. 谷丙转氨酶活性分析 谷丙转氨酶(glutamic-pyruvic transaminase, GPT)催化氨基酸和酮酸发生转氨基反应,在氨基酸代谢中具有重要作用。哺乳动物肝细胞中GPT酶活性很高,当肝细胞坏死,GPT被释放到血液,血清GPT活性显著增高。因此,GPT被世界卫生组织推荐为肝功能损害最敏感的检测指标。

测定原理:GPT催化丙氨酸和α-酮戊二酸发生转氨基反应,生成丙酮酸和谷氨酸;加入2,4-二硝基苯肼溶液,不仅可以终止上述反应,而且可以与酮酸中的羰基加成,生成丙酮酸苯腙;苯腙在碱性条件下呈红棕色,可以在505nm读取吸光值并计算酶活力。样品制备及注意事项同其他检测。

3. 谷氨酰胺含量测定 谷氨酰胺(glutamine, GLN)是非必需氨基酸,机体许多组织含有GLN合成酶,此酶能合成GLN,但在剧烈运动、创伤、感染等应激和高分解状态下,机体对GLN的需要量大大超过了机体合成GLN的能力。机体合成的GLN量不足,导致蛋白质合成减少,小肠黏膜萎缩等现象。因而GLN被称为条件必需氨基酸。

测定原理:谷氨酰胺在谷氨酰胺合成酶的作用下生成谷氨酸和NH_3,通过检测NH_3的含量来计算谷氨酰胺的量。样品制备及注意事项同其他检测。

4. 谷氨酸含量分析 虽然谷氨酸不是人体必需的氨基酸,但它可参与碳氮营养与机体代谢,有较高的营养价值。谷氨酸被人体吸收后,易与血氨形成谷氨酰胺,解除代谢过程中氨的毒害作用,因而能预防和治疗肝昏迷,保护肝脏。谷氨酸作为神经中枢及大脑皮质的主要能量来源,对于研究神经系统功能具有重要意义。

测定原理:在NAD^+存在下,转氨酶和谷氨酸脱氢酶催化谷氨酸生成α-酮戊二酸、NADH和NH_4,检测NADH的含量反映谷氨酸的含量。

样品制备及注意事项:样品制备同前,细胞内谷氨酸的含量与细胞自身的酶含量以及培养基中谷氨酰胺含量相关,如果检测结果偏低,需要增加样品浓度进行检测。

四、活性氧和清除体系活性分析

活性氧(reactive oxygen species, ROS)是机体氧化反应过程中产生的一类氧的单电子还原产物,包括超氧阴离子(O_2·-)、过氧化氢(H_2O_2)、羟基自由基(OH·)以及NO等。ROS具有强氧化性,通过氧化作用导致DNA、蛋白质、脂膜等结构破坏。过量的ROS可导致机体的细胞和组织功能受损,与退行性疾病、心血管疾病、肿瘤发生等密切相关。细胞内源性的ROS清除系统,如谷胱甘肽、超氧化物歧化酶(SOD)和过氧化氢酶等,有助于清除体内的ROS,降低ROS对细胞的危害。

1. 活性氧水平分析 在真核细胞有氧呼吸过程中,一小部分氧不能被完全还原,而生成ROS。细胞内存在着抗氧化酶体系,及时清除代谢过程中不断产生的ROS,使得细胞内ROS处于一个相对稳定的水平。过量的ROS可导致细胞膜、线粒体膜脂质过氧化而致其结构、功能受损,激活细胞色素C和凋亡信号从而诱导细胞凋亡。ROS在多种生理和病理过程中扮演着重要角色,与器官损害、肿瘤发生密切相关。

测定原理:利用荧光探针DCFH-DA(2′,7′-二氯二氢荧光素二乙酸酯)进行ROS水平的检测。DA自身没有荧光,可以自由穿透细胞膜,被细胞内的酯酶水解生成DCFH。但DCFH不能通透细胞膜,进一步被细胞内的ROS氧化成有具有绿色荧光的DCF,其荧光强度可反映细胞内的ROS水平。具体操作见实验流程11-2。

2. 谷胱甘肽含量测定 谷胱甘肽(glutathione, GSH)是由谷氨酸、半胱氨酸和甘氨酸结合而成的三肽,半胱氨酸上的巯基为其活性基团。谷胱甘肽具有重要的抗氧化作用和整合解毒功能,参

实验流程 11-2 DCFH-DA 探针装载和细胞活性氧分析

A. 利用 DCFH-DA 探针检测细胞活性氧水平时，根据不同的细胞状态及处理条件，可以分别进行细胞原位装载探针和收集细胞后装载探针。通常对于刺激时间较短（2h 以内）的细胞样品，先装载探针，后用活性氧阳性对照或自己感兴趣的药物刺激细胞。而对于刺激时间较长（6h 以上）的细胞样品，通常先用活性氧阳性对照或药物刺激细胞，后装载探针。

B. 原位装载探针：仅适用于贴壁培养细胞。用无血清培养液按 1∶1 000 稀释 DCFH-DA 探针至终浓度为 10μmol/L。去除细胞培养液，加入适当体积稀释的 DCFH-DA。加入的体积以能充分覆盖细胞为宜，通常对于 6 孔板加入的 DCFH-DA 稀释工作液不少于 1ml/ 孔。37℃细胞培养箱内孵育 20min。用无血清细胞培养液洗涤细胞三次，以充分去除未进入细胞内的 DCFH-DA。

C. 收集细胞后装载探针：DCFH-DA 探针稀释浓度同上，同时稀释细胞浓度至（10^6~10^7）个细胞 /ml。细胞收集后重悬于 DCFH-DA 稀释工作液中，每隔 3~5min 颠倒混匀一下，使探针和细胞充分接触，37℃细胞培养箱内孵育 20min。孵育结束后用无血清细胞培养液洗涤细胞三次，充分去除未进入细胞的 DCFH-DA 游离探针。

D. 荧光探针分析：探针装载后可利用荧光多功能酶标仪、荧光显微镜或者流式细胞仪对细胞内的荧光进行量化分析。

注意事项：①可把细胞等分成若干组后进行探针装载，利用活性氧阳性对照或自己感兴趣的药物刺激细胞，通常活性氧阳性对照在刺激细胞 20~30min 后可以显著提高活性氧水平；②探针装载后，一定要充分漂洗残余未进入细胞内的探针，否则会导致背景较高。探针装载完毕并漂洗残余探针后，可以进行激发波长和发射波长的扫描，以确认探针的装载情况是否良好。

与生物转化作用，从而把机体内的有害毒物转化为无害物质，排出体外。谷胱甘肽分为还原型（GSH）和氧化型（GSSG）两种形式，谷胱甘肽还原酶催化两种类型 GSH 之间的相互转变。在生理条件下以还原型谷胱甘肽为主。

实验原理：通过谷胱甘肽还原酶把 GSSG 还原成 GSH，而 GSH 可以和底物 DTNB 反应产生黄色的 TNB 和 GSSG。将两个反应合并起来后，总谷胱甘肽（GSSG+GSH）就相当于一个颜色产生的限速因素，总谷胱甘肽的量就决定了 TNB 的产生量。清除样品中的 GSH，然后利用上述反应原理就可以测定出 GSSG 的含量。用总谷胱甘肽（GSSG+GSH）的量扣除 GSSG 的含量，就可以计算出 GSH 的含量。

样品制备及注意事项：所有氧化剂或还原剂都会干扰 GSH 的氧化还原反应过程，样品处理时要尽量避免 DTT、巯基乙醇等含有巯基的试剂。

第二节 代谢途径物流分析

细胞的能量主要来源于葡萄糖、脂肪和蛋白质等三大能量代谢物质，它们有各自相对独立的代谢途径，但相互之间又相互联系、相互转化。三大能量代谢物质都可以转化为乙酰辅酶 A，进入三羧酸循环彻底氧化，生成 ATP，并释放出 CO_2。本节将主要介绍细胞的葡萄糖摄取能力、氧耗、ATP 含量、细胞内 pH 值和 CO_2 含量分析，以及与能量代谢密切相关的线粒体代谢状态分析等。

一、葡萄糖摄取能力分析及意义

人体的所有组织细胞都可以利用葡萄糖，其中 50%~70% 的能量由糖代谢提供。葡萄糖分别通过糖酵解和有氧氧化两种途径转换为 ATP，为机体供能；并通过分解代谢途径为脂肪酸、核酸以及氨基酸的合成提供基本的原材料。因此，葡萄糖摄取能力对细胞的能量代谢至关重要。

1. 细胞水平的葡萄糖摄取能力分析 2-NBDG 是葡萄糖的结构类似物，其 2′位置的氧原子被一个荧光基团所取代。2-NBDG 与葡萄糖都可以通过细胞膜上的葡萄糖转运蛋白（glucose transporter，GLUT）的转运而进入细胞。2-NBGD 受到蓝光激发时，可发射出波长为 542nm 左右的黄绿色荧光，并被流式细胞仪等相应检测通道所接收，并测量其荧光强度。检测细胞内2-NBDG的含量用于分析细胞的葡萄糖摄取能力。

细胞样品制备：在6孔板中接种对数生长期的细胞，以 5×10^5 个/孔，设3个复孔，37℃，5% CO_2 培养箱过夜，弃去废液，PBS洗两遍后更换无血清无糖培养液，继续培养1~2h。弃去培养液，PBS洗两遍，加入含有2-NBDG（50μmol/l）的无血清无糖培养液继续培养40min，弃去培养液，PBS洗两遍。胰酶消化收集细胞，进行流式细胞仪检测。

注意事项：①不同细胞摄取2-NBDG的浓度和时间不同，需要通过预实验优化条件；②2-NBDG在细胞内的代谢时间约为1h，因此加入2-NBDG后应在1h内完成检测；③收集的细胞样品应该保存于冰上，避免2-NBDG的降解。

2. 葡萄糖摄取能力的在体检测 恶性肿瘤细胞生长迅速，需要大量的葡萄糖。多数肿瘤组织的葡萄糖摄取能力较正常组织明显旺盛。临床上，利用 ^{18}F-脱氧葡萄糖（FDG）的正电子发射断层扫描技术（positron emission tomography，PET）在肿瘤的早期诊断和转移灶甄别等方面已得到广泛应用。目前，为动物实验也特别设计了小动物PET（microPET或animal PET）。小动物PET是进行动物模型研究的强有力工具，可在同一只动物身上进行连续的纵向研究，有利于在动物水平实现对葡萄糖摄取能力的动态分析。我们以荷瘤小鼠为例，介绍利用小动物PET技术在体分析葡萄糖的摄取能力。

动物准备及PET分析：取4~6周龄裸鼠制备荷瘤鼠模型，自成瘤之日起，用游标卡尺测量肿瘤最大径（a）和横径（b），按瘤体积 $V=ab^2/2$ 计算体积。待瘤体最大径长至8mm左右、体积在250mm^{3}左右时，进行PET-CT显像检测。检测前夜小鼠禁食6~8h。检测时，小鼠麻醉后仰卧固定，每只经尾静脉注射100μl 7.4 MBq ^{18}F-FDG，1h后进行PET显像检测，并对比分析不同组别之间的葡萄糖摄取能力差异。

注意事项：由于膀胱的充盈会影响检测的准确性，接种肿瘤的位置最好远离膀胱。

二、细胞氧耗分析

细胞通过葡萄糖代谢过程消耗氧气产生 CO_2 和水，为机体提供能量。在氧浓度不足时，葡萄糖经无氧氧化途径分解为乳酸；在氧供充足时，葡萄糖进入三羧酸循环代谢，所释放的还原当量进入氧化呼吸链彻底氧化。因此，葡萄糖的不同代谢途径所消耗的氧气存在较大差异。此外，细胞氧耗水平也与炎症、肿瘤和病毒感染等密切相关。目前，细胞氧耗能力主要通过细胞能量代谢分析仪进行检测。通过特殊的细胞培养微孔板设计，在测量时形成的约2μl微环境中，利用无创的专利光学传感器同步地实时探测溶解氧（OCR），从而快速分析细胞内两大能量转换途径（线粒体的有氧氧化和糖酵解）的能量代谢状态。

检测流程：将细胞以 1×10^4~5×10^4 个/孔的密度接种于检测板中，37℃，5% CO_2 培养过夜；更换为无血清、无酚红的检测培养基进行检测。

注意事项：不同细胞的最佳氧耗值差异较大，建议进行梯度实验，选择合适的细胞密度；检测培养基最好新鲜配制，并对pH值进行精确校对。

三、细胞内pH值分析

细胞内的氢离子浓度（pH值）对于维持细胞的正常功能具有重要作用。细胞膜的质子泵、钠氢交换体和碳酸氢盐转运体家族等都对细胞内的pH值有严格的调控作用。在严重缺氧时，糖酵解代谢产物积累会促进细胞的胞质酸化。与正常细胞不同，肿瘤细胞主要以无氧氧化途径供能，产生乳酸等酸性代谢产物，使得肿瘤组织微环境的组织液pH值降低。

测定原理：BCECF-AM是一种可以穿透细胞膜、用于检测细胞内pH值的荧光染料。BCECF-AM不产生荧光，但进入细胞后可以被细胞内的酯酶剪切形成BCECF，从而被滞留在细胞内。在适当的pH值条件下，BCECF可以被激发形成绿色荧光。

细胞样品准备：①对于细胞样品，需先收集细胞到离心管内，弃上清，用HEPES制备细胞悬液，细胞浓度为 4×10^7 个/ml；②将1mmol/L的BCECF-AM/DMSO溶液加入细胞悬液中（细胞悬液的1/300体积），BCECF-AM的终浓度为3μmol/L；③在37℃培养30min；用HEPES缓冲液漂洗细胞3次，制成 3×10^6 个/ml的细胞悬液。使用荧光显微镜或激光共聚焦显微镜检测细胞的荧光强度。

注意事项：HEPES液使用前注意检测pH值。荧光染料均存在淬灭问题，请尽量注意避光，以减缓荧光淬灭。

四、ATP含量分析

ATP在细胞的能量代谢过程中处于核心地位，在细胞的各种生理、病理过程中发挥着重要作用。细胞在凋亡、坏死状态时，ATP水平下降；而在葡萄糖刺激、能量代谢旺盛时，细胞内的ATP水平增加。细胞可通过底物水平磷酸化和氧化磷酸化两种方式合成ATP，但主要依赖于线粒体内膜中的氧化磷酸化体系合成ATP。因此，ATP水平的下降表示线粒体的功能受损或下降。

检测原理：萤火虫荧光素酶（firefly luciferase）催化荧光素产生荧光时，需要ATP提供能量。当萤火虫荧光素酶和荧光素都过量时，在一定的浓度范围内荧光的产生和ATP的浓度成正比，可实现高灵敏地检测溶液中的ATP浓度。

样品制备：同其他检测，样品须置于冰上。

注意事项：ATP在室温下不稳定，尽量在冰上操作；荧光素酶信号淬灭较快，检测时建议使用高通量手段进行检测。

五、CO_2分析

细胞内的CO_2主要通过有氧氧化和磷酸戊糖途径产生。正常细胞中，只有很小一部分葡萄糖进入磷酸戊糖途径用以合成磷酸核糖和NADPH，并伴有少量CO_2的产生；细胞内大部分的CO_2，则是来源于氧化磷酸化途径彻底分解葡萄糖而产生的。此外，氨基酸在氨基酸脱羧酶催化下进行脱羧作用，生成少量的CO_2。少部分CO_2可溶解于血液中，能与水生成H_2CO_3，而H_2CO_3解离出HCO_3^-，与阳性离子结合形成碳酸氢盐。除了血液中，肾小管和集合管细胞中含有碳酸酐酶，催化CO_2和H_2O结合生成H_2CO_3，后者可以快速的解离出H^+和HCO_3^-，以此快速的调节肾小管周围的pH值。因此细胞或组织液中CO_2分压的改变与细胞外pH值的改变密切相关，并提示细胞的代谢、凋亡以及细胞膜转运体的状态。

检测原理：细胞内的CO_2可以通过细胞膜弥散至周围组织或培养液中，细胞能量代谢分析仪等仪器通过探针记录细胞培养液5μl微环境中的CO_2含量变化。

样品制备及注意事项：同氧耗检测。

六、线粒体代谢分析

线粒体（mitochondria）是真核细胞中产生能量的核心细胞器，被誉为细胞的“能量工厂”。三羧酸循环、脂肪酸氧化、氧化呼吸链（电子传递链和氧化磷酸化系统）等多种代谢过程均发生在细胞线粒体。除此，线粒体还参与细胞分化、细胞信息传递、细胞凋亡、细胞周期调控等重要生命过程。由于恶性肿瘤细胞的能量供给主要来源于葡萄糖的无氧酵解，而不是糖的有氧氧化过程。因此在代谢十分活跃、生长迅速的恶性肿瘤中，常发现肿瘤细胞所含线粒体数目稀少，大小不等，形态各异。

1. 线粒体分离技术 细胞样品可以直接进行线粒体ATP、膜电位测定等分析。而线粒体结构与功能（包括呼吸链酶复合体的活性、膜电位等）的研究是在离体的线粒体中进行的，这就需要对线粒体进行体外分离。

目前的线粒体分离技术主要基于密度梯度离心法，将组织或细胞的匀浆液在悬浮介质中进行差速离心而分离线粒体。在均匀的悬浮介质中，由于沉降速度不同，组织或细胞匀浆液中的各种细胞器及其他内含物在离心时停留在不同的位置。依次增加离心力和离心时间，亚细胞组分将按其大小、重量分批进行沉降。最先沉淀的细胞器是细胞核，其次是线粒体，其他更轻的细胞器和大分子可依次分离。由于缓冲的蔗糖溶液比较接近细胞质的分散相，在一定程度上能保持细胞器的结构和酶的活性，因此最常用的分离方法是蔗糖密度梯度离心方法。同时，将缓冲液保持在pH7.2左右，使得亚细胞组分不容易重新聚集，更有利于分离。整个操作过程应注意使样品保持在4℃，避免酶失活。

2. 线粒体呼吸链酶复合体的活性分析 线粒体呼吸链位于线粒体内膜上，由4个电子传递链复合物和ATP合成酶（也称为复合物Ⅴ）共同组成。主要基于ELISA双抗体夹心法测定人线粒体呼吸链复合体的活性，可反映出线粒体的电子链传递和ATP产生效率等能量代谢状态。用人线粒体呼吸链复合物的抗体包被微孔板，制成固相抗体。在微孔中依次加入组织匀浆液或分离纯化的线粒体。然后与HRP标记的线粒体呼吸链复合物抗体结合,形成抗体-抗原-酶标抗体复合物,经过彻底洗涤后加底物TMB显色。TMB在HRP酶的催化下转化成蓝色,并在酸的作用下转化成黄色。用酶标仪在450nm波长下测定吸光度,计算样品中人线粒体呼吸链复合物浓度。但要注意,呼吸链酶复合体的活性容易受到糖代谢、细胞内ATP含量等因素的影响,各处理组之间的细胞状态应尽量保持均一化。

3. 线粒体膜电位检测 线粒体呼吸链在电子传递过程中,驱动线粒体基质侧的质子(H^+)泵出到达膜间隙侧,形成外正内负的跨线粒体内膜的电势差,质子顺着浓度梯度回流则是ATP合成的动力。因此,线粒体膜电位(mitochondrial membrane potential,$\Delta\Psi m$)能很好地反映线粒体的功能和活性。测定$\Delta\Psi m$的方法有很多种,通常使用可以穿透质膜的亲脂性阳离子荧光物质进行检测,使用的染料有JC-1、NAO、rhodamine-123等。我们以JC-1为例介绍线粒体膜电位的检测。

实验原理:JC-1是一种广泛用于检测线粒体膜电位$\Delta\Psi m$的理想荧光探针。可以检测细胞、组织或分离线粒体的膜电位。JC-1存在有单体和多聚体两种状态,低浓度的JC-1以单体的形式存在,而高浓度时JC-1则以多聚体形式存在,两者的发射光谱不同。在线粒体膜电位较高时,JC-1聚集在线粒体的基质中,形成聚合物,可以产生橙色荧光;在线粒体膜电位较低时,JC-1主要以单体形式存在,可以产生绿色荧光。这样就可以通过荧光颜色的转换来分析线粒体膜电位的变化(图11-4)。JC-1从橙色荧光到绿色荧光的转换说明线粒体膜电位的下降,反映出线粒体功能可能受损,同时也是细胞早期凋亡的一个检测指标。具体操作见实验流程11-3。

JC-1荧光探针检测线粒体膜电位

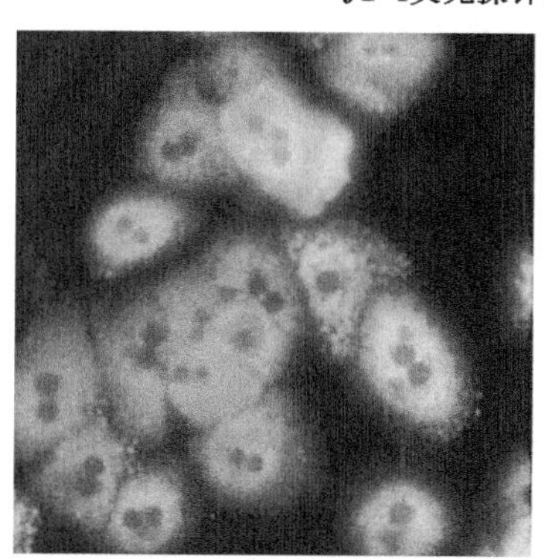

线粒体膜低电位(绿色)

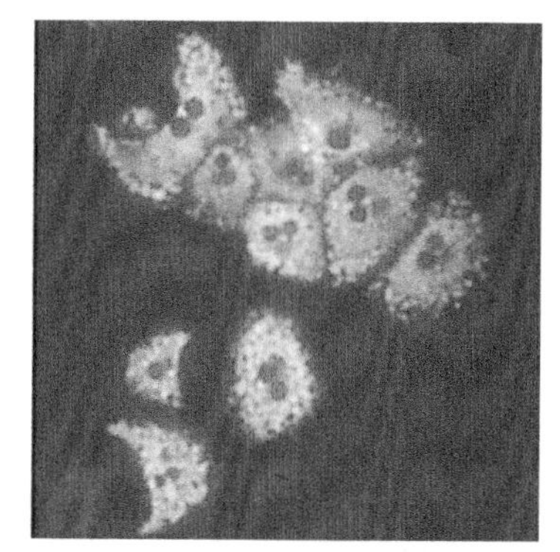

线粒体膜高电位(橙色)

图11-4 JC-1荧光探针检测线粒体膜电位(见文末彩插)

实验流程11-3 荧光染料JC-1检测线粒体膜电位

A. 将细胞以低密度接种于盖玻片上,37℃,5% CO_2过夜培养。

B. 弃去培养液,用PBS洗涤细胞两次。

C. 滴加100μl JC-1工作液,加盖玻片,37℃,5% CO_2的培养箱中孵育15~20 min。

D. 1× 染色结合液洗涤1~2遍。

E. 将盖玻片倒置于载玻片上,使用荧光显微镜或激光共聚显微镜检测细胞的荧光强度。检测JC-1单体时可以设置激发光为490nm,发射光为530nm;检测JC-1聚合物时,可以设置激发光为525nm,发射光为590nm。

注意事项:①JC-1在4℃或冰浴等较低温度情况下会凝固而粘在离心管管底、管壁或管盖内,可以20~25℃水浴温育片刻至全部融解后使用。②流式细胞仪检测线粒体膜电位变化受到多种因素的影响,因细胞类型、诱导剂、作用时间的不同而荧光强度比例不同,每个实验需设阴性及阳性对照组进行荧光补偿;③加入JC-1并洗涤后尽量在30min内完成后续检测;④组织需先制备单细胞悬液或提取纯化线粒体后方可进行检测;⑤如果发现染色结合缓冲液中有沉淀,必须全部溶解后才能使用。

第三节 代谢物组学研究

代谢物组学（metabonomics & metabolomics）是二十世纪九十年代末期发展起来的一门新兴学科，是研究生物体在机体内外环境改变后，其内源性代谢产物种类、数量及其变化规律的科学。目前对于代谢物组学概念存在着两种观点，一种认为代谢物组学是“生命体系对病理生理刺激或遗传改造所产生的动态、多指标代谢响应的定量测定（metabonomics）”，另一种是指“全面、定量分析生物体系中的所有代谢物（metabolomics）”，二者在本质上没有太大差异。

代谢物组学是系统生物学研究不可或缺的重要组成部分，在疾病分型、药物毒性评价等方面取得了一定成绩。利用质谱、核磁共振等代谢物组学技术方法，鉴定有效的具有生理和临床意义的代谢物，并将代谢物在代谢池中的波动变化与整体代谢途径功能的变化相关联，可以对疾病的发生发展进行预测。代谢物组学在医药研发和临床上的快速应用，使之有可能成为对特定人群有效或有毒药物的快速筛选方法。但从总体上来说，代谢物组学仍处于发展阶段，在方法学和应用两方面均面临着极大的挑战。

一、代谢物组学研究对象和应用领域

代谢物组学的研究对象主要是相对分子质量1 000以下的内源性小分子。根据研究对象和目的不同，可将代谢产物分析分为代谢物靶标分析、代谢轮廓分析、代谢物指纹分析和代谢物组学分析等四个层次。

代谢物靶标分析（metabolite target analysis）：对某个或某几个特定组分的定性和定量分析。如某一类结构、性质相关的化合物或某一代谢途径的所有中间产物或多条代谢途径的标志性组分。

代谢轮廓分析（metabolic profiling）：限定条件下对生物体特定组织内的代谢产物的快速定性和半定量分析。

代谢指纹分析（metabolic finger printing）：不分离鉴定具体单一的代谢物组分，而是对代谢物整体进行高通量的定性分析。

代谢物组学（metabonomics & metabolomics）：对生物体或某一特定组织所包含的所有代谢物进行定性和定量分析，并研究该代谢物在病理生理条件下的动态变化规律。

严格意义上讲，只有对生物体特定组织的所有小分子代谢物进行动态的定性定量分析，并与外界环境变化或病理生理条件改变结合起来分析才是真正的代谢物组学研究。目前，代谢物组学研究已广泛的应用于生物学和医学相关的多个领域，如新药筛选和研发、药物毒性评价、疾病预防和诊断等，将成为临床医学、基础医学和药学研究的重要工具。

二、代谢物组学研究方法

代谢物组学的研究流程包括样品采集、样品预处理、样品分离、组分鉴定、组学数据的采集和分析以及疾病关联性分析等环节（图 11-5）。研究平台包括样品分析技术平台（实验操作部分）和数据分析平台。常用的样品分析技术包括质谱技术（如 GC/MS、LC/MS）和核磁共振（NMR）；数据分析平台主要依靠各种分析分析仪器建立的数据提取、峰对齐和去噪技术、代谢化合物谱库和生物信息学统计方法。

（一）代谢物分析样品的准备

1. 样品收集 血液、尿液、细胞、组织和微生

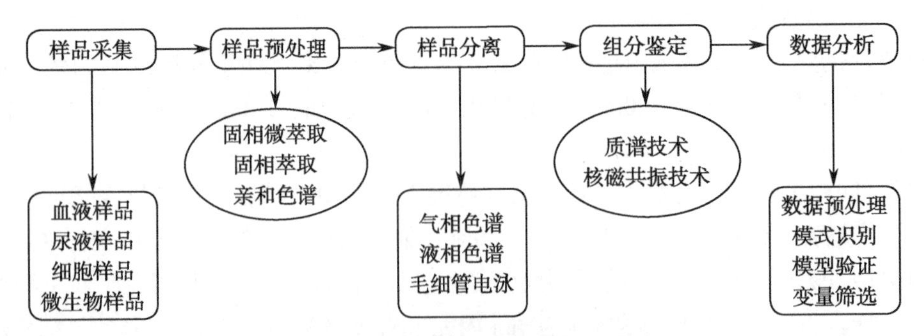

图 11-5 代谢物组学研究流程和技术种类

物等样品都可以进行代谢物组学分析。组织、细胞或体液中的代谢物通常需用水或有机溶剂(甲醇、已烷等)进行提取。不同类型的样品处理条件不同,但每种方法都有一定的优缺点,需依据具体研究方案合理的选择。

2. 分析前的样品预处理 样品收集后需要经过固相微萃取、固相萃取、亲和色谱等方法进行预处理,才能利用 GC/MS、LC/MS 和 NMR 等方法进行化合物的分离鉴定。根据样品类型、分离方式的差异,样品预处理条件有较大差异。

(二)色谱-质谱联用技术

色谱-质谱联用是代谢物组学分析的主要方法。在色谱分析中有两个相,一个是流动相,另一个是固定相。以液体作流动相,称为液相色谱;而以气体作流动相,则称为气相色谱。依据小分子代谢物的挥发性、热稳定性和气化程度等特点,合理选择气相或者液相色谱。常用术语有四个,分别是质荷比:离子质量(以相对原子量单位计)与它所带电荷(以电子电量为单位计)的比值,写作 *m/Z*;峰:质谱图中的离子信号通常称为离子峰或简称峰;离子丰度:检测器检测到的离子信号强度;基峰:在质谱图中,指定质荷比范围内强度最大的离子峰称作基峰。

1. 气相色谱-质谱联用技术 利用不同小分子代谢物在流动相(载气)和固定相中分配系数的差异,使不同化合物在不同时间从色谱柱中流出,从而达到分离的目的。质谱技术将汽化的样品分子转化为带电离子,经电离、引出和聚焦后进入质量分析器。在磁场或电场作用下,按时间先后或空间位置进行质荷比分离(图 11-6A)。

运用气相色谱-质谱联用技术(gas chromatography-mass spectrometry,GC/MS)检测代谢物的实验中,很多因素会对代谢物分离和识别产生影响,如衍生化、色谱柱、分流模式、柱温箱温度和数据采集模式等,其中衍生化和色谱柱的选择很关键。衍生化:需注意不同衍生化代谢物产物的质谱特性,即质量碎片的特征性强,同时分子量要适中,既适合质量型检测器检测,也有利于与基质干扰物分离。常用的衍生化试剂分为硅烷化、酰化和烷基化三类,应用最广的是硅烷化,优点是衍生物热稳定性好,挥发性强,易于制备色谱性能好。

色谱柱:包括毛细管柱和填充柱,以毛细管色谱柱为例,三个重要的参数是内径、柱长和膜厚。内径:0.25mm 最常用的内径规格,有较高的柱效,负荷量较低,用于复杂多组分样品分析。大口径色谱柱,多用于大样品容量,分离能力降低,流失较大。柱长:25~30m 中长柱一般分离 10~50 个组分的样品;50m 长柱一般分离大于 50 个组分或包含有难分离物质对的复杂样品。膜厚:0.25~0.33μm 标准液厚,一般商品柱的标准液膜,对于流出达 300℃的大多数样品能够很好的分析。

2. 液相色谱-质谱联用技术 由于大多数的样品都需适当的预处理和衍生化才能进行分析,限制了 GC/MS 的应用。LC/MS 避免了 GC/MS 中繁杂的样品前处理,可以直接分析不挥发性化合物、极性化合物、热不稳定化合物和大分子化合物,分析的范围更广(图 11-6B)。

运用液相色谱-质谱联用技术(liquid chromatography-mass spectrometry,LC/MS)检测代谢物的实验中,很多因素会对代谢物分离和识别产生影响,如离子源、扫描方式、扫描模式、质量分析器、柱温箱温度和流动相的选择等,其中离子源和质

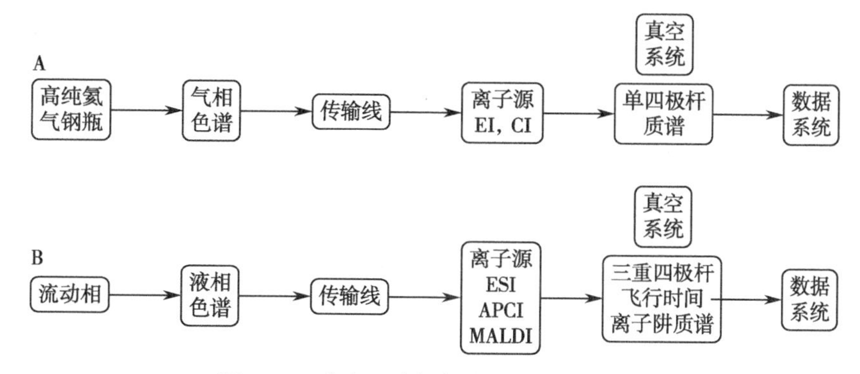

图 11-6 气相/液相色谱-质谱仪模式图

量分析器的选择很关键。离子源：需要根据代谢物的理化性质做有效选择，常见的有四种，分别是电喷雾电离（electrospray ionization，ESI）：属软的电离方式，适宜极性分子的分析，能分析小分子及大分子（如蛋白质分子多肽等）；大气压化学电离（atmospheric pressure chemical ionization，APCI）：更适宜做弱极性小分子；大气压光喷雾电离（atmospheric pressure photospray Ionization，APPI）：更适宜做非极性分子；基体辅助激光解吸电离（matrix assisted laser desorption/ionization，MALDI）：通常用于飞行时间质谱，特别适合蛋白质、多肽等大分子。

扫描方式：实际上就是质谱的分析模式，常见的扫描方式有五种（图 11-7），分别是全扫描（full scan）：质谱扫描得到一段质量范围从而获得质谱图，主要用于未知物的结构分析以及多反应监测方法开发寻找母离子最佳电离参数；子离子扫描（daughter scan）：通过 Q1 选择目标物质的母离子，在 Q2 发生碰撞反应，Q3 对目标物质丰度最大的子离子进行扫描，主要用于目标化合物的跟踪，提高采集灵敏度；母离子扫描（parent scan）：用 Q1 扫描能丢失指定质谱碎片的母离子，所得到的母离子质谱峰一定是能丢失指定质谱碎片的母离子，可以用于研究结构相似性化合物（如具有相同结构碎片、或相同结构基团的化合物）；中性碎片丢失扫描（constant neutral loss scan）：是指 Q1 和 Q3 同时进行全扫描，但是二者始终保持一定固定的质量差，只有在碰撞池中丢失的中性部分满足这个固定质量差的离子才能被检测到，主要用于研究结构相似性化合物；多反应监测（multi reaction monitoring，MRM）：监测特定母离子产生特定子离子碎片的化合物，主要用于目标化合物的跟踪，提高灵敏度，是灵敏度最高的定量采集方式。

（三）核磁共振技术

核磁共振技术（nuclear magnetic resonance，NMR）在代谢物组学研究中发挥着至关重要的作用，与气相或液相色谱联用，实现对液体、固体样品的精细分离和鉴定。生物样品中代谢物数目取决于 NMR 仪的磁场强度。在磁场强度较高时，由于分辨率和灵敏度的增加，使得许多在低磁场强度条件下不易被检测的代谢物能够得到检测。高磁场强度条件下的 NMR 检测有助于提供较完整的代谢物信息。其中 600MHz 和 800MHz 的核磁共振仪在代谢物组学研究中应用较为广泛。目前，已有超过 1 000MHz 的核磁共振仪出现。

基于 NMR 的代谢物组学的研究优势明显，可以概括为“简便、快捷、原生态”。简便：样品不需复杂预处理，检测不需严格分析条件，避免引入干扰物的可能；快捷：常规 1H NMR 谱只需几分钟，且对低分子量和高分子量的代谢物均能给出定性和半定量的信息；原生态：NMR 方法具有无损伤性，不破坏样品的原有组成，可以在生理条件下对样品进行实时检测且不影响混合物的生理生化性质甚至化学平衡，以达到模拟体内条件和进行分子水平的分析需要；其他特点还有，避免

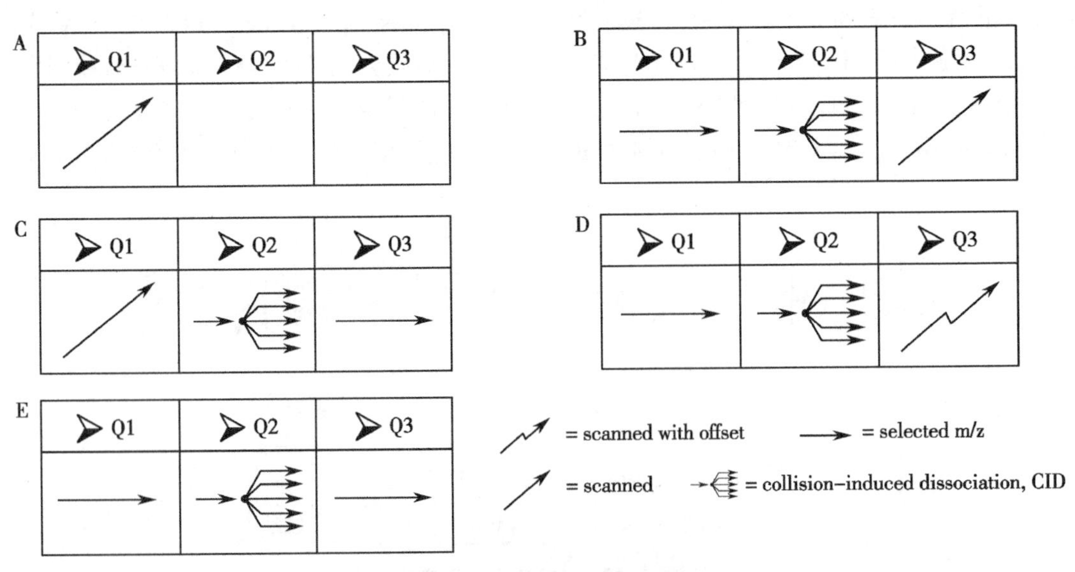

图 11-7 质谱扫描模式图

漏检：不需预先选定化合物，在对待测代谢物认识非常有限的情况下意义尤为重要；无偏向性：NMR 对所有化合物的灵敏度是一样的，氢谱中谱峰和化合物的氢原子是一一对应的，所测的每个氢原子都有其相关的谱峰，并且信号的强弱反映样品中各组分的相对含量。当然作为一个不断在发展的技术，NMR 代谢物组学的研究也有明显不足，比如检测灵敏度低：500MHz 谱仪的 1H NMR 的检测限理论为 10mol/l；水峰过强：体液中的生物分子一般其浓度为毫摩尔级，水中质子浓度约为 100mol/l，是生物分子浓度的 10^5 倍；检测动态范围有限：很难同时检测同一样品中含量相差很大的物质；谱峰重叠及谱线较宽等。

（四）代谢物组学数据分析和处理

质谱、核磁共振技术等代谢物组学方法在样品分析的过程中会产生海量的数据，同时加上样本的数量，就形成了庞大的含量丰富的多维数据集合，如何有序、高效运用化学计量学理论和多元统计分析方法，对采集的多维海量原始信息进行压缩降维和归类分析，从中有效挖掘出有用信息，获得有意义的结果，对代谢物组学分析结果的最终解释至关重要。代谢物组学的数据处理过程一般包括数据预处理、模式识别、模型验证以及变量筛选等步骤。

数据预处理：原始数据经仪器自带的代谢组学处理软件或者在线处理软件进行基线过滤、峰识别、积分、保留时间校正、峰对齐和归一化，最终得到一个保留时间、质荷比和峰强度的数据矩阵。模式识别：通常包括监督和非监督两种分类方法，非监督方法不需要有关样品分类的任何背景信息，而监督分类便于由已知有效推测未知。目前在代谢物组学中运用较多的包括主成分分析（principal component analysis，PCA）、层次聚类分析（hierarchical clustering analysis，HCA）、非线性影射（nonlinear mapping，NLM）等非监督分类方法，以及偏最小二乘法 – 判别分析（partial least squares discriminant analysis，PLS-DA）、K- 最近邻法（K-nearest neighbor，KNN）、神经网络（neural network，NN）等监督分类方法，其中以 PCA 和 PLS-DA 方法最为常用。模型验证：以 PLS-DA 模型为示例，一般经七次循环交互验证得到模型评价参数表，表中一般 A 表示主成分数，R2X 表示模型对 X 变量的解释率，R2Y 表示模型对 Y 变量的解释率，Q2 表示模型预测能力，其中主要参考 R2Y 和 Q2 的值，R2Y 和 Q2 越接近 1 表明模型越稳定可靠。变量筛选：以 PLS-DA 模型为示例，用变量权重值（variable importance in projection，VIP）来衡量各代谢物的表达模式对各组样本分类判别的影响强度和解释能力，挖掘具有生物学意义的差异代谢物。以 VIP>1 为筛选标准，初步筛选出各组间的差异物。其他常用的代谢物生物信息学分析方法还有，通路聚类分析、富集分析和关联网络分析等。由于不同的实验设计（疾病诊断、药物毒性分析等）、不同研究对象（动物、临床）以及不同样本（血样、尿样、细胞样品等），使得如何选择合理的数据分析方法缺乏统一的标准，代谢物组学数据的分析和处理策略需要进一步的完善。

参 考 文 献

1. Warburg O. On the origin of cancer cells. Science，1956，123：309-314.
2. Martinez-Outschoorn UE，Peiris-Pagés M，Pestell RG，et al. Cancer metabolism：a therapeutic perspective. Nat Rev Clin Oncol，2017，14（1）：11-31.
3. Reinke H，Asher G. Crosstalk between metabolism and circadian clocks. Nat Rev Mol Cell Biol，2019，20（4）：227-241.
4. Keshet R，Szlosarek P，Carracedo A，et al. Rewiring urea cycle metabolism in cancer to support anabolism. Nat Rev Cancer，2018，18（10）：634-645.
5. 贾伟 . 医学代谢物组学 . 上海：上海科学技术出版社，2011.
6. John C. Lindon，Jeremy K. Nicholson，Elaine Holmes. 代谢物组学：方法与应用 . 许国旺，译 . 北京：科学出版社，2008.

（张　健）

第十二章　DNA 体外重组技术

DNA 体外重组技术，也称 DNA 克隆技术或基因工程技术，是一种在试管中操作 DNA 的基本分子生物学技术，也是改造基因或基因打靶、转基因、基因编辑等方法的重要平台技术。本章主要介绍 DNA 体外重组的技术原理、操作技巧、问题及解决方法建议等。

第一节　DNA 体外重组及常用工具酶

DNA 体外重组（DNA recombination *in vitro*）是指将两个或两个以上的 DNA 分子通过体外切割－连接或重组、体内克隆扩增的方法形成新 DNA 分子的过程，涉及多个操作环节及工具酶。本节主要介绍 DNA 体外重组的基本流程、常用工具酶及其使用方法。

一、DNA 体外重组的基本流程

DNA 体外重组的基本流程主要包括五个步骤（图 12-1）：①获取目的 DNA 片段；②选择及准备载体；③将目的 DNA 片段插入载体中；④将重组 DNA 导入合适的宿主细胞；⑤克隆扩增及鉴定含重组 DNA 的宿主细胞。

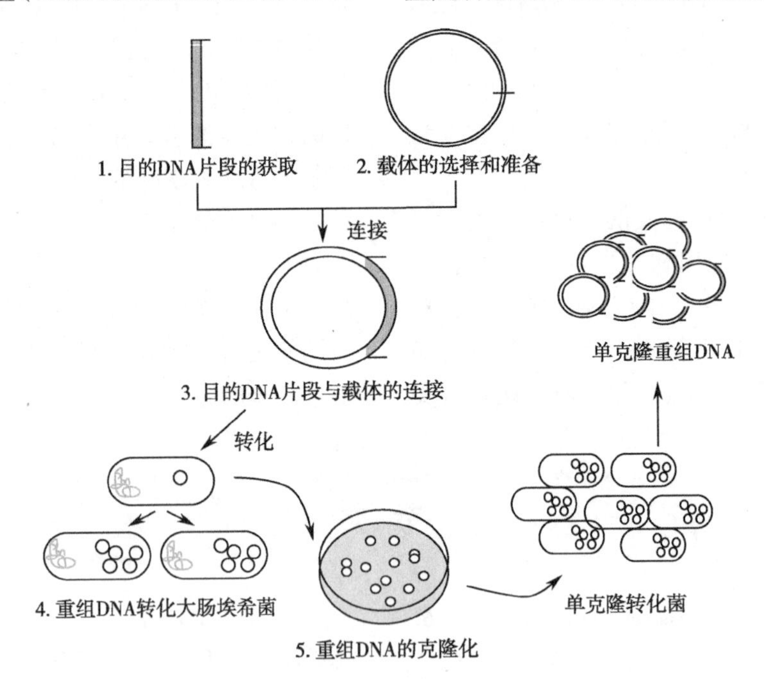

图 12-1　DNA 体外重组的基本流程

二、DNA 体外重组的常用工具酶

经典的 DNA 体外重组主要涉及两种重要的工具酶，一是用于切割 DNA 的限制性核酸内切酶，二是用于连接 DNA 的 DNA 连接酶。关于采用非酶切－连接方法的 DNA 体外重组所涉及的工具酶将在相关内容中介绍。

（一）限制性核酸内切酶

限制性核酸内切酶（restriction endonuclease，RE）是指能够通过识别 DNA 分子内部特定核苷酸序列并在特定位点切割双链 DNA 的一类核酸酶，简称内切酶。根据识别位点序列特性分为 Ⅰ、

Ⅱ、Ⅲ型内切酶，其中Ⅰ型和Ⅲ型内切酶识别位点不一，而Ⅱ型内切酶一般识别 4~6 个具有特征性回文结构的核苷酸序列，且具有位点识别和切割特异性。因此，Ⅱ型内切酶是 DNA 体外重组最常用的关键工具酶，本章所提及的内切酶均指Ⅱ型内切酶。

1. 内切酶的识别序列和切割位点　Ⅱ型内切酶一般识别具有回文序列结构的、由 4~6bp 组成的 DNA 序列。回文序列结构是指双链 DNA 两条链从 5′→3′排列顺序完全一致的 DNA 序列。表 12-1 列出一些常用的内切酶及其识别序列和切割位点。

表 12-1　常用限制性核酸内切酶的识别序列及切割位点

名称	识别及切割位点（箭头处）	名称	识别及切割位点（箭头处）	名称	识别及切割位点（箭头处）
Apa Ⅰ	5′ GGGCC↓C3′ 3′ C↑CCGGG5′	Hap Ⅱ	5′ C↓CGG3′ 3′ GGC↑C5′	Sal Ⅰ	5′ G↓TCGAC3′ 3′ CAGCT↑G5′
BamH Ⅰ	5′ G↓GATCC3′ 3′ CCTAG↑G5′	Kpn Ⅰ	5′ GGTAC↓C3′ 3′ C↑CATGG5′	Sma Ⅰ	5′ CCC↓GGG3′ 3′ GGG↑CCC5′
Bgl Ⅱ	5′ A↓GATCT3′ 3′ TCTAG↑A5′	Nco Ⅰ	5′ C↓CATGG3′ 3′ GGTAC↑C5′	Sph Ⅰ	5′ GCATG↓C3′ 3′ C↑GTACG5′
EcoR Ⅰ	5′ G↓AATTC3′ 3′ CTTAA↑G5′	Nde Ⅰ	5′ CA↓TATG3′ 3′ GTAT↑AC5′	Xba Ⅰ	5′ T↓CTAGA3′ 3′ AGATC↑T5′
EcoR Ⅴ	5′ GAT↓ATC3′ 3′ CTA↑TAG5′	Not Ⅰ	5′ GC↓GGCCGC3′ 3′ CGCCGG↑CG5′	Xho Ⅰ	5′ C↓TCGAG3′ 3′ GAGCT↑C5′
Hind Ⅲ	5′ A↓AGCTT3′ 3′ TTCGA↑A5′	Pst Ⅰ	5′ CTGCA↓G3′ 3′ G↑ACGTC5′	Xma Ⅰ	5′ C↓CCGGG3′ 3′ GGGCC↑C5′
Hae Ⅲ	5′ GG↓CC3′ 3′ CC↑GG5′	Sac Ⅰ	5′ GAGCT↓C3′ 3′ C↑TCGAG5′		

由表 12-1 可以看出，不同内切酶的识别序列和切割位点一般是不一样的。依据切割位点及切割后末端特点，可以将内切酶分为平端酶和黏端酶。

（1）平端酶：当内切酶的切割位点在其所识别序列的中心位置，切割后两条链在断端处是同等长度的，称作平头末端、平端或钝端（blunt end），能够切割 DNA 产生平头末端的内切酶可称作平端酶。例如，Sma Ⅰ，切割位点在 CCCGGG 的 C-G 之间，正好位于识别序列的中间，属于平端酶。以此类推，表 12-1 中列出的 Hae Ⅲ、EcoR Ⅴ和 Sma Ⅰ都属于平端酶。

（2）黏端酶：当内切酶的切割位点在其所识别序列的偏心位置，切割后两条 DNA 在断端处的长度就不一样，出现一段不配对的单链部分，称作黏性末端或黏端（cohesive end）。根据断端单链的方向又可将黏性末端分为 5′－端突出黏性末端（5′ –protruding cohesive end）和 3′－端突出黏性末端（3′ –protruding cohesive end）。例如，Hind Ⅲ在其识别序列 AAGCTT 的 5′－端 A-A 之间切割双链 DNA，产生 5′－端突出黏性末端（图 12-2）；Pst Ⅰ在其识别序列 CTGCAG 的 3′－端 A-G 之间切割双链 DNA，产生 3′－端突出黏性末端（图 12-3）。

由此可见，在选用内切酶时，除了要考虑内切酶的识别序列，还要清楚内切酶的切割位点及切割后的 DNA 末端特征。

2. 内切酶的酶切效率　内切酶的酶切效率与酶的活性单位、酶切反应时间及反应条件等有关。内切酶的活性单位是指在 1h 内能够完全酶

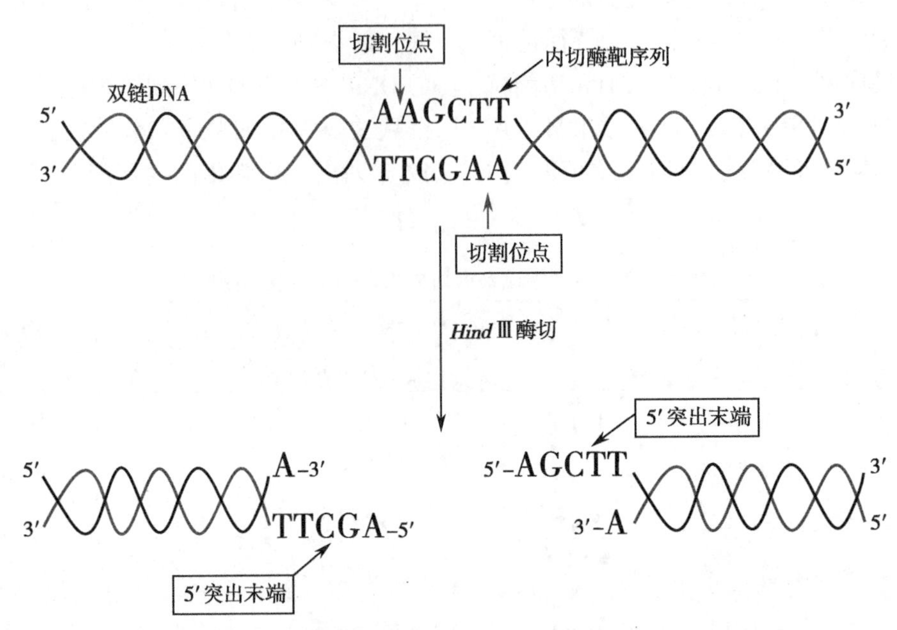

图 12-2 产生 5′-端突出黏性末端的限制性内切酶识别切割示意图

图中的靶序列是限制性内切酶 Hind Ⅲ识别位点，箭头代表酶切位点

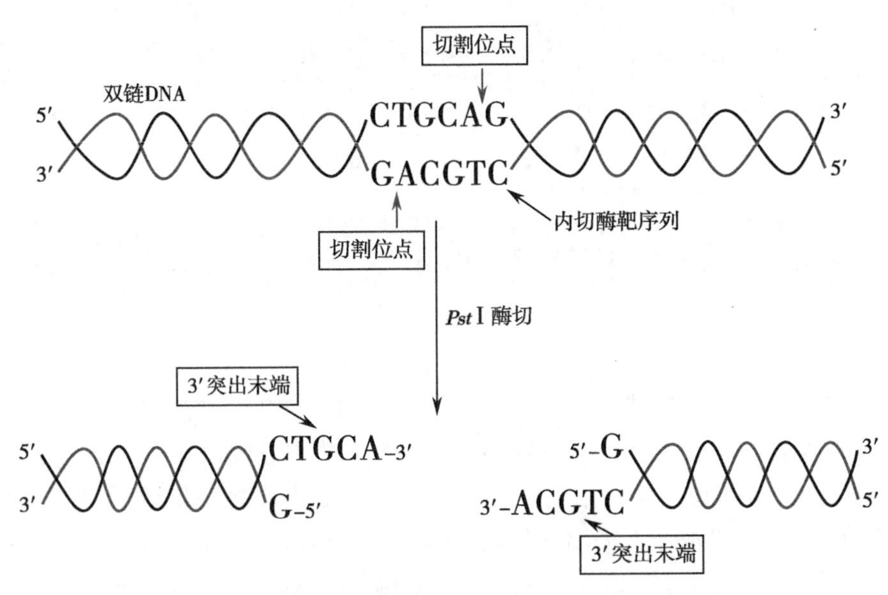

图 12-3 产生 3′-端突出黏性末端的内切酶识别切割示意图

图中的靶序列是限制性内切酶 PstI 识别位点，箭头代表酶切位点

解 1μg λ 噬菌体 DNA 中所有相同酶切位点时所需要的酶量。下面围绕几种能够影响内切酶的酶切效率的可能因素及解决办法介绍如下：

（1）缓冲液对酶切效率的影响：内切酶活性的发挥需要合适的缓冲体系。目前商品化的内切酶都提供合适的缓冲液，包括高盐、中盐和低盐缓冲液（表 12-2），以便使酶切效率最佳。然而，有时会遇到如下两种情况影响酶切效率：①在一个反应体系中同时加入两种内切酶，一种酶的酶切效率很高，另一种酶的酶切效率低或无活性，在这种情况下，需要确定两种酶各自的最适缓冲液，并遵循先选用高盐缓冲液后用低盐缓冲液的原则，分别加入各自最适缓冲液进行酶切。②两种内切酶的反应条件无法兼容，也就是说，没有一种缓冲液可适合两种酶同时工作的，这时可先进行一种内切酶的酶切反应，然后抽提 DNA 并用于另一内切酶的酶切反应。

表 12–2 内切酶的缓冲液及其配方

单位：mmol/L

缓冲液	NaCl	Tris–HCl（pH7.5）	$MgCl_2$	DTT*
低盐	10	10	10	1
中盐	50	10	10	1
高盐	100	50	10	1

* DTT：dithiothreitol，二硫苏糖醇。

（2）酶切位点的侧翼序列或修饰对酶切效率的影响：酶切位点的侧翼序列缩短或被化学修饰都可能影响酶切效率。

侧翼序列是指在酶识别序列之外、酶切活性依赖的碱基序列。不同内切酶所需的侧翼序列长短不一，最短的侧翼序列是一个核苷酸。有时侧翼序列缩短或丢失可能是选酶不当造成的：①当所选择的两个内切酶的识别序列相邻，切割位点分别位于正链 5′ – 端和 3′ – 端，那么，一个酶工作后就可能造成另一个酶的侧翼序列缩短或丢失（图 12–4）。②当所选择的两个内切酶的识别序列相邻，切割位点位于同侧，那么，当一个酶工作后也可能造成需要较长侧翼序列的内切酶无法工作。为了避免或解决这种问题，建议尽可能避开选择所识别序列相邻的两个内切酶；如果无法避开，可在一个酶切割后插入一段 DNA 序列，再用另一个酶切。

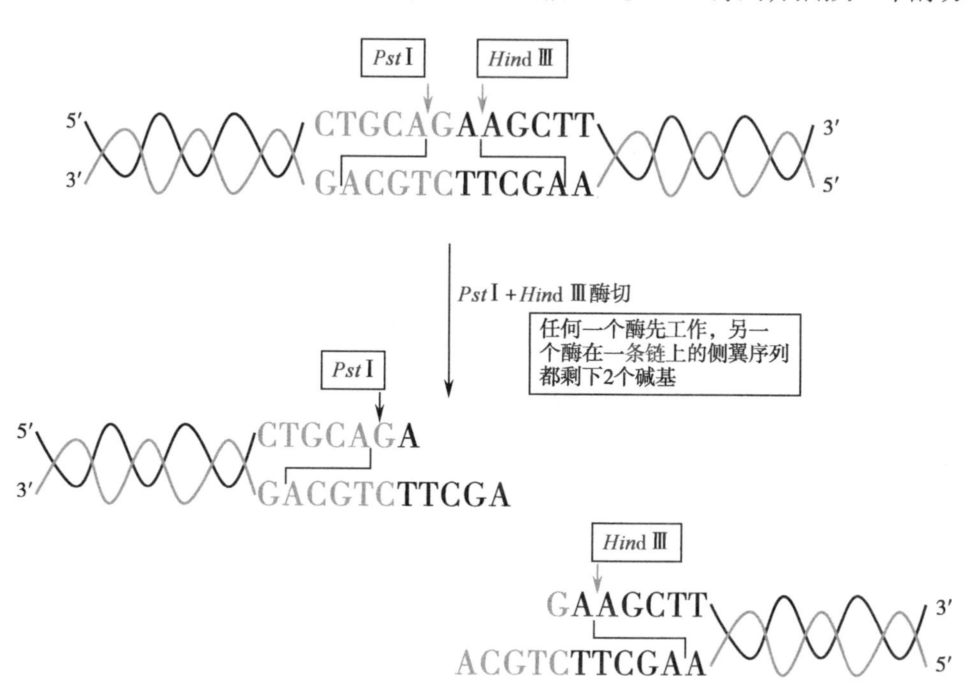

图 12–4 两个酶切位点相互毗邻缩短侧翼序列示意图

化学修饰也对酶切效率有影响。酶切位点可发生化学修饰，其中甲基化修饰最常见。内切酶来源于特定的细菌，在这种细菌的基因组上如果存在这种内切酶的酶切位点，通常都通过化学修饰避免酶的切割。有时在细菌中扩增的质粒 DNA 也会发生化学修饰，因此，如果遇到从细菌中提取的质粒 DNA 在酶切位点不变的情况下无法切开，应考虑可能发生了化学修饰。解决办法是：将质粒重新转到另一菌株中，再提取质粒进行酶切，通常可有效地解决酶切受阻的问题。

（3）酶溶液中甘油对酶切效率的影响：商品化的内切酶一般都保存在 50% 甘油溶液中。甘油浓度与酶活性关系密切，高浓度甘油可抑制内切酶的活性。因此，一般应在酶切反应体系中将甘油含量控制在 5% 以下，也就是要使酶溶液占反应体系的 10% 以内，这样可有效防止甘油对内切酶活性的抑制。

（4）反应时间对酶切效率的影响：酶切反应时间可根据操作指南确定，也可根据实验需求选定，一般控制在1h以内。若需延长反应时间，应适当减少内切酶的用量，否则极易出现酶切位点以外的非特异性切割，即星活性。

（5）加样顺序对酶切效率的影响：保存在50%甘油溶液中的内切酶在-20℃条件下最稳定，因此，在酶切时，应先加入酶以外的各种成分并充分混匀，再从-20℃冰箱中取出内切酶，并立即放在冰浴中，尽快吸取所需的酶量，加到反应体系中并混匀，使酶切反应迅速开始。注意：在每次吸取内切酶的时候，应避免污染，否则污染的细菌可降低内切酶活性。

（6）酶的稀释对酶切效率的影响：商品化的内切酶一般浓度都很高，若需要微量的内切酶，应该在使用前用反应缓冲液进行稀释。切勿用水稀释内切酶，水可使内切酶变性失活。

（二）DNA连接酶

DNA连接酶（DNA ligase）是一种如其名字一样能使DNA连接起来的酶，是在DNA链断端相邻5′-磷酸基团（5′-P）和3′-羟基基团（3′-OH）之间通过缩水形成磷酸二酯键，在生物体内主要用于DNA的损伤修复和DNA复制时的缺口连接，在体外主要用于DNA的重组克隆。

1. DNA连接酶的种类 DNA连接酶依其所来源的生物差异可有不同种类，诸如大肠埃希菌（*E. coli*）来源的*E. coli* DNA连接酶、T4噬菌体来源的T4 DNA连接酶、哺乳动物来源的DNA连接酶（Ⅰ、Ⅱ、Ⅲ、Ⅵ型）、耐热DNA连接酶等。在所有这些DNA连接酶中，T4 DNA连接酶是体外进行DNA重组克隆时最常用的连接酶。

2. T4 DNA连接酶的基本特性 T4 DNA连接酶的基本特性：①能连接双链DNA及寡核苷酸的黏性末端和平端，也能连接双链RNA及RNA-DNA杂交分子，但不能连接单链核酸分子；②其酶活性需要ATP和Mg^{2+}作为辅因子；③它的最佳反应温度是16℃。此外，T4 DNA连接酶与几个DNA结合蛋白如p50或NF-kB相融合可使其连接平端DNA的活性明显提高，可达野生型T4 DNA连接酶活性的160%。

第二节 载体的选择及准备

在DNA体外重组中，选择和准备载体是很重要的步骤。由于种类很多，本节重点介绍质粒载体及其相关操作，对病毒载体仅做简单介绍。

一、载体及其基本特征

载体（vector）是指能携带外源DNA在宿主细胞中复制或表达的DNA分子，一般具备复制起始位点、供外源DNA插入的单一酶切位点（克隆位点）和筛选标志三个基本元件。载体上串联排列的多个单一克隆位点统称为多克隆位点（multiple cloning sites，MCS）。

（一）质粒及质粒载体

为了理解和利用质粒载体，我们先了解质粒的基本信息。

1. 质粒 质粒（plasmid）是存在于细菌染色体外、能独立复制的双链闭合环状DNA分子，也是能赋予宿主菌某些特性的辅助性遗传物质。

（1）天然质粒：天然质粒是细菌在特定生存压力条件下所需的染色体外遗传物质，能赋予细菌在这种特殊条件下的适应性存活能力。质粒在细菌中的拷贝数取决于质粒本身的复制起始特性和宿主菌的复制调节机制。依据质粒复制受控程度可将质粒分成严谨型和松弛型两种：严谨型质粒的复制受到宿主菌的严格控制，一个细胞周期一般只能复制1~2次，因而在细菌内的拷贝数低；松弛型质粒的复制较少受宿主菌的控制，一个细胞周期一般可复制10~200次，因而在细菌中的拷贝数高。

（2）人工质粒：作为基因工程载体的质粒一般都是利用天然质粒改造而成的，一般分子量比较小，在4~10kb之间，可携带<10kb的外源DNA。由于人工质粒是根据需求改造而成的，因而各个人工质粒可有很大不同，可以将一些病毒元件加到质粒上。

2. 质粒载体 质粒载体可以是天然质粒，更多情况下是人工质粒。一般根据质粒所携带的调控元件、功能及用途可将质粒载体分为克隆质粒载体、克隆-体外转录质粒载体、表达质粒载体等。

（1）克隆质粒载体：克隆载体结构最为简单，只供DNA片段的重组克隆使用。pBR322和pUC18/19是两种最经典的克隆质粒载体（图12-5）。

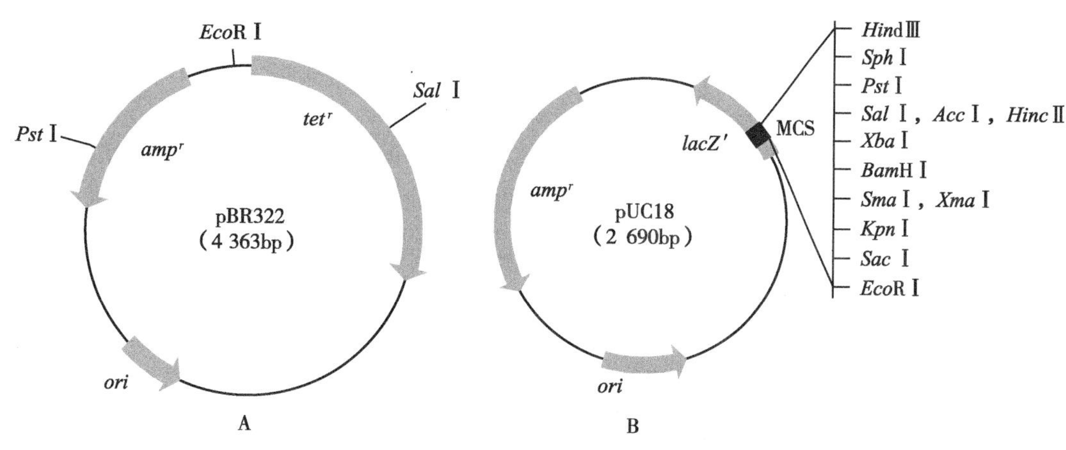

图 12-5　克隆质粒载体图谱举例

A. pBR322 质粒载体图谱。质粒的复制原点 *ori*、*tef* 位于 *amp*^{r} 上游，两个耐药基因之间有两个常用的酶切位点 Hind Ⅲ和 EcoR Ⅰ，两个耐药基因内部的单一酶切位点也作了标记；B. pUC18/19 质粒载体图谱。质粒的大部分来自 pBR322 质粒，其中包括 *amp*^{r} 和 *ori*，小部分是经过改造后加上去的，包括 *lacZ'* 和 *lacI* 基因和 MCS，其中 MCS 有两个方向相反的序列信息，分别代表 pUC18 和 pUC19 质粒

1）pBR322 质粒载体：pBR322 质粒是最早被用作克隆载体的质粒，具备在大肠埃希菌中自我复制的复制原点、两个耐药筛选标志氨苄西林抗性基因（*amp*^{r}）与四环素抗性基因（*tet*^{r}）、多个单一酶切位点（图 12-5A）。*amp*^{r} 能编码降解氨苄西林的β- 内酰胺酶，*tet*^{r} 能编码一种转膜泵，可将四环素从细胞中移出到细胞外。因此，pBR322 质粒载体可以用氨苄西林和四环素进行抗性筛选。利用这种载体克隆基因时，一般是将外源基因插入两个抗性基因之一的内部，通过插入失活进行初步筛选，即没有插入外源 DNA 片段的质粒才能赋予宿主菌在抗生素培养基中生长的能力。PBR322 质粒作为载体目前已经基本被改良的质粒载体所取代，也就是说，许多改良后的质粒载体都来源于 pBR322 质粒。

2）pUC18/19 质粒载体：pUC18/19 质粒载体衍生于 pBR322 质粒。除了保留一些复制原点、*amp*^{r} 筛选标志基因等基本元件外，去掉了 *tet*^{r} 筛选标志，取而代之的是一段含有多个单一内切酶识别位点的序列，即 MCS。另外，还增加了用作蓝白筛选的半乳糖苷酶基因 *lacZ'*（图 12-5B）。

lacZ' 基因是来源于细菌乳糖操纵子结构基因中编码β- 半乳糖苷酶（β-Gal）的 *lacZ* 基因。β-Gal 由 α- 肽（α-peptide）和 ω- 肽（ω-peptide）两个亚基组成。位于 pUC18/19 质粒载体上的 *lacZ'* 编码 α- 肽，宿主菌的基因组上有编码 ω- 肽的基因。当 α- 肽与 ω- 肽在宿主菌种相遇时，可通过 α- 互补（α-complementation）形成的 β-Gal 具有天然酶的活性，能够水解无色的 X-gal（β-Gal 的底物，也称 5- 溴 -4- 氯 -3- 吲哚 -β-D- 半乳糖苷，分子式为 $C_{14}H_{15}BrClNO_6$），使菌落变成蓝色。当外源基因插入载体的 α- 肽编码基因 *lacZ'* 内部时，*lacZ'* 基因失活，不能编码 α- 肽。因此，依赖 α- 互补的 β-Gal 不能形成，含插入外源基因质粒的菌落呈白色，从而实现蓝白筛选的目的（图 12-6）。应该注意的是，并不是所有的细菌都能赋予这种质粒载体发挥蓝白筛选的特性，只有染色体上的 *lacZ* 基因经过突变只留下编码 ω- 肽基因序列的细菌或通过一个随宿主传代的质粒携带 ω- 肽编码基因的细菌才是这类载体的合适宿主，例如 JM 系列大肠埃希菌。

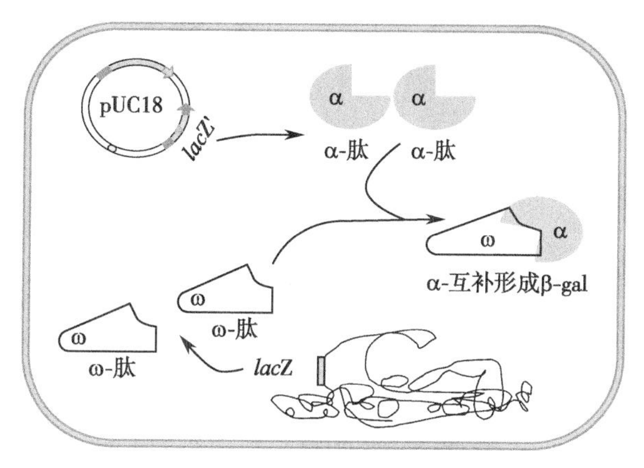

图 12-6　pUC18 转化大肠埃希菌后的 α- 互补蓝白筛选机制

（2）克隆-体外转录质粒载体：在克隆载体的基础上进一步改造就可构建具备双重功能的载体。例如，将启动子构建到克隆载体上，使克隆载体具备克隆-体外转录双重功能。以pGEM为例。pGEM质粒载体是pUC质粒的衍生物，除具备自我复制原点、多克隆酶切位点、amp^r和*lacZ*基因外，还在多克隆酶切位点的两侧构建了噬菌体T7启动子（pT7）和Sp6启动子（pSp6）序列（图12-7），从而使这种载体具备克隆和体外转录的双重功能。当被用作克隆载体时，启动子序列常常被用作对插入基因进行测序的通用引物序列；当被用作体外转录载体时，可选用T7 RNA聚合酶或Sp6 RNA聚合酶靶向pT7或pSp6在试管中启动RNA的转录。

（3）表达质粒载体：表达质粒载体除了具备载体的必备条件外，还有用于外源插入基因表达的重要元件，从而组成包含启动子、外源基因、终止子等的完整转录单位。根据宿主细胞的不同，表达质粒载体又可分为原核表达质粒载体和真核表达质粒载体，后者还可以进一步细化为具体宿主细胞的载体，如酵母表达质粒载体、哺乳细胞表达质粒载体等。图12-8示意了原核表达质粒载体的基本结构需求。

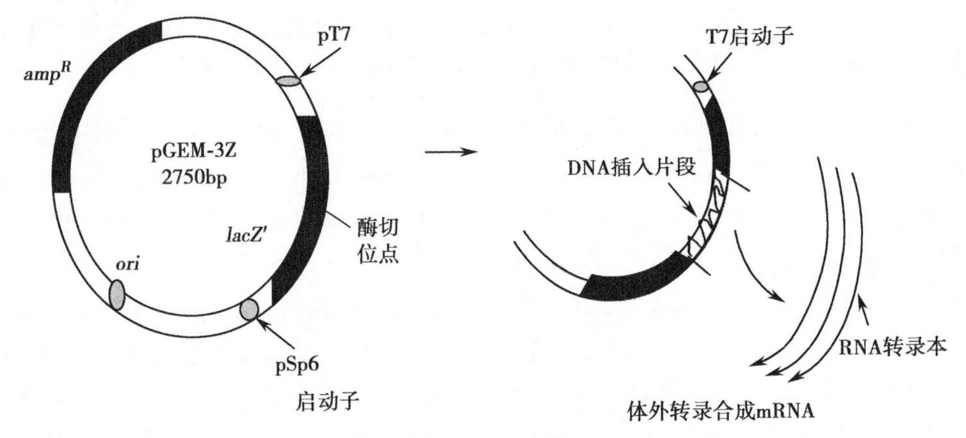

图12-7 pGEM质粒图谱和体外转录活性示意

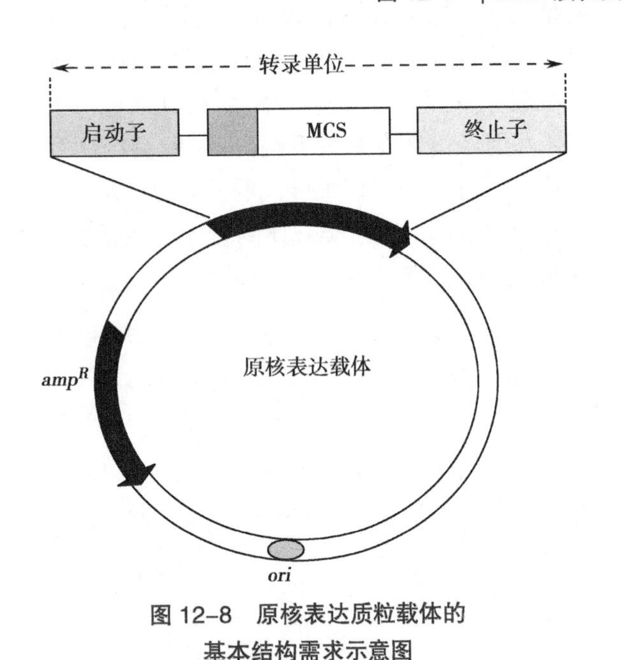

图12-8 原核表达质粒载体的基本结构需求示意图

（二）其他类型的载体

除了质粒载体外，病毒载体、黏粒载体以及酵母人工染色体也是分子克隆中用于特殊目的的载体。

1. 病毒载体 病毒是以寄生形式在细胞内存活的最小、最简单的生命体，也是外源基因进入细胞的有效运载工具。通过改造病毒基因组DNA，可使病毒具备携带外源基因并在宿主细胞中包装成病毒颗粒载体的作用。目前病毒载体种类很多，腺病毒载体、反转录病毒载体、杆状病毒载体、慢病毒载体等。还有一种病毒载体是利用原核细胞病毒噬菌体构建的，如λ-噬菌体载体。为了更好地理解和应用病毒类载体，本文对λ-噬菌体及λ-噬菌体载体作简单介绍。

（1）λ-噬菌体：λ-噬菌体是细菌的病毒，其基因组DNA是线性双链DNA分子，但在噬菌体感染宿主细胞后，噬菌体基因组DNA通过其线性末端12bp单链互补序列（称作cos末端）的配对结合变成环状。λ-噬菌体的复制有溶菌和溶源两种方式，以溶菌方式生长时，噬菌体在宿主细胞中大量复制并形成病毒颗粒，使宿主细胞裂解死亡，噬菌体释放；以溶源方式生长时，噬菌体的基因组与宿主染色体发生整合，并随宿主染色体一起复制，没有病毒颗粒的产生和释放，宿主细胞也不裂解。

（2）λ-噬菌体载体：λ-噬菌体载体是线性载体，分左右两个臂，中间区域通常是多克隆酶切位点，用于携带外源基因，这主要是因为λ-噬菌体基因组中部1/3序列是噬菌体溶菌生长时的非必需区。有两种类型的λ-噬菌体载体：插入型载体和替代型载体。插入型载体就是将外源基因插入噬菌体基因组的中部1/3处，替代型载体是用外源基因取代噬菌体基因组中部1/3区域。

由于不同病毒具有不同的结构和复制特点，利用不同病毒构建的载体也具有不同的特点，但选择病毒复制非必需区作为携带外源基因的区域是基本共性。

2. 黏粒载体　黏粒（cosmid）载体是利用细菌的质粒和噬菌体的cos末端构建而成的，可携带较长的外源基因片段。一般认为，插入的外源基因长度可以是载体本身长度的7~10倍，这为DNA大片段的克隆提供了有效工具。黏粒可以像噬菌体一样被包装成λ-粒子。

3. 酵母人工染色体　酵母人工染色体（yeast artificial chromosome，YAC）是利用酵母染色体和细菌质粒构建的载体。载体的酵母染色体部分是由含中心粒、端粒和复制起点序列组成的线性双链DNA。此种载体能携带更大的DNA片段，一般认为可携带1mb的DNA片段。YAC载体在人类基因组计划中做出了重要贡献。

二、载体图谱

前已叙述，基因工程载体一般应至少具备3个基本条件：①有复制起始位点，从而能携带外源DNA在宿主细胞内进行自我复制；②有单一限制性内切酶的酶切位点或多克隆酶切位点，从而能将外源DNA片段插入到载体DNA中；③有筛选标志，如抗性基因、代谢酶基因等。除以上3个基本条件外，不同功能的载体还含有不同的元件，如表达型载体应有能使外源基因表达的完整转录单位。

载体的关键元件一般都以图谱的方式标示出来，学会阅读载体图谱是选择合适载体的关键要素之一。

（一）阅读载体图谱

阅读载体图谱的基本原则是：①先懂得图谱上各个标记和图形的含义；②在图谱上找到与基因操作有关的元件，包括复制起始点、酶切位点及抗性标志基因等；③确定外源DNA片段插入位点的阅读框架及方向（上、下游）；④确定载体的可操作性位点和不可操作位点；⑤确定载体是否含有完整的基因转录单位；⑥确定其他可用元件或序列，如测序可用的引物序列、纯化可用的标签编码序列等。

载体图谱一般由线条、方块、箭头、位点标记及相应名称等构成，重要区域（如多克隆酶切位点）还会特别给出具体序列。一般来说，方块和箭头标示基因及转录方向，箭头所指代表这个特定基因的下游方向；位点标记多指酶切位点，复制原点也常以这种方式进行标记。质粒是双链闭合环状DNA分子，因此，质粒图谱一般以闭合环状图形表示。为了更好地掌握阅读载体图谱的方法，下面以常用的质粒载体图谱为例对其进行简单解读。

1. pBR322质粒载体　pBR322呈闭合环状，其基因图谱的最大特点是含有两个抗生素耐药基因，一个是氨苄西林耐药基因 amp^r，另一个是四环素耐药基因 tet^r。仔细观察可发现：这个质粒图谱上标记出来的酶切位点大部分都位于两个耐药基因内部，也有位于其他位置的酶切位点（图12-5）。如果使用这个质粒载体，选用酶切位点和后续筛选是相关的。如果选择了耐药基因内部的酶切位点，插入外源DNA片段就会破坏这个耐药基因，这就是前述的插入失活。

2. pUC18/19质粒载体　与pBR322质粒图谱比较，可以发现这个载体除了保留部分pBR322质粒序列（如抗性基因 amp^r）外，还根据需要进行了一些改造，包括将乳糖操纵子的调控元件构建到了载体序列上，但在结构基因的位置用 *lacZ'* 替代了 *lacZ* 基因，并加上了多克隆酶切位点（图12-5），从而实现蓝白筛选的目的。

根据上述两个质粒载体的例子，相信我们已经基本认识了如何阅读载体图谱。同时，我们也可根据自己在科研中的特殊需求对载体进行改构并在载体图谱上进行标记，或将原来载体上没有标记出来的元件或位点进行特殊标记，从而让载体图谱为我所用。

（二）载体图谱上可用于插入外源DNA的位点

从载体图谱上，可以根据不同目的选择设计不同的插入位点用于外源DNA片段的克隆。一般来说，载体上的多克隆酶切位点是构建载体时特别为插入外源DNA片段设计的内切酶识别位点，用于插入外源DNA片段。

除此之外，载体上的其他酶切位点虽然也可以插入DNA片段，但一般是为了特殊目的而非常规的DNA克隆，比如在启动子两侧的酶切位点可以用来更换启动子序列。以此类推，经过人工改造的质粒载体都会存留一些构建特殊元件时用过的酶切位点，用来改造载体。

三、载体的选择

用于DNA体外重组的载体种类和数目很多，虽然各种载体都具有一些相同的特性，但每个载体又有自己的独特之处，一方面体现了载体构建时的思考，更重要的是为应用者提供更大的选择空间。如何选择合适的载体就成为DNA克隆的关键步骤之一。

（一）选择载体的基本原则

选择载体的要素主要有两点：一是了解载体的基本结构和功能元件，二是明确选用载体的目的。几乎所有的质粒载体都有自我复制位点、筛选标志和克隆酶切位点三个共同特征，因此这三个特征并不能完全构成选择载体的依据。为了选择合适的载体，一般应遵循以下几个基本原则。

1. 明确实验对象 选择载体之前，要先明确被克隆DNA片段的大小、来源或其他重要信息。不同载体携带外源基因的能力可能不同，根据外源基因大小选择具有合适容量的载体。如果是用*Taq* DNA聚合酶扩增的PCR产物作为外源基因，选择T-A克隆载体就可能达到目的；如果外源DNA的分子量很大，就需要考虑是否需要选择病毒载体或更大载量的载体。

2. 明确实验目的 选择载体的目的直接影响选择目标。如果实验目的就是单纯对DNA片段进行克隆扩增，选择克隆载体即可；如果需要表达克隆基因的编码产物，就需要选择表达载体。

3. 合适的克隆位点 选择载体时，要考虑载体上是否有适合外源基因插入的酶切位点。一般是先对外源基因的酶切位点进行分析，然后避开目的基因内部的酶切位点，选择含有合适酶切位点的载体。

4. 载体的稳定性 选择载体时，也需要对载体的稳定性加以考虑。有的载体适合在37℃条件下复制，而有的载体只能在30℃复制。如果所选择的载体不能耐受宿主细胞生长所需的温度，载体就会在这种条件下被宿主细胞的酶降解。

（二）选择载体时需要考虑的因素

选择载体时，除了遵守上述基本原则外，还需要考虑一些影响基因操作的因素，包括载体提供的一些重要元件及其位置、可用于操作的位点以及载体在宿主细胞中的行为方式等。

1. 载体结构与克隆操作的关系 载体结构是基因克隆操作需要最先考虑的因素，直接决定外源基因的构建方式。一般来说，表达载体对外源基因的构建影响比较大。如果载体携带全套的基因表达元件，构建外源基因时可能需要考虑：①载体是否携带了一段融合肽编码序列以及外源基因是否需要这段肽序列。如果准备构建融合基因，只需在载体的多克隆酶切位点中选择1个或2个合适的酶切位点即可；如果不需要构建融合基因，就需要选择融合肽之前或之后的酶切位点作为外源基因的插入起始位点或终止位点。②载体上是否携带基因表达用的起始密码子和终止密码子。③利用载体提供的阅读框是否与外源基因的阅读框一致，决定是否需要进行适当调整，比如Nco Ⅰ酶切位点内存在一个起始密码子ATG序列。④如果对载体进行酶切处理，是否会弄丢一些重要元件，如保证核糖体结合的SD序列，构建外源基因时必须重新加上这些元件。

2. 载体上的一些可操作酶切位点 载体上的酶切位点很多，除了多克隆酶切位点是用于外源DNA插入的位点外，其他酶切位点其实也是可以用的，因为大多数载体都是人工构建的。操作者可以根据自己的目的应用载体上的酶切位点，比如利用启动子两端的酶切位点更换载体的启动子。无论怎么用载体上的酶切位点，有一个基本原则应该记住：可操作位点应该是单一酶切位点或切除一段载体复制非必需区的位点。

3. 载体在宿主细胞中的行为方式 载体与宿主之间的关系有独立复制型和整合型两类,克隆外源基因时需要明确载体属于哪种类型。如果是整合型载体,一般需要在非整合的宿主细胞中进行前期克隆鉴定,然后才可以转化到整合的宿主细胞中,否则没有办法对克隆基因进行鉴定。例如,酵母的整合型质粒载体,一般属于穿梭载体,在大肠埃希菌中复制,在酵母中发生整合。

（三）载体的准备

选择到合适的载体后,还要对载体进行适当的处理,比如利用适当的内切酶将载体线性化。然而,有的载体太大,比如病毒载体,一般不能进行简单的酶切处理,而是用小的载体将外源基因通过同源重组或转座的方式转递给大载体。本文仅以日常应用的质粒载体为例介绍酶切处理载体的基本方法和注意事项。

1. 载体的线性化 载体的线性化实际上就是用适当的限制性核酸内切酶切割载体,使其在某一个或多个位点断裂形成线性载体。酶切载体有两种方式:单酶切和双酶切。

（1）单酶切:就是选择一种合适的限制性核酸内切酶切割载体DNA。单酶切后具有黏性末端的载体DNA具有互补的黏性末端,容易互补结合形成氢键。因此,为了避免载体末端互补配对并相互连接的情况发生,一般应该将酶切后的载体放在低温环境中,减少分子的运动速率,从而减少黏性末端的碰撞机会。此外,需要对载体的黏性末端进行处理,通常采用碱性磷酸酶将载体DNA的5′-端磷酸基团切除,从而使两个末端之间不能形成磷酸二酯键,降低载体自身环化的概率,为后续外源DNA的插入提供更多的机会。尽管如此,单酶切的载体与外源DNA的连接效率仍然很低,一般需要增加外源DNA的量,使其碰撞载体DNA的机会增加。

（2）双酶切:就是采用两种合适的限制性核酸内切酶切割载体DNA。双酶切的载体DNA一般不具备互补的黏性末端,除非两种内切酶是同尾酶（如果不是特殊目的,一般应避免采用同尾酶切割载体DNA）。如果两种内切酶都提供黏性末端,那么线性化的载体DNA末端就具备了外源DNA互补结合的一段单链序列,从而大大提高了连接效率,并确定了连接方向。如何选择两种内切酶用于线性化载体,可以根据具体的目的进行选择,黏端和平端酶搭配也是常用的方法。

2. 线性载体的纯化 载体线性化后一般需要进行纯化,将载体DNA与内切酶等分离开,才能用于后续的连接反应。最简单的纯化方法是用琼脂糖凝胶电泳分离DNA,然后将含线性载体DNA的凝胶切割下来,再从凝胶中回收DNA片段。回收的方法有两种:一是从专业公司购买用DNA回收抽提试剂盒,并按操作说明进行回收（实验流程12-1）;另一种是用封口膜将凝胶条包好,放-70℃短时间冷冻,然后取出,待其溶化后,用拇指及示指挤压凝胶条,收集挤压出来的液体即可。这一种方法简单易行,不需要购买试剂盒,用于一般的克隆连接效果很好。其回收量可以二次电泳后根据DNA分子量标准条带进行估算。

实验流程12-1 用试剂盒从凝胶中回收DNA片段

A. 称取胶重量,通常以胶的重量（mg）来代表胶的体积（μl）,即100mg胶相当于100μl。切胶时应使切下来的含有目的DNA片段的凝胶体积尽量小,以减少杂质的污染。

B. 将切下来的胶放入微量离心管中,加入3倍胶体积的溶胶缓冲液（试剂盒提供）,50~60℃孵育10min,期间颠倒离心管数次,使胶充分融化。

C. 加入等胶体积的异丙醇,混匀后即加到分离柱（试剂盒提供）上,将小柱放到一个2ml收集管内,13 000r/min离心1min,弃流出液。

D. 加450μl洗涤缓冲液洗柱,13 000r/min离心1min,弃流出液。重复此步骤一次。

E. 将柱放入新的灭菌的微量离心管中,加30μl TE缓冲液（pH8.5）或dH_2O于柱中心,静置1min,13 000r/min离心1min,流出液即为回收的DNA。

F. 取2μl电泳检查回收质量,其余置-20℃保存。

注:TE缓冲液含10mmol/L的Tris-HCl和1mmol/L的EDTA,调pH为8.5。

电泳分离－挤胶法的最大优点是方便快捷，不需要特殊试剂及设备，但操作时需要特别注意以下几点：①凝胶在紫外灯下的照射时间尽量缩短，以避免使凝胶中的载体DNA断裂，也可以采用长波紫外灯，以减少对DNA的损伤；②挤胶回收的液体可能含有一定量的琼脂糖，因此，后续连接反应中的加入量应尽可能小；③挤胶回收的液体一般应该取少量进行电泳分析，为后续连接提供量的估算。以上两种方法也同样适用于目的DNA片段的分离纯化。

第三节 目的DNA片段的获取

获取目的DNA片段是分子克隆过程中最重要的步骤，其方法主要包括限制性内切酶直接酶切分离法、基因组或cDNA文库筛选法、体外DNA扩增合成法及化学合成法等，其中体外扩增DNA片段是目前获取目的DNA片段最常用的方法。

一、获取DNA片段的方法选择

尽管有多种方法可以用于获取目的DNA片段，但选择方法的原则主要是实验目的和条件。一般来说，根据实验目的选择合理的方法是最理想、也是最明智的。如果实在条件有限，可以选择最可行的方法。

（一）根据目的选择获取DNA片段的方法

为了能够做到根据目的选择方法，首先必须了解各个方法的基本原理、应用范围以及优缺点等。下面我们概略性地介绍几种方法供选择时参考。

1. 酶切法直接分离目的DNA片段 这种方法最适于从一个载体上将目的DNA片段直接切下来，通过电泳分离获取目的DNA片段。用酶切法从基因组上分离基因片段目前已极少应用，但构建基因组文库时也常采用酶切法片段化基因组DNA。有时可以采用一种内切酶消化基因组DNA，产生连续的DNA片段，电泳分离后用一段目的DNA特异性的探针进行Southern印迹杂交，确定目的DNA是否存在。若想获得这段目的DNA，有两种方法可以考虑：一种是在凝胶上将含有目的DNA的凝胶切割回收，制备基因组DNA小文库；另一种是制备全基因组文库，通过文库克隆筛选获得目的DNA片段。

2. 体外扩增合成目的DNA片段 体外扩增合成目的DNA片段是目前最常用的方法，包括以DNA为模板的PCR和以mRNA为模板的RT-PCR。这种方法的优点是根据已知的一段序列就可以基因组或mRNA为模板合成目的DNA，而且大量扩增目的DNA片段，从而获得大量一模一样的目的DNA片段。另外，这种方法还有一个很大的优点就是：可以根据需要在PCR引物序列上直接加上合适的酶切位点或其他重要元件，如起始密码或终止密码等，或通过错配改变几个碱基的序列，从而对基因序列进行有限的修饰。

3. 筛选文库获得目的DNA片段 文库有两类：一类是将基因组酶切片段插入载体构建而成的基因组文库，理论上说，涵盖基因组的全部DNA片段；另一类是将cDNA片段插入载体构建而成的cDNA文库，理论上说，涵盖全部mRNA的反转录产物。因此，根据目的DNA的有限已知序列合成探针，采用核酸分子杂交法就可从文库中筛选到目的DNA片段，这种方法在某种情况下仍然是获得新基因的有效方法。由于PCR技术的出现和广泛应用，出现了一种PCR-cDNA文库，即以cDNA为模板，利用工具酶在cDNA末端加尾，然后采用一对靶向加尾序列的通用引物扩增cDNA片段，并将经PCR扩增后的片段插入到载体中。PCR-cDNA文库筛选方法的优点是可以将丰度低的mRNA扩增出来，但经过扩增后序列的精确性需要进一步验证。

4. 化学合成法获得目的DNA片段 这种方法最适于获得自然界原本不存在的DNA序列。比如，根据抗原表位构建一种多表位串联重复的基因序列，无法直接从基因组中钓取这种编码序列，这时化学合成法就会发挥重要作用。但化学合成DNA序列的长度是有限的，在100bp左右，更长的序列通常采用PCR搭接的方法完成，即通过化学合成法提供模板序列，然后利用PCR继续延伸模板序列，最终获得目的DNA片段（图12-9）。

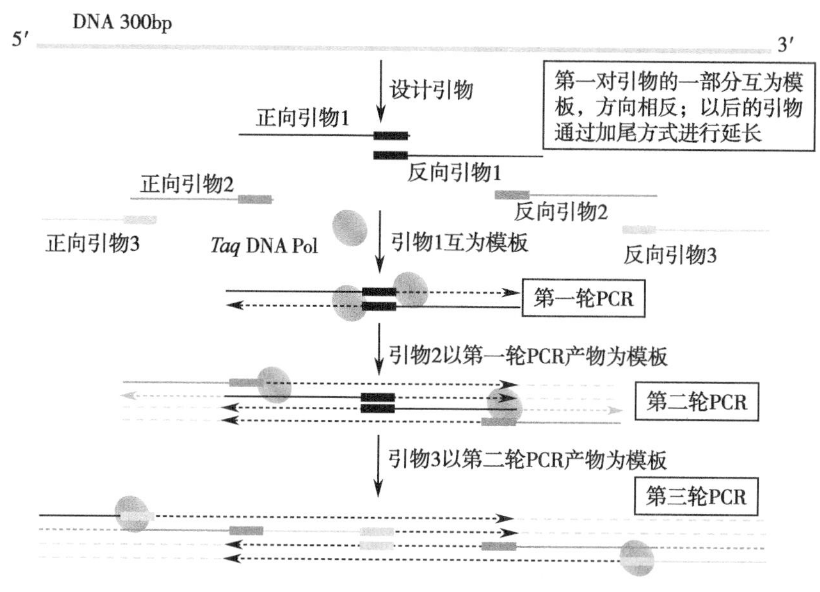

图 12-9 化学合成 -PCR 搭接法合成基因

（二）根据条件选择获取 DNA 片段的方法

根据实验条件选择合适的方法用于获取目的DNA片段也是需要考虑的因素，因为不同实验室可能具有不同的研究积累，也有不一样的研究条件。有时，为了获得一个以往用过的目的DNA片段，利用已有含此DNA片段的载体，采用直接酶切法或以载体为模板的PCR法即可获取。有一种方法是利用网络资源进行前期筛选工作，从而能更准确地获取目的DNA片段，称作计算机克隆法。计算机克隆是指利用网络资源如GenBank，通过比较不同种属基因之间的相似性或同源性，利用保守区序列作为设计PCR引物的根据，从而大大减少了利用PCR从某种组织或细胞中钓取特定基因的盲目性。

二、DNA 片段末端的处理

获取DNA片段以后，需要对DNA片段的末端进行酶切或修饰处理，以便使其达到后续操作的需要，比如末端加尾或酶切处理等。DNA片段末端处理的一般性原则是利用各种工具酶使DNA片段末端变成平端、黏端或特殊序列。下面介绍两种DNA片段末端的特点及修饰方法。

（一）PCR 产物的末端及修饰

PCR产物在合成过程中就已经被*Taq* DNA聚合酶在3′-末端加上了单个腺嘌呤核苷酸（A）。除此之外，PCR引物设计时可直接引入与载体相匹配的限制性酶切位点，但应注意以下两点：①如果PCR产物的序列是未知的，引物上所提供的酶切位点有可能出现在产物DNA的内部，导致酶切时产物断裂；②如果酶的识别位点靠近PCR产物的末端，酶切效率可能较低或根本不工作，因为内切酶一般在识别位点同时需要一定的侧翼序列，最短的侧翼序列为1个核苷酸。遇到这种情况时，可以先用激酶处理PCR产物，然后用DNA聚合酶Ⅰ大片段Klenow将PCR产物末端的突出末端补平，再用DNA连接酶进行PCR产物的连接，获得由多个PCR产物组成的串联体，最后用内切酶切割这种串联体，侧翼序列缺乏问题就迎刃而解了。

（二）DNA 片段末端加尾修饰

为了使DNA片段具有特殊的末端，可以采用末端转移酶在双链DNA的3′-末端加上单链多聚核苷酸尾，如多聚胞苷酸（poly C），从而与具有多聚鸟苷酸（polyG）的线性载体配对。多聚核苷酸尾也可以在DNA合成过程中被加上。例如，利用mRNA的多聚腺苷酸（poly A）引导第一链cDNA合成时，利用反转录酶特有的末端转移酶活性，在第一链cDNA的末端加上poly C尾。有时，也利用DNA连接酶在DNA片段末端加上一段序列，称作接头（adaptor）。这种方法通常在构建基因组文库或cDNA文库时采用，从而使不同DNA片段都带有相同的末端序列。

第四节 DNA片段与载体的重组

目的DNA片段需要借助载体才能在合适的细胞中扩增或表达，因此，DNA片段与载体的重组连接就成为构建重组DNA分子的重要步骤之一。为了更好地完成这一过程，我们简单介绍常用的连接方式和Gateway重组方式，并根据实际操作中可能遇到的问题给予一些解释和建议。

一、DNA片段与载体的连接方式

DNA片段与载体的体外连接基本上有两种方式：黏性末端连接和平头末端连接，其中黏性末端连接效率比较高，但平头末端连接为DNA片段提供了更宽泛的选择空间。

（一）黏性末端连接

黏性末端连接（cohesive end ligation）是指DNA片段和线性载体末端的单链可互补配对形成氢键，并在DNA连接酶作用下通过磷酸二酯键将缺口封闭。

1. 单酶切的黏性末端连接 目的DNA片段和载体DNA采用相同的单一内切酶切割，使DNA片段和载体DNA的4个末端都是黏性互补序列。这种单酶切的DNA连接有两个缺点：①载体DNA两端的黏性末端容易自身退火成环并连接。为了减少和防止这种情况的发生，可提高外源DNA片段的浓度，插入片段与载体的比例一般为3:1~5:1或更高，从而增加DNA片段撞击载体的机会。另外，也可以用碱性磷酸酶将载体的5′-磷酸基团去掉，减少载体自身连接的机会。②单一酶切的黏性末端连接没有方向性。因为DNA片段和线性载体具有相同的黏性末端，外源DNA片段可以从任何一个方向插入，需要通过对连接产物进行酶切来鉴定方向。尽管如此，单一酶切还是常用的DNA克隆连接方法。

2. 双酶切的黏性末端连接 采用2种不同的内切酶切割DNA片段和载体DNA，使DNA片段和载体DNA的两端带有不同的黏性末端，可以有效避免载体DNA的自身环化，还能使外源DNA按照一定的方向插入到载体中，因此，这种连接方式的效率高，比较受推崇。当然，采用2种酶切割DNA时，也可选择一种酶产生黏性末端，另一种酶产生平头末端，这种黏端-平端的连接效率也是比较高的，因为DNA片段与载体DNA的黏性末端相遇时可以通过互补配对使DNA一端受到固定，而且这种连接方式也是有方向性的。

（二）平头末端连接

平头末端连接（blunt end ligation）是指DNA片段和线性载体末端在不具备互补单链的情况下发生的连接。平端连接时，一般连接反应更倾向于载体的自身环化，也就是说，平端连接的效率比黏端连接效率低。有两种方法可以提高平端连接的效率：一是在连接反应体系中使用过量的外源DNA片段，增大DNA片段撞击载体的机会；二是用碱性磷酸酶将线性载体5′-磷酸基团去掉。平端连接的最大优点是用于切割DNA的内切酶不受限制，用任何方法产生的平端DNA均可进行平端连接。因此，平端连接的应用空间更大。除了采用酶切方法获得平端DNA外，还可通过修饰的方法获得具有平端的DNA，为内部含有酶切位点不适于酶切连接的DNA提供了可操作的方法。以下两种方法可以有效提高平端DNA的连接效率。

1. 同聚物加尾连接法 这种方法就是先利用末端转移酶在平端DNA的3′-末端加尾，使DNA的3′-末端出现单一品种核苷酸组成的DNA单链，即同聚物尾，比如多聚腺苷酸（poly A）。同时，在平端载体DNA的3′-末端也加上同聚物尾，如多聚胸腺嘧啶核苷酸（poly T）。通过这种处理，在DNA片段和载体DNA末端制造了黏性末端，这种连接DNA的方法叫做同聚物加尾连接法（homopolymeric tail joining）。

2. 接头连接法 接头（linker或adapter）是指用化学法合成的一段寡核苷酸片段，内含一个或几个限制性内切酶的识别位点，用内切酶处理后形成一端为平端、另一端为黏端的DNA小片段，将这种小片段加到平端的外源DNA片段和载体DNA的末端，使其变成黏性末端，然后再进行连接。

以上两种方法的核心是通过加尾或接头将外源DNA片段和载体DNA的平端变成黏端，然后以黏端连接的方式进行连接，从而大大提高了连接效率。这种方法比较繁琐，日常DNA克隆中极少采用，多用于构建基因组文库或cDNA文库。

二、T-A连接

T-A连接是一种针对PCR产物与载体DNA的连接方式，这也是PCR产物作为外源DNA片段的优势之一。

1. T-A连接的含义 一般情况下，采用*Taq* DNA聚合酶进行PCR时，PCR产物的3′-末端就会留1个不配对的腺苷酸（adenine nucleotide, A）。根据PCR产物末端的特点所构建的3′-末端带1个不配对胸腺核苷酸（thyminucleic acid, T）的线性载体（T载体）就成为PCR产物的特有载体。当PCR产物与T载体连接时，A-T互补配对形成氢键，相当于黏性末端连接，使连接效率大大提高，这种连接方式称作T-A连接（图12-10）。

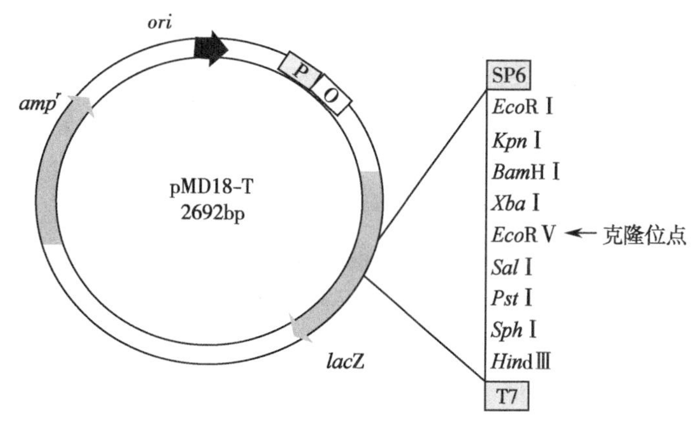

图12-10 线性T载体——pMD18-T质粒图谱

2. T-A连接的注意事项 当采用高保真DNA聚合酶进行PCR时，PCR产物末端没有不配对的A，不能直接进行T-A连接。为了达到T-A连接的目的，可以在PCR结束后，在50μl PCR反应体系中加入3μl dNTP和0.5μl *Taq* DNA聚合酶，72℃反应10~20min，就可将单个A加到PCR产物的3′-末端，因为*Taq* DNA聚合酶在4种核苷酸都存在的情况下可以优先选择A加到平端DNA的3′-末端。

3. T载体的获取 有两种方法可以自己制备3′-末端带1个不配对T的线性化质粒载体：①将质粒载体用产生单个T突出末端的内切酶进行切割。能产生单个T的内切酶有*Mbo* Ⅱ、*Xcm* Ⅰ和*Hph* Ⅰ，这3种酶都可以产生只有1个碱基的黏性末端，其中1/4概率是T。②利用*Taq* DNA聚合酶具有延伸酶的活性，当反应体系中只存在T而其他3种核苷酸都不存在时，可以将单个T加到载体的3′-末端。目前，T载体已经商品化。

三、连接反应时需要考虑的因素及优化策略

DNA的连接反应是一种说起来简单、做起来不一定顺利的操作过程，需要考虑一些容易忽视的影响因素，并且学会从凝胶成像上估计连接比例的具体用量，从而达到最佳连接效果。

（一）连接反应的影响因素

连接反应时，需要考虑连接反应温度、时间、缓冲体系、酶浓度和DNA浓度等因素，从而提高连接效率。

1. 连接反应的温度和时间 目前，DNA体外连接时应用的基本上是来自T4噬菌体的T4 DNA连接酶，能使这种酶发挥最大活性的最适反应温度是37℃，但为什么连接反应多选择低温下进行呢？因为黏性末端连接的DNA末端单链要先形成氢键，温度过高会使氢键不稳定。虽然连接酶的最适温度是37℃，但为了提高连接效率，稳定性显得更重要，因此，一般将连接反应温度设定在14~16℃，反应时间为4~16h。对于酶切后产生的黏性末端连接，25℃反应30min就可获得相当好的连接效果，当然时间延长会使连接反应更完全。对于只有1个核苷酸单链的黏性末端连接，比如T-A连接，由于末端形成的氢键少，稳定性差，反应温度还可以更低，甚至在4℃进行连接反应。对于平端连接来说，由于没有氢键的问题，为了增加外源DNA片段和载体DNA末端碰撞的机会，应该适当提高连接反应温度，从而使连接酶

的活力发挥的更好。

2. 连接反应的缓冲液 连接反应是在反应缓冲液中进行的,因此,反应体系中的离子种类、离子强度、酸碱度以及ATP浓度等都对连接反应有影响。一般情况下,Tris-HCl缓冲液是连接反应常用的溶液。Tris-HCl的浓度为20~100mmol/L,大多采用50mmol/L,pH为7.4~7.8,较多用7.8,这是因为T4 DNA连接酶在偏碱性环境中可保持酶活力的65%,而偏酸性环境中只能保持酶活性的40%。此外,缓冲液中还含有10mmol/L $MgCl_2$、1~20mmol/L DTT(多为10mmol/L)、25~50μg/ml BSA、0.5~4mmol/L ATP(现多用1mmol/L),其中DTT具有维持还原性环境、稳定酶活性的作用;牛血清白蛋白(bovine serum albumin,BSA)可以通过增加蛋白质浓度较少或避免酶蛋白的降解失活;ATP为酶活力提供能量。应注意的是:ATP浓度过高可以抑制T4 DNA连接酶的活性,ATP的浓度为5mmol/L时可100%抑制平头末端DNA连接和10%抑制黏性末端DNA连接。但ATP浓度过低(如0.1mmol/L)时,去磷酸化的载体容易发生自身环化连接。而且,由于ATP不稳定,极易降解,因此,含ATP的缓冲液应保存在-20℃,并避免反复冻融而引起ATP分解,一旦连接反应失败,也应考虑ATP的因素。含ATP的连接缓冲液不宜长期保存,即使低温保存也往往失效,建议应用这种缓冲液时可补加ATP,或自行配制不含ATP的缓冲液长期保存,用时加入新鲜配制的ATP。

3. 连接酶的浓度 连接酶的浓度可影响DNA连接效率,对于连接酶活性单位(U)的定义各家公司产品不一,一般参照产品说明书应用即可。需要注意的是:平头末端连接时所用的连接酶量要比黏性末端连接时大10~100倍;进行黏性末端连接时,高浓度的连接酶一般需要稀释,稀释液的成分与酶保持缓冲液成分相同或相似即可。

4. DNA的浓度 DNA浓度对连接效率影响很大。由于连接反应中有两种DNA分子,一种是目的DNA片段,通常分子量比较小;另一种是载体DNA,通常分子量比较大。一般来说,连接反应体系中DNA浓度应控制在20nmol/L以内,这个推荐量比较适合获得线性化的连接产物。考虑到T4 DNA连接酶对DNA末端表观*Km*值约为1.5nmol/L,连接时的DNA总浓度不应低于1nmol/L,应具有2nmol/L的末端浓度(注:*Km*值等于酶促反应速度达到最大反应速度一半时所对应的底物浓度)。在满足反应体系中DNA浓度要求的同时,还要考虑DNA片段与载体DNA的比例问题。经验者认为,DNA片段与载体的比例为1∶1~10∶1皆可,但最佳比例应为3∶1~5∶1。

我们按照下面的公式对连接反应体系中DNA加入量进行一个大致的推算:1pmol/L DNA(1 000bp)=0.66μg。就是说,在连接反应中,如果按照加入量为1nmol/L,1 000bp的DNA片段的加入量应不少于660μg/L,即10μl反应体系中应至少含6.6ng DNA片段。对于载体DNA来说,由于分子量大,相同克分子数意味着更多重量的DNA。

(二)平端连接的优化策略

平端连接方法为DNA随意连接提供了广大空间,但连接效率低也是日常进行DNA克隆操作时遇到的头痛问题,通常在对载体5′-端去磷酸基团的同时,采用低温下长时间的连接,一般4℃过夜连接。即使如此,连接效果仍然很低。

平端连接的优化策略有:①降低连接反应体系中ATP的浓度,一般可降至0.5mmol/L;②增加连接酶的浓度;③反应体系中避免亚精胺一类的多胺;④提高外源DNA片段的浓度,一般来说,外源DNA片段的摩尔数是载体DNA的5~10倍比较好,通常载体DNA浓度为50ng就够了;⑤尽可能缩小连接反应的体积,最好不超过10μl。⑥在连接反应体系中可以加入一些凝聚剂,比如聚乙二醇8000(PEG8000),改变连接产物的分布,抑制分子内的连接,使平端DNA的连接速率提高1~3个数量级。研究发现,含15% PEG8000的连接反应混合物对促进连接反应的效果显著,同时配合0.5mmol/L ATP和5mmol/L $MgCl_2$时,对连接反应的促进作用更大。

四、非酶切-连接的DNA体外重组

前面介绍了外源DNA片段与载体DNA通过酶切-连接的体外重组方法。其实,DNA体外重组也可以利用载体上特定重组位点序列,通过重组酶将外源DNA片段插入到载体中,或将外源

DNA片段从一个载体转移到另一个载体中，而不需要内切酶和连接酶的酶切－连接操作，我们姑且称其为非酶切－连接的DNA体外重组。下面简介DNA在特定序列间发生重组的克隆方法和Gateway技术的亚克隆方法。

（一）特定序列间发生重组的克隆方法

利用重组酶可以使DNA片段在特定DNA序列之间发生位点特异性重组或同源重组的原理，在载体DNA和外源DNA上分别加上供其发生重组的特异性序列，并以位点特异性重组的方式将外源DNA片段插入到载体的特定位置。

1. 基本步骤 利用重组酶进行DNA体外重组的基本步骤包括：①获取一种具有特殊序列末端的线性载体，一般是至少15bp的重组位点序列，作为外源DNA片段发生位点特异性重组的靶序列；②在外源DNA片段两端加上与载体末端序列相配套的序列，一般可通过PCR法实现；③选择一种可催化外源DNA与载体DNA发生特异性重组的重组酶，并使DNA片段通过重组方式插入到载体中。

2. 优缺点 以特异性重组的方法将外源DNA插入到载体中，虽然不需要酶切－连接，但需要有易于DNA片段发生重组的载体平台，而且建立载体平台的过程避免不了酶切－连接。此外，如果采用PCR获得DNA片段，PCR引物需要配合载体在特异性序列外侧加上一段用于重组的序列。当然，一旦载体平台系统已经建立完成，以后就可采用一步法的重组反应将外源DNA片段插入到载体中，再也不用酶切－连接了。目前已经商品化的In-Fusion HD Cloning Kit就是一种依赖重组酶的DNA体外重组系列。

（二）Gateway技术的亚克隆方法

Gateway技术是一种以特定重组位点在质粒之间转移DNA片段的基因亚克隆方法，也是一种成熟的非酶切－连接的DNA体外重组方法。Gateway技术所用的特定重组位点是基于λ-噬菌体DNA的*attP*位点和大肠埃希菌基因组的*attB*位点构建的。

1. λ-噬菌体DNA插入其宿主基因组的机制 λ-噬菌体DNA以*attP*位点序列与大肠埃希菌基因组上*attB*位点发生位点特异性重组，从而使自身插入到大肠埃希菌基因组的*attB*位点。λ-噬菌体DNA与大肠埃希菌基因组DNA发生整合后，在插入的DNA序列两端会产生了两个新位点*attL*和*attR*。*attL*和*attR*还可以逆向重组恢复为*attP*和*attB*。

2. Gateway质粒间的DNA重组 Gateway技术就是灵活应用*attP*和*attB*位点构建了一系列含*attL*和*attR*位点的质粒载体，并利用位点特异性重组实现在质粒间DNA片段互换的目的。Gateway克隆的基本步骤：①利用PCR扩增两端带有供重组的序列位点*aatL1*和*attL2*，并将其通过酶切－连接放到入门载体（entry vector）中，获得含目的DNA片段的入门载体；②选择一个含有*attR1*和*attR2*位点的目的载体（destination vector）；③利用位点特异性重组方式将目的DNA片段从入门载体转移到目的载体中，获得最终的重组载体。按照这种原理，可以通过不同的重组入门载体，将不同DNA片段通过位点特异性重组方式转移到同一个目的载体中（图12-11）。以此类推，可以构建很多含有不同DNA片段的入门载体，通过位点特异性重组在同一反应体系中获得各种不同重组体，从而实现非酶切－连接的Gateway克隆操作。

第五节 重组DNA转化宿主细胞

将经过连接反应产生的重组DNA分子导入原核细胞（如大肠埃希菌）中的过程称作转化（transformation），将重组DNA分子导入真核细胞的过程一般称作转染（transfection）。无论是转化还是转染，其实就是将DNA分子导入宿主细胞（host cell）的过程。

一、宿主细胞的选择

重组DNA宿主细胞的选择主要是根据载体的特性。载体分为原核载体和真核载体，真核载体又分为酵母载体、哺乳细胞载体等。我们以原核细胞为例简单介绍宿主细胞的选择原则。

（一）宿主细胞选择的基本原则

宿主细胞选择的基本原则是：①便于重组DNA分子的导入；②能使重组DNA分子在细胞内稳定维持且易于扩大培养；③便于重组DNA

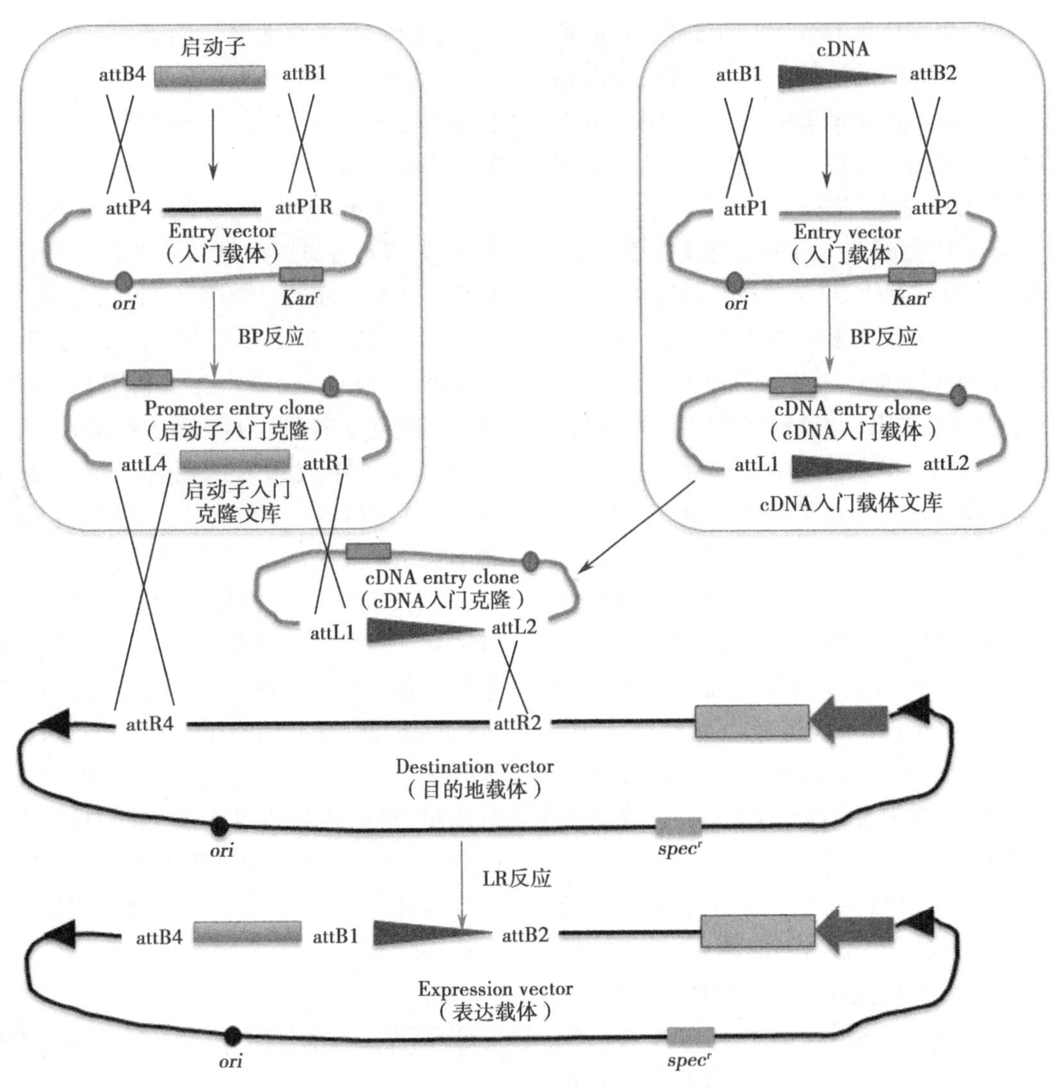

图 12-11 Gateway 克隆(见文末彩插)

分子的稳定存在;④便于重组体的筛选;⑤适于外源基因的高效表达和表达产物的分泌或积累;⑥安全性高,无致病性,不会对外界环境造成生物污染;⑦内源性水解酶活性低或蛋白酶低;⑧对遗传密码的应用无明显偏倚性;⑨具有较好的翻译后加工机制,便于真核生物目的基因的高效表达;⑩在理论研究或生产实践中有较大的应用价值。这些原则在具体基因操作中不一定要求全部符合,主要依据操作基因的目的。如果为了表达基因产物,就需要选择一种适合基因表达的宿主细胞,以此类推。

(二)宿主细胞的类型

宿主细胞可宽泛性地分成原核细胞和真核细胞。

1. 原核细胞 在基因工程中常用作宿主细胞的原核细胞(prokaryote)有革兰阴性大肠埃希菌(*E.coli*)、枯草杆菌(*Bacillus spp*)、放线菌(*Actinomycetes*)和链球菌(*Streptomyces spp*)等,其中 *E.coli* 是最常用的原核细胞。

(1)原核细胞的基因型和表型:各种原核细胞都有自己特定的基因型(genotype),一般用一些符号加以表示,主要的标志有:①基因野生型,在基因符号的右上方标记“+”,如 his^+;②基因突变型,在基因符号的右上方标记“-”,如 his^-;③缺失的基因标记“Δ”,比如用 *proAB* 代替了 *lac*,标记为 Δ(*lac-proAB*);④融合基因用“Φ”表示,如 Φ(*hisD-lacZ*)*9953*。各种原核细胞都有自己的表型(phenotype),即基因活性的生理学表现。一般对一些特殊表型也用符号表示,比如氨苄西林抗性表型标记为 amp^r。与 DNA 重组相关的常用基因型和表型见本书附录Ⅳ。

(2)大肠埃希菌的甲基化修饰特性:大肠

埃希菌中有DNA腺嘌呤甲基化酶（DNA adenine methylase，Dam）和DNA胞嘧啶甲基化酶（DNA cytosine methylase，Dcm）。甲基化酶的存在是为了抵抗限制性内切酶对自身基因组的水解，通过使基因组上特异位点的甲基化修饰发挥保护作用。如果重组DNA分子是来自含有甲基化酶的宿主细胞，那么，在重组DNA上的相应位点也可能被甲基化修饰，阻碍后续的酶切。遇到这种情况，可以换一个不含甲基化酶基因的宿主细胞。

2. 真核细胞 真核细胞（eukaryote）也是基因操作中常用的宿主细胞，种类很多，其中酵母细胞、昆虫细胞、植物细胞和哺乳动物细胞是目前最常用的真核细胞。

（三）宿主细胞的特性

宿主细胞一般应具备如下条件：①限制性缺陷型，即外切酶和内切酶活性缺陷，如*recB*⁻、*recC*⁻、*hsdR*⁻；②重组整合缺陷型，用于基因扩增或高效表达的宿主细胞（*recA*⁻）；③具有较高的转化效率；④具有与载体选择性标记互补的表型；⑤感染寄生缺陷型，防止重组细菌扩散污染。

1. 常用宿主细胞的基本特性

（1）大肠埃希菌：遗传背景清楚，载体－受体系统也比较完备，细胞生长周期短，倍增时间约20min，培养简单，重组DNA稳定，是最常用的宿主细胞之一。大肠埃希菌可以产生结构复杂、种类繁多的对人体有害的内毒素，因此，用大肠埃希菌生产的重组蛋白需要检查内毒素的残余量。大肠埃希菌是DNA重组和基因工程的主要宿主细胞，适用于：①外源DNA的扩增和克隆；②原核生物基因的高效表达，也可以表达真核基因；③基因文库的构建。

（2）枯草杆菌：遗传背景清楚，蛋白质分泌机制健全，生长迅速，培养简单，而且不产生内毒素。比较适合于原核生物基因的克隆、表达和重组蛋白的有效分泌，但遗传不稳定，载体－受体系统不完备，有待进一步研究开发。

（3）酵母细胞：酵母细胞具有真核细胞的特征，遗传背景清楚，生长快，培养简单，外源基因表达系统完善，遗传稳定，是DNA重组和基因工程的重要真核宿主细胞。适用于：①外源DNA的扩增和克隆；②真核基因的高效表达；③基因文库的构建；④真核生物基因表达调控的研究。酵母细胞的内源性蛋白产物种类繁多且含量高，有时会对外源基因的活性有干扰。

（4）昆虫细胞：来源于家蚕的昆虫细胞遗传稳定，外源基因表达量高，繁殖相对较快，培养成本低，适用于真核生物基因的高效表达，但目前与之配套的DNA重组操作系统还不完善。

（5）哺乳动物细胞：哺乳动物细胞，如中国仓鼠卵巢细胞（Chinese hamster ovary cell，CHO cell），与人的亲缘关系近，DNA重组表达系统比较健全，具有合适的蛋白质翻译后修饰系统，如糖基化修饰系统。但细胞培养条件严格，一般用于哺乳动物或人的基因表达调控研究和基因药物的生产等。

2. 选择载体配套的宿主细胞 有些细胞是特定载体的宿主细胞，这类载体只有在这种宿主细胞中才能发挥其重要的功能。比如，pET原核表达质粒载体的宿主细胞是大肠埃希菌BL21（DE3）。因为载体上供外源基因表达的乳糖操纵子中的启动子Plac被换成了T7 RNA聚合酶能够识别和结合的启动子PT7，而宿主细胞BL21（DE3）基因组上乳糖操纵子的结构基因被换成了编码T7 RNA聚合酶的基因，因而使载体与宿主细胞之间形成一种互补关系。当用乳糖诱导外源基因表达时，实际上细胞先启动T7 RNA聚合酶的表达，然后由T7 RNA聚合酶启动外源基因的表达（见下章图13-5）。由此可见，这类载体只有在与之配套的宿主细胞中才能发挥其功能。选择宿主细胞时，应该考虑载体和细胞是否存在相互支撑的作用。

二、感受态大肠埃希菌的制备

重组DNA分子导入大肠埃希菌或酵母细胞的转化效率高低与宿主细胞的感受态有关。用物理或化学方法对宿主细胞进行处理，使之处于易于接纳外源DNA分子的状态，这种细胞称作感受态细胞（competent cell）。使大肠埃希菌成为感受态细胞的方法有多种，其中氯化钙（$CaCl_2$）法是目前最常用的方法，其基本流程见实验流程12-2。从中可以看到几个关键点：①应选择处于生长最旺盛时期的大肠埃希菌用于制备感受态细胞，即经复苏后的大肠埃希菌按1∶100接种LB培养基（Luria–Bertani medium），37℃振荡培养2~3h，600nm波长的光密度值（OD_{600}）在0.5左右的细菌；②在制备过程中应使细菌始终处于低温环境中，因为低温可以使细菌处于代谢和生长缓慢状态，同时有利于钙离子与细菌外膜相互作用；③收菌时应低速离心，这样可以减少对细菌的机械性损伤。

实验流程12-2 $CaCl_2$法制备感受态大肠埃希菌

A. 取100ml处于对数生长期的大肠埃希菌，冰浴10~15min，4℃，3 000g，离心10min。

B. 弃上清，用预冷的0.1mol/L $CaCl_2$溶液10ml轻轻悬浮菌体，冰上放置15~30min，4℃，3 000g，离心10min。

C. 弃上清，加入4ml预冷的0.1mol/L $CaCl_2$溶液，轻轻重悬菌体，冰上放置数分钟即成感受态细胞。

D. 将感受态细胞分装成50~200μl/管，4℃保存备用；或加入8%~15%甘油（或7%DMSO）后，–70℃长期保存。

$CaCl_2$法制备感受态细胞的基本原理是：当细菌与$CaCl_2$溶液共冰浴时，钙离子在低温状态下可与细菌外膜的磷脂形成液晶结构，后者经热脉冲发生收缩，使细胞膜出现孔隙。另外，细菌处于感受态时，一旦遇到外源DNA分子，可在细菌表面形成羟基–钙磷酸复合物，并随着孔隙的形成进入细胞。因此，用$CaCl_2$溶液处理细菌就是使其处于随时与DNA形成复合物以及收缩成膜孔隙的状态。

三、重组DNA分子转化大肠埃希菌

转化是将重组DNA分子导入原核细胞的过程。为了提高转化效率，感受态细胞一般作为转化的对象。下面简介转化的基本流程和影响因素。

（一）转化的基本流程

转化大肠埃希菌的基本流程见实验流程12-3，其中的关键环节是：①冰上融化感受态细胞，因为感受态细胞经过低渗$CaCl_2$溶液的处理，不仅细胞膜上有钙复合物，细胞也处于膨胀状态，低温可以最大程度地减少细胞的机械性损伤；②转化DNA的同时加入了DMSO或β–巯基乙醇（也可以在感受态细胞冻存前加入），这是因为DMSO或β–巯基乙醇能增强细胞膜对渗透压和细胞皱缩的耐受性，使其更稳定（如果在感受态细胞冻存前加入，还可增强细胞膜在融化时的稳定性，并保护感受态细胞免受冰晶的损伤），同时也可诱导细胞微孔的形成，从而减少DNA进入细胞时的运输阻力。

实验流程12-3 质粒转化大肠埃希菌

A. 从4℃或–70℃冰箱中取出感受态大肠埃希菌并迅速插入湿冰中融化约15min。

B. 轻轻混匀融化后的感受态细胞，吸取50~200μl移入2ml圆底离心管中。

C. 加入质粒DNA（5~10μl）及3μl DMSO或β–巯基乙醇，轻轻混匀，置冰上30min。

D. 将离心管移入42℃水浴中热休克45s，然后迅速移入湿冰中并静置2min。

E. 加入900μl LB培养基，轻轻混匀，37℃恒温摇床中225r/min，培养1h。

F. 取50μl菌液或将全部菌液涂于LB琼脂平板（含抗生素）上，待液体渗入琼脂中后，倒置，37℃培养箱中培养12~14h。

取出平板，检查平板上是否出现菌落。

（二）转化的影响因素

有多种因素可以影响感受态细胞的转化效率，但感受态细胞本身的状态是最重要的影响因素，因此，应该重点关注制备感受态细胞的各个环节。

1. 细胞的生长状态 为了提高转化效率，制备感受态的细胞应保证处于对数生长期。为了保证每个细胞都处于生长旺盛状态，培养时的接种比例也非常关键。一般情况下，大肠埃希菌在复苏阶段可采用1/1 000接种，扩大培养时可采用1/100接种。如果为了节省扩增细菌的时间，采用增加细菌接种量的方式，可能带来的后果是培养液中的老化细菌比例增大。此时，OD_{600}值并不能很好地反映细菌的生长状态。

2. 操作时的温度 低温操作应贯穿感受

态细胞制备全程和转化初始阶段。应该特别注意的是：操作中一些小环节容易被忽略，比如，将 -70℃冰箱中的感受态细胞取出并移入实验台的湿冰中，这个距离有时足以使冰冻的细胞融化，使细胞被冰晶杀死。

3. 待转化的DNA 用于转化的DNA结构有时也需要考虑。一般认为，超螺旋结构的质粒DNA容易进入细胞，而经酶切连接操作后的质粒载体的转化率一般比新制备的质粒低1~2个数量级，主要原因是经操作后的质粒载体空间构象难以恢复。另外，转化率还与重组DNA的浓度以及插入的DNA片段大小有关：DNA浓度越大，转化率越高；插入片段越大，转化率越低。

第六节 重组DNA的克隆筛选及鉴定

克隆（clone）是指一个细胞或个体以无性繁殖的方式产生一群具有完全相同遗传性状的细胞或个体，这群细胞或个体就称作一个克隆细胞或一个克隆个体。如果这群个体是通过无性繁殖产生的分子，就称作一个克隆分子。分子克隆化（molecular cloning）就是提供一种制备克隆分子的方法。

一、重组DNA的克隆筛选

重组DNA的克隆筛选多是对其转化宿主细胞的筛选，筛选方法有多种，其中抗性筛选和蓝白筛选是日常工作中最常用的方法。克隆化则是通过单个细胞挑选后扩增培养实现的，从单克隆细胞扩增后获得的重组DNA就是克隆化的重组DNA。本文主要介绍以大肠埃希菌为宿主细胞的重组DNA克隆、筛选及鉴定。

（一）抗性筛选

抗性筛选是依据质粒载体提供的抗生素抵抗特性为标志的一种筛选方法。例如，将重组pUC18质粒转化大肠埃希菌，根据其携带抗氨苄西林耐药基因的特性，对转化的大肠埃希菌进行初步筛选，如果转化菌具备抗氨苄西林的能力，说明重组质粒被成功导入了宿主细胞；然后，经单克隆菌落的扩增培养获得一个克隆的重组质粒。采用抗性筛选方法时，需注意使用抗生素的浓度以能杀死非转化菌的最低浓度为宜，只有当细菌出现一定耐药性时才需要加大用药剂量。

（二）蓝白筛选

有些载体不仅携带抗性标志，还将乳糖操纵子的 *lacZ* 基因构建到了载体上，通过编码半乳糖苷酶分解培养液中的X-gal，使菌体产生蓝色；如果外源基因插入成功，*lacZ* 基因被破坏，即使存在X-gal，菌体也不会变蓝。根据这种特性，可以对重组DNA的转化菌以蓝白筛选进行鉴定。有些载体携带的不是完整的 *lacZ* 基因，而是 *lacZ'*，需要在其转化菌种通过α-互补才能分解X-gal产生蓝色。因此，使用这种载体并选择蓝白筛选时，应注意所转化的宿主细胞是否具备提供α-互补的能力。

（三）外源基因编码产物的筛选

如果重组DNA转化宿主细胞后能表达外源基因的编码产物，就可以采用编码产物特异性抗体，通过原位杂交法、SDS-聚丙烯酰胺凝胶电泳（SDS-PAGE）、Western印迹法等对转化菌进行筛选，从中选择外源蛋白表达量高的克隆。关于外源基因的表达详见第十三章和十四章。

二、重组质粒的提取

在转化反应后12~18h，可以清楚地见到在平板上生长的、相互分隔开的单个菌落，此时即可鉴定菌中是否含有重组质粒。为此，需要将重组质粒DNA从宿主菌中提取并纯化出来，首先需要扩大培养细菌，从培养板上挑取单个菌落，放到含氨苄西林的LB培养液（5ml）中（附录Ⅳ），37℃振荡培养过夜即可。从培养的细菌中提取质粒的方法很多，最常用的是碱裂解法（实验流程12-4）。

碱裂解法提取质粒DNA是在很高的pH（pH12.6）条件下，用NaOH和十二烷基硫酸钠（sodium dodecyl sulfate，SDS）混合裂解液使各种细菌发生溶菌，适用于各种不同的细菌，尤其是一些用溶菌酶难溶的细菌。线性染色体DNA在这种强碱性环境中发生不可逆的变性作用，加入酸性中和液后,成为白色沉淀。质粒DNA则存留在上清中,随之进行的氯仿抽提可去除蛋白污染。

实验流程12-4 碱裂解法提取质粒DNA

A. 取出1.5ml过夜培养的菌,将其放入灭菌的微量离心管中,4 000r/min离心5min,收集菌体。

B. 将菌体悬浮在0.5ml PBS缓冲液中洗涤1次,离心收集菌体。

C. 室温下向菌体沉淀中加入200μl溶液A,将菌体充分重悬,再加入200μl溶液B,颠倒10次混匀(千万不可用振荡器混匀),并在5min内加入200μl溶液C,颠倒混匀,冰浴5min。

D. 室温15 000r/min离心5min,将上清吸到1个新离心管内,加入等体积的氯仿/异戊醇(24:1)溶液,摇动使之成为乳浊液;4 000r/min离心5min,使乳浊液分层,将上层水相移至另一离心管中;重复氯仿/异戊醇(24:1)溶液再抽提1次。

E. 将上清水相移至另一离心管中,加入2.5倍体积的无水乙醇,置-20℃沉淀30min,然后12 000r/min离心15min。

F. 弃上清,加入70%乙醇,12 000离心10min。

G. 弃上清,真空干燥或自然干燥质粒DNA。

H. 用20μl去离子水溶解质粒DNA,-20℃保存备用。

注:

溶液A:50mmol/L葡萄糖,25mmol/L Tris-HCl. pH8.0,10mmol/L EDTA·Na_2,pH8.0,20μg/ml RNA酶A。

溶液B:0.2mol/L NaOH,1% SDS。

溶液C:60ml 5mol/L醋酸钾,11.5ml冰醋酸,28.5ml H_2O。

PBS:磷酸缓冲液(phosphate-buffered saline)。

三、重组质粒中外源DNA片段的鉴定

重组质粒中是否含有外源DNA,可以通过酶切电泳、DNA序列测定等方法进行鉴定。

(一)酶切电泳

用适当的内切酶切割重组质粒,通过电泳判断外源DNA片段是否已经插入到载体中。如果在克隆筛选时采用抗性筛选+蓝白筛选,那么挑取白色菌落,经扩增繁殖后制备的重组DNA基本都含有目的DNA片段,这时可以提取DNA后直接酶切鉴定;如果在克隆筛选时仅采用抗性筛选,只能确定在抗性条件下能生长的菌含有载体质粒,但不能判断载体上是否有目的DNA,可以先提取质粒电泳分析,以非重组质粒作对照,通过泳动的快慢可以初步判断载体质粒中是否含有目的DNA,然后再进行酶切电泳分析。

酶切鉴定除了能确定目的DNA是否插入载体中外,还可以确定插入片段在载体中的方向,只要选择合适的内切酶即可达到此目的。

有时,采用目的DNA片段两端的内切酶位点不能成功切割重组DNA,需要考虑一下因素:①酶切位点丢失。如果目的DNA片段是采用PCR获得的,可能PCR引物的酶切位点在DNA合成过程中出现错误或突变,从而导致酶切位点的丢失。②酶切位点被甲基化修饰。转化到细菌中的重组DNA是外来物,细菌中如果存在甲基化酶,就会立即对其识别的甲基化位点进行修饰,以防核酸酶将重组DNA水解消化,一旦酶切位点被修饰,就可能导致酶切失败。可以采用载体上的其他酶切位点进行酶切鉴定,结合DNA电泳和目的片段大小进行判定。对于酶切阳性的质粒可进一步采用DNA序列测定进行鉴定。

(二)DNA序列测定

虽然采用酶切电泳已经鉴定出了含有目的DNA片段的克隆,但目的DNA序列是否正确还必须经过测序分析才能证明。因此,DNA序列分析是对重组DNA鉴定的金标准。测序用的引物通常是根据载体上的序列设计合成的,而且测序工作一般都由生物技术公司以商业化模式来完成。在需要测序时,只要说明载体信息并将克隆菌或重组质粒寄给公司即可。

重组DNA技术的具体操作实例在第十三章和第十四章中有详细介绍,此处不再赘述。

参考文献

1. Cohen SN, Chang ACY, Boyer HW, et al. Construction of biologically functional bacterial plasmids in vitro. Proc Natl Acad Sci USA, 1973, 70(11): 3240-3244.
2. Scheller RH, Dickerson RE, Boyer HW, et al. Chemical synthesis of restriction enzyme recognition sites useful for cloning. Science, 1977, 196(4286): 177-180.
3. Wilson RH, Morton SK, Deiderick H, et al. "Engineered DNA ligases with improved activities in vitro". Protein Engineering, Design & Selection, 2013, 26(7): 471-478.
4. Stephan Kirchmaier, Katharina Lust, Jochen Wittbrodt. Generation of DNA Constructs Using the Golden GATEway Cloning Method. Methods and Protocols, Methods in Molecular Biology, 2017, 1472: 157-168.
5. Luísa Czamanski Nora, Cauã Antunes Westmann, Leonardo Martins-Santana, et al. The art of vector engineering: towards the construction of next-generation genetic tools. Microb Biotechnol, 2019, 12(1): 125-147.

（王丽颖）

第十三章　外源基因在原核细胞的表达技术

外源基因的重组表达是研究基因及其表达产物结构与功能的重要技术，也是制备和生产蛋白质药物与诊断试剂必不可少的手段。基因工程表达系统（expression system）由表达载体（vector）和表达宿主（host）组成。外源基因的表达系统有多种，主要是原核细胞表达系统和真核细胞表达系统（第十四章）。外源基因在原核细胞的表达是指通过基因克隆技术将外源基因DNA片段插入表达载体，并导入大肠埃希菌等特定原核生物细胞内表达。总体技术流程如图13-1。

近年来，随着第二代基因工程——蛋白质工程、第三代基因工程——代谢工程（或称途径工程，主要进行次级代谢产物的异源合成）的成熟，以及第四代基因工程染色体工程（合成生物学的主要研究内容，见第二十三章）的兴起，在重组表达系统的载体构建与优化、宿主改造和重组表达的调控机制等方面取得了飞速发展。本章主要简介常用的原核细胞表达系统及其特点，重点介绍外源蛋白质编码基因在大肠埃希菌表达系统中的表达和鉴定，表达条件和表达的优化，以及基本操作方案等。

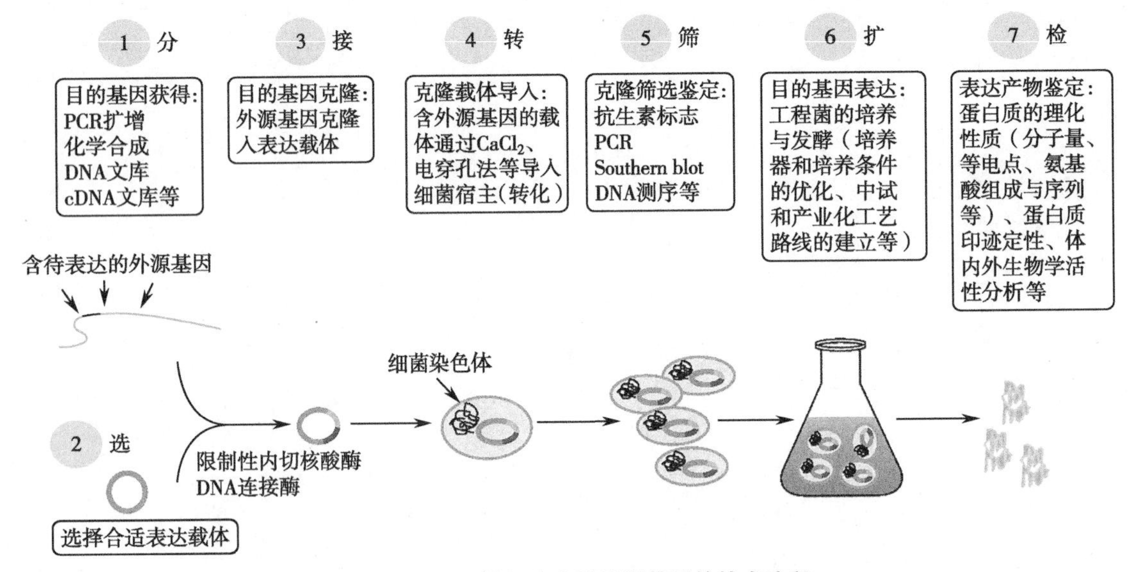

图13-1　用原核细胞表达外源基因的技术流程

第一节　常用原核表达系统及其选择

原核细胞表达系统按表达宿主的不同，有大肠埃希菌（*Escherichia coli*，*E coli*，俗称大肠杆菌）表达系统、芽孢杆菌（*Bacillus*）表达系统、乳酸菌（Lactic acid bacteria，LAB）表达系统、链霉菌（*Streptomyces*）表达系统和蓝藻等。这些表达系统又根据表达载体的不同，衍生出各种不同诱导与表达形式的试剂盒，大多已商品化，可从生物技术公司购置。也有专业公司利用一些成熟的表达系统，接受委托构建表达外源基因的重组表达载体、工程菌株或产品，并可建立初步的纯化、鉴定工艺交给客户。常用的原核表达系统宿主、表达载体和特点，归纳于表13-1。

表 13-1　常用原核重组表达系统及其特点

宿主	常用表达载体	特点
大肠埃希菌： DH5α、TOP10、JM110、BL21 系列等	质粒：pET 系列、pMAL 系列、pTrx 系列等	优点：操作简单，目的蛋白表达水平高，培养周期短；可进行融合表达 缺点：缺少转录后加工和翻译后修饰；产物易形成包涵体；宿主内毒素污染
芽孢杆菌： 枯草芽孢杆菌、短小芽孢杆菌、环状芽孢杆菌等	质粒：pUB110、pC194、pE194 噬菌体：Φ105、SP	优点：目的蛋白表达水平高、培养周期短；表达产物可外分泌；不含内毒素 缺点：转化频率较低，载体不稳定；分泌大量蛋白酶，外源表达产物易被降解
乳酸菌： 粪肠球菌、植物乳杆菌等	含抗生素抗性载体：pMG36e、pNZ 系列、pMSP3535 等 食品级载体：pWY 系列、pLEB 系列、pTRK391、pAMJ 系列等	优点：乳酸菌安全，可直接口服；不含内毒素 缺点：遗传背景不清楚；含抗性筛选标记的载体不能应用在食品中
链霉菌： 变铅青霉链菌、天蓝色链霉菌等	质粒：pIJ 系列、pHJL 系列 黏粒：cosmid 噬菌体：KC 系列	优点：产业化成熟；产物可分泌；不含内毒素；适合表达次级代谢产物 缺点：表达水平不高；操作相对复杂；载体不稳定
蓝藻： 单细胞蓝藻和丝状蓝藻等	质粒：pPRS 1、pPKE2	优点：遗传背景较清楚；培养条件简单 缺点：可用载体少；表达水平不高

一、大肠埃希菌表达系统

大肠埃希菌表达系统是基因重组表达技术中发展最早、目前应用仍最为广泛的经典表达系统，与其他表达系统相比，具有宿主遗传背景清楚、生理生化性状明确、目的基因表达水平高、培养周期短等特点。因而，大肠埃希菌表达系统在外源基因重组表达技术中占有重要地位，是生产基因工程药物和疫苗的重要工具。

（一）大肠埃希菌表达系统的构成

大肠埃希菌表达系统包括经遗传改造的宿主大肠埃希菌和已构建入基本表达元件的表达载体。

1. 宿主　大肠埃希菌是革兰阴性短杆菌，周身鞭毛，能运动，无芽孢，是人和动物肠道中的正常栖居菌。但作为表达系统宿主的大肠埃希菌几乎都经过遗传改造，因此不能直接口服或以其他途径直接用于人体。常用大肠埃希菌表达系统宿主菌株见表 13-1。

（1）DH5α：是一种常用于质粒克隆的菌株。在使用 pUC 系列质粒载体转化时，可与载体编码的 β- 半乳糖苷酶氨基端实现 α- 互补，用于蓝白斑筛选鉴别重组菌株。

（2）TOP10：该菌株适用于高效的 DNA 克隆和质粒扩增，能保证高拷贝质粒的稳定遗传。该菌株遗传性能稳定，使用方便，适用于各种基因重组实验。

（3）JM110：Dam 甲基化酶和 Dcm 甲基化酶缺陷的菌株，产生的质粒，不会甲基化。

（4）BL21 系列：该系列菌株用于高效表达克隆于含有噬菌体 T7 启动子的表达载体（如 pET 系列质粒载体）的基因。其中：BL21（DE3）菌株是将位于 λ 噬菌体 DE3 区（编码 T7 噬菌体 RNA 聚合酶）整合于 BL21 的染色体上；BL21（DE3）ply 菌株含有质粒 pLysS，含有 *Cm* 抗性基因，还含有 T7 溶菌酶基因，因此能降低外源基因的表达背景。

（5）XL1-Blue：tet 抗性，能保证高拷贝质粒稳定复制，用于分子克隆和质粒提取。

2. 表达载体　除大肠埃希菌染色体（拟核，或称类核）外，还具有携带少数遗传学性状的核外遗传物质，即质粒（plasmid）。质粒大小通常为 2~50kb，是环状、闭合的双链 DNA，具有自主复制能力，往往能赋予宿主特定表型，如对抗生素的抗性。因此，几乎所有的大肠埃希菌表达系统，都选用质粒作为外源基因的载体，而且一般是将天然质粒改造而获得。构成大肠埃希菌表达质粒载体的基本元件包括：复制起始位点、筛选标记、启动子、终止子、核糖体结合位点和多克隆位点等。

（1）复制起始位点：DNA复制是从特定DNA序列开始双向复制的，该区域即复制起始位点（origin of replication），或称复制起始区，常用*ori*或o表示。大肠埃希菌表达质粒载体通常含有1个长度为200~500bp的复制起始位点，一些特殊用途的大肠埃希菌克隆载体或原核-真核细胞的穿梭质粒载体可含有2个或更多的复制起始位点。大肠埃希菌质粒载体根据*ori*不同，可分为pSC101和p15A为复制起始位点的严紧型质粒（拷贝数低）和R6K、pMB、Col E1及衍生序列为复制起始位点的松弛型质粒（高拷贝数）（表13-2）。复制起始位点的功能是在宿主细胞中起始质粒的自主复制，使质粒能够稳定遗传。一般情况下，含有相同复制起始位点的质粒，往往在同一宿主细胞内不相容，即质粒的不相容性（incompatibility）。质粒的不相容性是筛选原始质粒和插入外源基因的重组质粒的基础。

表13-2 大肠埃希菌质粒载体的复制起始位点及其拷贝数

质粒	复制起始位点	拷贝数*
pSC101及其衍生质粒	pSC101	~5
pACYC及其衍生质粒	p15A	~10
pR6K	R6K	15~20
pBR322、pET、pGEX及其衍生质粒	pMB1	15~20
pColE1	ColE1	15~20
pBluescript	衍生的ColE1和F1	300~500
pGEM	衍生的pMB1和F1	300~500
pUC及其衍生质粒	衍生的pMB1	500~700

*：质粒拷贝数是相对的，与质粒复制控制系统、宿主细胞遗传背景及生长条件密切相关。如，质粒上与复制调控有关的基因或位点突变，可使拷贝数明显增加或减少；又如，氯霉素抑制宿主蛋白质合成并阻止染色体复制后，虽然宿主不再繁殖，但质粒仍然可以复制，从而可累积至最高可达每个细胞几万个拷贝的质粒。

（2）筛选标记：由于宿主大肠埃希菌对大多数抗生素敏感，表达载体上的抗生素抗性表型就可作为显性选择标记。带有抗生素抗性标记的质粒，转化大肠埃希菌后，使只有获得质粒的宿主，才能稳定地传代。常用的有氨苄西林（*amp*）、四环素（*tet*）、氯霉素（*Cm*）和卡那霉素（*kan*）等抗生素抗性基因，亦可同时引入2个抗性基因。抗性筛选，再联合生化显色或营养缺陷等筛选标记，就可筛选出携带外源基因的重组大肠埃希菌，如：抗生素抗性联合α-互补进行蓝白斑筛选，就可得到能重组外源基因的大肠埃希菌。

（3）启动子：原核生物启动子是与DNA依赖的RNA聚合酶结合的一段特定DNA序列，包括RNA聚合酶识别位点和转录起点，其功能是转录出编码目的基因的mRNA。大肠埃希菌的基因启动子由两段高度保守的核苷酸序列组成，一段位于mRNA转录起始位点上游10bp处，由6~8个bp组成，富含A、T，称为pribnow盒或-10区；另一段是位于转录起始位点上游35bp处的-35区。根据启动子起始RNA合成效率的不同，可分为强、弱启动子。某些启动子的活性可以通过物理或化学方法诱导，从而启动mRNA的转录。在原核表达系统中通常采用可调控的强启动子，常见的有：由热诱导（42℃）的P_L和P_R启动子、冷诱导的（15℃）*cspA*启动子，由异丙基-D-硫代半乳糖苷（isopropyl-thio-β-*D*-galactoside，IPTG）诱导的*lac*启动子，由3-吲哚乙酸（IAA）诱导的*trp*启动子等。噬菌体T7 RNA聚合酶的启动子是一个很强的启动子，在原核表达中也得到广泛应用。

（4）终止子：原核生物的转录终止子有两类。一类为依赖ρ因子的转录终止。外源基因表达时，通常用的是另一类强终止子序列，即：依赖转录出的mRNA 3′-末端形成的茎环[stem-loop，或称发夹（hairpin）]，并紧接着一段富含AU的序列，称为内在型转录终止子。如：来自于大肠埃希菌rrnB rRNA操纵子的T1、T2多联转录终止子，已被广泛应用于质粒表达载体中。

（5）核糖体结合位点（ribosome binding site，RBS）：是在mRNA上翻译起始密码子AUG上

游约 8~13 核苷酸处的一段 4~9 个富含嘌呤核苷的共有序列，如 -AGGAGG-，可被核糖体中 16S rRNA 通过碱基互补配对精确识别的序列，该序列是 1974 年由 Shine 和 Dalgarno 发现的，因此也称为 SD 序列。RBS 序列的碱基组成及与 AUG 的距离，对于形成翻译起始复合物，并进行有效地蛋白质翻译起着决定性作用。

（6）多克隆位点（multiple cloning site，MCS）：是表达载体上包含多个限制性核酸内切酶酶切位点的一段 DNA 序列。MCS 中，每个限制性核酸内切酶酶切位点通常是唯一的，即每个位点在一个特定的质粒载体中只出现一次。MCS 在非融合表达载体中，多设计构建于表达载体启动子区域或与 RBS 嵌合，在融合表达载体多设计构建于表达标签序列后。

（二）典型的表达载体

为了获得高水平的重组表达产物，通过综合考虑控制转录、翻译、蛋白质稳定性及向胞外分泌等诸多方面的因素，已设计出了许多具有不同特点的表达载体，以满足表达不同性质、不同要求的目的基因表达的需要。几个代表性的表达载体简介如下。

1. pET 系列表达载体　是最常用的高效大肠埃希菌表达载体，该系列质粒的基本结构：由 T7 强启动子、核糖体结合位点、标签编码序列、多克隆位点、T7 转录终止子、氨苄西林抗性标记（*amp*ʳ）和复制起始位点等组成，图 13-2 显示了该系列表达载体的典型代表 pET32a（+）。pET 系列质粒提供了 N- 端融合、C- 端融合和非融合的不同的外源基因表达载体，其工作机制简介见本章第二节。

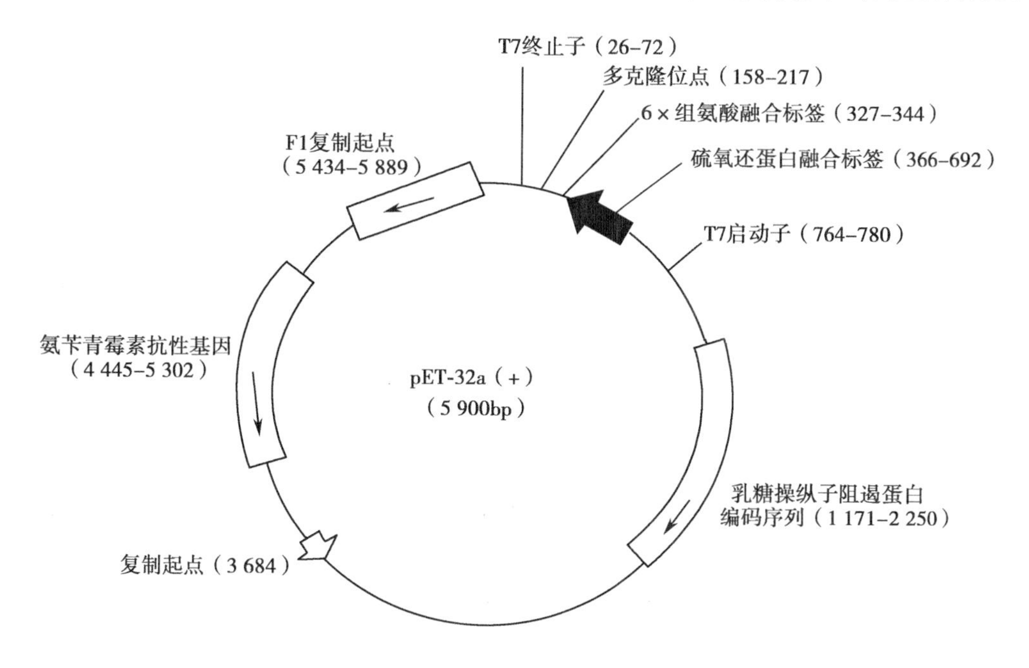

图 13-2　pET32a（+）载体图谱

2. pBAD 系列表达载体　是一种特别适用于生产困难蛋白的原核表达载体，如具有毒性或不溶性蛋白，这是因为该系统可靠且可控性强。该系统的基本原理是通过 *araBAD* 操纵子控制大肠埃希菌 *L*- 阿拉伯糖（ara）的代谢。基本结构由调控 ara 操纵子（*araC* O2、1）的 *araC* 基因、降解代谢物结合位点（CAP BS）、*araC* 诱导位点（I1/I2）、*BAD* 启动子（pBAD）、多克隆位点（MCS）、氯霉素抗性标记（*CmR*）和 f1、p15A 两个复制起始位点等组成。图 13-3 显示了该系列的代表性载体

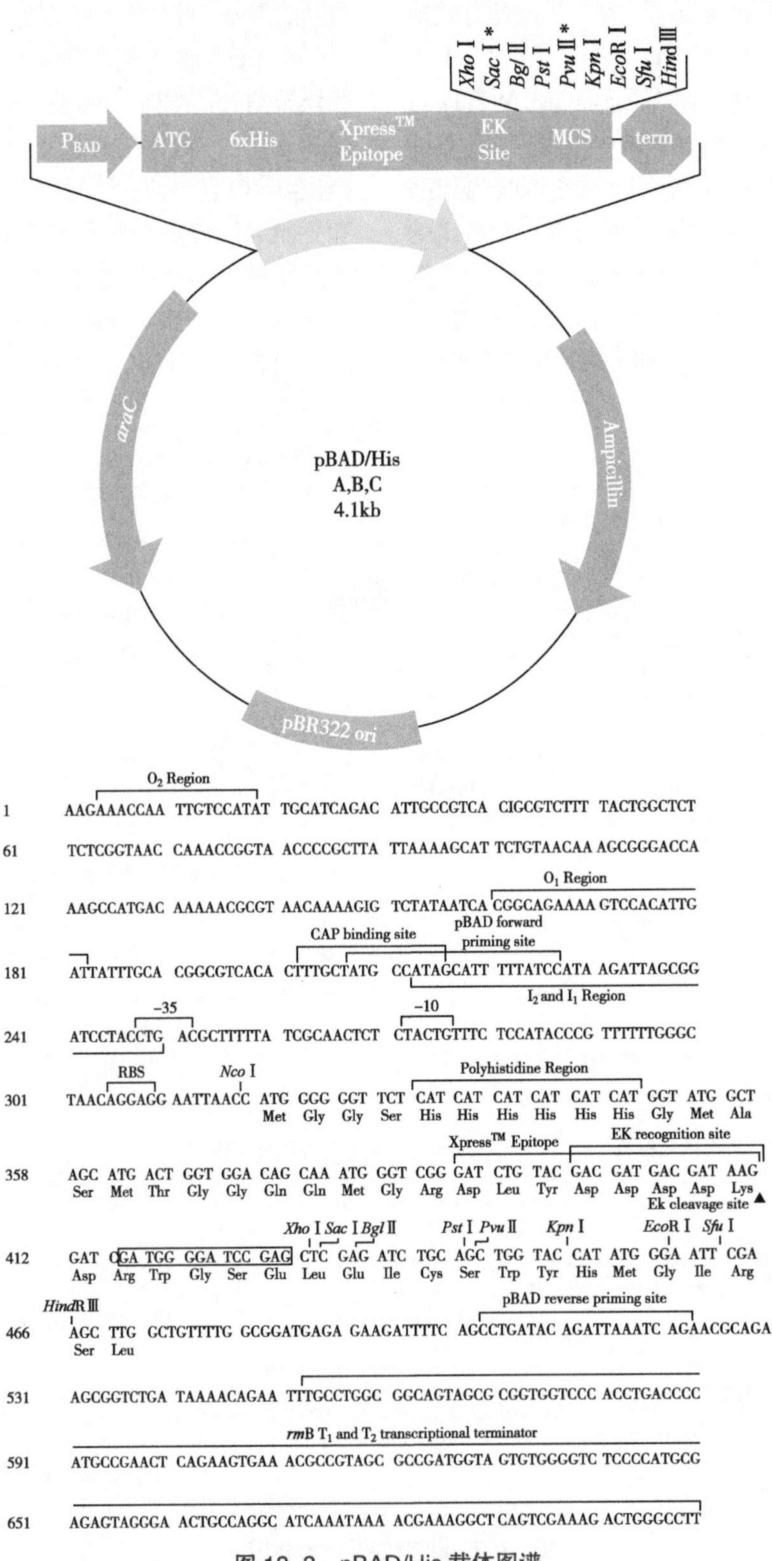

图 13-3　pBAD/His 载体图谱

pBAD33。将目的基因置于 pBAD 载体中启动子的下游，当 *L*- 阿拉伯糖存在时，*araBAD* 启动子驱动目的基因的高效表达；当葡萄糖存在时，目的基因的表达则被抑制。

3. pCold DNA 系列载体　是用于在大肠埃希菌中低温（通常 15℃）高效表达重组蛋白的系统。温度与重组蛋白质的折叠有关，从而影响蛋白的溶解度和稳定性。因此，许多在 37℃下溶解度和稳定性较差的蛋白，能在较低温度下有所改善。该载体系统基于大肠埃希菌冷休克基因 *cspA* 启动子和部分 *lac* 操纵子的外源基因高效表达载体，是 pET 和 pBAD 系统（二者皆在 37℃表达）的补充。其工作原理：37℃时，*cspA* 的 5′ UTR 非常不稳定，导致低效转录；当转移至 15℃培养时，5′ UTR 会形成高度稳定的二级结构，而翻译增强元件（TEE）可以通过核糖体的捕获来增强目的基因的翻译起始。利用 pCold DNA 构建外源基因表达时，是将目的基因置于 *cspA* 启动子、lac 操纵子（*lacO*）和 *cspA* 的 5′ UTR 和 TEE 的下游的 MCS。图 13-4 显示了典型的 pCold Ⅳ DNA，该载体还带有 His 标签序列和凝血酶 Xa 因子切割位点。

此外，常用的表达载体还有 pUC、pSP、pBV 等质粒。pUC 系列质粒全长 2.6kb 左右，主要元件有 pBR322 的 amp^r、复制起始位点以及大肠埃希菌 *lacZ* 片段，在 *lacZ* 中插入了多克隆位点，供外源基因插入，可以进行蓝白斑筛选。pSP 系列质粒含 SP6 启动子，或者 SP6 和 T7 两个启动子（pGEM），可用于外源基因表达。pBV 系列载体含 P_R 和 P_L 启动子，为热诱导（42℃）调控外源基因表达的载体。

（三）大肠埃希菌表达载体的表达方式

大肠埃希菌表达载体可根据其外源基因产物表达方式的不同，分为非融合表达、融合表达（如带纯化标签）、分泌表达、带伴侣蛋白表达和表面展示表达载体等。

1. 非融合表达载体　应用此类载体表达的外源基因产物，理论上与生理状态下存在的蛋白

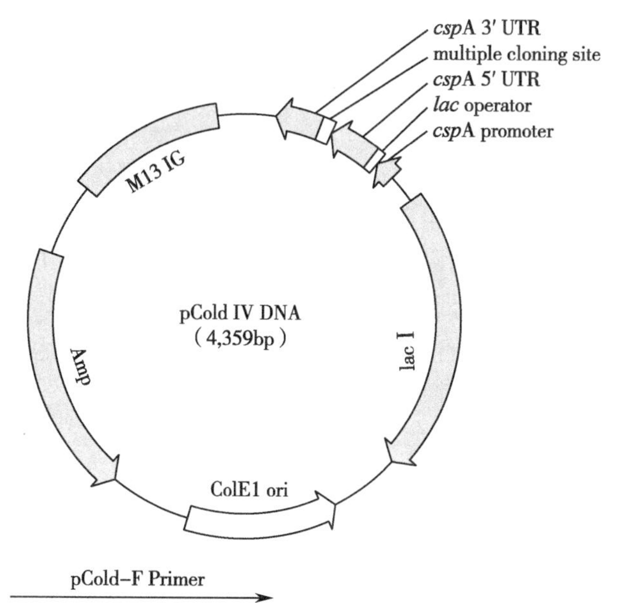

pCold-F Primer

5′ AAAATCTGTAAAGCACGCCATATCGCCGAAAGGCACACTTAATTATTAAGAGGTAATAC

SD

Nde Ⅰ	*Sac* Ⅰ	*Kpn* Ⅰ	*Xho* Ⅰ	*Bam*H Ⅰ	*Eco*R Ⅰ	*Hind* Ⅲ	*Sal* Ⅰ	*Pst* Ⅰ	*Xba* Ⅰ	
CATATG	GAGCTC	GGTACC	CTCGAG	GGATCC	GAATTC	AAGCTT	GTCGAC	CTGCAG	TCTAGA	TAGGTAATCTCTGCT
His Met	Glu leu	Gly Thr	Leu Glu	Gly Ser	Glu Phe	Lys Leu	Val Asp	Leu gin	Ser Arg	End

pCold-R Primer

TAAAAGCACAGAATCTAAGATCCCTGCCATTTGGCGGGGATTTTTTTATTTGTTTTCAGGAAATAAATAATCGAT 3′

transcription terminator

图 13-4　pCold Ⅳ DNA 载体图谱

质，在结构、功能和免疫原性等方面基本或完全一致。但由于大肠埃希菌缺乏转录后加工和翻译后修饰系统，往往大多数外源基因无法获得理想的具有天然结构和功能的表达产物。

2. **融合表达载体** 是商品化的大肠埃希菌表达系统通常采用的表达载体。外源基因插入此类载体，一方面可直接利用插入位点上已优化的启动子和RBS，有利于高表达——融合蛋白往往可占大肠埃希菌总蛋白的30%以上。另一方面融合表达可增加其mRNA和表达产物的稳定性，并有利于目的蛋白质的折叠。还有，融合表达的重组蛋白质，可应用针对融合蛋白中标签多肽序列进行亲和纯化，很容易获得高纯度的融合蛋白质。融合表达不足之处就是标签多肽可能影响目的蛋白的结构与功能，往往需对融合表达产物进行酶切水解或化学裂解表达标签，以得到目的蛋白质。

目前商品化提供的原核融合表达系统主要包括：β-半乳糖苷酶（β-galactosidase）系统、谷胱甘肽-S-转移酶（glutathione-S-transferase，GST）系统、麦芽糖结合蛋白（maltose-binding protein，MBP）系统、硫氧还蛋白（thioredoxin，Trx）系统和6xHis-纯化标签融合表达系统等（表13-3）。

表13-3 原核融合表达常用的载体

融合标签	特点	表达载体举例
β-半乳糖苷酶	表达受*lac*启动子调控，可用IPTG诱导	pBluescript
GST	IPTG诱导型启动子；含凝血酶切割位点	pGEX系列
MBP	IPTG诱导型启动子；含肠激酶切割位点	pMAL系列
Trx	IPTG诱导型启动子，含肠激酶切割位点	pTrx
6xHis	IPTG诱导型启动子，含肠激酶切割位点	pET系列

3. **分泌表达载体** 外源蛋白质在大肠埃希菌中高表达后，常常形成无活性的包涵体，需经繁琐的变性、复性操作才能恢复其活性和构象。为此，可构建分泌表达载体，使目的蛋白分泌到位于大肠埃希菌的外膜和细胞壁间的周质腔（也称周间隙）中。分泌型表达实际上是融合表达的一种特殊形式，即与大肠埃希菌蛋白质的信号肽融合表达，从而在信号肽的帮助下完成目的蛋白的折叠和分泌，而大肠埃希菌周质腔成分相对简单，有利于目的蛋白的纯化。常用的信号肽有来自大肠埃希菌蛋白质OmpA、PelB、PhoA和Hly等的信号肽序列。此外，还可利用大肠埃希菌噬菌体和质粒编码蛋白质的ST信号肽、Kil、LamB、Col A等达到分泌目的。分泌表达的不足之处主要是表达量往往较低。

4. **表面展示表达载体** 表面展示目前常用的有两种技术，一种为噬菌体表面展示技术（phage display），另一种为细菌表面表达技术。大肠埃希菌表面展示表达技术是将目的基因克隆入细菌表面蛋白（如外膜蛋白、鞭毛、纤毛）的结构基因中，从而达到在细菌表面表达的目的。目的蛋白表面展示后，可以进行相互作用分子的筛选与鉴定。

5. **携带分子伴侣的表达载体** 分子伴侣（chaperone）具有促进蛋白质正确折叠的能力，从而达到减少包涵体形成的目的。分子伴侣主要为热激蛋白，大肠埃希菌的分子伴侣主要有GroEL、GroES、Dnak和HtpG 4种。在此类载体的构建上，可将分子伴侣基因克隆入载体的特定部位，以达到与目的蛋白共表达的目的。

二、芽孢杆菌表达系统

芽孢杆菌表达系统是指以芽孢杆菌为宿主菌的原核表达系统，最常用的宿主菌为枯草杆菌（*Bacillus subtilis*）。芽孢杆菌为革兰染色阳性，除炭疽芽孢杆菌（*Bacillus anthracis*）和蜡样芽孢杆菌（*Bacillus cereus*）外，均为非致病性土壤微生物，对人畜无害。枯草芽孢杆菌是食品安全级别的微生物，已成为工业应用中一种重要的模式菌株，具有不含内毒素、非致病性、遗传背景清晰、分泌蛋白能力强、容易分离培养等特性，是一些重要工业酶制剂等异源蛋白表达和分泌的理想宿主和生产菌种，如美国芽孢杆菌遗传保藏中心的168菌株突变体和从我国江西土壤中分离到的 Ki-12 菌株。很多质粒和噬菌体适合于作芽孢杆菌表达系统的表达载体。

（一）芽孢杆菌表达载体

芽孢杆菌表达载体主要有自主复制质粒、整合质粒和噬菌体 3 类。

1. 自主复制质粒　芽孢杆菌的自主复制质粒大多为无抗性标志的隐秘质粒。带有抗性标志的自主复制质粒主要来自其他革兰阳性菌，特别是金黄色葡萄球菌和链球菌，其中使用广泛的是来自金黄色葡萄球菌通过滚环复制的 pUB110、pC194、pE194 和 pT181 等。在芽孢杆菌中自主复制这些质粒往往不稳定，即在复制过程中易发生丢失。因此，一般将这些质粒构建成双抗生素标记质粒、芽孢杆菌 / 大肠埃希菌穿梭质粒、表达质粒、整合质粒、探针质粒等，先将外源目的基因在大肠埃希菌中构建完成后，再转入枯草芽孢杆菌中表达。目前常见的大肠埃希菌 - 枯草芽孢杆菌穿梭载体有 pEB 系列、pUB 系列和 pWB980 等，详见表 13-4。

表 13-4　常见大肠埃希菌 - 枯草芽孢杆菌穿梭载体

表达载体	复制起始位点	大小 /bp	抗性标记	载体类型
pEB10	ori pUB110, ori pBR322	8 900	*amp*, *kan*	克隆载体
pEB20	ori pUB194, ori pBR322	5 771	*Cm*, *amp*	克隆载体
pEB60	ori pUB110, ori pBR322	7 430	*kan*, *amp*	克隆载体
pUB18	ori pUB110, ori pUC18	3 600	*kan*, *amp*	克隆载体
pUB19	ori pUB110, ori pUC18	3 300	*kan*, *amp*	克隆载体
pWB980	ori pUB110, ori pUC18	3 772	*kan*, *amp*	分泌载体

2. 整合质粒　为克服芽孢杆菌质粒的不稳定性，可采用整合质粒将外源基因整合到细菌染色体上。整合质粒的基本结构是在大肠埃希菌质粒的基础上增加一个芽孢杆菌的抗性标志，以及待整合的目的基因。整合质粒首先在大肠埃希菌中进行基因克隆操作，然后导入芽孢杆菌。由于它没有芽孢杆菌质粒的复制起始位点而不能自主复制，只有通过同源重组整合到宿主染色体后，随细胞复制而复制。根据整合方式的不同可以将整合型载体分为同源单交换整合和同源双交换整合。单交换时同源臂在 25~70bp 整合效率较高。双交换同源臂必须在 400~500bp，其次加入 Chi 位点以解决重组 DNA 的线性稳定性。

3. 噬菌体　Φ105、SPβ 及其他噬菌体均可作为芽孢杆菌的表达载体。其中 Φ105 噬菌体应用较多，它是一种温和噬菌体，基因组约为 39.2kb。

（二）芽孢杆菌表达系统的特点

芽孢杆菌表达系统，特别是枯草芽孢杆菌具有安全无毒的特征，已被美国食品药品监督管理局（FDA）评为生物安全（generally regarded as safe, GRAS）菌株。其具有较强的蛋白分泌能力，方便下游表达产物的分离；发酵工艺成熟，容易进行高密度发酵。但是芽孢杆菌表达系统也存在许多不足之处，主要表现在：启动子转录水平低，某些目的蛋白不能大量表达；重组蛋白折叠不完全，部分没有活性；菌株感受态细胞转化率低，内源性质粒结构不稳定；表达产物在胞外容易被本身分泌的蛋白酶降解。

三、乳酸菌表达系统

乳酸菌表达系统是指以乳酸菌为宿主菌的原核表达系统。乳酸菌属革兰阳性、兼性厌氧菌，是一类可以利用发酵碳水化合物产生乳酸的菌的总称，包括肠球菌、乳杆菌、乳球菌、明串珠菌、片球菌、链球菌和双歧杆菌等众多种属，被广泛地应用于食品发酵、医药生产、保健药物及饲料添加剂等工业。

（一）乳酸菌表达载体

主要分为两类：非食品级乳酸菌表达载体以及食品级乳酸菌表达载体，这也是乳酸菌非常独特的区别于其他模式生物的特点之一。

1. 非食品级乳酸菌表达载体　其中常见的是利用抗性筛选标记基因，如红霉素（*Ery*）、氯霉素等抗性基因。抗生素抗性可作为外源基因稳定表达的选择标记，但抗性基因容易向环境中漂移扩散，对环境生态系统造成破坏，且不能直接用于人和动物，对生物体易造成不可预测的危害。以乳酸乳球菌（*L. lactis*）为宿主细胞的携带抗性基因筛选标记的常见乳酸菌表达载体见表 13-5。

2. 食品级乳酸菌表达载体 如：糖诱导表达系统，噬菌体 Φ31 爆发式诱导的表达系统、乳链球菌素（Nisin）调控表达系统、pH 值调控表达系统等。以乳酸乳球菌（*L. lactis*）为宿主细胞的代表性食品级乳酸菌表达载体见表 13-6。

表 13-5 携带抗性基因筛选标记的常见乳酸菌表达载体

质粒	相关特性
pMG36e	3.6kb，Ery^R，由 pGKV432 衍生而来，携带强启动子 P_{32} 以及多克隆位点 MCS，还含有 pWV01 的复制子，可被大肠埃希菌识别的核糖体结合位点，以及乳酸乳球菌蛋白酶基因 *prtP* 的转录终止位点
pNZ9 系列	Ery^R，携带来自 pIL 系列的 *nisRK* 基因，*rep* 启动子调控，可以与 pNZ8 系列载体兼容
pMSP3535	8.4kb，Ery^R，携带 Nisin 诱导启动子 P_{nisA}，ColE1 的复制起始位点，*nisRK* 基因以及 pAMβ1 的复制子
pNZ8 系列	Cm^R，启动子为 P_{nisA} 或 *lacA*，携带 *repA*、*repC* 或 *gusA* 复制子，以及用于转化融合的 *Sal* Ⅰ、*Nco* Ⅰ或 *Sca* Ⅰ位点

表 13-6 代表性食品级乳酸菌表达载体

质粒	相关特性
pNZ8149	2.5kb，广谱宿主载体，携带用于转化融合的 *Nco* Ⅰ位点，启动子 P*nisA* 位于位点之后，还包含食品级乳糖筛选标记 *lacF*、*repA*、*repC* 等复制子
pLEB 系列	携带食品级筛选标记 *lacG*，*nisI* 基因的组成型启动子 P_{45} 或启动子 P_{pepR}，携带质粒 pSH71 的复制子 *repA*
pLP3537	6.3kb，携带有 *XylR*、*XylA* 和 *XylB* 基因，由来源于 *L. pentosus* MD353 的 1.7kb 和 2.3kb 的质粒组成，可以表达 *L. pentosus* MD353 的 D- 木糖催化酶，携带 pUC19 的复制子
pFG 系列	具有强启动子 P_{32}，高拷贝，以赭石型突变抑制基因 *supB* 或 *supD* 作为选择标记
pW425t	3.7kb，由 pW425e 和 pSH91 衍生而来，携带胸苷酸合成酶基因 *thyA* 筛选标记
pSQZ	2.53kb，由 pSH91 和 pSQ 载体衍生而来，携带编码 *L. lactis* MG1363 未知分泌蛋白的 *usp45* 基因及其核糖体结合位点，胸苷酸合成酶基因 *thyA* 筛选标记，*repA* 基因

（二）乳酸菌表达系统的特点

乳酸菌是人体内必不可少且具有重要生理功能的菌群，广泛存在于人体肠道中，调节着人体的肠道健康，与人们的健康长寿有着直接关系。乳酸菌作为安全级食品菌株，通过对其深入研究，应用乳酸菌基因表达载体构建重组菌株，及其产生的大量酶、多肽、中间代谢物等表达产物，可以应用于食品、医药、保健业和工业等领域，有巨大的应用前景和潜在的商业价值。乳酸菌表达载体的广泛应用，提高了酶制剂、胞外多糖等代谢物质的产量，对食品、医药和工业等领域的发展具有一定的促进作用。

四、链霉菌表达系统

链霉菌表达系统是指以链霉菌为宿主菌的原核表达系统。链霉菌是一类好氧、丝状的革兰阳性细菌，广泛存在于土壤中。链霉菌的基因组约为大肠埃希菌的 2 倍，约 8Mb。与大肠埃希菌不同，链霉菌的染色体呈线状结构，在中间含有复制起始位点和共价结合的末端蛋白。链霉菌中亦发现有线状质粒，其复制是从中间开始，向两端进行，3′－端回文结构中含 DNA 合成识别和内切酶加工位点。链霉菌属基因的不稳定性归因于染色体末端的不稳定性，长达 2Mb 的不稳定序列经常有自发的缺失或扩增，有时这种自发缺失导致染色体环化，但对其生长没有严重影响。

链霉菌能产生许多胞外酶，但链霉菌属中最常用的基因表达宿主——变铅青链霉菌（*Streptomyces lividans*）分泌蛋白酶的量较少，因此可用于外源蛋白的分泌表达。目前，链霉菌表达系统更多的是用于次级代谢产物的异源合成和宏基因组表达的研究。这些研究大多要求载体插入容量大，但对表达量要求并不高。

（一）链霉菌表达载体

1. 高拷贝载体　一般采用的链霉菌高拷贝载体为 pIJ101，在链霉菌中的拷贝数为 40~800。通常加入硫链丝霉素（*tsr*）、红霉素（*ery*）、紫霉素（*vio*）和新霉素（*neo*）抗性基因作为选择性标记。pIJ702 是由 pIJ101 衍生的、使用最广泛的质粒载体，其拷贝数达 40~300，具有两个选择性标记，分别为 *mel*（酪氨酸酶）和 *tsr* 基因。外源基因克隆在 *mel* 位点可使其失活，不产生酪氨酸酶而导致不产生黑色素的表型，以此作为插入失活的标记。

2. 低拷贝载体　由 SCP2* 衍生的质粒 pIJ922 和 pIJ940 等，能插入大小约 30kb 的片段，但其拷贝数低（1~2 个）。

3. 穿梭载体　由于在链霉菌中提取质粒的操作不像在大肠埃希菌中那么容易，构建同时能在大肠埃希菌和链霉菌中复制的穿梭质粒是比较理想的，这样可以在大肠埃希菌中完成重组质粒的构建，构建完成后转入链霉菌中进行表达。这类质粒有 pHJL197、pHJL210（SCP2*/pBR322）、pHJL302（SCP2*/pUC19）、pIH1351 等。但这类载体存在不稳定性的问题。

4. 黏粒　黏粒（cosmid），又称柯斯质粒，是含有 λ 噬菌体 cos 位点的穿梭质粒载体，因其具有较大的包含外源 DNA 的容量（40~50kb），广泛地应用于链霉菌基因文库的构建。

5. 噬菌体载体　大部分由 ΦC31 衍生，常用的有 KC304、505、515/516、518、684 等。这类载体能在大多数链霉菌中通过溶源性转换，完成外源基因的重组。

6. 其他载体　有接合转移载体 pPM801，表达载体 pIJ6021、pIJ4143、pH21271 和 pH21272，分泌载体，大容量载体（100~300kb），整合型载体，高表达载体（含激活调节基因）等。

链霉菌可通过在原生质体转化、接合转移、电脉冲穿孔或通过噬菌体转染与转导将外源基因导入。

（二）链霉菌表达系统的特点

由于链霉菌具有胞外酶分泌系统，因此部分外源基因能借助此类分泌机制得到分泌表达，便于表达产物的分离和纯化。近年来，虽然链霉菌的克隆体系已较为完善，但链霉菌基因操作的难度要比大肠埃希菌复杂得多，外源基因引入链霉菌的转化频率往往较低。另外，链霉菌中对应用于大肠埃希菌基因表达操作中的启动子和载体，特别是诱导型超量表达载体的开发与应用还十分有限。

五、蓝藻表达系统

蓝藻表达系统是指以蓝藻为宿主菌的原核表达系统。蓝藻又称蓝细菌，是一类具植物型放氧光合作用特性的原核生物。多数蓝藻富含营养物质，无毒，是表达外源目的基因的独特受体系统。蓝藻作为外源基因表达的宿主菌，兼有微生物和植物的优点。蓝藻遗传背景简单，细胞壁主要由肽聚糖组成，便于外源 DNA 的转化，培养条件简单，只需光、CO_2、无机盐、水和适宜的温度就能满足生长需要。重组表达的生产成本低，在各个生长时期均处于感受态，便于外源基因的转化。多数蓝藻无毒，且富含蛋白质，早已用作食品或保健品。但目前作为外源基因受体细胞的蓝藻为数不多，主要是单细胞蓝藻和丝状蓝藻中的某些菌株，而且表达载体也有限。

第二节　外源基因的表达和鉴定

利用原核细胞表达外源基因编码产物是最常用的基因工程方法。要实现外源基因在原核细胞中的表达，一般要经过外源基因的克隆、重组载体的线性化、外源基因的插入、重组载体的筛选、工程菌的诱导表达与表达产物的鉴定几个步骤（图 13-1，详见第十二章）。

一、蛋白质在原核细胞中的表达特点

原核细胞的 RNA 聚合酶结构和功能与真核细胞的不同，因此不能识别真核基因的启动子序

列。在利用原核细胞表达真核基因时，一般将编码序列插入原核表达载体启动子的下游，由原核细胞的 RNA 聚合酶转录出 mRNA。

（一）SD 序列是原核表达必需的序列

原核表达载体转录出的 mRNA 一般含有已构建好的翻译必需的 SD 序列。该序列位于 mRNA 的 5′-端起始密码子的上游，能够与 16S 核糖体 RNA 的 3′-端互补结合。SD 序列与 16S 核糖体 RNA 结合后，与起始密码子 AUG 一起形成翻译起始复合物，启动蛋白质合成。真核细胞则缺乏 SD 序列。

（二）原核细胞缺乏 mRNA 转录后加工

真核生物基因往往有内含子（intron），转录后的前体 mRNA 经剪接后成为成熟的 mRNA。原核细胞则缺乏 mRNA 转录后加工的能力。因此，真核目的基因一般来源于 mRNA 反转录而成的 cDNA。

（三）原核细胞缺乏翻译后加工

原核细胞缺乏真核细胞对蛋白质进行翻译后加工的能力，因而往往不能进行正确折叠，不能进行糖基化等翻译后修饰。如果表达产物的功能与翻译后修饰有关，需利用真核表达系统重组表达。

（四）原核重组表达易形成包涵体

外源基因在原核细胞中高效表达时，表达产物往往在胞质聚集而形成包涵体（inclusion body），包涵体内的蛋白质不具有生物学活性，故在蛋白质纯化后需进行变性-复性处理。

二、包涵体的形成、变性与复性

目的蛋白在原核系统中表达的形式有两种，一种是在细胞内表现为不溶性的包涵体形式，另一种表现为在细胞内可溶的蛋白质形式。包涵体表达有其有利的一面，如表达量高，便于富集和分离纯化（第十五章），可避免细胞内蛋白酶的作用，并避免有些毒性蛋白处于天然构象会对宿主细胞产生的毒害等。不利的一面是需用变性剂彻底溶解变性，再进行蛋白质复性，才能恢复重组蛋白的天然构象和生物活性，增加了蛋白质制备难度和成本。

（一）包涵体的组成与形成

包涵体是无定型的蛋白质聚集物，其中大部分（50% 以上）是外源基因的表达产物，这些产物一级结构正确，但空间构象错误。包涵体的成分除了目的蛋白外，其他成分主要有一些杂蛋白（如 RNA 聚合酶、核糖体组分、质粒编码的其他蛋白质、外膜蛋白等）、质粒 DNA、RNA 片段和肽聚糖、脂多糖等成分。

包涵体的形成认为主要有以下几方面原因：①宿主的代谢水平受到重组蛋白高表达的影响，重组蛋白和一些宿主蛋白没有充足的时间用于折叠，即翻译速度远大于其折叠速度，包括二硫键不能正确配对，造成折叠的中间态分子疏水区域之间非特异性聚合；②重组蛋白氨基酸组成差异和自身性质（形成转角的残基数目、平均带电性等）的影响，已发现含硫氨基酸和脯氨酸含量与包涵体形成呈明显正相关；③环境因素影响，如重组蛋白所处的宿主、培养温度、培养基、pH 等都可影响包涵体的形成，如温度与包涵体形成呈正相关，而培养基养分不足时，也容易形成包涵体；④一些重组蛋白需翻译后修饰（如糖基化等），但原核细胞缺少相关酶类，造成大量中间体积累，从而形成包涵体。⑤细菌分泌的影响，在分泌的特定阶段，蛋白质分子间的相互作用促使包涵体形成。

（二）包涵体的变性与复性

沉淀出的包涵体可以用变性剂溶解彻底变性。在变性剂溶液中，目的蛋白呈变性状态，但其一级结构保持完整。因此，除去变性剂后，目的蛋白可以自动（或在一定的人工条件下）折叠成具有活性的天然构象，此为蛋白质的复性。基于包涵体的实质与性质，获得包涵体以后的主要工作是用变性剂增溶，使之成为可溶性的伸展的肽链，再在适当的条件下折叠成天然的、有活性的蛋白质分子。

1. 包涵体的彻底变性 溶解包涵体前，先分离重组表达的菌体，再破碎菌体收集沉淀，并进行洗涤处理，以除去脂多糖、核酸、脂类和其他杂蛋白。通常采用超声破碎、裂解液处理法、高压均质法等对菌体进行破碎，然后用低浓度盐酸胍等变性剂、Triton X-100 等弱去污剂、β-巯基乙醇等还原剂和 EDTA 等组成的溶液进行洗涤。通过以上处理后，包涵体的目的蛋白纯度能超过 60%。最后用高浓度的变性剂（如尿素、盐酸胍等）进行再次彻底溶解，同时加入还原剂（如巯基乙醇、二硫苏糖醇、还原性谷胱甘肽等），以此破坏蛋白质内部和之间错配的二硫键。

2. 包涵体的复性　包涵体复性需在一定的氧化还原条件下，通过有效除去变性剂，使蛋白质恢复天然构象与活性。普遍应用的复性方法，有稀释、透析、超滤、层析和反胶团复性等。蛋白质复性过程主要考虑的影响因素如表13-7。

表13-7　影响蛋白质复性的因素

促进二硫键形成的因素	促进天然结构形成或抑制集聚的因素
A. 氧化还原系统	A. 氨基酸：*L*-精氨酸、甘氨酸
氧化/还原型谷胱甘肽	B. 蔗糖或甘油（10% w/v）
氧化/还原型二硫苏糖醇	C. 去垢剂：*N*-十二烷基肌氨酸、CHAPS、十二烷基麦芽糖苷等
胱胺/半胱胺	D. 含去垢剂和磷脂的混合胶团（micelles）
半胱氨酸/胱氨酸	E. 聚乙二醇（PEG）3500
二羟乙基二硫化物/2-巯基乙醇	F. 高渗Tris液（0.4~1.0mol/L）
B. Cu^{2+}（催化空气氧化）	G. 辅基：金属离子与配体
C. *S*-磺化相关试剂	H. 乙二醇
D. 高静水压	I. 非去垢剂：磺基甜菜碱

蛋白质复性被认为是一项异常艰巨的任务，因为不同蛋白质需要不同的复性条件，不太可能形成统一的操作简单、成本低、耗时短、活性蛋白得率高的复性方法。

三、外源基因在原核细胞表达调控的设计

原核细胞在基因转录、蛋白质合成方面对外源基因的表达进行调控。与表达外源基因有关的主要调控环节是转录所需的启动子，翻译所需的SD序列等。

（一）启动子

1. 大肠埃希菌表达载体启动子　涉及转录水平的调控主要为启动子。为了在原核细胞中获得高表达，近年来常采用一个强原核启动子，如噬菌体T7 RNA聚合酶启动子。外源基因在原核细胞中表达应用最为广泛的pET载体，就是基于噬菌体T7 RNA聚合酶的工作机制，经pBR322质粒改造设计而来，由T7启动子负责下游目的基因的转录。

（1）T7启动子结构：T7启动子的活性受到噬菌体T7 RNA聚合酶的特异性激活。普通的大肠埃希菌菌株本身不能合成T7 RNA聚合酶，需要将噬菌体T7 RNA聚合酶引入到大肠埃希菌中才能启动T7表达系统。因此，T7 RNA聚合酶的调控方式决定了T7启动子的调控方式。当前，普遍使用的T7 RNA聚合酶调控模型为λDE3噬菌体模型。λDE3噬菌体是一种λ噬菌体的衍生菌株，包含有T7基因表达单元。T7 RNA聚合酶就是由T7基因编码；T7基因上游为改造后的*lac*启动子，即*lacUV5*启动子，此外包含*lac*I（lac repressor，乳糖抑制子元件）；以及多个*lac*O（lac operon，乳糖操纵子元件）等。基因结构模型如图13-5所示。

（2）T7启动子调控模式：调控大肠埃希菌自身的RNA聚合酶与*lacUV5*启动子结合，激活*lacUV5*启动子活性，启动T7基因的转录和翻译。*lac*I能合成抑制蛋白。在非诱导条件下，该蛋白能与*lac*O结合，阻断T7 RNA聚合酶基因的转录和翻译。诱导条件下，如IPTG等诱导物能与*lac*I结合，释放*lac*O，打开T7基因转录和翻译的开关，合成T7 RNA聚合酶，继而启动T7启动子下游目的基因的表达。用λDE3噬菌体侵染普通大肠埃希菌菌株（不能表达T7 RNA聚合酶），λDE3染色体与大肠埃希菌染色体整合，获得的菌株即为具备T7 RNA聚合酶表达能力的菌株，这类菌株统称为λDE3溶源菌，如BL21（DE3）。BL21（DE3）是较为常用的pET外源基因表达菌株。将pET重组质粒转移到BL21（DE3）中，在非诱导条件下（未添加IPTG），目的基因表现转录沉默；在诱导条件下（添加IPTG），由于T7 RNA聚合酶的高活性，目的基因在短时间内就可

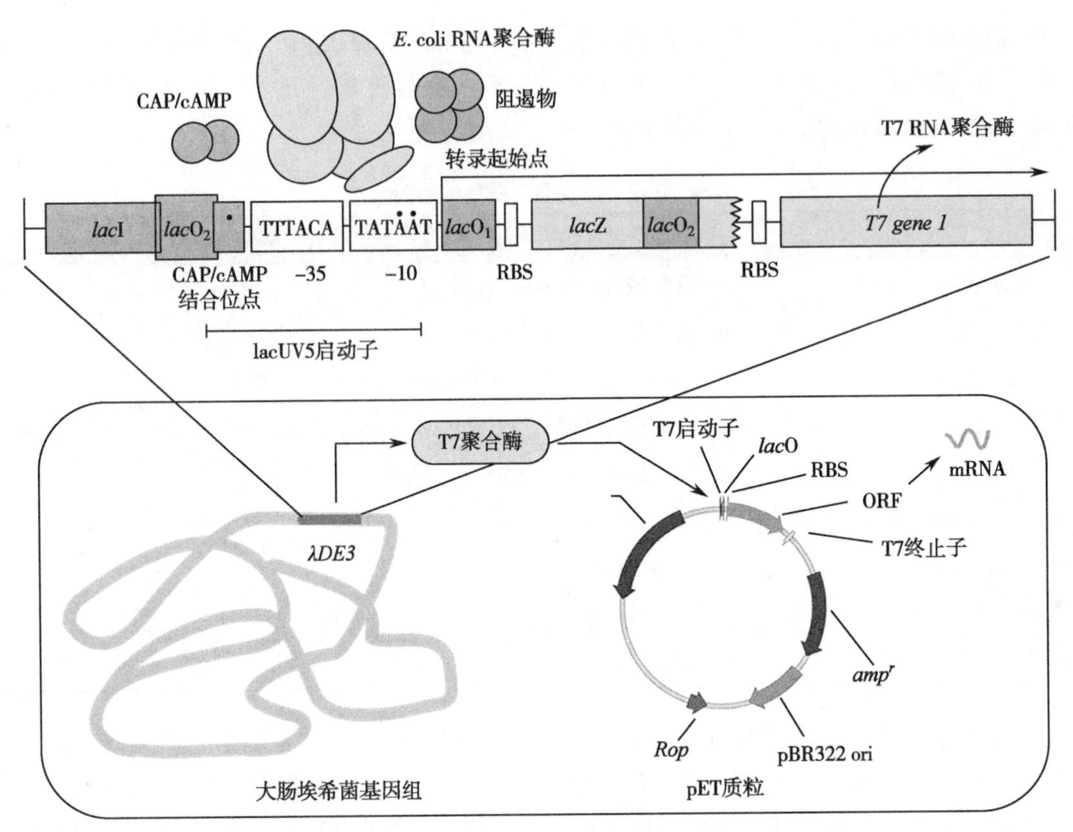

图 13-5 pET 系统 IPTG 诱导表达机制

以达到高水平表达，且在宿主菌蛋白表达总量中占较大比例，可达 50% 以上。pET 表达系统的这一特点，对于调控目的蛋白，尤其是细胞毒性蛋白的表达非常重要。

除 λDE3 溶源菌调控模式外，还可采用其他模式调控 T7 RNA 聚合酶的表达。如直接以普通的克隆菌株作为目的蛋白表达菌株，然后用能表达 T7 RNA 聚合酶的噬菌体，如 λCE6 噬菌体对该菌株进行侵染，以此来避免毒性蛋白对宿主菌株的潜在危害而带来的质粒不稳定性等。λCE6 噬菌体是 λ 噬菌体的一种温度敏感型的突变菌株，其中 T7 RNA 聚合酶的合成受到温度敏感性启动子的调控，热诱导条件下激活 T7 RNA 聚合酶的合成。此外，还可以将 T7 RNA 聚合酶的表达质粒与 pET 重组质粒共同转化宿主菌，通过调控 T7 RNA 聚合酶的表达来调控 T7 启动子的活性。

（3）T7 启动子的优化：T7 RNA 聚合酶的表达调控并非完全严谨的，即使在非诱导条件下，仍然存在较低水平的本底表达（泄露表达）的情况。因此，T7 启动子的活性调控也并非完全严谨型的，这对于一些毒性蛋白的表达非常不利。为降低 T7 RNA 聚合酶的本底表达水平，在载体水平可采用 T7-*lac* 融合的启动子，即在 T7 启动子和转录起始位点之间插入 *lac*O 元件，非诱导条件下通过与 *lac*I 结合关闭目的基因的转录和翻译。pET 系列载体大多采用 T7-*lac* 启动子；此外，pET 载体上还包含 *lac*I 表达元件，进一步关闭 T7 RNA 聚合酶的表达。T7-*lac* 启动子的调控机制如图 13-5 所示。或者向培养基中添加葡萄糖，同样可以降低 T7 RNA 聚合酶的表达。这是基于 CAP-cAMP 复合体对 *lac* 启动子的正调控作用。CAP（catabolite-activating protein）是 cAMP 的受体蛋白，cAMP 是 ATP 经腺苷酸环化酶作用后的产物。CAP-cAMP 复合体能与 *lac* 启动子特定区域结合，促进大肠埃希菌 RNA 聚合酶对 *lac* 启动子的作用，继而上调 T7 RNA 聚合酶的表达。当细胞中同时存在诱导物与 *lac*I 结合，CAP-cAMP 与 *lac* 启动子结合时，T7 RNA 聚合酶的上调作用达到最高。但是，当细胞中有葡萄糖存在时，葡萄糖能够抑制腺苷酸环化酶的活性，ATP 不能形成 cAMP，细胞中 cAMP 水平下降，CAP-cAMP 复合物水平下降，大肠埃希菌 RNA 聚合酶的作用效率降低，T7RNA 聚合酶的转录效率则降低，该作用过程被称为葡萄糖效应（glucose effective）或者代谢产物抑制（catabolite Repression）。

λDE3 溶源菌 *lacUV5* 启动子是突变型，较之 *lac* 启动子，其活性更强，对 CAP-cAMP 的依赖性减弱；向培养基中加入葡萄糖，能够显著抑制 T7 RNA 聚合酶的本底表达水平，但并不影响后续 IPTG 的诱导作用。还可采用携带 pLYsS 质粒的 λDE3 溶源菌，该质粒表达 T7 溶菌酶。T7 溶菌酶直接与 T7 启动子竞争，减少其与 T7 RNA 聚合酶的结合。采用该种类型的溶源菌作为表达菌株，能更加严格的控制 T7 RNA 聚合酶的本底表达，但势必会影响目的蛋白的表达水平。

可见，应根据外源基因和目标产物的类型，选择合适的表达载体和宿主。目的产物对宿主的毒性越强，越复杂，则需要更严谨的调控方式。

其他外源基因表达在大肠埃希菌所用启动子简介见第一节启动子和载体相关内容。

2. 芽孢杆菌表达载体启动子　原核生物 RNA 聚合酶是依赖其全酶中的 σ 因子识别并结合基因的启动子，从而启动基因转录。芽孢杆菌不同生长阶段的基因表达不同，σ 因子的种类和数量也不同。目前已知枯草芽孢杆菌 σ 因子共有 14 种。这些 σ 因子功能不尽相同，有的与芽孢形成有关，有的与不同生长阶段有关。而大肠埃希菌只含有 7 种 σ 因子，在结构与功能上与枯草芽孢杆菌的 σ 因子有极大的差别。因此，芽孢杆菌的启动子往往在大肠埃希菌中可能被识别并且表达。反之，大肠埃希菌的表达原件大多数难以被芽孢杆菌识别，或者活性低甚至没有活性。

（二）SD 序列

原核细胞在翻译水平的调控中 SD 序列（RBS）起了很大作用。SD 序列与 16S rRNA 3′-端的互补程度、SD 序列和目的基因间的距离在很大程度上影响蛋白质的合成量（见本章第三节）。

四、外源基因在原核细胞中表达的鉴定

外源基因在原核细胞中表达的鉴定主要包括插入基因和表达产物的鉴定两方面。

1. 目的基因的正确性　目的基因可由基因组 DNA 文库、cDNA 文库、PCR 扩增或人工化学合成获得。为了验证获得目的基因的正确性，一般先构建测序载体，通过 DNA 测序方法来验证目的基因的正确性。其他的粗筛选方法有：根据遗传表型筛选（抗生素平板筛选、β- 半乳糖苷酶系统筛选）、快速裂解菌落鉴定分子大小、限制性酶切图谱鉴定、菌落或噬菌斑原位杂交、Southern 印迹杂交等。

2. 表达产物的鉴定

（1）理化特性的鉴定：需要鉴定的理化性质包括分子量、氨基酸组成与含量、等电点等。作为基因工程药物，还要求分析氨基端和羧基端的部分序列以及进行肽图谱 - 质谱分析，只有所有指标都正确，才能确认表达的目的蛋白的正确性。

（2）生物学功能的鉴定：根据目的蛋白特有的生物学功能，从分子、细胞或整体动物模型确证其功能。如抗肿瘤蛋白可采用体外瘤细胞杀伤或抑制实验、体内移植瘤抑制实验等模型；抗菌蛋白可采用体外抑菌实验、体内抗感染动物模型等。

第三节　外源基因在原核细胞的表达条件和优化

由于目的基因结构的多样性，尤其是真核基因在许多方面与原核基因有明显的差异，要使各种基因在原核细胞表达系统获得高效表达，并制备出相应的重组蛋白质，还需根据每一个目的基因的具体情况，结合所采用的表达系统类型加以分析研究，制定出适合的对策才能实现。

一、表达载体的优化设计与选择

在设计和选择表达载体时，为使重组载体有较高的拷贝数，并在细胞内稳定存在，应考虑如下几个方面的问题。

（一）选择适当的强启动子

1. 大肠埃希菌表达载体启动子　常用的启动子有 T7、P_L、P_R、P_{trp}、P_{tac}、P_{lac}、$P_{\Phi 10}$ 和 P_{trc} 等。一般选用的启动子多为可控表达型，即诱导前本底表达很低或无，仅在诱导（温度或诱导剂）后目的基因才能获得较高的表达效率。有时为提高启动子的强度，可构建融合启动子，如 P*tac* 启动子由 P*trp* 的 -35 区域和 P*lac* 的 -10 区域及 *lac* 操纵基因组成，这样综合了 P_{trp} 的高效率和 P_{lac} 易调节的特点，从而提高了表达效率。利用强启动子表达

外源基因时必须在其下游加入不依赖 ρ 因子的转录终止区,以防止转录过程的通读并提高质粒的稳定性。

2. 芽孢杆菌表达载体启动子 按启动子诱导的方式可以分为组成型和诱导型启动子。组成型启动子是指不需诱导也可以持续表达的启动子,主要有广泛强启动子 P_{43},以及 P_{apre}、P_{HpaII}、P_{lapsd} 等。组成型启动子能高质量表达目的蛋白,成本较低,但同时也存在一些不足之处,如利用组成型启动子表达目的蛋白时不容易控制表达量,而且组成型启动子构建成的载体不稳定;当用一个组成型启动子表达多个外源蛋白的时候,容易造成共抑制和基因沉默等问题。诱导型启动子根据诱导方式将诱导型启动子分为环境诱导型启动子(如低温、热休克、氧气匮乏、渗透压、pH值等)和化学诱导型启动子(通过添加诱导物来调节目的基因的表达量)。最常用的是 IPTG 诱导的启动子 P_{spac},IPTG 的诱导能高效表达目的蛋白,而且可以控制,但 IPTG 具有毒性、价格昂贵,不能用于表达食品或者医疗用途的产品,不适宜工业化大规模制备,而且有泄漏表达。另外常用的芽孢杆菌诱导型启动子,还有以木糖为诱导剂的启动子 P_{xyl}、蔗糖为诱导剂的启动子 P_{sacB} 和麦芽糖为诱导剂的启动子 P_{glv} 等,这些启动子的不足之处是会受发酵过程产生的葡萄糖反馈抑制。

(二)引入原核转录或翻译增强子序列

在大肠埃希菌中存在能提高转录或翻译效率的一段核苷酸序列,称为原核增强子序列或元件,它位于特定基因转录起始位点的远端,一般位于 mRNA 转录起始位点上游至少 100bp 以上。增强子长度在 50~1 500bp 之间,常由一个或多个连续或不连续的 DNA 序列元件组成。增强子是一种顺式 DNA 元件,起着增强基因转录作用的即为转录增强子,而通过加强 mRNA 与核糖体的相互作用来提高 mRNA 的翻译效率的即为翻译增强子。因此,构建带有原核增强子的表达载体,有利于目的基因的高表达。

(三)设计合理的 SD 序列以改善与核糖体的结合

构建表达质粒时首先要考虑使目的基因的翻译起始密码 AUG 与 RBS(SD 序列)之间的距离和碱基组成处于一个适当的范围内。在各种表达载体中,启动子和 SD 序列的下游都设计了一段含有各种限制性酶切位点的序列,用于目的基因的插入。这一插入位点附近的序列将成为与核糖体结合的一部分,它与核糖体的结合程度直接影响 mRNA 的翻译效率。大肠埃希菌的 RBS 基序为"AAGG",枯草芽孢杆菌的基序为"GGAGG",其中以 GGAG 四个碱基比较重要。在线工具 RBS Calculator 2.0 可以对启动子自身的 RBS 进行预测和设计。

因此以大肠埃希菌为例,在载体设计时应注意以下几点:①大肠埃希菌 RBS 为 UAAGGAGG 时的翻译效率要比 AAGGA 高 3~6 倍;②要使 mRNA 翻译能够进行,AUG 与 UAAGGAGG 至少相隔 3~4nt,与 AAGGA 至少相隔 5nt;③要获得较高的 mRNA 翻译效率,翻译起始密码 AUG 与 UAAGGAGG 的最适距离为 6~8nt,与 AAGGA 的最适距离为 5~7nt;④AUG 与 RBS 之间的碱基组成为 A、U 丰富时,mRNA 翻译效率较高。

(四)外源基因中稀有密码子的使用

原核基因与真核基因在同义密码子的使用上有所不同,这主要是因为同义密码子的使用频率与细胞内对应的 tRNA 丰度有正比关系,这就是密码子的偏爱性。稀有密码子对应的 tRNA 丰度很低,有可能在翻译过程中发生中止、延迟,甚至移码突变。故而一般来说,含有较高稀有密码子的外源基因在原核表达载体中的表达效率往往不高。

表 13-8 是根据大肠埃希菌 3 662 594 个三联体密码子的使用情况,统计得到的 64 种密码子使用的占比,每千个密码子的使用频率(‰),以及各密码子的使用数量。大致将使用频率 <10‰,定义为稀有密码子,主要有以下 8 种氨基酸的密码子,即:编码 Arg 的 AGA/AGG/CGA/CGG;编码 Pro 的 CCC/CCU/CCA;编码 Cys 的 UGU/UGC;编码 Gly 的 GGA/GGG;编码 Leu 的 CUA/CUC;编码 Ile 的 AUG;编码 Ser 的 UCA/AUG/UCG/UCC 以及编码 Thr 的 ACG。

解决这一问题通常可采用两种方式:①将稀有密码子改成大肠埃希菌偏爱的密码子;②共表达稀有密码子的 tRNA 基因。

表 13-8　大肠埃希菌密码子使用频率

密码子	氨基酸	占比	频率 /‰	总数	密码子	氨基酸	占比	频率 /‰	总数
TTT	Phe	0.58	22.1	80 995	**TCT**	Ser	0.17	10.4	38 027
TTC	Phe	0.42	16.0	58 774	**TCC**	Ser	0.15	9.1	33 430
TTA	Leu	0.14	14.3	52 382	**TCA**	Ser	0.14	8.9	32 715
TTG	Leu	0.13	13.0	47 500	**TCG**	Ser	0.14	8.5	31 146
TAT	Tyr	0.59	17.5	63 937	**TGT**	Cys	0.46	5.2	19 138
TAC	Tyr	0.41	12.2	44 631	**TGC**	Cys	0.54	6.1	22 188
TAA	*	0.61	2.0	7 356	**TGA**	*	0.30	1.0	3 623
TAG	*	0.09	0.3	989	**TGG**	Trp	1.00	13.9	50 991
CTT	Leu	0.12	11.9	43 449	**CCT**	Pro	0.18	7.5	27 340
CTC	Leu	0.10	10.2	37 347	**CCC**	Pro	0.13	5.4	19 666
CTA	Leu	0.04	4.2	15 409	**CCA**	Pro	0.20	8.6	31 534
CTG	Leu	0.47	48.4	177 210	**CCG**	Pro	0.49	20.9	76 644
CAT	His	0.57	12.5	45 879	**CGT**	Arg	0.36	20.0	73 197
CAC	His	0.43	9.3	34 078	**CGC**	Arg	0.36	19.7	72 212
CAA	Gln	0.34	14.6	53 394	**CGA**	Arg	0.07	3.8	13 844
CAG	Gln	0.66	28.4	104 171	**CGG**	Arg	0.11	5.9	21 552
ATT	Ile	0.49	29.8	109 072	**ACT**	Thr	0.19	10.3	37 842
ATC	Ile	0.39	23.7	86 796	**ACC**	Thr	0.40	22.0	80 547
ATA	Ile	0.11	6.8	24 984	**ACA**	Thr	0.17	9.3	33 910
ATG	Met	1.00	26.4	96 695	**ACG**	Thr	0.25	13.7	50 269
AAT	Asn	0.49	20.6	75 436	**AGT**	Ser	0.16	9.9	36 097
AAC	Asn	0.51	21.4	78 443	**AGC**	Ser	0.25	15.2	55 551
AAA	Lys	0.74	35.3	129 137	**AGA**	Arg	0.07	3.6	13 152
AAG	Lys	0.26	12.4	45 459	**AGG**	Arg	0.04	2.1	7 607
GTT	Val	0.28	19.8	72 584	**GCT**	Ala	0.18	17.1	62 479
GTC	Val	0.20	14.3	52 439	**GCC**	Ala	0.26	24.2	88 721
GTA	Val	0.17	11.6	42 420	**GCA**	Ala	0.23	21.2	77 547
GTG	Val	0.35	24.4	89 265	**GCG**	Ala	0.33	30.1	110 308
GAT	Asp	0.63	32.7	119 939	**GGT**	Gly	0.35	25.5	93 325
GAC	Asp	0.37	19.2	70 394	**GGC**	Gly	0.37	27.1	99 390
GAA	Glu	0.68	39.1	143 353	**GGA**	Gly	0.13	9.5	34 799
GAG	Glu	0.32	18.7	68 609	**GGG**	Gly	0.15	11.3	41 277

二、增加 mRNA 的稳定性

大肠埃希菌中存在的核酸酶可以降解目的基因的 mRNA。目前大肠埃希菌已经发现的核酸酶有数种核酸内切酶和 3′ – 核酸外切酶。避免核酸酶的降解作用是延长 mRNA 半衰期、增加 mRNA 稳定性的关键。通过序列及结构改造，可达到稳定 mRNA 的目的。例如，*ompA* 基因 mRNA 5′ – 非翻译区末端的一段序列有一个“发夹”结构，把这段序列置换到目的 mRNA 的 5′ – 非翻译区，可有效提高 mRNA 的稳定性。如果融合的 mRNA 5′ – 端再设计加上一个“发夹”结构，目的 mRNA 的半衰期能进一步延长。另一个例子是，大肠埃希菌中约有 500~1 000 个拷贝的重复基因外回文顺序（repetitive extragenic palindromic，REP）存在于染色体上，当它在 mRNA 的 3′ – 端出现时，可避免 3′→ 5′外切核酸酶的降解作用，从而增加 mRNA 的稳定性。将 REP 顺序克隆到氯霉素转乙酰酶基因（*cat*）下游，可使该酶的表达量增加近 3 倍。

三、提高外源蛋白的稳定性

由于宿主菌本身含有多种蛋白水解酶，故外源蛋白表达后易受到其酶解作用而发生降解。蛋白酶的作用与蛋白质本身的性质有关，例如蛋白质的N-末端如果是Met、Ser、Ala、Thr、Val、Gly，其半衰期可达20h以上；而如果是Phe、Leu、Asp、Lys、Arg，其半衰期仅在3min以下。

提高目的蛋白在大肠埃希菌表达系统中的稳定性可采取以下措施：①利用蛋白转运系统把目的蛋白最终积累在周质腔或分泌到胞外的培养基中；②选择蛋白水解酶基因的缺陷菌株作为宿主；③对分子量较小的目的蛋白进行融合表达或串联表达；④共表达能提高特定目的蛋白稳定性的辅助因子，如分子伴侣等；⑤对蛋白质序列中的蛋白水解酶敏感区域和识别位点进行改造。

四、选择合适的宿主菌

某些特殊的启动子需要特殊的宿主菌，如pET3a载体是利用Φ10启动子，需T7 RNA聚合酶特异地合成mRNA，这就要应用带有溶源性转换的T7 RNA聚合酶基因的细菌，如BL21（DE3），或能耐受相应噬菌体感染的宿主。

在发酵后期，宿主菌内蛋白水解酶的含量大为升高；另一方面，随着热休克蛋白数量的提高，进一步激发了蛋白水解酶的活性，两者的综合作用使得表达的目的蛋白大量降解。此时，可选择蛋白酶活力低的宿主菌。例如，利用缺失*lon*基因（编码一种丝氨酸蛋白酶）的菌株可使重组人甲状旁腺激素（rhPTH）在细胞内的表达量升高3倍；由*rpoH*（对多种蛋白水解酶的活力有正调控作用）缺失突变株构建的工程化宿主菌在外源基因的表达方面亦有实际应用价值。

第四节　外源基因原核表达的基本操作

外源基因在原核细胞中表达的基本操作一般包括以下几个步骤：获得目的基因（分）、选择合适的克隆与表达载体（选）、目的基因克隆入载体（接）、表达载体转化宿主（转）、筛选得到重组的工程细胞（菌株）（筛）、工程菌的培养或发酵（扩）、目标产物的分离与纯化（纯）、目标产物的鉴定（检）。本节以人肿瘤坏死因子α（tumor necrosis factor alpha，TNFα）在大肠埃希菌中的表达为例，予以简介。rhTNFα在原核细胞表达的流程，如图13-6所示。

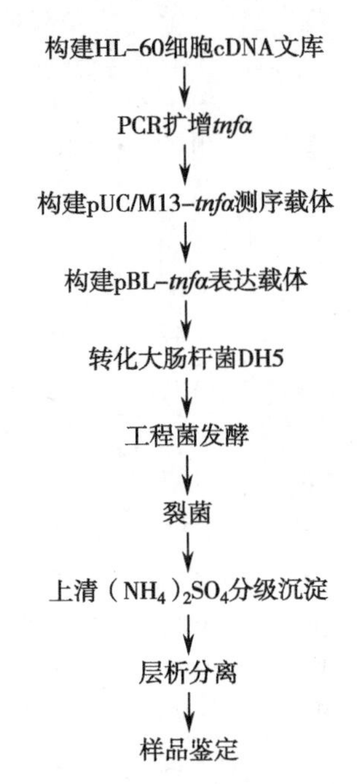

图13-6　rhTNFα在原核细胞表达的流程

一、获得目的基因并克隆入原核表达载体

目的基因采用PCR技术从人白血病建系细胞HL-60 cDNA文库中扩增获得。根据已报道的hTNFα mRNA序列，分别设计与hTNFα编码序列5′-端和3′-端序列相互补的引物。5′-端引物包含hTNFα的起始密码子ATG，并在ATG上游加入一个*Eco*RⅠ酶切位点；3′-端引物中包含了一个终止密码子和一个*Bam*HⅠ酶切位点。进行PCR反应，反应体系如表13-9。反应条件：94℃ 5min；94℃ 30s，60℃ 30s，72℃ 90s，30个循环；72℃ 10min，4℃保存。

5′-端引物（30nt）：5′-AACGAATTCACAATGGTCAGATCATCTTCT-3′

*Eco*RⅠ　起始密码子

3′-端引物（30nt）：5′-TTTGGATCC TTACAGGGCAATGATCCCAAA-3′

*Bam*HⅠ　终止密码子

表 13-9 PCR 扩增反应体系

组分(浓度)	体积 /μl
DNA(100ng/μl)	1
10×*Taq* 酶缓冲液	5
dNTP(2.5mol/L)	4
5′-上游引物(20μmol/L)	1
3′-下游引物(20μmol/L)	1
H_2O	37.5
重组 *Taq* 酶(12U/μl)	0.5
总体积	50

PCR 结束后,取 20μl 反应物,进行 1% 琼脂糖凝胶电泳分析 PCR 扩增情况,并将含有 hTNFα 基因片段的凝胶条切割下来,进行目的 DNA 片段的回收,将回收的 PCR 扩增产物克隆到 pUC18 载体的 *Eco*R Ⅰ与 *Bam*H Ⅰ之间,以便对重组子进行基因测序。用菌落 PCR 方法鉴定重组子,对阳性克隆进行扩增、质粒提取和酶切鉴定,并对初选正确的克隆进行序列分析。

二、工程菌的构建

将 DNA 序列分析证明正确编码 hTNFα 的含 pUC18-hTNFα 的克隆大量扩增,抽提质粒,用 *Eco*R Ⅰ与 *Bam*H Ⅰ双酶切,胶回收 hTNFα 编码序列片段,连接到同样以 *Eco*R Ⅰ与 *Bam*H Ⅰ双酶切的表达载体 pBL,连接反应体系如表 13-10。连接反应条件:混匀后,于 16℃连接过夜。将连接产物转化大肠埃希菌 DH5α,经过质粒抽提和酶切鉴定,即可获得正确插入有 hTNFα 编码序列的表达载体 pBL-hTNFα(图 13-7)。

将重组质粒 pBL-hTNFα 转化大肠埃希菌 DH5α,获得表达重组人 TNFα(rhTNFα)的菌株,对该菌进行摇瓶培养分析,以 SDS 聚丙烯酰胺凝胶电泳(SDS-polyacrylamide gel electrophoresis,SDS-PAGE)分析其表达 rhTNFα 的条件与水平,最终获得较高表达水平的细菌,建立表达 rhTNFα 的工程菌。

表 13-10 hTNFα 编码序列与载体连接反应体系

组分(浓度)	体积 /μl
载体 DNA(100ng/μl)	5
hTNFα 编码序列(500ng/μl)	10
T4 DNA 连接酶缓冲液(10×buffer)	2
T4 DNA 连接酶(6U/μl)	0.25
H_2O	2.75
总体积	20

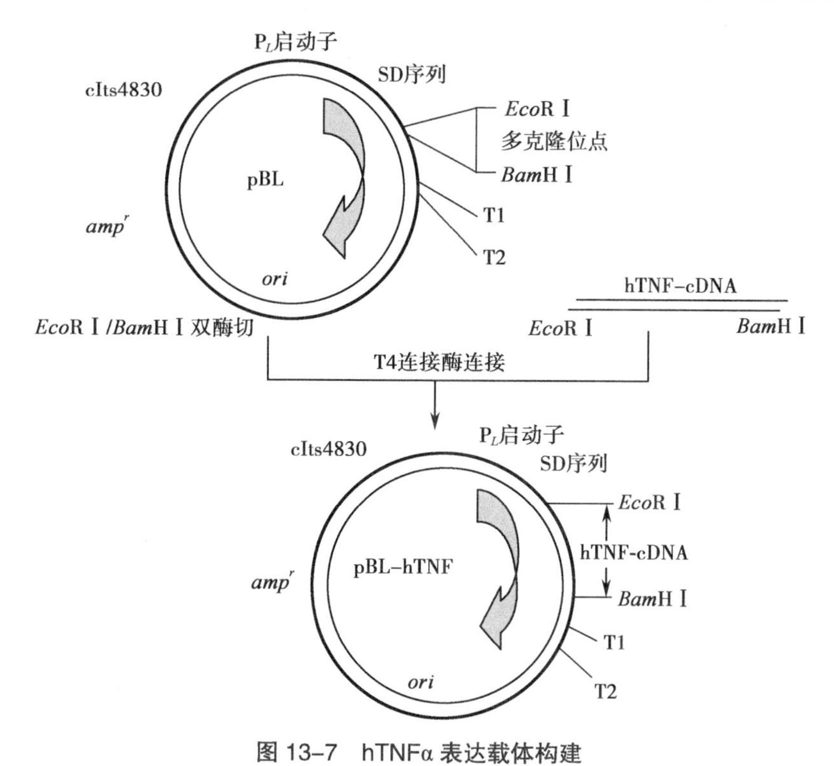

图 13-7 hTNFα 表达载体构建

三、产物的表达与鉴定

基因工程药物的生产在获得了工程菌后，还有大量的中下游工作要做，这些工作包括：工程菌的传代与保存、工程菌稳定性实验、目标产物分离纯化的中试放大工艺、工程菌的生产规模(发酵工程)的培养工艺、目标产物表达水平在规模化培养中的维持以及目的蛋白的产业化工艺等。

四、作为基因重组药物的样品检定

大肠埃希菌表达的rhTNFα需要达到多项要求，并经过SFDA的严格审批后才可作为临床试验药物。主要的检定指标及标准如下。

1. 效价测定 以L929细胞杀伤实验测定其活性，用国家工作参考品校准为IU(国际单位)。用对数生长期的L929细胞测定待测rhTNFα样品的细胞杀伤作用，选择细胞杀伤百分率在10%~90%范围内的数值作回归直线，求出50%杀伤时相应的rhTNFα浓度，由此可得rhTNFα生物效价的实验室单位(LU)，再通过下述公式转化为国际单位(IU)：

样品的IU=(实验测得的样品LU/实验测得的标准品LU)×标准品所标示的IU

2. 蛋白质含量 Lowry法测定。

3. 纯度测定 用非还原型SDS-PAGE技术，加样量不低于5μg。电泳后做蛋白质转印，经扫描仪扫描，单体和聚合体纯度应在95%以上。RPLC法的纯度应在95%以上。

4. 分子量测定 按SDS-PAGE方法，样品单体分子量应为17 000kD±1 000kD。

5. 比活性测定 根据效价测定和蛋白质含量计算比活性。rhTNFα的比活性应在2×10^7/mg以上。

6. 等电点 等电点范围为6.27~7.10，脱氨组分低于5%。

7. 肽图测定 以HPLC胰肽图法，应呈rh TNFα特征性肽指纹图谱，且批次之间一致性良好。

8. 残余外源性DNA含量测定 按固相斑点杂交法，以地高辛标记的核酸探针测定，其含量应低于每剂量100pg。

9. 残余宿主蛋白(ECP)含量测定 以ELISA方法，ECP含量应低于每剂量100ng，或不得超过总蛋白的0.02%。

10. 残余抗生素活性测定 不应有残余氨苄西林活性。

11. 热原含量 采用鲎实验法，每剂量应不超过5EU。

12. 其他 包括无菌实验、小鼠急性毒性实验、家兔发热反应等，应符合相关规定。

参考文献

1. M. R. 格林，J. 萨姆布鲁克. 4版. 分子克隆实验指南. 贺福初，陈薇，杨晓明，译. 北京：科学出版社，2017.
2. Gileadi O. Recombinant Protein Expression in *E. coli*: A historical perspective. In: Burgess-Brown N. (eds) Heterologous gene expression in *E.coli*. Methods in Molecular Biology, vol 1586. Humana Press, New York, NY, 2017.
3. Uhoraningoga A, Kinsella GK, Henehan GT, et al. The goldilocks approach: a review of employing design of experiments in prokaryotic recombinant protein production. Bioengineering(Basel), 2018, 5(4): E89.
4. Cai D, Rao Y, Zhan Y, et al. Engineering *Bacillus* for efficient production of heterologous protein: current progress, challenge and prospect. J Appl Microbiol, 2019, 126(6): 1632-1642.
5. Nepal KK, Wang G. Streptomycetes: Surrogate hosts for the genetic manipulation of biosynthetic gene clusters and production of natural products. Biotechnol Adv, 2019, 37(1): 1-20.
6. 崔月倩，王菁蕊，王艳萍. 乳酸菌基因表达载体及其应用研究进展. 食品科学，2015，36(9)：224-229.
7. 熊海涛，韦宇拓. 枯草芽孢杆菌表达系统及其启动子的研究进展. 广西科学，2018，25(3)：233-241.

(王梁华)

第十四章 外源基因在真核细胞中的表达技术

尽管原核表达系统已有多种载体和工程菌备选，并具有遗传背景清楚、操作简便、表达效率高、成本低等优点，但基因表达缺乏转录后加工及翻译后修饰加工（如糖基化、磷酸化、信号肽切除、二硫键形成等），只能表达克隆的cDNA，产物也常常形成包涵体而不能正确折叠，以及无法获得经修饰的活性蛋白质产物。因此，进行真核基因（特别是人类基因）表达时，真核细胞表达系统（图14-1）往往是主要的选择之一，尤其是对于功能性膜蛋白、需要修饰的蛋白质、分泌型蛋白质和蛋白质复合物中的亚基组分等，因为这些蛋白质往往只有在真核细胞表达系统中表达时才能获得完全的生物学活性。

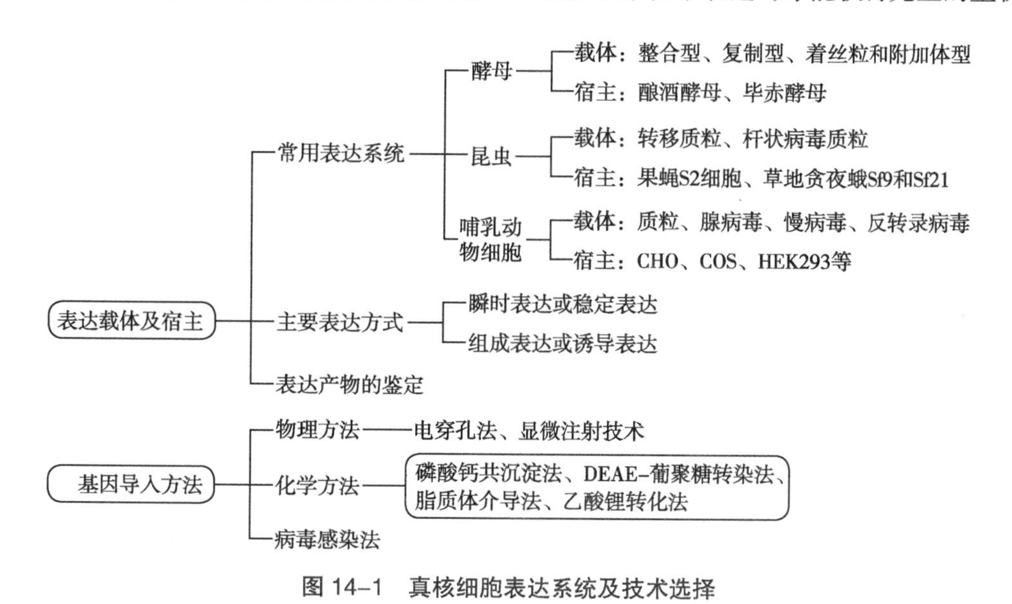

图14-1 真核细胞表达系统及技术选择

第一节 真核表达系统及其选择

真核表达体系的宿主细胞和载体不同于原核表达体系。根据研究目的不同，需要考虑基因导入宿主细胞的方式、表达形式以及表达产物的鉴定方法，进行合适的选择。

一、常用真核表达系统及其特点

目前常用的真核表达体系包括酵母、昆虫细胞和哺乳动物细胞表达系统。此外还有动物乳腺反应器和植物表达系统等。在医学研究中常用到的表达宿主有酵母、昆虫细胞和哺乳动物细胞（表14-1）。针对不同表达宿主的特点，可利用质粒或病毒作为载体，携带外源基因进入宿主细胞。由于翻译后加工体系的不同，不同真核表达系统表达出来的蛋白质在结构、抗原性和生物活性上存在一定程度的差异。因此，可根据研究条件、所表达蛋白质的种类和用途，选择最合适的宿主和载体。

二、外源基因在真核细胞中表达的主要方式

如原核表达系统一样，外源基因在真核细胞中表达也可分为分泌表达和非分泌表达、融合表达和非融合表达等。表达方式还可根据外源基因

表 14-1 常用的真核表达系统的优缺点

宿主细胞	优缺点
酵母	优点：易培养；遗传操作简单；表达产物可进行一定的翻译后修饰与加工 缺点：糖基化与哺乳动物细胞显著不同，含有过多的甘露糖或糖链过长
昆虫细胞	优点：表达产物可进行正确折叠以及翻译后修饰与加工 缺点：遗传操作相对复杂；难以大规模培养
哺乳动物细胞	优点：表达产物可进行正确折叠以及翻译后修饰与加工，蛋白质不易被降解 缺点：遗传操作复杂，成本高；细胞增殖慢，表达水平低；培养要求高

在细胞中表达时间的长短分为瞬时表达（transient expression）或瞬时转染（transient transfection）和稳定表达（stable expression）或稳定转染（stable transfection）两种类型。

1. **瞬时转染** 载体 DNA 不整合到宿主细胞染色体中，不能随宿主基因组进行复制，其随细胞分裂而逐渐丢失，目的蛋白质的表达时限短暂，通常仅在细胞内维持 2~3 天。瞬时转染耗时短，转染方法相对简单，转染效率较稳定转染相对高，适合于蛋白质表达产物功能的快速分析。一般应在转染后 48~72h 内收获细胞进行表达产物的检测和细胞功能的分析。随着细胞培养时间的延长，转染细胞可发生死亡或被未转染细胞稀释，或因丧失转染的载体而停止目的基因表达。

2. **稳定转染** 外源 DNA 可整合入宿主细胞染色体，随宿主基因组一起进行复制并被稳定遗传。稳定转染的目的是为获得持久、稳定表达外源目的基因的细胞单克隆，因此需要从转染的细胞中筛选出成功转入外源基因的细胞，通常使用药物（如抗生素 G-418 等）筛选来达到目的。若筛选出高效表达外源基因的细胞单克隆，即获得了该种目的基因的稳定表达细胞株。稳定转染的筛选耗时长（一般需要 6~8 周以上），步骤繁琐，成功率低。

此外，为防止外源基因表达影响宿主细胞活力和功能，还可以用诱导性表达（inducible expression）的方式表达外源基因。用于诱导性表达的载体导入宿主细胞后并不表达外源基因，只有去除或给予某些作用于相应调控机制的药物后，如四环素、他莫昔芬、蜕皮激素等，方可激活外源目的基因表达。

三、外源基因在真核细胞中表达的鉴定

外源基因导入真核细胞后能否有效表达，可以从 mRNA 水平和蛋白质水平分别进行测定。目的基因 mRNA 表达水平常采用 RT-PCR、实时定量 PCR 等方法检测。蛋白质表达水平可采用 SDS-PAGE 后染色、Western blotting、ELISA、肽指纹图谱等方法检测，并分析目的蛋白质的表达定位、性质及生物活性等。

第二节 真核细胞外源基因导入方法

将外源基因导入真核细胞的方法主要有两类，一为载体转染（transfection），即利用物理或化学的方法将外源基因导入真核细胞；二为病毒感染（virus infection），即利用病毒颗粒感染细胞的方式将外源基因转入真核细胞。

一、物理方法

1. **电穿孔法** 将外源 DNA 与宿主细胞混合于电穿孔杯中，在高压电脉冲作用下，细胞膜出现许多小孔，外源基因得以进入细胞，这种细胞转染方法称为电穿孔法（electroporation）。

2. **显微注射技术** 通过毛细玻璃管在显微镜下直接将外源基因注射到细胞核内，这种基因转染方法称为显微注射法（microinjection）。常用于制备转基因动物。

二、化学方法

1. **磷酸钙共沉淀法** 外源 DNA 溶解在 Na_2HPO_4 中，再逐渐加入 $CaCl_2$ 溶液，当 Na_2HPO_4 和 $CaCl_2$ 形成 $Ca_3(PO_4)_2$ 沉淀时，DNA 被包裹在沉淀中，形成 DNA-$Ca_3(PO_4)_2$ 微小颗粒。将其加入到宿主细胞培养基中，颗粒沉积到细胞

表面，部分宿主细胞可摄取这些颗粒将其中的DNA导入到细胞中。此种转染方法称为磷酸钙共沉淀法（calcium phophate coprecipitation）。

2. DEAE-葡聚糖转染法　外源DNA与DEAE-葡聚糖介质混合，DEAE-葡聚糖介质带有大量正电荷的化学基团，可与DNA中带负电荷的磷酸基团结合并黏附于细胞表面，借助细胞内吞过程促使外源DNA进入细胞。

3. 脂质体介导法　阳离子脂质体（liposome）与外源DNA混合后，形成稳定的脂质双层复合物，DNA被包裹在脂质体内部。可直接添加这种脂质体到培养的细胞中，脂质体黏附到细胞表面并与细胞膜融合，DNA释放到胞质中，达到外源基因导入的目的。可用于瞬时转染和稳定转染。

4. 乙酸锂转化法　在高浓度乙酸锂（LiAc，1.0mol/L）条件下，细胞膜通透性增加，使外源DNA得以进入，这一方法称为乙酸锂转化法（lithium acetate transformation）。常用于酵母中外源基因的导入。

三、病毒感染法

首先构建携带外源基因的重组病毒载体，然后通过病毒包装形成病毒颗粒，再感染细胞达到基因转移的目的（详见本章第五节）。

第三节　外源基因在酵母细胞中的表达

酵母（yeast）是简单的单细胞真核生物，具有完整的亚细胞结构，其基因表达调控机制研究得较为透彻。酿酒酵母（*Saccharomyces cerevisiae*）作为真核生物已于1996年第一个完成了全基因组测序；2009年5月，毕赤酵母（*Pichia pastoris*）GS115株1~4号染色体的全序列测定工作也已完成。这些工作为酵母作为基因表达系统的广泛应用奠定了坚实的基础。

一、酵母表达系统的宿主

酵母生长迅速，易于进行遗传操作，可有效转化外源基因并且长期稳定表达。其作为常用的真核基因表达宿主，兼具原核和真核表达体系的优点，具备下述优势条件：①不产生毒素，安全性较好，不致病；②遗传背景较清楚，易于进行基因操作；③容易导入外源DNA；④培养条件简单，容易进行高密度发酵；⑤有较强的蛋白质分泌能力，方便蛋白质产物的纯化；⑥可有一定的蛋白质翻译后修饰功能而产生具有生物学活性的产物。其缺点之一是易造成蛋白质的过度糖基化，产物常常含有过多甘露糖的糖链；二是缺乏加工某些高等真核蛋白质的细胞成分。

目前常用的酵母宿主主要有酿酒酵母和毕赤酵母。

1. 酿酒酵母　酿酒酵母安全无毒，是最早成为酵母基因表达系统的宿主。目前，常应用于亚单位疫苗（如HBV疫苗、口蹄疫疫苗等）的制备。酿酒酵母作为宿主的不足之处是难于高密度培养，蛋白质分泌效率低，所表达的蛋白质过度甘露糖糖基化，产物的抗原性明显增强，而且蛋白质的C-端往往被截短。

2. 毕赤酵母　毕赤酵母属甲醇营养型酵母，能在甲醇为唯一能源和碳源的培养基上生长。毕赤酵母的发酵密度很高，外源基因可多拷贝整合并稳定传代，表达分泌产物的能力强，糖基化修饰更接近高等真核生物。不足之处是发酵周期长，培养时要添加甲醇，目前多在研究中使用，在生产药品或食品方面目前还未被广泛接受。

二、常用的酵母细胞表达载体

常用的酵母细胞表达载体多为穿梭质粒载体，它们既可在大肠埃希菌中进行扩增和筛选，又可在酵母细胞中表达蛋白质产物。应用最广泛的酵母细胞表达载体是由pBR322衍生而来的，其含有在大肠埃希菌中具有高拷贝数的复制起始点（*ori*）及*amp*^{r}、*tet*^{r}等耐药性筛选标记。根据载体在酵母细胞中的复制形式、用途及表达外源基因的方式，可将酵母表达载体可分为以下几类。

1. 整合型质粒（yeast integrating plasmids，YIp）　YIp不含酵母的DNA复制起始区，因此不能在酵母细胞中自主复制，但可以通过同源重组整合到酵母基因组并随同酵母染色体一起复制。

YIp 因其转化子的高度稳定性而被广泛应用。缺点是转化效率很低（<10^2 转化子 /μg DNA）、整合拷贝数少（1~2 个 / 细胞）。若在酵母基因发生重组的序列处（整合介导区）进行酶切，将质粒线性化，转化效率可提高 10~1 000 倍。

2. 复制型质粒（yeast replicating plasmids，YRp） YRp 含有来自酵母的 DNA 复制起始区序列，因此可以在酵母染色体外自主复制。YRp 质粒具有很高的转化效率（10^3~10^4 个转化子 /μg DNA），但该质粒在细胞分裂过程中很不稳定，极易发生丢失，只有约 5%~10% 的选择性生长细胞仍然保留有质粒。

3. 着丝粒质粒（yeast centromeric plasmids，YCp） YCp 是将来自酵母着丝粒的 DNA 片段（cen）插入到 YRp 质粒构建而成的。酵母着丝粒的存在可以使这种载体在细胞分裂时能像染色体一样在亲代细胞和子代细胞之间平均分配。尽管这种质粒在细胞中的拷贝数只有 1~2 个，但表现出高度的稳定性，每代丢失率仅约为 1%。YCp 质粒常用于基因文库的构建。

4. 附加体质粒（yeast episomal plasmids，YEp） YEp 来源于天然酿酒酵母中 2μm 质粒的全部或部分序列。这些 2μm 序列使质粒能独立复制并赋予其高转化率（约 10^4~10^5 个转化子 /μg DNA）。这类质粒在酵母细胞中的拷贝数高（60~100 个 / 细胞）、稳定性强，因而常用于高水平基因表达。

一些专业公司不断优化改构载体，提供更多高效表达外源蛋白质的酵母表达载体，使用者可以根据拟表达蛋白质的性质和表达系统的特点加以选用。如，毕赤酵母 GS115 常配以 pPIC9K 分泌型表达载体，该载体线性化后可与酵母染色体发生同源重组，将外源基因整合到醇氧化酶 1（aox1）的强启动子下，在甲醇诱导下使外源基因得以表达，并通过载体中 *kan*ʳ 基因与目的基因表达框之间有连锁效应，可从卡那霉素耐药性的剂量效应来推测酵母克隆中目的基因的拷贝数（图 14-2）。

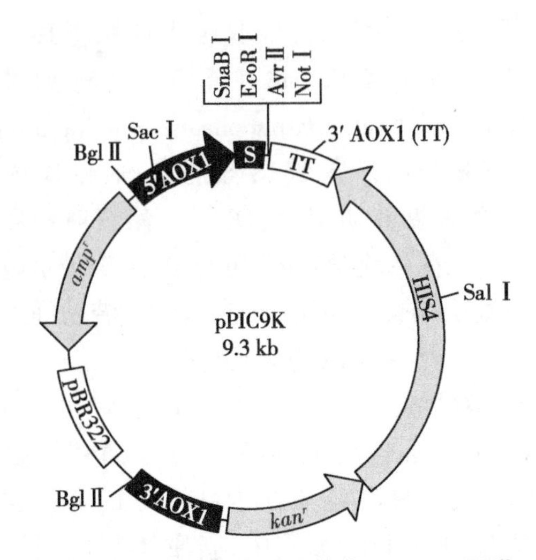

图 14-2 毕赤酵母表达载体 pPIC9K 图谱

三、酵母细胞表达外源蛋白质的基本流程

根据研究目的明确选用酵母表达体系表达外源蛋白质，其基本技术路线是：首先根据酵母宿主细胞种类选择合适的表达载体；通过常规基因操作在载体中插入外源目的 DNA 序列，验证插入序列的方向和序列的正确性（采用酶切、PCR 或测序等方法进行，参考有关章节），扩增并纯化重组质粒；进一步用携带外源基因的质粒载体转染酵母宿主细胞；可采用抗性标记筛选阳性重组子；最后应用 SDS-PAGE 染色法、ELISA 或免疫印迹法等检测外源蛋白质的表达情况，并可应用不同的生物学方法分析蛋白质活性。其中酵母相关的特有实验方法包括：

1. 酵母细胞的培养 除了对培养基和培养温度的要求不同外，酵母细胞的培养与大肠埃希菌的培养基本相同。其操作简便，只需要培养箱、恒温摇床及光学显微镜等常规实验设备。另外，配备一台适于分割酵母四联体的显微镜，可用于遗传分析及细胞株的建立。酵母培养常用的培养基有 YPD 培养基（yeast extract-peptone-dextrose）和 SD 培养基（synthetic complete drop out medium），配制见实验流程 14-1。培养基中酵母细胞密度的测定方法也与大肠埃希菌的相同，即可通过测定其 600nm 波长处的光密度（OD）加以确定。在 OD_{600}<1 的范围内，每单位的 OD_{600} 相当于 3×10^7 个细胞 /ml 培养液。一般说来，细胞密度小于 10^7/ml 时为早对数期，在 1×10^7~5×10^7/ml 之间为中对数期，而在 5×10^7~2×10^8/ml 之间为晚对数期。

在合适密度的酵母细胞株培养液中加入 15% 灭菌甘油，储存于 −70℃，可保持细胞存活 5 年以上。细胞也可用外加土豆淀粉的营养培养基斜面培养，保存于 4℃可存活 1~2 年。

2. 酵母质粒 DNA 的提取 酵母质粒提取的方法也与大肠埃希菌类似，主要差别是需要使用不同的裂解液。酵母裂解可用山梨醇缓冲液，内加可破坏酵母细胞壁的酵母裂解酶（zymolyase）。此外，还需使用 SDS，方可有效裂解细胞（实验流程 14-1）。

实验流程 14-1 酵母质粒 DNA 的提取

A. 酵母培养基的配制：

YPD 培养基：10.0g 酵母提取物、20.0g 蛋白胨、20.0g 葡萄糖、1 000ml 蒸馏水、20.0g 琼脂（制备固体琼脂培养基时加入），121℃高压灭菌 15min（葡萄糖溶液在灭菌后加入）。

SD 培养基：1.0g Difco 氮源（yeast nitrogen base，w/o amino acids）、12.0g 葡萄糖、0.5g synthetic complete drop out mix、600ml 蒸馏水、10.0g 琼脂（Difco）（制备固体琼脂培养基时加入），将各种试剂（琼脂除外）加入水中溶解，用 10mol/L NaOH 调 pH 至 5.6，121℃高压灭菌 15min（葡萄糖溶液在灭菌后加入）。

B. 接种酵母到 10ml YPD 或 SD 液体培养基中，30℃摇床振摇下培养过夜。

C. 取 5ml 培养物，分次离心（10 000r/min，1min）收集细胞于微离心管。

D. 细胞以 0.5ml 山梨醇缓冲液（1mol/L）重悬，加入 20μl 酵母裂解液（1mol/L 山梨醇缓冲液，含酵母裂解酶 0.2~2U/ml），此步可选择性加 10μg/ml RNA 酶，37℃孵育 1h。

E. 离心收集细胞（10 000r/min，1min），弃上清。

F. 细胞重悬于 0.5ml 山梨醇缓冲液中。

G. 加入 10% SDS 50μl，盖紧离心管盖，迅速颠倒混匀；65℃孵育 30min。

H. 加入 5mol/L 乙酸钾 0.2ml，冰浴 1h，4℃高速离心（10 000r/min，5min）去除细胞碎片。

I. 将上清液转移至另一离心管中，加入等体积异丙醇沉淀核酸（室温静置 3~5min）。

J. 高速离心（10 000r/min，5min）沉淀核酸，弃上清，沉淀物可用 1ml 70% 乙醇洗涤，短时高速离心，弃上清，沉淀物在净化台里挥干 5~10min。

K. DNA 沉淀溶解于 100~200μl TE 缓冲液（pH8.0）中备用。

3. 酵母细胞外源 DNA 的导入 将外源基因导入酵母细胞最常用的方法为乙酸锂转化法（酿酒酵母）（实验流程 14-2），其次是 $CaCl_2$ 法。后者甚至可以得到更高的转化效率，但需要相对较长的时间。对毕赤酵母常采用电穿孔法。需要注意的是，实验过程中，需使用高质量的 ddH_2O 配制溶液和洗涤器皿，所有与酵母细胞接触的溶液和玻璃器皿都必须进行灭菌处理。玻璃器皿必须彻底清洗干净，沾有任何痕量的去垢剂都会降低转化效率。

实验流程 14-2 酵母细胞外源 DNA 乙酸锂导入法（酿酒酵母）

A. 接种酵母细胞于 2~5ml YPD 或 SD 液体培养基中，30℃摇床培养过夜。

B. 酵母培养液按 1∶50 或 1∶100 比例转入新的 50ml YPD 培养液，于 30℃，200r/min 摇床中培养至细胞密度为 2×10^7/ml，转入 10ml 无菌离心管，5 000r/min 离心 5min。

C. 弃上清，用适量无菌水重悬细胞并再次离心，弃上清。用 1ml 100mmol/L LiAc 重悬细胞并将悬浮液转入 1.5ml 微离心管。

D. 高速离心 15s 沉淀细胞，用移液枪吸去上清。用约 400μl 100mmol/L LiAc 重悬细胞，使其终体积为 500μl（细胞密度 2×10^9/ml）。

E. 取待转化质粒溶液，煮沸 5min 后立即置于冰上。

F. 取 50μl 细胞悬浮液至微量离心管，离心 15s，沉淀细胞并除去 LiAc。

G. 按如下顺序加入试剂，制备转化混合物：

PEG（50%w/v）	240μl
1.0mol/L LiAc	36μl
SS-DNA（2.0mg/ml）	50μl
质粒 DNA（0.1~10μg）	Xμl
灭菌水	34-Xμl

H. 剧烈漩涡混合约 1min 至沉淀细胞完全混合，30℃水浴 30min，42℃水浴热休克 30s。

I. 以 6 000r/min 离心 15s，小心吸去上清液，用 1ml 灭菌水轻轻吹打以重悬细胞。

J. 吸取 2~200μl 转化混合物铺于 SD 琼脂培养皿，30℃培养 2~4 天。

第四节 外源基因在昆虫和植物细胞中的表达

昆虫属于高等真核生物。昆虫细胞生长速度快，倍增时间约为18~24h，易于悬浮培养。昆虫细胞培养所用培养基与哺乳动物细胞培养基类似，由于成分复杂，主要从公司直接购买。尽管昆虫细胞适宜的生长密度范围较狭窄，必须每2~3天分瓶传代一次以保证适当的细胞密度（密度过低，细胞会停止生长；密度过高，1天后细胞就会开始死亡），但昆虫表达系统具有表达水平高、表达产物可进行翻译后加工，其抗原性、免疫原性和生物活性等与天然蛋白质相似，并可通过感染昆虫幼虫而实现大规模低成本生产基因工程产品等优点。因此，昆虫表达系统是较理想的重组真核基因表达系统。

一、昆虫细胞表达系统

1. 常用昆虫表达系统 主要有果蝇表达系统（Drosophila expression system，DES）和杆状病毒表达载体系统（baculovirus expression vector system，BEVS）两类。

（1）果蝇表达系统：DES结合了昆虫高水平表达和哺乳动物细胞非融合、稳定表达的优点。DES使用的宿主为黑腹果蝇（*Drosophila melanogaster*）晚期胚胎的S2细胞。常用的质粒载体有pDS47、pAc5.1和pMT等，载体上的启动子分别为DS47、Ac5和MT，以便重组蛋白质能稳定或瞬时高水平表达。该系统是非融合性的，受体细胞在转染后2天即可获得蛋白质的短时高水平表达。表达可以是组成性表达，也可诱导表达。

（2）杆状病毒表达载体系统：BEVS的外源蛋白质表达效率较原核表达系统高。常用的昆虫细胞株有4种：来源于草地贪夜蛾（*Spodopterafrugiperda*）IPLB-Sf21-AE的虫卵细胞Sf9和Sf21，来源于粉纹夜蛾（*Trichoplusia ni*）的卵细胞Tn-368和Tn High Five™ BTI-TN-5B1-4。其中Sf9和Sf21细胞的生长密度范围狭窄（约为1×10^6~4×10^6/ml）。

杆状病毒表达载体是一种依赖辅助病毒的真核DNA表达载体，仅有质粒载体不能表达外源基因，还需要野生型杆状病毒辅助。野生型杆状病毒感染昆虫细胞能力强，感染后可形成病毒空斑。其基因组为双链闭环DNA。当携带外源基因的转移质粒与线性化病毒DNA共同转染昆虫细胞后，通过同源重组形成整合有外源基因的重组杆状病毒才能完成外源基因的表达。该表达载体所用的转录调节信号是单一或多个杆状病毒启动子，常用的为多角体蛋白（polyhedrin，PH）启动子（是目前已知最强的启动子之一）和P10蛋白启动子。多数杆状病毒转移载体由pUC质粒改造而来，常用有pIB、pMIB、pIZ和pIZT等系列质粒载体。

另外，pFastBac™ HT也是一种杆状病毒表达系统（Bac-to-Bac®）的载体。该穿梭载体可与杆状病毒DNA先在特定的大肠埃希菌感受态细胞中形成重组杆状病毒质粒（bacmid），并通过蓝白筛选鉴定重组体，然后再感染昆虫细胞。所生成带组氨酸标签的重组蛋白质，可使用镍螯合亲和柱快速纯化。

2. 昆虫细胞表达外源蛋白质的基本方法 利用不同昆虫细胞表达系统进行外源蛋白质的表达，在基本方法选择上各有特点。DES操作相对简单，如大肠埃希菌表达系统一样，只需构建携带外源基因的质粒载体，再通过磷酸钙沉淀或脂质体介导法将其导入宿主细胞即可。BEVS须先构建携带外源基因的转移载体，然后与野生型杆状病毒共同转染宿主细胞，才能获得具有感染能力的重组病毒；或采用穿梭载体，先构建携带外源基因的杆状病毒质粒，再感染宿主细胞。昆虫系统表达外源蛋白质的主要步骤如下：

（1）将外源基因转移至载体：通常在载体插入序列两侧都有部分病毒基因序列，以便与野生型线性病毒DNA，如常用的苜蓿银纹夜蛾核型多角体病毒（autographacalifornica multiple nuclear polyhedrosis virus，AcMNPV）DNA进行同源重组，验证插入基因方向的正确性，扩增并纯化质粒。

（2）用含外源基因的重组载体与线性病毒载体共转染昆虫细胞：常用的昆虫基因导入方法可采用电穿孔、脂质体介导（实验流程14-3）或磷酸钙共沉淀（实验流程14-4）方法进行转染。通过同源重组，产生具有复制、感染能力并携带有外源基因的病毒颗粒。有些载体可同时携带如β-

实验流程 14-3 昆虫细胞外源 DNA 的脂质体转染法

A. 在 6 孔细胞培养板中，种入 9×10^5/ 孔 Sf9 细胞（2ml Sf-900 Ⅱ SFM，含抗生素）或 9×10^5/ 孔 BTI-TN-5B1-4 细胞（2ml EXPRESS-FIVE SFM，含抗生素），28℃培养 1h 以上以使细胞贴壁。

B. 在 2 个 12mm × 75mm 试管中，分别配制下列溶液：

溶液 A：每次转染，稀释 1~2μg 杆状病毒 DNA 和 5μg 转移载体于不含抗生素的 100μl Sf-900 Ⅱ SFM 或 EXPRESS-FIVE SFM 溶液中。

溶液 B：每次转染，稀释 1.5~9μl CELLFECTIN 试剂于不含抗生素的 100μl Sf-900 Ⅱ SFM 或 EXPRESS-FIVE SFM 溶液中。

C. 将溶液 B 加入到溶液 A 的试管中，轻轻混匀，室温孵育 15min。

D. 待脂质体 /DNA 复合物形成后，从步骤 A 获得的 Sf9 细胞以 2ml/ 孔不含抗生素的 Sf-900 Ⅱ SFM 洗涤 1 次。

E. 在含脂质体 /DNA 复合物的试管中，每管加入 0.8ml Sf-900 Ⅱ SFM，轻轻混匀。吸取洗涤培养基，将稀释的脂质体 /DNA 复合物铺于洗涤后的细胞上，27℃培养 5h。

F. 去除转染混合物，每孔加入 2ml 含抗生素的 Sf-900 Ⅱ SFM 或 EXPRESS-FIVE SFM 溶液，27℃继续培养 72h。

G. 转染后 72h 从细胞培养基中收集病毒。

实验流程 14-4 昆虫细胞中导入外源 DNA 的磷酸钙沉淀法

第 1 天，准备

A. 在 35mm 培养皿中接种 3×10^6 S2 细胞于 3ml 培养基中（1×10^6/ml）。

B. 28℃培养 6~16h 至细胞密度达 2×10^6~4×10^6/ml。

第 2 天，瞬时转染

C. 取两个微离心管，配制下述溶液：

溶液 A：2mol/L $CaCl_2$ 36μl，重组 DNA（19μg）；加灭菌水至终体积为 300μl。

溶液 B：2 × HEPES 缓冲液 300μl（50mmol/L HEPES，1.5mmol/L Na_2HPO_4，280mmol/L NaCl，pH7.1）。

D. 将溶液 A 逐滴加入溶液 B，不断轻振管壁，室温孵育 30~40min（将会出现细小沉淀）。

E. 混匀溶液并逐滴添加至培养的细胞中，边加入边漩涡混匀，28℃孵育 16~24h。

第 3 天，转染后

F. 细胞洗涤去除磷酸钙。上述细胞以完全培养基洗涤 2 次，离心（1 000r/min，5~10min）收集细胞。加入新鲜培养基，28℃继续培养。

G. 如果应用诱导型表达载体（pMT/BioEase-DEST，pMT/V5-His，或 pMT/BiP/V5-His），当细胞生长到达对数期（2×10^6~4×10^6/ml）或转染后的 1~4 天，加入终浓度为 500μmol/L 的硫酸铜开始诱导表达，诱导时间约为 24h。

第 4 天，细胞收获及检测

H. 转染后第 2、3、4、5 天收获细胞，测定外源蛋白质表达情况。

半乳糖苷酶等筛选标记，以利阳性重组子的筛选。不同昆虫细胞株所需的细胞培养和基因转染试剂均可购于相关专业公司。

3. 收集转染细胞上清 采用空斑实验法，将连续稀释的上清感染昆虫细胞。根据筛选标记，经过反复筛选获得单个病毒空斑。

4. 病毒扩增 用筛选出的空斑病毒感染其他昆虫细胞使病毒量及滴度增加。一般需要 2~3 轮扩增。

5. 表达及检测 优化蛋白质表达条件。经 SDS-PAGE、免疫印迹及蛋白质活性测定等分析表达情况。

二、植物表达系统

植物生物反应器是现代农业与分子医药交叉学科发展中备受瞩目的研究领域。它是指利用植物细胞、组织等部位为生产场所，生产具有药用价值的或行使重要功能的蛋白质、疫苗、抗体等。利用植物生物反应器生产高附加值的生物产品，具有微生物或动物反应器不可替代的优势。

1. 常见的植物生物反应器 目前应用比较广泛的几类植物细胞和器官反应器主要有整株植物、种子、胚乳、叶绿体、发状根生物反应器等。

（1）整株植物生物反应器：利用烟草可表达乙肝病毒表面抗原和疟原虫表面抗原决定簇蛋白片段；也可在生菜叶片中表达具有免疫反应性的EV71 P1抗原产物。整株植物生物反应器作为外源蛋白质的表达体系具有成本低、易于大规模生产、安全和无毒等诸多优势。

（2）种子生物反应器：种子发育过程中能够合成并积累大量的蛋白质，且休眠期种子中蛋白水解酶活性很低，有利于外源蛋白质长时间贮存且保持活性。如重组疫苗抗原CTB在水稻种子中表达，放置在常温条件下保持较高活性可达2年以上。种子生物反应器不仅为重组蛋白质的保存提供了理想载体，蛋白质的高浓度贮存也有利于后续的分离纯化。

（3）胚乳生物反应器：以种子胚乳细胞作为蛋白质生产的主要场所，可将目标基因导入植物基因组中，通过种子胚乳特异性启动子介导重组蛋白质在胚乳细胞中的合成与积累。有研究成功构建了水稻胚乳细胞高表达人血清白蛋白的水稻新品系，为获得大量的人血清白蛋白提供了有效的新途径。因此，胚乳细胞生物反应器可作为一种理想的生物活性物质生产工厂，生产药物蛋白质、疫苗、功能肽及非肽类生物活性物质等。

2. 植物表达外源基因产物的主要方法 利用植物细胞表达系统的实验方案中，外源基因的导入是其重要环节。根据研究目的和对象不同，可选择不同的外源基因导入的操作方法。聚乙二醇（polyethylene glycol，PEG）法和电击法是最早在植物瞬时表达体系中应用的方法。目前，农杆菌介导法是将目的基因导入植物细胞最常用的方法，基因枪法和病毒载体转染法也有较为广泛的应用。

（1）PEG法：借助PEG能够与Ca^{2+}或Mg^{2+}结合，使外源DNA在植物原生质体表面积累，可促进DNA转入原生质体。该方法操作简单，耗费低，重复性高，并且能够用于单个细胞。

（2）电击法：类似于动物细胞的电击法，主要用于单子叶和双子叶植物原生质体转化。该法将外源DNA通过电穿孔形成的质膜小孔导入原生质体中。该方法操作简单，对细胞毒害较低，但由于原生质体培养困难、转化率低，限制了其应用的广泛性。

（3）农杆菌介导法：农杆菌是一种含有Ti质粒的原核生物，质粒上有一段可转移的DNA（T-DNA），故利用T-DNA的特征携带目的基因导入植物细胞染色体DNA上（实验流程14-5）。

实验流程14-5 植物导入外源DNA的农杆菌侵染法

农杆菌的转化

A. 取感受态农杆菌20μl于预冷的电转杯中，加入1μl重组质粒，用电转仪1 800V进行电转。

B. 电转完成后，向电转杯中加入200μl的不含抗生素的LB培养基，转至培养瓶中，于28℃振荡培养箱中培养1~2h。

C. 涂板筛选：将转化菌液铺于含相应抗生素的LB培养平板，28℃避光培养2~3天。

D. 挑选单菌落于LB培养液中培养，小量提取质粒进行检测，确定阳性克隆菌。

花序浸染法转化拟南芥

E. 种植拟南芥，待部分花序已有授粉现象出现时可用于转化。

F. 克隆菌液制备：将保存的农杆菌菌液铺于含有抗生素的LB固体培养皿中培养2~3天。用100ml 5%蔗糖溶液（含10μl SILWET）制成农杆菌悬浮液。

G. 渗透转化：将农杆菌悬浮液滴在拟南芥花序上，对拟南芥植株进行暗培养24h后再置于正常情况下培养，一周后再重复侵染一次。待植株生长至成熟，收获其种子。

阳性苗的筛选

H. 收获的种子室温晾干并进行常规消毒灭菌处理，播种于含有相应抗生素的1/2 MS培养基上进行筛选，可获得阳性苗。

培养的转基因植株就能表达相应外源蛋白质。该法主要针对双子叶植物和裸子植物。

（4）植物病毒载体介导法：植物病毒可作为植物表达外源蛋白质的一种高效、稳定的载体。主要包括RNA病毒、DNA病毒及卫星DNA。常用的有烟草花叶病毒（tobacco mosaic virus，TMV）。TMV病毒载体一般利用农杆菌侵染法通过维管系统在叶片中扩散，转入植物细胞中，从而大量扩增并表达外源蛋白质。

第五节 外源基因在哺乳动物细胞中的表达

哺乳动物细胞无疑是最理想的表达人类基因的系统。哺乳动物细胞表达系统的优势在于能够进行转录后加工及翻译后修饰与加工，可保证蛋白质的正确折叠、提供准确的糖基化修饰等，因而表达产物在分子结构、理化性质和生物学活性方面最接近于天然的人类蛋白质分子。目前，哺乳动物细胞表达系统已成为研究人类基因功能和生产基因工程药物与疫苗的主流技术平台。

一、哺乳动物细胞表达的宿主

理论上，任何一种哺乳动物细胞都可作为外源基因表达的宿主细胞，但有操作难度的差异。根据基因表达的目的与要求，一般首先考虑选择合适的细胞株构建哺乳动物细胞表达系统。

1. 常用于瞬时表达的细胞 从理论上讲，绝大多数真核细胞，包括细胞株和原代培养细胞，都可被导入外源基因并进行瞬时表达。表达效率高并常用于快速制备少量蛋白质的细胞有COS细胞和HEK293细胞。COS细胞源自非洲绿猴细胞株CV-1。在这一细胞中，转染含SV40复制起始位点的质粒后，SV40复制起始位点与SV40 T-抗原的结合可导致转染质粒在染色体外大量复制。HEK293是一种来自于转化有人Ad5 DNA的人胚胎肾脏细胞的细胞株，含有腺病毒E1A基因，可激活带CMV启动子的质粒，促进目的基因的高水平的表达。

2. 常用于稳定表达的细胞 来源于小鼠的L细胞、Ltk-细胞和NIH3T3细胞都是常用的研究基因功能的细胞系；小鼠骨髓瘤细胞株Sp2/0和NSO等具有较强的分泌蛋白质的活性，并且可以在无血清培养基中生长，因而适合用于高水平表达分泌型蛋白质。中国仓鼠卵巢细胞（Chinese hamster ovary cells，CHO）已被广泛用于表达细胞因子、受体和单克隆抗体等多种不同类型的蛋白质。其他常用的人细胞株包括HEK293、HeLa、HL-60和HT-1080等。

二、常用的哺乳动物细胞表达载体

哺乳动物细胞表达载体主要有质粒载体和病毒载体两类。根据载体在宿主细胞内是否整合于细胞染色体DNA，可将其分为整合型和非整合型载体。

（一）质粒载体

用于哺乳动物细胞的质粒载体大多数是通过改造细菌质粒而获得的，即在细菌质粒结构中插入了一些病毒或其他物种如人的基因表达调控序列。典型的哺乳动物细胞表达载体必须含有3个基本的转录元件，即启动子和增强子、终止信号和poly A加尾信号、剪接信号。此外，保留了质粒载体在细菌内进行扩增的序列（便于构建穿梭质粒）、能用于筛选的选择标记（如抗生素选择标记或报告基因），有时还带有选择性增加拷贝数的扩增系统。具有代表性的质粒载体示例如下：

1. 质粒pcDNA3.1 该质粒是目前应用最多的真核细胞表达载体之一（图14-3），其主要结构包括：CMV强启动子（P_{CMV}），抗生素筛选标志 *amp*^{r} 和 *neo*^{r}，含16个酶切位点的多克隆位点（MCS）和poly A加尾信号。此载体基础上又衍生出多种适合不同要求的载体，如pcDNA3.1/V5系列、pcDNA3.1/TOPO系列等。

其他常用的真核表达质粒载体还有pSI、pCMV、pBudCE4.1等。它们的不同之处在于转录元件、筛选标记、表位标签等不同。

2. 可诱导pTRE/pTet表达载体系统 在研究中常用的还有一种可诱导表达外源基因的载体：pTRE应答质粒与pTet-off（或pTet-on）调节质粒一起构成的四环素（Tet）或多西环素（Dox）诱导表达载体系统。Tet系统的特点是基因的表达受环境中不同浓度的Tet或Tet衍生物Dox控制。

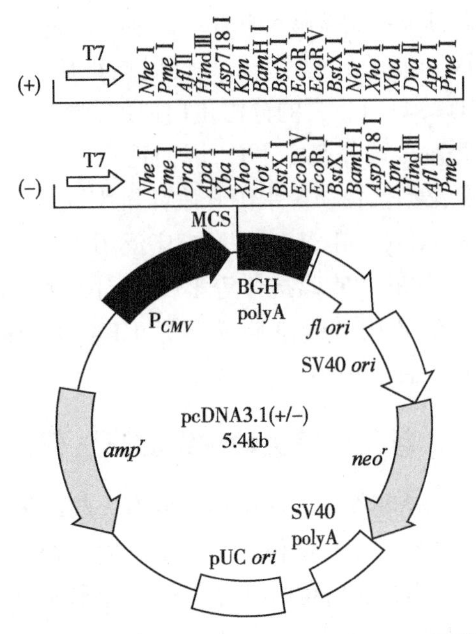

图 14-3 真核细胞表达质粒 pcDNA3.1 图谱

选用 pTet-off 系统进行基因表达时，需要建立含有表达调节蛋白的 pTet-off 及表达外源基因的 pTRE 的稳定转染细胞系。pTRE 质粒表达外源基因受其上游的四环素反应元件（TRE）的调控。pTet-off 编码含部分 Tet 抑制蛋白（TetR）的 tTA 调节蛋白，可与 TRE 结合并启动外源基因的表达。tTA 与 Tet 或 Dox 结合后则失去与 TRE 结合及启动基因表达的功能。通常在基因表达前使细胞培养基中含高浓度的 Tet 或 Dox，外源基因表达处于抑制状态，然后通过逐渐降低 Tet 或 Dox 浓度而诱导外源的基因表达。pTet-on 与 pTet-off 的作用相反，所编码的 rtTA 调节蛋白（TetR 序列中 4 个氨基酸改变）不能与 TRE 结合，因此不表达外源基因。当加入 Dox 后，被 Dox 修饰的 rtTA 才能与 TRE 结合，进而启动目的基因的表达（图 14-4）。

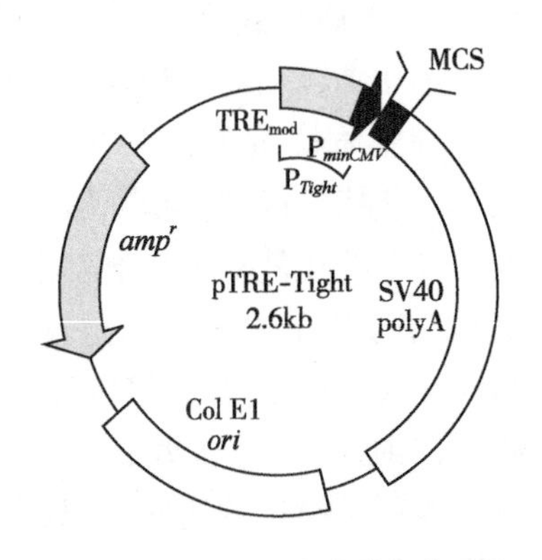

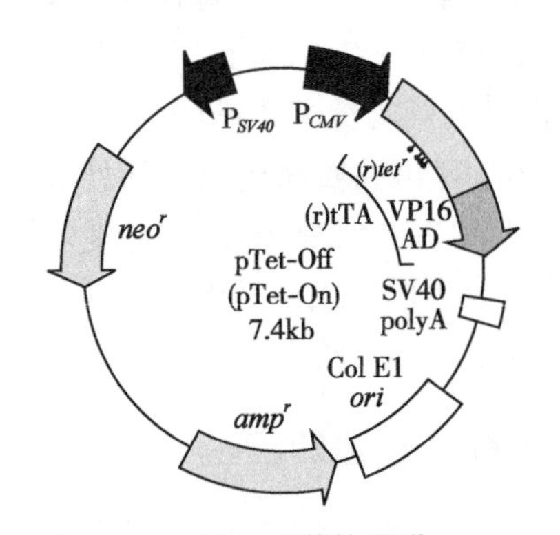

图 14-4 诱导型表达系统 pTRE 与 pTet-off（on）载体图谱

（二）病毒载体

病毒载体由各种病毒 DNA/RNA 衍生而来，一般将细菌质粒 *ori* 插入其中，使病毒载体能在细菌中繁殖和克隆，然后再转入真核细胞。目前，按照安全性、转染效率、表达稳定性、靶向性等条件要求，改建后用于哺乳动物细胞表达系统的病毒载体已有多种，包括腺病毒（adenovirus，AV）载体、腺相关病毒（adeno-associated virus，AAV）载体、逆转录病毒（retrovirus，RV）载体、牛痘病毒（vaccinia virus）载体等。病毒载体在基因治疗中亦具有非常重要的实用价值。

1. 腺病毒载体 AV 属线性 dsDNA 病毒，目前已发现了超过 40 种不同的 AV，其中作为载体使用的有 2 型和 5 型（AV2 和 AV5）。来源于 AV5 的 pAdeno-X 为最常用的 AV 表达载体（图 14-5）。pAdeno-X 保留了野生型 AV 基因组的大部分序列，但去除了复制相关的基因（E1/E3）。采用 AV 载体进行表达时，一般先将外源基因构建到克隆载体（如 T 载体）或穿梭质粒（pShuttle2）（图 14-5）中，在大肠埃希菌 $DH_{5\alpha}$ 中扩增后，再经 PI-*Sce* Ⅰ/Ⅰ-*Ceu* Ⅰ双酶切将基因表达盒与相应酶切线性化的 pAdeno-X 连接，构建重组 AV 载体。

第三代 AV 载体中去除了所有 AV 的编码基因，仅保留了 5′-和 3′-末端反向重复序列（inverted terminal repeats，ITR）及病毒包装序列，故病毒外壳的包装需要辅助质粒提供编码序列。改建后的 AV 载体可容纳较大的 DNA 片段，可较长时间表达外源基因，其毒性和免疫原性也大大降低。

2. 腺相关病毒载体 AAV 属于线性 ssDNA 病毒。AAV 载体上用外源基因及其调节序列取代病毒的编码区，仅保留两端 145bp 的 ITR 序列，负责病毒的获救、复制、包装与整合；病毒的

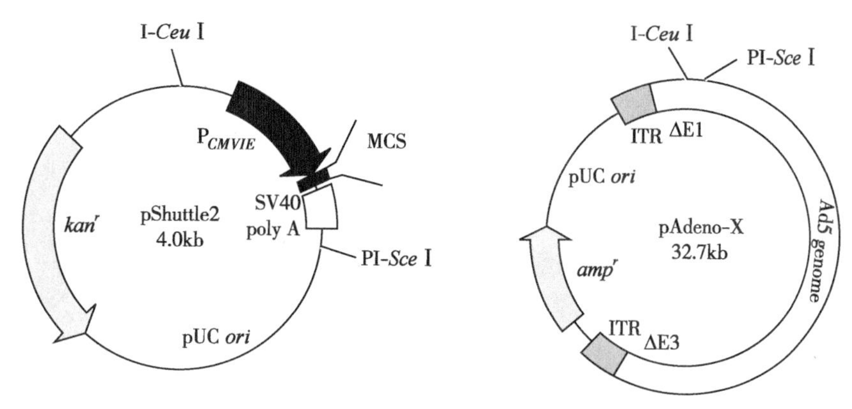

图 14-5 穿梭质粒和腺病毒 pAdeno-X 载体图谱

包装也需要辅助质粒提供所有编码序列。当AAV 载体与辅助质粒共转染细胞,即能包装成AAV 颗粒。AAV 载体具有能稳定表达外源基因、特异整合至人的 19 号染色体长臂末端、病毒稳定且宿主范围广、不引发免疫反应等优点。

3. 逆转录病毒载体 RV 属于 ssRNA 病毒,进入增殖的细胞后,在细胞分裂过程中反转录成 DNA 并整合入宿主基因组,载体携带的外源基因可被传至子代细胞,并在细胞中持续表达目的蛋白质。逆转录病毒表达载体种类较多,包括 pLHCX、pLNCX2、pBABE、pMCs、pMXs、pMYs 等。pLHCX 删除了 RV 的三个编码基因,包含有细菌质粒 pBR322 的 *ori*、*amp*^{r} 元件和 MMLV(莫罗尼小鼠白血病病毒)以及其他病毒的一些元件,包括:①5′-端和 3′-端长末端重复序列(long terminal repeats, LTR),可以促进基因整合;②5′-端 LTR 启动子及增强子序列,3′ LTR 转录终止信号,ψ^+ 包装序列和用于筛选的潮霉素 B(hygromycin B, hyg)抗性基因;③人巨细胞病毒立早启动子($P_{CMV\ IE}$)。

4. 慢病毒载体 早期的 RV 载体不能感染非分裂细胞,同时有可能引起某些疾病的副作用,因此逐渐被淘汰。以 dsRNA 病毒 HIV-1(Ⅰ型人类免疫缺陷病毒)为基础发展而来的慢病毒(lentivirus, LV)载体弥补了这些不足。LV 可对分裂细胞和非分裂细胞均具有感染能力;宿主细胞范围广,有较高整合性和持久性表达外源基因的能力。因此在表达目的蛋白质、RNA 干扰、miRNA 研究以及转基因动物实验中都有广泛应用。目前已产生了第三代质粒 LV 载体系统,如 pLV-GFP 或 pLV-shRNA 表达载体系统(图 14-6)。LV 载体仍有随机整合带来的安全性问题需加以考虑。

三、哺乳动物细胞表达外源蛋白质的基本流程

选择哺乳动物细胞表达系统进行真核基因表达是操作条件要求最高的技术方案。因此首先确定适宜的宿主细胞种类,并选择合适的表达载体;再通过常规基因克隆操作在载体中插入外源 DNA 序列,验证插入序列的方向和正确性,扩增并纯化重组载体;或将病毒载体转染入包装细胞株,获得有感染能力的病毒颗粒。然后,将携带外源基因的质粒载体转染入宿主细胞;或以病毒载体感染宿主细胞。阳性重组子可以用选择性标记或表位标签进行筛选。应用电泳、免疫染色或免疫印迹法检测外源蛋白质的表达情况;应用不同的生物学方法分析蛋白质活性。其中特有的实验操作方法有:

1. 哺乳动物细胞外源 DNA 的导入 对外源基因转染方法的要求包括:转移效率高,不影响细胞正常生理活动,低毒性,容易使用,重复性好,易获得稳定转化子。脂质体介导(实验流程 14-6)和电穿孔转染技术是目前最常用的哺乳动物细胞基因转染方法。其次,也可将载体包装为病毒颗粒,以感染方式将外源 DNA 转入哺乳动物细胞(实验流程 14-7)。不论选择哪种方法,均应优化实验条件,最大限度地保护细胞存活力并提高转化效率。脂质体介导的转染中,重组 DNA 载体中若含 GFP 序列,还可通过荧光显微镜观察判断转染效率。另外,用 siRNA、shRNA 或 miRNA 代替重组 DNA 转染,也可用于下调基因表达的分析。

2. 转染细胞的筛选 以 G-418 抗性筛选为例。细菌新霉素抗性基因(*neo*^{r})是哺乳动物细胞表达载体最常用的选择性标记基因,编码氨基糖苷磷酸转移酶(APH),该酶可使氨基糖苷类抗生

素 G-418（新霉素衍生物）失活。G-418 能阻断细胞内的蛋白质合成，对原核和真核细胞均有毒性。如果将带有 neo^r 的质粒导入细胞，并在含有 G-418 的培养基中培养（实验流程 14-8），则未转染的细胞不能存活，从而可筛选出稳定转染有外源基因的细胞。

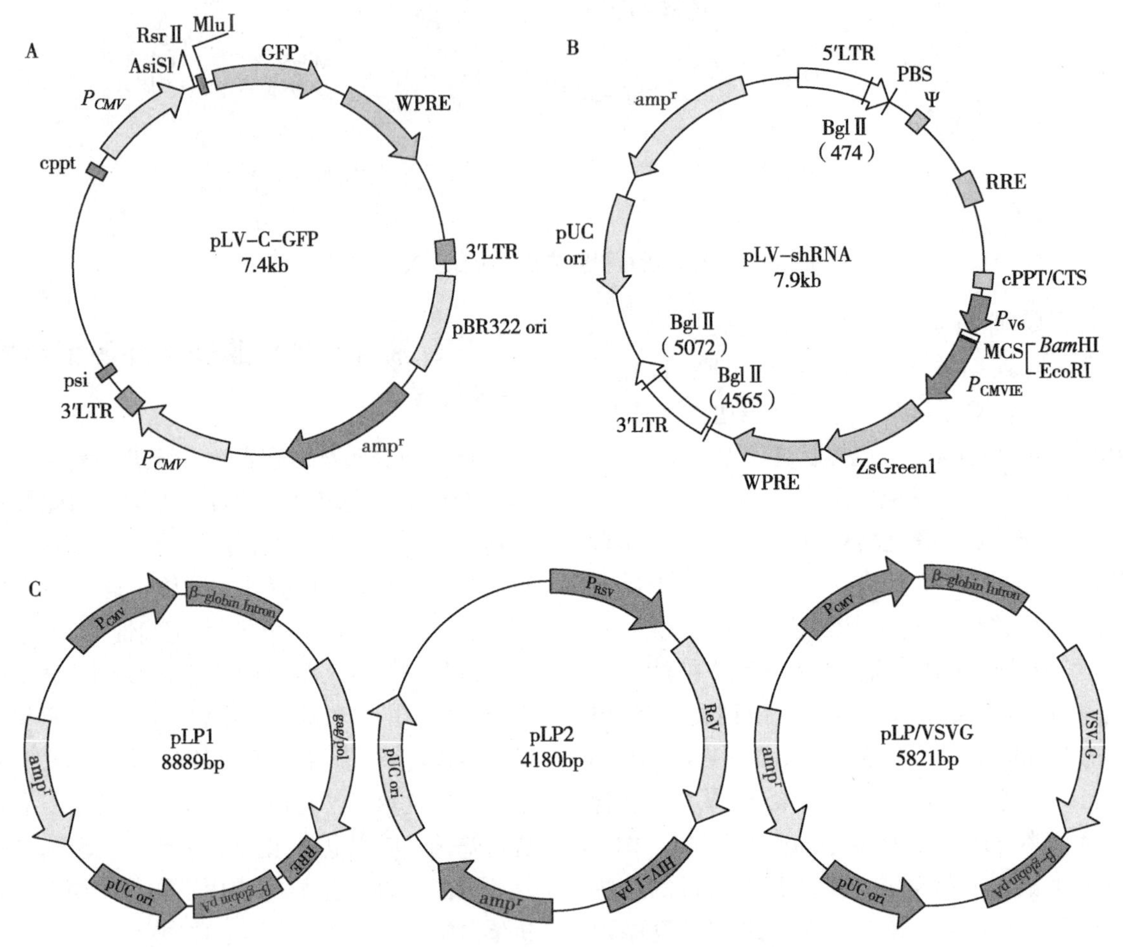

图 14-6 慢病毒系统表达载体和包装质粒图谱

A. 慢病毒 ORF 表达载体；B. 慢病毒 RNAi 表达载体；C. 慢病毒系统的三个包装质粒

实验流程 14-6 脂质体 DNA 瞬时转染法（贴壁细胞）

A. 将生长状态良好的细胞以 1×10^5~5×10^5 的密度接种于 6 孔细胞培养板内，加入 2ml 含 10% 血清和双抗的 DMEM 培养基培养细胞。

B. 待细胞至 50%~80% 融合（最好 24h 内），于转染前 1h 更换为无血清和无抗生素的 Opti-MEM 培养基（800μl）。

C. 在 100μl 无血清 Opti-MEM 培养基中加入重组质粒 DNA（2~5μg），轻轻混匀。

D. 在 100μl 无血清 Opti-MEM 培养基中加入 3.75~7.5μl 脂质体试剂（据不同公司产品而定），轻轻混匀，室温放置 5min。

E. 将步骤 C 和 D 稀释的质粒 DNA 和脂质体试剂等体积混合均匀，室温放置 15min，以便形成稳定的 DNA- 脂质体复合物。

F. 将 DNA- 脂质体复合物加到细胞培养孔中，轻轻晃动使培养液混匀。

G. 细胞于 5% CO_2、37℃培养箱中培养 4~8h，更换新鲜完全培养基继续培养 24~60h，期间可在倒置荧光显微镜下观察荧光报告基因的表达进行鉴定，或收集细胞或培养基，对转染后的基因和蛋白质的表达进行检测分析。

实验流程 14-7　病毒包装及感染哺乳动物细胞

A. 病毒包装：采用脂质体转染法进行病毒载体及包装质粒共转染。按照实验设计取出欲转染的病毒载体及包装质粒适量混合（如 LV 载体及其三种包装质粒的比例为 2∶1∶1∶1，一般 10cm 培养皿所需 DNA 总量为 15~20μg）。

B. 利用 10cm 培养皿培养细胞至 50%~70% 融合，利用脂质体试剂进行共转染。

C. 细胞于 5% CO_2、37℃培养箱中培养 6~8h，更换新鲜完全培养基继续培养 24~72h，每间隔 24h 收集并更新细胞培养液，共三次。

D. 所有收集的培养液于 4 000r/min 离心 15min，上清用 0.22μM 滤器过滤。

E. 病毒浓缩：将滤液进行超速离心（27 500r/min，90min），弃上清。以适量体积的 DMEM 培养基或 PBS 重悬病毒颗粒。分装并于 -80℃贮存。

F. 病毒滴度测定：将 293T 细胞以 5×10^5 的密度接种于 6 孔培养板，培养至细胞 70%~80% 融合。

G. 每孔加入 Polybrene 至终浓度为 8μg/ml，温和混匀后，分别加入病毒液 1μl、5μl、10μl，培养 12h 后更换新鲜完全培养基，继续培养。

H. 细胞感染 48h 后，胰酶消化，1 000r/min 离心 5min，收集细胞，重悬于 1ml PBS 中。

I. 以流式细胞仪检测荧光细胞所占比例，计算病毒滴度：

病毒滴度 =（总细胞数 × 荧光细胞的比例）× 病毒稀释倍数

求出不同稀释倍数下的滴度后，再求平均滴度。

J. 病毒感染哺乳动物细胞：将哺乳动物细胞以 5×10^5 的密度接种于 6 孔板中，培养至细胞 70%~80% 汇合。

K. 病毒感染：更换新鲜完全培养基，并于每孔加入 Polybrene 至终浓度为 8μg/ml，不同细胞按合适的 MOI 值（一般为 10~40）计算每孔所需的病毒量，加入病毒液，混匀后放入培养箱中继续培养。

L. 培养 12h 后更换新鲜完全培养基，继续培养 2~4 天，可利用倒置荧光显微镜下观察报告基因的荧光表达，或测定外源基因表达情况，进行后续分析。

实验流程 14-8　转染细胞的 G-418 筛选法

A. 将待筛选的转染细胞（不超过 48h）制成细胞悬液，等量接种入多孔培养板中，培养 6~12h，吸除培养基，PBS 洗涤 1 次。每孔加入含不同浓度 G-418 的筛选培养基（用培养基在 100~1 000μg/ml 范围内按浓度梯度配制）。

B. 换液：根据培养基的颜色和细胞生长情况，每 3~5 天更换一次筛选培养基。

C. 确定最佳筛选浓度：在筛选 10~14 天内能够杀死所有细胞的最小 G-418 浓度即为最佳筛选浓度。

D. 转染：转染后培养 24h 或者更长，到细胞增长接近融合时按 1∶4 密度传代，继续培养，待细胞密度增至 50%~70% 融合时加入 G-418。

E. 加 G-418：弃培养液，PBS 洗涤一次，加入按最佳筛选浓度配制好的 G-418 筛选培养基。

F. 换液：同 B。当有大量细胞死亡时，可以把 G-418 浓度减半维持筛选。筛选 10~14 天后，可见有抗性的克隆出现，停药培养，待其逐渐增大。

G. 挑选单克隆：制备细胞悬液，细胞计数，用培养基稀释细胞到 1 个 /10μl。在 96 孔板中加入培养基 150μl/ 孔，再加入细胞悬液 10μl/ 孔。待其逐渐增大后转入到 48 孔中增殖。

H. 单克隆鉴定：细胞大量扩增后，提取总 RNA，经 RT-PCR 检测目的基因是否存在。

四、哺乳动物细胞表达系统的应用

通过哺乳动物细胞表达系统获得的蛋白质产物,具有与天然蛋白质类似或相同的空间折叠结构及翻译后修饰和加工的特征,从而保证了其生物活性及在体的吸收、分布等一般代谢过程。因此,利用哺乳动物细胞表达系统不仅有利于研究自然状态下人类基因的结构与功能,也是基因工程制药技术的重要组成部分,生产的重组蛋白质产品在医药领域有广泛应用。

目前,基于基因表达原理进行重组蛋白质产品的制备和生产已成为基因工程制药的主流方案,至少 70% 的重组蛋白质产品,如免疫抗体、细胞因子、生长因子、激素和酶类等已广泛应用于医学基础研究和临床治疗。大规模生产过程主要分为上游和下游两个阶段,前者包括获得目的基因、构建重组 DNA 表达载体、宿主细胞转染和筛选及建细胞库等;后者涉及大规模细胞培养、产品分离纯化与鉴定、质量控制及成品检验和包装等。

尽管哺乳动物细胞有生长速度缓慢、培养密度低等缺点,但可通过调整不同阶段的相关参数,优化细胞培养及表达条件,可使产物高效表达。例如,对目的基因进行定点突变,改变蛋白质多肽链二硫键的形成,可提高表达产物的稳定性。通过抗生素选择压力等条件性诱导,可控制产物的最适表达和表达量。由于 CHO 细胞较其他哺乳动物细胞系生长快、产量高及产物稳定性好,因此是首选的基因工程宿主细胞。利用 CHO 细胞生产重组人生长因子(rhGH)时,如果在培养基中加入适量的甘油则可明显增加宿主细胞的存活力及 rhGH 的稳定性。另外,选择高效的生物反应器及分离纯化装置也是提高人重组蛋白质表达的质和量的重要方面。

参考文献

1. Lewin B. Gene XI. 11th ed. Sudbury: Jones & Bartlett learning, 2014.
2. Sambrook J, Russell DW. Molecular cloning, a laboratory manual. 4th ed. New York: Cold Spring Harbor Laboratory Press, 2012.
3. Mapelli V. Yeast metabolic engineering methods and protocols. New York: Humana Press, 2014.
4. Lorence A. Recombinant gene expression. New York: Humana Press, 2012.
5. Pörtner R. Animal cell biotechnology methods and protocols. New York: Humana Press, 2014.
6. Cseke LJ, KirakosyanAra, Kaufman PB, et al. Handbook of molecular and cellular methods in biology and medicine. 3rd ed. Boca Raton: CRC Press, 2011.
7. Obembe OO, Popoola JO, Leelavathi S, et al. Advances in plant molecular farming. Biotechnol Adv, 2011, 29(2): 210-222.
8. Alfranca A, Campanero MR, Redondo JM. New methods for disease modeling using lentiviral vectors. Trends Mol Med, 2018, 24: 825-837.

(喻 红)

第十五章 蛋白质的分离纯化技术

蛋白质是一切生命活动的物质基础。研究蛋白质的存在形式和活动规律可以最直接地了解生物体在生理或病理条件下的变化机制，阐明生命现象的本质。获得高纯度的蛋白质样品是研究蛋白质的结构和功能的关键。

分离纯化蛋白质的目的之一是满足生命科学中基础研究的需求。一个生物体所表达的蛋白质的种类可以多达数万种。不论他们表达的丰度如何，每种蛋白质都具有特定的生物学功能。因此，需要合理的选择分离纯化方法，去除所有非蛋白质成分，确保蛋白质组的完整性。其次，在不同的病理条件下，一个生物体的蛋白质组会有不同的表达谱特征、分布特征、空间构象、修饰特点以及生物学功能。与正常生理条件下的蛋白质组相比，这些差异可能非常微小，但是这些信息有助于人们了解疾病的发生发展过程和活动规律。这就要求蛋白质分离纯化技术有足够的分辨率和灵敏度来揭示生物体蛋白质组之间的微小差异。再者，研究蛋白质的生物学功能需要解析蛋白质的空间结构。X 射线衍射法和核磁共振（NMR）实验需要足够量而且高纯度的蛋白质。这往往要利用基因工程进行体外的大量表达并经过分离纯化后获得。这样，制备量大、纯度高且具有正确空间构象的蛋白质则完全依赖于蛋白质分离纯化技术的合理运用。

分离纯化蛋白质的另一个目的就是为了满足医药卫生、食品加工、日用化工、新型能源等领域对某些特殊蛋白质的特殊需求。某些生物体（动物、昆虫、植物等）能够合成一些具有特殊生物学功能的蛋白质。从这些生物体中分离和提取这些蛋白质不仅丰富了天然药物的来源，而且还可以发现其他新的具有特殊生物学功能的蛋白质（例如蛇毒中的凝血酶和蝎毒中的镇痛肽等）。另外，临床检验和治疗中常用的一些生物药（例如生物药前体和生物药、疫苗、特异性抗体等），食品加工和日用化工生产过程中常用的一些蛋白质生物制品（例如淀粉酶；各种生物酶、短肽等），都可以利用原核表达体系和真核表达体系进行大量的体外表达，然后再利用蛋白质分离纯化技术获取。

本章将首先介绍如何对生物样品进行预处理和对蛋白质样品进行粗分离，然后重点介绍最常用的层析纯化和电泳分离，最后介绍分离一些特殊蛋白的方法，以及讨论选择蛋白质分离纯化方法时的基本原则和策略（表 15-1）。

表 15-1 蛋白质分离纯化的基本原则和策略

样品种类	分离纯化目的	分离纯化策略	关注点
组织样本	1. 研究标本中的蛋白质表达谱 2. 鉴定标本中的蛋白质标志物	匀浆、离心、裂解、2D 电泳、质谱鉴定	蛋白质组的完整性
基因工程菌	获取足够量的蛋白质	裂解、沉淀、离心、层析、复性包涵体、脱盐	蛋白质的空间结构 蛋白质的生物学功能
培养细胞	研究不同条件下的蛋白质特性	裂解、差速离心、沉淀、层析、2D 电泳、质谱鉴定	蛋白质结构 - 功能的关系 蛋白质表达谱的变化 蛋白质的化学修饰特征
动物体液	1. 蛋白质表达谱 2. 蛋白质标志物	裂解、离心、2D 电泳、质谱鉴定	蛋白质组的完整性

第一节 分离纯化蛋白质需要考虑的基本因素

分离纯化蛋白质就是要充分利用同类蛋白质的相似性来去除非蛋白质物质成分和利用不同蛋白质之间的差异性将目的蛋白提纯出来。为此，充分了解被分离的目的蛋白的特性有助于选择合理的分离纯化方法，达到事半功倍的效果。

一、目的蛋白的基本特征

首先，要清晰目的蛋白是天然蛋白还是人工融合蛋白。如果是前者，要了解目的蛋白的基本特征，即它是分泌蛋白、膜蛋白、胞质蛋白还是核蛋白。这要求选择不同的预处理和粗分离方法，以得到高质量的粗提物，为后续的精细纯化奠定基础。如果是后者，无论是利用原核表达体系（大肠杆菌、枯草杆菌）还是真核表达体系（酵母、昆虫细胞或哺乳动物细胞），融合蛋白上往往含有特定的纯化标签。针对不同的标签可以选择具有特定配体的亲和层析柱进行纯化，从而大大地提高效率和简化过程。

二、目的蛋白的理化性状

蛋白质的分子量和等电点是最受关注的两个指标，因为许多分离纯化方法都是基于这两个最重要的蛋白质特性（详见本章第四节和第五节）。此外，还应考虑蛋白质的其他性状。

1. 电荷分布 即使一个蛋白质的等电点确定了，但是带电的氨基酸残基可以均匀地分布在整个蛋白质上，也可以集中性地分布在某个区域，这使得蛋白质表现出了随机的电荷分布特性。

2. 溶解度 不同蛋白质在不同溶剂中的溶解度不同，从基本不溶（<10mg/ml）到极易溶解（>300mg/ml）。

3. 疏水性 虽然大多数的疏水氨基酸残基掩埋在蛋白质的内部，但有一些则位于蛋白质的表面。这些氨基酸残基的数目和分布决定了疏水性分离材料在分离纯化蛋白质过程中的作用。

4. 密度 多数蛋白质的密度在1.3~1.4之间，但是含有大量磷酸盐和脂质的蛋白质的密度则在1.03左右，密度梯度离心法可以发挥较好的分离效果。

三、蛋白质纯度和回收率

目的蛋白的纯度和回收率是衡量分离纯化效果的两个重要指标。追求高纯度就会增加纯化步骤，降低回收率（表15–2）。另外，还要权衡蛋白质纯化方法的成本（表15–3）。在纯化方法的顺序上，应先选择经济和简便的粗分离方法，然后使用成本较高的精细纯化方法。总之，需要根据纯化的目的，综合考虑纯度、回收率、成本、分离速度等因素。

表15–2 某特定蛋白的分步纯化结果的比较举例

纯化步骤	总蛋白量/mg	总活性/U	比活性/（$U \cdot mg^{-1}$）	回收率/%	分步回收率	纯化倍数
匀浆物	50 000	200	0.004	100	–	1.00
12 000g离心上清	35 000	180	0.005	90	90	1.25
$(NH_4)_2SO_4$沉淀	25 000	150	0.006	75	83	1.50
疏水作用层析	2 500	125	0.05	62.5	83	12.50
阳离子交换层析	29.3	208	7.1	104	166	1 775
凝胶过滤	5.9	148	25.1	74	71	6 275

注：总活性=活力单位/ml酶液×总体积（ml）；比活性=总活性单位数/总蛋白量（mg）；回收率=每次总活性/第一次总活性×100%；纯化倍数=每次比活性/第一次比活性。

表 15-3　不同应用中蛋白质的需求量和纯度的要求

用途	需求量	纯度要求	备注
用于蛋白质鉴定和表征	微克以下	高（>95.0%）	Edman 法测序、质谱分析
免疫动物制备克隆抗体、单克隆抗体	微克至毫克	高（>95.0%）	制备多抗血清时，需要几十微克免疫原
蛋白质微阵列、蛋白印迹	纳克至微克	中～高	
酶工程学	数毫克	高（>95.0%）	需要量取决于灵敏度。纯度取决于特异性
物理化学特性分析	数毫克至数克	高（>95.0%）	荧光、紫外吸收、CD、表面等离子共振等
空间结构分析	数十毫克	高（>95.0%）	X 射线晶体学需要 1~2mg 目的蛋白。NMR 则需要 20mg 的目的蛋白
生物学功能分析	数十毫克	高（>95.0%）	分子相互作用、标记
药物前体或药物	数克至数千克	高（>99.9%）	治疗用蛋白必须是无致热源和无细胞内毒素

四、蛋白质的降解和失活

在整个样品预处理和蛋白质分离纯化过程中，要确保蛋白质具有正确的空间构象和生物活性。一些共同原则包括：①在蛋白质的分离纯化过程中，细胞破碎不仅释放出胞内的蛋白质，而且还释放出来大量的蛋白水解酶类，造成蛋白质降解，破坏了蛋白质的完整性。为了避免蛋白质的降解，需要在蛋白质样品中加入适量的蛋白酶抑制剂。②分离纯化应尽量在低温条件下进行，避免蛋白质的变性失活。③尽可能保持材料的新鲜。若不能立即进行实验或加工，应冷冻保存，以避免蛋白质失活和降解。④尽可能使预处理的缓冲液与下一步的蛋白质分离的缓冲液具有较高的相容性。

第二节　生物样品的预处理

将组织细胞或培养细胞破碎，使细胞内物质释放到周围环境中，是提取细胞内蛋白质的第一步。

一、机械破碎法

该方法利用机械力将细胞破碎，也称为匀浆（homogenization）。常用的设备有高速组织捣碎机、匀浆器、研钵等。高速组织捣碎机是利用高速转动的锋利刀片将组织碎块破碎。玻璃匀浆器是利用两个磨砂面相互摩擦将细胞磨碎，但仅适用于少量的实验材料。小量的样本可用研钵与适当的缓冲剂磨碎提取，也可加入氧化铝、石英砂及玻璃粉一起研磨。应该根据不同组织的特性来选择不同的方法。例如动物胰、肝、脑组织一般较柔软，用普通匀浆器研磨即可，而肌及心肌组织较韧，需预先绞碎再制成匀浆。

二、超声破碎法

超声（ultrasonication）破碎法是利用振荡频率为 15~25kHz 的超声波在细胞液中产生的空化效应和机械效应将细胞膜破碎的方法。

破碎细菌时，在超声前，先将菌液离心，再用 PBS 将细菌沉淀洗 2~3 遍，然后按原菌液体积的 1/10~1/5 加入裂解液重悬菌体。超声破碎中的注意事项有：①为了避免在溶液中产生泡沫，要将超声探头置于菌液的底部。②应使用塑料试管而避免玻璃试管。③超声剂量应由样品量和菌体来决定，功率可以在 200~600W。过强的超声波可导致多聚物降解和蛋白质失活。如果超声时出现黑色沉淀，说明超声功率太强。④处理一些超声波敏感的蛋白质酶时，应控制超声时间和超声能量输出，一般是超声 5~10s，停止 5~10s，多次反复进行的方法。还可以将试管置于冰水中以免蛋白质变性和失活。利用超声波破碎时，一般杆菌比球菌易破碎，而酵母菌的效果较差。

评价超声破碎效果的几点经验是：①外观判断，超声前细菌悬液或细胞是浑浊的，超声后则变成透明、清澈的。②液体的黏滞性，超声后的菌液不应沾粘枪头。③高速离心，可以用高速离心检测超声破碎程度（一般用 6 000g，10min，比一般离心收集菌体的转速高一点）。沉淀是未破碎或破碎不完全的菌体。④染色，破碎后的菌液涂片，革兰结晶紫溶液染色 30s，镜检。另外，可以在超声后加入核酸酶消除核酸对蛋白的污染。

三、反复冻融法

反复冻融法（freezing and thawing）是将细胞在 -20℃以下或液氮条件下冰冻，室温融解，反复多次。该方法简单方便，成本低，适用于大规模操作，但过程缓慢，并且不适宜对温度变化敏感的蛋白质。

四、表面活性剂裂解及酶解法

该方法利用各种表面活性剂或生物酶将细胞壁分解，使细胞内的蛋白质释放出来。

（一）自溶法

利用细胞自身的蛋白酶将细胞破坏，使细胞内物质释放出来。该方法比较稳定，蛋白质不易被分解。但是，自溶过程较长，自溶过程中 pH 会有显著变化，所以制备活性蛋白质时较少使用。

（二）酶解法

某些生物酶能够破坏细胞壁结构，使细胞内的成分溶解、混悬或胶溶于溶剂中。常用的生物酶有溶菌酶、脂酶、蛋白酶、糖苷酶、纤维素酶等（表 15-4）。最佳的酶解效果需要通过调节酶解时间、酶解温度、酶解酸碱度等条件来实现。但是生物酶的价格较高，不适于大规模应用。

表 15-4 细胞壁的结构特征和酶解时所需的酶

类别	壁厚 /nm	层次	主要成分	所用的酶
革兰氏阳性菌	20~80	单层	肽聚糖，多糖，胞壁酸，蛋白质，脂多糖	溶菌酶与螯合剂 EDTA 共用
革兰氏阴性菌	10~13	多层	肽聚糖，脂蛋白，脂多糖，磷脂	溶菌酶
酵母菌	100~300	多层	葡聚糖，甘露聚糖，蛋白质，脂类，几丁质，纤维素	蜗牛酶、纤维素酶、多糖酶
真菌	100~250	多层	多聚糖，脂类，蛋白质，几丁质，纤维素	蜗牛酶、纤维素酶、多糖酶
放线菌		单层	与革兰氏阳性菌相似	溶菌酶与螯合剂 EDTA 共用

（三）表面活性剂处理

常用的表面活性剂有阴离子型的 SDS 以及非离子型的 Triton X-100、NP40、Tween20 等。它们对疏水性物质具有很强的亲和力，破坏细胞膜的磷脂双分子层，将胞内物质释放出来。常用的有机溶剂有丁酯、丁醇、丙酮、氯仿、氯化十二烷基吡啶以及去氧胆酸钠等。EDTA 螯合剂也可以破坏细胞壁外层。革兰氏阴性细菌的壁外层结构通常利用 Ca^{2+} 或 Mg^{2+} 结合脂多糖和蛋白质来维持，一旦 EDTA 将 Ca^{2+} 或 Mg^{2+} 螯合，大量的脂多糖分子就会脱落，使细胞壁外层膜出现洞孔。

匀浆后的新鲜组织材料在 0℃加入 5~10 倍量的丙酮，迅速搅拌均匀，可破碎细胞膜，破坏蛋白质与脂质的结合。为避免细胞内蛋白质或核酸水解酶释放到溶液中降解生物大分子，一般需加入化学试剂来避免生物大分子降解。加入二异丙基氟磷酸以抑制或减慢自溶作用，加入碘乙酸可以抑制那些活性中心有巯基的蛋白水解酶的活性，加入苯甲磺酰氟化物（phenylmethyl sulfonyl flouride，PMSF）能够清除蛋白水解酶活力。

该方法的优点是处理过的细胞对释放的生物分子具有一定的选择性，可使一些分子量较小的多肽和蛋白酶释放出来，而分子量较大的核酸等物质仍会滞留在细胞内。细胞外形完整，碎片少，浆液黏度低，易于固液分离和进一步提取。但是，该方法通用性差，时间长，胞内物质释放率低（<50%）。

第三节 蛋白质样品的粗分离

蛋白质的粗分离是弃除匀浆液中的杂质和细胞膜碎片，尽可能地提高蛋白质的含量，为后续的精细纯化提供较高质量的蛋白质初级提取物。

一、离心分离

不同蛋白质的密度和形状各不相同，在离心力作用下，它们表现出不同的沉降系数

(sedimentation coefficient, S)。需要注意的是，高速离心的摩擦会产生大量的热，因此，高速离心全过程需要在4℃条件下进行。为了分离某一特定细胞器中的蛋白质，破碎后的细胞匀浆液需要在适当介质中进行差速离心(differential centrifugation)。差速离心是在密度均一的介质中由低速到高速逐级离心，以分离出不同的细胞器(图15-1)。在每一级差速离心后，得到上清和含有细胞器的沉淀。逐级重悬不同的细胞器沉淀，可以分别得到核蛋白、膜蛋白、胞浆蛋白等。差速离心法常用的介质有蔗糖、甘露醇、柠檬酸、聚乙二醇等。但是该方法分辨率较低，仅适用于粗提或浓缩。如离心时间太长所有的物质都会沉淀下来，故需选择最佳分离时间。

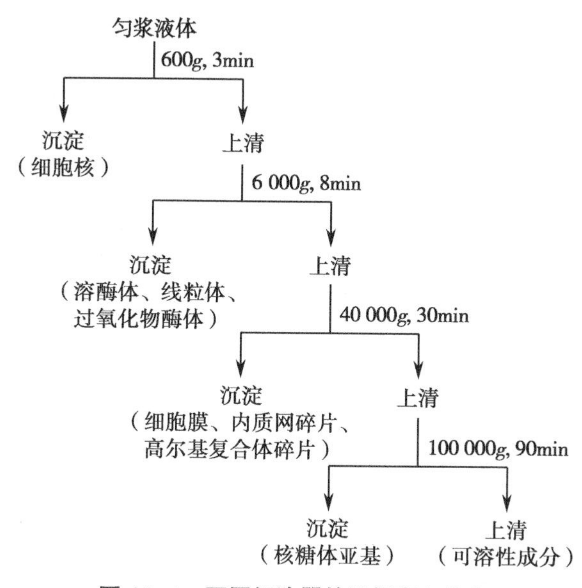

图15-1　不同细胞器的逐级离心分离

二、透析和超滤

透析(dialysis)是利用透析袋的半透膜性质，将蛋白质和小分子物质(无机盐、短肽或小蛋白质分子)分离开的方法。透析袋是具有微孔的膜，微孔的大小决定了只有分子量小于特定值的小分子物质才能够扩散出透析袋，而分子量较大的蛋白质则滞留在透析袋内。这个特定的分子量称为截留分子量(cut-off molecular weight)。透析过程是：将蛋白质溶液装在透析袋内，密封后将透析袋置于透析液中，小于截留分子量的小分子物质就会扩散出透析袋。一般6~8h后，透析袋内外的小分子浓度达到平衡。更换透析袋外的透析液后继续透析。经过几次更换透析液，透析袋内小分子的浓度可以降低到最小的期望值。可根据超滤膜供应商提供的基本参数，选择不同截留分子量的半透膜就可以分离出不同的蛋白质。

为了加速透析过程，利用压力或离心力迫使液体和小分子透过半透膜，而将特定的蛋白质截留在半透膜上，这称为超滤(ultrafiltration)。离心式超滤器或切线流动型超滤装置可以一次性地处理少到几毫升和多到几升的蛋白质溶液。半透膜的材料有纤维素膜(cellulose membrane)和聚醚亚砜(polyethersulfone, PES)膜。前者适用于纯化浓度小于25μg/ml的蛋白质稀溶液，后者则适用于高度浓缩的蛋白质混合物。超滤具有成本低、操作方便、条件温和、能较好地保持蛋白质的活性、回收率高等优点。

将超滤膜制成中空的纤维管，再将很多根纤维管拢成一束，管的两端与低离子强度的缓冲液相连，使缓冲液在管中不断流动。然后将纤维管浸入待透析的蛋白质溶液中。当缓冲液流过纤维管时，小分子透过超滤膜被缓冲液带走，而大分子则不能。这就是中空纤维过滤透析法的基本原理。透析面积的增大可使透析时间大大地缩短。

三、沉淀

(一) 盐析沉淀

许多蛋白质在纯水或低盐溶液中溶解度较低。随着盐浓度升高，蛋白质的溶解度增加，此过程称盐溶(salting in)。当盐浓度继续升高时，蛋白质的溶解度又会不同程度地下降并先后析出，这种现象称盐析(salting out)。若溶液pH接近目的蛋白质的等电点，盐析效果会更好。由于各种蛋白质分子颗粒大小和亲水程度不同，故不同蛋白质盐析所需的盐浓度也不一样，调节蛋白质溶液中的盐浓度可使不同的蛋白质分步沉淀。盐析一般不会引起蛋白质的变性，除盐后，蛋白质即可溶解。

盐析最常用的盐是硫酸铵。它的优点是温度系数小而溶解度大(25℃时饱和溶液为4.1mol/L，即767g/L；0℃时饱和溶解度为3.9mol/L，即676g/L)。在这一溶解度范围内，许多蛋白质和酶都可以盐析出来。另外，硫酸铵分步盐析效果也比其他盐好，不易引起蛋白质变性。硫酸铵溶液的pH常在 4.5~5.5 之间。

1. 影响盐析沉淀的因素

（1）蛋白质浓度：蛋白质浓度过高，盐析时会发生共沉淀效应。分步盐析时，选择稀一些的蛋白质溶液，多加一点盐，使共沉淀作用减至最低限度。2.5%~3.0% 的蛋白质浓度比较适中。

（2）离子强度和类型：在进行盐析分离时，应该从低离子强度到高离子强度顺次进行。当某一组分被盐析出来，经过滤或冷冻离心收集后，再继续提高溶液中的盐浓度，使另一种蛋白质组分盐析出来。离子种类对蛋白质溶解度也有一定影响，离子半径小而很高电荷的离子在盐析方面影响较强。常用盐类的盐析能力依次是：磷酸钾 > 硫酸钠 > 磷酸铵 > 柠檬酸钠 > 硫酸镁。

（3）pH 值：在等电点时蛋白质溶解度最小。因此，为了提高盐析效率，需要将溶液的 pH 值调到目的蛋白的等电点附近。但必须注意，蛋白质在水中或稀盐液中的等电点与高盐浓度下的结果是不同的，需根据实际情况调整溶液 pH 值，以达到最好的盐析效果。

（4）温度：在低离子强度或纯水中，蛋白质溶解度在一定范围内随温度上升而增加。但在高浓度下，蛋白质、酶和多肽类物质的溶解度随温度上升而下降。有些蛋白质（如血红蛋白、肌红蛋白、清蛋白）在较高的温度（25℃）比 0℃时溶解度低，更容易盐析。在一般情况下，盐析可在室温下进行，只有某些对温度比较敏感的酶需要在 0~4℃条件下进行盐析。

2. 硫酸铵的使用 硫酸铵容易吸潮，使用前应磨碎，60℃烘干后再称量，这样配制的浓度更准确。硫酸铵中常含有少量的重金属离子，对蛋白质巯基有敏感作用，使用前必须用 H_2S 处理。高浓度的硫酸铵溶液一般呈酸性（pH5.0 左右），使用前也需要用氨水或硫酸调节至所需 pH。本书附录Ⅱ有利用硫酸铵沉淀分离纯化蛋白的具体实验操作指导供参考。

硫酸铵的加入有三种方法：①加入固体盐。多用于要求饱和度较高而不增大溶液体积的情况；②加入饱和溶液法。用于要求饱和度不高而原来溶液体积不大的情况；③透析平衡法。先将样品装于透析袋中，然后浸入饱和硫酸铵中进行透析，透析袋内硫酸铵饱和度逐渐提高，达到设定浓度后，目的蛋白析出。

使用固体硫酸铵时的注意事项：①必须注意饱和度表中规定的温度，一般有 0℃或室温两种；②分步盐析中应考虑每次盐析后蛋白质浓度的变化。一般来说，第一次盐析分离范围（饱和度范围）比较宽，第二次分离范围较窄；③盐析后一般放置 0.5~1h，待沉淀完全后再过滤或离心。过滤多用于高浓度硫酸铵溶液，离心多用于低浓度硫酸铵溶液；④盐析后的蛋白质最好尽快脱盐处理，以免变性。一般用超滤或者 G-25 或 G-50 凝胶层析处理为好（见本章第四节）。

（二）低温有机溶剂沉淀法

在蛋白质溶液中加入有机溶剂可以降低水的介电常数，破坏生物大分子的表面水化膜。该方法优点是：①分辨能力比盐析法高，即蛋白质可在一个比较窄的有机溶剂浓度下沉淀；②沉淀不用脱盐，过滤较为容易。其缺点是容易引起具有生物活性的蛋白质变性失活，需要在低温下进行。总体来说，有机溶剂沉淀法不如盐析沉淀法普遍。所选择的有机溶剂应该能和水混溶。使用较多的有机溶剂有乙醇、甲醇、丙酮、二甲基甲酰胺、二甲基亚砜、乙腈和 2- 甲基 -2，4 戊二醇等。

影响有机溶剂沉淀效果的因素有：①温度。低温可保持生物大分子活性，同时降低其溶解度，提高提取效率。②样品浓度和 pH 值。与盐析法中的作用基本相同。③金属离子。在一定 pH 下，一些多价阳离子如 Zn^{2+} 和 Ca^{2+} 能与呈阴离子状态的蛋白质形成复合物，这种复合物在水中或有机溶剂中的溶解度都大大下降，而且不影响蛋白质的生物活性。④离子强度。盐浓度太高或太低都对分离不利，对蛋白质和多糖而言，盐浓度不超过 5% 比较合适。⑤沉淀后的蛋白质应当立即在 0~4℃条件下分离，防止蛋白质变性。

第四节 蛋白质的层析纯化

层析，也称色谱（chromatography），是利用蛋白质在流动相（mobile phase）和固定相（stationary phase）中分配不同的原理分离纯化蛋白质的方法。由于蛋白质理化特性的不同（分子形状和大小、分子极性及分子亲和力等），当蛋白质溶液流经固定相时，或者利用洗脱液洗脱结合了蛋白质的固定相时，不同的蛋白质就会依次地流出固定相，实现蛋白质的分离。

一、凝胶过滤层析

（一）基本原理

凝胶过滤层析（gel filtration chromatography），简称凝胶过滤，又称分子筛层析（molecular sieve chromatography）或排阻层析（exclusion chromatography），是按照分子的大小来分离蛋白质的方法（图 15-2）。凝胶层析柱是由含微米级微孔的凝胶颗粒组成的固定相。当蛋白质流经凝胶层析柱时，较小的蛋白质可以自由地出入凝胶颗粒，在层析柱中有较长的滞留时间，而较大的蛋白质则径直流过固定相。这样，层析柱起到了分子筛的效应。该方法的优点是固定相的凝胶颗粒是惰性载体，不带电荷，吸附力弱，操作条件比较温和，可在相当大的温度范围下进行，不需要有机溶剂，并且能够保持被分离的目的蛋白质的理化性质。

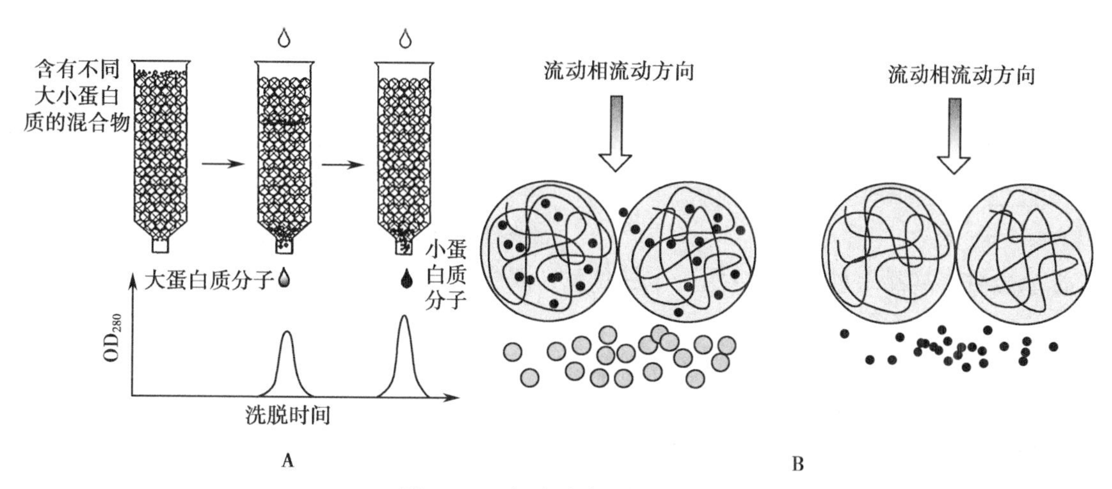

图 15-2　凝胶过滤层析的原理

A. 将蛋白质混合物溶液加于层析柱的顶端后，所有的蛋白质分子将随着液体的下流通过固定相。在流经凝胶层析柱时，不同大小的蛋白质就会扩散到微孔中，其扩散程度取决于蛋白质的大小和微孔的大小。凝胶层析柱起到了分子筛的效应，其结果是较大的蛋白质较先流出固定相，而较小蛋白质则在较后的时段内流出。B. 局部放大示意图

（二）凝胶过滤层析介质

应该根据被分离的目的蛋白分子量的大小选择具有相应分离范围的凝胶层析介质，并要考虑蛋白质溶液和洗脱液是否与凝胶层析介质相兼容。常用的凝胶层析介质有：①葡聚糖凝胶（Sephadex）是以葡聚糖为基本骨架、含大量羟基的亲水凝胶。它不溶于弱酸、碱、盐、有机溶剂及水，但在强酸中，凝胶的糖苷键易被水解。②交联琼脂糖凝胶（Sepharose）的化学物理稳定性好，有较好的刚性，可被高压消毒，也可耐受变性剂。③交联丙烯基葡聚糖凝胶（Sephacryl）是由丙烯基葡聚糖与 N′ - 亚甲基双丙烯酰胺共价交联制备的刚性凝胶。它在所有溶剂中都不溶解，有较好的刚性，可耐受较高的流速，回收率也较高，因此被广泛应用于蛋白质的分离。此外还有在 Sephadex 或聚丙烯酰胺凝胶（Bio-Gel P）上连接某种离子交换基团后形成的凝胶离子交换剂，这种凝胶既有离子交换剂性质又有分子筛效应。上述层析介质的详细参数见本书附录Ⅳ。

（三）凝胶过滤层析纯化的基本操作

1. 层析柱的制备　商品化的凝胶介质多是脱水干粉颗粒，使用前必须用水溶胀。一般情况下，1 份凝胶介质加 10 份去离子水，自然溶胀至少 24h。溶胀后，弃除上清中细小的凝胶碎块，并减压抽气排除凝胶悬液中的气泡。然后重新搅拌悬起，待凝胶沉淀后，再次弃去凝胶碎块和减压抽气，重复数次，直到液相澄清为止。还可以用煮沸方法进行凝胶溶胀。该方法不仅能加快溶胀速率，而且能除去凝胶中污染的细菌，同时排除气泡。如果分离一些分子量相近的蛋白质，一般选用排阻限度略大于样品中目的蛋白最高分子量的凝胶，从而大于排阻限度的蛋白质就会径直的流出层析柱。

层析柱的选择一般根据分离样品的种类和数量而定。纯化蛋白质时，柱床体积应为样品体积的 25~100 倍。而除盐或除游离荧光素时，柱床体积约为样品体积的 4~10 倍。层析柱太短会

影响分离效果。较长的层析柱会提高分离效果，但会延长分离时间和过度稀释样品。层析柱的内径要选择适当，内径过细会发生"器壁效应"。层析柱的内径和高度有一定的比例，对于除盐来说应为1∶5~1∶25，对于纯化蛋白质来说应为1∶20~1∶100。

装柱时，首先在柱内加入水或缓冲液，然后沿层析柱的内壁将凝胶悬液（凝胶:缓冲液=3∶1）缓慢并连续性地注入柱内。装柱过程中，要避免柱内缓冲液流干，保持柱内凝胶均匀、无气泡。新装的凝胶柱要用适当的缓冲溶液平衡，然后将2ml带色的蓝色葡聚糖-2000，或细胞色素，或血红蛋白等溶液（质量浓度为2g/L）过柱。如柱体均匀，可见蓝色区带集中均匀地通过凝胶，不留任何条纹。

2. 样品上柱 样品上柱前，至少用一个柱体积的等温缓冲液来平衡凝胶柱（防止气泡产生）。上样前吸去上层缓冲液，使液面刚刚高于柱床表面。用滴管加入样品液，打开流出口，使样品液缓慢渗入凝胶柱床内。当样品液面恰与凝胶柱床表面持平时，小心加入少许洗脱液冲洗管壁。然后再用洗脱液洗脱。样品体积不应超过柱床体积的1%~5%，蛋白质样品应尽可能浓缩至10~20mg/ml，样品本身对洗脱液的相对黏度不能超过2。对一根2cm×60cm的柱来说，加样量在5mg左右为适。上柱前样品应经0.2μm孔径滤膜过滤或10 000g离心5min，去除残渣。

3. 样品的洗脱 凝胶柱一般都以单一缓冲液或具有一定离子强度的盐溶液作为洗脱液。洗脱液应保证蛋白质的活性并防止与其他蛋白质或与凝胶之间的相互作用。Sephadex和Sepharose CL凝胶层析所用的洗脱液的离子强度至少应为0.02mol/L；Sephacryl凝胶以0.05mol/L为宜。有时洗脱溶液的离子强度可达0.2mol/L，使蛋白质与凝胶介质充分分开。例如分离血清蛋白常用0.02~0.1mol/L pH6.9~8.0的PBS液（0.14mol/L NaCl）和0.1mol/L pH8.0 Tris-HCl缓冲盐溶液（0.14mol/L NaCl）。洗脱液应与柱床平衡液尽量相容，否则会影响分离效果。在凝胶过滤过程中，洗脱速度要恒定，一般是利用恒流泵来控制。

4. 目的蛋白的收集 加完样品后，应当根据目的蛋白的性质以及凝胶过滤层析介质的技术参数来决定在不同柱高下的流速和压力。然后定量地分步收集流出液，每组分为1~5ml。各组分可进行定性或定量分析。

5. 层析柱的清洗 洗脱完成后，继续用5倍柱床体积的缓冲液洗涤柱体。多次使用后，柱床体积变小、流动速率降低和杂质污染等原因会使分离效果受到影响。此时需要对凝胶柱进行再生处理。可以用水反复进行逆向冲洗，再用缓冲溶液平衡。也可用0.2mol/L NaOH或1mol/L NaCl或非离子型去垢剂0.2%~1%的NP-40去除吸附过紧的杂质，再用纯水充分洗脱除去离子，加0.02% NaN_3（抑菌剂）保存。也可在20%乙醇中保存（如Sephacryl HR或Sepharose CL等）。若长期保存，需将凝胶颗粒从柱中取出，进行洗涤、脱水和干燥等处理后，装瓶保存。

凝胶过滤可用于蛋白质纯化中的任何一个阶段。若先采用了离子交换层析技术，下一步就应采用凝胶过滤，因为二者的分离原理是互补的，前者依据电荷性质，后者是根据分子量大小。如果纯化一个分子量较大的蛋白质，应该先用凝胶过滤，使目的蛋白出现在收集液的最前面，以此将目的蛋白与其他蛋白质快速分离。但是凝胶过滤多用于样品纯化的最后阶段。

除了依据分子量大小纯化蛋白质之外，凝胶过滤还可以对纯化的蛋白质进行脱盐。与透析法比较，凝胶过滤脱盐速度快，不影响生物大分子的活性。葡聚糖凝胶G-25因流动阻力较小，交联度合适，常用于蛋白质溶液的脱盐。

（四）问题分析和解决方案

虽然凝胶过滤简单直接，但影响凝胶过滤的因素非常多，而且容易出现各种各样的问题。常见的问题和解决方案见表15-5。

二、离子交换层析

（一）离子交换层析纯化的基本原理

离子交换层析（ion exchange chromatography，IEC）的固定相是离子交换树脂。它们是一类不溶于水的、惰性的、带有某种电荷基团的高分子聚合物凝胶颗粒。离子交换层析是依据流动相中不同蛋白质与离子交换树脂上电荷基团可逆结合力的差异进行分离的。

表 15-5 凝胶过滤层析常见问题及解决方案

现象	原因	解决方案
流速慢	有气泡，流出管堵塞	清理流出管
	柱床压积太紧	重新装柱
柱内产生气泡	接口漏气	重新连接接口
	上水口破裂，洗脱液外流	重新连接
条带扭曲	胶面不平	重新装柱
	柱体不均匀	重新装柱
	样品或洗脱液中有颗粒	重新处理样品和制备洗脱液
分辨率不高	样品量过大	减少上样量
	流速过快	降低洗脱流速
	装柱不均匀	重新装柱
	柱不垂直或不合适	重新装柱

（二）离子交换树脂

1. 离子交换树脂的种类 葡聚糖离子交换树脂一般以 Sephadex G-25 和 G-50 为基质，琼脂糖离子交换树脂一般以 Sepharose CL-6B 为基质。聚苯乙烯离子交换树脂的基质是苯乙烯和二乙烯苯合成的颗粒，具有机械强度大和流速快的特点。但是具有较强的疏水性，容易引起蛋白变性。故一般常用于分离小分子物质，如无机离子、氨基酸、核苷酸等。

2. 离子交换树脂的离子交换特性 离子交换树脂分为阳离子交换树脂和阴离子交换树脂。阳离子交换树脂带负电，可以交换阳离子物质。根据电荷基团的解离度不同，又可以分为强酸型、中等酸型和弱酸型三类。一般而言，结合了磺酸基团（$-SO_3H$），如磺酸甲基（简写为 SM）、磺酸乙基（SE），为强酸型离子交换树脂；结合磷酸基团（$-PO_3H_2$）、亚磷酸基团（$-PO_2H_2$）或 $-O-PO_2H_2$ 基团的为中等酸型离子交换树脂；结合酚羟基（$-OH$）或羧基（$-COOH$）为弱酸型离子交换树脂，如羧甲基（CM）。一般来讲，强酸型离子交换树脂对 H^+ 的结合力比 Na^+ 离子小，弱酸型离子交换树脂对 H^+ 的结合力比 Na^+ 离子大。

阴离子交换树脂带正电，可以交换阴离子物质。同样可以分为强碱型、中等碱型和弱碱型三类。一般结合季铵基团［$-N(CH_3)_3$］为强碱型离子交换树脂；结合叔胺［$-N(CH_3)_2$］、仲胺（$-NHCH_3$）、伯胺（$-NH_2$）等为中等或弱碱型离子交换树脂；结合二乙基氨基乙基（DEAE）为弱碱型离子交换树脂。强碱型离子交换树脂对 OH^- 离子的结合力比 Cl^- 离子小，而弱碱型离子交换树脂对 OH^- 离子的结合力比 Cl^- 离子大。

3. 离子交换树脂的交换容量 交换容量（exchange capability）是指离子交换树脂能提供交换离子的容量，它反映离子交换树脂与溶液中蛋白质进行交换的能力。在具体实验中，它不仅与所用的离子交换树脂有关，还与实验条件密切相关，一般又称为有效交换容量。如无特殊说明，下面提到的交换容量都是指有效交换容量。离子交换树脂的总交换容量用每毫克或每毫升交换剂含有可解离基团的毫克当量数（meq/mg 或 meq/ml）来表示。对分离蛋白质的离子交换树脂来说，通常用每毫克或每毫升交换剂能够吸附某种蛋白质的量来表示。

影响交换容量的因素主要有两个，一是离子交换树脂的颗粒大小和颗粒内孔隙大小。这主要影响离子交换树脂中能与样品组分进行作用的有效表面积。表面积越大，交换容量越高。对于小分子来说，可以选择较小孔隙的交换剂，因为小分子可以自由的进入孔隙，而小孔隙离子交换树脂的表面积大于大孔隙的离子交换树脂。对于较大分子样品，可以选择小颗粒交换剂，因为小颗粒的离子交换树脂可以提供较大的表面积。另一个影响因素是离子强度和 pH 值，它们可以影响样品中组分和离子交换树脂的带电性质。pH 对弱酸和弱碱型离子交换树脂影响较大，例如，弱酸型离子交换树脂在 pH 较高时，电荷基团充分解离，交换容量大，而在较低的 pH 时，电荷基团不易解离，交换容量小。pH 还会影响到样品组分的带电性，尤其是对蛋白质这样的两性物质而言。一般来说，离子强度增大，交换容量下降。增大离子强度进行洗脱，就是通过降低交换容量将结合在离子交换树脂上的样品组分洗脱下来。

（三）离子交换层析纯化的基本操作过程

1. 离子交换树脂的选择 离子交换树脂的选择决定于目的蛋白的电荷性质。蛋白质通常呈两性电离特性，它们同离子交换树脂的结合与它们的性质以及溶液的 pH 密切相关。以阳离子交换树脂分离蛋白质为例，在等电点 pI<pH 的条件下，蛋白带负电，不能与阳离子交换树脂结合；而等电点 pI>pH 的蛋白带正电，能与阳离子交换树脂结合。一般 pI 越大的蛋白与离子交换树脂结合力越强。强型离子交换树脂使用的 pH 范围很广，所以常用它来制备去离子水和分离一些在极端 pH 溶液中解离且较稳定的物质。交换树脂的基质的疏水性会影响目的蛋白的稳定性和分离效果。在分离生物大分子时，应选用亲水性基质的交换剂较为合适，它们对被分离物质的吸附和洗脱都较温和，活性不易破坏。

2. 离子交换层析柱的制备 离子交换层析柱的制备较凝胶过滤层析柱制备简单。离子交换树脂使用前，需要用蒸馏水除去杂质，并以 NaOH 和 HCl 处理树脂，使树脂上的官能基团得到完全露出。阴离子交换树脂先以 15 倍于树脂量的 0.5mol/L HCl 浸泡 0.5~2h，再用水清洗至 pH7.0，之后用 0.5mol/L NaOH 浸泡 0.5~2h，同样以水清洗至 pH7.0，最后浸泡在上样缓冲液中。阳离子交换树脂用 15 倍于树脂量的 0.5mol/L NaOH 浸泡 0.5~2h，以水清洗至 pH7.0，之后用 0.5mol/L HCl 浸泡 0.5~2h，再以水清洗至 pH7.0，最后浸泡在上样缓冲液进行装柱。

3. 缓冲液的制备 若目的蛋白带正电荷，例如细胞色素 C 等碱性蛋白质，它们在酸性溶液中较稳定，亲和力强，故采用阳离子交换剂，而肝素和核酸等酸性物质，在碱性溶液中较稳定，则使用阴离子交换树脂。此外，还要考虑蛋白质在稳定的 pH 范围内带有何种电荷，然后决定交换剂的选择。

4. 加样 上样时应注意样品液的离子强度和 pH 值。上样量应由交换容量决定，不宜过大。一般以柱床体积的 1%~5% 为宜，这样，样品能吸附在层析柱的上层，得到较好的分离效果。

5. 洗脱

（1）洗脱液：离子交换层析中均采用线性梯度洗脱。在洗脱过程中，逐步增大离子强度，从而使与离子交换树脂结合的各个蛋白质组分被依次洗脱下来。改变 pH 值的洗脱，对于阳离子交换树脂一般是 pH 从低到高洗脱，阴离子交换树脂一般是 pH 从高到低。洗脱液的选择首先要保证在整个洗脱液梯度范围内，所有待分离蛋白质组分都是稳定的，其次是要使结合在离子交换树脂上的所有待分离蛋白质组分都能够被洗脱下来。缩小梯度范围可以提高分辨率。

（2）洗脱速度：通常保持恒定洗脱速度。洗脱速度慢可以有较好的分辨率，但会有分离时间长、样品扩散、谱峰变宽等缺点。如果洗脱峰相对集中，则应缩小梯度范围或降低洗脱速度来提高分辨率；如果分辨率较好，但洗脱峰过宽，则可适当提高洗脱速度。

6. 离子交换柱的再生 对使用过的离子交换树脂进行处理可使其恢复原来性状，通常的处理方法是酸碱交替浸泡。对离子交换树脂的处理是为了使离子交换树脂带上所需的平衡离子。

离子交换层析实验中的常见问题及解决方案见表 15-6。

（四）实验操作举例

实验目的是从家蝇幼虫中分离一种具有抗菌活性的蛋白质。主要流程如下：

1. 幼虫血淋巴样品的提取和浓缩 取幼虫 100g，加入约 100ml 含 0.2% 巯基乙醇的热处理缓冲液（0.04mol/L 乙酸 - 乙酸铵缓冲液，pH3.6），匀浆。高速冷冻离心（10 000*g*，30min，4℃）匀浆液，取上清液于沸水浴中搅拌加热 10min，迅速冰浴冷却，再次 4℃离心，4 000g，30min，取上清液，-20℃冰箱备用。上清液融冻后，置旋转蒸发仪 40℃减压蒸馏，浓缩至原来体积的约 1/10。浓缩液上 Sephadex G-15 柱（3cm × 15cm），用 0.05mol/L 乙酸铵缓冲液（pH5.1）洗脱除盐，收集蛋白峰。

2. 抗菌蛋白的提取和分离 进行两步层析：①离子交换层析。用 0.05mol/L 乙酸铵缓冲液（pH5.1）充分平衡 CM-Sepharose 柱，将脱盐后的蛋白上柱。用相同缓冲液洗涤，至 280nm 吸收值（A_{280}）低于 0.05。用 0.05~1mol/L 乙酸铵缓冲液（pH5.1）梯度洗脱。分部收集，经 A_{280} 和抑菌活性检测，收集有抑菌活性的蛋白峰；②凝胶过滤层析。合并有抑菌活性的蛋白峰，40℃减压蒸馏浓缩后，冷冻干燥。溶于少量 0.05mol/L 乙酸铵缓冲液（pH5.1），上样至 Sephadex G-50 柱。用相同缓冲液洗脱，分部收集，经 A_{280} 和抑菌活性检测，收集有抑菌活性的蛋白峰。

表 15-6　离子交换层析常见问题及解决方案

现象	原因	解决方案
层析速度太慢	气泡阻挡	增加柱压，轻敲柱壁以除去气泡，确保不引入气泡
	层析柱顶部出现沉淀物	更换顶部 1~2cm 的树脂，过滤蛋白质溶液
	层析柱的支撑物发生粘连	在样品蛋白质损失量允许的情况下，应取出交换剂颗粒并清洗
	层析柱被压紧	重新装柱
	层析柱太细	柱高只需直径的 2 倍即可得到理想的层析效果
	细小颗粒堵塞了层析柱	清理层析柱
	层析柱出口处管道堵塞	更换或清洗管道
	层析柱内滋生微生物	换之以新的交换剂颗粒
蛋白质不结合	上样缓冲液离子强度过大	应降低初始上样缓冲液离子强度
	交换柱内 pH 值变化	蛋白质等电点的计算值往往与实验值差别很大
	层析柱未进行适当平衡	重新平衡层析柱
	再生的层析柱未洗净	重新再生层析柱或更换新的层析柱
纯化的蛋白质产率低	交换柱上的蛋白质未洗净	增强溶液离子强度，更换活性高的反荷离子或使用去垢剂
	pH 值不合适	若缓冲体系的 pH 值与目的蛋白的 pI 相差太远，目的蛋白与树脂的结合会过于牢固
	蛋白质发生沉淀	可能是因为缓冲体系 pH 值过于接近蛋白质 pI 值，溶液离子强度过低或溶液过度稀释
	蛋白酶破坏了目的蛋白	应检查被分离的蛋白质溶液中的成分
	层析柱中有微生物	清洗层析柱
蛋白质分离效果差	层析时流速太快	降低流速
	层析柱过短	更换层析柱
	上柱蛋白量过多	减少蛋白上样量
	梯度洗脱时洗脱液浓度变化太快	控制洗脱速度
	蛋白质可在脱离层析柱后再次混合	尽量减少树脂支持物与部分收集期间的管道体积
	层析柱的质量差，装柱不均匀或有碎屑产生	重新装柱
	层析柱未进行适当平衡	重新平衡层析柱
	层析柱中有微生物	清洗层析柱
纯化时蛋白质失活	某个辅助因子或一部分蛋白质有损失	混合部分收集液，测定活性；优化纯化条件
	蛋白质在现有层析液中不稳定	加入稳定剂
	树脂中有微生物	清洗层析柱
蛋白质洗脱的重现性差	层析柱的平衡不彻底	平衡层析柱
	洗脱液的离子条件或 pH 值不一致	
	蛋白质发生沉淀	彻底清洗层析柱，去除任何可能导致蛋白质沉淀的杂质，过滤蛋白质溶液
	蛋白质储存时变性	改变蛋白质的储存条件
蛋白质活性高于纯化前	测定条件发生改变	监测整个过程的分离纯化参数
	纯化过程中丢失了某种抑制剂	可混合部分收集液，测定活性以确定

3. 实验结果分析　Sephadex G-50凝胶过滤后的样品经SDS-PAGE分离，银染色仅见1条蛋白区带，表明其纯度达到了电泳纯（图15-3）。根据标准蛋白质的分子量，计算出该抗菌蛋白的质量为12.6kD。利用等电聚焦法测得该抗菌蛋白的等电点是9.8。在抑菌实验中，该蛋白质表现为抑制细菌生长，而不是使生长的细菌溶解，故不是溶菌酶。在凝血实验中，它没有凝血活性，故不是一个凝集素。因此推断它是一个抑菌蛋白。

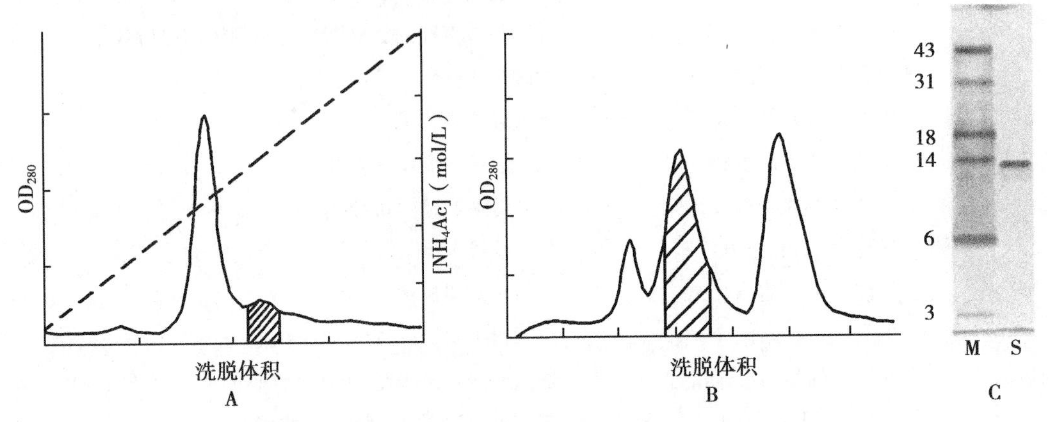

图15-3　某抗菌蛋白的色谱分离和SDS-PAGE分析

A. CM-Sepharose离子交换柱洗脱曲线，阴影部分为具有抗菌活性的部分；B. Sephadex G-50凝胶过滤层析柱洗脱曲线，阴影部分为具有抗菌活性的部分；C. 纯化的抗菌蛋白经SDS-PAGE后的染色照片。M：蛋白质分子量标准（kD）；S：纯化的样品

三、亲和层析纯化

亲和层析（affinity chromatography）是蛋白质分离纯化的最有效方法之一，在个别情况下，仅此一步纯化即可得到高纯度的目的蛋白。

（一）亲和层析纯化的基本原理

亲和层析是基于生物分子与层析柱上的配体发生特异性可逆结合的原理（图15-4）。亲和层析的最大特点是特异性强、简便和高效，能在温和条件下操作，对含量少又不稳定的活性生物分子更为有效。但亲和层析有一定的局限性，如合适的配体获得较难，且成本一般较高。

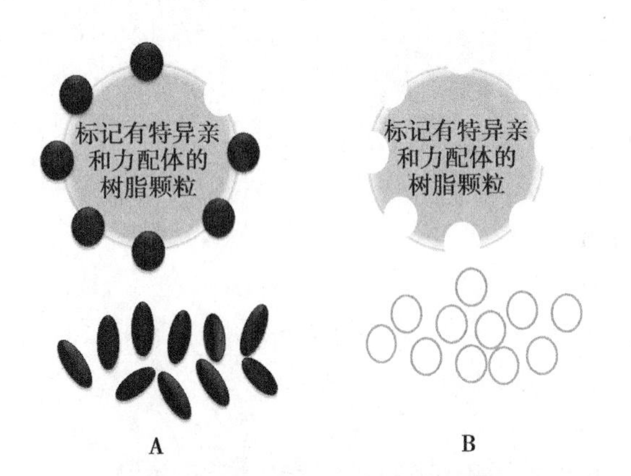

图15-4　亲和层析纯化的基本原理

A. 蛋白质混合物上样于亲和层析柱时，只有那些与配基特异性结合的目的蛋白才会被结合在层析柱的树脂颗粒上，而其他蛋白质则径直流出层析柱；B. 用特定的洗脱液清洗层析柱，可以将结合在树脂颗粒上的蛋白质洗脱下来

（二）亲和层析介质

琼脂糖凝胶和交联琼脂糖凝胶（Sepharose Cl-4B、Sepharose Cl-6B）是理想的亲和层析的固定相介质。它们的物理硬度适当，化学性质稳定，亲水性好，非特异性吸附低，凝胶孔径大且均一，化学功能基团多，易于配体的结合。

亲和配体与固定相树脂颗粒共价偶联的方法取决于配体的性质。目前亲和层析所用的固定化配体有近200种（表15-7）。建议尽可能选择具有高质量的商品化的配体。

（三）亲和层析纯化的基本操作

1. 亲和层析柱的制备　首先根据固定相配体的吸附能力和目的蛋白的含量计算装柱体积，一般用量应是计算用量的2~3倍。例如，用于谷胱甘肽巯基转移酶（GST）亲和层析纯化的还原型谷胱甘肽偶联的琼脂糖凝胶（Glu-Agarose）颗粒1ml可以结合10mg GST蛋白，若要纯化5mg目的蛋白，则用1ml Glu-Agarose颗粒装柱。如果固定相

表 15-7 亲和层析介质

种类	性质
金属螯合介质	过渡金属离子 Cu^{2+}、Zn^{2+}和 Ni^{2+}等以亚胺络合物的形式偶联到固定相上，由于这些金属离子与 Trp、His 和 Cys 之间形成了配价键，从而形成了亚胺金属—蛋白螯合物，使含有这些氨基酸的蛋白被这种金属螯合亲和层析的固定相吸附。螯合物的稳定性受单个 His 和 Cys 解离常数所控制，从而亦受流动相的 pH 和温度的影响，控制条件可以使不同蛋白质相互分离
小配体亲和介质	配体有精氨酸、苯甲酰胺、钙调因子、明胶、肝素和赖氨酸等
抗体亲和介质	配体有重组蛋白 A 和重组蛋白 G，但蛋白 A 比蛋白 G 专一，蛋白 G 能结合更多不同源的 IgG
染料亲和介质	染料层析的效果除主要取决于染料配体与酶的亲和力大小外，还与洗脱缓冲液的种类、离子强度、pH 值及待分离的样品的纯度有关。配体有 Cibacron Blue 和 Procion Red 两种。在一定的条件下，固定化的染料能起阳离子交换树脂的作用，为了避免此现象的发生，最好在离子强度小于 0.1 和 pH 大于 7 时操作
凝集素亲和介质	配体有刀豆球蛋白、扁豆外源凝集素和麦芽外源凝集素，固定相外源凝集素能和数种糖类残基发生可逆反应，适合纯化多糖和糖蛋白

树脂颗粒是冻干状态，则需在过量低浓度磷酸缓冲液（0.1mol/L，pH7.0）中溶胀，然后用水洗涤，再用上样缓冲液平衡。如果是已经溶胀过的凝胶悬液，则直接用水和起始缓冲液洗涤平衡即可使用。亲和层析柱的装柱方法与离子交换层析法基本相同。

2. 样品上样 样品一般是溶在含有 0.15mol/L NaCl 的磷酸缓冲液或 0.1~0.2mol/L Tris 缓冲液（样品缓冲液）中。这样的缓冲液可减少配体与蛋白质之间的非特异性结合。为了增加蛋白质与配体的结合，上样时应该用较慢的流速，也可以循环重复，还可将亲和层析凝胶颗粒与样品直接混合，在 4℃下搅拌过夜，然后再装柱。

3. 目的蛋白的洗脱和回收 洗脱之前，要用至少 10 倍柱床体积的样品缓冲液，去除未结合的杂质，一般以流出液的 A_{280} 值达到基线为佳，流速为 1ml/min。目的蛋白的洗脱可以分为特异性洗脱和非特异性洗脱两大类。前者是洗脱液中含有与目的蛋白竞争结合在树脂颗粒配体的底物，例如，结合于 Glu-Agarose 颗粒的 GST 蛋白可以用谷胱甘肽竞争使 GST 蛋白被洗脱。后者是通过改变盐浓度、pH 值、温度或使用非离子去垢剂等，使目的蛋白与配体的结合能力下降，从而洗脱出目的蛋白。这种洗脱方式的具体操作与离子交换层析法类似。在亲和层析中，尤其是利用抗原做配体时，往往需要利用酸性缓冲液（最常用的是 pH2.5 的甘氨酸 - 盐酸缓冲液）洗脱目的抗体。在这种情况下，需要以最快的速度用碱性溶液（如 1.0mol/L 的 Tris）将洗脱液的 pH 值调回到中性，以防目的蛋白变性失活。一般应该在实验前做好对洗脱液进行中和的预实验，明确在一定体积的洗脱液中加入多少体积的中和用溶液，以便在收集洗脱液后迅速加入。

4. 亲和层析柱的再生和保存 亲和层析树脂颗粒一般价格较昂贵，使用完毕后应该仔细清洗、再生后按照说明保存，以备再用。柱的清洗可以用高浓度的特异性洗脱液，也可以用高浓度的非特异性洗脱液，如 0.5~1.0mol/L NaCl。但是盐浓度不宜过高，否则会改变蛋白质的构象、破坏配体或改变它的活度及改变配体对样品的结合能力等。清洗过的亲和层析柱储存在 8℃以下，应防止凝胶冻结。可加抑菌剂，如 0.5% 乙酸洗必泰或 0.05% 苯甲醇。在应用前，应充分洗除抗菌剂。

四、疏水作用层析

（一）疏水作用层析原理

疏水作用层析（hydrophobic chromatography）是在不带电荷的树脂颗粒上偶联疏水基团制备成疏水吸附剂，然后利用这些疏水基团与不同蛋白质分子疏水区之间相互作用的差异达到分步分离的技术。疏水吸附剂以琼脂糖凝胶为载体，经溴化氰活化并偶联上单氨基或双氨基的烷基或芳香基等疏水性配体。因为蛋白质中有许多非极性氨基酸如丙氨酸、缬氨酸、亮氨酸、异亮氨酸、苯丙氨酸和色氨酸等，这些氨基酸因排斥水而聚集在一起形成疏水区，该疏水区与疏水的烷基或芳香基之间经疏水作用吸附在一起。常用疏水介质见附录Ⅳ。虽然疏水层析不具备高分辨率，但其特性与离子交换层析互补，可用于纯化难以分离的蛋白质。

（二）疏水作用层析举例

以从猪胰腺中分离纯化激肽释放酶为例。

1. 硫酸铵盐析 取组织匀浆30g溶于60ml硫酸铵溶液（10%）中，搅拌溶解4h，12 000g离心20min；取上清液，缓缓加入硫酸铵粉末并不断搅动，使溶液达到35%的饱和度，常温静置2h；12 000g离心20min，取上清液，继续缓缓加入硫酸铵粉末并不断搅动，使溶液达到70%的饱和度，常温静置2h。12 000g离心20min，弃上清液，将沉淀溶解后进行疏水层析。

2. 疏水层析 应先用小号柱子进行层析条件的摸索，包括层析介质、结合和洗脱条件等。先选用2.6cm×10cm层析柱，平衡缓冲液为10mmol/L Na_2HPO_4/NaH_2PO_4，1.0mol/L（NH_4）$_2SO_4$（pH6.5），洗脱缓冲液为10mmol/L Na_2HPO_4/NaH_2PO_4（pH6.5）。选用Phenyl Sepharose FF、Octyl Sepharose FF和Butyl Sepharose FF等3种疏水介质进行比较，梯度洗脱，流速为0.2ml/（min·ml medium）。预实验完成，选择纯化效果最好的Butyl Sepharose FF进行大量层析纯化。层析柱7.6cm×10cm，进行梯度洗脱，平衡缓冲液和洗脱缓冲液及流速同上。

3. 纯度鉴定 用SDS-PAGE鉴定纯化蛋白的纯度。同时应定量测定纯化产物的胰激肽释放酶活性。

4. 实验结果分析 35%饱和度的硫酸铵溶液沉淀可以除去粗品中的部分杂蛋白；再通过70%饱和度的硫酸铵溶液沉淀后，不但可以将胰激肽释放酶蛋白全部沉淀，同时可起到浓缩样品的作用。实验采用高离子强度缓冲液平衡，胰激肽释放酶吸附于疏水介质上，然后在低离子强度条件下洗脱。三种疏水介质的洗脱效果比较见图15-5。实验中发现Octyl Sepharose FF吸附蛋白能力最弱，在洗脱初始阶段，大部分蛋白即被洗脱下来；Phenyl Sepharose FF吸附蛋白能力最强，洗脱液离子强度很低的条件下大部分蛋白才被洗脱下来，这两种介质对分离胰激肽释放酶蛋白的效果都不明显。Butyl Sepharose FF

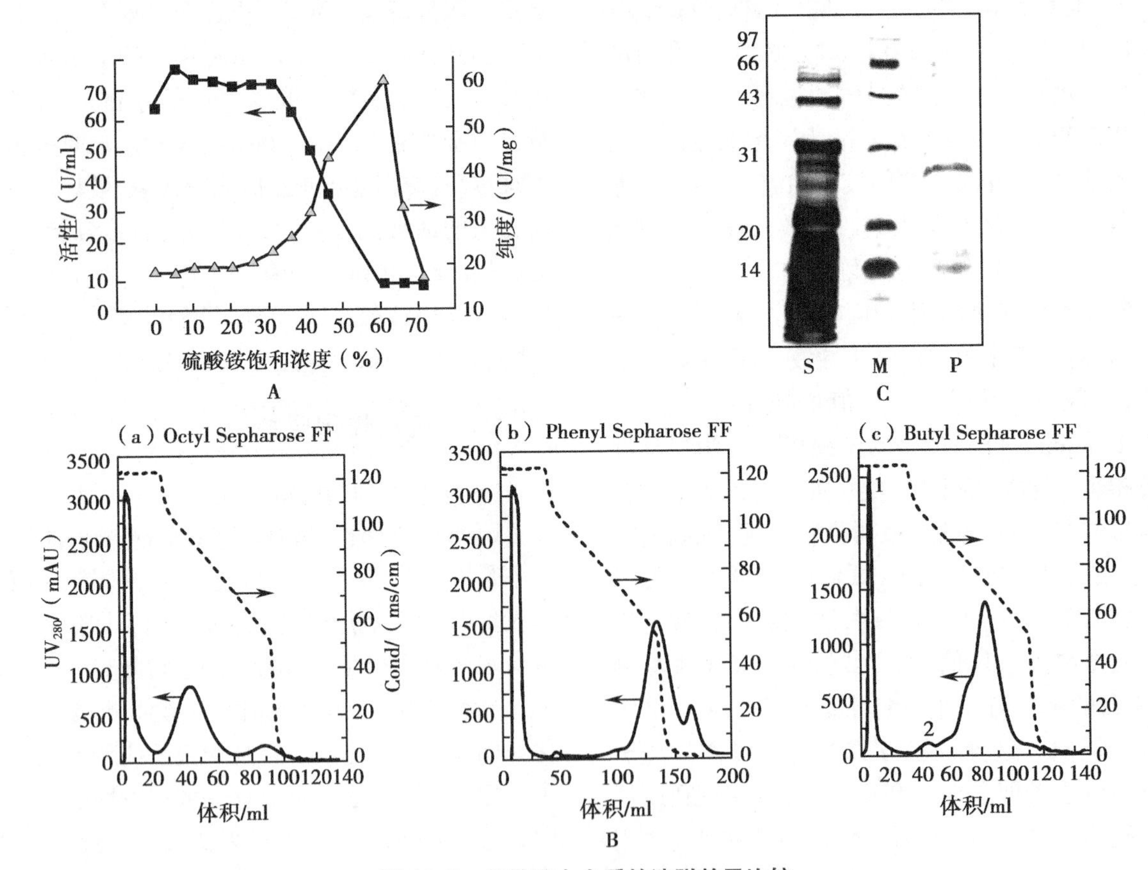

图15-5 三种疏水介质的洗脱效果比较

A. 硫酸铵浓度对猪胰激肽释放酶分离纯度的影响；B. 3种疏水层析分离猪胰激肽释放酶结果；C. 疏水层析分离的猪胰激肽释放酶的SDS-PAGE图。S：样品；M：蛋白质分子量标准（kD）；P：纯化后的样品介质疏水性适中，可以保证温和条件下洗脱胰激肽释放酶。SDS-PAGE 分析结果表明盐析后经过一步疏水层析提纯，得到比活大于 500U/mg 的胰激肽释放酶蛋白，电泳胶银染色显示有分子量在 28kD 左右的条带，符合预期。

上述各种层析技术都可以利用专用的高效液相层析（high performance liquid chromatography，HPLC）仪器来完成。HPLC 的特点是效率高、速度快、灵敏度高和应用范围广。

第五节　蛋白质的电泳分离

蛋白质为两性电解质，在高于或低于等电点的溶液中会表现出带电的特性。在直流电场力的作用下，这些带电的蛋白质会发生泳动迁移。利用蛋白质在电场中泳动速度的不同来分离蛋白质的技术称为电泳（electrophoresis）。目前常用的是利用琼脂糖凝胶（agarose gel）或聚丙烯酰胺凝胶（polyacrylamide gel）作为支持物的凝胶电泳。

一、聚丙烯酰胺凝胶电泳

聚丙烯酰胺凝胶电泳（polyacrylamide gel electrophoresis，PAGE）是利用人工合成的聚丙烯酰胺凝胶作为支持物的一种区带电泳。蛋白质分离中最常用的是变性电泳，因为在电泳胶和样品缓冲液中使用了十二烷基硫酸钠（SDS），故被称为 SDS-PAGE。

（一）SDS-PAGE 的基本原理

SDS-PAGE 是将分子筛效应和电荷效应结合在一起、依据蛋白质分子大小进行分离的高分辨率电泳方法。SDS 在水溶液中带有负电荷，可以将蛋白质变性并结合在蛋白质上，其密度大约是每 2 个氨基酸残基结合 1 个 SDS 分子，从而消除了蛋白质本身所带电荷的差异，使得蛋白质在电场中的泳动速度仅与蛋白质的分子量大小有关。聚丙烯酰胺凝胶的高分子网状结构是由丙烯酰胺（acrylamide）单体聚合成长链并在交联剂（linker）的作用下形成的，其网孔的大小由聚合物单体浓度、交联剂浓度以及聚合条件所决定。在电泳过程中，聚丙烯酰胺凝胶起到了分子筛效应。在外电场和聚丙烯酰胺凝胶的共同作用力下，较小的蛋白泳动较快，而较大的蛋白泳动较慢，从而将不同的蛋白质按照分子的大小分离开。双丙烯酰胺与丙烯酰胺以 1∶29 比例配制的 SDS-PAGE 能够分辨出大小相差只有 3% 的蛋白质。表 15-8 列出了凝胶浓度与被分离的蛋白质分子量的关系。

表 15-8　丙烯酰胺浓度与 SDS-PAGE 分离的蛋白质的分子量

丙烯酰胺浓度 /%*	蛋白质质量 /kD
20	5~40
15	15~45
10	18~90
8	30~150
5	60~220

* 双丙烯酰胺与丙烯酰胺摩尔比为 1∶29。

SDS-PAGE 所需设备简单，分离时间短，既适用于少量样品的分离鉴定，也适用于较大量样品的分离制备。因此该方法可用于蛋白质等生物大分子的分离、定性以及分子量的测定。该方法的缺点是凝胶溶液及使用的聚合加速剂（TEMED）等对神经系统和皮肤有一定的毒性作用。

（二）聚丙烯酰胺凝胶的基本操作

1. 凝胶的制备　根据目的蛋白的分子量确定配制的胶浓度，按浓度需要配制所需体积的丙烯酰胺制胶混合溶液，加入聚合催化剂过硫酸铵和加速剂 TEMED，混匀后立即向电泳装置的两层玻璃板间灌注，放置等待其聚合成平板电泳胶。先制备分离胶，分离胶聚合后再制备浓缩胶。本书附录Ⅱ的实验二中有详细的聚丙烯酰胺凝胶配制方法。

2. 上样与电泳　上样前，蛋白样品与等体积 2× 或四分之一体积 5× 凝胶加样缓冲液混匀，100℃加热 3~5min，使蛋白质充分变性。待凝胶聚合后按一定顺序加样，加样体积通常为 10~25μl/ 孔（1.5mm 厚度的凝胶）。将电泳装置与电源相接，初始电压为 8V/cm。当溴酚蓝进入分离胶后，把电压提高到 15V/cm，继续电泳直至溴酚蓝到达分离胶底部上方约 1cm，关闭电源。

3. 蛋白检测　利用考马斯亮蓝 R-250 对聚丙烯酰胺凝胶进行染色。染色时间为 1h 或过夜。脱色时间为 3~10h，其间需更换脱色液直至背景清楚。此方法检测灵敏度为 0.2~1.0mg。利用凝胶成像仪对凝胶进行拍照记录。如蛋白含量很低，可以采用银染色。SDS-PAGE 的常见问题见表 15-9。

表 15-9 SDS-PAGE 的常见问题和解决方案

现象	原因	解决方案
条带两侧翘起中间凹下	主要是由于凝胶的中间部分凝固不均匀所致，多见于较厚的凝胶	待其充分凝固再作后续实验
条带两侧向下中间凸起	玻板凝胶底部间隙有气泡	用适量缓冲液冲走气泡
条带出现拖尾	样品溶解不好，分离胶浓度过大	加样前离心，降低凝胶浓度
条带出现纹理	样品含不溶性颗粒	加样前离心；加适量样品促溶剂
泳道顶端（有时在浓缩胶中）的大分子未知条带	加样孔底部有沉淀，因变性不完全导致蛋白质分子聚合	在加热煮沸后再添加适量还原剂，或可加适量 EDTA 来阻止还原剂的氧化
溴酚蓝不能正确指示蛋白位置	缓冲液的 pH 错误，分离胶的浓度有问题	更换正确 pH 值的缓冲液，确认分离胶浓度
电泳的条带过宽	浓缩胶未能发挥作用	适当增加浓缩胶的长度，保证浓缩胶的 pH 正确，适当降低电压
电泳无电流	电泳槽没有正确装配	正确装配电泳槽

二、等电聚焦电泳

（一）等电聚焦电泳的基本原理

等电点聚焦电泳（isoelectric focusing electrophoresis，IEF）是依据蛋白质的等电点（isoelectric point，pI）进行分离的技术。利用两性电解质载体（ampholine）可以在聚丙烯酰胺凝胶内形成一个连续的 pH 梯度，即电场的正极为酸性，负极为碱性。这样，蛋白质在偏离等电点的 pH 位置上就会出现净电荷。在电场作用下，该蛋白质将发生泳动。当蛋白质泳动到与其 pI 值相等的 pH 凝胶位置时，该蛋白质的净电荷为零，蛋白质停止移动。而大于该 pI 值的其他蛋白质还会在电场中继续泳动，直到它们达到与各自 pI 值相等的 pH 位置后而停止泳动（图 15-6）。

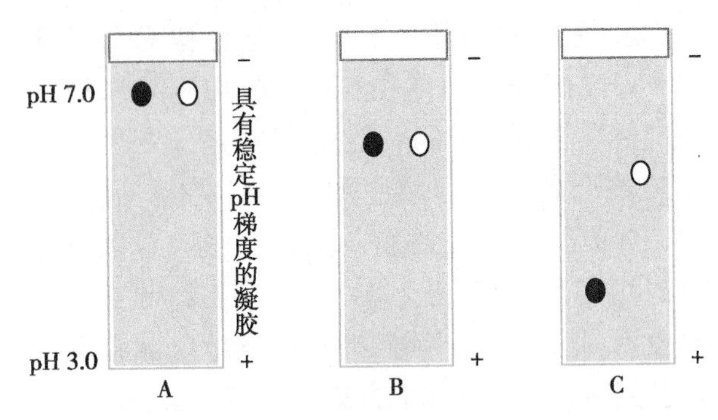

图 15-6 等电聚焦电泳的基本原理

A. 具有不同 pI 值的蛋白质混合物在具有稳定 pH 梯度的凝胶中呈现负电荷，在外电场作用下，向正极泳动；B. 当较大 pI 值的蛋白质泳动到 pH=pI 位置时，呈现出零电荷，停止泳动，而较小 pI 值的蛋白质仍带有负电荷，继续向正极泳动；C. 当较小 pI 值的蛋白质移动到 pH=pI 位置时，呈现出零净电荷，停止泳动

IEF 需要高电压获得较好的蛋白质条带分辨率，这就需要非常有效的凝胶冷却系统，否则会导致烧胶。由于等电聚焦对蛋白质的电荷差异非常敏感，为了得到较好的重复性，制备蛋白样品时要格外小心，避免对蛋白质化学组成和结构的修饰。另外，蛋白质 - 脂类、蛋白质 - 蛋白质相互作用可引起电荷改变，进而导致等电点迁移或纹理现象。除非需要研究蛋白质 - 蛋白质相互作用或者必须保持蛋白质的生物学活性，IEF 通常在含有尿素的变性凝胶系统中进行。

利用 IEF 分离蛋白质的优点是：①样品加样位置不受严格限制，样品可混入胶中或放在胶上任何位置；②分辨率很高，可将 pI 相差 0.01 的蛋白质组分分开；③可直接测定 pI；④分离速度快，一般可在 2h 内完成；⑤蛋白质不变性，可保持原有生物活性，两性电解质载体经硫酸铵沉淀、透析、分子筛和电泳等方法可与蛋白质分开。

蛋白质的 IEF 分离也有一定的缺点：①许多蛋白质在 pI 附近可产生沉淀，从而影响分离效果，可在凝胶介质中加入尿素或非离子去垢剂加以解决；②样品含盐应尽量少，避免高盐浓度下高压电泳时产生大电流而发热，但无盐时，一些蛋白质溶解度太低，可在样品中适当加两性电解质或甘氨酸来解决；③两性电解质可与蛋白质发生静电作用，而紧密结合形成复合物，这可使蛋白质与抗体的反应性降低或酶活性降低，可用高离子强度（0.1~0.5mol/L）和 pH7.0 的挥发性缓冲液来破坏其静电作用。

（二）等电聚焦电泳纯化的基本操作

1. 制备等电聚焦凝胶 IEF凝胶的制备见实验流程15-1。两性电解质载体Ampholine有不同的pH范围，需要根据目的蛋白的性质正确选用。载体两性电解质浓度过低可导致不均等的pH梯度，若凝胶碱性部分pH梯度丢失，可在阳极区产生蛋白条带纹理漂移。可以补充pH9~11的载体两性电解质。

> **实验流程15-1 等电聚焦电泳凝胶的制备**
>
> A. 洗净IEF专用玻璃板，进行硅化和反硅化处理，在灌胶器内将2块玻璃板的硅化和反硅化面相对放置，放上夹条，夹子夹好。
>
> B. 胶液配方是6ml胶母液（10%，19/1），6%~8%尿素，1ml Ampholine（pH3.5~10），60~80μl 10%过硫酸胺，5μl TEMED。
>
> C. 将尿素、水、胶母液和载体两性电解质溶液混匀，避免剧烈摇动，轻微加热尿素溶解更快；加入过硫酸胺和TEMED，轻轻混匀（开始聚合，操作要迅速）。
>
> D. 将上述混匀溶液倒入灌胶器（尽量避免气泡产生）。
>
> E. 插入样品隔条梳子（不要产生气泡），聚合约需1h，小心拔去梳子。

2. 电泳 待胶凝固后，小心揭去上下玻璃板，将塑料垫片底部擦干，小心置于电泳槽上。阳极电极液为1mol/L磷酸，阴极液为1mol/L NaOH。将凝胶与冷却装置连接后插入电泳槽。在胶面两边各放一根浸透电极缓冲液的电极条。将蛋白样品溶在样品缓冲液中，溶液含1% Ampholine、2%Triton X-100、9mol/L尿素。蛋白样品上样前需离心去除不溶物。在胶面上任意位置上放上小擦镜纸片，在纸片上加样，盖上盖子。功率25W电泳，约10min后，暂停电泳，取下纸片，继续电泳约30min，待电流达4mA以下，停止电泳。

3. 蛋白质鉴定 取出塑料片，将胶放入固定液（10%三氯乙酸，1%磺基水杨酸）中15min，放入考马斯亮蓝R-250染色液中，65℃染色，直至条带出现。脱色后干燥保存。

IEF实验中的常见问题和解决方案见表15-10。

三、双向聚丙烯酰胺凝胶电泳

双向电泳（two-dimensional electrophoresis，2-DE）是将SDS-PAGE和IEF结为一体的分离蛋白质技术。首先根据蛋白质等电点的不同进行IEF分离，然后再根据蛋白质的大小不同进行SDS-PAGE分离。双向电泳的最大优点是可以将复杂的蛋白混合物分离成数千个单独组分，

表15-10 等电聚焦电泳常见问题和解决方案

问题	可能原因	解决方案
条带模糊	高分子蛋白迁移能力低，聚焦时间过长或过短导致聚焦不全、分辨率下降	增加电压梯度；高分子量蛋白质使用琼脂糖凝胶
条带歪斜	pH梯度不正确	保持电极洁净，与凝胶连接良好
出现纹理	蛋白质聚集或沉淀（尤其在等电点附近）或上样量过大	用8mol/L尿素、Triton X-100等防止蛋白聚集，上样前离心除去不溶颗粒
	样品中残存核酸	采用多种方法去除核酸污染
	蛋白样品处理或储存不当导致氨甲酰化、氧化去氨基化等修饰	预电泳去除尿素中杂质；正确处理和保存蛋白样品
	样品中盐浓度过高，载体两性电解质或电极液不纯或电极不洁净	正确处理蛋白样品；正确配制电极液
	配制凝胶时候试剂不纯，载体两性电解质浓度过低	正确配制凝胶
高背景	凝胶固定后载体两性电解质残留	延长固定时间
条带过淡	蛋白分子量较低或固定中未被变性	增加三氯乙酸浓度或使用戊二醛固定
重叠斑点	等电聚焦凝胶pH范围选择不合适	改变等电聚焦凝胶pH范围
	蛋白质纯度不够	进一步的蛋白质纯化或免疫沉淀处理

实现了高通量和高分辨率的分离，特别适合于分离复杂的蛋白质组。对两个不同样品进行 2–DE 分离时，可以轻易地识别出它们之间的差异。对 2–DE 分离的蛋白质斑点进行质谱分析，可以确认蛋白质的一级结构和化学修饰。

第六节 特殊蛋白质的分离纯化

一、包涵体蛋白质的提取和纯化

在利用大肠杆菌表达重组蛋白时，经常会得到包涵体（inclusion body）。包涵体是无定型的、高密度的、不溶性的蛋白质聚集体，不被任何膜所包裹，在显微镜下是直径为 0.5~1.0μm 的深色颗粒体，低速离心就可以将其沉淀。包涵体的形成机制尚无定论。一般认为，由于重组蛋白质的表达量很多，或蛋白质合成速度太快，肽链来不及形成正常的折叠构象，分子的疏水相互作用就导致了蛋白质的聚合，形成不溶性的包涵体。包涵体的形成有利于大量地表达重组蛋白，便于规模化生产；对蛋白酶不敏感，不易水解；可避免具有毒害或杀伤作用的目的蛋白对宿主的伤害等。但是，包涵体的出现大大增加了分离纯化的难度。这是因为不溶性包涵体中的重组蛋白只有在变性后，才能形成可溶性的形式便于纯化。纯化后的变性蛋白质往往需要重新复性（renaturation），才能折叠成正确的天然构象和恢复原有的生物活性。

（一）包涵体的裂菌、洗涤及溶解

1. 裂菌 利用溶菌酶破碎细菌的细胞膜，常结合超声破碎方法。细菌裂解后，5 000~20 000g 离心 15min，可以使大多数包涵体沉淀，与可溶性蛋白分离开。

2. 洗涤 为了弃除包涵体上黏附的杂质（如膜蛋白或核酸），通常用低浓度的变性剂，如 2mol/L 尿素在 50mmol/L Tris pH7.0~8.5 左右，1mmol/L EDTA 中洗涤。过高浓度的尿素或盐酸胍会使包涵体溶解。温和的去垢剂 TritonX–100 和脱氧胆酸也可以弃除膜碎片和膜蛋白。

3. 溶解 一般较强的变性剂，6~8mol/L 尿素和 5~8mol/L 盐酸胍，可以破坏包涵体蛋白质分子内和分子间的二硫键，使多肽变性。盐酸胍是强于尿素的变性剂，它能使尿素不能溶解的包涵体溶解。

（二）变性蛋白质的复性

1. 过程 缓慢去除变性剂可以将变性的蛋白质恢复到正常的折叠结构。一般而言，蛋白质在尿素 4mol/L 时开始复性，到 2mol/L 时复性结束。对于盐酸胍而言，从 4mol/L 开始复性，到 1.5mol/L 时复性结束。常用的包涵体蛋白质复性方法有疏水层析柱复性和凝胶层析柱复性两类。凝胶柱复性均是用 Sephacryl S–100 或 Superdex75 等层析介质，层析柱的长度为 40~100cm。与离心和透析相比，层析柱复性回收率高（高达 90% 以上）、速度快、易于放大、样品稀释倍数小（一般 5 倍左右）。

2. 复性效率 蛋白质复性是一个非常复杂的过程，既取决于蛋白质的本身特性，又决定于所处的环境。有些蛋白非常容易复性，如牛胰 RNA 酶的复性效率可以达到 95% 以上，但有一些蛋白至今还没有发现能够使其复性到天然构象的理想方法。纯化白细胞介素 –2 时，以 SDS 溶液中加入铜离子（0.05% SDS，7.5~30μmol/L $CuCl_2$）的方法，25~37℃下反应 3h，再用 1mmol/L EDTA 终止反应，复性后的二聚体低于 1%。一般说来，蛋白质的复性效率应在 20% 左右。

（三）影响复性效率的因素

复性缓冲液的最适 pH 值是 8.0~9.0，最适温度为 4℃，复性时间一般为 24~36h。复性时的蛋白质浓度应该控制在 0.1~0.5mg/ml。过高的浓度会影响到复性。在磁力搅拌下，在复性液中逐滴加入变性的蛋白质，使变性的蛋白质在复性缓冲液中始终处于低浓度状态。如果过快地将变性蛋白质加入到复性缓冲液中，容易形成絮状沉淀，这是蛋白质重新凝聚的前兆。

复性完毕后，蛋白质要装入透析袋，在低浓度的缓冲液中连续缓慢透析 12~24h；透析不能太快；透析前后均要离心。

（四）提高包涵体蛋白的复性产率的方法

在包涵体蛋白质复性过程中，加入促进剂可以增加折叠复性中间体的溶解性，增加非折叠蛋白质的溶解性，导致最终形成稳定的、具有正确天然结构的蛋白质。

1. 添加氧化交换系统 对于含有二硫键的蛋白，复性过程通过氧化交换系统可以促使不正确形成的二硫键发生快速交换反应，从而提高了正确配对的二硫键的产率。常用的氧化交换系统有谷胱甘肽/氧化型谷胱甘肽（GSH/GSSG）、DTT/GSSG等，其中GSH/GSSG为最常用。通常使用1~3mmol/L还原型巯基试剂，还原型和氧化型巯基试剂的比例通常为5：1~10：1。

2. 添加小分子化合物　小分子化合物通过破坏错误折叠中间体的稳定性，或增加折叠中间体和未折叠分子的可溶性来提高复性产率，如盐酸胍、脲、烷基脲以及碳酸酰胺类等，在非变性浓度下是很有效的促进剂。蛋白质的辅助因子、配体或底物亦可起到很好的促折叠作用，如蛋白质的辅助因子Zn^{2+}或Cu^{2+}可以稳定蛋白质的折叠中间体，从而防止了蛋白质的聚集。浓度大于0.4mol/L Tris缓冲液可提高包涵体蛋白质的折叠效率，浓度为0.4~0.6mol/L L-精氨酸有助于增加复性中间产物的溶解度。硫代甜菜碱类物质（non-detergent sulfobetaines，NDSBs）是近年来出现的可促进蛋白复性的新家族，NDSBs由一个亲水的硫代甜菜碱及一个短的疏水基团组成，不属于去垢剂，易于透析去除。目前常用的有NDSB-195、NDSB-201和NDSB-256。

3. 添加分子伴侣和折叠酶　分子伴侣是指能够结合并稳定另外一种蛋白质的不稳定构象，并能通过可控的结合和释放，促进新生多肽链或变性蛋白质的折叠、多聚体的装配以及细胞器蛋白的跨膜运输的一类蛋白质。研究的比较透彻的分子伴侣有Hsp60/GroE和Hsp70/DnaK。折叠酶包括硫氧还蛋白二硫键异构酶、肽酰-辅氨酰顺反异构酶等。但这类蛋白在折叠复性后要除去，而且十分昂贵，因此采用可回收利用的方法如固定化法为好。

二、膜蛋白的提取和纯化

膜蛋白嵌在细胞膜中，水溶性差，因此，分离纯化膜蛋白的方法也有所不同。

（一）梯度离心分离

细胞破碎后利用梯度离心得到含有膜蛋白的粗组分。利用超声破碎法的具体步骤如下：将胰酶消化后的细胞，1 500r/min离心10min，收集细胞沉淀，PBS洗3次。加入细胞裂解液[10mmol/L NaCl、20mmol/L Tris（pH8.0）、2mmol/L $MgCl_2$、1mmol/L EDTA、1mmol/L β-巯基乙醇、0.2% Triton X-100]，冰浴20min，超声波处理5min，然后2 500r/min离心10min，取上清。32 000g离心30min，用1ml PBS重悬沉淀，-40℃保存。注意：在粗提时（第一次和第二次离心），无需严格要求离心力大小，故以r/min为单位。而第三次离心时收集膜蛋白更精确，故用g做单位。但是从r/min到g的转换需要考虑到分离时所用的离心机转头尺寸。

（二）去污剂分离

用特殊的去污剂可以对膜蛋白进行选择性的分离。在多数情况下，采用去污剂将疏水蛋白从膜上溶解下来，然后将蛋白质稳定。所有的蛋白质原则上在4℃时都溶于TritonX-114水溶液，但在37℃时，此溶液分为水相和去污相：此时亲水性蛋白溶于水相，而疏水的膜蛋白溶于去污剂相中。具体步骤是：将TritonX-114水溶液4℃下离心（10 000g，5min）；37℃水浴10min以分离水相和去污剂相，然后37℃下离心（2 000g，5min）；500μl冰冷的缓冲液C（10mmol/L Tris HCl（pH7.5），150mmol/L NaCl，5mmol/L EDTA（pH7.5）溶解去污剂相沉淀，冰浴2min后加温至37℃，再次离心（2 000g，5min）；500μl冰冷的缓冲液C再次抽提去污剂相。

去污剂的选择通常是依据对蛋白质的提取效率以及后续的纯化步骤来确定。得到纯化的膜蛋白后，最终需要去除去污剂。但这常常会引起蛋白质失活。如果蛋白质是用于测序的，这不是问题。如果用于其他目的，可考虑使用能够黏附去污剂的疏水柱。许多文献和生化试剂供应商都可以提供许多种不同的商品来溶解膜蛋白的去污剂。然而，他们并不是普遍适用的。在设计膜蛋白溶解方案时，必须考虑某一去污剂的特殊性质，如TritonX-100在280nm处有吸收，如果某蛋白质的测试与280nm处的吸收有关，就应避免使用这类去污剂。

三、重组蛋白的提取和纯化

利用融合表达载体表达重组蛋白时，通过设计可以将一些信号肽与目的蛋白融合在一起，并将重组蛋白构建成为分泌型蛋白，从培养基中直接回收。这样既避免了细菌裂解的处理过程，又降低了蛋白酶水解的风险。但是大多数表达的重组蛋白是胞内蛋白，在构建表达载体时，在目的蛋白序列的氨基端或羧基端加入少许几个额外氨基酸（如6个His），构成特有的纯化标签。其后就可采用亲和层析法进行重组蛋白的纯化，大大地方便了蛋白质的分离纯化过程。

四、蛋白质的脱盐和浓缩

蛋白质在用盐析沉淀分离后，需要将蛋白质中的盐除去。可以采用透析和葡萄糖凝胶G-25或G-50层析柱分离。

蛋白质浓缩的方法有：①超滤膜浓缩法，此法与超滤分离的原理相同，请参见本章第三节。②吸收法，利用吸收剂直接吸收溶液中的溶剂而使蛋白质浓缩的方法。常用的吸收剂有聚乙二醇（polyethylene glycol，PEG）和蔗糖等。这些吸附剂对生物大分子无吸附作用，与溶液不产生化学反应。使用PEG作为吸收剂时，应先将蛋白质溶液装入透析袋内，扎紧袋口，在袋外覆盖PEG快速吸水。

五、蛋白质的干燥和保存

为防止蛋白质变性和易于保存，常需要将其干燥处理，最常用的方法是冷冻干燥（lyophilization）。它是在冷冻状态下使样品中的水分升华，既可以保证蛋白质不易变性，又保持蛋白质中固有的成分。很多生物试剂和生物制剂都是以冻干形式保存的。具体做法是将蛋白质溶液在低温下冰冻，然后移置冻干机中，迅速抽空，并维持在真空状态。数小时后即可获得含有蛋白的干燥粉末。冷冻干燥后的蛋白质具有疏松、溶解度好、保持天然结构等优点。干燥后的蛋白质保存方便，应用时可配成任意浓度使用。在冷冻干燥过程中，要始终保证样品处于冷冻状态，否则出现融化就会导致蛋白质变性。

干燥的蛋白质样品一般比较稳定，在0~4℃冰箱中其活性可在数月甚至数年无明显变化。

第七节 蛋白质分离纯化的综合策略

一、基于原料来源的考虑

（一）动物组织或临床标本

从动物组织或临床标本中提取蛋白质的第一步是匀浆。如果是临床样本，一般则是用来进行蛋白质组的研究，目的在于鉴别和发现蛋白质的种类、丰度以及性质的变化（等电点、分子量、疏水性等），因此保证蛋白质组学的完整性是关键。如果是从动物组织中提取大量的目的蛋白，分离纯化的前期步骤应尽可能去除杂蛋白和非蛋白质成分，以提高回收率。

选择组织破碎方法应考虑以下几个问题。第一，动物组织有软组织（肝脏和肾脏）和硬组织（骨骼肌和心肌）之分，正确的破碎方法才能有效地释放出所需的蛋白质。第二，蛋白质在细胞内的分布有所不同。如果目的蛋白位于特定细胞器中，正确的破碎方法和分级离心有利于实验起始阶段就显著地提高纯化的程度。第三，除了这些不同细胞器中的蛋白质之外，还有一些不溶的细胞外基质蛋白和膜蛋白（外在膜蛋白和整合膜蛋白）。细胞外基质蛋白需要利用化学水解或蛋白酶解才能溶解，外在膜蛋白可以利用合适的酶将其从膜上释放出来。分离整合膜蛋白的方法是利用4℃的Triton-X将所有的蛋白质溶解在水溶液中。然后将其温度升至20℃时，溶液即可形成水相和去污剂相两相。疏水的膜蛋白则溶于去污剂相中。

（二）工程菌

微生物工程菌已经成为了重组蛋白的高效表达体系。工程菌表达的重组蛋白可以是胞内可溶性蛋白、也可以是胞内不溶性蛋白质或是胞外分泌蛋白。如果是分泌型表达，重组蛋白可以从培养基中回收。但是大多数情况是需要破碎细菌来提取大量表达的重组蛋白。方法的选择取决于处理细菌的数量。

真菌也可以作为工程菌来表达重组蛋白，并具有真核生物体系对蛋白质进行正确加工的能力，例如糖基化、磷酸化以及正确的空间构象等。真菌在生长过程中的很多酶是需要一些底物或底物成分诱导才能产生，并且直接分泌到细胞外，例如几丁质酶的产生需要几丁质或几丁质样物质的诱导。因此很容易从悬浮液培养物中进行提取和定性。

（三）体外培养的哺乳动物细胞

无论是正常细胞还是病理状态下的细胞，或者是经过特殊处理的细胞，目的蛋白可能具有特定的细胞定位，可能是膜蛋白、胞浆蛋白、核蛋白等。选择合适的裂解方法和差速离心方法可以先进行亚细胞分离，从而使得蛋白质在分离纯化的初期就有了一个较好的粗提物。

（四）体液

血浆是最常见的纯化蛋白质的来源，相对于上述的组织和细胞的纯化来说，不需要太多的预处理步骤。但是白蛋白和免疫球蛋白在血浆中所占的比重很高，如何除去它们是分离纯化前期工作的主要内容。

二、基于纯化目的的考虑

（一）用于蛋白质的序列分析和结构分析

测序和结构分析对蛋白质纯度有很高的要求，因此应当选择精细纯化方法或多步纯化方法。测序对目的蛋白质需要量不多，因此电泳切胶是较好的选择。用于结构分析的蛋白不仅要求纯度高，而且用量也大，常常利用工程菌来大量表达，此外，分离纯化的蛋白质还需要保持正确构象。

（二）用于蛋白质组学研究

用于蛋白质组研究的蛋白质应确保样品中蛋白质组分的完整性，因此，在样品分离纯化过程中应防止蛋白质的降解和修饰。一般是使用2-DE技术来展示纯化蛋白质的表达谱，电泳后的染色质量十分重要，它会关系到利用质谱技术对特定蛋白质进行解析和鉴定的准确性。

（三）用于蛋白质的功能研究

若纯化的蛋白质是用来进行酶学实验，就要避免极端的纯化条件，防止蛋白质的额外修饰、变性和失活。如果目的蛋白是用于活体动物实验或临床应用研究中的酶、抗体、抗原或生物药，除必须按照GMP要求的高纯度外，还要考虑如何在蛋白质纯化过程中清除细菌、内毒素、致热原等不良成分。

参考文献

1. 张建社，褚武英，陈韬．蛋白质分离与纯化技术．北京：军事医学科学出版社，2009.
2. Richard J. Simpson. 蛋白质组学中的蛋白质纯化手册．茹炳根，译．北京：化学工业出版社，2009.
3. 李校堃，袁辉．现代生物技术制药丛书/药物蛋白质分离纯化技术．北京：化学工业出版社，2005.
4. 吕宪禹．蛋白质纯化实验方案与应用．北京：化学工业出版社，2010.
5. 张景海．生物化学实验．北京：中国医药科技出版社，2004.
6. 李冲峰，王仁伟，刘淑珍，等．盐析与疏水层析相结合快速分离提纯猪胰激肽释放酶．过程工程学报，2005，5：550-553.
7. 柏鸣，周立．家蝇抗菌蛋白的分离纯化及部分性质．应用与环境生物学报，2001，7：568-571.
8. Gorg A，Weiss W，Dunn MJ. Current two-dimensional electrophoresis technology for proteomics. Proteomics，2004，4：3665-3685.
9. Doran P，Martin G，Dowling P，et al. Proteome analysis of the dystrophin-deficient MDX diaphragm reveals a drastic increase in the heat shock protein cvHSP. Proteomics，2006，6：4610-4621.

（关一夫）

第十六章　基因功能的研究策略

随着人类基因组计划及其他模式生物基因组计划的相继完成，越来越多的未知新基因以及有生理意义的基因被成功克隆出来，研究这些基因的生物学功能显得日益重要。对基因功能的研究是基因组序列和结构解析之后的主要任务，构成生命科学研究的“后基因组”（post-genome）时代。

“后基因组”时代主要研究的是基因的功能和基因与人体疾病的关系，因此有人又将其称为功能基因组学（functional genomics）。基因功能研究已成为生命科学领域的重大课题，它将是二十一世纪生命科学研究的重要领域。基因功能就是基因产物的功能，也就是编码基因蛋白质的功能和非编码基因RNA的功能。非编码RNA，如miRNA、lncRNA等所谓的调节RNA的功能，近年来引起了广泛关注。本章主要讨论的是编码产物为蛋白质的基因功能的研究策略，在研究以非编码RNA为终产物的基因时可参考第二十二章非编码RNA研究策略和技术。

研究清楚任何一个基因，都不是一个课题组所能完成的工作，往往需要许多研究人员的共同努力。单一课题组难以对一个特定的基因进行全面的研究，往往是结合自己的研究方向，从几个侧面对一个特定基因的功能进行研究。通过基因功能的研究可以阐明细胞的增殖、分化、衰老、死亡等方面的分子机制，确定人类疾病发生发展与转归的机制，为研发新的诊断技术和干预措施进行精准医疗打下基础。

对于一个未知的新基因，如何制定基因功能的研究方案以进行全面、系统的研究，是摆在每个基因功能研究者面前的首要问题。虽然有关新基因功能的研究并没有一个固定的研究模式可循，但还是有一些基本的研究策略可以参考。在研究一个具体的基因时，需根据具体情况制定其功能研究的策略。其主要思路包括：①新基因的生物信息学。通过生物信息学的方法进行序列同源性分析、编码产物预测分析及蛋白质功能域分析等，可以对新基因的结构和功能进行预测。②新基因的体内表达规律分析。通过实验方法研究基因编码产物的功能、基因表达的时空特点。研究该基因表达在不同组织细胞、在机体不同发育时期的作用。③功能获得或功能失活的策略研究。通过实验方法研究当过表达该基因或缺失该基因对细胞及生物个体会有何影响；研究该基因高表达、突变或缺失在疾病发生和发展过程中的作用。④新基因编码产物相互作用蛋白的分析。细胞各种基本功能的完成离不开蛋白质之间的相互作用及通过蛋白质相互作用形成的蛋白质复合物。因此，通过实验方法寻找新基因编码产物相互作用蛋白也是研究新基因的功能的一个重要方面。

根据以上思路可以在分子水平、细胞水平和整体水平对新基因功能进行研究。总体的策略和技术路线可归纳于图16-1。

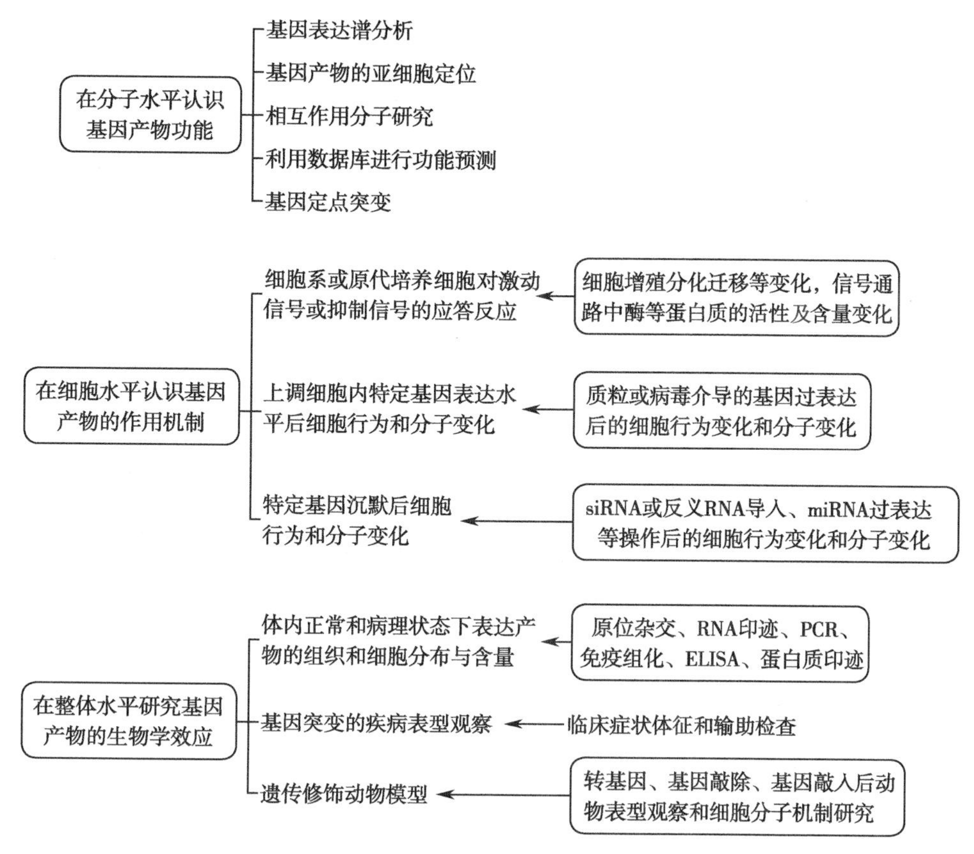

图 16-1　基因功能研究的基本策略

第一节　从分子水平研究基因表达产物功能的研究策略

基因表达包括转录和翻译两个过程。因此，了解 RNA 分子以及蛋白质的结构、表达特征和细胞内定位等是研究基因编码产物功能的起始点。

一、应用计算机分析预测蛋白质功能的研究策略

随着基因组计划的完成以及后续的基因克隆和基因功能研究的不断深入，迄今为止，已有大量的基因被克隆，对许多基因编码产物的结构与功能特点已有了较多的了解。长期的研究结果已经积累了大量的基因序列和蛋白质的氨基酸序列的数据。据此已经建立了庞大的数据库系统。而对于这些数目庞大的数据分析必须依靠计算机进行。计算机分析技术的不断发展，为这些资料和数据的分析建立了一些有效和快捷的分析方法。因此将基因和蛋白质结构的资料与计算机分析技术结合起来形成了目前在预测基因和蛋白质结构与功能发挥重要作用的交叉学科——生物信息学。生物信息学技术的形成和发展，大大促进了以分子生物学为核心的现代生物医学的发展，已经成为生物学领域、医学领域的重要创新知识源泉。

目前生物信息学已成为新基因功能研究的首选和必备的方法，具有方便、快捷、经济等优点。由于许多基因和蛋白质在结构和功能上有一定的相关性，利用已有的信息对新基因的序列及编码产物进行分析和推测，可以为新基因功能的研究提供思路，节省大量的人力物力。近年来，随着各种基因和蛋白质数据库的快速发展，新基因功能的研究应该首先依据现有的数据资源进行功能预测。常用的生物信息数据库网址见表 16-1。

（一）利用生物信息学进行基因和蛋白质序列同源性分析

在生物信息学中，同源主要是指序列上的同源。同源性（homology）是用来说明两个及多个 DNA 序列或蛋白质具有相同的祖先。同源关系的强弱可以帮助了解物种间的亲缘关系，是重构系统发生树的有力手段。也为基因功能的预测提供有力的证据。

表 16-1 重要生物信息数据库网址

数据库名称	数据库服务器网址
EBI	http://www.ebi.ac.uk
GenBank	http://www.ncbi.nlm.nih.gov/genbank
GSDB(Genome Sequence Database)	http://www.ncgr.org:80/gsdb
NDB(Nucleic Acid D Database)	http://ndbserver.rutgers.edu
NCBI	http://www.ncbi.nlm.nih.gov/
ORF Finder	http://www.ncbi.nlm.nih.gov/gorf/gorf.html
SWISS-PROT	http://www.ebi.ac.uk.swissport
PROSIT	http://www.expasy.ch/prosite/

DNA 和蛋白质的同源性常常通过它们序列的相似性(sequence similarity)来判定。序列的相似性是指序列比对过程中用来描述检测序列和目标序列之间相同 DNA 碱基或氨基酸残基顺序所占比例的高低。一般来说,当相似程度高于 50% 时,常推测检测序列和目标序列可能是同源序列;当相似性程度低于 20% 时,就难以确定其是否具有同源性。相似性一般用检测序列和目标序列之间序列一致性(percent identity)来表示。如氨基酸的序列一致性常指在检测序列和目标序列之间,同一位置同一氨基酸在整个多肽链序列所占的比例。对基因而言,一般来说,同源基因不会有完全一致的核苷酸顺序。因为在两个基因出现后,会发生各自随机的突变。但是,他们有相似的顺序组成,大部分未突变的位置核苷酸是相同的。因此,判断同源性是从一些数据中推断出的两个基因或蛋白质序列具有共同祖先的结论,它属于质的判断。而序列相似性指的是一个直接的量的关系。需要注意的是,相似不一定同源。

序列同源性分析包括核苷酸序列同源性分析和氨基酸序列同源性分析,这也是目前生物信息学技术中应用最为广泛的基本技术之一。通过同源性的分析,研究者可以得到与新基因功能有关的重要信息,为进一步制定出后续的研究方案打下基础。

1. 利用生物信息学方法进行基因 DNA 序列同源性分析 目前对新基因进行序列同源性分析主要采用 BLAST 和 FASTA 程序进行,即从已知的各种核酸和蛋白质序列数据库搜索与新基因对应的功能已知的高度同源的基因和蛋白质,从这些已知基因和蛋白质的功能信息中来初步推测和判断新基因的功能。因为人类全基因组测序已经完成,所以以新基因的 cDNA 序列来对基因组数据库进行同源性比对,则可很方便地获得与其完全同源基因组 DNA 序列及其染色体定位信息,而无需进行荧光原位杂交等基因染色体定位技术。

基因的同源性分为直系同源(orthology)和旁系同源(paralogy)两种基本类型。

(1)直系同源:直系同源基因亦称种间同源基因。它是指在不同物种中的某一基因来自同一祖先,在演化过程中因物种形成(speciation)而被区分开。也就是说,一个基因原先存在于某个物种,后来该物种分化成了两个物种,那么新形成的物种之间,呈现出相应的基因关系,即直系同源的关系。因此,在研究新基因功能时,如果在一种模式生物线虫或斑马鱼中克隆到新基因,可通过同源序列查找的方式来查找其人类相关基因的序列,进而可能获得它的其他模式生物相关基因的序列,进而可能获得它相应的人的或其他模式生物的基因序列。

(2)旁系同源:旁系同源基因亦称种内同源基因。它是指同一物种内的同源基因。是种系内的基因复制的结果。若生物体中的某个基因被复制了,在演化过程中,两个基因存在于同一物种基因组中不同的两个位置,那么这两个副本序列之间的关系就是旁系同源。如果从旁系同源性分析中可以初步确定该新基因属于某一基因家族或超家族一个成员,则可进一步利用一些软件进行多重序列对比和分子进化分析,以获取更多的提示信息。

2. 新基因结构及编码产物序列和性质的预测分析 在获取基因编码产物前，通常需要获得新基因的克隆。

（1）新基因全长cDNA序列的获取及结构分析：在研究基因功能前，研究者首先需要寻找并确定自己想要研究的基因，并且获取新基因cDNA的克隆。

1）确定需要研究的基因。结合研究方向，利用一些特异性功能筛选的方法，确认有特定生理功能的基因或致病基因。如通过利用已经建立的RNA干扰库在线虫中进行表型筛选，可以寻找到相关功能基因；也可从白血病患者染色体重组断裂点处寻找并克隆新基因等（详见第十七章）。

2）获得新基因全长cDNA序列。通常研究者往往最开始得到的是有价值的EST序列，通过利用相应的数据库可进行核酸序列检索、核酸序列同源性分析、电子延伸和/或相关实验方法获取其全长cDNA序列。硅片克隆（silico cloning）是不经实验室工作，将网络中的数据库资料进行整理、分析和拼接，得到新基因全长cDNA序列的方法。如果一个或多种物种的某种基因已经被分离，则可采用RACE（cDNA末端快速扩增）的方式或反向PCR和锚定PCR的方法克隆该基因全长cDNA序列。基因的克隆有多种克隆的策略，研究者需要根据自己的实际情况进行选择（详见第十二章）。在获得新基因全长cDNA序列的基础上，可通过用数据库分析其内含子、外显子序列及其调节位点，了解基因的结构。

（2）新基因编码产物的序列和性质预测分析：在了解基因结构的基础上，推测其可能的基因表达调控方式，并进一步进行其编码产物的预测分析。首先进行全长cDNA序列的开放阅读框查找，推导其编码蛋白质的氨基酸序列。随后可进行信号序列预测分析。许多蛋白质的亚细胞定位决定了它们的功能。因此，可通过分析新基因编码产物所含有的信号序列初步判定其亚细胞定位。然后，再进行蛋白质的基本理化性质分析，包括氨基酸组成、分子质量、等电点、亲/疏水性等。最后，以已知的氨基酸序列为基础，分析预测其高级结构。

（二）利用生物信息学推测蛋白质功能

利用计算机分析技术以及比对已经建立的蛋白质数据库可以推测蛋白质的生物学功能。这种预测可以依据蛋白质之间的同源性进行分析，也可以依据蛋白质的相同特征进行分析，如系统发生模式、mRNA表达模式及结构域融合模式等，相同特征的蛋白质之间具有功能上的关联，这种关联系指参与同一代谢途径或信号传递途径或参与形成同一结构复合体。

1. 利用蛋白质同源性推测蛋白质的功能 由同一祖先进化的同源蛋白质家族具有相似的序列和结构，相应地也具有相似的功能。由于组成蛋白质的氨基酸有20种，而组成DNA的核苷酸只有4种。因此，氨基酸顺序的差异比核苷酸顺序的差异大得多。相对而言，以氨基酸顺序作为同源比对的结果具有更高的准确性。通常一个显著的匹配应至少有25%的相同序列和超过80个氨基酸的区段。

（1）蛋白质家族（protein family）：是指一组进化上相关的蛋白，具有同源性（来自于相同祖先）、相似的结构及功能和显著的序列相似性。通过计算机分析将新基因表达产物（蛋白质）与已建数据库中蛋白的氨基酸序列进行同源性比对，可判断它属于哪个蛋白质家族成员，并且可以据此推测新基因产物的功能。

（2）蛋白质超家族（protein superfamily）：有一些蛋白质家族被归入更大的进化分支，基于结构机制的相似性，通常有些家族成员没有可以确定（显著）的序列同源性。因此，称他们为蛋白质超家族。简单而言，就是蛋白质超家族包括了更多进化相关的蛋白，虽然没说有同源性，但因为其结构或功能基本相似，也被归为一个大类。而蛋白质家族的同源关系是可以确定的，也就是关系上更加严格。通过计算机分析比较不同基因表达产物（蛋白质）的氨基酸序列的方法通常用于识别与已知功能蛋白质同源的蛋白质，不完全适用于识别远缘物种同源蛋白质的功能，且不能推断一个蛋白质的确切功能。但是有时在两个无明显亲缘关系的基因之间会出现局部相似的区段。这种情况表明两个无亲缘关系的蛋白质可能就有相似的功能，相似的顺序是功能的核心区域。

（3）蛋白质功能域的分析：蛋白质的结构是蛋白质执行生物学功能的基础。蛋白质结构中的模体或结构域通常具有特定的功能，如转录因子一般都具有DNA结合域和转录激活域，而蛋白激酶都含有具有催化功能的催化域。目前，已经有大量被发现的、蕴藏于蛋白质结构中的、与特定生物学活性相关的所谓保守模体（如某些转录因子结构中的锌指结构）或结构域（如信号转导接头蛋白中的SH2和SH3结构域等）。如果新基因编码蛋白含有锌指结构，则可推测该蛋白可能为转录因子，参与转录过程或可调控转录。现在，已经有许多预测蛋白质结构域的网站可以利用，如SMART等。因此，对新基因所编码蛋白质的功能域分析将为推测新基因功能提供极其有价值的信息。

2. 基于蛋白质具有的相同特征预测蛋白质的功能 如果两个或多个蛋白质在不同基因组中表现出相同或相似的表达模式，它们则非常可能具有相同的生物学功能。

（1）根据系统发生模式识别蛋白质功能：在生物进化过程中，所有功能上关联的蛋白质在一个新的物种中倾向于同时保留或同时消失。分析每一个已知全序列的基因组中是否存在这些蛋白质的基因，具有相同或相似的系统发生模式的蛋白质倾向于具有功能关联。系统发生模式一致的蛋白质构成一个复合体，系统发生模式基本相似的蛋白质参与相同代谢途径。如在糖的有氧氧化代谢反应过程中发挥功能的丙酮酸脱氢酶复合体是由丙酮酸脱氢酶、二氢硫辛酰胺转乙酰酶和二氢硫辛酰胺脱氢酶三个酶组成的复合物，他们具有相同的系统发生模式。采用这种方法可以识别未知功能的蛋白质。Marcotte M等比较了20种生物的基因组序列，分析了酵母基因组编码的6 217种蛋白质的系统发生模式，识别出20 749个蛋白质功能关联。

（2）根据mRNA表达模式识别蛋白质功能：随着DNA芯片技术的快速发展，现在可以同时对大量基因的表达情况进行研究，并已积累了大量数据，在互联网上公布。依据不同基因相同或相似的表达模式，预测功能相关的蛋白质。Marcotte M等利用这种方法对97个DNA芯片杂交数据库中的数据进行分析，总结了酿酒酵母在正常生长、葡萄糖饥饿、孢子形成以及突变体mRNA表达的模式，识别出26 013个蛋白质功能关联。

（3）根据结构域融合模式识别蛋白质功能：根据结构域融合模式识别蛋白质功能及相互作用的基本原理是，甲物种中的蛋白质A和蛋白质B的同源序列在乙物种中融合成一个蛋白质AB，则A、B两个蛋白质的功能相关或相互作用。

（4）应用综合方法进行分析：Marcotte M等将上述的2、3、4三种方法组合起来，挖掘了20种生物基因组数据，对酿酒酵母的6 217种蛋白质的功能进行识别，检测到93 750个功能关联，共包含了4 701种蛋白质，它们分为3档：第一档为最高置信，即被两种方法检测到的功能关联，有4 130个；第二档为高置信，即被系统发生模式方法识别的关联，有19 521个；其余为第三档。

计算机识别常常可以提示蛋白质的未知功能，甚至对已知蛋白质的研究亦有意义。如Sup35和MSH6都与人结肠癌相关基因的产物同源，它们的基本功能都已经明确，但计算机还可识别出其他的功能。Sup35的基本功能是翻译的释放因子，并辅助新合成的蛋白质在细胞中定位。计算机识别出它与许多参与蛋白质合成以及指导蛋白质在细胞中排列和定位的蛋白质有关联。此外，它的系统发生模式和mRNA表达模式与CCT分子伴侣系统相似，而CCT分子伴侣系统在酿酒酵母中是帮助新合成的肌动蛋白和微管蛋白正确折叠。MSH6是DNA错配修复蛋白，人的大多数遗传性非水螅样直肠癌都是由于它的基因突变引起的。计算机识别结果表明，MSH6与不同源的PMS1 DNA错配修复蛋白家族关联。MSH6通过同源物MSH4与嘌呤合成途径的四氢叶酸脱氢酶、2个RNA修饰酶以及一个未知功能的蛋白质家族相关联。根据现有的识别结果，这个未知功能的蛋白质家族可能与核酸修复或修饰有关。

二、通过细胞内定位分析基因表达产物功能的研究策略

在研究基因表达产物的功能之前，通常需要确定其产物是哪一类型的蛋白质，如分泌型蛋白、核蛋白、胞质蛋白，或是膜蛋白。

（一）利用生物信息学技术对新基因进行信号序列结构分析

利用生物信息学方法可以通过蛋白质含有的信号序列预测蛋白质在细胞内的可能定位（如分析信号肽结构、核定位结构、跨膜结构等）。胰岛

素、生长因子等分泌蛋白的N-端含有信号肽可分泌到细胞外发挥功能,属于分泌蛋白;而转录因子则含有核定位信号参与转录过程,在细胞核发挥功能,属于核蛋白。不同定位的蛋白质各自都带有特定的信号序列,可引导它们到达特定的部位发挥功能。

（二）通过实验方法检测蛋白质的表达并确定其定位

将计算机分析与细胞内定位实验研究方法结合,确定蛋白质特点,可进一步确定基因表达产物属于哪一类蛋白质。细胞内定位研究可采用两种方法:①免疫组化方法,如果对某种基因表达产物(蛋白质)已经制备有特异性的单克隆抗体,可以分离细胞,进行适当固定后,进行组织化学染色(利用抗原抗体反应和特定的标记物),确定基因产物在细胞内的定位。②采用构建基因重组表达产物和基因转染的方法,将拟研究的基因进行重组构建,使其结构基因与标记基因(如GFP基因)重组在一起,表达一种融合蛋白,将表达载体转染待研究的细胞后,在荧光显微镜下观察基因表达产物在细胞中的定位;基因表达产物在细胞中的分布由靶基因产物的信号肽决定,而绿色荧光蛋白则形成可见标志,从而可以准确确定基因表达产物在细胞内的定位。通过细胞内定位研究确证,可为设计进一步的研究方案奠定基础。

三、通过基因表达的定性定量分析研究基因表达产物功能的研究策略

分析特定基因在细胞中的表达特点,是研究基因功能的重要策略。基因表达在个体发育的不同阶段及在个体发育的不同组织和细胞中均不相同,这称为基因表达的时空性。因此,在研究基因功能时,首先要对基因表达的时空表达谱进行分析。对基因表达特点的分析包括定性和定量两个方面,主要是确定一个特定基因在一种细胞中是否表达以及表达水平的高低。定性分析除确定一个基因是否在细胞中表达外,还包括确定基因转录的mRNA有无选择性剪接,从而分析该基因是否只编码一条多肽链。定量分析是研究基因功能的重要策略,通过表达量的变化与细胞功能改变的对应关系,可确定基因表达产物在细胞中所发挥的作用。

基因表达定性定量研究包括两个方面:一是基因转录产物(RNA)的检测分析。二是基因表达终产物(蛋白质)的检测分析。

在对基因功能进行初步研究时,常常是直接检测分析基因的转录产物,但在研究基因与疾病的关系时,对基因表达终产物的检测分析则是需要首先进行的。因为基因表达是从转录一直到产物最终发挥生物学功能的全过程,基因表达异常的最终表现是不能发挥其生物学功能。因此,在研究分析基因表达异常机制、研究基因表达变化与疾病的关系时,首先应对其表达终产物的变化进行分析,如果蛋白质水平正常,而功能丧失或异常,那么其问题可能出在翻译后修饰阶段,或是结构基因发生了突变;如果蛋白质水平明显改变,则需要进行基因转录产物的分析;如果基因转录水平降低,表明基因表达在转录水平受到抑制,如果基因转录水平正常而蛋白质水平改变,则表明蛋白质的翻译过程受到某种因素的影响。

在研究外界因素(如药物、致病因素等)对基因表达的影响时,则通常需要同时从转录水平、翻译水平和终产物功能等几个方面进行检测分析。

对基因表达终产物功能的分析方法是依据具体蛋白质的功能而确定的,不一定具有通用性,研究人员常常需要自己建立方法,或直接采用他人建立的成熟方法。

（一）基因转录产物mRNA的检测分析方法

对转录水平进行分析时常用的技术包括Northern印迹、斑点杂交、设置内参的半定量RT-PCR、定量PCR等技术。目前最为常用和公认的是实时定量PCR技术(详见第二章)。这些方法都是首先从靶细胞中分离出细胞的总RNA,再分析其中某种特定mRNA的水平。

1. 半定量RT-PCR　设置内参的RT-PCR是目前检测基因转录水平的一种常用方法,此法是利用一个表达水平较恒定的基因(如β-actin)的转录产物作为参照,以待测基因转录产物与参照基因转录产物的比值作为定量参数,比较细胞内基因表达的变化。这种方法简便易行,故被许多实验室作为预实验或筛选性实验。但存在精确度不高,不能绝对定量等缺点。

2. 实时定量RT-PCR　实时定量RT-PCR是近年来新发展起来的一种mRNA定量分析技

术。它是一种在DNA扩增反应中，以荧光化学物质检测每次PCR循环后产物总量的方法。通过内参或者外参法对待测样品中的特定DNA序列进行定量分析。在PCR扩增过程中，通过荧光信号，对PCR进程进行实时检测。由于在PCR扩增的指数时期，模板的Ct值和该模板的起始拷贝数存在线性关系，所以成为定量的依据（详见第二章）。因其具有更强特异性、有效解决PCR污染和自动化程度高等特点而被广泛应用，但其成本相对较高。真正的特定mRNA的定量分析，目前大部分期刊都要求实时定量PCR的数据。

3. Northern印迹和斑点杂交 Northern印迹和斑点杂交都是利用DNA探针与靶RNA结合，通过DNA探针携带的标记物进行检测。Northern印迹历来是在mRNA水平上对基因表达进行分析的经典技术，被各实验室广泛采用。它不仅可以进行定量分析，而且还能够检测基因转录本的大小及种类，这也是RT-PCR技术所不具备的优势。但Northern印迹操作较为繁琐，采用放射性标记时也存在放射性污染的问题，且该方法测定效率不高，灵敏度偏低，不能检出微量的基因表达量。在实际工作中，需结合这两类方法同时进行，互为补充。另外，必要时也应考虑使用原位杂交技术来对新基因的mRNA在特定组织细胞内的分布进行定位观察。这些方法虽然不能进行精确定量，但在定性研究基因表达变化时完全可以提供可靠的实验证据。

基因表达水平的高低对基因功能的发挥具有重要意义。基因表达水平过低，不能发挥出正常功能；而有时基因表达水平过高，亦可导致基因功能的改变。如基质金属蛋白酶组织抑制剂（tissue inhibitor of metalloproteinase，TIMP）是具有抑制基质金属蛋白酶（matrix metalloproteinase，MMP）活性的一组多功能因子家族，它通过对MMP的抑制作用在正常细胞外基质改建和各种病理过程（如肿瘤的侵袭、转移，组织纤维化）中发挥作用。其中TIMP1的作用就与其表达水平有关，在肿瘤细胞中适当表达TIMP1或给予外源性TIMP1均能降低恶性肿瘤的侵袭和转移能力，下调TIMP1的表达可增加肿瘤细胞的转移能力，但TIMP1过度表达却也可促进肿瘤细胞的转移能力。

（二）基因表达的终产物（蛋白质）的检测分析方法

确定新基因在哪些组织细胞被转录后，进一步的工作则是制备相应的抗体来检测其蛋白质终产物的表达情况，如该蛋白质表达的亚细胞定位、分子质量大小、聚体形式等。对蛋白质水平的分析方法常用组织化学方法、ELISA方法等，主要是利用抗原抗体反应加标记物的方法对蛋白质进行定量或半定量检测。Western blotting与Northern blotting类似，不仅可以进行定量分析，而且还能够检测蛋白质的分子质量大小及其聚体形式。而免疫组化技术的优势则在于其能够确定蛋白质是在特定组织中的哪些细胞以及在特定细胞的哪个部位表达。

另外，对于病态组织细胞而言，在mRNA和蛋白质两个水平上对新基因的表达进行分析，还可以提供其基因表达调控的大致规律，譬如是主要在转录水平还是在翻译水平上被调控的。不少研究表明，细胞内特定基因的mRNA水平变化和蛋白质水平变化的一致性很差。

四、通过定点突变方法分析蛋白质功能的研究策略

从分子水平对基因编码产物的功能进行深入研究时，常需要对特定的功能域、特定的氨基酸进行精确的研究。在这种情况下，可通过定点突变对结构基因编码区的特定密码子进行修改，使所编码的蛋白质一级结构发生特定的改变。采用此策略，可以研究特定结构域的功能（突变后可导致功能丧失）、确定与蛋白质功能相关的关键氨基酸、确定特定共价修饰位点（如特定的磷酸化位点）对蛋白质功能的影响。在分子生物学的发展过程中，先后建立了数种进行基因定位突变的技术，如利用M13噬菌体和PCR的方法（详见第十八章）。目前较常用、也是最方便的是采用PCR进行定点突变的技术。

五、通过确定相互作用分子分析蛋白质功能的研究策略

确定与一个基因的产物能够相互作用的上、下游分子，是研究该基因功能的一个十分重要的方面。鉴定与其直接相互作用的分子后，可通过

蛋白质与蛋白质、DNA与蛋白质和RNA与蛋白质的相互作用特点，从分子水平更为准确地阐明特定基因编码产物的功能。

（一）蛋白质分子之间相互作用研究方法

蛋白质是生物功能的主要体现者和执行者，蛋白质的表达水平、存在方式及相互作用等直接与生物功能相关。蛋白质分子之间的相互作用是指蛋白质之间的相关性，可从生物化学、信号转导和遗传网络角度研究这种相关性。研究蛋白质分子之间的相互作用，可依据具体情况采用不同的策略。目前，用于研究蛋白质与蛋白质相互作用的方法主要有酵母双杂交、免疫共沉淀、能量共振转移和噬菌体肽库展示等技术（详见第六章）。

1. 酵母双杂交技术　酵母双杂交系统是一种基于转录重建而建立的研究生物大分子相互作用的、简便而有效的研究方法。这种方法可以利用已经克隆的基因去寻找与该基因产物相互作用的蛋白质（详见第六章）。它也可用于确定参与结合的蛋白质结构域。其最大优势在于它可以用已经克隆的基因从特定细胞的酵母双杂交表达文库中“钓取”与其编码产物相互作用的蛋白质及相应的基因序列。它检测的相互作用在体内发生，无需额外的纯化步骤。但这种方法也存在不少局限性，如突出的“假阳性”问题以及所分析的蛋白质必须定位于核内才能激活报告基因（不利于核外蛋白间相互作用的研究）等。所以酵母双杂交筛选到的阳性克隆需要进一步在哺乳动物细胞中进行实验的鉴定和功能数据支持。另外，融合蛋白的构建也很可能会影响到蛋白质的正确折叠。近年来已初步建立了哺乳动物双杂交系统，以更好地模拟细胞内环境，探明蛋白质相互作用的机理。

2. 免疫共沉淀技术　如果已经具有针对基因编码产物的抗体，免疫共沉淀常常作为首选方法。酵母双杂交的结果通常需要在哺乳动物细胞中进行进一步的鉴定。最常用的方法就是免疫共沉淀。该方法是利用抗体识别基因编码产物，以共沉淀的方式从细胞内容物或培养上清中分离获得蛋白质复合物（基因编码产物与其相互作用分子结合形成的复合物）；然后进行电泳分离，进而采用质谱技术对相互作用分子进行鉴定（详见第六章）。

免疫共沉淀是以抗体和抗原之间的专一性作用为基础的用于研究蛋白质相互作用的经典方法。该方法的优点是：相互作用的蛋白质都是经翻译后修饰的，所处的环境条件也接近天然状态，能够反映体内相互作用的情况，也可以分离到天然状态的相互作用的蛋白复合物。但应该注意，有时免疫共沉淀的蛋白质并非是直接相互作用，如ElA与p107的共沉淀就是间接的相互作用，这实际上是ElA与p107、p107与cyclin A直接相互作用的结果。另外，其灵敏度也相对较低。如果没有合适的抗体，或基因编码产物的量过低，则难以采用免疫共沉淀的方法鉴定相互作用分子。

3. GST沉淀实验技术（GST-pull down实验）　GST沉淀实验主要是用来证明蛋白质胞外的相互作用。蛋白质在胞外的相互作用排除了酵母细胞内复杂体系的干扰，比较直接地检验蛋白质分子之间存在的物理的相互作用。同酵母双杂交实验一样，运用此法也可以证明相互作用的蛋白分子中是否有参与调节作用的结构域或模体。此方法可以用于对酵母双杂交方法筛选到的蛋白做进一步的鉴定。

GST融合蛋白还可通过与细胞内源性蛋白质的相互作用，用于筛选其相互作用的蛋白。GST融合蛋白还可以把细胞提取物中有相互作用的内源性蛋白质沉淀下来。如果内源性蛋白含量低或结合力弱，可以采用脉冲法使细胞在某一段时间内合成的所有蛋白质都标记上放射性同位素（^{35}S），然后提取细胞总蛋白与GST融合蛋白温育。对GST融合蛋白沉淀下的带有放射性标记的蛋白电泳，进行放射自显影。

4. 荧光共振能量共振转移技术　FRET的原理是处于激活状态的供体可以将其本身的荧光传递到与之十分邻近（通常在10nm之内）的受体上。因此，如果用遗传突变的绿色荧光蛋白（GFP）或是合成的荧光染料标记蛋白质，则可以通过荧光体之间的能量传递来确定两蛋白质的相互作用。这种方法较之上述的方法有两个优点：①蛋白质之间的相互作用是发生在完整细胞里，比较完整地反映了蛋白质在生理状态的活动。②利用这种方法，可以观察到蛋白质在细胞内的定位。

5. 噬菌体展示技术（phage display）　噬菌

体展示技术是将多肽或蛋白质的编码基因克隆入噬菌体外壳蛋白结构基因的适当位置，在阅读框正确且不影响其他外壳蛋白正常功能的情况下，使外源多肽或蛋白与外壳蛋白融合表达，融合蛋白随子代噬菌体的重新组装而展示在噬菌体表面。被展示的多肽或蛋白可以保持相对独立的空间结构和生物活性，以利于靶分子的识别和结合。导入了各种各样外源基因的一群噬菌体，就构成一个展示各种各样外源肽的噬菌体展示库。当用一个蛋白质去筛查一个噬菌体展示库时，就会选择性地同与其有相互作用的某个外源肽相结合，从而分离出展示库里的某个特定噬菌体，研究该噬菌体所含外源基因的生物学功能。利用此方法可以通过新基因编码的蛋白作为靶蛋白，与某些已建立的噬菌体肽库进行孵育，可以获得与靶蛋白相互作用的相关肽段或蛋白质的信息。通过分析噬菌体所含外源基因编码蛋白的信息，知晓其功能，并推测新基因编码蛋白的功能。

核糖体展示技术（ribosome display technology，RDT）是由 Plückthun 实验室在多聚核糖体展示技术的基础上改进而来的一种利用功能性蛋白相互作用进行筛选的新技术，它将正确折叠的蛋白及其 mRNA 同时结合在核糖体上，形成 mRNA-核糖体-蛋白质三聚体，使目的蛋白的基因型和表型联系起来，可用于抗体及蛋白质文库选择、蛋白质体外改造等。运用此技术已成功筛选到一些与靶分子特异结合的高亲和力蛋白质，包括抗体、多肽、酶等，是蛋白质筛选的重要工具。

核糖体展示技术完全在体外进行，与噬菌体或酵母菌展示技术相比，具有建库简单、库容量大、分子多样性强、筛选方法简便、无需选择压力等优点，还可通过引入突变和重组技术来提高靶标蛋白的亲和力，是一种筛选大型文库和获取分子进化强有力的方法。核糖体展示技术作为一种新兴的克隆展示技术，必将在蛋白质相互作用研究、新药开发以及蛋白组学等方面显示出更为广泛的应用空间。

（二）蛋白质与 DNA 相互作用的研究方法

在基因转录调控的过程中，转录调控主要依赖于蛋白质因子与相应 DNA 调控序列（如激素应答原件等顺式作用元件）的相互作用来实现。因此，如果推测新基因表达蛋白为转录因子，则可利用凝胶迁移或电泳迁移率实验（EMSA）、染色质免疫沉淀技术及酵母单杂交系统等技术筛选和鉴定出与新蛋白相互作用的 DNA 序列（详见第十章）。最终可通过进一步探究 DNA 序列所调控的基因来阐明与其进行相互作用的蛋白质的功能。

（三）蛋白质与 RNA 相互作用的研究方法

RNA 与蛋白质的相互作用是许多基本的细胞生理过程得以实现的决定性因素。RNA 结合蛋白（RNA binding protein，RBP）通过与 RNA 相互作用广泛参与 RNA 剪接、转运、编辑、胞内定位及翻译调控等过程。小分子调控 RNA（包括 siRNA、miRNA、piRNA 等）及 lncRNA，是当前生命科学研究的前沿热点。这些小分子 RNA 及 lncRNA 存在于几乎所有较高等的真核生物细胞中，对生物体具有非常重要的调控功能。小分子 RNA 通过各种序列特异性的 RNA 基因沉默作用，包括 RNA 干扰（RNAi）、翻译抑制、异染色质形成等，调控诸如生长发育、应激反应、沉默转座子等各种各样的细胞进程。而这些 RNA 功能的发挥离不开参与小分子 RNA 生成和作用的一系列蛋白质因子的参与。lncRNA 在真核生物基因组中广泛转录，并且能够在多种层次以灵活的方式对基因表达进行调控。lncRNA 能够与染色质修饰复合物及转录因子等蛋白质相互作用，这种相互作用提高了基因表达调控的灵活性和复杂性。在过去的几年中，通过对这些小分子调控 RNA 和 lncRNA 相互作用蛋白质的结构和功能的研究，对小 RNA 及 lncRNA 生成和作用的分子机制、生物学功能等方面的研究都取得了诸多突破性的进展。催生了多种 RBP-RNA 相互作用技术。

1. RNA 结合蛋白免疫沉淀微阵列（RNA binding protein immunoprecipitation-CHIP，RIP-CHIP） 该技术是利用特异性 RBP 抗体对蛋白质进行沉淀。如果没有相应的抗体，可在目的蛋白上融合标签蛋白，利用标签蛋白抗体即可。然后分离沉淀复合物中的 RNA，进行反转录和扩增，最后进行基因芯片或测序分析。RIP-CHIP 可以鉴定 RNA 与蛋白质的相互作用，但是识别特异性差，分辨率低，而且难以精确获取 RBP 与 RNA 的识别序列，应用范围有限。

2. 紫外交联免疫共沉淀技术(ultraviolet-crosslinking and immunoprecipitation，CLIP) 该技术是研究RNA和蛋白质相互作用的重要技术，它利用了蛋白质与RNA在256nm紫外光照射下会发生交联的特性，保持体内复合物相互作用的真实状态，避免细胞裂解和纯化过程中RNA的丢失。通过一系列的如RNA酶降解、纯化、电泳及RT-PCR等步骤获取相应的cDNA用于测序分析。在实验过程中，还可确定蛋白质-RNA的精确交联位点，该技术能揭示RNA结合蛋白在体内的RNA结合位点。通过该技术可确定蛋白质可结合哪些RNA以及具体结合位点，对研究蛋白质的功能发挥重要作用。与RIP技术相比，由于增加了紫外交联操作，使RBP与RNA的结合更加紧密；引入了RNA酶消化步骤，使结合位点的检测更加便捷灵活。但是此方法需要大量的原材料，因此，一般在组织水平进行。此外，在此技术基础上衍生出了几种技术，如CLIP与高通量测序结合，催生了CLIP-cDNA文库高通量测序技术(high-throughput sequencing of CLIP)，被广泛用于RBP与RNA的识别模式、miRNA与靶RNA的相互作用等研究。

3. 长链非编码RNA与蛋白质相互作用的常用研究方法 长链非编码RNA lncRNA通过多种机制发挥其生物学功能，这些机制包括基因印记、染色质重塑、细胞周期调控、剪接调控、mRNA降解和翻译调控等。lncRNA通过这些作用机制在不同水平进行基因表达调控。用于研究长链非编码RNA与蛋白质相互作用的常用研究方法有在线快速预测RNA与蛋白质相互作用的catRAPID、RNA结合蛋白免疫沉淀RIP和RNA纯化的染色质分离ChIRP技术(详见第二十二章)。

第二节　从细胞水平研究基因功能的研究策略

一个特定基因的作用常常决定或影响一种或多种细胞的功能。因此，分析基因编码产物对细胞功能的影响是研究基因功能的重要内容。一个基因产物的作用机制，实际上就是它调控、影响或实现某种细胞功能的分子机制。

对于胞内蛋白质(膜蛋白、胞质蛋白、核蛋白)而言，将过表达和抑制表达两种策略结合，是研究基因功能的最佳方案。通过导入表达载体，在细胞内表达或过表达一个特定的基因，是在细胞水平研究基因功能的一种策略。功能失活的策略则是通过抑制内源基因在细胞内的表达，观察细胞生物学行为的改变来研究基因功能的另一个策略。

一、基因产物的表达与纯化

对于分泌型蛋白而言，研究其功能时常常需要获得其纯品。虽然可以从细胞培养上清或体液中进行分离纯化，但通常费时费力而且得率极低。由于cDNA克隆、原核表达载体和真核表达载体的构建、表达及纯化都已是很成熟的技术，对于分泌型蛋白的研究，可通过克隆其cDNA，构建表达载体，在原核和真核细胞进行表达，对纯化的产物进行功能研究。对于不需要糖基化即具备生物学功能的蛋白质，可在原核细胞进行表达；而对于必须进行糖基化后才具有生物学功能的蛋白质，则需构建真核表达载体，在真核细胞中进行表达。获得纯化的表达产物后，可用于直接刺激细胞，通过检测细胞功能的改变而分析蛋白质的功能。

二、在细胞内通过功能获得策略研究基因的功能

基因研究的功能获得(gain of function)策略是将外源目的基因直接导入某一细胞或个体中在体内外进行表达的研究策略。在细胞水平即是将目的基因通过基因转染的方式(详见十四章)导入某一种细胞中，通过观察细胞生物学行为的变化而认识基因的功能。

基因转染技术是目前很常用的基因功能研究方法，技术也很成熟。通常情况下，可以将cDNA插入目前常用的真核表达载体，构建携带目的基因的表达载体，导入细胞进行瞬时或稳定的表达。这种基因导入在基因功能研究中的应用已经十分广泛。如经典的RAS癌基因的功能即通过转染NIH-3T3细胞而得以鉴定。但是外源基因的导入是随机整合到宿主细胞的染色体上或以游离的形式存在于细胞中稳定表达。

（一）目前常用的基因转染系统

目前常用的基因转染系统分为非病毒性表达系统和病毒性表达系统。

1. 非病毒表达载体表达系统 目前主要采用质粒，通过脂质体介导、电穿孔等方法使目的基因被宿主细胞摄取。然而，尽管这类表达系统具有操作简便、经济等优势，但其也有不少局限性。主要问题是，不同类型的细胞对外源DNA的摄取能力有所不同，尤其在初级未转化的细胞中几乎是无效的，而初级细胞对于观察基因的细胞转化活性等行为恰恰非常有用。

2. 病毒性载体表达系统 以病毒为载体介导的基因转移因其具有转染效率高、目的基因可稳定表达等优势而被广泛应用。目前常用的病毒载体有腺病毒、腺相关病毒、逆转录病毒和慢病毒等，他们各自有各自的特点。他们的使用却能够很好地解决上述非病毒载体应用中存在的一些问题（详见第十二章）。

3. 酵母人工染色体（yeast artificial chromosome，YAC） 对于某些较大的基因，或者需要导入完整的结构基因（包括内含子）甚至包括转录调控序列，在应用基因转导技术研究其功能时可考虑采用转导YAC的方法。采用转导YAC的方法研究基因功能有两个主要的好处：一是可插入的基因片段较长，它不仅可插入含有上千万碱基对的基因，而且还可包含位于基因外数万个碱基的全部基因表达调控序列，这样有利于基因的组织特异性或细胞特异性高水平表达；二是可对转导入的YAC预先通过同源重组进行适当的修饰。

YAC转导方法有前核注射、脂质体介导和与酵母原生质体融合等。其中前核注射可使转导入的YAC长度达到600~700kb，转导入较短YACs时，保持YAC DNA完整的可能性比转导入较长YAC大。转导的YAC一般以低拷贝的形式存在，拷贝数在1~10之间，即使多拷贝也是几个拷贝整合在同一个位点。采用脂质体介导YAC往往需与多胺合用以浓缩DNA和防止其断裂，这种方法只适合于少数几种细胞，且YAC DNA保持完整的可能性较小，工作量又较大，与显微注射相比并无明显的优势。与酵母原生质体融合的方法不需要对YAC DNA进行纯化即可进行，对YAC的长度限制也较小；它的缺点是酵母的基因组DNA也会被整合，挑选出合适的YAC整合细胞比较困难。

采用转导YAC的方法可使基因的表达水平与内源基因相当，又与机体的剪接机理相似，更适宜于基因功能的研究和复杂性状的区分。

（二）基因转染宿主细胞的选择策略

对于定位于细胞膜、胞质、胞核的蛋白质，研究其功能时可采用细胞内表达的策略。通常采用两种策略：①选择不表达该基因的细胞，进行转染表达后，分析细胞的功能改变，或分析相关的细胞内分子事件，从而确定基因编码产物的功能。此策略具有一定的局限性，对于细胞来说，如果完全不表达一个特定的基因，也有可能不表达与其相互作用的蛋白质分子，因而在转染表达后，细胞功能并不发生改变。在这种情况下，需要采用另一种策略。②选择低表达该基因的细胞，导入表达载体进行过表达，通过增高蛋白质含量后细胞功能的改变而分析基因产物的功能。

三、在细胞内通过基因失活策略研究基因的功能

在细胞内高表达某基因时，可能由于外源表达基因的量超过了细胞的需要量而体现不出功能。而且外源基因的高表达对细胞本身就是一个压力刺激，会产生假阳性或假阴性结果。因此通过基因失活策略（loss of function）即通过降低或完全抑制特定基因的表达，观察细胞功能的改变来分析基因的功能是研究内源基因功能最有效的方法。

抑制基因表达可采用反义RNA、核酶、RNA干扰和基因编辑等不同的策略，在不同程度上降低基因的表达，对基因功能的研究也有不同的意义。

1. 利用反义RNA技术研究基因功能 反义核酸（antisense nucleic acid）是相对于编码链（正义核酸链）而言，与正义链互补的一段核苷酸序列。它是由核苷酸或其类似物组成，与正义核苷酸结合后，可阻止其转录或翻译。目前已广泛用于基础研究和临床实验。这种方法用于人体基因的功能研究较好。现在用得较多的反义核苷酸是经磷硫修饰的寡核苷酸（S-oligo），一般为15~20bp，有报道认为，8mer的S-oligo即可明显

抑制基因的表达，其长度与敏感性不成正比。反义核苷酸一般设计在编码区或3′-UTR区，目前已有软件可帮助设计反义核苷酸的序列。它也存在转导效率低下和体内容易降解等致命缺点。反义RNA通常只是在一定程度上降低了细胞内mRNA的翻译效率，降低蛋白质表达量。因而不能完全反映细胞失去该蛋白质后会如何影响功能，主要是反映基因表达水平有较大波动时对细胞功能的影响。

2. 利用核酶技术研究基因功能　天然的核酶通常是单一的RNA分子，具有自剪切作用核酶也可由两个RNA分子组成，通过互补序列结合形成锤头状二级结构，组成核酶的核心序列进而发挥剪切作用。核酶通过剪切RNA分子，从而抑制基因表达。

3. 利用dsRNA干扰技术研究基因功能　RNA干扰是指外源性的dsRNA所致的细胞内有效而特异性的基因沉默。不同生物中的RNAi具有共同的特性：①必须是dsRNA才能诱导产生；②只有针对编码区的dsRNA序列才能产生有效而特异性的干扰，针对内含子或启动子区域的dsRNA序列则不能产生；③同源dsRNA可以引起内源性mRNA特异性的降解；④干扰效应可以在生物体内传播，并可传给F1代；⑤dsRNA产生有效的干扰效果需要一个最小的长度。

RNAi的封闭作用是发生在转录之后，称为转录后沉默（post-transcriptional gene silencing，TGS）。特异性基因封闭效应是因为发生了特异性mRNA的降解。这种降解是一种序列特异性核酸酶降解作用的结果，这种酶被称为RNA诱导的封闭复合物（RISC），它是一种核糖核蛋白，具有外切核酸酶活性。

dsRNA被降解成25个核苷酸的小片段RNA，现普遍认为这些小片段RNA参与了mRNA的特异性识别；还有研究者认为这些小片段RNA可在一种RNA指导的RNA聚合酶作用下被扩增，从而使RANi可在生物体内得以传播。RISC可以识别小片段RNA并与之结合，在小片段RNA的指导下识别同源mRNA，最后利用其外切酶活性降解mRNA。

dsRNA介导的特异性基因封闭现象不仅在无脊椎动物中存在，而且在脊椎动物中也得到证实。近来，Tavernarakis N等通过转基因技术建立了可在体内诱导、并可稳定遗传的RNAi技术。他们将编码区序列反向连接，然后插入到热休克诱导的启动子HSP16-2的下游（即一个载体中的同一启动子下游连接的一个基因编码区的反向重复序列，编码区序列一正一反，串联连接，一次转录出具有反向重复序列的RNA，形成dsRNA），再将此载体转入菌株，通过筛选即可得到所需要的、可在热休克诱导下产生RNAi的可稳定遗传的群体。该技术的应用将使转基因动物的构建简便易行。

采用RNAi技术，通常可将细胞内特定基因的mRNA水平降低80%~90%，再加上对翻译的影响，可以基本上“沉默”该基因的表达，即将蛋白质的表达量降至极低的水平。因此，这是目前研究基因功能时常用的方法（详见第二十二章）。

4. 利用microRNA技术研究基因功能　microRNA（miRNA）是在真核生物中发现的一类内源性的具有调控功能的非编码RNA，其大小长约20~25个核苷酸。成熟的miRNA是由较长的初级转录物经过一系列核酸酶的剪切加工而产生的。虽然miRNA的作用机制与siRNA类似，但因其可通过与mRNA不完全互补配对结合而抑制翻译，故一种miRNA可沉默多个靶基因，而siRNA只能降低一个基因的表达（详见第二十二章）。

5. 利用基因编辑技术研究基因功能　基因组编辑技术是一种可以在基因组水平上对DNA序列进行改造的遗传操作技术。目前应用的基因编辑技术主要包括锌指核酸酶技术（zinc finger nuclease，ZNF）、转录激活因子样效应子核酸酶（transcription activator-like effector nuclease，TALEN）技术和成簇的间隔短回文重复序列系统（clustered regularly interspaced short palindromic repeat，CRISPR/Cas系统）。而CRISPR/Cas9介导的基因组精确编辑技术是目前应用研究最深入和应用最广泛的基因编辑技术。

CRISPR/Cas9技术是一种由RNA指导Cas9蛋白对靶向基因进行修饰的技术。这种技术的原理是构建一个人工内切酶，在预定的基因组位置切断DNA，切断的DNA在被细胞内的DNA修复系统修复过程中会产生突变，从而达到定点改造基因组的目的。通过修复途径,CRISPR/Cas9介导的基因组编辑技术可以在细胞和动物水平实现三种基因组改造,即基因敲除,特异突变的引入和定点转基因。基因组编辑是研究基因功能的重要手段之一,它可在细胞中通过对基因序列的修饰来达到抑制基因表达的目的。因此这类技术成为现代分子生物学的研究热点(详见第二十一章)。

6. 利用基因敲除小鼠的细胞研究基因功能 采用RNAi技术虽然可以"沉默"基因,但并不意味着该基因完全不表达。对于细胞内表达水平较高的基因,采用此策略研究基因功能通常是有效的,但对一些低水平表达的基因,特别是信号转导途径中的一些分子,降低其表达水平不一定能确切地阐明其功能。为研究这类基因的功能,需要获得不表达特定的基因、而正常表达与其相互作用分子的细胞。在这种情况下,可利用传统基因打靶技术建立的基因敲除小鼠的细胞进行实验。基因敲除小鼠通常是只敲除一个基因,而其他基因正常表达。从基因敲除小鼠获得的细胞是完全不表达特定基因而正常表达其他所有相关基因的细胞,利用此类细胞研究基因的功能,是在细胞水平研究基因功能的重要策略。

四、利用下游分子验证基因表达产物功能的方法研究基因功能

细胞内的许多蛋白质是终极效应分子,如代谢相关的酶类、催化核酸合成的酶、核糖体蛋白、细胞结构蛋白等。但细胞内还有大量的蛋白质实际上是调控蛋白或介导调控途径的蛋白质。对于这些蛋白质,研究其功能的一个重要方面,是通过下游分子验证其调控细胞功能的机制。

基因表达产物对下游分子的调控,不一定涉及蛋白质之间的相互作用,而可能通过调控下游基因的表达,或通过信号途径,或其他调控分子而间接调控,从而影响细胞的功能。在这种情况下研究基因的功能,可分析、预测其下游分子并鉴定其下游分子,进而抑制其下游分子或沉默下游分子的基因表达,鉴定是否能够消除待研究基因产物的生物学效应,从而鉴定该基因产物的生物学功能及相关机制。如转录因子,利用基因芯片可了解其调控表达的基因数量和类型。对于受体或配体,可利用多种现有的信号途径抑制剂,阻断不同的信号途径,确定该受体或配体调控细胞功能的信号途径。对于具有调控功能的蛋白质,如果它抑制下游分子,可通过表达其下游分子而研究其功能;如果上调下游分子的表达或功能,则可通过沉默或抑制其下游分子而研究其功能。

第三节 从整体水平研究基因产物功能的研究策略

研究基因的功能,从分子水平和细胞水平阐明相关的作用机制非常重要,但最终还是要阐明一个特定基因的表达在生物体内所产生的生物学效应。

一、基因表达产物的体内分布特征

将基因产物进行表达、纯化,并对其功能进行研究,虽然能够对基因的许多功能进行确定的分析鉴定,但不能完整地说明该基因在体内表达的功能及其作用特点。因此,还需要对基因的体内表达特点进行分析,即对基因的体内表达进行定位、定性和定量的研究。对于基因功能进行研究,通常需要进行体内组织分布和细胞分布类型的分析,从而初步确定该基因的表达可能在哪些组织发挥生物学效应。

基因表达的定位是确定基因功能的一项十分重要的内容。组织定位和细胞内定位具有同样重要的意义。组织定位是要确定一个基因究竟在哪些组织、细胞中表达,亦即基因表达的组织、细胞分布,确定一个特定基因表达的组织特异性和细胞特异性。组织定位研究常采用原位杂交技术,制备组织切片,将切片标本固定于适当的玻片,然后采用DNA探针进行杂交,此法可确定组织中是否有特定基因的表达,同时可以分析基因是在哪些类型细胞中表达。组织定位研究也可分别取不同组织,分离RNA,然后利用Northern印迹方法进行分析。这样检测的结果可以确定一个基因是否在某一组织中表达,但无法确定是在该组织中的哪些类型的细胞中表达。除了进行RNA的分析,还可以采用组织化学技术,分析基因表达产物在组织和细胞的分布。

二、基因在生理或病理过程中的表达分析

在分子水平和细胞水平确定基因的功能，并不能最终确定该基因的生理学和病理学意义。除了进行组织定位研究之外，体内研究中还需要分析特定的基因在特定的生理学或病理学过程中的表达变化。对于与发育相关的基因，需要分析其在个体发育过程中的组织和细胞分布特征。对于与疾病相关的基因，需要分析其在病理过程中的组织和细胞分布特征，以及表达水平的变化。例如，一个基因的表达能够影响肿瘤细胞侵袭迁移能力，只能提示该基因可能影响肿瘤转移；为证明其促进肿瘤转移的作用，还必须在相应的肿瘤中确定其表达是否发生了明显的改变，以及其表达与肿瘤转移能力的对应关系，这是必不可少的证据。

三、利用基因修饰动物研究基因功能的研究策略

从整体水平鉴定基因功能的重要策略是利用转基因动物、基因敲除或敲入的动物等动物模型在整体水平上观察基因表达被阻断后或基因开始表达后，机体所产生的表型变化。利用此策略可在活体水平研究有关基因的功能，它是一个多维的研究体系，是从分子到个体多层次、多方位研究基因的理想模型。

（一）利用转基因动物模型研究基因功能

转基因动物是指利用转基因技术将外源基因引入动物体内，建立携带并且能够遗传给子代的转基因动物模型。它是外源基因在动物体内基因组中进行随机的、稳定地整合的动物。对于新基因功能的研究，可构建含新基因的载体，将其导入小鼠受精卵或囊胚，然后将小鼠受精卵或囊胚植入假孕母鼠的子宫，最终再通过对子代小鼠的培育获得转基因动物（详见第二十章）。通过对转基因动物的表型分析研究外源基因的功能。目前已经运用转基因技术建立了数千种转基因动物，并且还可以通过在携带外源基因的载体上加上组织特异性启动子等手段，从而控制外源基因在特定的时间或特定的组织器官表达。利用转基因动物来研究基因功能的优势在于它是一个在活体水平上的多维的研究体系，可以从分子到个体水平进行多层次、多方位的研究。

这种策略可以使机体在多组织、多种细胞中高表达一个特定基因，从而可以分析该基因对个体发育，对组织、器官功能的影响。这是确定基因功能、特别是其生物学意义的重要策略。

（二）利用基因打靶技术建立的基因敲除或敲入动物模型研究基因功能

基因敲除或称基因打靶是建立在胚胎干细胞技术和同源重组技术基础上的一种方法。既可以在细胞水平上进行，从而建立新的细胞系，也可以在整体水平建立基因敲除动物。通过对小鼠在整体水平上的基因敲除，观察个体的表型变化可推测基因在体内的可能功能。此外，通过构建插入突变或与其他基因融合的载体经同源重组方式整合到胚胎干细胞同源基因的染色体位点上（即基因敲入），将筛选到的阳性胚胎干细胞克隆导入假孕小鼠体内后，将产下的嵌合小鼠通过回交的方式培育最终可获得基因敲入的动物模型（详见第二十章）。利用基因敲除或敲入技术获得的动物模型观察个体的表型变化已成为目前研究基因功能最直接和最有效的方法之一。基因敲除或敲入技术涉及到打靶载体的构建、胚胎干细胞的培养及同源重组阳性细胞的筛选等复杂过程。因技术条件和费用较高、周期长、仅限于小鼠等缺点，使基因敲除技术的应用受到限制，而且在胚胎期消除了目的基因的功能，可能只反映一部分基因功能；或者某些重要基因被敲除后可导致小鼠在胚胎期死亡，无法检测其对各发育阶段的影响，很多情况下，由于复杂的原因，并不一定能观察到小鼠生物学行为的改变。

（三）基于其他技术建立的基因敲除、敲入或基因敲减动物模型研究基因功能

1. 利用 RNA 干扰技术建立基因敲减动物模型研究基因功能　大量研究表明，RNA 干扰技术除了可以在细胞水平上进行基因敲减实验外，它也能够在哺乳动物系统中被用来灭活特异性基因，产生类似基因“敲除”的效应。如可以通过构建相应慢病毒载体，导入小鼠受精卵中，获得 GFP 基因敲减的小鼠模型。与传统的基因敲除技术相比，这一技术具有投入少、周期短、操作简单等优势。

2. 利用CRISPR/Cas9技术建立基因敲除或敲入动物模型研究基因功能 随着近年来CRISPR/Cas9技术发展，近年来它已被用于建立多种属的基因敲除动物，以进行整体水平基因功能的研究。

（1）生殖细胞的基因编辑：最近的研究结果表明，CRISPR/Cas9技术可通过向受精卵中直接注射gRNA等方式来产生基因敲除的动物。因此，这种方法比利用胚胎干细胞和同源重组原理建立基因敲除小鼠模型更经济、简便、省时、省力。由于Cas9的切割并不只是发生在单细胞阶段，因此，所得到的子代小鼠通常是含有编辑和未编辑细胞组成的嵌合小鼠。最终通过回交培育可获得纯合子基因敲除小鼠。这项技术已经被用在多种种属的动物中。已有学者用此技术在大鼠受精卵中敲除了LDL受体基因*Ldlr*和载脂蛋白*ApoE*两个基因，然后将此受精卵植入假孕母鼠的体内获得了双基因敲除的大鼠模型。通过检测大鼠血液中LDL含量，结果发现此模型大鼠在喂食高脂饮食时，因为缺失LDL受体和载脂蛋白*ApoE*而导致LDL的高表达，并最终发展成动脉粥样硬化。Lu R等利用CRISPR/Cas9技术通过受精卵中直接显微注射的方式建立了*Ldlr*基因敲除的兔子模型，研究显示，正常喂食的动物模型很快发展成动脉粥样硬化和高胆固醇血症。说明该基因编辑兔子模型可以作为研究高胆固醇血症的动物模型。

（2）体细胞基因组编辑（somatic genome editing，SGE）：体细胞基因组编辑是指在一个生物个体的任何一种体细胞而不是在生殖细胞进行基因编辑的操作。SGE不仅可在整体水平研究基因功能，而且对一些人类疾病的基因治疗具有巨大的潜在应用前景。

目前可通过腺相关病毒（adeno-associated virus，AAV）载体等将Cas9和gRNA通过注射的方式导入机体特定的组织细胞，在体细胞内发挥基因编辑的功能。如Ding Q等用腺病毒载体向小鼠的肝脏导入靶向Kexin样前体蛋白转化酶蛋白酶家族的第9个成员（proprotein convertase kexin type 9，Pcsk9）基因的Cas9和gRNA，在注射3~4天后可检测到LDLR的表达增加和血清胆固醇水平的降低。PCSK9是一种肝源性分泌蛋白，它与LDLR的胞外区结合可促进LDL受体的降解。因而使血液中LDL不能清除，从而可导致高胆固醇血症。Ran FA等在2016年找到并鉴定了一种小的与Cas9同源的葡萄菌属的Cas9（StapHaureus Cas9，saCas9），它很容易插入AAV载体中。它为进行以组织为靶向的人类疾病的基因治疗提供了一个领先的导入平台。

3. 利用随机突变的策略建立突变型小鼠研究基因功能 通过物理、化学诱变或生物技术可产生大量的基因组基因突变。如乙基亚硝基脲（ethyl nitrosourea，ENU）诱变是近年来发展起来的研究基因功能的新手段。它主要诱发单碱基突变，造成单个基因发生突变。如通过ENU处理可使雄鼠精子基因组发生点突变，进而使得后代小鼠有可能出现突变类型，经筛选和遗传实验即可得到突变系小鼠用于基因功能的研究。

4. 利用基因诱捕技术建立基因突变的动物模型研究基因功能 基因诱捕技术也是一种产生大规模随机诱变的便利手段，它是功能基因组学研究的有力工具之一。基因诱捕是通过物理、化学或生物学的方法将一个含报告基因的DNA载体导入胚胎干细胞。外源基因可随机插入基因组，在通过捕获内源基因的表达调控元件获得表达的同时使内源基因失活突变。报告基因的表达可提示插入突变的存在以及内源基因的表达特点。基因诱捕技术可大规模、经济有效地在整个基因组产生突变的ES细胞克隆，建立一个携带随机插入突变的ES细胞库。而每一个ES细胞克隆中含有不同的突变基因，如果将这些不同的ES克隆经囊胚注射发育为基因突变的动物模型，可通过对动物模型的表型分析鉴定突变基因的功能。这种方法可加速对基因组的注释，并且可建立人类疾病的动物模型。

四、利用在体内表达基因研究基因功能的研究策略

除了研究基因的正常生理功能，研究基因编码产物的致病作用或者在疾病治疗中的作用，也是基因功能研究的重要内容。利用不同载体，进行体内非特异性转染（多组织、多细胞转染），或组织定位转染；也可以将转染表达该基因的细胞植入体内，在特定的部位表达该基因。这种策略

对于研究基因在生理或病理过程中的作用具有重要的价值。例如，肿瘤发展过程中，可改变骨髓细胞的特性，产生髓前体抑制细胞。有研究利用白细胞介素-1基因敲除证明了肿瘤部位的炎症所产生的白细胞介素-1诱导骨髓产生髓前体抑制细胞。但在白细胞介素-1基因敲除小鼠接种的肿瘤细胞中转染表达白细胞介素-6，则仍可以诱导骨髓产生髓前体抑制细胞，从而证明了白细胞介素-6在髓前体抑制细胞产生中的作用，即白细胞介素-1通过刺激产生白细胞介素-6而诱导产生髓前体抑制细胞。

体内表达特定的基因，不仅是验证基因的生理功能或致病作用的重要策略，也是基因治疗研究的重要策略。不论体外研究（分子水平和细胞水平）获得多少实验证据，最终还是需要通过体内表达而确定其治疗效应。

新基因功能的研究并没有一个完全固定不变的模式。我们在这里只是介绍了一些基本的研究策略和方法。在实际工作中，尚需要根据具体情况制定特定的基因功能研究方案。随着越来越多的新基因功能资源被不断挖掘，对于我们更好的认识生命的本质、探究疾病的发病机制及开发更多的疾病治疗策略发挥重要作用。

参考文献

1. Joshi B, Li L, Nabi IR. A role for KAI1 in promotion of cell proliferation and mammary gland hyperplasia by the gp78 ubiquitin ligase. J Biol Chem, 2010, 285: 8830-8839.
2. Fu Z, Regan K, Zhang L, et al. Deficiencies in Chfr and Mlh1 synergistically enhance tumor susceptibility in mice. J Clin Invest, 2009, 119: 2714-2724.
3. Han HJ, Russo J, Kohwi Y, et al. SATB1 reprogrammes gene expression to promote breast tumour growth and metastasis. Nature, 2008, 452: 187-193.
4. Tsai YC, Mendoza A, Mariano JM, et al. The ubiquitin ligase gp78 promotes sarcoma metastasis by targeting KAI1 for degradation. Nat Med, 2007, 13: 1504-1509.
5. Green MR, Sambrook J. Molecular Cloning: A Laboratory Manual . 4th ed. New York: Cold Spring Harbor Laboratory Press, 2012.
6. Klattenhoff CA, Scheuermann JC, Surface LE, et al. A long noncoding RNA required for cardiovascular lineage commitment. Cell, 2013, 152(3): 570-593.
7. Wang H, Yang Y, Shivalila CS, et al. One-step generation of mice carrying mutations in multiple genes by CRISPR/Cas mediated genome engineering. Cell, 2013, 153: 910-918.
8. Zhao Y, Yang Y, Xing R, et al. Hyperlipidemia induces typical atherosclerosis development in Ldlr and Apoe deficient rats. Atherosclerosis, 2018, 271: 26-35.
9. Ding Q, Strong A, Patel KM, et al. Permanent alteration of PCSK9 with in vivo CRISPR/Cas9 genome editing. Circ Res, 2014, 115: 488-492.
10. Nelson CE, Hakim CH, Ousterout DG, et al. In vivo genome editing improves muscle function in a mouse model of Duchenne muscular dystrophy. Science, 2016, 351: 403-407.

（史岸冰）

第十七章　疾病相关基因的鉴定和分析技术

无论是单基因疾病还是复杂性疾病都存在着相关基因的变异。基因突变和遗传多态性是人类疾病遗传因素致病的分子基础。研究疾病相关基因需要使用DNA分子标记，进行基因分型，通过基因型与疾病表型间的连锁分析和关联分析，在动物模型的帮助下，找到相关基因在染色体上的具体物理区域，进而精密地分析一定大小的目的DNA片段，确定基因变异的类型及其与疾病表型的联系，有助于阐明疾病发生发展的分子机制（图17-1）。

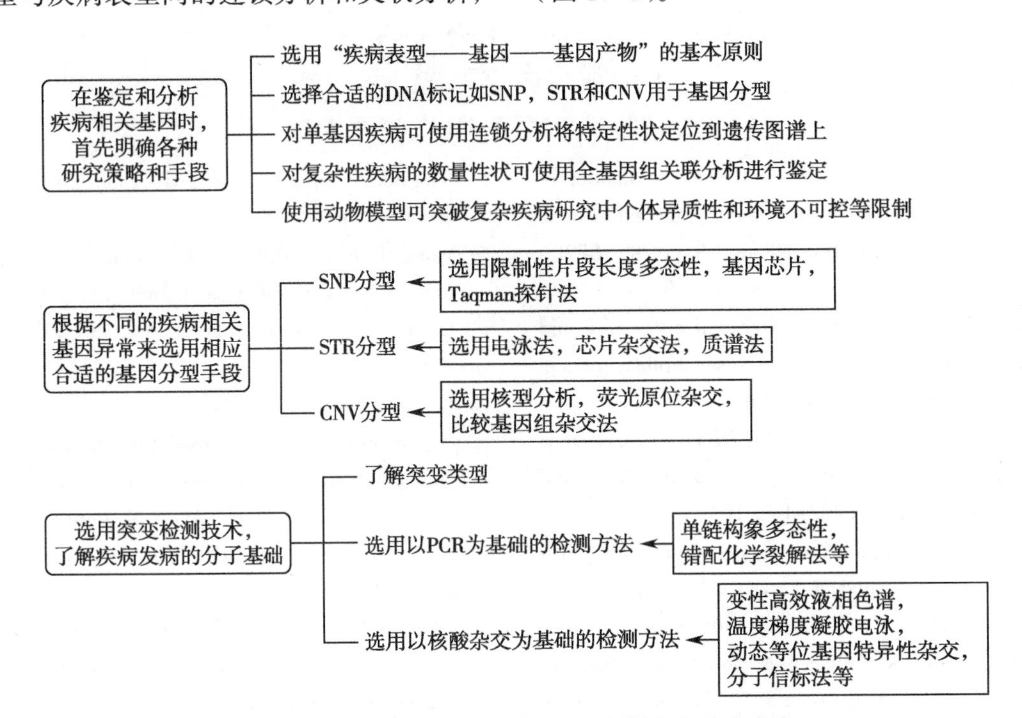

图17-1　疾病相关基因的鉴定和分析框架和技术路线

第一节　鉴定和分析疾病相关基因的策略

鉴定和分析疾病相关基因，可帮助人们深入了解疾病的病因和发病机制，以利于疾病的诊断和治疗。下面主要围绕鉴定和分析疾病相关基因的基本研究思路和专业手段进行阐述。

一、疾病相关基因鉴定的基本原则

目前疾病相关基因的定位、克隆及鉴定过程，更多地选用“疾病表型——基因——基因产物”的思路进行研究，也就是从确认疾病的表型开始。遗传性疾病表型的出现是由于基因组内致病基因的异常引起的；而出现异常的基因在基因组中具有一定的位点；该位点与个体中广泛存在的DNA分子标记之间必然有一定的联系。通过DNA标记与该位点之间的连锁分析和关联分析就能不断窄化疾病相关基因的定位区间，确定候选基因；最终进行细致分析，阐明基因功能及其与疾病的关系。

二、DNA标记

DNA分子标记，是位于染色体上已知位点的一段DNA序列，在不同个体间存在着差异，即多态性（polymorphism）。用于鉴定细胞、个体或物种间的遗传差异，研究疾病与遗传之间的关系。作为一个合适的DNA分子标记，需要具备以下特征：具有高多态性，存在一个特异位点，共显性遗传，均匀分布于整个基因组范围内，开发利用以及鉴定所需成本低廉，方法简便，且所得结果的可重复性高。现在常用的DNA标记有单核苷酸多态性（single-nucleotide polymorphism，SNP）、短串联重复（short tandem repeat，STR）、拷贝数变异（copy number variation，CNV）等。

三、连锁分析

两个位点在同一条染色体DNA链上物理位置越接近，每条同源染色单体上的等位基因越有可能一起分离。当观察到同源染色体上的等位基因以完整单位的形式进行分离，背离自由组合定律时，就称之为连锁。连锁分析是研究疾病性状遗传基础的重要手段。采用连锁分析的方法已克隆鉴定了如囊性纤维化、进行性假肥大性肌营养不良、Huntington舞蹈病以及一些代谢紊乱等多种单基因疾病的致病基因。对于特定的性状来说，连锁分析可以将性状位点定位在已知的遗传图谱上，继而在连锁不平衡的基础上进行精细定位最终鉴定出该基因。等位基因连锁不平衡的出现是由于同源染色体配对时出现交叉，导致基因重组。发生交叉的可能性由遗传距离（单位是厘摩，cM）来表示，由此可构建出遗传图谱，通过连锁分析得到基因在染色体上的线性次序，并且以比例的形式展现它们之间的重组频率。1%的重组率定义为1cM。

遗传疾病研究中相当重要的手段之一就是基于家系和群体的连锁不平衡分析，两种分析方法都是利用在基因组分布广泛的DNA标记来寻找与疾病相关的遗传物质。已知在同一染色体上紧密相邻的DNA片段趋向于共同遗传，这个属性使得我们可以使用DNA标记来鉴定某个尚未定位的基因的精确遗传模式。在单基因遗传病家系中，可以利用遗传标记找到病患共享的染色体区域，捕捉到其中的致病基因，实现基因定位。将正常人和病人的相应序列进行比较，从而识别出致病基因和致病突变（图17-2）。这种鉴定疾病相关基因的方法的局限性在于，目标基因只能定位于染色体上很大的区域内。只有通过观察足够多的重组交换才能获得有效信息，因而精确分析的前提是拥有大量家系或者大型家系。对于涉及多个位点和环境因素的复杂疾病来说，就需要其他手段才能有效定位。

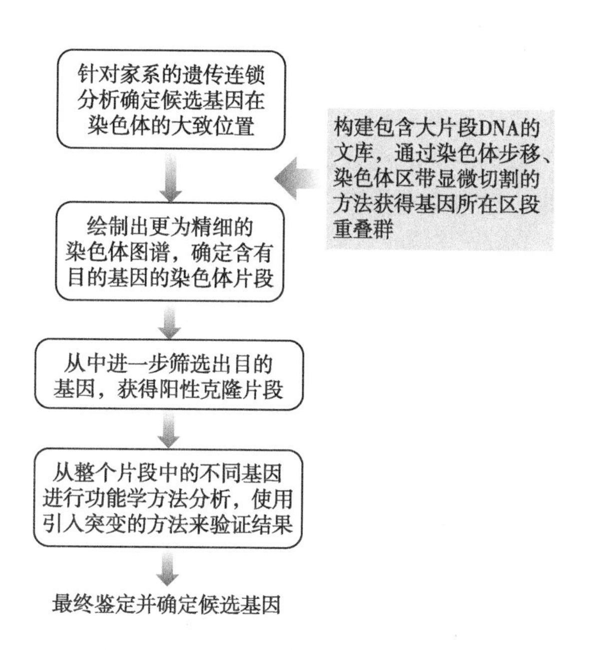

图17-2　定位克隆的技术路线示意图

四、关联分析

很多复杂性疾病所表现的连续数量性状并非由单基因的异常导致，而是由多个基因的遗传变异构成。特定的遗传变异在疾病人群中与对照人群相比以较高频率出现时，即被称为与该疾病关联。疾病相关的遗传变异意味着在该人类基因组区段上可能存在可引起疾病的潜在隐患。寻找与疾病相关基因变异的方法有两种：假说驱动和无假说驱动的关联分析。假说驱动的关联分析方法从某特定基因与某疾病相关这个假说开始，接下来要做的就是试图确认这两者的关系。无假说驱动的方法通过扫描整个基因组，观察哪些基因与疾病表型间存在关联，全基因组关联分析（genome-wide association study，GWAS）和全外显子组测序（whole-exome sequencing）就是其中的典型代表。

在GWAS研究中，检测不同个体全部或绝大部分的基因以寻求个体差异,将这些不同的遗传变异与某些性状例如疾病联系起来。以同一族群的疾病人群和健康对照人群为研究对象,首先收集细胞样本,如从口腔黏膜刮下些许细胞,从中提取基因组DNA,与包含上百万SNP的DNA序列信息的基因芯片杂交,所得结果进一步在计算机上进行生物信息学分析(图17-3)。实际运作中仅读取代表DNA变异的SNP位点,而不是全部的DNA信息。GWAS简化了疾病相关基因的鉴定过程,优点不言而喻。当然它也存在一些弊端,特别是从方法学的角度来说,检出的有兴趣突变与高度密集的DNA变异相关,给研究者累积大量有用数据的同时也掺杂着数量空前庞大的假阳性结果。这些都有待研究者进一步完善。

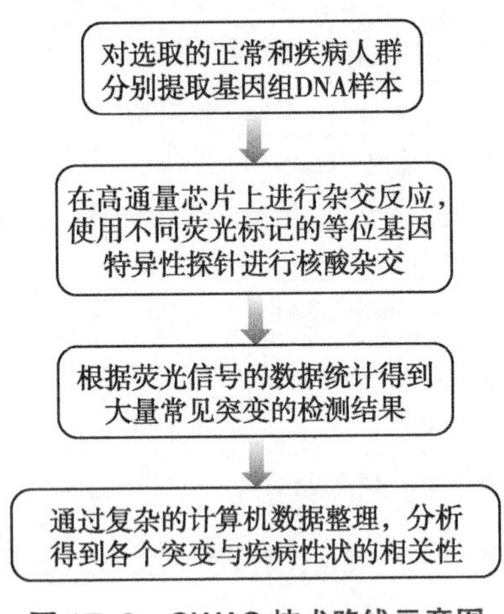

图17-3 GWAS技术路线示意图

而全基因组外显子测序则是对全部外显子区域进行DNA测序的一项技术。它与GWAS技术同样适用于单基因和复杂性疾病的研究,而明显的差异则在于其涵盖的范畴更为集中,针对外显子区域的序列进行检测,因而更为简便、经济。疾病表型往往与疾病相关基因外显子变异导致的蛋白产物功能性紊乱存在密不可分的关系,因而在鉴定和分析疾病相关基因的研究中对外显子序列的分析与基因组其他序列相比具有更高的性价比。在相同研究经费的支持下,该技术可实现对更多个体的检测,从而获得更为全面和准确的研究结论,因此越来越受到研究者们的青睐。

五、动物模型

人类几乎所有疾病均是环境因素和遗传因素共同作用的结果。在单基因遗传病中,环境因素的影响相对较小,克隆致病基因取得了巨大成功。而复杂性疾病由于具有临床异质性、遗传异质性、多基因的微效作用、异位显性、拟表型和环境因素的作用等特点,使得鉴定和分析其相关基因显得异常艰巨。近交系动物遗传背景清晰,动物实验可控制环境因素的干扰。模式动物特别是小鼠和大鼠基因组测序的完成,加之比较基因组学的理论和实践的不断完善,使得应用动物模型来鉴定人类复杂性疾病相关基因成了研究者不错的选择。以大鼠关节炎模型为例,鉴定和定位关节炎相关基因的一般步骤见图17-4。经典的纯系育种分离技术,结合同类系和重组系的建立,窄化易感区域,定位克隆基因,最终确定基因变异、功能变化与关节炎表型的关系。

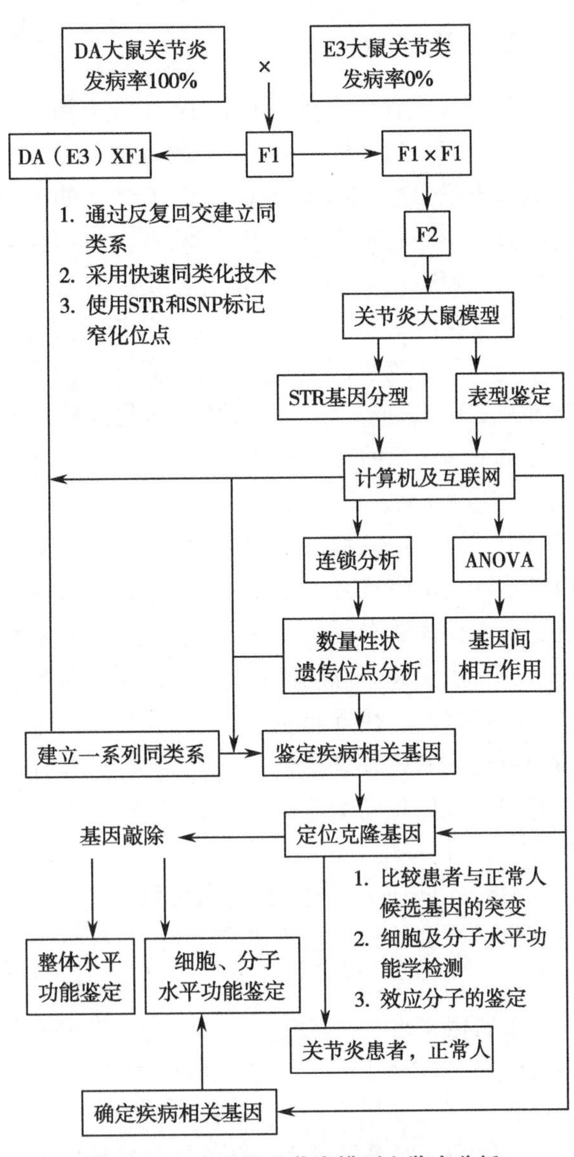

图17-4 在大鼠关节炎模型上鉴定分析关节炎相关基因的技术路线示意图

第二节　基因分型

DNA标记可以区别个体间的遗传差异。在疾病相关基因鉴定过程中，需要采用各种不同的DNA标记，对疾病人群和对照人群进行基因分型检测。下面分别介绍SNP、STR和CNV三种DNA标记基因分型手段。

一、SNP分型

SNP即指同一物种成员或同一个体配对染色体的DNA序列中单个核苷酸——A、T、C或G的变化导致的DNA序列差异。例如，两条来自不同个体的DNA片段测序：ATGGTC和ATGCTC中就包含了单个核苷酸的变化，涉及两个等位基因：G和C。绝大多数常见的SNP中仅存在两个等位基因。SNP的选择取决于某一SNP在群体中最低的等位基因频率。人类的不同群体中存在变异，因此SNP等位基因在某些地理或种族人群中发生的频率有很大的差异。SNP与其他遗传标记相比存在很多优点，其在基因组中较高的密集程度就是其中之一。SNP目前成为遗传分析的支柱。当然在进行遗传连锁和相关分析之前有必要了解其数据来源、分布和鉴定过程。以下介绍三种SNP分型常用的实验手段。

（一）限制性片段长度多态性分析

限制性片段长度多态性分析（restriction fragment length polymorphism，RFLP）使用限制性核酸内切酶消化DNA的方法鉴定感兴趣区域的DNA序列多态性（图17-5）。RFLP技术的使用依赖于DNA序列的改变发生在酶切位点处。RFLP常常与PCR或Southern blotting技术联用（实验流程17-1、实验流程17-2）。不过单碱基的替换、缺失以及插入并不常常在酶切位点内出现，此时就需要使用其他方法进行检测。

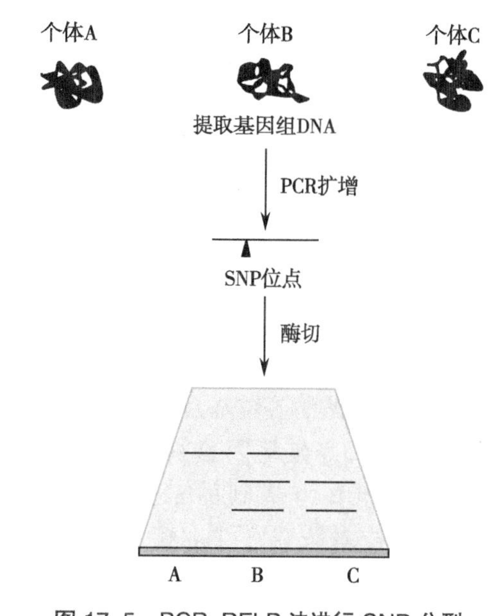

图17-5　PCR-RFLP法进行SNP分型

> **实验流程17-1　PCR-RFLP**
>
> A. 收集个体的细胞提取基因组DNA。
>
> B. 设计引物，使用PCR技术扩增包含SNP位点在内的具有一定丰度和长度的DNA片段。
>
> C. 使用合适的限制性核酸内切酶进行完全消化。
>
> D. 将酶切产物使用琼脂糖凝胶电泳分离鉴定，SNP位点的差异可导致酶切产物长度的不同，进而将不同的基因型分辨开来。

> **实验流程17-2　基于Southern blotting技术的RFLP**
>
> A. 将样品的基因组DNA经过已知限制性核酸内切酶完全消化产生感兴趣片段的多态性。
>
> B. DNA经过琼脂糖凝胶进行大小片段的分离。
>
> C. DNA在高盐缓冲液中受毛细作用转移到硝酸纤维素膜上。
>
> D. 凝胶经NaOH处理使DNA变性、再中和，凝胶放回缓冲液浸泡的滤纸和膜上，标记探针通过Southern blotting杂交过夜。
>
> E. 印迹在可以去除所有非特异性黏附探针的条件下洗涤。
>
> F. X线胶片曝光，即可根据胶片上得到的片段大小来鉴定个体存在的差异。

（二）基因芯片用于基因型分析

伴随着人类基因组的序列测定，不断有新的工具和技术运用于细胞内广泛基因表达的变化鉴定和定量分析。其中一大重要技术就是基因芯片，其产生使得研究人员对基因的功能和调控取得了空前的认识，也在不断改变几乎生物学研究的每个领域。在高通量的SNP分型中也可采用该技术。该技术涉及等位基因特异性的核酸杂交。将DNA探针固定在不可渗透的固体表面，极大程度减少了反应溶液体系和杂交所需时间。一张芯片可同时检测数以万计的SNP位点，绿色或红色荧光分别代表A或B样品DNA与等位基因特异性探针的阳性杂交。当A和B样品都与探针发生杂交反应时，则显示出黄色荧光。检测结果以高分辨率的图像呈现并辅以计算机软件分析。如果将某疾病的患病个体和对照个体来源的样品DNA用不同的荧光进行标记，则可实现对该疾病相关SNP的鉴定。

（三）5′－核酸酶等位基因鉴别法

5′－核酸酶等位基因鉴别法或称TaqMan法是一种以PCR为基础的SNP基因分型手段。TaqMan技术依赖于Taq酶的5′－3′外切核酸酶活性，在PCR延伸过程中降解与互补靶序列杂交结合的双重标记探针。TaqMan探针本身极大地提升了检测的特异性。它由共价结合在5′－端寡聚核苷酸探针的荧光基团和3′－端的淬灭基团组成。淬灭基团只要与荧光基团相近，即可淬灭所有荧光基团发射的荧光。在探针降解的过程中，荧光基团与淬灭基团分离并释放出荧光信号，而该荧光信号最终可被检测（图17-6）。在检测过程中，引物会扩增包含了SNP位点在内的DNA序列。与SNP位点处靶序列完全互补配对的探针在退火时稳定杂交，而与等位基因特异性探针并不完全互补的探针则由于其熔解温度较低，不能有效杂交。不同探针的存在允许了单管中进行不同等位基因的同时检测。每种SNP对应一种单独的探针，不过每种SNP的探针和最适反应条件都需要考虑。TaqMan探针法SNP分型不涉及PCR后的步骤，与其他很多分型方法相比较为方便。

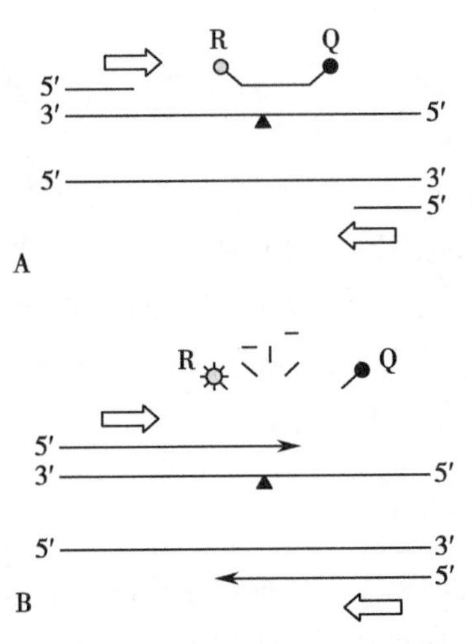

图17-6 TaqMan探针的SNP分型

A：PCR退火反应时，TaqMan探针与SNP位点处的序列互补结合。报告基团与淬灭基团相邻，荧光淬灭，无法检测到；B：PCR延伸过程中，TaqMan探针被*Taq*酶降解。报告基团与淬灭基团分离，报告基团发射出荧光信号，可被检测到

二、STR分型

STR指DNA中两个以上核苷酸直接彼此相邻的重复模式。这种模式涉及的碱基对在2~6个不等，一般在非编码内含子区域出现。短串联重复多态性指同源STR位点上的重复单元的重复数目在个体间的变化。通过对基因组特异位置特异序列重复数的鉴定可能实现个体的遗传剖析。在法医学案件侦查中，STR分析已经成为了一项十分普遍的遗传鉴定手段。当今法医学分析中常用的STR都是4-或5-核苷酸的重复，因为它们在非理想的条件下不易降解并且保持其高保真性。已知某些遗传疾病与三核苷酸重复有关，如Huntington舞蹈病和脆性X染色体综合征。长的重复序列易遭受环境的降解，并且不易用PCR的方法进行扩增检测，因而限制了它作为遗传标记的使用。

STR左右两端的序列在同一物种中具有高度保守性，因而可以根据这一特性进行引物设计。PCR扩增所得的不同大小的片段即代表了STR片段中重复序列重复次数的多态性。STR分型方法在实际操作中转化为核酸片段大小的精确分离鉴定。以下介绍常用的几种STR分型法。

（一）以平板胶和毛细管电泳为基础的分型方法

最初人们使用平板胶电泳的方法进行STR分型，直到现在仍然有不少法医学实验室使用该系统。平板胶电泳是强大的DNA分离方法，STR片段可以通过银染进行成像。不过这种方法很快就被更敏感更便捷的其他技术所代替。使用荧光标记引物可以使该分型方法的敏感性得到有效提高。目前商品的生化试剂盒中绝大多数的荧光基团在紫外光谱有吸收峰，而使用红外荧光技术则仅需要10pg的基因组DNA就能得到高重复性和高灵敏度的结果。

由于这是一种耗时耗力的技术，研究者开始转向应用毛细管电泳。Butler等证实改用毛细管电泳装置后运行时间可大大缩短（从原先的1~3h可以缩短到10min）。将荧光引物加入到STR分型方法中，可进行毛细管阵列电泳，取得单碱基的分辨率。

（二）以芯片为基础的STR分型

微量分析系统与传统的检测体系相比，其优势表现在更短的分析时间，更少的DNA模板需要量，更高的准确度，操作的便携式，以及使用一次性耗材因而避免样品污染等多个方面。STR分型也可使用以芯片为代表性的微量系统进行鉴定。这里我们主要介绍电子芯片。

电子芯片技术将微型装配、化学和分子生物学结合起来，实现了DNA样品的快速、微型化和多重分析。绝大多数的传统芯片技术依赖于大分子如核酸或蛋白质的被动杂交或扩散过程。电子芯片在杂交基础上能够更快更准确地将带电的生物分子传递到芯片的检测点（电极）上。它的特征优势如下：①加速了大分子的结合过程，因而使整个检测过程提速；②使用单一样本即可对多个检测指标进行多重自发分析；③开放式设计，对末端客户来说易于使用，方便其商品化；④可使末端客户得以精确地电子操控整个分子运动过程，自动化过程更加严谨，且可进行质量审核；⑤在包括DNA在内的带电大分子领域应用广泛。电子芯片1cm×1cm大小，有25点，100点，400点阵列等多种容量可供选择。芯片顶端是以琼脂糖为基础的渗透层，为锚定探针提供了电极和溶液接触界面的反应平台，为靶核酸分子的减速渗透过程提供离子流，还可为活性电极顶端的电化学反应给DNA分子带来的毁坏作用充当缓冲区间。

（三）质谱分型

基质辅助激光解吸电离飞行时间质谱（matrix-assisted laser desorption/ionisation time-of-fight mass spectrometry，MALDI-TOF-MS）一直以来是肽段和蛋白质分析领域强大的分析手段。MALDI-TOF MS在寡聚核苷酸分析领域同样具有高速以及惊人的灵敏性和准确性。它根据核酸片段真实的分子量来将不同大小的STR片段明显分辨开来。

下面以MALDI-TOF MS的一例分析结果来介绍STR分型的原理（图17-7）。分型结果显示，第一例个体是11和13个CA序列重复的等位基因杂合体，第二例个体是13和14个重复的杂合体，第三例个体则是14个CA重复的纯合体。

三、CNV分型

CNV指对比不同个体的基因组时所发现的存在拷贝数目差异的DNA序列。该序列片段长度大小从千到兆个碱基不等。对于人类（二倍体型）来说，通常每条常染色体区域都有2个拷贝。缺失或重复的发生可使特定的遗传区段出现CNV。CNV可遗传得来，也可由自发的突变产生。基因组的重排如缺失、重复、倒位、易位就可造成CNV。

与许多其他遗传变异相似，某些CNV与疾病易感性及抗性有关。基因组上特异位点的组成性缺失或重复往往与新生儿发育异常有关，导致类似Down综合征的发生。CNV的检测目前已经成为了评估发育迟缓儿童的检测指标，同时运用于儿童多发性先天异常和自闭症的临床诊断。CNV还可导致剂量敏感性基因在体内表达的过量或缺乏，因而与很多人类的复杂行为性状有关。CNV分型方法主要有核型分析、荧光原位杂交和以芯片为基础的比较基因组杂交。

（一）核型分析

核型分析（karyotype analysis）主要比较生物体细胞内染色体的长度、着丝粒位置、臂比、随体大小等特征，该技术以相对稳定的体细胞分裂中期染色体为研究对象（实验流程17-3）。通过核型分析可以观察到染色体结构和数目的变异。

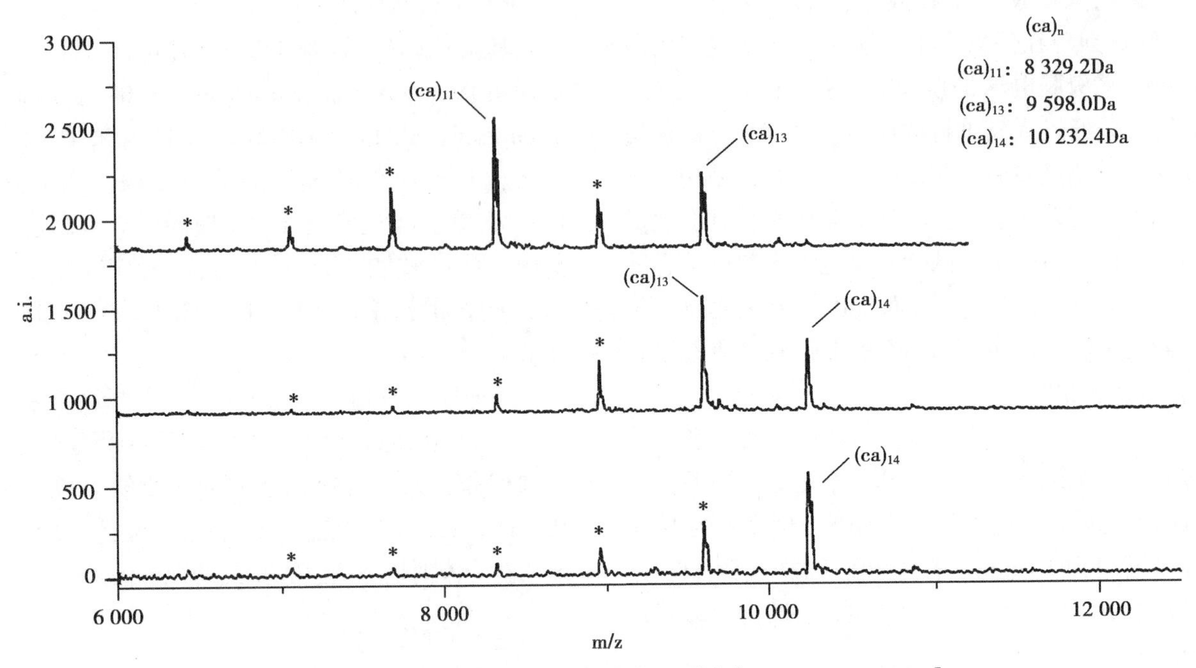

图 17-7 MALDI-TOF MS 法检测 STR，引自［Seichter D，2004］

实验流程 17-3 核型分析(以人类为例)

A. 抽取外周血，在植物凝集素刺激下经37℃体外培养，获得大量分裂细胞。

B. 加入秋水仙素，使分裂旺盛的细胞停止于分裂中期，以便染色体的观察。

C. 低渗处理，使细胞膨胀，减少染色体间的相互缠绕和重叠。

D. 化学试剂处理，使细胞固定于载玻片上，在显微镜下观察染色体的结构和数量。

(二)荧光原位杂交

荧光原位杂交(fluorescence in situ hybridization，FISH)是第一种用来在亚显微级对基因组 CNV 进行鉴定的分子手段。FISH 技术使用荧光标记的互补 DNA 或 RNA 探针通过核酸杂交对特异序列在组织上进行定位。该技术在医学诊断中可用于评估染色体的完整性。

杂交时，样品细胞或组织首先进行化学固定，使靶序列定位在特定位置并易于与探针接触。探针使用互补的 DNA 序列，在较高的温度条件下与靶序列杂交，未杂交的探针使用 RNA 酶裂解处理并洗去。通过改变温度、盐和洗涤剂的浓度可以控制反应条件，去除不完全互补匹配的相互作用，因而只有完全互补的序列才能保持结合状态。

(三)以芯片为基础的比较基因组杂交

CGH 与核型分析、FISH 等传统的细胞遗传学方法很接近，但可在全基因组范围内鉴定并定位 CNV。技术流程如下：使用不同来源的样本(如正常个体和待测个体来源的细胞)总基因组 DNA 分别用不同的荧光染料进行标记(如正常样品标记绿色，待测样品标记红色)，并与来自正常个体的中期染色体涂片进行杂交。高浓度的非标记 DNA 用于封闭重复序列杂交。不同位点发出的信号的比率则代表了待测组的 CNV。不过由于使用中期染色体作为检测平台，CNV 定位的准确性和小范围异常的检出效率受到了分辨率低的限制。而以芯片为基础的比较基因组杂交(array comparative genomic hybridization，array CGH)技术采用 cDNA 芯片平台(图 17-8)，实现了高密度高分辨率的 CNV 定位，可选择性地在全基因组范围内或特定染色体区域进行 CNV 的检测。计算机辅助处理，将芯片上的荧光信号比率与染色体图谱上的以兆碱基对为单位的位置信息相关联，即可进行高精确度的定位和分型。

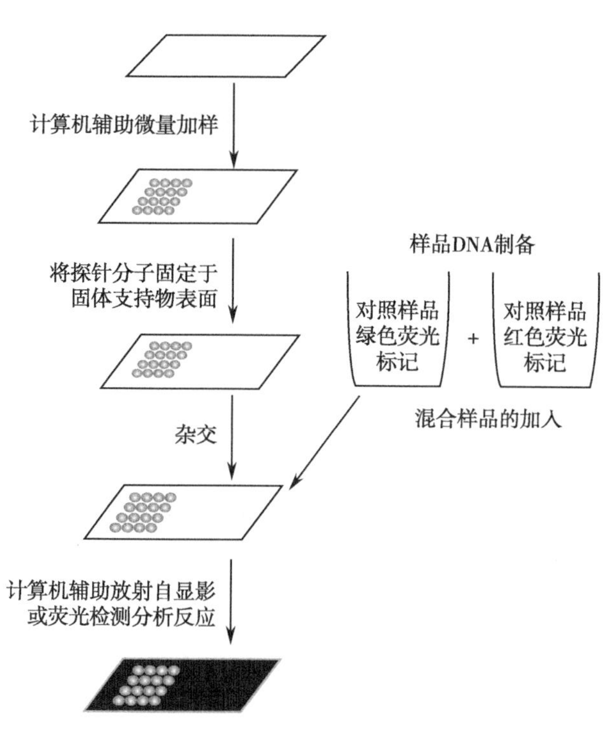

图 17-8　array CGH 的技术路线

第三节　突变基因的检测

基因突变是可遗传的 DNA 序列的改变,可能由 DNA 复制错误,DNA 损伤或修复时发生的错误导致。突变可致死,也可只改变基因型而不改变表型,它是进化的分子基础,同时也是某些疾病发病的分子基础。

一、基因突变的类型

点突变是指单个碱基发生的突变,点突变中同种类型碱基的改变,如嘌呤突变成另一嘌呤,叫做转换;而嘌呤与嘧啶之间的突变,如嘌呤突变为嘧啶,则叫做颠换。根据点突变造成的效应,可分为以下几种:①错义突变,密码子单个碱基的改变导致翻译成完全不同的一种氨基酸;②无义突变,编码氨基酸的密码子突变成了终止密码子,直接导致合成截短型多肽链,影响结果往往比错义突变更为严重,可能导致蛋白功能的丧失;③同义突变,虽然密码子发生改变但仍然翻译成相同的氨基酸,又称为沉默突变。

基因突变还可能是碱基的插入或缺失。由于氨基酸的编码使用三联密码子,因而一个或多个碱基的插入或缺失即可导致移码突变,破坏整条多肽链的编码。另外一种常见的突变为三联体扩张,也称为动态突变,是指三的整数倍的碱基插入,导致编码得到的多肽链产物相对较长。这种突变与脆性 X 染色体综合征等多种疾病有关。

二、以 PCR 为基础的检测方法

突变基因的检测方法中有相当一大部分以 PCR 技术为基础,先对感兴趣的染色体区域进行扩增得到一定丰度的核酸片段,然后根据各种各样的方式进行分离鉴定。

(一)单链构象多态性

单链构象多态性(single-strand conformation polymorphism, SSCP)进行突变检测的理论基础在于短于 400 碱基长的单链 DNA 在聚丙烯酰胺凝胶电泳时,单一碱基的改变往往足可以影响 DNA 的构象而显示出不同的迁移率。具体操作时首先对目标区域的片段进行 PCR 扩增,得到相同长度的 DNA 片段。原本由于双链 DNA 两个等位基因的物理性质几乎相同,因而其中单个核苷酸的改变无法用电泳进行鉴别。但在核酸变性后,单链的 DNA 进行三维折叠,因而以 DNA 序列为基础显示出单一的构象。不同序列的两条单链 DNA 由于构象的不同而可在凝胶电泳时被分离开来。

SSCP 一度成为发现新突变的方法。不过由于其效率和准确性的问题,现在已经逐渐被 DNA 测序技术所替代。现在,SSCP 主要作为一项诊断技术运用于分子生物学领域。在电泳实验中,SSCP 可用于等位基因分型,也常用于检测病毒的不同突变株。

(二)错配化学裂解

错配化学裂解(chemical cleavage of mismatch, CCM)法与其他方法相比,能分析 2kb 范围内的较长片段。检测突变时,PCR 扩增得到的异源双链与两种错配特异性试剂孵育。其中羟胺能修饰未配对的胞嘧啶,高锰酸钾修饰未配对的胸腺嘧啶。样品接着与哌啶孵育,能在 DNA 骨架中修饰过的错配碱基处发生裂解。接下来裂解的产物通过电泳分析,显示突变特性及其位置。CCM 法不仅能检测点突变,还能检测到插入与缺失。

此外,还有高通量 DNA 测序技术,它通过对 PCR 扩增得到的基因组 DNA 进行直接测序的方法来检测疾病相关的多态性位点。点突

变以及小插入/缺失都可以便捷地由测序技术鉴定。

三、以核酸杂交为基础的检测方法

（一）变性高效液相色谱

变性高效液相色谱（denaturing high performance liquid chromatography，DHPLC）的固定相对DNA有不同的亲和力，DNA加热变性后退火，其熔解温度决定了柱内保留时间。PCR扩增得到的相同长度的DNA片段，包括含有特异位点的靶DNA片段和作为对照的正常DNA片段。两者只在一个位点存在潜在差异，混合退火的产物进入色谱柱。当目标位点相同时，二者形成同源双链；若错配则形成异源双链。异源双链与同源双链相比，柱内保留时间较短，出色谱柱后由于经紫外吸收检测，两者所得的色谱峰型不同，由此可区分开来。该方法可实现高通量和自动化，无需标记，也不用专门对样品进行纯化，特异且快速。缺点是不同的序列需要探索不同的最适柱温，并且需要合适的对照样本，否则无法分辨杂合体和突变纯合体。

（二）温度梯度凝胶电泳

温度梯度凝胶电泳（temperature gradient gel electrophoresis，TGGE）检测突变基于部分变性的DNA在凝胶等多孔介质中迁移减慢的原理，通过熔解温度进行DNA分离。同样的，在靶DNA和对照正常DNA混合变性-退火后，同源双链在温度梯度胶内只出现单一条带；若靶DNA存在一个突变碱基，则在梯度胶中会出现靶DNA的同源双链，正常DNA的同源双链，以及靶DNA与正常DNA每条链分别杂交得到的两种异源双链。这四种产物有不同的熔解温度，因而会在变性胶中出现四个条带。

（三）动态等位基因特异性杂交

动态等位基因特异性杂交（dynamic allele-specific hybridization，DASH）法的检测原理同样基于在碱基发生错配时DNA熔解温度的不同，基本过程如下（图17-9）：①在PCR过程中使用生物素化引物，使得扩增得到的基因组片段可以与微球相连；②将产物与链亲和素柱接触，用NaOH洗涤去除未生物素化的链；③将等位基因特异性寡核苷酸加入到含有一旦结合双链DNA立即发

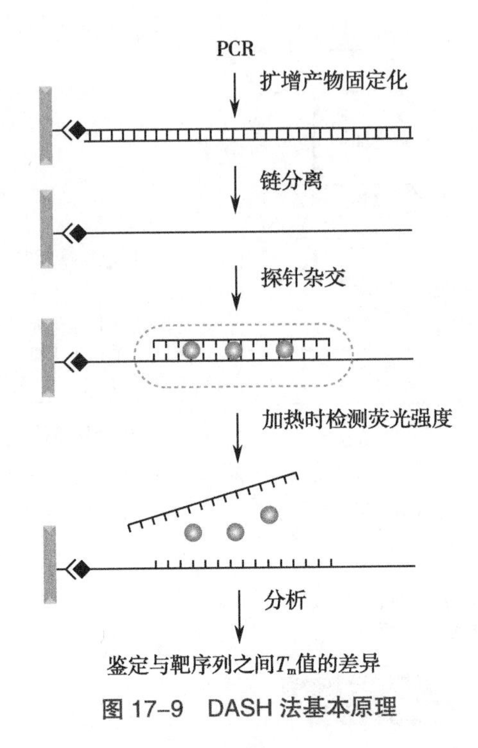

图17-9 DASH法基本原理

荧光的分子中。在升温的过程中检测荧光强度，因而可得到T_m值，特异位点突变导致的错配会导致T_m值的下降。由于DASH能检测T_m值的定量改变，因而能检测多种突变类型，实验条件温和。

（四）分子信标

分子信标是一种末端互补，中间设计为特异序列的单链寡核苷酸探针。该设计使得探针在天然状态以茎环的形状存在。探针一端连有荧光基团，另一端连有淬灭基团。在茎环结构下，两基团紧密相连，因而无任何荧光发出。当探针遇到它的靶基因组DNA，则会退火，杂交。探针序列很长，因而变性时原来的茎环部分会形成更稳定的线性杂合体。这种构象改变使得荧光基团与淬灭基团远离而得以发出荧光。只要靶序列与探针的特异序列有一个以上非互补核苷酸，分子信标就倾向于继续保持其天然状态，同样检测不到荧光的产生。因此如果设计两个不同荧光的探针，一个检测野生型，一个检测突变型，那么这两种探针的使用就可将个体的基因型鉴定出来。

总之，突变基因的检测方法层出不穷，研究者根据自己实验的目的、需要和成本考虑可灵活选取其中之一，用于揭示相关疾病发病的分子机制。

参考文献

1. Hardy, J. and A. Singleton, Genomewide association studies and human disease. N Engl J Med, 2009, 360(17): 1759-1768.
2. 吕社民. 用动物模型定位、克隆复杂性疾病的易感基因:以类风湿关节炎动物模型为范例. 西安交通大学学报(医学版), 2006, 27(5): 417-420.
3. Devlin, T.M. Textbook of Biochemistry with clinical correalations. 7th ed. John Wiley & Sons, Inc, 2010.
4. T.D. Lester Hui, Koustubh Ranade. Current Protocols of Human Genetics, in Genotyping Using the TaqMan Assay. John Wiley & Sons, Inc, 2008.
5. Seichter, D, S. Krebs, M. Forster. Rapid and accurate characterisation of short tandem repeats by MALDI-TOF analysis of endonuclease cleaved RNA transcripts. Nucleic Acids Res, 2004, 32(2): e16.
6. Freeman, J.L. Copy number variation: new insights in genome diversity. Genome Res, 2006, 16(8): 949-961.
7. Sambrook, D.B.a.J. DNA Microarrays. New York: Cold Spring harbor Laboratory Press, 2003.
8. Tabone, T. Chemical cleavage of mismatch(CCM) to locate base mismatches in heteroduplex DNA. Nat Protoc, 2006. 1(5): 2297-2304.
9. Abravaya, K Molecular beacons as diagnostic tools: technology and applications. Clin Chem Lab Med, 2003, 41(4): 468-474.

(吕社民 蒋丛姗)

第十八章　基因突变技术

基因突变(gene mutation)是指基因的DNA碱基对组成或排列顺序发生改变。自然界中的基因突变有自发突变和诱发突变。自发突变由DNA复制、基因转录和DNA损伤修复等过程中偶然发生的碱基错配、缺失或重复等产生,突变频率很低,平均为10^{-10}~10^{-9}。经过漫长的自然选择保留下来的自发突变是生物进化的结果,部分体现在蛋白质与酶的结构进化,形成功能更特异、活性更好的分子。

诱发突变则通常由各种诱变剂所引起。诱发突变频率比自发突变高得多(千倍以上)。这不仅可以用于在实验室中加速基因的进化,也成为研究基因结构与功能的有力方法。按照蛋白质结构决定功能的原理,要揭示蛋白质的功能以及结构-功能关系,应该从制作蛋白质的突变体开始。但是直接在蛋白质多肽链上制作突变很难实现。以往人们只能分离天然突变体,研究其功能变化和基因改变,分析二者关系,从而确定蛋白质功能以及结构-功能关系。现在通过人工方式改变基因结构的技术称为基因突变技术(mutagenesis technique)。基因突变技术让基因功能、蛋白质功能、蛋白质结构与功能关系的研究变得方便易行。

体外诱变改变DNA片段的碱基序列可以是局部的或普遍的、随机的或靶向的。普遍的和非特异性的诱变方法更适合于分析基因的调控区,而精确的诱变则常用于探究单个氨基酸或一组氨基酸对靶蛋白的结构与功能的作用。随着PCR技术的广泛发展和应用,体外基因突变技术可以构建精确的定点突变及缺失体/插入体,用于检测特定氨基酸残基在蛋白质结构和功能中的意义。特定的一个、几个或一组氨基酸突变或缺失后可能会影响蛋白质的局部或整体的结构,从而影响蛋白质的功能,包括蛋白质的活性、蛋白质与蛋白质相互作用、蛋白质与DNA的相互作用、蛋白酶敏感性、抗体结合及配体结合能力、蛋白质在细胞内的翻译后修饰等。例如,将能够被磷酸化的丝氨酸突变为不能被磷酸化的丙氨酸,可以揭示该丝氨酸磷酸化修饰对蛋白质功能的影响。因此,获得影响蛋白质功能的突变体,就能够确定这些氨基酸在蛋白质功能中的具体作用。

除了用于蛋白质结构-功能研究外,定点突变技术还可用于基因改造。例如野生型的绿色荧光蛋白只有在紫外光激发下才能够发出微弱的绿色荧光。经过对其发光结构域的特定氨基酸定点改造后,该蛋白就能在可见光波长范围被激发,而且发光强度比原来强上百倍,甚至还可以改造成黄色荧光蛋白、蓝色荧光蛋白等。另一个更实用的例子是对蛋白酶的改进。衣物污渍中经常含有蛋白质,洗衣液中一个重要的组分就是能够水解蛋白质的枯草杆菌蛋白酶。野生型的枯草杆菌蛋白酶结构中含有甲硫氨酸,在消毒剂存在下很容易被氧化而失去分解蛋白的活性。通过定点突变将甲硫氨酸变为丙氨酸从而使该蛋白酶与消毒剂共存,大大提高了洗衣液的性能。

因此,基因突变技术具有广阔的应用前景,如改造基因启动子或者其他调控元件、研究蛋白质相互作用位点的结构、改造酶的活性或者动力学特性、提高蛋白质的抗原性或者稳定性、研究蛋白质的晶体结构,以及药物研发、基因治疗等。

第一节　体外基因突变技术

体外基因突变技术分随机突变(random mutagenesis)和定点突变(site-directed mutagenesis)两类。随机突变常用于鉴定靶基因的某项特定功能在基因序列中所处的大致位置及其与周围序列的关系。当对靶基因产物及其功能知之甚少时,可首先采用随机突变法确定其功能区域。

一、体外随机突变技术

随机突变的机制包括转换（transition）、颠换（transversion）、缺失（deletion）、插入（insertion）以及倒位（inversion）等。随机突变通常是制作蛋白质功能结构域初级图谱的第一步，同时也是有针对性的进行蛋白质进化以及分析启动子区域功能的有力工具。有多种技术可以引起基因随机突变。如不同的化学诱变剂处理DNA、易错PCR、将质粒DNA在"mutator strain"中扩增、易错滚环复制PCR等。可根据不同的研究目的，选择不同的突变方法。

（一）化学诱变法

化学诱变（chemical mutagenesis）是将DNA片段暴露于化学诱变剂如亚硝酸、羟胺、亚硫酸氢盐等，然后将DNA片段进行克隆形成一个小的文库，再用适当的功能分析方法确定突变与功能或表型之间的关系。化学诱变法的优点是简单、经济。

1. 化学诱变的原理 有多种化学诱变剂可使基因发生随机突变。如吖啶诱变剂ICR-170可以用作移码突变的诱变剂。它能镶嵌于两个相邻的碱基对之间，在DNA复制过程中使DNA链增加或缺失一个碱基，造成移码突变；甲基磺酸乙酯（ethyl methan-esulfonate，EMS）可以使DNA链上的鸟嘌呤发生烷基化，造成DNA复制配对错误引起G-C到A-T的突变；亚硝酸可引起腺嘌呤或胞嘧啶脱氨基，导致A/T与G/C之间的互相转换。丝裂霉素C（mitomycin C，MMC）、双环氧丁烷（diepoxybutane，DEB）、甲基甲烷磺酸盐（methyl methane sulfonate，MMS）等也是常见的化学诱变剂。表18-1总结了常用化学诱变剂产生的基因突变类型。

表18-1 常用化学诱变剂产生的基因突变类型

化学诱变剂	DNA损伤类型	突变类型
吖啶诱变剂ICR-170	插入相邻碱基对	移码突变
丝裂霉素C（MMC）	链间交联	缺失突变
1，2，7，8-二环氧辛烷（DEO）	链间交联	缺失突变
4-硝基喹啉1-氧化物（4-NQO）	碱基加合物	碱基对替换或移码
二环氧丁烷（DEB）	碱基加合物	碱基对替换
甲基磺酸乙酯（EMS）	烷化反应	碱基对替换
亚硝基甲脲（MNU）	烷化反应	碱基对替换
羟胺（HA）	碱基修饰	碱基对替换
2-氨基嘌呤（2-AP）	碱基类似物	碱基对替换
甲基甲烷磺酸盐（MMS）	烷化反应/链断裂	碱基对替换或移码
甲氧胺（MA）	转换突变	G-C变A-T
硫酸氢盐（BS）*	特异针对胞嘧啶	C-G变T-A

*硫酸氢盐能够使DNA中无甲基化修饰的胞嘧啶脱氨基转变成尿嘧啶，而甲基化的胞嘧啶保持不变。这种特性被充分利用，DNA经过硫酸氢盐的饱和性突变处理，配合后续PCR及测序技术就是目前非常成熟的甲基化DNA测序方案。通过与未经硫酸氢盐处理的DNA测序结果进行对比分析，可得到精确而可靠的基因CpG岛的甲基化图谱。

2. 化学诱变的基本过程 实验流程大致如下（图18-1）：①采用化学诱变剂使靶基因产生随机突变；②突变的DNA序列插入适当的表达载体，转化至感受态细菌；③对突变体进行筛选鉴定，构建突变体文库；④对突变基因表达产物进行纯化及功能分析。由于化学诱变剂种类繁多，具体选择哪种诱变剂以及实验中具体的处理剂量和时间均需在查阅相关文献的基础上确定。

虽然化学诱变也存在明显不足，如突变率难以控制、回收效率较低；大多数诱变剂发挥作用时具有碱基特异性，而且在诱变的过程中还会产生大量的无用突变等。但大规模随机诱变是一个非常强大的技术，能够确定蛋白质哪些氨基酸是关键氨基酸、发现结构与功能之间的联系以及改造蛋白质或酶。

（二）易错PCR

易错PCR（error-prone PCR）是目前最常用的随机突变方法，可以使随机突变及建立突变体文库的过程变得更快、更简单。

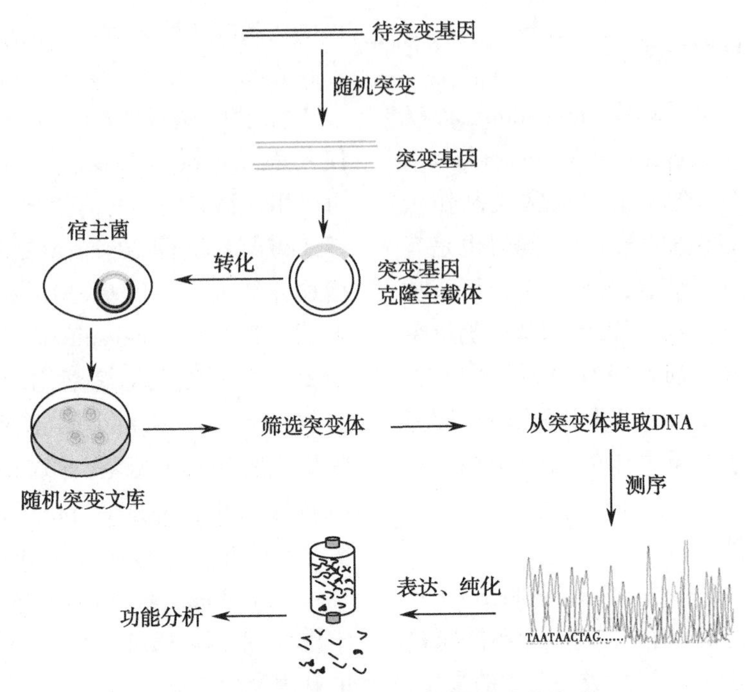

图 18-1 体外化学诱变法构建突变体文库

1. 易错 PCR 法的原理 通常采用缺乏 3′→5′ 外切核酸酶活性的低保真 DNA 聚合酶扩增基因，从而产生较高的复制错误率（0.8×10^{-4}~1.1×10^{-4} 碱基替换 / 碱基对）。此外，改变 PCR 反应条件也可以增加错误率。常用的措施有：①提高反应体系中的 Mn^{2+} 浓度，使得碱基配对的特异性降低；②调整各种 dNTP 的比例，使碱基错误掺入率增加；③提高反应体系中的 Mg^{2+} 浓度，使非互补配对碱基的稳定性增加；④提高反应体系中的 DNA 聚合酶浓度，使错误合成的 DNA 链末端得以延伸。易错 PCR 产物（含各种随机突变序列）随后克隆至适当的载体以构建突变文库。值得注意的是，如果克隆的效率不高，突变文库的规模会受到一定限制。

过去的研究已发现，易错 PCR 中使用的 *Taq* DNA 聚合酶具有对 A、T 突变比 G、C 突变更频繁的倾向，导致随机突变体文库偏差。随着易错 PCR 技术的进步，目前可以采用性能更优越的易错 DNA 聚合酶，使 A 和 T 与 G 和 C 的突变率相当。此类 DNA 聚合酶可使靶向蛋白结构域和启动子元件的突变谱更加均一。该类 DNA 聚合酶在 0.1~6kb 的靶标范围内可提供每 kb 序列中 1~16 个碱基的有效突变。如 *Taq* DNA 聚合酶通过改变缓冲液中 Mg^{2+} 浓度、引入 Mn^{2+} 以及四种 dNTP 浓度不平衡来增加突变效率，而 Mutazyme Ⅱ DNA 聚合酶通过改变起始模板浓度来改变突变频率。

随着对技术的探索，在之后突变文库的构建中，可摒弃繁琐的、将突变片段酶切并连接至载体的方法，而采用大引物全质粒 PCR 技术（megaprimer PCR of whole plasmid，MEGAWHOP）。MEGAWHOP 技术利用突变片段做超长引物，用野生型质粒做模板进行环形 PCR 来扩增整个质粒，反应结束加入 *Dpn* Ⅰ核酸内切酶去除野生型模板（详细原理见随后定点突变），转化后在感受态细菌中修复突变质粒上的缺口（nick），从而简单快速的得到突变体文库（图 18-2）。*Dpn* Ⅰ核酸内切酶由于特异性识别甲基化的 DNA，因此能水解从细菌中提取出的含有甲基化修饰的质粒 DNA，PCR 产物则因为没有甲基化修饰而不被 *Dpn* Ⅰ水解。

2. 易错 PCR 的基本过程 下面以 Gene MorpH Ⅱ随机突变试剂盒为例介绍易错 PCR 的反应过程（实验流程 18-1）。首先设计引物，引物为普通引物，设计原则同前。如果后续需要酶切、连接构建突变体文库则需要在引物的 5′ - 端加入酶切位点；如果做 MEGAWHOP 环形 PCR，则不需要额外添加核苷酸。引物的 T_m 在 55~72℃之间，以保证引物与模板退火正确、减少错误发生。

之后根据实验目的确定突变频率，以确定反应中需要的模板量。分析蛋白质结构与功能关系时，通常采用的突变频率为 1 个氨基酸 / 基因（1~2nt/ 基因）；人为突变进化蛋白质时，常用的突变频率为 1~4 个氨基酸 / 基因（2~7nt/ 基因）；活性优化的蛋白质通常需要从高突变频率（20nt/ 基因）的突变文库中寻找。

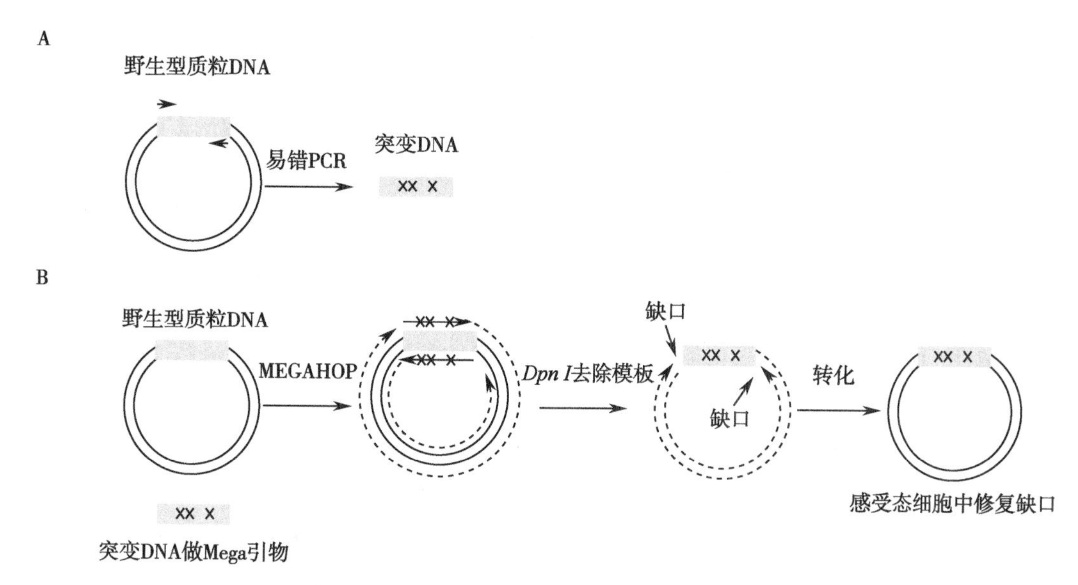

图 18-2　易错 PCR 及 MEGAWHOP 构建突变体文库技术示意图

A. 易错 PCR 扩增出随机突变的 DNA；B. 随机突变 DNA 片段做 Mega 引物进行全质粒扩增得到突变体文库

实验流程 18-1　易错 PCR 构建随机突变体文库

A. 易错 PCR 反应（50μl）按照实验设计建立采用 Mutazyme Ⅱ DNA 聚合酶的 PCR 反应体系。

B. 按相应反应条件进行 PCR 反应。PCR 产物生成量应与表 18-2 推荐的扩增倍数一致，以保证需要获得的突变频率，产物生成量可以用琼脂糖凝胶电泳配合标准化 DNA marker 来判断。通常产物生成量控制在 100ng~2μg/10μl 体系（对应 500ng~10μg/50μl 体系）较为合适。

C. 将突变后的 PCR 片段进行琼脂糖凝胶电泳并纯化，随后用该片段自身做引物，野生型质粒 DNA 做模板，建立大引物全质粒 PCR 反应体系，以生成带有突变 DNA 的质粒。由于扩增的是整个质粒，需要选择高保真的 DNA 聚合酶。注意反应中所用的 DNA 聚合酶不同时，之后的 PCR 条件不完全相同，需要根据酶的特性进行调整。

D. 按相应反应条件进行 PCR 反应。PCR 产物的量与 Megaprimer 的量和循环数有关，如果产量低可增加突变片段的量或增加循环数。

E. 采用限制性核酸内切酶 Dpn Ⅰ处理 PCR 产物。Dpn Ⅰ能够水解甲基化或半甲基化的模板质粒 DNA。经 Dpn Ⅰ处理后，即可得到含多个突变位点的双链质粒 DNA。每个 50μl 反应体系中加入 1μl Dpn Ⅰ（10U/μl）核酸内切酶，混匀、37℃孵育 1h 或过夜。

F. 取 1~10μl 反应液转化至 100μl 的大肠杆菌 DH5α 感受态细胞中。注意用作转化的反应液不能超过感受态细胞体积的 1/10，否则会影响转化效率。最后挑单克隆菌落，提取双链的质粒 DNA，构建突变文库，结合功能分析实验，进行有意义的突变筛选。

表 18-2　起始模板含量决定突变频率

突变率	突变频率（突变核苷酸个数 /kb）	起始模板含量 */ng	建议扩增倍数
低	0~4.5	500~1 000	1.5~10
中	4.5~9	100~500	10~100
高	9~16	0.1~100	100~10 000

* 这里列出的模板含量特指进行扩增的那一段特异 DNA 模板，如果是用含有待突变基因的质粒 DNA 做模板，则模板加入量需要增多，具体的量需要根据质粒的大小重新计算（例：做模板的 DNA 为 1kb，体系中需要 500ng；如果这个模板 DNA 插入在一个 3kb 的质粒中构成重组质粒，当该质粒做模板时，则需要 2μg）。基因组 DNA 一般不直接用做易错 PCR 的模板，因为基因组 DNA 庞大复杂，做模板的 DNA 在其上所占比例很低，模板被严重“稀释”，导致突变效率低下，如果只有基因组 DNA 这一个选择，建议先用高保真的 DNA 聚合酶对待突变区域进行扩增，将扩增出来的片段稀释后再用作易错 PCR 的模板。

（三）质粒 DNA 在“mutator strain”中扩增

大肠埃希菌 *E. coli* XL1-red 是经基因改造后的缺陷菌株，遗传特征为体内多种 DNA 损伤修复关键基因缺陷（mutS/mutD/mutT），导致体内复制错配修复系统严重缺陷（mutS）、DNA 聚合酶 3′→5′外切酶的纠错活性缺陷（mutD）以及 DNA 氧化损伤修复能力缺陷（mutT）。因此可以作为“突变体制造菌株”（mutator strain）在质粒扩增时引入高频突变。当含有目的基因的质粒被转化进入 XL1-red 菌中，随着细菌的扩增，随机突变在 DNA 复制中被引入质粒 DNA 中。可以通过控制扩增倍数来控制突变频率，较高的突变频率需要增加扩增倍数。该方法能够简单快速的在目的基因中引入随机突变、构建突变体文库。缺点在于突变不仅限于目的基因，载体上也同样存在，不利于载体特性的维持（实验流程 18-2）。

实验流程 18-2 “mutator strain”易错突变

A. XL1-red 菌株转化：50μl 的 XL1-red 感受态细胞 Agilent XL1-1 red（Catalog #200129）中，加入 β 巯基乙醇至终浓度 25mM，冰上孵育 10min 以增加该感受态的转染效率。加入 40ng 质粒 DNA 冰浴 30min、42℃热休克 45s（热休克持续时间很重要，45~60s，不能低于 45s）、冰浴 2min、最后加入 1ml SOC 培养基 37℃复苏 1h。SOC 培养基现用现配，980μl 灭菌 SOB 培养基中加入 20μl 灭菌 20% 葡萄糖可配成 1ml SOC 培养基。

B. 转化后细菌铺板：短暂离心转化菌，每管弃掉 800μl 上清，将剩余 200μl 转化菌全部涂在含有合适抗生素的 LB 琼脂板上，37℃孵育 24~30h。该菌株在 LB 中生长较慢，因此需要孵育较长的时间以形成克隆，克隆大小差异大主要由该菌株的高突变率所致。

C. 准备突变体文库：将培养板上的克隆用无菌刮刀全部刮下，接种于 100ml 含有相应抗生素的 LB 培养基中 37℃过夜培养。B 与 C 步骤之间不能有延误，克隆不能长时间保存在培养板上。碱裂解法提取质粒，取 2μl 质粒琼脂糖凝胶电泳鉴定。将突变质粒转化入正常大肠杆菌，挑单克隆扩增，制备成突变体文库，用于后续功能筛选实验。

（四）易错滚环复制

二十世纪九十年代人们发现有种特殊的 DNA 聚合酶可以在一小段引物的引发下连续不断地复制一个小的、环形单链 DNA（13~240nt），通常可以沿着环形模板连续转圈，复制次数可高达成百上千次，形成与模板同源的串联重复单链 DNA，因此称为滚环复制（rolling circle amplification，RCA）（图 18-3）。这种复制方式发现不久，就被发展为一种新的 DNA 扩增方式，到目前为止，在滚环复制基础上已经衍生出了多种应用方法，随机突变就是其中之一。

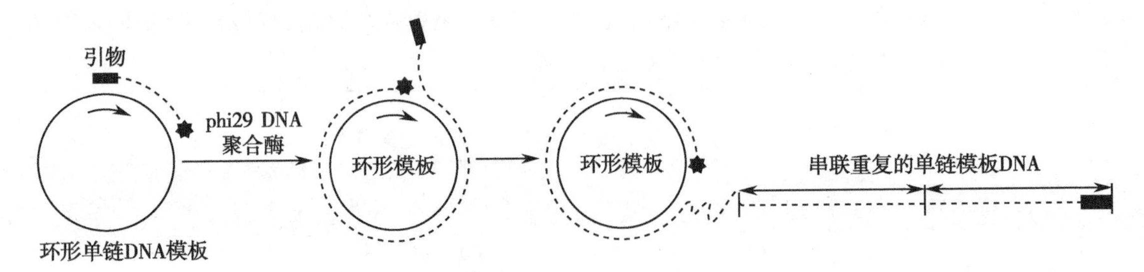

图 18-3 滚环复制示意图

滚环复制可以说是随机突变中最简单的实验方法，不需要设计特异引物（随机六聚体引物可以用于任何模板 DNA），利用噬菌体 phi29 DNA 聚合酶在恒温条件下对模板 DNA 进行滚环复制，通过增加体系中 Mn^{2+} 的浓度增加突变频率。滚环复制的产物是线性 DNA，是由多个相同的质粒 DNA 序列串联而成的多联体，它们可以直接转化入细菌，由于是串联重复序列，通过细菌体内的同源重组系统再环化为闭合环状双链质粒 DNA（图 18-4）。与之前在 mutator strain 中进行易错突变类似，开始前先将待突变基因插入到合适的载体中，反应结束后突变产物中的随机突变不仅引入了目的基因也引入了质粒。

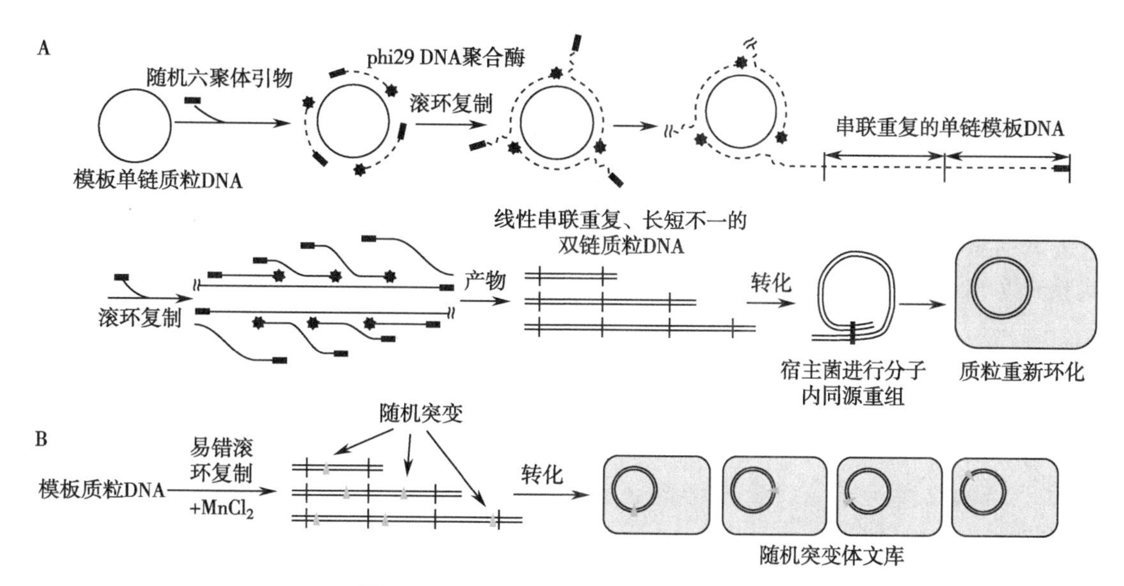

图 18-4　易错滚环复制随机突变示意图

A. 随机六聚体引物引发的质粒滚环复制。质粒 DNA 首先变性为单链模板，随机六聚体引物随机结合在模板多个部位，phi29 DNA 聚合酶沿着单链模板滚环复制，生成具有多个串联重复序列的线性单链 DNA，此单链 DNA 可继续做模板，生成长短不一的单链产物；互补单链 DNA 之间退火形成双链 DNA，因此质粒滚环复制后形成多个长短不一、具有串联重复质粒 DNA 序列的线性双链 DNA；经过转化，这些串联序列在细菌体内经过分子内同源重组重新环化为闭合环状质粒 DNA；B. 易错滚环复制通过在复制体系中加入 Mn^{2+} 降低 phi29 DNA 聚合酶的保真性，在产物中引入随机突变，直接转化宿主细胞即可得到随机突变文库

二、体外定点突变技术

体外定点突变（site-directed mutagenesis *in vitro*）对研究蛋白质结构－功能的关系以及基因的表达有很大的帮助。二十世纪七十年代，在研究小噬菌体 ϕX174 单链基因组的诱变位点图谱分析工作中，科学家首次认识到在特定 DNA 位点引入特异改变是可行的。当野生型噬菌体的单链 DNA 与含有琥珀型突变的完整单链噬菌体 DNA 一起转染入细菌时，可以观察到“营救”现象，即突变位点恢复为正常。这是由于野生型与突变型序列在细菌内退火，形成错配的异源双链，通过细菌内特异的错配修复系统使突变位点恢复。人们立刻意识到这个过程也能够反过来用，也就是将突变位点引入野生型基因组中。

随着寡核苷酸合成技术的进步，DNA 聚合酶及连接酶的应用及性能改善，1978 年 Michael Smith 与他的合作者 Clyde Hutchison 开发了体外寡核苷酸指导的 DNA 诱变技术。第一步，合成一段带有突变的、能与噬菌体 ϕX174 单链基因组互补的寡核苷酸；第二步，该寡核苷酸与单链噬菌体 DNA 退火，以此为引物，由 Klenow DNA 聚合酶进行新链延伸，最后 DNA 连接酶缝合缺口形成含有突变位点的闭合环状 DNA；第三步，转化入受体菌通过与突变寡核苷酸杂交，筛选出突变克隆。尽管该方法经过很多改进后曾经成为经典，但 PCR 技术的诞生与发展使寡核苷酸介导的诱变方法很快被弃用，因为 PCR 方法使这个过程变得非常简便快捷。即便如此，Michael Smith 依然因为他的杰出贡献与 PCR 的发明者 Kary B. Mullis 共同获得了 1993 的诺贝尔化学奖。下面介绍由 PCR 技术衍生出的各种定点突变方法。

（一）单核苷酸位点定点突变

本方法适用于任何双链质粒，其原理是利用 PCR 引物设计的灵活性，在扩增中直接引入突变。首先设计一对含有突变位点的引物，引物反向互补结合于质粒双链的相同序列；利用这对引物和高

保真 *Taq* DNA 聚合酶如 *PfuTurbo*，以双链质粒为模板进行 PCR 反应；随后 PCR 产物进行 *Dpn* Ⅰ酶消化，以去除不含突变的模板质粒；最后转化、提取突变体质粒 DNA（图 18-5）。本方法操作方便、简单，目前市场上有商品化的试剂盒，可快速完成定点突变过程，无需特殊载体、特定酶切位点以及多步转化。由于市场上高保真 DNA 聚合酶的优越特性，不购买试剂盒的前提下亦可完成上述点突变过程（实验流程 18-3）。

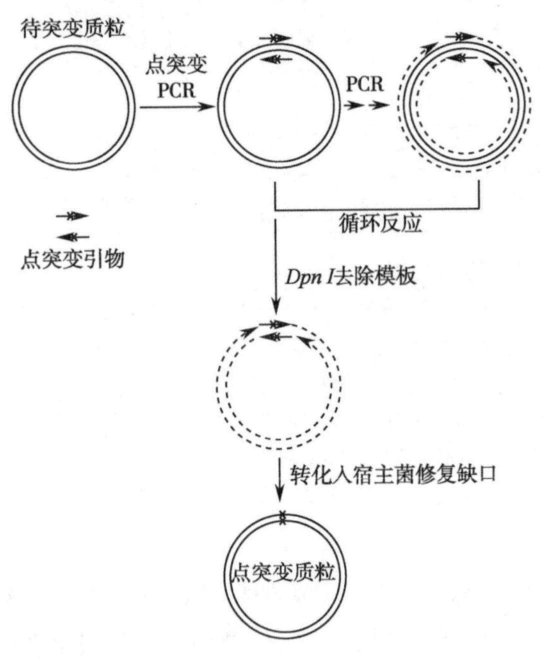

图 18-5　单核苷酸位点定点突变示意图

定点突变的引物需要自主设计，引物设计应考虑如下关键因素：①两条引物中含有突变的核苷酸，并反向互补（即匹配质粒双链中的相同序列）。②引物的长度以 25~45nt 为宜，T_m ≥75℃。引物过长会导致二级结构的形成而影响与模板结合。两条引物的 T_m 值需基本相等。可用如下公式计算引物的 T_m：T_m=81.5+0.41（%G+C）-675/N- 错配率（N：引物的长度；%G+C 和错配率取整数）。如果引物中引入的突变是缺失或插入，通常可以认为错配率为 0，N 不包括插入或缺失的核苷酸。③突变位点应置于引物的中部，两端各有 10~15nt 与模板互补。④引物的 GC 含量≥40%，3′-端需为≥1 的 C 或 G 结尾。此外，还需注意使用的引物须经快速多核苷酸液相色谱（FPLC）或多丙烯酰胺凝胶电泳（PAGE）纯化；引物在点突变 PCR 体系中是过量的，一般在一个 50μl 的实验体系中用 125ng，对于一个 25nt 长度的引物来说，125ng 就是 15pmol。实验优化过程中调整模板的浓度，引物浓度保持不变。

定点突变的 PCR 需要扩增整个质粒 DNA，因此需要高保真 DNA 聚合酶以防引入随机突变。*Dpn* Ⅰ核酸内切酶能够去除 PCR 产物中不含突变核苷酸的模板 DNA，这要求模板质粒 DNA 从 DNA 甲基化酶阳性的 dam^+ 的大肠杆菌中提取，因为 *Dpn* Ⅰ识别的靶序列为 5′-G_{m6}ATC-3′，其中 A 为甲基化或半甲基化。大部分的大肠杆菌都是 dam^+，从这些细菌中提取出的模板质粒 DNA 均含有甲基化修饰，能够被 *Dpn* Ⅰ水解消化，PCR 产物因为没有甲基化修饰而不被 *Dpn* Ⅰ水解，因此，经过 PCR 与 *Dpn* Ⅰ的消化处理，就得到了突变后的质粒 DNA。JM110 和 SCS110 的菌株是 dam^-，这些菌株中提取的质粒 DNA 不适合定点突变实验。

实验流程 18-3　单核苷酸位点定点突变 PCR

A. 设计突变引物，采用 *PfuTurbo* 聚合酶建立 PCR 反应体系（50μl）。其中，引物 1 与引物 2 在一个 50μl 的点突变 PCR 体系中含量各为 125ng。

B. 按相应反应条件进行 12~18 循环的 PCR 反应。注意大于 95℃的变性温度仅在模板 GC 含量高时使用。可以根据突变种类调节循环数，单个碱基突变采用 12 个循环，1~3 个碱基突变导致的单个氨基酸突变采用 16 个循环，氨基酸缺失或插入的多碱基突变则采用 18 个循环。注意控制循环数是防止复制错误引入非特异突变的一个关键因素。退火温度可以根据实验进行调整，如果没有产物可降低退火温度。

C. 每个 50μl 反应体系中加入 1μl Dpn Ⅰ（10U/μl）核酸内切酶，混匀后 37℃消化 1h，以去除模板质粒 DNA。

D. 取 10μl 反应液转化至 100μl 的大肠杆菌 DH5α 感受态细胞中。注意用作转化的反应液不能超过感受态细胞体积的 1/10，否则会影响转化效率。最后挑单克隆菌落，提取质粒 DNA，采用测序的方法进行突变鉴定。

（二）多核苷酸位点定点突变

以上介绍的定点突变适合单核苷酸的点突变或者邻近的多个核苷酸同时突变，在蛋白质结构功能研究中，有时需要对距离较远的多个氨基酸位点同时突变。这时可以采用多次定点突变来实现，也可以用更简单的多个突变引物引发的一次PCR扩增反应实现（实验流程18-4）。

首先设计两条或多条与模板中一条链不同序列区互补的突变引物；在PCR反应的第一个循环中，这些突变引物与模板中的一条链退火，在*Pfu*高保真DNA聚合酶的催化下延伸每个引物的3′-端，新链延伸至下一个引物的5′-端停止；由此产生的新生突变链既包含多个突变位点，又有一个以上缺口，缺口可由耐热DNA连接酶连接；在此后的循环中，野生型质粒单链模板继续与多条突变引物扩增出突变的质粒DNA，新链上的缺口由*Taq*连接酶缝合；扩增反应结束后加入*Dpn* I核酸内切酶消化水解模板DNA，得到含有突变DNA的单链环状质粒DNA；最后通过转化，在细菌中恢复双链质粒DNA的结构，经扩增得到突变质粒DNA（图18-6）。该方法对模板质粒没有特殊要求，同时对模板质粒长度的兼容性更强，大于8kb的质粒也是理想的模板长度。市场上有商品化的试剂盒，含有专利保护的多种酶混合物及感受态细胞，可快速高效完成多个位点的突变。由于目前高保真DNA聚合酶与耐热连接酶技术性能的进步，不购买试剂盒的情况下亦可进行以上介绍的多位点突变。

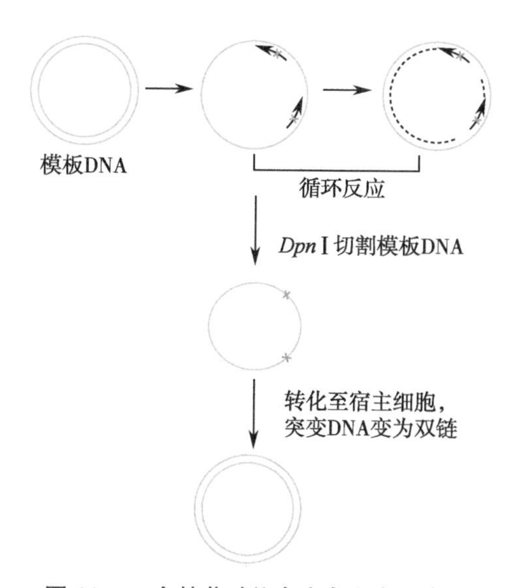

图18-6 多核苷酸位点定点突变示意图

实验开始的前期工作依然是设计包含突变的两条或多条引物，引物设计基本原则同上，不同之处在于：①所有引物均与双链模板DNA中的一条链并且是同一条链互补，合成时需5′-端磷酸化。大多数情况下设计与两条模板链中任一条链互补的引物均具有相似的PCR引发效率，但也存在二级结构或结构特征有可能影响PCR效率的情况，如果实验中PCR效率很低，则可用另一条互补链来设计引物进行PCR。②引物结合在模板上的位置可相互邻近亦可距离较远，引物在模板上定位后彼此之间的距离远近对突变效率没有影响。③每种引物在反应体系中的分子数即摩尔浓度应均等。下面的反应体系中默认为引物长度相似，因此加入的引物量也相等。如果引物长度有>20%的差别，需调整各引物的用量。例如，引物1含25个碱基，引物2含35个碱基，二者长度比为1：1.4，反应体系中引物1与引物2的含量比也应为1：1.4（100ng引物1：140ng引物2）。④当设计的突变引物中包含简并密码子，即突变的碱基不影响其编码的氨基酸，则需要保证突变

实验流程18-4 多核苷酸位点定点突变PCR

A. 设计合成引物。如果合成的引物5′-端没有磷酸化，则需要采用T4多聚核苷酸激酶进行引物的磷酸化处理。

B. 建立*PfuTurbo*聚合酶和*Taq*连接酶的PCR反应体系（25μl）。引物如果是经过了上述磷酸化处理则加1.5~2μl，如果合成5′-端磷酸化的引物则根据体系中待加入的引物数量进行调整，如果体系中需要1~3个引物，每个引物加100ng，如果是4~5个引物，则每个引物加50ng。

C. 按反应条件进行PCR反应。大于95℃的变性温度仅在模板GC含量高时使用。循环结束后4℃或冰上保存。

D. 每50μl反应体系中加入1μl Dpn I（10U/μl）核酸内切酶，混匀后37℃消化1h。

E. 取10μl反应液转化至100μl的大肠杆菌DH5感受态细胞中。最后挑单克隆菌落，提取双链质粒DNA，采用测序的方法进行突变鉴定。

碱基两侧的序列的 T_m 值一致。如果一侧的序列因为 GC 含量低 T_m 值比较小，可以通过增加序列长度来升高 T_m 值，简并密码子两侧的核苷酸序列长度差别允许达到 5 个。这种情况经常用在构建 siRNA 抵抗的基因，突变的碱基让 siRNA 不能与其发生互补配对，从而免于被降解，在 siRNA 存在的情况下依然表达出正确的蛋白。

多位点突变的方法由于设计的多条引物均与模板链中的同一条链结合，引物彼此之间并不互补，从而克服了单一位点突变中 PCR 效率较低的问题，因为反向互补的引物在退火中倾向于彼此结合而非与模板结合。多位点突变适合于多个碱基突变；如果是个别碱基缺失或者插入，则所用方法与单一位点突变的定点突变方法相同，需要在引物设计时插入或缺失特定的碱基。单一及多个位置的定点突变均适合构建突变体库来研究蛋白质的结构和功能，并且可以通过功能实验筛选出能够优化蛋白质功能的突变体。

（三）重叠延伸 PCR 突变技术

重叠延伸 PCR 突变技术（overlapping extension PCR mutagenesis）可造成大片段的缺失或插入。在蛋白质结构 - 功能研究中经常需要使一段功能区域缺失或者插入，比如构建一个蛋白各个功能域的单独或联合缺失体，以细致研究这些功能域对完整蛋白生物学活性的影响。目前由 PCR 技术衍生出的重叠延伸 PCR 突变技术已经成为一种经典技术。

重叠延伸 PCR，也叫拼接 PCR（splicing PCR），能够通过两轮 PCR 将两个 DNA 片段拼接在一起。巧妙的引物设计是该技术的关键，凡是进行拼接的部位其引物设计时需要在 5′ - 端加上彼此相互重叠的核苷酸，也叫部分重叠引物（partially overlapping primer，POP），部分重叠引物是实现两个 DNA 片段拼接的基础（图 18-7）。部分重叠引物的长度固定为 27 个核苷酸，由两部分组成：18 个核苷酸与待扩增的模板互补；剩下的 5′ - 端的 9 个核苷酸与待拼接的 DNA 末端序列互补，从而能够在第二次 PCR 中实现重叠拼接 PCR。POP 引物长度为 27 个核苷酸的原因有两个：第一，18 个核苷酸是实现特异性、高效率 PCR 扩增的最短引物长度，9 个核苷酸的重叠区则是拼接 PCR 的必要条件；第二，相邻的待拼接的两个 PCR 片段各提供 9nt 重叠序列，共同组成 18nt 的重叠区域，这个重叠长度足够彼此退火，为第二次 PCR 的顺利进行提供了必要且充分的条件。18nt 的长度也使得两次 PCR 的退火温度保持一致（55℃）。部分重叠引物与普通引物的最大区别在于，普通引物的 5′ - 端能加入标签、酶切位点、同源重组匹配序列等，而部分重叠引物的 5′ - 端则是与相邻拼接序列末端重叠的 9 个核苷酸。

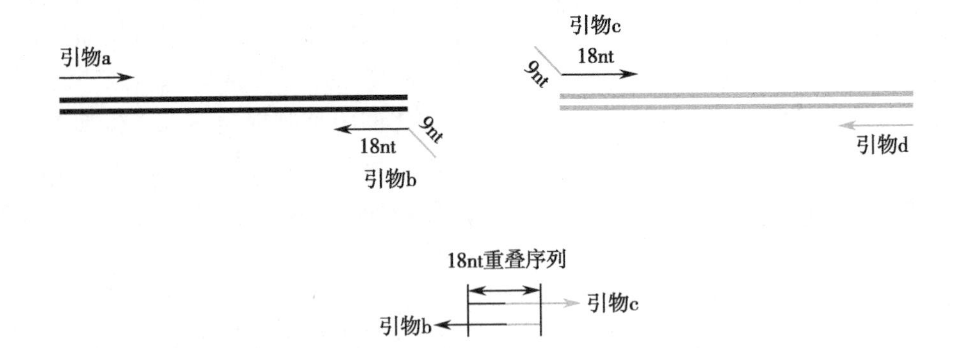

图 18-7 部分重叠引物示意图

引物 b 与引物 c 为部分重叠引物，引物 a 与引物 d 为普通引物

1. 缺失体的构建 例如去除一个基因中间序列的同时将两侧 AB 与 CD 序列拼接在一起。首先设计两对引物 a 和 b 及 c 和 d，其中拼接部位涉及到的引物 b 和 c 为 5′ - 端相互重叠的部分重叠引物，a 和 d 作为最远端的上下游引物与普通引物设计无异，可以根据需要加入标签序列及酶切位点。一般来说重叠延伸 PCR 突变技术包括两次 PCR 反应，第一次 PCR，用两对引物 a 和 b 及 c 和 d 先进行独立的 PCR 扩增，生成 AB 与 CD 两个 DNA 双链片段，由于引物中 b、c 的 5′ -

端相互重叠，根据设计原则，扩增出的两个片段的待拼接末端可通过18个核苷酸互补配对；第二次PCR，将AB与CD两条双链DNA混合，加入最远端的a和d引物，退火后两条链的待拼接末端通过互补的18nt相互重叠，由DNA聚合酶进行延伸即将AB-CD拼接在一起，再由a和d这对引物大量扩增出拼接后的DNA。拼接完成的DNA可以被克隆入相应的载体进行功能分析（图18-8）。

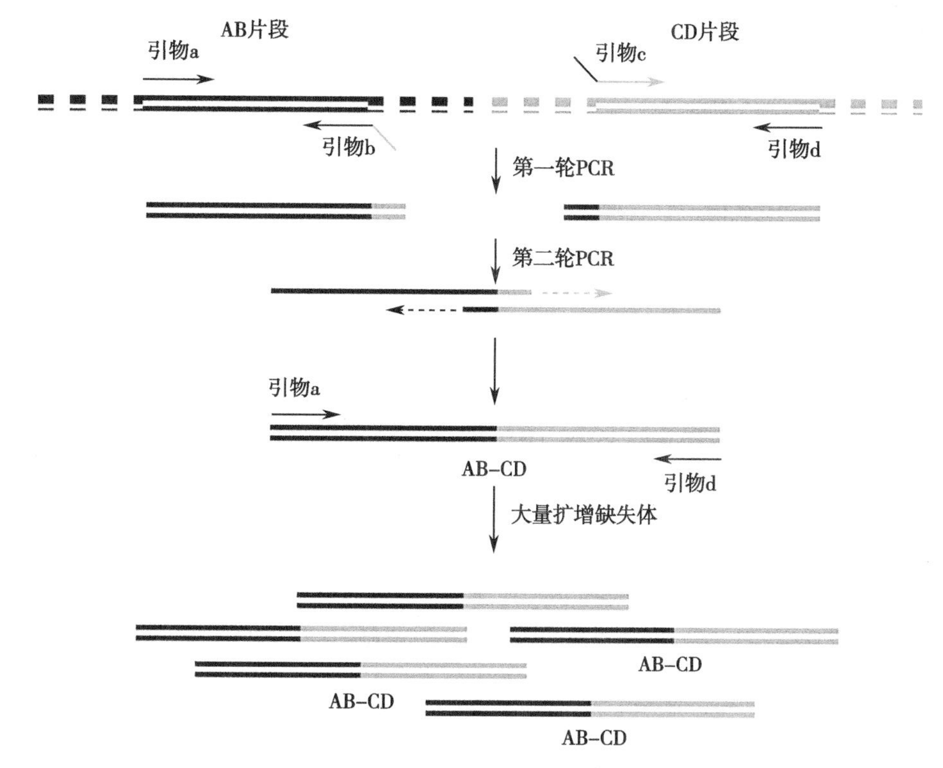

图18-8　重叠延伸PCR引起缺失突变流程图

第一次PCR得到末端部分重叠的两条待拼接DNA片段；第二次PCR中，两条DNA片段先借助重叠片段退火、延伸、完成拼接，再由最远端的上下游引物a和d大量扩增出缺失突变DNA片段

总之，通过对引物的人为设计能够将基因中的一段功能域去除，形成缺失体；也可以在合成的引物中插入不大于30nt的一段序列，因此也适用于部分的插入突变。虽然这个方法简单有效，但插入片段的长度非常有限，因为插入的序列需要合成在引物中，超长引物除造价昂贵，也会因为长度过长而影响PCR的效率。

2. 插入突变　为了在一个基因中插入较长的片段，如在AB-EF基因中插入CD片段，可设计三对引物a和b、c和d及e和f，其中拼接部位涉及到的引物b、c、d、e均为部分重叠引物，最远端的上下游引物a和f为普通引物。部分重叠引物设计原则同上。第一步可先用三对引物进行三个独立的PCR，将待插入片段及两侧片段均单独PCR扩增出来；第二步将以上AB、CD、EF三条DNA序列混合，根据引物设计原则，拼接部位均含有18nt互补序列，通过退火延伸将插入片段CD与两侧DNA片段拼接在一起形成AB-CD-EF，再利用最远端的上下游引物a和f大量扩增出插入突变的DNA（图18-9）。这种方法可以插入高达上千bp的DNA序列。

（四）Gibson装配构建缺失与插入体

Daniel Gibson等在2009年推出了一个简单的装配多个线性DNA片段的新方法，称为Gibson装配（Gibson assembly）。多个末端相互重叠的DNA片段能够在一个恒温反应中被组装起来。在T5核酸外切酶、*Phusion* DNA聚合酶及*Taq* DNA连接酶三种不同酶分子的作用下，多个DNA分子经过Gibson装配能生成一个完整的双链DNA分子。该技术巧妙的利用DNA外切酶产生较长的黏性末端，使得无论在组装的DNA片段数目还是尺度上都变得更为高效。该方法的灵活应用亦可实现多点突变、片段的插入或缺失。分子生物学家用这种方法还能非常高效的组装出闭合环状的质粒DNA。

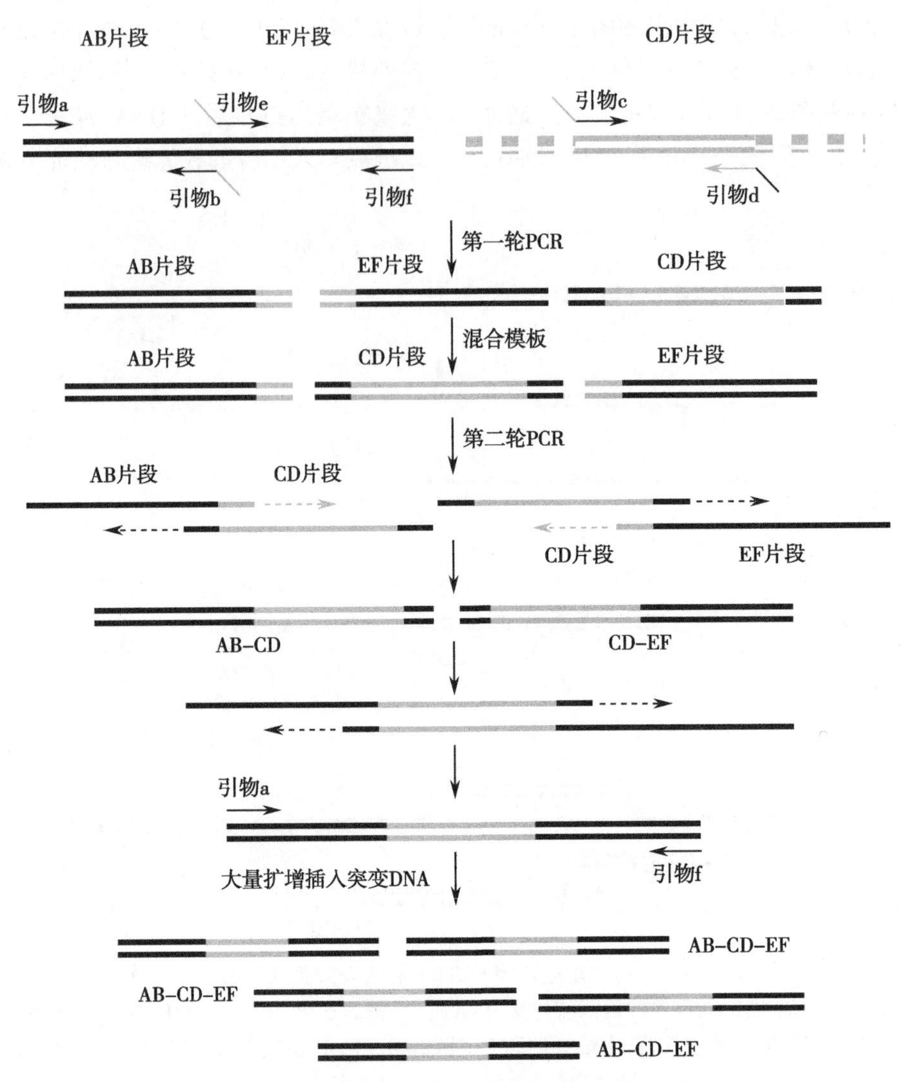

图 18-9 重叠延伸 PCR 引起插入突变流程图

为了生成末端相互重叠的 DNA 片段，首先要设计 Gibson 装配的引物，引物与重叠延伸 PCR 中的部分重叠引物类似，由两部分组成，3′-端与模板配对引发 PCR 反应的核苷酸，及 5′-端与待拼接序列末端相同的重叠区域（重叠区域核苷酸的 T_m ≥48℃）。Gibson 装配引物与重叠延伸 PCR 中的 POP 引物长度不同，POP 引物为固定的 18nt+9nt 的 27nt 长度，而 Gibson 装配的常用的引物长度是两部分各 20nt，总长 40nt。根据需要装配的 DNA 的数目，以及所使用的酶混合物（master mix）的种类不同，重叠区域的长度可以为 15~80bp，但最常用的是 20bp。

T5 核酸外切酶从 DNA 的 5′-端水解核苷酸，生成 3′-端悬挂着没有配对核苷酸的黏性末端，由于末端序列重叠，彼此退火后，由 *Phusion* DNA 聚合酶填补缺口，耐热连接酶缝合缺口，形成一个完整的 DNA 分子（图 18-10）。这些酶混合物有商品化的产品可直接使用，亦可按照国际上一些实验室所使用的配方自制（表 18-3、表 18-4）。

进行 Gibson 装配反应时，首先用标准 PCR 反应，生成多个待装配的 DNA 片段，胶纯化后取 10~100ng/ 片段与上述装配混合物混合，50℃保温 1h 进行 Gibson 装配反应（20μl）。如组装的是线性片段，可以用最远端的一对上下游引物大量扩增、纯化并进行克隆及功能分析；如组装产物为环形质粒 DNA，则直接进行转化，能直接得到组装后的基因缺失或插入的质粒。注意组装环形质粒时，最好是将抗性基因及复制起始子（*ori*）一分为二，分属于两个相邻的 DNA 片段中，这样只有正确的组装才会产生相应的抗性，从而大大减少了背景。以上所涉及到的 DNA 分子组装反应中各个片段的分子数即摩尔数要基本相同，片段大

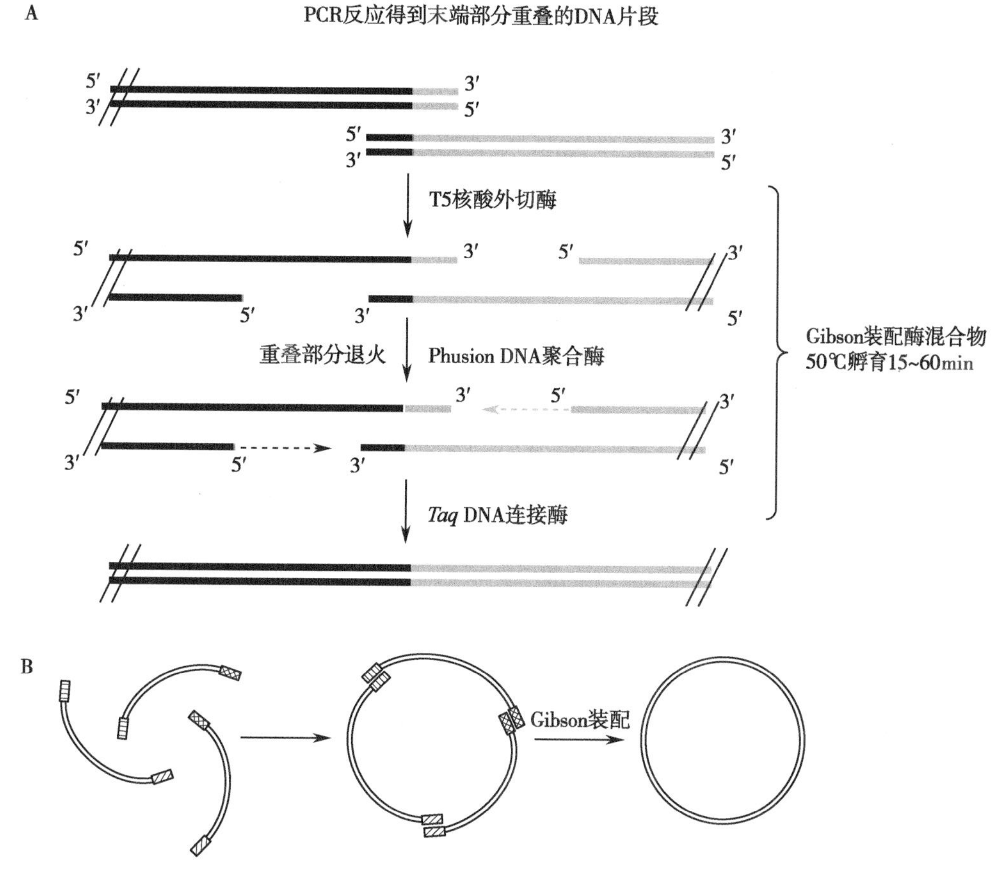

图 18-10　Gibson 装配流程图

A. Gibson 装配原理。PCR 反应准备好待装配 DNA 片段，T5 核酸外切酶从 DNA 的 5′－端水解核苷酸（被形象的称为 chew back），经过退火、*Phusion* DNA 聚合酶填补缺口、耐热连接酶缝合缺口，形成一个完整的 DNA 分子；B. Gibson 装配环形质粒

小类似的可用同样的纳克数。Gibson 装配可以简单快速地实现多个 DNA 片段的一次性无缝组装，但一些实验室已经发现，当一次反应中超过 5 个片段，组装的成功率将会大大降低。因此控制片段数量也是成功进行组装反应的一个重要因素。

表 18-3　Gibson 装配酶混合物配方

试剂	储存液浓度	体积 / 用量
5× 恒温反应缓冲液		320μl
T5 核酸外切酶	10U/μl	0.64μl
Phusion DNA 聚合酶	2U/μl	20μl
Taq ligase DNA 连接酶	40U/μl	160μl
ddH_2O		Xμl
总计		1 200μl

注：分装 15μl/ 管，-20℃储存，能保存最少一年。

表 18-4　Gibson 装配 5× 恒温反应缓冲液配方

试剂	储存液浓度	体积 / 用量	终浓度
Tris-HCl pH7.5	1M	3ml	500mM
$MgCl_2$	2M	150μl	50mM
dGTP	100mM	60μl	1mM
dATP	100mM	60μl	1mM
dTTP	100mM	60μl	1mM
dCTP	100mM	60μl	1mM
DTT	1M	300μl	50mM
PEG-8000		1.5g	25%
NAD	100mM	5mM	300μl
ddH_2O		Xμl	
总计		6ml	

注：100μl/ 管分装，-20℃储存。

（五）寡核苷酸“缝合”

当需要在两个PCR片段中插入某种序列，可以用寡核苷酸“缝合”（oligonucleotide stitching）方法（图18-11）。这个技术对于引入启动子、终止子或者其他较短的DNA序列非常有效，尤其是当插入的片段为60~150bp时，这个长度对于合成引物来说太长，而本身做PCR扩增又太短。合成的寡核苷酸基本原则为长度~60bp，两侧各有20bp与上下游序列互补。可在此原则基础上根据需要，合成大于或小于60bp以及重叠序列更长的寡核苷酸。装配体系及各个待装配双链片段含量同上Gibson装配，最佳寡核苷酸的浓度大约为45nM，孵育时间调整为45℃，2h。寡核苷酸“缝合”技术中寡核苷酸设计与详细步骤可参考有关文献。

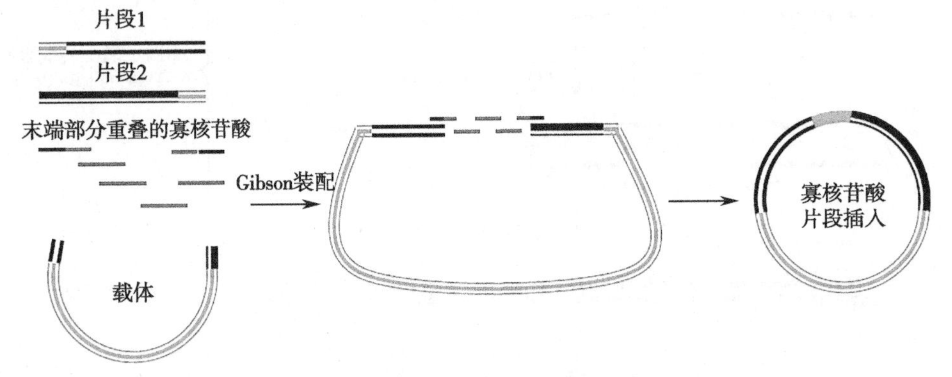

图18-11 寡核苷酸“缝合”插入突变流程图

第二节 模式生物的基因组诱变

基因组学的一个重要目标就是鉴定出那些能够显著影响表型的基因，并阐明它们在机体中的具体功能。随着人类基因组计划以及各种模式生物基因组测序工作的完成，对生命科学的探索已经进入大规模、系统研究基因功能的后基因组时代。当基因突变或等位基因变异与疾病或缺陷联系起来时，阐明这些基因的功能以及突变带来的改变不仅可以帮助人们认识疾病发生的机制，同时也为人类设计治疗方案与寻找治疗靶点提供了线索，最终推动人类健康事业的发展，这也是后基因组时代需要解决的最重要的科学问题。

小鼠与人类的基因组序列、发育、生化代谢及生理特点相似，同时小鼠作为实验动物由来已久，因而成为研究人类基因功能的最理想模式生物体系。早期在模式生物中只能进行已有表型改变的随机遗传突变的研究，比如小鼠中出现尾巴长度、毛发颜色改变的个体，促使遗传学家去了解这些个体在基因水平究竟发生了什么变化。通过研究这些突变的基因及其功能，科学家不仅鉴定出相关基因结构与功能之间的联系，同时还揭示了机体内不同通路之间复杂的遗传相关性。

对模式生物的基因组诱发突变，研究基因失活或者基因突变动物的表型，大大加快了人类认识基因组功能的进程。当前利用模式小鼠研究基因功能主要有两个策略：基因驱动法（gene-driven approach）和表型驱动法（phenotype-driven approach）。基因敲除是典型的基因驱动法，该方法的前提是对基因的功能有所了解或有预期，同时采用此法产生一个基因敲除小鼠大约需要1年半的时间，不能适应现代生物学高效率、高通量的需要。表型驱动法是指利用化学试剂在较短时间内诱导动物产生大量随机突变表型，或者通过转座子技术产生基因组整体突变，通过筛选获得具有特殊表型的动物并鉴定其遗传基础。

相比基因敲除仅造成基因沉默的结局相比，化学诱变造成基因功能改变的种类比较全面，有基因沉默、基因功能降低、功能升高或功能改变，从而将基因功能与表型之间的关系揭示的更加全面。对一些基因来说，它们的功能与体内的表达水平密切相关，如果这些基因沉默会有胚胎致死性，则无法在整体水平研究其功能；如果部分功能丧失则能成功发育为个体，但会在随后的发育阶段或者成年阶段表现出各种缺陷，从而能够在体内揭示该基因的功能。随着相关技术的不断进步，大规模诱变技术也出现了突破。把大规模诱变技术和小鼠胚胎技术相结合，人们已经可以制作大规模诱变的小鼠库，用于全基因组的突变和功能基因组的研究。

一、利用 ENU 进行大规模基因诱变

二十世纪七十年代末，Bill Russell 研究团队在用不同的诱变剂处理小鼠时发现，乙酰基亚硝基脲（*N*-ethyl-N-nitrosourea，ENU）能引起小鼠基因组突变而不造成明显毒性伤害。ENU 是一种人工合成的能导致多种生物体发生随机、单碱基突变的化合物。ENU 能不依赖于任何代谢过程，直接作为烷化剂，将其乙烷基转移到 DNA 碱基的氧原子或氮原子上，导致碱基错配或碱基置换。ENU 主要修饰 A/T 碱基对，大约 44% 为 A/T → T/A 颠换，38% 为 A/T → G/C 转换，8% 为 G/C → A/T 转换，3% 为 G/C → C/G 颠换，5% 为 A/T → C/G 转换，2% 为 G/C → T/A 转换。翻译成氨基酸序列，这些变化大约引起 64% 错义突变，10% 无义突变，26% 拼接错误。ENU 可诱变产生各种类型的突变基因，如完全失去功能的无义突变、部分功能丧失的亚等位基因、功能获得的显性突变等。到现在为止，ENU 仍然是最常用的小鼠诱变剂（实验流程 18-5）。

由于雄鼠生殖细胞的突变率及后代的数量远远大于雌鼠，故一般用 ENU 处理雄鼠。突变率最高的是有丝分裂前的精原干细胞，单个位点的突变率可以达到 1.5×10^{-3}~6×10^{-3}，相当于筛选 175~655 个配子即可获得一个目的基因的突变。最近的应用中，ENU 亦能有效的进行小鼠胚胎干细胞的诱变。ENU 诱变能够获得功能基因研究的新材料，同时又可以带来一个非常有价值的副产品，即获得人类遗传性疾病的新模型。新模型的研究开发能够导致新的药物作用靶点的发现，为开发新型药物奠定了基础。

实验流程 18-5 ENU 大规模基因诱变

A. ENU 溶液的配制和稀释：ENU 对光线、湿度和 pH 值十分敏感，每次注射前应溶解一个新包装 ENU（1g/ISOPAC 包装），并用铝箔包封避光，溶解后 3h 内注射。操作应在通风柜内进行，操作者穿防毒衣，戴塑料手套、口罩防护。向含 1g ENU 的 ISOPAC 容器中直接用 18G 针头和注射器注入 10ml 的 95% 乙醇。用手掌温暖包装瓶，并轻轻摇动直到 ENU 完全溶解（约需 10min），此时溶液应该是透明的黄色。再向包装瓶中注射 90ml 磷酸 – 枸橼酸缓冲液，彻底混匀。如需制备浓度更低的溶液，可从 ENU 包装瓶中取出 50ml 的 ENU 溶液，加入至 50ml 灭活液中（0.1M 碱性硫代硫酸钠或 KOH），2h 后可弃去。向余下的 ENU 溶液中注入 50ml 的磷酸 – 枸橼酸缓冲液，即可得到稀释 1 倍的 ENU 溶液。注意 ENU 属于有毒试剂，应严格按照化学毒物防护要求操作。

B. ENU 溶液的浓度测定：Sigma 公司购买的标记为 1g/ISOPAC 包装的 ENU 实际含量并不准确，实际大约是 0.7~1.2g/ 包装，须用分光光度法确定新鲜制备的 ENU 溶液浓度。用磷酸 – 枸橼酸缓冲液 1 : 5 稀释 ENU 溶液；同时用磷酸 – 枸橼酸缓冲液 1 : 50 稀释 95% 乙醇作为空白对照。用分光光度计测定在波长为 398nm 时的 ENU 溶液光吸收 OD 值。1mg/ml 的 ENU 溶液的 OD_{398} 为 0.72，以此为标准计算待测 ENU 溶液浓度。为保证测量准确，还可在波长 350~450nm 范围扫描 ENU 溶液，峰值应该在 398nm。

C. ENU 注射小鼠：选取 8~12 周龄的雄性小鼠进行化学诱变。根据实验目的和小鼠品系可 1 次注射也可分次注射。注射需在通风柜内进行。雄性小鼠在注射前应完全成熟（8 周龄以上）。分次注射应在每周的同一天进行，约需 3 周，最好从小鼠 8~9 周龄时开始注射，鼠龄不能过大。注射前对小鼠称重，注射 ENU 的液体量（ml）= 小鼠体重（g）× ENU 注射剂量（mg/g）/ENU 浓度（mg/ml），注意需在满足 ENU 注射剂量的前提下每只小鼠体内注射的液体量 <1ml。

不同品系的小鼠对 ENU 反应不同，因此会产生不同的突变率。为了最大限度地提高突变率，常用的 C57BL/6 小鼠 ENU 注射量可以达到 100mg/kg 体重，每周腹腔注射 1 次，共 3 次；或者一次性注射 250mg/kg 体重。由于乙醇的作用，注射后 30min 内动物会有些摇晃颤抖。注射 30 只小鼠大约需要 1h。不同品系的小鼠有不同的最优化的注射剂量。

小鼠品系和注射剂量是该实验成功的关键，注射剂量过高则小鼠失去繁殖能力，过低则无法得到表型改变的突变小鼠。尽管 C57BL/6 小鼠可以用到 3×100mg/kg 的注射剂量，但在这种情况下约有 1/4~1/2 的小鼠会失去繁殖能力，为了保证后续交配的顺利进行，则需在实验开始时注射更多的小鼠。

D. ENU 的灭活：残余 ENU 溶液必须经灭活才可丢弃。ENU 在碱性环境中半衰期很短，可用 0.1M 碱性硫代硫酸钠或 0.1M KOH 做灭活液。实验过程中所有溅出的 ENU 溶液要用灭活液擦净；所有与 ENU 接触的器具要浸泡于灭活液；注射器、吸管中要吸入灭活液，处理完后包装在塑料袋中弃去。向 ISOPAC 容器内残存的 ENU 溶液中注入至少 50ml 灭活液，放在通风柜内，暴露于光线至少 24h。已经灭活的 ENU 溶液收集于"危险化学品"容器并登记。用水清洗剩下的 ISOPAC 容器，液体倒入"危险化学品"容器，然后弃去 ISOPAC 容器。小鼠在注射后应置于打开的通风柜中至少 24h，注射后 24h 更换垫料，垫料装入放置有被灭活液饱和的吸水纸的塑料袋。

E. 小鼠交配以回收突变：注射后的雄性小鼠在 10~12 周内为不育状态。在注射后 8~10 周，将注射的雄性小鼠与雌性小鼠合笼，以观察生殖能力的恢复。根据研究需要设计交配（对显性突变和修饰性突变，设计每个小鼠回收约 50 个配子；对隐性突变，设计回收 30 个配子）。采用雄性轮转方式交配：雄性小鼠每周与 1~2 只新的雌性小鼠交配，持续 6~7 周，直到获得足够数量的配子。

以 ENU 处理雄性小鼠是一种简单而有效的为正向遗传学筛选提供突变体的方法。这里提供的方法可以在毒性较低的情况下高效产生突变体。根据实验目的和小鼠品系选择合适的 ENU 剂量非常重要。有些品系如 C57BL/6 可以使用较高的剂量，但有些品系如 FVB/N 只能耐受较低的剂量（150mg/kg 体重）。后续交配需要一定的遗传学知识，应查阅相应的专著和论文以建立交配计划。显性突变体的筛选较为容易；隐性突变体的筛选需要使用 3 代回交或使用平衡染色体；精子库和来自突变雄鼠的 DNA 样品对于鉴定特定基因中的点突变很有价值，而且由于测序和突变检测技术的发展，可以直接在分子水平鉴定点突变。修饰突变也可以很容易被鉴定。

二、利用转座子进行大规模基因诱变

转座子（transposon）是一类可在基因组中发生位置移动的 DNA 片段，其移动过程被称为转座（transposition）。根据转座机制的不同，转座子可分为反转录转座子和 DNA 转座子两类。反转录转座子的移动是通过转录为 RNA，再反转录为 DNA 重新插入到基因组中，原来的转座子依然保留在基因组中；DNA 转座子则无需转录，采用"剪切 – 粘贴"的方式在基因组中跳动。DNA 转座子通过人为改造，可作为携带较大外源基因片段的载体，并实现在哺乳动物基因组中高效转座，可以进行功能缺失（loss of function）和功能获得（gain of function）的突变表型筛选。转座子诱变法克服了基因整合率低、表达效率低、制作成本高等技术瓶颈，目前成为制备随机插入突变模式生物的有效方法。

（一）转座子进行大规模基因诱变原理

DNA 转座子根据转座酶相似性、末端反向重复序列的结构特征等分为 *Tc1/Mariner*、*hobo*、MITEs、*hAT* 和 *piggyBac*（*PB*）等几个超家族。其中应用最广泛的是来自 *Tc1/Mariner* 超家族的鲑鱼 *Sleeping Beauty*（*SB*）转座子、来自 *piggyBac*（*PB*）超家族的 *PB* 转座子和 *hAT* 超家族的 *Tol2* 转座子。

转座子诱变技术的基本过程为：①将转座子整合入基因组并产生相应的基因突变体；②从中筛选出具有某种特异表型的细胞或个体；③通过反式 PCR 技术检测转座子的插入位点，从而研究被突变基因的功能。基因组中的蛋白编码序列只有 2% 左右，转座子的随机插入事件常常由于插入基因间或内含子而没能引起内源基因的失活及表型变化，基于致突变效果及筛选技术的需要，通常配合基因捕获技术（gene trapping）利用报告基因是否表达确定转座子是否插入基因内,同时可以让插入内含子的转座子也失活宿主基因,并达到高效筛选突变体的目的。基因捕获即在转座子载体的基础上加入启动子、报告基因、剪接供体(splice donor,SD)、剪接受体(splice acceptor,SA)和poly A加尾信号等元件,转座子所携带的报告基因只有在整合到宿主功能基因内部且与融合的宿主基因编码框一致时才能得以表达,报告基因的表达激活提示了插入突变的存在,并显示出了被突变的内源基因的表达特点。配合基因捕获技术可显著提高转座子随机插入基因突变体的筛选效率。

与病毒载体相比,转座子具有整合位点广泛、安全性高、可精确进行插入和切除、易于检测和控制等优点。通过高通量的基因捕获技术与各种转座子的联合应用,可以构建全基因组范围的小鼠胚胎干细胞基因突变体文库,为大规模的基因功能研究提供了良好的公共资源基础。因此在制作转基因动物、基因治疗、细胞及整体水平的基因功能研究等领域均有重要的应用价值。

(二)利用转座子诱变的基本技术及流程

1. *SB*转座子系统 *SB*是第一个被证实在哺乳动物细胞中有转座活性的DNA转座子,它属于*Tcl/mariner*转座子超家族。该超家族是目前发现的自然界分布最广的DNA转座子。其成员存在于纤毛虫、真菌、植物和动物的基因组中。1997年Ivics等根据积累的系统发生学数据,利用生物信息学的手段对存在于鲑鱼中一个已失活的转座系统进行了分子水平的重建,唤醒了其转座活性。由于该转座系统已经在水下"沉睡"了一千万年,因而被取名为"睡美人"(*sleeping beauty*)。

*SB*转座系统包括两个组分:转座子和转座酶,分别位于两个载体。其中转座子带有转座所必需的顺式DNA序列,包括两个末端反向重复及内侧的正向重复序列,合称为*IR/DR*,它们是转座酶的结合位点。转座酶通过反式作用与转座子*IR/DR*序列结合而诱导其转座。

其基本技术和流程如下。

(1)SB转座子转基因小鼠的建立:目前已有一些SB转座子转基因小鼠品系可以购买,如CAGGS-SB0/+小鼠、Prm1-SB10/+小鼠和Rosa26-SB11小鼠等。如果自行构建,则需要进行以下实验。

1)常规DNA重组方法构建转座子载体:在设计转座子载体时应充分考虑到后续表型分析时如何将基因型与表型相关联。比如加入"5′基因捕获"序列,即"启动子捕获"序列,用来"捕获"内源基因的启动子,包括剪接受体、报告基因和poly A加尾信号。报告基因没有启动子,只有当转座子插入宿主基因内部尤其是外显子区域,并与宿主基因编码框一致才可利用内源基因的启动子表达出报告基因,因此被形象的称为启动子"捕获"。报告基因的表达同时提示插入突变成功,宿主基因失活。当转座子插入内含子区,"5′基因捕获"序列中的SA序列通过提供剪接受体,与上游外显子的剪接供体SD共同作用去除内含子,表达出报告基因同时失活宿主基因。"5′基因捕获"序列中报告基因表达只能是插入转录激活的基因内部才能发生,因此不能提示转座子插入处于非转录激活状态的基因内,为解决此问题,载体中加入了下游的"poly A捕获"序列。该序列由启动子、报告基因和剪接供体SD组成,报告基因自带持续激活的启动子,但缺乏poly A信号,通过SD和其下游宿主基因外显子的SA共同作用去除内含子,来捕捉宿主基因的poly A尾,稳定mRNA从而表达出报告基因。报告基因的表达与宿主基因是否为激活状态无关,如使用绿色荧光蛋白作为报告基因,则在后续筛选中即可通过肉眼观察进行判断可能发生的突变体(图18-12)。

2)转座子转基因小鼠产生:转座子转基因小鼠通过常规的雄前核注射的方法产生,也可通过商业途径或合作方式获得以往构建的转座子转基因小鼠。在使用转座子载体构建转基因小鼠时,载体首先要被线性化,随后用于注射。既往研究发现,当使用头尾相连的转座子载体串联序列时,转基因成功率比使用单个线性转座子载体高很多,这不仅是因为待转入的转座子序列量的增多,还因为多拷贝的转座子载体串联序列的甲基化,促进了下一步转座子载体插入小鼠基因组。FVB/n和C57BL/6 J小鼠是构建转座子转基因小鼠的常用品系。用Southern杂交确定不同转基因初建小鼠(founder)的转基因拷贝数。

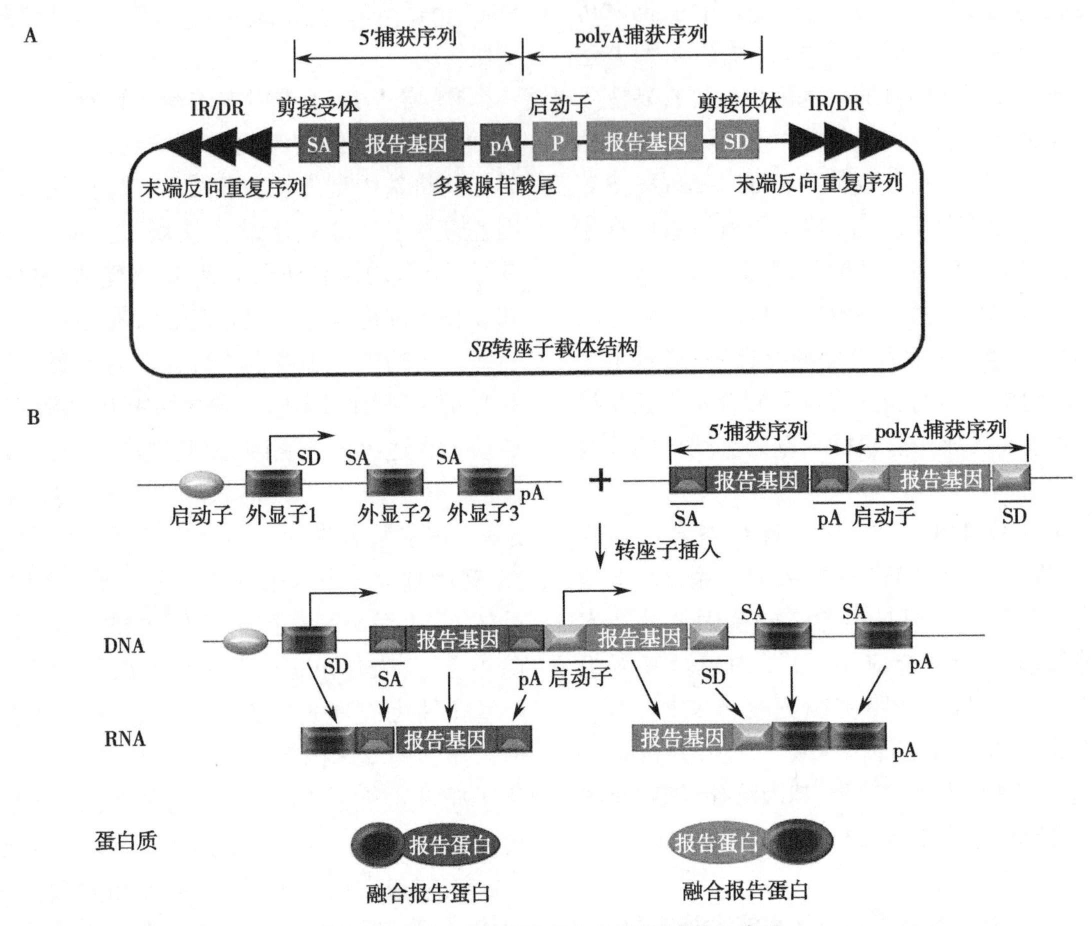

图 18-12 SB 转座子载体及基因捕获示意图

A. *SB* 转座子载体序列结构。包括左右两侧的反向重复序列 *IR/DR*、"5′基因捕获" 序列及 "poly A 捕获" 序列；B. 转座子配合基因捕获原理。*SB* 转座子载体两侧反向重复序列 *IR/DR* 是转座酶结合并发挥转座活性的功能位点；"5′基因捕获" 序列包括剪接受体 SA、报告基因和 poly A 加尾信号；下游的 "poly A 捕获" 序列由启动子、报告基因和剪接供体 SD 组成。通过报告基因表达的提示作用，显著提高了转座子随机插入基因突变体的筛选效率

（2）双转基因 "种子" 小鼠的产生：将各个转座子转基因小鼠分别与 SB 转座酶转基因小鼠交配，以获得双转基因的雄性 "种子小鼠"，这些种子小鼠的精子在发育的过程中，基因中的转座子在转座酶的作用下发生 "跳跃"，使精子的基因型形成随机插入突变体。通常先要将种子小鼠与野生型小鼠交配，在 G1 子代小鼠中用 Southern 杂交法筛选出有新的转座突变的小鼠，这说明该亲代种子小鼠转座能力高，适合后续交配。正常来说，一个种子小鼠所产生的精子中应存在至少 10 000 种不同的插入突变的基因型。

（3）子一代小鼠的产生和分析：取多个 "种子小鼠" 与野生型雌性小鼠交配，在 G1 子代小鼠中筛选突变体，可以采用启动子捕获或 poly A 捕获报告基因的表达筛选子一代小鼠的转座插入；转座酶的存在可能使转座子重新移动，造成连续发生的转座子插入突变以及转座子供体位置的基因组重排和缺失，因此需筛选出无 SB 转座酶的子一代突变小鼠。需要强调的是，任何一个 G1 子代小鼠基因组都可能有相互独立的多个转座子插入突变，50%~80% 的情况下，转座子插入的部位发生在它原来的位置附近，这称为 "local hopping" 现象。原地跳跃的现象显著降低了在整个基因组范围内随机突变的效率，更重要的是，邻近的 *SB* 转座子间会在精子的减数分裂期发生同源重组，造成基因缺失，这可能影响到周围一些关键基因的功能。因此在子一代小鼠筛选中，还需要将真正的随机插入突变与此类原地跳跃的插入突变区分开。

（4）突变小鼠的扩增：对鉴定完成的 G1 小

鼠进行培育,扩增特定的SB诱导的转座子插入突变小鼠,然后用分子生物学方法进行基因型鉴定。

2. *piggyBac*转座子系统 虽然*SB*转座子系统可以用于小鼠基因组突变,但是仍然存在着转座效率低、转座插入位点集中于(约40%)供体附近位点以及转座子载体插入容量有限(<10kb)等缺点。我国复旦大学的科学家在改进转座子突变系统上做出了突出贡献。2005年,丁昇等改造了一种存在于粉纹夜蛾的*piggyBac*(*PB*)转座子系统,并深入地研究了*PB*转座子系统在哺乳动物细胞和小鼠体内的转座效率。*PB*转座子的发现可谓"无心插柳",二十世纪八十年代,杆状病毒成为病毒遗传学研究的热门对象,这主要归功于可支持杆状病毒复制的非脊椎动物细胞系的建立,应用最广泛的细胞系之一就是来源于鳞翅目昆虫粉纹夜蛾卵巢组织的TN-368细胞系,可以支持多种杆状病毒在体内复制。病毒遗传学家Malcolm J. Fraser发现,当杆状病毒在TN-368细胞中进行复制时,病毒的基因组中出现了源于宿主细胞TN-368基因组的片段,因此推测这些片段可能是TN-368细胞中的转座子。由此,一个全新的可在不同鳞翅目昆虫介导转座的转座系统被发现。Fraser为了增加它的吸引力,取"piggyback"(背负)之义,同时为了突出与杆状病毒(baculovirus)的关系,将其命名为"*piggyBac*"。鉴于*PB*转座子具有异于其他所有已发现的DNA转座子的转座酶结构、目标位点和切离方式等特征,*PB*被单列为一个新的转座子家族—*piggyBac*转座子家族。

*PB*转座系统的优势是多方面的。*PB*转座子能在生殖细胞中高效转座,可用简单的交配技术快速而高效地产生大量可稳定传代的带有单个*PB*插入的动物品系,并可实现对没有建立胚胎干细胞系的动物的基因诱变;*PB*转座后的插入部位广泛分布于基因组中,尤其偏好基因内部,这样可以使*PB*插入有效地破坏内源基因功能,造成与传统基因敲除诱变产生类似的表型;此外,利用*PB*转座子的精确切离可实现对突变表型的回复,从而进一步确定表型和基因的对应关系;*PB*转座子的负载容量大,可同时携带含有多个基因的大片段DNA;*PB*转座子可与基因捕获技术相结合,借助*lacZ*或红色荧光蛋白等报告基因显示内源基因的表达谱。*PB*转座子诱变的实验流程与*SB*转座子基本相同。此处不再赘述。

作为基因操作的重要环节,高效改造基因用于基础理论研究或者作为治疗疾病的手段都有着广阔的前景。以上介绍的模式生物随机诱变均属于正向遗传学范畴。在对现有基因结构和功能认识有限的情况下,正向遗传学不需要任何基因序列与功能信息,而从突变表型出发,找到造成表型的突变基因,进而研究突变基因或调控元件的功能。由于突变是随机的,往往会发现很多意想不到的基因与突变表型的联系,从而开拓全新的研究领域。在随后的第二十章中,将详细介绍属于反向遗传法范畴的高效率、高特异性的模式动物定点突变技术。

参考文献

1. Labrou NE. Random mutagenesis methods for in vitro directed enzyme evolution. Curr Protein Pept Sci, 2010, 11(1): 91-100.
2. Neylon C. Chemical and biochemical strategies for the randomization of protein encoding DNA sequences: library construction methods for directed evolution. Nucleic Acids Res, 2004, 32(4): 1448-1459.
3. Heckman KL, Pease LR. Gene splicing and mutagenesis by PCR-driven overlap extension. Nat Protoc, 2007, 2(4): 924-932.
4. Jensen PH, Weilguny D. Combination Primer Polymerase Chain Reaction for Multi-Site Mutagenesis of Close Proximity Sites. J Biomol Tech, 2005, 16(4): 336-440.
5. Gibson DG, Young L, Chuang RY, et al. Enzymatic assembly of DNA molecules up to several hundred kilobases. Nat Methods, 2009, 6(5): 343-345.
6. Fujii R, Kitaoka M, Hayashi K. Error-prone rolling circle amplification greatly simplifies random mutagenesis. Methods Mol Biol, 2014, 1179: 23, 29.

7. Nolan PM, Hugill A, Cox RD. ENU mutagenesis in the mouse: Application to human genetic disease. Brief Funct Genomic Proteomic, 2002, 1(3): 278-289.
8. 韩骅,舒青,张萍. 分子医学遗传学. 西安:第四军医大学出版社,2009.
9. Carlson CM, Dupuy AJ, Fritz S, et al. Transposon mutagenesis of the mouse germline. Genetics, 2003, 165(1): 243-256.
10. Ding S, Wu X, Li G, et al. Efficient transposition of the piggyBac(PB) transposon in mammalian cells and mice. Cell, 2005, 122(3): 473-483.

(杨笑菡)

第十九章　细胞外囊泡研究技术

细胞外囊泡(extracellular vesicle, EV)是由细胞释放的多种纳米级膜囊泡。相似大小的囊泡可根据其生物发生、大小和生物物理性质进一步分类,如外泌体(exosome)、微囊泡(microvesicle)等。虽然细胞外囊泡最初被认为是细胞碎片而未被重视,但越来越多的研究证明,细胞外囊泡在细胞间通信中发挥十分重要的作用,还可以做为疾病诊断和预后的生物标志物。尽管细胞外囊泡具有临床前景,但因缺乏足够敏感的制备和分析技术,使之向临床转化应用十分困难。因此,积极开发和完善新技术以应对这些挑战是非常重要的。本章主要介绍细胞外囊泡的概念,并阐述其分离鉴定和组分分析的常用方法,最后简要介绍其临床应用价值。

第一节　细胞外囊泡的概念

细胞外囊泡是由细胞释放的多种具有膜结构的囊泡结构的统称,直径可以从纳米到微米级别,远小于细胞但大于蛋白。细胞外囊泡是一类异质性、膜结合的磷脂泡。细胞外囊泡主要存在于细胞生存的微环境中,如细胞培养上清以及各种体液(血液、淋巴液、唾液、尿液、精液及乳汁)等。几乎所有的细胞都可自发或在一定刺激条件下产生和释放细胞外囊泡。

一、细胞外囊泡的分类

根据大小及来源,可将细胞外囊泡分为外泌体、微囊泡、凋亡小体(apoptotic bodies)等(表19-1)。本章主要介绍来源于活细胞的外泌体和微囊泡。

二、细胞外囊泡的形成

(一)外泌体

外泌体是通过细胞膜的内陷产生的(图19-1)。首先,细胞膜向内出芽导致胞内体(endosome)的形成。胞内体的膜进一步向腔内出芽形成小泡。最终形成多泡体(multivesicular body, MVB),其特征是腔内小泡存在。在此过程中,胞质内容物、跨膜蛋白和外周蛋白被整合到内陷膜中。MVB可与溶酶体融合,导致小泡内容物降解。或者,MVB可以与细胞的质膜融合,以胞吐方式向细胞外空间释放囊泡。释放的小泡被认为是外泌体,是一种直径在30~200nm之间的小的膜结合的脂质囊泡。由于两次内陷过程,外泌体中的蛋白拓扑结构与原细胞膜中的蛋白拓扑结构具有相同的方向。

(二)微囊泡

微囊泡来源于细胞膜的胞吐作用(图19-2)。细胞膜内外双层的磷脂分布呈不对称性。外层富含卵磷脂和鞘磷脂,而内层主要由磷脂酰丝氨酸

表19-1　细胞外囊泡的主要类型

Vesicle	大小/nm	密度/(g·ml^{-1})	来源	分子标记
外泌体	40~200	1.13~1.18	核内体	跨膜四蛋白,Alix,TSG101
微囊泡	200~2 000	1.16~1.19	质膜	整合素,选择素,CD40
凋亡小体	500~2 000	1.16~1.19	质膜,内质网	磷脂酰丝氨酸,基因组DNA
高密度脂蛋白颗粒	7~13	>1.06	肝细胞	载脂蛋白,磷脂,胆固醇,甘油三酯
低密度脂蛋白颗粒	21~27	1.02~1.06	肝细胞	载脂蛋白,磷脂,胆固醇,甘油三酯

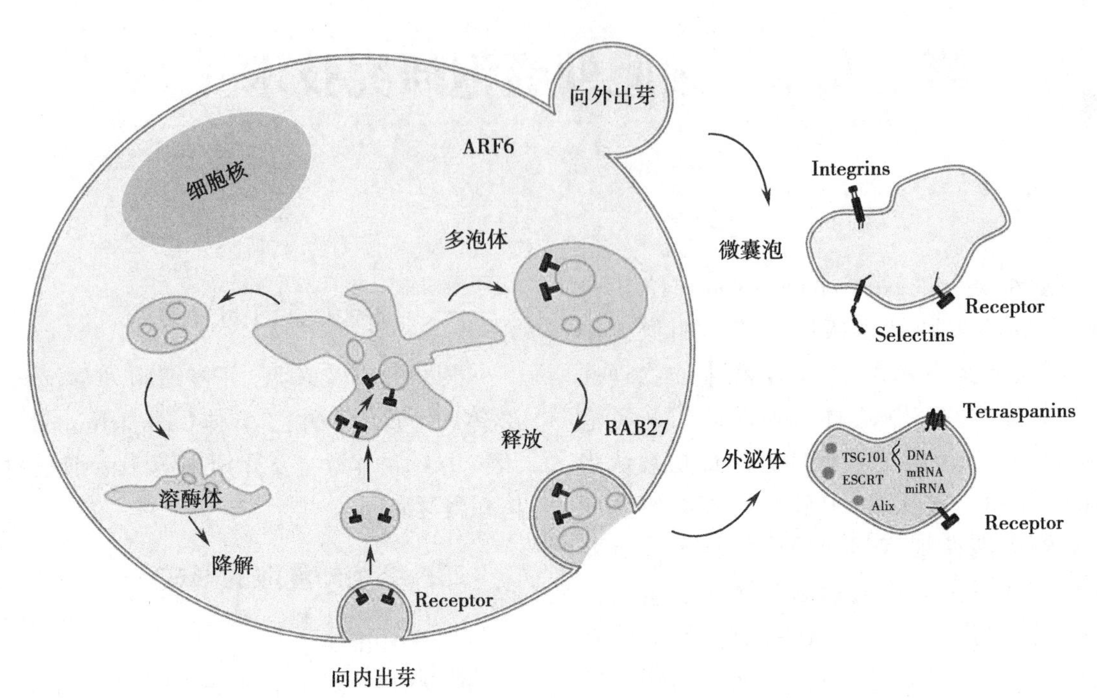

图 19-1 EV 产生和分泌的路径示意图（见文末彩插）

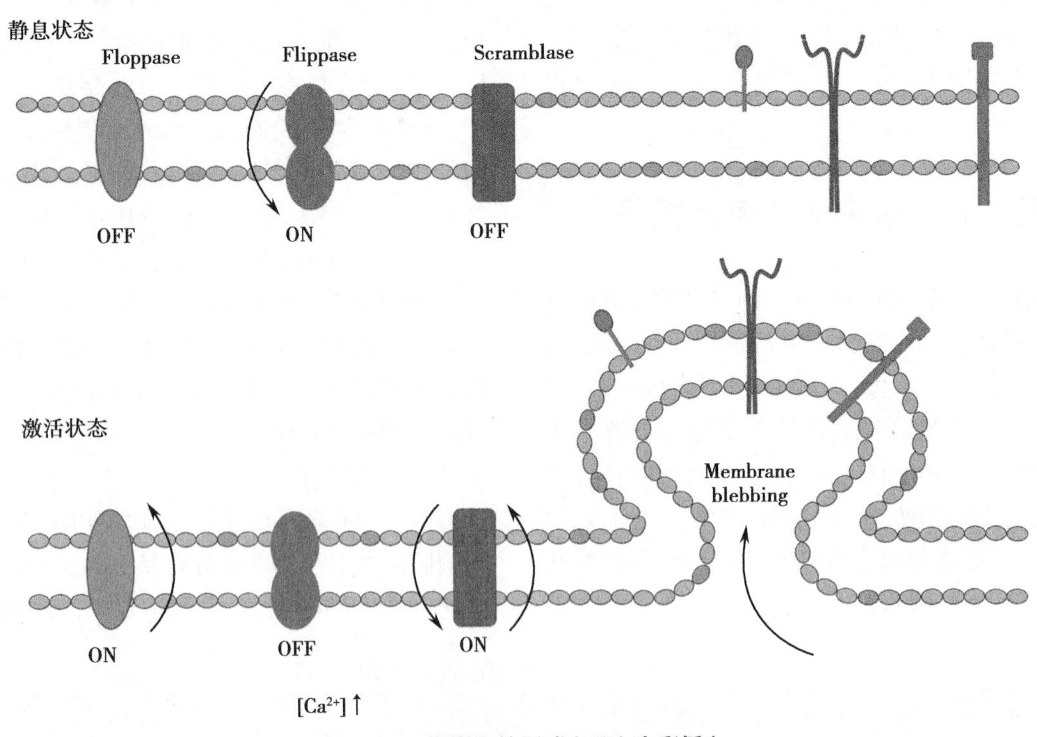

图 19-2 微囊泡的形成（见文末彩插）

质膜双层具有磷脂的不对称分布。其分布由 Floppase、Flippase 和 Screamblase 三种蛋白控制。Flippase 一种内流泵，主要针对磷脂酰丝氨酸和磷脂酰乙醇胺；Floppase，外流泵；Screamblase 一种可促进脂质在双层膜上的双向再分布的酶和磷脂酰乙醇胺构成。在自发或一定刺激条件下，胞浆内 Ca^{2+} 的流入会通过激活相关的酶来破坏这种不对称性，导致磷脂在膜双层膜的重新分布，促进细胞膜起泡。钙离子依赖性蛋白水解的同时降解膜相关的细胞骨架，促进出芽过程。

三、细胞外囊泡含有的成分

总的来说，细胞外囊泡的成分最接近供体细胞，但因为独特的发育机制，EV 含有一组特定的生物大分子。

（一）膜蛋白

EV 来源于细胞的质膜，富含特异性的跨膜蛋白受体（如表皮生长因子受体 EGFRs6）和黏附蛋白（如上皮细胞黏附分子 epcam21），而不含有 Lamin A/C、Calreticulin、VDAC 等细胞蛋白。外泌体中含有丰富的 CD9、CD63 和 CD81 等四肽蛋白，属于跨膜蛋白，主要参与了胞内体囊泡的转运。所以上述四肽蛋白被用于外泌体的定量和表征。微囊泡富含整合素、选择素和 CD40 配体。

（二）囊内蛋白

EV 的形成与释放受到很多蛋白的调控，如 TSG101、Alix、annexin 和 Rabs。EV 还富含细胞骨架蛋白（如内酯、肌球蛋白、小管蛋白）、分子伴侣蛋白（如热休克蛋白 HSPs）、代谢酶（如烯醇化酶、甘油醛 3- 磷酸脱氢酶 GAPDH）和核糖体蛋白等。

（三）RNA

EV 除了含有蛋白质外，还含有不同形式的 RNA（表 19-2）。RNA 是 EV 的主要核酸载体。与细胞 RNA 组分相比，EV 运输的 RNA 通常更小（通常小于 200 个核苷酸，但可以扩展到 5 000nt）。其中以非编码 RNA 为主，包括 microRNA（miRNA）、转运 RNA（tRNA）、长链非编码 RNA（lncRNA）以及其他 RNA。

表 19-2　EV 中不同类型的 RNA

RNA	功能	编码	大小
mRNA	蛋白合成模板	是	400~12 000nt，平均 2 100nt
miRNA	转录后基因沉默	否	17~24nt
Y RNA	Ro60 组成部分，DNA 复制起始因子	否	约 100nt
SRP RNA	SRP 组成部分，蛋白运输	否	约 280nt
tRNA	氨基酸与 mRNA 适配器	否	76~90nt
rRNA	核糖体 RNA	否	18S（1.9kb）28S（5kb）
SnRNA	RNA 剪切	否	约 150nt
SnoRNA	指导 RNA 化学修饰	否	20~24nt
lncRNA	众多功能，包括转录和转录后调控	否	>100nt

1. mRNA　mRNA 是编码 RNA 分子中的一个大家族，反映蛋白质序列信息。EV 中含有大量来自供体细胞的 mRNA，通常以片段的形式存在，不受 RNase 降解的影响，使它们成为强有力的循环生物标志物。

2. miRNA　miRNA 是一类小的非编码 RNA（通常为 17~24 个核苷酸），通常通过靶向 mRNA 的 3′ 非翻译区介导转录后基因沉默。通过抑制蛋白质翻译，EV miRNAs 在许多生物学过程中都是强有力的调控因子。EV 中的 miRNA 表达谱反映了它们的细胞来源，但与供体细胞略有不同。一些 miRNA 被发现优先分类到 EV 中，并在受体细胞中保持功能，以调节蛋白翻译。

3. 其他类型 RNA　除了 mRNA 和 miRNA，许多非编码 RNA 类型已在 EV 中被识别出来。这些 RNA 包括转运 RNA（tRNA）、核糖体 RNA（rRNA）、小核 RNA（snRNA）、小核仁 RNA（snoRNA）以及长非编码 RNA（lncRNA）。

（四）DNA

有研究表明某些 EV 可能含有 DNA 片段。这些 DNA 是双链片段，范围从 100bp 到 2.5kb 不等，但其功能作用尚未确定。

（五）其他

除此之外，EV 还携带了大量细胞质来源的小分子,分子量 <1 500D,包括糖、氨基酸、脂类和核苷酸等代谢物。

第二节 细胞外囊泡富集分离及鉴定技术

细胞外囊泡携带有细胞来源相关的多种蛋白质、DNA、mRNA、miRNA 等,参与细胞间通讯等过程。细胞外囊泡水平在糖尿病、心血管疾病以及癌症中都有不同程度的改变,在疾病发展过程中发挥不同的功能,很有可能成为疾病的诊断标志物。因此,对细胞外囊泡进行分离和准确的定性和定量研究显得尤为重要。

一、细胞外囊泡的富集分离技术

EV 在大小、起源和分子组成上都不尽相同。另外,EV 存在于不同的复杂生物液体中,包括血液、腹水、乳汁、唾液、脑脊液和尿液,这些液体含有不同数量的非囊泡大分子结构,可能会干扰分析结果。因此,EV 富集分离被认为是生物医学和临床转化研究的必要分析前要求。国际细胞外囊泡协会 ISEV 起草并分发的一份在线问卷显示,超离心(81%)、密度梯度离心(20%)等分离方法应用最广泛。在这里,我们总结了常见的富集方法及其优点和局限性(表 19-3)。

表 19-3 高通量分离 EV 不同方法比较

平台	富集机理	优点	缺点
超声	密度	目前的金标准 方法成熟	实验时间较长 >4h;样品体积量大 需要高速离心机;纯度和回收率低
蔗糖梯度离心	密度	目前的金标准 高纯度	实验时间较长 >4h;样品体积量大 需要高速离心机;回收率低
共沉淀	表面电荷	方便可行	特异性低;难成规模
排阻色谱	大小和分子量	高产量,洗脱范围广	特异性低;难成规模
场流分级法	大小和分子量	分离谱广,洗脱范围广	实验时间较长;需要分组分的设备

(一)超离心

超离心(ultracentrifugation)是 EV 分离最常用的常规方法。采用差离心力分离颗粒:以低离心力(300g)去除细胞碎片,以高离心力(100 000g)沉淀浓缩 EV。尽管这种方法是使用最广泛的金标准,但它也有许多缺点,如体积大、仪器昂贵、加工时间长且费力、被聚集的蛋白质和核蛋白颗粒污染以及需要大量的样品等。

(二)梯度超离心

梯度超离心(gradient ultracentrifugation)是一种更严格的超离心形式,有助于进一步细分不同的囊泡密度,通常用于分离外泌体(其漂浮密度在 1.15~1.19g/ml 之间)。在这种方法中,一个包含不同大小的囊泡和大分子的样品在梯度表面分层,梯度的密度从上到下增加。离心过程中,不同的分子以不同的速率通过梯度沉积。分离取决于大小和质量密度(自上而下的梯度)或质量密度(自下而上的梯度)。蔗糖和碘黄醇是分离 EV 最常用的密度介质。该方法制备的 EV 不含蛋白质污染物,但也很费力、耗时和低通量,面临着许多与超离心有关的限制。

(三)免疫亲和性富集(又称为磁珠法)

外泌体表面有其特异性标记物(如 CD9、CD81、CD63、Hsp70、Rab-5b 和 TSG101 等),用包被抗标记物抗体的磁珠与含有外泌体囊泡的样品孵育后结合,即可将外泌体吸附并分离出来。因为外泌体的异质性与它们的起源一致,不同外泌体上的标记物丰度也不同,通过特定的抗体组合可以从样本中捕获不同类型的外泌体,进行选择性分离。

磁珠法具有特异性高、操作简便、不影响外泌体形态完整等优点,但是效率低,外泌体生物活性易受 pH 值和盐浓度影响,不利于下游实验,难以广泛普及。

（四）共沉淀

依赖聚合物共沉淀策略的商用试剂盒已被开发，用于EV富集。这些试剂通常会减少EV的水化，从而降低溶解度，最终发生沉淀（实验流程19-1）。沉淀的EV产物可以很容易地用低离心力进行重复分离，无需长时间的超离心。然而，这些试剂盒对于大规模使用是昂贵的，而且缺乏针对EV的特异性。该方法还容易产生多相聚合物颗粒。

实验流程19-1　PEG沉淀法从细胞培养上清分离外泌体

A. PEG溶液配制：配制成48%（w/v）PEG6000和2mol/L NaCl的工作母液。

B. 样品预处理：收集培养上清，先500g离心5min，然后3 000g离心30min，用0.22μm滤器过滤。

C. 加入PEG6000溶液至终浓度为12%（w/v）PEG6000和0.5M NaCl，即1体积的母液加入3体积的培养上清，孵育过夜。

D. 离心12 000g，1h。去除上清，根据沉淀量用50~500μl PBS重悬，-80℃保存。

E. 若需要更纯的则用稍低工作浓度的PEG6000与含EXO的PBS混合再重复沉淀分离一次。

二、细胞外囊泡的鉴定技术

（一）电子显微镜

电子显微方法被广泛用于鉴定EV的形态、大小和分布。

1. 扫描电子显微镜（SEM）　SEM是一种成熟、实用的EV研究方法。SEM通过聚焦电子束扫描EV样品表面，生成EV样品的三维表面形貌信息。由于绝大多数EV的SEM研究都是在真空条件下进行的，样品通常是固定和脱水的。在扫描电镜下，EV呈现一处扭曲的杯状容器样结构。

SEM能够直接观察到样品中EV的形态，能够鉴别不同大小的EV。但SEM对样品预处理和制备要求比较高，样品准备比较复杂，不适合对EV进行大量快速测量。而且因为EV的预处理和制备，SEM无法准确进行EV浓度的测量。

2. 透射电子显微镜（TEM）　在TEM中，一束聚焦的电子束通过一个薄的样品被透射，从而产生一个样品图像。TEM具有较高的分辨率，能够成像<1nm的物体。此外，重金属染色如四氧化锇和乙酸铀酰可以在脂膜上产生对比。此外，TEM还可以与免疫金标记（immuno-EM）结合，以提供分子表征。

（二）纳米颗粒跟踪分析

纳米颗粒跟踪分析（nanoparticle tracking analysis，NTA）是一种较新颖的研究纳米颗粒的方法，可以直接和实时地观测纳米颗粒。工作原理是将一束能量集中的激光穿过玻璃棱镜对悬浮EV的溶液进行照射，激光光束从较小角度摄入样品，照亮溶液中的EV，然后通过光学显微镜收集纳米颗粒的散射光信息，拍摄一段纳米颗粒在溶液中做布朗运动的影像，对每个颗粒的布朗运动进行追踪和分析，从而计算出纳米颗粒的流体力学半径和浓度。也就是细胞外囊泡的直径分布和数量。因为直接追踪样品中每一个纳米颗粒，NTA对复杂样品具有极高的分辨率，但是不能反映纳米颗粒的形态。

（三）其他分析技术

1. 动态光散射（dynamic light scattering，DLS）　DLS是收集溶液中做布朗运动的颗粒散射光强度起伏的变化，将光强波动转化为曲线，从而得到光强波的速度，计算粒子的扩散速度和粒子的直径。小颗粒的布朗运动速度快，光强波动较快，相关曲线衰减较快，大颗粒反之。在EV研究中，DLS测量敏感度较高，测量下限为10nm。相对于SEM技术来说，样品准备简单，只需简单的过滤，测量速度较快。但由于DLS是测量光强波动的，所以大颗粒的光强波动信号会掩盖较小颗粒的光强波动信号。所以DLS不适合大小不一的复杂EV测量，只适合通过色谱法制备的大小均一的EV的测量，且无法测定样品中EV的浓度。

2. 可调电阻式脉冲传感（TRPS）　可以替代NTA用于测量EV浓度和尺寸分布。该技术基于纳米级的库特原理。它能检测出离子电流的瞬态变化，这种变化是由小泡通过聚氨酯膜中可调大小的纳米孔传输而产生的。对于直径小于

150nm 的 EV，NTA 始终比 TRPS 检测到更多的 EV。对于较大的 EV（>150nm）则相反。

第三节 细胞外囊泡的组分分析

一、蛋白分析

EV 蛋白主要来源于细胞膜、细胞质基质，而不来源于细胞内的其他细胞器（如高尔基体、内质网、细胞核）。这种蛋白组成不仅可以反映参与细胞外囊泡形成与释放的机制，而且对识别生理和病理标志物也具有重要意义。因此，国际细胞外囊泡协会建议仔细鉴定 EV 蛋白，方法主要有 Western blotting、ELISA 等。

（一）Western blotting

在 EV 蛋白评价中，Western blotting（WB）被认为是最常用的测定 EV 相关靶蛋白的技术。用含有变性剂和蛋白酶抑制剂的缓冲裂解液处理提取的细胞外囊泡。然后用十二烷基硫酸钠 - 聚丙烯酰胺凝胶电泳（SDS-PAGE）分离蛋白裂解产物，然后转移到膜上对特定的蛋白靶点进行免疫印迹。若收集的 EV 样品富集 CD63、CD9、CD81、TSG101、HSP70 等蛋白，而不含有 Lamin A/C、Calreticulin，VDAC 等细胞蛋白，则说明符合外泌体的特征。虽然这种方法需要很长的准备和处理时间（约 2 天），但 WB 可以提供关于不同蛋白质大小的有用信息。

（二）酶联免疫吸附实验

酶联免疫吸附实验（ELISA）是另一种已建立的蛋白质定量技术。纯化的细胞外囊泡溶液或囊泡裂解液可直接应用于固体载体，该载体已经过固定化捕获抗体的预处理；捕获的囊泡目标暴露于另一种检测抗体。这种对非相互作用抗体的高要求提升了检测特异性，使开发新的检测方法和同时执行多路测量变得困难。Western blotting 和 ELISA 的检测限相似。然而，ELISA 比 Western blotting 要快得多，并且可用于更高的通量测量。

（三）质谱分析法

Western blotting 和 ELISA 在相对较小的范围内对目标蛋白进行定量，质谱分析法（mass spectrometry）能够实现高通量肽谱分析。纯化的 EV 制剂经酶消化、肽段分离后，用质谱仪进行电离分析。在这个复杂的过程中，多个步骤严重影响 EV 蛋白质组分析。除了有效的 EV 纯化，质谱分析之前的肽段分离被认为是鉴定高度可靠的囊泡蛋白的重要前提。由于质谱分析可识别消化肽片段，因此有必要进行适当的蛋白质鉴定、定量和验证。在检测灵敏度方面，质谱分析方法通常不如基于抗体的技术敏感。虽然质谱分析需要大量的准备和处理时间，但它可以提供高通量、定量和 EV 蛋白质组分析。

二、核酸分析

EV 核酸作为一种潜在的循环生物标志物和受体细胞间的调节因子已被广泛研究。由于 EV 中核酸的固有量较低，因此开发高效的提取方法和灵敏的检测策略尤为重要。

（一）沉淀 - 自旋柱法

与细胞 RNA 提取一样，基于酚的方法依赖于离心的相分离；核酸与水相分离，并通过乙醇沉淀回收。这种方法费时费力，但可以得到纯度更高的 RNA。

（二）扩增和测序

除了验证核酸的质量、产量和大小外，提取的 RNA 通常还进行扩增和测序来进行检测和定量。例如，可以通过聚合酶链反应（PCR）选择性扩增目标序列，并通过端点电泳或实时荧光检测（RT-PCR）检测。尽管这些方法的测定量有限，但有助于测量 EV 中已知的目标序列。对于未知的 RNA 转录本的发现和定量，可以使用下一代测序（NGS）。

三、代谢物和代谢组学

EV 携带细胞质来源的小于 1 500D 的小分子，包括糖、氨基酸、脂类和核苷酸等代谢物。EV 代谢物的变化可能反映了供体细胞的生化状态，因此对代谢物的分析可能为了解细胞间的交流过程提供线索。代谢组学是一种新的组学方法，近年来陆续使用此方法报道了 EV 的代谢物。

需要注意的是，目前任何单一的方法分离的 EV 样品都不纯，所以 ISEV 发布指南建议最好使用 TNA 测粒径分布、电镜、Western blotting 检测蛋白等三个实验相互佐证，鉴定分离的外泌体的质量。

第四节 细胞外囊泡的临床应用

越来越多的研究证明，EV 携带多种特异的生物分子，并在生理、病理环境下发挥着广泛的作用。比如，细胞间信号传递，包括免疫抑制、抗原提呈、炎症反应、肿瘤生长、转移以及血管新生和细胞黏附等。因此，在多种疾病中体液 EV 发生相应改变，能够灵敏反映体内的病理变化情况。相较于组织活检，体液 EVs 检测具有无创、取样简便、可实时监测等明显优势，因而受到研究者以及临床医生的密切关注，有望成为新一代诊断标志物。另外，因为 EV 来源丰富、分布广泛、纳米级别等优点，也开始被用作药物载体作为一种新的治疗手段。

一、疾病的诊断

（一）癌症的诊断

肿瘤具有十分复杂的微环境，恶性肿瘤细胞往往被基质细胞包围，比如内皮细胞、成纤维细胞和免疫细胞等。越来越多的研究证实，EV 在肿瘤微环境中可以促进细胞间的交流，从而调节肿瘤的发生、发展以及治疗反应。肿瘤细胞来源的 EV 在许多方面促进肿瘤的发展。EV 可以转移 EGFRv Ⅲ 或生长因子受体配体到其他肿瘤细胞；EV 可以清除 Fas 相关蛋白死亡结构域（FADD），肿瘤细胞凋亡能力下降；EV 可在细胞间转移 p- 糖蛋白，从而导致耐药性。肿瘤细胞来源的 EV 也通过将 Notch 配体 Dll4 转移到内皮细胞而影响邻近细胞，从而诱导分支形成。EV 可以支持和启动凝血、基质降解和血管生成。另外，胶质母细胞瘤细胞的 EV 将功能 mRNA、miRNA 和血管生成蛋白转移到脑微血管内皮细胞，从而刺激胶质瘤细胞的小管形成和增殖。在部分胶质母细胞瘤患者血清中检测到多种胶质瘤的 mRNA 和 miRNA 特征，提示 EV 包含诊断信息。表 19-4 粗略举例一些 EV 相关的肿瘤标志物。

表 19-4 肿瘤病人体液 EV 作为肿瘤诊断标志物

肿瘤类型	标志物	体液	作用	参考文献
前列腺癌	β-catenin	尿	筛选	6
	4 miRNAs	血清、血浆、尿	诊断、预后	7
卵巢癌	exosomal antigen	血清	诊断	8
	12 miRNAs	血清	筛选	9
肺癌	3 proteins	胸腔积液	诊断	10
GBM	3 miRNAs	血清	诊断	11
胰腺癌	7 mRNAs	唾液	诊断	12
结肠癌	Claudin-3	腹水	诊断	13
黑色素瘤	Caveolin-1	血浆	诊断、预后	14
胃癌	EV 浓度	血浆	诊断	15
膀胱	EPS812，mucin-4	血清	诊断	16
宫颈癌	miR-21，miR-146a	宫颈灌洗液	诊断	17
肝癌	Microvesicle 数量	血清	诊断	18

（二）神经退行性疾病

在大多数神经退行性疾病（如阿尔茨海默氏病、帕金森病）中，错误折叠的蛋白质自我结合，形成有序的聚集体，具有在细胞中繁殖的能力。在阿尔茨海默病（AD）中，形成淀粉样蛋白的 Abeta 肽可能是这些蛋白质聚集体中最著名的。在帕金森病中，一种单独的聚集体在细胞内形成，主要由 α-synuclein 组成，称为路易小体。最近的研究表明，许多与神经退行性疾病有关的错误折叠蛋白可以被 EV 转运。因此，这些囊泡为神经退行性疾病的检测和监测带来了新的希望。

外泌体蛋白可在 AD 患者大脑斑块中积累，提示EV在AD发病机制的传播中发挥作用,外泌体表达丝氨酸类型的胰岛素受体底物1(IRS-1)在AD的临床前和临床表现阶段升高,可用作AD的检测。

(三)急性器官损伤

由于在组织稳态中的作用,EV已成为一种有吸引力的循环生物标志物,用于无创评估器官对急性和慢性损伤的反应。到目前为止,EV已经被用于检查肺、心脏和肾的损伤,以及先兆子痫的迹象。例如,在急性肺损伤模型中,EV含有的caspase-3,是一种激活巨噬细胞的促凋亡因子。在急性心肌损伤中,心肌相关的EV miRNA(miR-1和miR-133a)的血清水平在损伤开始后的早期迅速升高。尿EV标记物可用于检测和监测急性肾损伤AKI,其中Fetuin-A是最有希望的候选生物标志物。

二、疾病的治疗

EV是生物活性物质(如蛋白质、mRNA、miRNA)的内源性载体。近年来的研究表明,EV参与了材料的传递和功能信息的交换,从而介导了病理生理过程,激活了细胞间的远距离通讯。到目前为止,EV已被直接或工程应用于多种用途的治疗剂,如再生医学、癌症治疗和免疫调节。比如,间充质干细胞来源的EV在心肌梗死、肾脏损伤和骨骼肌修复模型中具有良好的旁分泌作用。这种旁分泌效应依赖于生长因子、蛋白质、生物活性脂质和遗传物质通过EV转移到受体细胞,并为消除直接干细胞移植的安全性问题提供了可能。

虽然目前EV的分类是基于囊泡的生物发生,但是对于囊泡的生物活性与其分类之间的相关性,或者囊泡是否存在有不同功能的亚群,我们知之甚少。通过技术改进提供的分子表征,更好地理解它们,将可能提高它们作为循环生物标志物的诊断潜力,以及用于治疗传递的生物活性功能。

参考文献

1. Pluchino S, Smith JA. Explicating Exosomes: Reclassifying the Rising Stars of Intercellular Communication. Cell, 2019, 177(2): 225-227.
2. Shao H, Chung J, Balaj Let al. Protein typing of circulating microvesicles allows real-time monitoring of glioblastoma therapy. Nat Med, 2012, 18(12): 1835-1840.
3. Shao H, Im H, Castro CM, et al. New Technologies for Analysis of Extracellular Vesicles. Chem Rev, 2018, 118(4): 1917-1950.
4. Théry C, Amigorena S, Raposo G, et al. Isolation and characterization of exosomes from cell culture supernatants and biological fluids. Curr Protoc Cell Biol, 2006, Chapter 3: Unit 3.22.
5. Witwer KW, Soekmadji C, Hill AF, et al. Updating the MISEV minimal requirements for extracellular vesicle studies: building bridges to reproducibility. J Extracell Vesicles, 2017, 6(1): 1396823.
6. Lu Q, Zhang J, Allison R, et al. Identification of extracellular delta-catenin accumulation for prostate cancer detection. Prostate, 2009, 69(4): 411-418.
7. Bryant RJ, Pawlowski T, Catto JW, et al. Changes in circulating microRNA levels associated with prostate cancer. Br J Cancer, 2012, 106(4): 768-774.
8. Taylor DD, Gercel-Taylor C, Parker LP. Patient-derived tumor reactive antibodies as diagnostic markers for ovarian cancer. Gynecol Oncol, 2009, 115(1): 112-120.
9. Taylor DD, Gercel-Taylor C. MicroRNA signatures of tumor-derived exosomes as diagnostic biomarkers of ovarian cancer. Gynecol Oncol, 2008, 110(1): 13-21.
10. Bard MP, Hegmans JP, Hemmes A, et al. Proteomic analysis of exosomes isolated from human malignant pleural effusions. Am J Respir Cell Mol Biol, 2004, 31(1): 114-121.
11. Manterola L, Guruceaga E, Gállego Pérez-Larraya J, et al. A small noncoding RNA signature found in exosomes of GBM patient serum as a diagnostic tool. Neuro Oncol, 2014, 16(4): 520-527.
12. Lau C, Kim Y, Chia D, et al. Role of pancreatic cancer-derived exosomes in salivary biomarker development. J Biol Chem, 2013, 288(37): 26888-26897.
13. Choi DS, Park JO, Jang SC, et al. Proteomic analysis of micro-vesicles derived from human colorectal cancer ascites. Proteomics, 2011, 11(13): 2745-2751.
14. Logozzi M, De Milito A, Lugini L, et al. High levels of exosomes expressing CD63 and caveolin-1 in plasma of

melanoma patients. PLoS One, 2009, 4(4): e5219.

15. Kim HK, Song KS, Park YS, et al. Elevated levels of circulating platelet microparticles, VEGF, IL-6 and RANTES in patients with gastric cancer: possible role of a metastasis predictor. Eur J Cancer, 2003, 39(2): 184-191.
16. Smalley DM, Sheman NE, Nelson K, et al. Isolation and identification of potential urinary microparticle biomarkers of bladder cancer. J Proteome Res, 2008, 7(5): 2088-2096.
17. Liu J, Sun H, Wang X, et al. Increased exosomal microRNA-21 and microRNA-146a levels in the cervicovaginal lavage specimens of patients with cervical cancer. Int J Mol Sci, 2014, 15(1): 758-773.
18. Wang W, Li H, Zhou Y, et al. Peripheral blood microvesicles are potential biomarkers for hepatocellular carcinoma. Cancer Biomark, 2013, 13(5): 351-357.

（周 倜）

第二十章 遗传修饰动物的设计构建和应用技术

生命体是一个整体，各种生物大分子都是在体内、在与其他分子相互影响的环境下发挥功能的。因此，有必要在动物体内的整体水平上，完整地揭示生物大分子的功能。以上章节里介绍了采用正向遗传学的表型驱动法，是基于对基因及其功能知之甚少的情况下，在模式动物上寻找与表型有关的基因型改变，从而阐明基因与功能之间的关系。当我们对基因的结构有了一定的认知，则可采用反向遗传学的基因驱动法，进行某一基因的功能获得（gain of function）或功能丧失（loss of function）表型的探索，从而全面揭示出生物大分子在体内的功能。体内生物大分子的正常水平和结构有赖于基因组编码遗传信息的有序表达。要系统改变生物大分子的结构或水平，就需要以遗传工程技术修改动物的基因组，造成精准的、可以遗传的基因突变，以观察这样的基因突变对动物的形态发育和生理功能的影响。这种基因组序列被通过遗传工程技术加以修改的动物，就被称为遗传修饰动物（gene-modified animals）。

遗传修饰动物技术可在包括线虫、果蝇、斑马鱼和小鼠等几乎所有的模式动物中开展。但对于医学研究来说，最重要的遗传修饰动物是遗传修饰小鼠。采用遗传修饰小鼠技术不仅可以深入研究哺乳类正常发育的分子机制，还可以模拟众多人类疾病，为深入研究人类疾病的发病机制、病理变化、诊断治疗等提供动物模型。自从二十世纪七十年代末、八十年代初建立起系统的遗传修饰小鼠技术以来，这类技术不但在全世界众多实验室得到应用，还诞生了多个以建立遗传修饰小鼠为目标的联合科学计划和服务机构。同时，有关已经建立的遗传修饰小鼠的信息也基本公开。因此，本章将着重介绍遗传修饰小鼠的设计、构建和应用（图 20-1），在此之前将首先介绍一些小鼠实验的一般性要求。

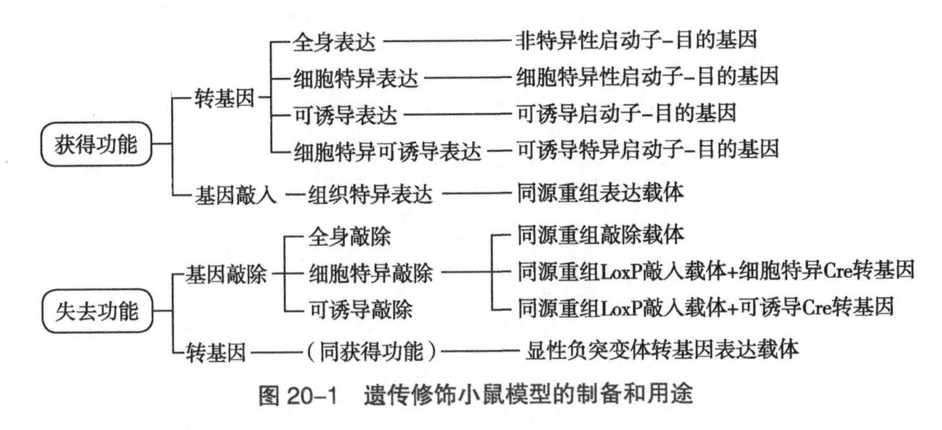

图 20-1 遗传修饰小鼠模型的制备和用途

第一节 小鼠实验的一般要求

一、小鼠培育实验室的一般条件

（一）小鼠实验室环境

一般实验所用的小鼠可以直接饲养在自然环境，即饲养环境与外部环境是完全相通的。小鼠因而可能感染多种病原生物。病原生物的感染除了可以造成动物死亡，还对动物的生殖行为有较大的影响，如不育、产仔数少等。此外，感染可能引起动物产生多种免疫学改变，对于相应研究结果的解释会产生很大的影响。基于此原因，用于建立遗传修饰模型的小鼠以及所建立的小鼠品系最低应饲养于无特殊病原体（specific pathogen free，SPF）的环境，即清洁级别在三级以上的环境。除了上述两种饲养规格外，对于一些特定的小鼠品系和实验，比如裸鼠和重症联合免疫缺陷小鼠（severe combined immunodeficiency，SCID 小鼠），需要将小鼠饲养在无菌（axenic，饲养环境中没有微生物存在）或限菌（gnotobiotic，小鼠带有特定菌丛）的环境中。

通常从公司购买小鼠时应注意购入与清洁级别相符的小鼠，而且要用专门的运送工具运送到动物室。同时应该要求动物公司提供小鼠的微生物状况有关信息，以避免将病原体引进动物室。准备进入动物室开展研究工作的人员，应在 1 个月之前开始，并且在整个研究工作期间应避免出入其他动物室，以防止动物之间的交叉感染。动物室的周边应避免堆放动物饲料和垫料等，防止野生小鼠接近。从事动物实验的人员应该避免接触宠物。

无论采用哪种规格饲养实验室小鼠，都需要对所饲养的小鼠进行常规的健康监测。所采用的方法一般是血清学方法，对于特定的细菌、病毒、支原体以及寄生虫进行检测。接受检测的小鼠应该包括饲养在动物室不同位置的“哨兵”小鼠。“哨兵”小鼠一般购自专门的动物公司，其体内的微生物状况是已知的。购入以后放在动物室的不同位置，饲养特定时间后进行检测。检测通常采用商业公司提供的试剂盒进行或者直接委托商业公司进行。

对于需要开展动物实验的研究者，在设计实验阶段就应该注意尽量减少动物的使用量。这一方面是从节约研究经费和人力物力上考虑，另一方面也是从尊重生命的角度考虑。动物实验要遵守相关的伦理规定，实验设计要经过相应的伦理委员会批准。在实验的过程中也要尽可能地减少动物所受的痛苦。例如，在对小鼠进行麻醉时，不仅要考虑麻醉的效果，还要考虑实验过程中动物的镇痛问题；又如，处死动物应该采取安乐死的方法，减少其痛苦。处死后的动物尸体要严格按照规定进行临时冻存或火化处理，严禁作为普通垃圾抛弃，以免传染疾病。

（二）实验室小鼠的生物学特征

实验小鼠的遗传背景是影响小鼠实验结果一致性的主要因素之一。采用高质量标准化小鼠进行生物医学实验研究，能消除动物本身对实验研究的影响，得到可靠、准确、重复性好的实验结果。根据遗传背景不同，实验小鼠品系可分为同基因型和异基因型，同基因型指该品系内所有个体的遗传背景相同或相近，而异基因型则指该品系所有个体的遗传背景具有较大差异。交配程度相当于 20 代以上连续全同胞或亲子交配形成的近交系即属于同基因型品系，近交系数达 98.6%（个体近交系数，对个体来说，就是两个相同基因源自同一祖先的概率为 98.6%）。实验室广泛使用的近交品系有 BALB/c、C57BL/6 等。

1921 年，美国遗传学家 CC Little 用 Lathrop 小鼠做近亲培育时，用 57 号雄鼠与 52 号雌鼠交配培育出 C57BL/6 小鼠，通常称为“C57 black 6”“C57”或者“B6”（BL 指颜色为黑色，6 是亚系）。C57BL/6 小鼠是第一个完成基因组测序的小鼠品系。其中，品系 C57BL/6J（J：The Jackson Laboratory 实验室的缩写）小鼠繁殖良好，寿命长，对肿瘤的易感性较低。来自 C57 小鼠的原始造血干细胞较来自 BALB/c 和 DBA/2J 品系小鼠的衰老延迟，这是该基因型一个显性特征。其他特征还包括：对饮食诱导的肥胖、Ⅱ型糖尿病和动脉粥样硬化具有高度易感性；小眼病和其他相关眼部异常的高发病率；对听源性癫痫发作的抵抗力强；骨密度低；易出现遗传性脑积水（早期报告显示 1%~4%）及门静脉短路（约 5%）；过度舔毛导致的毛发缺失；酒精和吗啡偏好；老年性听力缺失；咬合不正发生率高。根据这些特性，C57 小鼠可以应用于多种领域的实验研究，包括：①心血管疾病研究中的动脉粥样硬化；②糖尿病和肥胖症研究中的高血糖、高胰岛素血症等；③感觉神经生物学研究中的眼部缺陷、听力缺陷等；④血液学研究中的造血缺陷、免疫、炎症和自身免疫学等；⑤遗传学研究中的突变、转基因和基因敲除小鼠的生产等。

不同的实验室小鼠具有不同的生物学特征，在研究中应根据研究目的进行选择。常用的欧洲家鼠的一般特征见表 20-1。

表 20-1　实验室小鼠的一般特征

指标	特征
染色体总数	40 条
基因组大小	3×10^9bp
基因数	22 400 个
妊娠期	19~20 天
平均每窝产仔数	6~8 只
断奶时间	3 周
性成熟时间	约 6 周
出生时体重	1g
成熟时体重	30~40g（雄性 > 雌性）
寿命	1.5~2.5 年

（三）小鼠的基本饲养条件

一个小型遗传修饰动物实验室应该包括空气正压过滤环境下的数间饲养室和一间显微注射室以及准备室（包括人员更衣、器具清洁、饲养材料的准备等）。新建成的动物室在动物搬入前应该进行甲醛熏蒸。对于有严重污染的动物室也可将所有动物处理之后进行甲醛熏蒸消毒。甲醛熏蒸的基本方法是：①按照甲醛（40%）10ml/m³、高锰酸钾 5g/m³ 计算用量（二者比例为 2∶1）；②取耐热、耐腐蚀的大容量陶瓷或玻璃容器，置于尽量靠近门处；③先将少许温水倒入容器内，后加入高锰酸钾，搅拌溶解，再加入甲醛（注意顺序：甲醛最后倒入高锰酸钾溶液内），加入甲醛后人立即离开，密闭房间；④消毒时间一般为 20~30min；⑤彻底通风换气。

动物室的空气过滤装置应该按要求进行定期检查和更换。饲养的笼具是专用的，一般大小为 200cm² 底面积，12cm 高，可以在其中饲养 5 只成年小鼠。笼底的垫料一般为木屑，但应注意木屑不能含杀虫剂和除草剂等有害物质。有时小鼠会对木屑发生过敏，这时应该换用其他垫料。由于动物室有大量的清洗和消毒工作，所以在准备室中应该有大型水池以及消毒工具。小鼠的饲养环境为：温度 22~25℃；湿度 40%~70%；每小时换气 10~15 次；空气氨浓度低于 20ppm（$ppm=10^{-6}$）；照度 150~300 流明；照明 14h/天（6 时开灯，20 时关灯）；噪声低于 40 分贝（可参考 IVC 系统的条件就可）。

小鼠的饲料通常购自专门的公司。饲料需消毒，例如高压消毒和放射线照射消毒。但在洁净程度稍低的动物室，也可以使用巴斯德消毒法处理。选用不同的消毒方式时应该注意不同的消毒方法有可能引起饲料的物理性状以及成分的改变。饮水用专门的水瓶提供，应特别注意水瓶不能漏水。水可以过滤或者高压消毒，也可以用加入 1% 盐酸的酸化水。注意定期更换水瓶以防微生物生长。

二、小鼠的日常管理

对于小鼠的日常管理，要求管理者和使用者必须经过动物操作专业培训，考核合格后才可以进入动物室工作。小鼠的日常管理原则是保持清洁、仔细观察、认真记录。在观察中，有些指标并非一眼就能看出来，如小鼠即使丧失视力和听力，但看上去仍然能在饲养笼中正常地生活。所以在观察时要仔细观察其细微的行为变化。在记录上，每只小鼠都应有准确的记录。繁育过程中要绘制小鼠的系谱图，长期积累，往往可发现一些一时看不到的表型。在实验开始前应仔细做好计划，以将小鼠的消耗减少到最低程度。对于实验中不需要的小鼠以及实验结束后的小鼠应进行安乐死并按有关规定进行严格处理（可先储存于 -20℃冰箱，然后集中火化），不得随意遗弃。一般而言，管理一个动物室应注意以下事项。

1. 清扫和无菌　进入动物室应穿用无菌的隔离衣、帽、鞋、口罩，戴手套，经过风淋间才可以进入。饲养室内应定期清扫，换气系统和照明系统应定期检查。所有小鼠都应按规定周期更换饲养笼，且应标明系统名、诞生日、性别、只数等。

2. 生活环境　避免使小鼠的饲养环境过于单调，以免使小鼠产生焦虑。例如应避免小鼠被单个饲养于一个笼中（但雄性小鼠易于互相攻击，所以通常单个饲养）；在小鼠笼子里放一些消毒的纸屑、棉团等，鼓励其筑巢；在更换鼠笼垫料时将一些食物放在笼子里，以及放置一些经过消毒的游戏小装置等。

3. 日常观察　每天应观察小鼠的饲料、饮水和垫料是否正常，同时观察动物的皮毛、眼、口腔、肛门等是否有异常，行动是否正常以及能否正常摄食与饮水等。

4. 记录与统计　实验开始前就要设计好专门的记录用纸以及标记小鼠的方法。小鼠的标记可以结合实验室条件采用自己最为熟悉和方便的方法。大量饲养时应直接在耳郭钉上金属的编号牌；少量饲养时可以采取耳郭打孔、在耳郭上用剪刀剪出不同缺口、或剪去不同脚趾等方法。但不要采取在小鼠背上涂颜色的方法，因为很容易因脱毛而失去标记。为每只小鼠做好编号，清楚记录其出生日期、父母编号、去路等。

三、小鼠繁育

小鼠一般寿命为 1.5~2.5 年，但生育能力从生后 7~8 个月开始即显著降低。小鼠出生后一般 3~4 周断乳，性成熟是出生后 4~7 周。但这些数据随小鼠品系和遗传背景的不同而有很大差异。对于一般的小鼠，需要扩大小鼠种群或获得特定基因型的小鼠时，只需要在上述正确的饲养条件下将成年小鼠合笼即可。需要注意的是，一个鼠笼中放入 1 只雄性小鼠和 2~3 只雌性小鼠比较合适。合笼一般从下午开始。如果需要准确知道小鼠的妊娠时间，则需要在第二天早上检查阴栓（交配栓），即小鼠交配后留在雌性小鼠阴道口的淡黄色分泌物。阴栓可以直视观察到，但有时需要用小镊子轻轻分开阴道口方可看到。阴栓阳性的小鼠定为交配后 0.5 天（days post coitus，dpc）。

对于转基因小鼠和基因敲除小鼠，由于获得的小鼠常常是在非近交系背景上，所以用于生物学实验时需要将其遗传背景纯化为近交系。最常用的方法是将获得的转基因或基因敲除小鼠与纯种的近交系小鼠（如 C57BL/6）反复交配（backcross）。先用转基因小鼠 ×C57BL/6，获得 F1 代，进行基因型鉴定；再选阳性的 F1 代 ×C57BL/6，获得 F2 代，再行基因型鉴定；如此重复交配 6 代，可以使小鼠的遗传背景接近近交系，从而用于实验。但对于许多免疫学实验，可能需要更多代数的交配，才能使小鼠的遗传背景达到实验要求。

第二节　转基因小鼠

建立转基因小鼠（transgenic mouse）的基本目的是让一个正常或突变的基因能够以某种时空特异性在小鼠体内得到表达。转基因小鼠制备的基本原理是向受精卵的细胞核（通常是雄性前核）中转入外源 DNA 片段并使之整合入合子的基因组 DNA，然后将接受有外源 DNA 片段的受精卵或早期胚胎移植到假孕小鼠的输卵管中使之进一步发育成小鼠。转基因小鼠的制备主要包含 5 个步骤：①转基因载体的构建；②采用显微注射法将转基因片段导入受精卵的雄性前核；③注射后的受精卵移植入假孕小鼠的输卵管；④转基因小鼠的鉴定和进一步培育；⑤表型分析（图 20-2）。

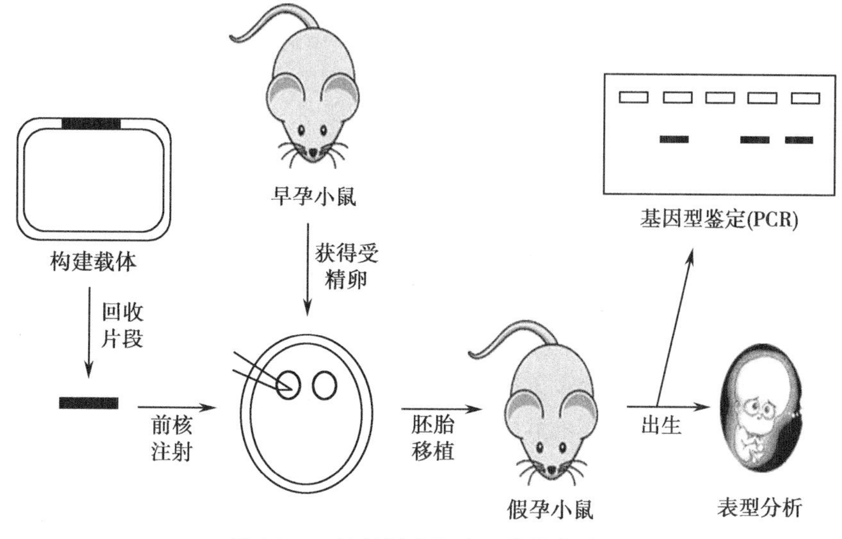

图 20-2　转基因小鼠建立的基本过程

一、转基因载体的构建

构建用于建立转基因小鼠的DNA片段的方法和一般的DNA重组实验没有区别。转基因载体构建完成后必须在体外培养的细胞中进行转染和试表达，以确定所构建的转基因载体是正确的。转基因设计的基本原则如下。

（一）目的基因的选择

技术上讲，所有的结构基因都可以用于转基因小鼠的构建，但在选择目的基因时还是应该考虑一些因素。虽然cDNA编码区、全长cDNA和基因组基因都可用于转基因小鼠构建，但与cDNA编码区相比，全长cDNA包含有更多影响mRNA稳定性和翻译效率的序列，如3′-端加尾信号、miRNA的识别位点等；与cDNA相比，基因组DNA又多出许多内含子，其中可能含有影响初级转录物的稳定性、拼接效率、基因表达的调控序列，甚至可能含有与实验目的不相关的某些非编码RNA序列等。选择目的基因的另一个考虑是基因表达产物的过表达会不会致死，如果基因表达产物是致死性的，则必须考虑特定范围表达或可诱导表达的方式构建转基因载体。有时在基因功能研究中可以采用显性负突变体（dominant negative mutant）作为转基因，此类突变体不仅自身失去功能，还能通过与野生型蛋白质形成聚合物，抑制或阻断体内野生型基因的作用，这样过表达的转基因实际起到抑制蛋白质功能或信号途径的作用。

（二）基因表达调控元件的选择

选择驱动转基因表达的调控元件时应该考虑是全身广泛性表达还是组织特异性表达。广泛性表达可以考虑在细胞中广泛发挥作用的启动子/增强子，如巨细胞病毒（CMV）启动子、SRα启动子等；组织特异性表达则需要采用有相同组织特异性的基因启动子/增强子。此外，还应该考虑其他调控元件，如内含子（增加mRNA稳定性）和3′-端加尾序列等。如果需要可诱导表达，则应选择相应的启动子以及诱导物的表达范围，如Tet-ON系统。可激活的转基因表达也常常被用于可诱导表达，如重组酶Cre所激活的表达。

（三）示踪蛋白的选择

有些实验要求明确知道转基因的表达范围，这时可以在转基因上融合可显色（如β-半乳糖苷酶）或发出荧光（如GFP）的蛋白基因。如果融合不影响目的基因产物的功能，则可以直接融合；如果融合会影响转基因产物的功能，则可将标志基因置于转基因下游，中间加入内源核糖体插入位点（internal ribosomal entry site，IRES）从而构建出双顺反子，这是由于IRES具有能够不依赖mRNA帽子直接起始翻译的特性，使得一条mRNA翻译出两个蛋白，一个为转基因产物，另一个为标志基因，并且两个蛋白表达水平完全一致。

（四）整合方式和整合效率的考虑

一般通过显微注射转染的转基因都是以连环体的形式随机插入到基因组中，这有时会干扰到转基因的表达。如果整合位点位于发育过程中被高度甲基化的DNA区域，则可能使转基因完全不能表达；以连环体形式存在的转基因本身也可能被甲基化而被灭活；如果整合至特定基因的调控区附近，则转基因的表达谱可能会受到影响；多拷贝数的转基因可能使目的基因过表达而影响小鼠的发育甚至致死。与这种随机整合方式相对的，是通过一定的基因操作使目的基因以单拷贝高效整合，例如采用转座子或反转录病毒载体，可以提高整合效率，并产生单拷贝整合。

（五）转基因小鼠的基因型鉴定

在设计转基因片段时，应该设计好将来用于转基因小鼠鉴定用的PCR引物和Southern杂交的探针。PCR引物应该能够扩增出转基因所具有的独特片段，而不能扩增出内源基因片段；Southern杂交的探针则要求能在一定程度上判断转基因的结构和拷贝数。

每个受精卵中注射的质粒溶液的体积约为2pl，含有约1 000拷贝的DNA分子。所以用于注射的DNA浓度应为500拷贝/pl。对于长6kb的DNA片段，相当于3.2μg/ml。DNA片段最终被溶解在PBS溶液中用于注射。目前许多公司都提供DNA片段回收的试剂盒，具体方法也可参考公司产品说明书。在有些质粒中存在干扰转基因表达的“毒性序列”，应通过酶切-电泳回收去除，再调整浓度用于注射。

虽然质粒可以用于一般目的的转基因载体构建，但有时需要构建非常大的转基因载体时，就需要用到酵母人工染色体（yeast artificial chromosome，YAC）和细菌人工染色体（bacterial artificial chromosome，BAC）。它们的DNA纯化各有其特点。YAC是线性分子，其克隆容量可达1Mb水平。利用YAC DNA建立转基因小鼠的一个重要问题是必须将YAC编码的整个基因位点完整地转入小鼠。由于分子量巨大，操作YAC DNA时很容易断裂，使得整合到小鼠基因组中的DNA片段无法进行正常表达。所以在纯化YAC DNA时必须小心操作，纯化的DNA应该保存在特定的缓冲液中，以防止YAC DNA在保存或注射时断裂。BAC为环形分子，大小通常为数百kb。BAC可在大肠埃希菌中进行扩增，其分离纯化可以使用能够分离大分子质粒DNA的试剂盒。在用于显微注射前，需先将BAC进行线性化，以避免BAC DNA整合入小鼠染色体可能会发生的随机断裂，影响转基因功能的发挥。线性化后的BAC DNA可以通过脉冲电场凝胶电泳进行分离，也可以通过Sepharose（CL4b）柱色谱进行纯化。

二、受精卵的显微注射和移植

在硬件设备具备之后，从准备输精管结扎的雄性小鼠开始，到剪取小鼠尾巴进行基因型鉴定，转基因小鼠实验大约需要3个月的时间。

（一）受精卵的采集和培养

受精卵的采集和培养对于转基因小鼠的成功构建具有十分关键的作用。受精卵对培养条件要求苛刻，如水的纯度、培养液的组成和pH值、温度等的改变都对培养的受精卵有相当大的影响。所以，培养用的试剂、器皿都应该是最高纯度和洁净级。在实验开始前，操作人员必须进行严格的细胞培养知识和技能的训练，并养成对工作一丝不苟、精益求精的责任心。在操作中要集中精力，严禁闲谈。此外，转基因小鼠的成功构建还和小鼠的品系有密切的关系。一般来说，杂交种小鼠的受精卵比较好培养，而近交系小鼠的受精卵较难培养。因此在实验开始前要认真筹划选定。

受精卵采集的基本过程包括处死小鼠、解剖输卵管、冲出受精卵及培养等几个步骤。在采集小鼠受精卵时需要注意两点：一是从小鼠开腹到受精卵的采集，以及后续受精卵的洗涤过程，要尽量缩短操作时间（最好在大约30min以内完成），如果需要进行受精卵的体外培养，对培养条件要进行仔细摸索；二是最好在排卵后4~8h（饲养室的光照周期为6时开灯，20时关灯时，在11时到15时之间）进行采集，可以获得较多受精卵。

实验开始前需要进行精心准备，包括解剖用具、CO_2培养箱、透明质酸酶溶液（1mg/ml）、一次性培养皿和圆底培养皿、注射器、保温装置（保温板、恒温槽、培养箱）、立体显微镜等。培养液一般采用M2、M16培养基。使用前要用培养液对液状石蜡进行饱和处理：将500ml专用液状石蜡与40ml培养液在三角烧瓶混合，在磁力搅拌器上搅拌2天；停止搅拌，静置30min使液体分为两层。用吸管吸出下层的培养液，再加入40ml的新培养液，继续搅拌2天。停止搅拌，静置30min后，将上层的液状石蜡转移到离心管中，石蜡膜封口后，在离心机上3 000r/min离心10min。将上层的液状石蜡转移到新的容器中，常温保存。实验开始前要自行制作采卵吸管：在煤气喷灯上均匀加热毛细管（硬质玻璃，内径0.58mm），大约5s后毛细管玻璃变软，稍离开火焰，然后平稳地同时向两侧拉伸8~9cm。拉好后的毛细管顺次放在铝箔上。用小砂轮从中部切断，再在显微镜下在外径约150~200μm处切断。在喷灯上稍微加热尖端使之圆滑，干热灭菌备用。使用时按图20-3A与硅橡胶管连接。

采卵前3天的17时给雌性小鼠注射妊娠母马血清（PMS）。2天后（采卵前1天）的17时注射人绒毛膜促性腺激素（HCG），然后按雄雌1∶1的比例进行交配。在注射次日晨检查阴栓，阴栓阳性的小鼠用于采卵。

受精卵在5% CO_2、5% O_2、90% N_2、37℃、湿度100%的条件下，一般培养到第5天可发育到囊胚。但在显微操作和移植等实验中，只需要对受精卵进行短时间培养。这时也可以将培养皿装在塑料容器中，通以气体，放在保温板上进行培养。影响培养效果的主要因素包括容器的清洁度、培养液成分的纯度尤其是水的纯度、液状石蜡的质量以及预先处理等。此外，采卵的过程应该迅速，操作过程中应该尽量避免温度降低和pH改变等。

（二）显微注射设备和环境

受精卵显微注射可以在带有微分干涉装置的倒置显微镜下进行，要注意显微镜和显微操作仪之间的搭配。在注射实验中最关键的是注射针的制作和使用,发现问题后立即更换新的注射针。注射针的制作和注射的过程需要有技巧并且熟练,所以在正式的实验开始前应进行反复练习。

显微注射室应位于动物实验室内,并具相同洁净程度。因此,在显微注射室工作的人员应该穿隔离衣。显微注射室除了具有受精卵采集和培养的实验室设备外,还需要如下一些特殊设备。

1. 防震实验台 显微注射中针头十分微小的移动都对注射过程有很大的影响,所以在安装显微注射设备时,防止震动具有十分重要的意义。可将注射装置安装在地下室,并位于十分坚固的实验台上,有时需要安装在专用的减震实验台上。

2. 倒置显微镜 显微镜应带有相差能力,如微分干涉(Normaski)装置、Hoffmann 操作系统,或干涉相差。目镜 10 倍,物镜 10 倍和 40 倍。注射的放大倍数一般为 300~400 倍。物镜到载物台的距离最好长一些,以便操作。

3. 显微操作仪及与显微镜连接的接头 需 2 台,可选用机械显微操作仪或电子控制的显微操作仪,后者可进行自动注射。两个 0.5ml 注射器,16G 针头连接塑料管。

4. 持卵针及显微注射针 在 DNA 的显微注射实验中需要两种显微注射针,一种用于将 DNA 溶液注射到雄原核中(最长使用 2 周),另一种用于将受精卵固定住以备注射(可使用 1~2 个月)。

(三)显微注射的准备和注射针的制作

显微注射针是用玻璃制作的,制作过程如下(图 20-3)。

1. 拉针 取玻璃毛细管,要求是硬质玻璃,长 10cm,外径 1mm,内径 0.58mm。先用 2% 盐酸浸泡过夜,再用洗液和清水洗,然后干热灭菌。接通拉针仪电源,调节加热丝温度旋钮到合适的位置。再调节加热丝的位置,使之左右对称。将准备好的毛细管固定在仪器上,中央部分置于加热丝下。然后打开加热丝开关,自动拉制成针。用镊子轻轻将拉成两段的毛细管取下,注意不要触及针尖。针尖向下,在酒精灯的火焰边缘加热毛细管的尾端,使之变圆滑。冷却后,放在保存盒里。

2. 针尖的研磨 先用丙酮浸湿纸巾清洗研磨机的铝质研磨盘。将拉好的针固定在研磨机的固定臂上,在实体显微镜观察下,使针尖与研磨盘表面成 30° ~45° 夹角,接近研磨盘。打开研磨盘开关,速度调整到 1 500r/min,实体显微镜观察下使针尖慢慢接近研磨盘表面,研磨 2~3min。用于 DNA 的注射针一般是 1~2μm。

3. 针尖的清洗 给 5ml 注射器(19G 针头,尖端切断)吸入空气,用塑料毛细管将研磨好的注射针与针头连接。注射针的针尖放入浓硫酸,轻轻加压,这时应该看到成串的细小气泡从针尖出来。如果气泡过大,则说明针尖口径太大,不宜使用;如果没有气泡,则将针尖浸入氢氟酸(可溶解玻璃),保持注射器压力,如数秒钟后可见气泡即为可用。保持注射器压力的同时将注射针移到蒸馏水中,在水中吹打几次。保持注射器针筒压力的同时,将洗好的注射针从塑料毛细管上取下,进行下一步处理。

4. 针尖的加工 在酒精灯上将一段玻璃毛细管拉长,再做成一个小玻璃珠。打开显微操作台(microforge)的电源和电阻丝开关,将玻璃珠粘在电阻丝的前端。将毛细管注射针装在仪器上。在显微镜观察下,调整好注射针的位置,使注射针和玻璃珠的焦点一致。打开加热器开关,使玻璃珠在离注射针尖端约 1mm 处接近注射针,并形成弯曲。持卵针尖端的加工:旋转固定毛细管的圆盘 90° 到水平位置,将拉好的毛细管固定上去,使毛细管的尖端可以接触玻璃珠。在显微操作台的显微镜视野下,用目镜里的刻度判断毛细管的口径。将玻璃珠移动到口径 90~95μm 处,贴近毛细管。打开加热丝电源开关使之加热,稍过片刻,玻璃珠和相邻的毛细管都开始熔化,毛细管变弯曲。这时断掉加热丝的电源,毛细管就会断掉,口径应为 90~95μm。旋转固定毛细管的圆盘 90°,使毛细管位于玻璃珠上方(注意勿碰到玻璃珠),然后使毛细管口与玻璃珠接触,打开加热丝电源,使毛细管口玻璃熔化,成为圆滑的形状。

(四)受精卵的显微注射

受精卵的显微注射在显微操作系统(图 20-3B)上进行。显微操作系统包括带有 Normaski 装置的倒置显微镜(目镜 10×,物镜 10× 和 40×)、左右各 1 台显微操作仪。在注射开始前需要对显微注射系统进行安装调试。先向两侧的注射器筒中注入液状石蜡,完全加满后安装上注射器芯。将注射器固定在支架上。左手显微操作仪上

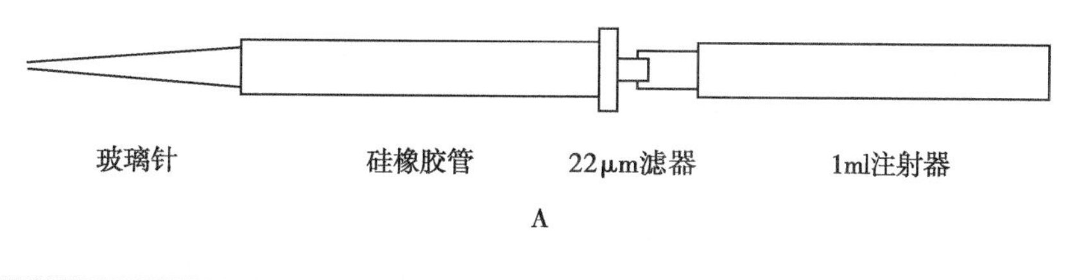

A

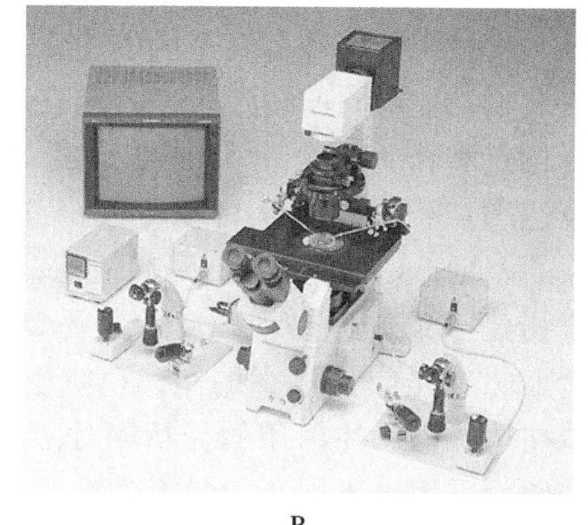

B

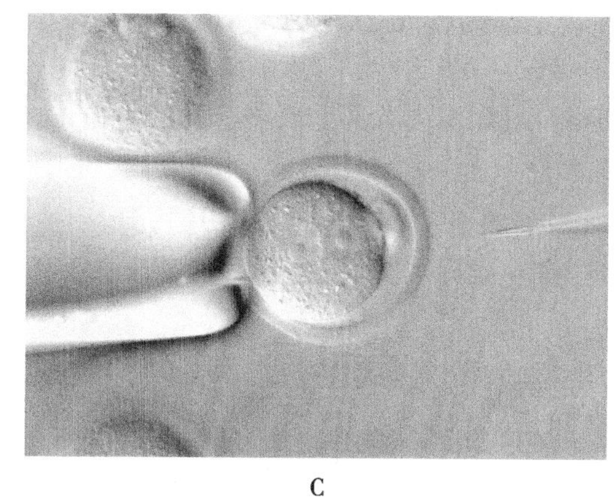

C

图 20-3　转基因的显微注射系统和方式

A. 采卵用吸管的制作；B. 显微注射系统装置；C. 受精卵雄前核的显微注射

加装持卵针，注入培养液，再注入液状石蜡，用塑料毛细管与 Hanmilton 注射器连接，注满液状石蜡（不留气泡）后轻轻加压，使培养液到达针尖的部位。右手的显微操作仪上直接加装 DNA 注射针。用塑料毛细管与 Hanmilton 注射器连接，注满液状石蜡（不留气泡）后轻轻加压，使液状石蜡到达针尖的部位。在培养皿盖的中央偏上部位制作培养液液滴（2~3μl），在其稍微下方的位置制作 DNA 溶液液滴（1μl PBS 溶液），上面覆盖液状石蜡，放在倒置显微镜的载物台上。调整显微操作仪，将针水平地放入培养液液滴中央。使持卵针和注射针处于同一平面上（图 20-3C）。注射针中一直有轻微正压（不断有液状石蜡流出）。移动显微镜的载物台，使注射用针移动到 DNA 溶液液滴，轻轻变为负压（液状石蜡不再流出），慢慢吸入 DNA 溶液到达距离针尖 1~1.5mm 的位置。调整注射器压力，使之处于轻微的正压状态。

（五）受精卵的移植

经过显微注射的受精卵应该被移植到假孕雌性小鼠的输卵管中继续完成其发育。一般情况下，移植入的未经过操作的胚胎中，50%~75% 可完成胚胎发育过程。所以通常情况下，每只假孕小鼠中移植胚胎的数目应为 10~15 个。如果移植的胚胎数目过少，只能存活 1~2 只胚胎，就有可能因为胎鼠长得过大而难产，而且产仔数过少时母鼠有时会不哺乳。由于在显微注射的过程中不可避免地会造成受精卵一定程度的物理损伤，所以一般出生的小鼠数目要少于未经处理的受精卵的移植。移植之后，可将多只雌性受体小鼠一同喂养，这样在产仔数小时，母鼠在以后的哺乳时可能互相照应，以提高存活率。但一般在进行显微注射实验时，应该同时准备代理喂养的母鼠，以备剖宫产后的代理喂养。

1. 假孕小鼠的准备　一般进行一次显微注射实验，最后得到的胚胎可供移植 2~5 只受体小鼠。因此对于一次实验来说，应准备 5 只假孕小鼠，对 ICR 品系小鼠而言，按照交配后 80% 的小鼠是阴栓阳性的比例计算，用 6 只左右的发情期雌性小鼠与输精管结扎的雄性小鼠交配即可。小鼠的交配用一般的自然交配法。对每只雄性小鼠的交配状况要做记录，3 次交配都是阴栓阴性的雄性小鼠应该淘汰。阴栓阴性的雌性小鼠可留待下次使用，阳性的则一起饲养，准备进行胚胎移植。输卵管移植使用当天阴栓阳性的小鼠（第 1 天）。

2. 移植　输卵管内移植适用于 1 细胞期或 2 细胞期的胚胎。移植成功的要点：一是准备好移植吸管；二是手术时间要短，注意出血要少。熟练后一般应该在 10min 内完成移植手术（实验流程 20-1）。

实验流程 20-1 胚胎的输卵管内移植

A. 按每个小鼠单侧输卵管移植10个受精卵计，确定需要几只受体小鼠。按此数目将注射完成的受精卵转移到加有预热的3ml培养液的培养皿中，洗去受精卵上可能沾染的液状石蜡。

B. 麻醉小鼠，剪去背部毛。将麻醉的小鼠腹卧于手术台上，酒精消毒。

C. 沿着脊柱剪开约1cm长的切口，分离皮下组织，剪开肌肉层，可见到包裹卵巢的脂肪组织。

D. 用小动脉夹夹住脂肪组织，向外拖出，这时应将卵巢、输卵管以及子宫上部一同拖出。在小鼠背上铺一小块纱布，将拖出的组织放在上面。

E. 从培养箱中取出有受精卵的培养皿，用移植吸管在尽量小的体积里吸入10个受精卵。

F. 将小鼠移到体视显微镜下，用尖头镊子提起卵巢包囊，用小剪刀剪一小口，注意勿伤及血管，有出血时用棉球擦拭。这时应该能看到输卵管伞。

G. 将移植吸管插入输卵管伞约2~3mm处，将受精卵和培养液一同注入输卵管伞。将子宫、输卵管、卵巢自然地放回腹腔。分层缝合。同法进行对侧手术。

三、转基因小鼠的鉴定和进一步培育

获得子代小鼠后，应进行转基因存在与否以及转基因正确表达与否的鉴定。转基因存在与否的鉴定需要从小鼠尾巴组织提取DNA，进行PCR或Southern杂交分析。剪取尾巴时务必注意对小鼠进行明确的、永久的、易于辨认的标记。不要用在毛上涂颜色或剪取不同长度的尾巴进行标记，因为前者易于掉色，而后者根本不能标记不同的小鼠。一般可用两种方法标记：一是用市售的耳郭打孔器在耳郭的不同位置打孔以进行标记；二是在耳郭的不同位置剪不同形状的切口以进行标记。如果鉴定小鼠胚胎中转基因存在与否，可从卵黄囊提取基因组DNA进行分析。

PCR引物和Southern杂交探针的设计应该在整个转基因小鼠实验开始前就完成，此处不再赘述。PCR和Southern杂交实验一般只能判断转基因的存在与否或拷贝数的多少。由于整合位点不清楚，所以整合位点附近的DNA的结构也无从得知，因而无法判断是纯合子还是杂合子小鼠。此时获得的含有转基因的小鼠为初建小鼠（founder）。不同的初建小鼠之间在转基因的整合位点和拷贝数上是不同的，因此在转基因的表达和产生的表型上可以不同，有时甚至有很大的差别，这个特点应该引起注意，需要将每一个初建小鼠作为一个独立的品系饲养，不要混淆。此外还应该注意的是，有些转基因小鼠实验在选择显微注射用的受精卵时考虑到注射的方便而采用了不同小鼠品系的杂交小鼠受精卵（如C57BL/6×DBA的F1）。由于获得的非近交（outbred）小鼠在性状的表现上会与近交系（inbred）小鼠有很大不同，所以一般都要求要将初建小鼠在核实的遗传背景下近交5代以上，才可用于表型分析。但在有些情况下（如近交系致死），也不得不采用非近交系小鼠。至于转基因表达与否以及是否有正确的时空表达谱，则需要用到原位杂交、免疫学染色等方法进行鉴定。

四、转基因小鼠的表型分析

表型分析涉及各种形态学和功能实验的方法。这些研究方法涉及专业不同，在这里不再介绍。

第三节 基因敲除小鼠

将一段基因组DNA重新引入哺乳类动物细胞后，这段基因组DNA可以两种方式整合入细胞的染色体DNA。一种是随机整合（random integration），即转染的DNA片段随机插入染色体的某个位点。如上述转基因小鼠实验中，被注射的DNA都是以随机方式整合入染色体DNA。另一种方式是发生同源重组（homologous recombination，HR），即转染的DNA序列与细胞染色体上的同源序列发生重组。通过同源重组可以把试管中经过一定基因工程操作（如插入突变、与其他基因融合等）的DNA片段定点引入到细胞染色体的同源基因位点上去，以对染色体上

的同源基因进行修饰，又被称为基因打靶（gene targeting）或基因敲除（gene knockout）。

哺乳类动物细胞的同源重组现象最早是在培养的成纤维细胞中发现的。但一般来说，在细胞中进行基因打靶并不能引起细胞的遗传性状改变。这是因为在哺乳类动物细胞中同源重组发生的效率相对较低，一般仅为5%左右。所以在二倍体的哺乳类动物细胞中同时在两条染色体上发生同源重组的机会十分微小。目前，同源重组实验用得最多的细胞是小鼠的胚胎干细胞（embryonic stem cell），简称ES细胞。由于ES细胞生长很快，而且可以通过制作嵌合小鼠将ES细胞的基因组引入小鼠的种系（germline），再通过小鼠交配得到两条染色体上的该基因位点都发生同源重组的动物。

在小鼠中进行的基因敲除实验几乎涉及了现代生命科学研究的所有技术手段，因此对于实验室的硬件设施和知识水平有很高的要求。一个基因敲除实验大致上可以分为4个阶段（图20-4）：①基因敲除载体的构建，包括基因敲除所需要的各种DNA片段的克隆和鉴定，以及利用这些DNA片段构建可靠的同源重组载体，同时建立起筛选同源重组克隆的方法。②在小鼠ES细胞中进行基因的同源重组。ES细胞是起源于囊胚期内细胞团的干细胞，具有很强的分化趋势。所以这个阶段的细胞培养工作需要操作者经验丰富并极富责任心，同时要求培养室具备相应的硬件条件。这个阶段的另一个要点是对转染得到的大量ES细胞克隆进行大规模筛选，以从大量的随机整合克隆中得到真正的同源重组克隆。③将得到的同源重组ES细胞克隆通过显微注射注入囊胚期小鼠胚胎的囊胚腔，并将注射好的囊胚重新引入到假孕小鼠子宫中，使其发育成为嵌合小鼠。进一步通过小鼠交配使得同源重组的等位基因进入小鼠的种系。因此，这个阶段的工作需要有完善的小鼠饲养和胚胎显微注射的设施和经验。④最后一个阶段，也是十分重要的一个阶段，就是基因敲除小鼠的表型分析。

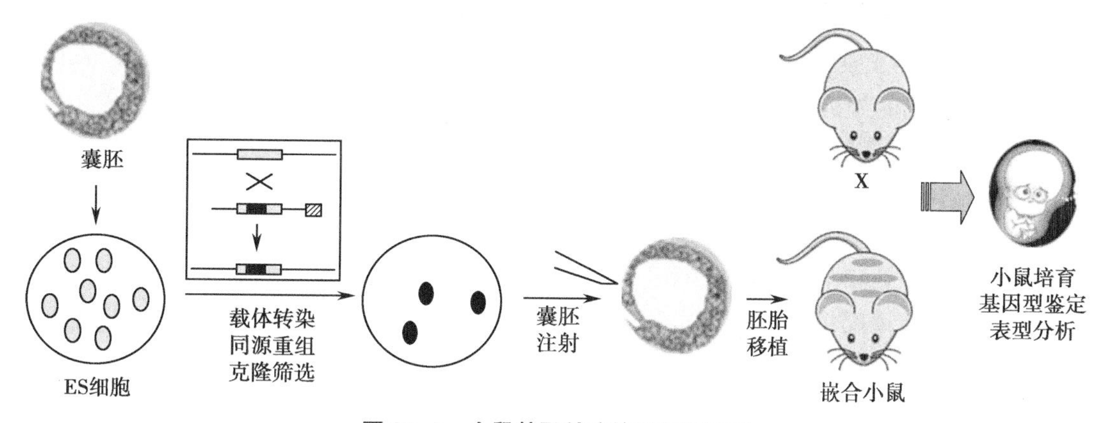

图20-4　小鼠基因敲除的原理和流程

一、基因敲除载体的设计和构建

影响同源重组效率的因素非常多，如染色体上同源基因所在的位置、基因在ES细胞中的转录状态、载体基因片段与染色体同源区之间同源性的高低、同源区的序列特点等，所以并没有一个统一的构建基因敲除载体的指南。事实上，用同样的原则构建的不同基因的基因敲除载体，其同源重组效率可相差十倍。一般构建基因敲除载体时应考虑以下需要。

（一）载体设计的基本原则

1. 质粒骨架区　质粒骨架区是整个基因敲除载体构建的基础，应包括保证质粒自主复制的大肠埃希菌复制起始区（origin，ori）和保证质粒能够被筛选的大肠埃希菌中的筛选标志。一般多选用在大肠埃希菌中复制拷贝数高的质粒作为载体构建的骨架区。同源重组时，质粒骨架区不整合入染色体DNA。

2. 同源区　一般而言，同源区越长，同源重组的效率越高。但随着同源区长度的增加，可供用作质粒构建的酶切位点会逐渐减少，载体构建的操作难度也会逐渐加大。同源区长度的选择与筛选同源重组克隆所用的方法也密切相关。若采用Southern杂交筛选，一般以5~10kb为宜；但如果采用 PCR 筛选，则最好根据所用 *Taq* 酶的种类，选用合适的同源区片段。

利用同源片段进行基因打靶时，还应充分考虑所用基因组 DNA 片段与 ES 细胞之间的种系差异，基因组 DNA 片段中的内含子片段在不同小鼠品系间常有差异。所以一般倾向于从同基因型（isogeneic）组织或细胞中筛选基因组 DNA 片段用于基因打靶载体构建。例如，目前所用的 ES 细胞系多是来源于 129.SV 品系（如 E14，D3 等），所以用于构建基因打靶载体的基因组 DNA 片段应从 129.SV 小鼠组织或其衍生细胞系的基因组 DNA 文库中筛选。

3. 质粒的线性化考虑 基因敲除载体在转染前都必须线性化处理，所以在构建载体时应留出至少一个酶切位点用于质粒的线性化。酶切位点的位置依不同类型的载体而异。

4. 筛选标志 哺乳动物细胞的转染效率通常比较低，再加上转染之后同源重组的效率也比较低，所以基因敲除载体上都应加有正性（positive）及负性（negative）筛选标志，以便于后续筛选阳性细胞克隆。正性筛选标志赋予宿主细胞选择性优势，最常见的如抗生素抗性（Neo），使宿主细胞能在新霉素存在的情况下正常生长；而负性筛选基因表达后则使宿主细胞不能生长，由于经过同源重组后的宿主细胞基因组中不含有载体序列，因此发生同源重组的宿主细胞不受负性筛选的影响，而发生载体随机整合的非同源重组事件的宿主细胞则不能生长。正性筛选标志通常还有一个作用，即可将之插入待突变基因的关键外显子造成基因突变。正性筛选标志用于从被处理（如电穿孔）的细胞中选出被转染的细胞克隆，而负性筛选用于从被转染的细胞中选出同源重组的细胞克隆。常用的正性筛选标志基因为 *neo* 基因；而负性筛选标志基因则为白喉毒素的 A 亚单位基因。这些筛选标志基因已被与不同的启动子、增强子及多聚 A 加尾信号相连，构成各种表达单位，用于不同的基因打靶实验。

5. 突变的彻底性 一般基因敲除实验的目的是在基因组中产生无功能的突变体，所以设计载体时应充分考虑到通过同源重组引入的突变能将目的基因的功能彻底“敲除”。例如，可用正性筛选标志基因将目标基因含起始密码的外显子除掉，或将目标基因编码蛋白中最重要的结构域编码序列去除。

6. 同源重组克隆的筛选 虽然有多种正性和负性筛选标志可用于基因敲除载体的构建，并可大幅度富集同源重组克隆，但通过基因组 DNA 的结构分析来筛选并确定同源重组克隆的基因组结构仍然是不可避免的。所以在构建基因敲除载体时，一定要预先设计好 PCR 引物的位置、序列、扩增片段的大小以及 Southern 杂交所用的酶、探针的位置和杂交效率等，并对这些进行验证。

（二）条件敲除小鼠的打靶载体

完全基因敲除是将靶基因自合子产生时起，在所有的细胞中终生灭活。许多在成体器官发育中具有重要功能的基因，由于在胚胎早期表达，基因敲除后往往导致小鼠胚胎早期死亡，使得研究者无法深入探索这些基因在成体中的重要作用。Cre-LoxP 和 FLP-frt 系统的应用使得组织特异性基因敲除变为现实，利用这些系统可以研究特定组织器官或特定细胞中靶基因灭活所导致的表型（图 20-5）。

构建条件敲除（conditional knockout）小鼠的打靶载体，常将阳性选择标志基因置于靶基因的内含子中，并在靶基因的重要功能域两侧的内含子中插入方向相同的 Cre 识别序列 LoxP。最好将标志基因的两侧也放上相同方向的 LoxP 序列，因为许多时候选择标志基因即便被放置在内含子中，也会阻断靶基因的转录。如果出现这种情况，构建打靶载体时需标志基因两侧与待敲除基因侧共含三个 LoxP 序列，用 Cre 重组酶表达质粒转染中靶 ES 细胞，Cre 重组酶可通过识别其中的任意两个 LoxP 造成基因或标志基因或二者共同缺失，经过筛选可得到仅除去 *neo* 抗性基因的条件敲除小鼠。还有一种更可行的方法是，将条件敲除杂合子小鼠与 EII-Cre 转基因小鼠杂交。由于 EII-Cre 在单细胞期即表达，通过筛选它们的子代小鼠，可获得只删除 *neo* 基因的条件敲除小鼠。

另一种 FLP-Frt 系统与 Cre-LoxP 系统类似，也是由一个重组酶和一段特殊的 DNA 序列组成。其中，重组酶 FLP 是来源于酵母细胞的一个由 423 个氨基酸组成的单体蛋白。FLP 发挥作用也不需要任何辅助因子，同时在不同的条件下具有良好的稳定性。该系统的另一个成分是 FLP 识别位点

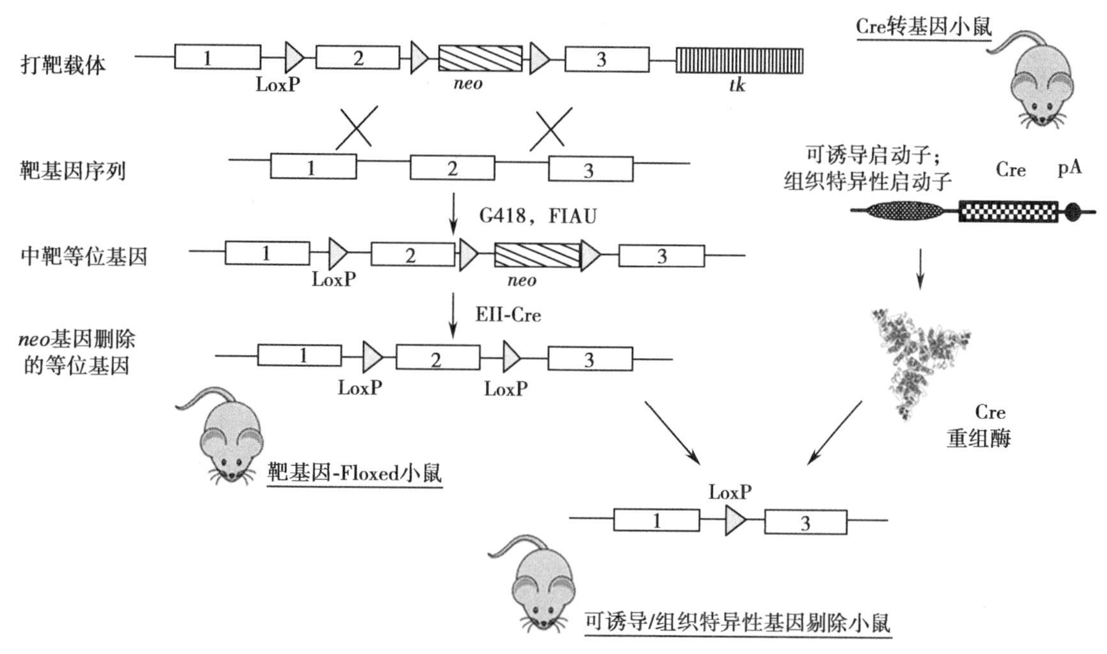

图 20-5 采用 Cre-LoxP 系统建立组织特异性敲除小鼠

Frt，其与 LoxP 位点非常相似，同样由两个长度为 13bp 的反向重复序列和一个长度为 8bp 的核心序列构成。在该系统发挥作用时，Frt 位点的方向决定了目的片段的缺失还是倒转。这两个系统比较明显的区别是它们发挥作用的最佳温度不同：FLP 重组酶的最佳作用温度为 30℃，而 Cre 为 37℃。

为了建立组织特异性 Cre 转基因小鼠，多将 *cre* 基因与组织特异性基因的启动子连接构建转基因载体，再通过传统的转基因技术或基因敲入法获得相应的转基因小鼠。已经发表和正在研究的 Cre 转基因小鼠已近百种，相关的信息在各种网络数据库中可以查到。条件敲除小鼠获得后，除了与 Cre 或 FLP 转基因小鼠杂交获得组织特异性基因敲除小鼠外，还可通过感染表达重组酶的腺病毒或反转录病毒而实现组织特异性的重组。

为了达到在时空上调节基因打靶的目的，可以将 *cre* 基因置于配体或药物可诱导的启动子控制下。例如，Mx1 是一种与抗病毒感染相关的基因，它在健康的小鼠中是不表达的，但可被重组干扰素或干扰素诱导剂 poly（I-C）诱导。携带 Mx1-cre 的条件敲除小鼠只有在干扰素或 poly（I-C）存在的条件下才会发生 Cre-LoxP 介导的重组。另一类研究则采用在转录后水平调节重组酶活性的策略，如将 *cre* 基因与人雌激素受体突变体融合，该突变体不再能结合雌激素，而能够与他莫昔芬结合，由此产生的 Cre-ERT 融合蛋白具有他莫昔芬依赖的重组酶活性。已经有研制成功商品化的 CMV-Cre-ERT 转基因小鼠，C57BL/6-*Gt*（*ROSA*）*26Sor*$^{tm9(Cre/ESR1)Arte}$，对其配体依赖的 Cre 重组酶介导的基因重组效率进行分析，结果表明，不同组织的效率与组织中 Cre 的表达水平有关，除了在脑组织中重组效率较低外，各个组织中的重组效率均达到 70% 以上。第一例对 Cre 重组酶活性真正实现时空上调节的是应用 B 细胞特异的启动子将 Cre-ER 融合蛋白的表达限制在 B 淋巴细胞中。B 淋巴细胞中 Cre 介导的重组效率高达 80%。

Cre-LoxP 系统的应用标志着基因打靶的研究进入了一个崭新的时代。理论上讲，在任意细胞、任意时刻均可敲除任意一个靶基因。对 Cre 转基因表达的精确控制还依赖于更多组织特异性标志基因的发现以及人工调控基因表达系统的进一步研究。

二、在 ES 细胞进行基因打靶

（一）ES 细胞的培养

胚胎干细胞是来源于囊胚期胚胎内细胞团的细胞系。其最显著的特点是具有全分化（totipotent）潜能，一旦移植到发育阶段相同的受体囊胚的囊胚腔中，可以参与受体囊胚的包括生殖细胞在内的所有细胞的分化，从而形成由受体囊胚来源和胚胎干细胞来源的细胞组成的嵌合体小鼠，进而通过小鼠交配使胚胎干细胞的遗传信息进入小鼠种系。胚胎干细胞的分离培养和遗传操作方法的建立对于哺乳动物发育生物学和其他相关学科的研究具有深远的影响,因为这一过程提供了把一个细胞的遗传特性导入小鼠种系的唯一的机会。

使用胚胎干细胞进行实验研究的过程中,最大的问题是必须在实验过程中保持细胞一直处于良好的培养环境。一旦细胞因培养不慎而失去正常的核型,或者产生染色质重排以及突变,则很难再在嵌合小鼠中产生正常的生殖细胞。此外,胚胎干细胞有强烈的自主分化趋势,即使是很低度分化的胚胎干细胞,也会失去其产生生殖细胞的潜能,从而在重新被引入小鼠囊胚期胚胎后,不能产生生殖细胞,也就不能将胚胎干细胞的遗传物质传递到小鼠的种系。因此,胚胎干细胞的培养是一个高投入、高劳动强度、极其费时费事的工作,要求在培养胚胎干细胞时,一定要以极强烈的责任感,严格按照各项要求从事细胞培养的操作。通常,要向细胞提供足够的营养成分,即要求每天更换培养液,甚至一天更换两次培养液;细胞培养的密度不能过高也不能过低(每 2~3 天按 1∶3 或者 1∶6 传代);克隆生长的 ES 细胞非常容易分化为内胚层细胞,所以在传代中,用胰酶消化细胞后,要彻底地将细胞分散为单细胞。此外,在培养过程中要注意细胞集落的形态,好的 ES 细胞集落致密而有平滑的外缘,一旦细胞铺散在培养介质上或表面形成粗糙的内胚层细胞形态,则说明有细胞分化发生。

为了防止培养过程中在 ES 细胞内积累突变,应该及时冻存细胞。细胞传代的次数应该有准确的记录。一般来说,在开始实验之前,细胞不应长过 4 个星期。如果可能,还应该在实验开始前,通过嵌合小鼠实验检验 ES 细胞经过一定时间培养后,能否在嵌合小鼠中产生生殖细胞。如果生殖系传递不好,可以从一个克隆中分离出 5~10 个亚克隆,分别用嵌合小鼠实验检验其进入生殖系的能力,再挑选好的细胞系进行冻存。一旦得到了基因打靶成功的细胞系,在显微注射前应尽量减少其体外传代次数。

目前使用的绝大多数小鼠 ES 都来自于 129 小鼠品系(129Sv)。129 小鼠在 agouti 位点上是纯合野生型 A/A(但有些为奶油白色,因为在另一个位点为 cchp/cchp),所以为了以毛色来判断嵌合性,就需要将 129 来源的 ES 细胞注射到 albino 或非 agouti(a/a)品系小鼠的囊胚中去。相反,如果 ES 细胞来自非 agouti 小鼠(如 C57BL/6)品系,则应注射到 agouti 品系来源的囊胚。agouti 和非 agouti 小鼠可在出生后一周左右判别出来。

ES 细胞培养需要注意的事项一般包括以下方面。

1. **培养基** 通常用于 ES 细胞培养的培养液是含高葡萄糖的 DMEM,葡萄糖为 4 500mg/L,以适应细胞快速增殖的能量需求。在有些实验室的培养方案中还加入了 1mmol/L 丙酮酸钠。二碳酸盐的浓度最好为 2.2g/L。细胞培养的气体环境是 95% 空气和 5% CO_2,这时 DMEM 的 pH 是 7.2~7.4。但培养过程中要注意随时监测培养箱中的 CO_2 浓度,以准确地调节培养液的 pH 值。

在用固定培养液干粉配制培养液时,一定要注意所用的水是无内毒素的超纯水。内毒素为革兰阴性菌胞壁的脂多糖组分,在很低的浓度下就可以影响到 ES 细胞的增殖。在纯水器的树脂以及滤膜上可能有细菌生长,因而在制备的纯水中可能有内毒素污染。相对来说,用玻璃蒸馏器制备蒸馏水时被细菌污染的机会要小一些。对于内毒素的污染一方面要预防,另一方面,也可以利用特定的试剂经常进行监测。配制好的培养液要分装保存于经仔细清洗过的玻璃瓶中,保存于 4℃暗处。培养中所用的其他试剂也要按照培养液的标准进行配制。如果可能,尽量购买商品化的专用产品。

培养液在使用前,还需要添加其他的添加物,包括谷氨酰胺、非必需氨基酸混合液、2- 巯基乙醇、抗生素(庆大霉素或青霉素 / 链霉素)、胎牛血清以及白血病抑制因子(leukemia inhibition factor,LIF)。

2. **血清** 用于 ES 细胞培养的胎牛血清(fetal bovine serum,FBS)的批次十分重要,需要在实验室中进行筛选。主要选择几个公司的样品,检测其对 ES 细胞生长和克隆形成效率的支持作用。一般可将指数生长的 ES 细胞用胰酶消化后,以较低的密度接种于 6cm 平板(大约 1×10^3 细胞)的饲养细胞上。培养液中添加不同公司不同批次的血清。每个血清样品需要做 5~6 个培养,其中的一个含有 30% 的血清,以检测该血清在高浓度时对细胞的毒性作用。7~10 天后，肉眼可见ES细胞集落长出。吸弃培养液，用PBS冲洗细胞，然后用2%的亚甲蓝染色液染色2~5min，检测集落形成率以及集落的形态。形成率应该在5%~10%。一旦选定一个批次的血清，可大量购入长期使用。饲养细胞的培养一般不需要特别选定的血清进行培养。

3. 胰酶/EDTA 消化细胞应该使用胰酶/EDTA/无钙镁PBS溶液。消化小鼠成纤维细胞和STO饲养细胞，浓度为0.05%胰酶-0.02% EDTA，用PBS稀释；消化ES细胞则需要用0.25%胰酶-0.04% EDTA，用Hanks液稀释。胰酶的浓度甚至可以提高到0.5%，以使ES细胞集落被彻底分散为单细胞。

4. 白血病抑制因子 白血病抑制因子是一种分泌性的蛋白，可以抑制ES细胞的自发分化，因而又称为分化抑制因子。LIF可由基质细胞系STO细胞分泌产生，也可以通过转染使特定的细胞系表达LIF。有些实验表明，使用LIF可以代替STO的饲养细胞功能。但一般认为，STO细胞可能还分泌其他促进ES细胞生长的因子（如干细胞因子），而且商品化的LIF价格昂贵，所以通常还是使用饲养细胞来保证ES细胞不分化。但即使使用饲养细胞，也应该在培养液中添加LIF。通常所用的LIF为GIBCO公司产品（ESGRO）。以STO为饲养细胞时，LIF的浓度为1 000U/ml，而使用小鼠胚胎成纤维细胞为饲养细胞时，LIF的浓度为500U/ml。

5. 饲养细胞 虽然也可以在LIF的存在下，不用饲养细胞来培养ES细胞，但一般的实验室仍然使用饲养细胞作为支持ES细胞生长和抑制其分化的主要手段。常用的饲养细胞有两种：小鼠胚胎成纤维细胞（mouse embryo fibroblast，MEF）和STO细胞。下面简要介绍小鼠胚胎成纤维细胞：MEF来自交配后14.5天（day post coitus，dpc）左右的小鼠。作为饲养细胞，其特点是有强烈的刺激生长和抑制分化活性、可靠以及可重复得到等。MEF不能在体外无限培养，所以只能在其具有生长促进活性的期限内使用。也正因为如此，使用MEF作为饲养细胞时，需要不断对饲养细胞层进行更新，而且需要不断从小鼠得到原代MEF。因此，实验室应该常规建立MEF的获取、扩增、冻存和解冻的流程，以保证使用。此外，使用来自正常小鼠的MEF培养ES细胞时，不能进行ES细胞的G418（新霉素衍生物）筛选，会造成MEF死亡失去支持干细胞的功能。但这一点可通过在筛选过程中使用LIF代替MEF细胞而克服，或者使用来自具有新霉素抗性（neomycin resistant gene，neo^r）的转基因小鼠的MEF。

饲养细胞的制备可参考实验流程20-2。准备工作主要包括解剖工具如无菌小剪刀、小镊子等。培养液采用DMEM，需要添加10%胎牛血清、2mmol/L谷氨酰胺、青霉素/链霉素。胰酶/EDTA（0.05%胰酶-0.02% EDTA）用PBS配制。需要妊娠12.5~14.5天的小鼠1只，用于ES细胞筛选时需要使用带neo^r的小鼠。

实验流程20-2 小鼠胚胎成纤维细胞的原代培养

A. 颈椎脱臼处死小鼠，消毒后解剖，取出子宫放于培养皿中。

B. 移入超净台，取出胚胎，移入加有冷PBS的培养皿中。剥离羊膜、胎盘等组织。

C. 将胚胎转移到新的加有冷PBS的培养皿中。在显微镜下用镊子夹断胚胎的头部、四肢，去除内脏，仅留下体干。转移到加有冷PBS的新的培养皿中淋洗3次。

D. 将体干转移到新培养皿中，混在一起用小剪刀尽可能切碎。加入10ml胰酶/EDTA，转移至15ml离心管中，37℃保温10min，不时上下颠倒混匀。

E. 在超净台中静置1min，使未消化的组织碎片沉淀。上清（5~6ml）转移到50ml离心管中，加入等体积的MEF培养液。

F. 向未消化的组织碎片中加入5ml新鲜的胰酶/EDTA液，重复步骤D和E。

G. 将两次所得细胞悬液混合，加入10ml培养液，吹打混匀，1 400r/min离心5min。

H. 吸弃上清，加100ml培养液，分入10块9cm培养皿培养。次日换培养液。2~3天后应长至饱和密度。胰酶/EDTA处理，按1∶10传代。生长饱和后可再传一代。

I. 用90% FBS-10% DMSO冻存。每管$(3\sim6)\times10^6$个细胞（每个培养皿的细胞冻存1管）。

MEF在用于ES细胞培养前需要经过DNA复制抑制剂丝裂霉素C处理,以限制其增殖。向培养于150cm²的培养瓶、生长至饱和密度的MEF细胞中加入丝裂霉素C(2mg/ml,避光保存不超过1周)溶液,终浓度10μg/ml。培养2h,用10ml不含丝裂霉素C的培养液洗一次,再用PBS洗一次。胰酶消化,按3×10^5/ml接种到经过明胶包被的培养皿上,或按6×10^6细胞/管冻存。

(二)在小鼠ES细胞中进行基因打靶

在ES细胞中进行基因打靶涉及多种实验方法,尤其是严格的ES细胞培养程序。因此在实验正式开始前,应该熟练掌握这些技术并做好一切准备工作。此外,为了保证实验的成功,可以进行两次基因转染,从转染后细胞状态较好(抗性克隆数多)的实验中挑克隆进行DNA鉴定。

在开始实验之前,应该确认准备工作都已经完善,包括细胞培养设备、多种型号的移液器、可在超净台内使用的倒置显微镜、-80℃冰箱和液氮储存设备、培养耗材等。下面介绍的是一个完整周期的ES细胞基因打靶的过程。

1. 在ES细胞导入基因打靶载体

(1)接种MEF细胞:用明胶包被25cm²和150cm²培养瓶30min,吸弃明胶溶液。向大培养瓶中加入30ml预热的MEF培养液。解冻1支MEF细胞,悬浮于150cm²培养瓶,取5ml转移到25cm²培养瓶,培养8h以上。

(2)接种ES细胞:从液氮中取出冻存的ES细胞,3×10^6/管。将细胞转移到加有培养液的离心管中,4℃,1 500r/min离心5min,用5ml预热ES细胞培养液悬浮细胞。吸弃25cm²培养瓶的MEF培养液,将ES细胞接种于MEF细胞上,使细胞均匀分布。在培养箱培养。

(3)载体DNA的准备:在100μl体系中,用适当的限制性核酸内切酶消化30μg载体DNA,37℃酶切过夜。用琼脂糖凝胶电泳确认酶切效果。加10μl 3mol/L乙酸钠和220μl无水乙醇,室温下沉淀DNA。在超净工作台中用70%乙醇洗沉淀4~5次,每次1ml。沉淀彻底溶解于300μl水后,加300μl 2×PBS,65℃ 10min。室温过夜,以彻底溶解DNA,最后4℃保存。

(4)ES细胞传代:传代之前2h更换预热的培养液。吸弃小培养瓶的培养液,加入5ml PBS冲洗细胞,吸弃。加入1ml预热的胰酶溶液,37℃消化5min,使细胞完全分散为单细胞。加入10ml ES细胞培养液,吹打悬浮。吸弃150cm²培养瓶的MEF细胞培养液,将ES细胞接种于MEF细胞上,再加20ml的ES细胞培养液,使细胞均匀分布于底面培养。

(5)ES细胞的转染:ES细胞转染效率直接影响基因敲除的细胞克隆的获得,故采用转染效率高的电穿孔方法(实验流程20-3)。

实验流程20-3 ES细胞的电穿孔转染

A. 接种neo-MEF到150cm²培养瓶和19块9cm培养皿。

B. 消化在150cm²培养瓶培养的ES细胞,吹打细胞使之进一步分散,悬浮于12ml的ES细胞培养液。

C. 取10ml ES细胞转移到离心管,计数(总共大约应有5×10^7细胞)。1 300r/min离心5min,吸弃上清准备第一次电转。剩下的2ml细胞转移到接种有MEF的150cm²培养瓶,再加入20ml培养基,培养后用于第二次电转。

D. 用准备好的DNA溶液(600μl)重悬细胞,再加入PBS使体积达到800μl。将细胞转移到电转杯(间距0.4cm)进行电转。转染条件:电压0.8kV;电容500F;时间0.1s。

E. 将细胞转移到100ml的培养液中,轻轻摇匀。吸弃9cm培养皿中的EF培养液,将转染的ES细胞接种于neo-MEF细胞上,每培养皿10ml,轻轻摇动使细胞均匀分布于培养皿底。

F. 为了增加实验的成功率,当步骤B准备的ES细胞长满后,用相同方法进行第二次转染。

一般在转染后12~20h(两次转染可选择不同的时间点)更换为含有G418的培养液。转染后第4天开始,可见到大量细胞死亡。换液时应用PBS冲洗细胞,以尽量清除死亡的细胞。转染后第7天时,可见到界限清楚的G418抗性克隆。

2. G418抗性克隆的挑选和扩大培养 基因打靶载体中的正性筛选标志基因*neor*基因为分

离转染成功的细胞克隆提供了方便的筛选方法。在含有G418的培养液中生存下来的细胞可作为进一步克隆鉴定的候选细胞。需要注意的是，不同细胞对G418的敏感性不同，需要在预实验中摸索。

3. ES细胞的DNA提取　ES细胞DNA的提取与一般DNA提取原理一样，只是由于细胞数很少而操作体积变小。4℃，5 000r/min离心2min收集细胞，吸弃上清，加入100μl蛋白酶K，55℃消化过夜。加入100μl苯酚，室温混匀30min，15 000r/min离心5min。由于基因组DNA黏度大不好吸取，同时为避免基因组DNA断裂，可用大号移液器吸头缓慢分次转移含DNA的上清至新离心管，再加入100μl苯酚/氯仿混合液，同上抽提，最后用氯仿抽提一次。向DNA溶液里加入约300μl乙醇，轻轻摇动，最大转速离心，使DNA沉淀。小心吸弃乙醇，加500μl 70%乙醇洗涤沉淀1次。挥发干燥2h。沉淀溶解于30μl TE，4℃保存。提取完成后即按照最初的载体设计方案进行Southern杂交（见第六章）或PCR筛选（见第二章）。筛选阳性的ES细胞克隆需扩大培养之后冻存3管，同时，提取基因组DNA，用于进一步的基因型鉴定。

三、ES细胞注射入囊胚和囊胚的移植

建立基因敲除小鼠的最终目的是要将突变的基因引进到小鼠的种系，使其能够稳定地遗传。目前要做到这一点，只有通过向小鼠胚胎移植入ES细胞，利用ES细胞可以在嵌合体小鼠中产生生殖细胞的特性，构建可以产生基因敲除的生殖细胞的嵌合体小鼠，然后再通过小鼠的培育，得到杂合子和纯合子基因敲除小鼠，进行进一步的表型分析。在这一过程中，移植的ES细胞能在多大程度上参与小鼠的发育，尤其是ES细胞能否在嵌合体内产生生殖细胞，是ES细胞的基因组能否成功进入小鼠种系的关键。影响这一过程的因素是多方面的，主要有ES细胞是否和接受移植的胚胎在发育上是同步的，以及ES细胞是否仍然具有高速增殖和全分化潜能，包括形成配子的能力。

产生嵌合体小鼠的实验流程主要是将ES细胞通过显微注射移植到囊胚期胚胎的囊胚腔里。囊胚的显微注射技术与受精卵的显微注射类似，这里不再赘述。

四、基因敲除小鼠的基因型和表型分析

（一）基因型鉴定

小鼠尾巴DNA的提取和PCR、Southern杂交分析同转基因小鼠。

（二）基因敲除小鼠的表型分析

基因敲除小鼠的表型分析涉及各种形态学和功能实验的方法。这些研究方法涉及专业不同，在这里不加介绍。理论上说，在长期的进化筛选压力下，每个基因都有其独特的功能，所以遗传突变小鼠都有其表型变化，但是限于研究者的兴趣或者观察手段，许多表现型可能未被及时发现。因此，只有非常仔细和认真地观察和实验，才能发现遗传修饰小鼠的表型。

通过基因打靶研制的人类疾病小鼠模型已有数百种。这些模型的建立极大地丰富了人类对这些疾病相关基因功能的了解。这些小鼠以及不断产生的新的模型小鼠除了可被继续用于研究相关疾病的分子机制，也可用于治疗药物的筛选，并可用作传统治疗药物和基因治疗的评价系统。

近年来基因魔术剪刀——CRISPR/Cas9基因编辑技术的出现，让基因编辑小鼠变得“触手可得”。经历确定基因、设计并构建sgRNA（small guide RNA）、显微注射、子代鉴定与繁育等一系列步骤，2个月内即可获得F0代转基因小鼠，4个月内可获得F1代小鼠。这一技术已经在遗传修饰小鼠的建立中得到大范围应用，而且被用于建立其他遗传修饰动物，如猴、猪等，同时也被广泛用于建立人类疾病模型等目的。

参考文献

1. Jackson IJ, Abbott CM. Mouse genetics and transgenics. A practical approach. New York: Oxford University Press, 2000.
2. Gilbert SF. Developmental Biology. Massachusetts: Sinauer Associates, Inc., 2000.
3. Joyner AL. Gene targeting. A practical approach. New York: Oxford University Press, 2000.
4. 秦鸿雁,郑敏化,韩骅. 遗传修饰小鼠实用实验技术. 西安:第四军医大学出版社,2012.
5. Gu H, Marth JD, Orban PC, et al. Deletion of a DNA polymerase beta gene segment in T cells using cell type-specific gene targeting. Science, 1994, 265(5168): 103-106.
6. Nagy A, Gertsenstein M, Vintersten K, et al. Manipulating the mouse embryo. A laboratory manual. 3rd ed. New York: Cold Spring Harbor Laboratory Press, 2003.

(梁 亮)

第二十一章 基因组编辑技术

基因组编辑技术(genome editing technique)是一种在基因组水平上,对某个或某些基因的碱基序列进行定向改造的遗传操作技术。该技术是利用一类天然的或人工构建的位点特异性核酸内切酶,在基因组的特定位置切开DNA双链;切断DNA使得细胞内的DNA修复系统在修复断裂DNA的过程中产生序列的变化,从而达到定向改造基因组DNA的目的。利用该技术可以精确地在基因组的某一位点上剪断靶标DNA片段并插入新的基因片段。此过程既模拟了基因的自然突变,又修改并编辑了原有的基因组DNA序列,真正达到"编辑基因"的目的。

在DNA双链断裂(double strand break,DSB)发生后,细胞自身会启动DNA修复机制。当细胞内不含与断裂DNA序列同源的供体时,细胞会启用非同源末端连接(non-homologous end joining, NHEJ)的方式进行修复。该过程不需任何模板帮助,修复蛋白直接与断裂点结合并把DNA断端拉在一起,再经一些核酸酶的修剪和DNA聚合酶的延伸对裂口进行加工、改造,然后在DNA连接酶作用下将断裂的DNA连接成完整的DNA;连接前的加工和改造会引起断裂点处的碱基发生插入、缺失等变化,进而导致基因被编辑、失活,从而实现基因敲除。当细胞内含有与断裂DNA序列同源的供体时,细胞则会启动同源重组(homologous recombination, HR)进行修复,经过同源重组修复,可以将一个外源基因插入到基因组上,从而实现该基因的定向突变。总之,基因组编辑技术可以实现基因敲除、定点突变、定点转基因以及纠正基因缺陷等基因组改造目的(图21-1)。

基因组编辑技术的关键在于如何人为可控地在基因组DNA位点上高度定向切断DNA双链。经多年发展,研究者分别用锌指核酸酶、转录激活因子样效应物核酸酶和Cas9核酸酶建立了三种基因组编辑技术,在基因组编辑上取得了突出进展。无论使用何种核酸酶,由于基因组编辑的对象是基因组DNA,若设计得不好,有可能在基因组DNA的非靶向位置产生断裂,从而导致不需要的DNA突变,也就是脱靶效应(off-target effect),可对细胞产生严重毒性。下面将对这三种基因组编辑技术的工作原理、应用等分别介绍。

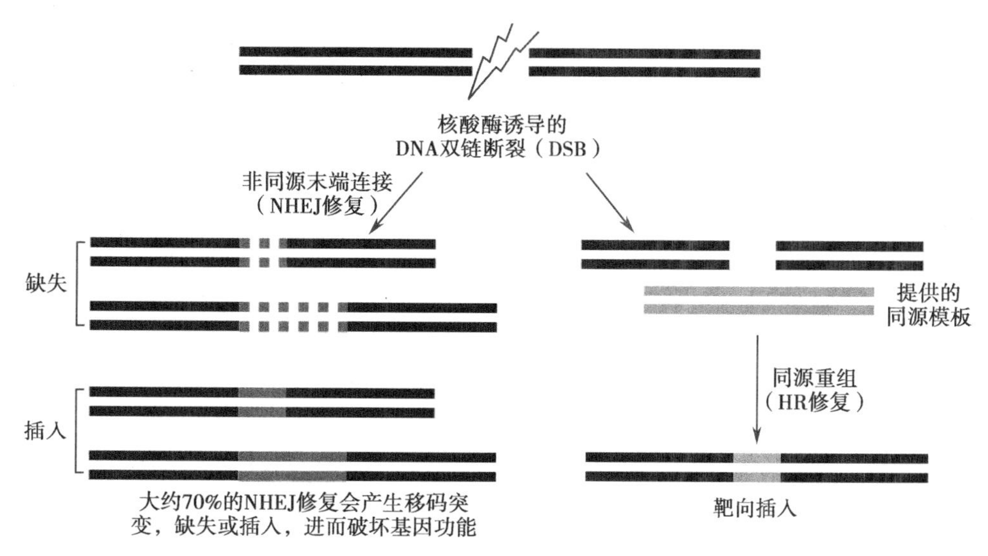

图21-1 基因组编辑的基本原理(见文末彩插)

第一节 锌指核酸酶技术

锌指核酸酶技术（zinc finer nuclease，ZFN），又名锌指蛋白核酸酶，是一种人工改造的核酸内切酶，由一个DNA识别域（序列特异性结合DNA的锌指结构域）和一个非特异性核酸内切酶（Fok Ⅰ核酸酶）构成。其中DNA识别域赋予DNA序列特异性，在DNA特定位点结合，而非特异性核酸内切酶赋予剪切功能，两者结合就可在DNA特定位点进行定点切割。Fok Ⅰ核酸酶能够特异性地在DNA上制造双链断裂，具有操作简单、效率高、应用范围广等优点。锌指核酸酶技术已在植物（如大豆、玉米、烟草、拟南芥等）、模式动物（如果蝇、斑马鱼、小鼠、大鼠等）以及各种人类细胞及猪、牛等大型动物得到应用。

1996年，Kim等人将三个锌指结构域相连后并与Ⅱ型限制性核酸内切酶Fok Ⅰ连接首次建立ZFN。因每个锌指结构域都可识别3个连续的碱基组合，如果一个ZFN包含4个锌指结构域，其识别的DNA序列为12bp，被识别的序列间有5~7bp的间隔序列，故一对ZFN可特异识别并结合长约30bp的DNA双链。理论上，ZFN能够使基因组DNA上特异性位点的DNA双链断裂。另外，锌指蛋白分子的多种排列组合可以构建结合不同DNA序列的大量特异性锌指核酸酶。自2008年起，ZFN因其优点广泛应用于基因敲除及基因修饰，为基因组编辑开启了一个新的时代。

ZFN的发展既迅速又波折。早在1996年，Kim等人用3个锌指结构域和1个Ⅱ型限制性核酸内切酶Fok Ⅰ连接构成ZFN，该ZFN仅通过9个碱基即可完成对基因组的特异性识别与切割，因该Fok Ⅰ无需形成二聚体便可完成对DNA的切割，故易造成非特异切割，脱靶概率和细胞毒性大，可引起细胞死亡与凋亡。因此，ZFN在很长一段时间里没有得到广泛应用。

之后，科学家对Fok Ⅰ单体的互作结构域进行部分定向改造，产生能有效互作但互作能量较低的异型单体，保证两个ZFN单体结合相邻DNA序列后才可形成具有酶活性的异源二聚体切割酶，故将识别的碱基数扩大了一倍，大大降低ZFN的脱靶概率。为进一步降低脱靶率，有研究者通过提高ZFN单体的锌指结构域数量（从3个提高到4个、甚至6个）来提高ZFN切割的特异性。另有研究发现，切割结构域和识别结构域连接处的接头长度及两个单体识别序列中间相隔的碱基数也会影响ZFN切割的特异性，并且接头是9个氨基酸组成的、7bp或16bp间隔序列组合的打靶效率最佳，而含4个氨基酸接头与5bp或6bp的间隔序列组合比较合适。

一、ZFN技术的基本原理

（一）ZFN的结构特点

ZFN由一个DNA识别域和一个非特异性核酸内切酶构成。DNA识别域是由一系列（一般3~4个）Cys2-His2锌指蛋白结构域串联组成，每个锌指结构域识别并结合3′→5′方向DNA链上一个特异的碱基三联体（现已公布的从自然界筛选的和人工突变的具有高特异性的锌指结构域可识别所有的GNN和ANN及部分CNN和TNN三联体）以及5′→3′方向的一个碱基（图21-2）。但若人为地将3~6个识别不同靶位点序列的锌指结构域串联，则能特异识别并结合更长的靶序列。

锌指蛋白结构域源于转录因子家族，广泛存在于从酵母到人类的真核生物，其共有序列为（F/Y）-X-C-X2-5-C-X3-（F/Y）-X5-ψ-X2-H-X3-5-H（其中X为任意氨基酸，ψ是疏水性残基）。它能形成α-β-β二级结构，每个锌指结构域含有单个锌离子，这个锌离子位于双链反平行的β折叠和α螺旋之间，并且与β折叠一端中的两个半胱氨酸残基和α螺旋螺旋羧基端部分的两个组氨酸残基形成四配位化合物。此外α螺旋的16氨基酸残基决定锌指的DNA结合特异性，骨架结构保守。

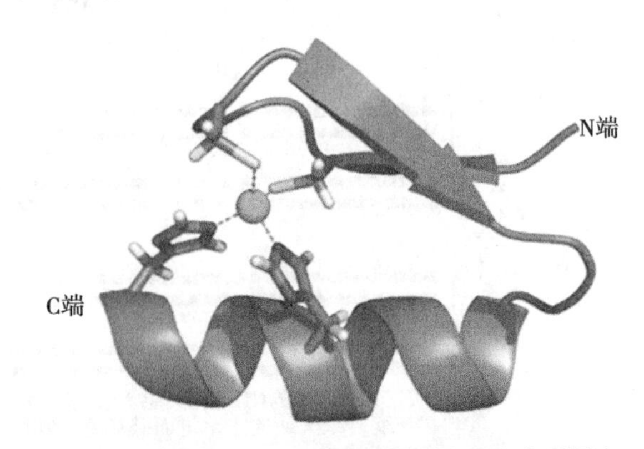

图21-2 Cys2-His2锌指结构域（见文末彩插）

若将多个锌指结构域串联起来形成一个锌指结构域组，便可识别一段特异的DNA序列并与之特异结合（如果增加串联锌指的数目3~6个，可让ZFN识别更长的靶序列，同时提高了DNA靶向修饰的特异性）。在此基础上，如果再将这种由多个锌指结构域构成的DNA结合结构域与Ⅱ型限制性内切酶FokⅠ C-端96个氨基酸残基组成的活性中心结构域（DNA切割域）相连接，就可构建成ZFN，从而达到定点切割DNA的目的。FokⅠ是来自海床黄杆菌（Flavobacterium okeanokoites）的一种限制性内切酶，只有在二聚体状态时才能切割DNA，每个FokⅠ单体与一个锌指蛋白组相连构成一个ZFN，识别特定的位点。

（二）ZFN的作用原理

针对靶序列设计8~10个锌指结构域，将这些锌指结构域连在DNA核酸酶FokⅠ上，便可实现靶序列的位点特异性双链切割。ZFN要切割靶位点必须以二聚体形式结合到靶位点上。因此两个ZFN单体分别用锌指结构域识别5′到3′方向和3′到5′方向的DNA链，两个FokⅠ核酸酶的催化活性功能域则可切割靶位点。

当设计好的两个ZFN单体分别结合到位于DNA两条链上、间隔5~7bp的靶序列后，两个单体FokⅠ结构域则发生二聚化形成二聚体，进而激活FokⅠ核酸内切酶的剪切结构域，使DNA在特定位点产生双链断裂，形成“双链断裂缺口”，进而启动细胞内的DNA损伤修复机制。若经NHEJ机制修复，则在ZFN靶位点造成小片段随机性丢失或插入，引起基因的靶向敲除；若经同源重组的机制修复则可实现靶基因敲除或敲入等修饰，达到对基因组DNA进行特异性编辑的目的（图21-3）。

二、ZFN的应用

（一）ZFN的制备方法

由于ZFN识别和结合的特异性是由一系列Cys2-His2锌指蛋白串联组成的DNA识别结构域决定的，因此设计ZFN，主要就是设计如何将多个Cys2-His2锌指蛋白串联，以及如何通过改变α螺旋的16氨基酸残基决定每个锌指蛋白识别和结合特定的碱基三联体。

对于全基因组来说，至少有18bp才能确保靶位点的特异性，因此8~10个锌指结构域串联就可实现对靶位点的特异识别。但随着DNA加长，9bp并不对应3个锌指结构域，故Moore等设计了两种策略来确定锌指结构域：①3×2F策略，即在靶序列中每隔6个碱基跳过一个碱基，两对锌指结构域之间插入一个甘氨酸（Gly）。②2×3F策略，则是在靶序列中每隔9个碱基跳过两个碱基，两个三联体锌指结构域之间插入甘氨酸－丝氨酸－甘氨酸（Gly-Ser-Gly）。实验表明2×3F法设计的锌指蛋白对靶位点的突变非常敏感，对靶序列的识别特异性更高。

应用最广泛的锌指蛋白是Cys2-His2锌指，它为设计序列特异性的ZFN提供了最好的骨架。人工合成的锌指结构域采用通用的氨基酸序列作为模板，实践证明，该氨基酸序列框架很有效（图21-4）；该锌指结构域中有7个氨基酸残基

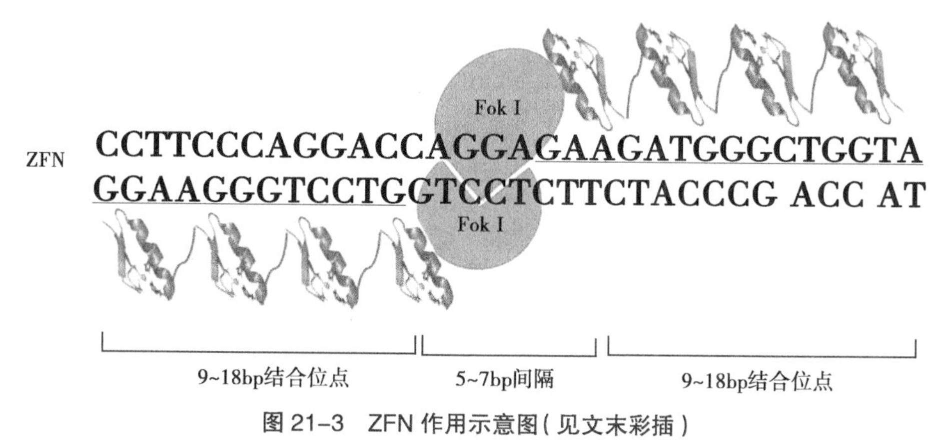

图21-3　ZFN作用示意图（见文末彩插）

不同的FokⅠ核酸内切酶结构域与识别特定序列的锌指模块结合形成ZFN。右侧ZFN与左侧ZFN分别结合9~18bp长度的靶序列，并形成二聚体，FokⅠ核酸内切酶的剪切结构域对两端靶序列中间的DNA序列进行剪切

Linker　　　　　　　　-1 1 2 3 4 5 6
TGEK PYKCPECGKSFSXXXXXXXHQRTH

图 21-4 锌指结构通用氨基酸序列（见文末彩插）

（XXXXXXX）用于识别碱基三联体，X 位置为可变的氨基酸，这些氨基酸不同即可识别不同的三联体碱基，其上面的数字表示氨基酸在 α 螺旋上的位置。通过改变这些氨基酸来提高锌指结构域识别靶 DNA 的特异性。TGEK 序列用于连接相邻的两个锌指结构域。

设计与制备 ZFN 的方法共有 4 种：模块组装法、Sangamo 公司法、开源法及 CoDA 法。

（二）ZFN 在培养细胞或动物中进行基因编辑

在培养的细胞中进行基因编辑或编辑动物的基因组 DNA 的基本流程为：①载体构建，针对目的基因 DNA 靶位点设计 ZFN 质粒；②将 ZFN 质粒转入宿主细胞，结合 PCR 产物克隆测序筛选和鉴定阳性细胞；③将获得的阳性细胞采用体细胞核移植的方法进行基因编辑动物，并对所获得的基因编辑动物的靶基因进行 DNA 水平鉴定；④脱靶检测；⑤转录产物鉴定；⑥目标性状测定。

ZFN 能够对靶基因进行定点断裂和基因敲除，显著提高同源重组效率，是一种高效的新型基因打靶技术，迄今已在黑长尾猴、大鼠、线虫、小鼠、中国仓鼠、非洲爪蟾卵细胞、斑马鱼、果蝇、海胆、家蚕、拟南芥、烟草、玉米、大豆等模式生物或经济物种的细胞或胚胎中，以及包括 T 细胞、皮肤干细胞、iPS 细胞在内的人体外培养细胞系中成功地实现了内源基因的定点突变，其中果蝇、斑马鱼、大鼠等物种还获得了可以稳定遗传的突变体，这为在新的物种中实现基因打靶带来了希望，也为用 ZFN 进行基因修复、单基因疾病治疗带来了希望。

ZFN 的应用有许多成功的例子。在哺乳动物上，2009 年，Geurts 等报道了利用 ZFN 技术获得基因敲除大鼠，这是该技术首次成功地在哺乳动物胚胎中进行基因操作，研究人员设计了三种 ZFN，分别以外源基因 GFP、内源基因 IgM 和 Rab38 为靶点，将编码 ZFN 的 DNA 或 mRNA 通过原核注射或胞质内注射的方法导入大鼠胚胎中，从而获得了敲除特定基因的转基因大鼠，而且这一基因操作的结果可稳定遗传。ZFN 技术在其他哺乳动物身上也得到了成功应用。2010 年，Carbery 等采用 ZFN 技术成功地敲除了小鼠的 Mdr1a、Jag1、Notch3 三个基因。2011 年，Whyte 等利用 ZFN 技术在带有增强型绿色荧光蛋白（eGFP）基因的转基因猪的成纤维细胞中敲除 eGFP 基因，得到了不能发出荧光的后代，成功建立了大动物基因敲除模型。

X 连锁重症联合免疫缺陷（X-SCID）会使 T 细胞失去对抗外界病原体入侵及感染的能力。2005 年，Urnov 等科学家针对引起严重 X-SCID 的一个 IL2R 基因上的突变设计了有 4 个锌指蛋白的 ZFN，在体外将正确的 DNA 片段及 ZFN 共同注入 SCID 的 T 细胞，高效修复了人类细胞 IL2R（在无选择压力下，修复效率达 15%~18%，且修复细胞更具选择优势），这给利用 ZFN 进行基因修复带来希望。2010 年，Mashimo 等将编码特定 ZFN 的 mRNA 原核注射至大鼠受精卵中，敲除了 IL-2 受体 γ 链基因，从而获得了 X-SCID 大鼠，为评估药物治疗和基因治疗的效果提供了新的动物模型。

2011 年 6 月，Li 等用 ZFN 修复了体内的一种功能异常基因 hF9，成功使患有人乙型血友病（hemophilia B）的小鼠恢复了接近正常的凝血功能，这代表着科学家们第一次已经能够利用 ZFN 进行“基因组编辑（genome editing）”来永久地校正活的动物体内的细胞 DNA。Li 等与生物技术公司合作，构建了患有人类遗传缺陷导致的乙型血友病的小鼠（一种遗传性出血性疾病，其凝血因子Ⅸ水平极低（比正常水平的 1% 还要少），研究者随后设计了一种 ZFN 来切割功能失常的 hF9 基因的前端，用病毒载体将其携带到小鼠制造凝血因子Ⅸ的肝脏中。他们将这种 ZFN 跟携带正常基因密码模板的另一载体共同注射进两天大的小鼠腹部。小鼠 9 周大时，测试小鼠血浆中人凝血因子Ⅸ，结果 ZFN 治疗组小鼠凝血因子水平与 6%~7% 的正常水平一样高、凝血时间几乎正常，这为用 ZFN 开展基因治疗带来了希望。

第二节　转录激活因子样效应物核酸酶

ZFN的发明使得精确的基因组编辑成为可能，但其对DNA序列识别的不规律性使得它的发展又受到一定的限制。2009年，有人在植物病原菌－黄单胞菌（*Xanthomonas*）中发现了一种转录激活因子样效应子（transcription activator-like effector，TALE），也称为TAL效应子，它是黄单胞菌感染植物时分泌的天然蛋白分子，这些蛋白分子通过其中心区34个氨基酸的重复序列特异性识别并结合到宿主基因的启动子上，激活植物基因的表达，从而帮助细菌进行感染。

研究者发现，TAL效应子核酸结合域的氨基酸序列与其靶位点的核酸序列有较恒定的对应关系，并利用此恒定对应关系、成功构建出含核酸内切酶的融合蛋白，即转录激活因子样效应子核酸酶（transcription activator-like effector nuclease，TALEN），也称为TAL效应核酸酶，在特异位点切割目标基因组DNA序列，从而在该位点进行DNA编辑修饰操作，此特征很快被用作基因组靶向编辑的工具，比如knock-out、knock-in、碱基替换、点突变等。TALEN的特异性切割活性在酵母、拟南芥、水稻、果蝇、斑马鱼、iPSs细胞等多个动植物体系和体外培养细胞中得到验证。

一、TALEN技术原理

TALEN是由TALE代替了ZF作为DNA结合域，并与Fok Ⅰ切割结构域重组而成的核酸酶。TALEN通过TALE识别特异的DNA序列，使Fok Ⅰ二聚化产生核酸内切酶活性，在特异的靶DNA序列上产生双链断裂以实现精确的基因组编辑。

（一）TALE蛋白的结构特点

TALE蛋白的中部是一段很长的重复序列，是其DNA结合结构域的重要组成部分，也是其特异性识别并结合特异DNA序列的部位，由数目不同、长为33~35个氨基酸残基的重复单位串联而成，并与其后末尾（C-端）的一个含有20个氨基酸残基的半重复单位结合。这些重复单位的氨基酸组成相当保守，除了第12和13位氨基酸可变外，其他位置的氨基酸残基相对固定，这两个氨基酸称为重复可变的双氨基酸残基（repeat variable diresidues，RVD）。

（二）TALE靶位点识别模块构建

TALE特异识别DNA的机制就在于，不同的RVD能够相对特异地分别识别A、T、C、G 4种碱基中的一种或多种，在自然界中，与这4种碱基较高频率相对应的4种RVD分别是NI、NG、HD和NN（表21-1）。借助完美的一一对应关系，根据需要编辑的靶位点设计出相应的TALE，并将它们串联起来组成可特异性识别靶位点的TALE蛋白（天然TALE蛋白框架固定识别碱基T，故靶序列总是以碱基T开始）。

表21-1　TALE蛋白识别DNA碱基密码表

重复可变的双氨基酸残基对（RVD）	特异识别碱基
组氨酸－天冬氨酸（His-Asp，HD）	C
天冬酰胺－异亮氨酸（Asn-Ile，NI）	A
天冬酰胺－天冬酰胺（Asn-Asn，NN）	G或A
天冬酰胺－甘氨酸（Asn-Gly，NG）	T
天冬酰胺－组氨酸（Asn-His，NH）	G

注：双氨基酸残基（repeat variable diresidues，RVD）。

（三）TALEN介导的基因组编辑

将特异性识别靶DNA序列的TALE与核酸内切酶Fok Ⅰ偶联，构建成TALEN质粒。TALEN质粒转染细胞后，表达的两个TALEN融合蛋白即可特异性识别并结合靶DNA，其中两个Fok Ⅰ核酸内切酶形成二聚体并激活，在两个靶位点之间剪切目标基因形成DSB，诱发DNA损伤修复机制。细胞若通过非同源重组NHEJ方式修复DNA，因缺乏修复模板，则会或多或少地删除或插入一定数目的碱基，造成移码，使得目的基因失活或敲除，最终形成目标基因敲除突变体。产生DSB后，若有同源修复模板，细胞则可通过同源重组HR方式修复DNA，如果转入细胞的质粒中含有修复模板，就可对目标DNA做点突变、碱基替换、碱基磷酸化、加入标记（如GFP、6XHis……）等修饰（图21-5）。

TALEN的发明使基因组编辑的效率和可操作性得到了提高，对于目的片段的切割效率达到了近40%。目前，TALEN与ZFN一样，也被应用到了不同物种的细胞及生物的基因组编辑中。

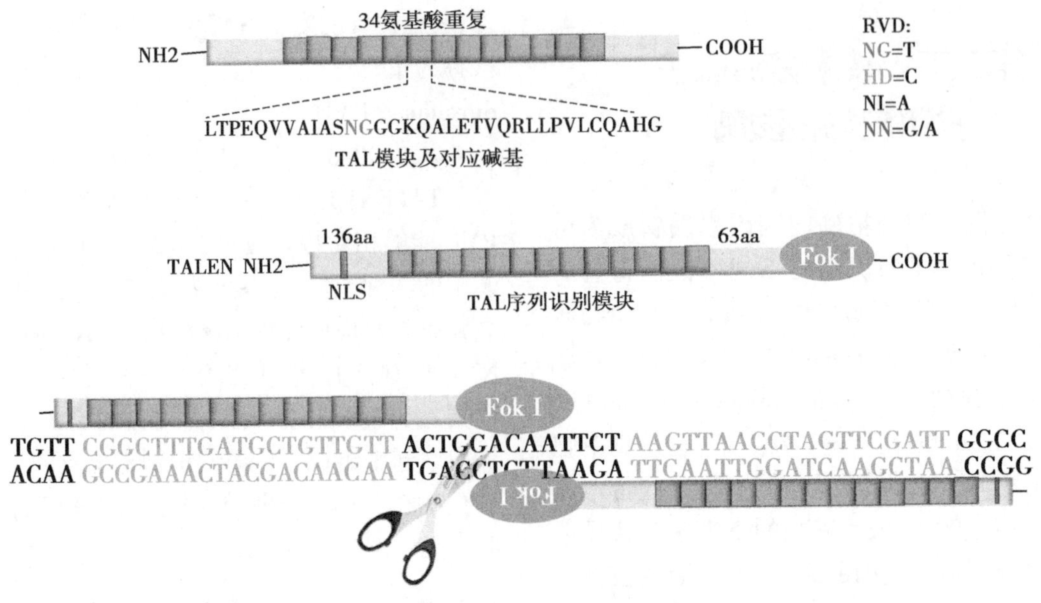

图 21-5 TALEN 作用示意图(见文末彩插)

二、TALEN 的应用

(一)TALEN 的制备方法

1. TALEN 靶位点的选择与设计 为了提高TALEN的编辑效率,在制备TALEN时,选择、设计靶位点通常需要注意以下几点:①识别区不含有SNP位点;②左、右臂的长度一般为12~19bp;③左、右臂之间的间隔约12~21bp;④第零位为T,最后一位最好也为T;⑤左、右臂之间的间隔序列的GC含量要低。

从以上可看出,TALEN设计限制小、难度低。为了使TALEN的设计更为简便,更进一步推广使用TALEN,一些实验室相继开发了TALEN靶位点设计软件,如:美国康奈尔大学Bogdanove和Voytas实验室最早建立的TALEN设计网站(http://tale-nt.cas.comell.edu/),该网站设计的TALEN可显示识别区与间隔区,以及间隔区间的酶切位点,方便后期效率检测。美国麻省理工大学Joung实验室建立的ZiFiT网站(http://zifit.partners.org/ZiFiT/)加入了TALEN的设计功能,使用者在系统中标记出希望产生切割的碱基位点,随后软件会给出根据使用者的要求在该碱基周围预测并设计出的多对TALEN。

2. TALEN 的构建与组装 受ZFN启示,当TALE蛋白与DNA之间的对应关系被研究者认识之后,很快就将TALE应用于基因组编辑。其构建思路与ZFN的相似,即在TALE后连接上一段能够切割DNA序列的Fok Ⅰ,并对TALEN间隔区、识别长度等条件进行摸索,找出最佳条件。为降低TALEN错误识别的概率,在构建TALEN时,一般一条TALEN的识别位点要大于10bp。

由于一条TALEN是由大量识别每个碱基的TALE重复单元串联而来,其序列高度重复为载体的构建增加了难度。一些科学家开发了许多方法以解决构建这一难题,常用的方法有:①Golden Gate,GG克隆法,包括基于PCR的GG法(GG-PCR)和基于质粒载体的GG法(GG-vector);②REAL-FAST法;③借助固相合成的高通量方法,主要包括高效自动化固相连接系统(fast ligation based automatable solid-phase high-throughput,FLASH);④单元组装方法;⑤全序列人工合成法。

(二)TALEN 在培养细胞或动物中进行基因编辑

在培养的细胞中进行基因编辑或编辑动物基因组的基本流程为:①针对目的基因DNA靶位点设计一对TALEN质粒对,并构建其载体;②将TALEN质粒对转染入宿主细胞,结合PCR产物克隆测序筛选和鉴定阳性细胞,并验证TALEN质粒对的敲除效率;③将获得的高敲除效率的阳性细胞采用体细胞核移植的方法制备基因编辑动物,并对所获得的基因编辑动物的靶基因进行DNA水平鉴定;④脱靶检测;⑤转录产物鉴定;⑥目标性状测定。

TALEN与ZFN相比，TAL的核酸识别单元与A、G、C、T有恒定的对应关系，能识别任意目标基因序列，不受上下游序列影响等问题，活性与ZFN相等或更好。故TALEN结合DNA的方式便于预测和设计；其构建更加方便、快捷，甚至能够实现大规模、高通量的组装；其脱靶率更低，更为安全。TALEN技术一经建立便在基础理论研究、临床治疗和农牧渔业等领域广泛应用，产生了巨大影响。

例如，斑马鱼因胚胎透明、体外受精、短繁殖周期和快速生长等特点，使其便于在活体开展胚胎发育研究，是研究基因行为和功能的一种有用模型。2012年，梅奥医学中心的分子生物学家Stephen Ekker领导研究人员首次利用TALEN在活体斑马鱼幼虫中切割了一段基因序列中的部分DNA，并用合成DNA取代，对其基因组部分序列进行了定制修改。随后TALEN在植物、大小鼠的基因组改造等方面也顺利应用。2013年，Zhang用TALEN诱导DNA双链断裂，提高同源定向修复效率，在斑马鱼中实现了同源重组基因打靶。

2013年，首尔国立大学化学系和国家基因工程创新举措研究中心的Kim课题组建立了一个全基因组规模（genome-scale collection）的TALEN体系，他们系统地选取了人类基因组中高度特异性的序列作为靶位点以避开脱靶（off¬target）效应，通过一种高通量克隆体系，一次性构建了18 740个编码蛋白基因TALEN质粒。使得TALEN不再限于对单基因的插入或敲除操作以及对单个基因功能的研究。

针对B细胞抗原CD19（CAR19）设计的表达嵌合抗原受体的自体T细胞可显著缓解白血病，但难以生产，尤其是在婴儿或重症患者中。2017年，英国伦敦大奥德蒙街医院和伦敦大学学院儿童健康研究所的研究人员报道，Cellectis公司利用慢病毒转染抗原匹配的、非人类白细胞的供体细胞，制作了通用的CAR19 T细胞（UCART19），同时利用TALEN对供体T细胞中的特定基因（T细胞受体α链和CD52基因位点）进行编辑，设计研发了一种被修饰的T细胞——UCART19细胞（即被重新编程的、治疗白血病的药物不能损伤和杀灭基因修饰的T细胞）；他们通过静脉注射UCART19细胞、成功治愈了2例接受过化疗和抗CD52血清疗法的复发难治性$CD19^+$ B细胞急性淋巴母细胞白血病患儿。

采用TALEN编辑的CAR-T细胞治疗白血病已在临床试验中证实有效，目前血液肿瘤被认为是基因编辑治疗效果最有效的疾病。Cellectis在研的通用型CAR-T（UCART）疗法是现在全球临床进展最快的，其基于TALEN基因编辑技术，开发同种异体CAR-T技术平台，用于治疗急性淋巴性白血病（ALL）、多发性骨髓瘤（MM）、急性骨髓性白血病（AML）以及母细胞性浆细胞样树突状细胞肿瘤（BPDCN）。

近年来，随着TALEN技术逐渐成熟，全球范围内各实验室已广泛使用TALEN技术来完成基因打靶操作。TALEN通过与显微注射、慢病毒感染等技术手段相结合，跨越干细胞研究、基因治疗、神经网络以及动植物育种等多个领域，强力推动生命科学不断进步。相信在不远的将来，其应用范围会越来越广。

第三节 CRISPR/Cas 基因组编辑技术

ZFN和TALENs技术对于基因组编辑的发展做出了不可磨灭的贡献，这两种技术中的编辑工具均依靠蛋白质与DNA的相互作用在基因组上定位，依靠Fok Ⅰ蛋白对基因组进行剪切。其最大缺点就是当要锚定新的基因位置时，需要对锚定蛋白进行重新设计和合成，这就加大了基因编辑的工作量和难度，使其较难适应高通量的基因组编辑工程。而近年出现的CRISPR/Cas系统对于基因组上基因的定位则是利用RNA与DNA间的相互作用，对于新基因位置的锚定只需要一小段新的RNA序列，相对于新合成蛋白，这大大减少了工作量。另外，CRISPR/Cas系统具有很多其他工具不具备的优点，如特异性高、合成简便、使用方便、毒性小、费用低等。因而，CRISPR/Cas系统成为一个革命性的强大基因组编辑工具。

CRISPR/Cas9靶向基因改造（敲除、敲入）技术是最新发展起来的一种强有力的用于基因组编辑（genome editing）的分子生物学工具，现已广泛应用于人、大鼠、小鼠、斑马鱼、果蝇、家蚕、线虫、酵母、拟南芥、烟草、高粱、水稻和小麦等各类动植物个体或细胞基因组的遗传学改造。

一、原核 CRISPR/Cas 系统

（一）原核 CRISPR/Cas 系统的结构

CRISPR/Cas（clustered regularly interspaced palindromic repeats/CRISPR-associated proteins）系统，即成簇的、规律间隔的短回文重复序列及其相关蛋白质系统，是存在于大多数细菌与古细菌中用来防御外源核酸（如病毒、质粒）入侵的一套特异性防御机制，是原核生物特有的一类适应性免疫系统。

CRISPR/Cas 系统主要由 CRISPR 序列和编码 Cas 相关蛋白质的基因两大部分构成。CRISPR 序列实际上是原核生物基因组上一种存储外来核酸序列的记忆库，大约占细菌基因组的 1%，包含一系列重复序列 - 间隔序列单位（repeat-spacer units）和一个的前导序列（leader sequence）。重复序列长 21~48bp，含有回文序列，可形成如发夹结构的二级结构，重复次数最高可达 250 次；重复序列在同一细菌中的碱基组成和长度是相对保守的，基本不变，在不同的细菌之间会有些许差异。间隔序列（spacer）长 26~72bp，与重复序列间隔排列，每两个重复序列被一个间隔序列隔开；间隔序列由捕获的外源 DNA 组成，差异较大、彼此不同，包含着被锚定基因组中的特异性高的保守序列，确保在之后转录出的 RNA 可与被锚定基因组精确配对，类似免疫记忆；当有同样序列的外源 DNA 入侵时，可被宿主识别，并进行剪切并使之被破坏，达到保护自身的目的。在 CRISPR 位点的第一个重复序列的上游有一个长约 20~534bp 的前导序列，富含 AT，含有 CRISPR 重复序列和间隔序列转录所需的启动子。CRISPR 序列不包含开放阅读框。

在 CRISPR 位点附近，存在一系列编码 CRISPR 相关蛋白质的基因（CRISPR-associated gene，*Cas*），许多原核生物中都可发现该序列。这些 Cas 蛋白在获得外源基因片段和剪切外源基因上都起着重要的作用。当 CRISPR 转录后，Cas 蛋白加工 CRISPR RNA 成一个沉默 RNA，这个沉默 RNA 就会对外来同源的 DNA 起切割作用（图 21-6）。

（二）原核 CRISPR/Cas 系统的作用机制

CRISPR/Cas 系统的生物学功能开始是通过计算机分析细菌和古细菌的基因组序列被发现的，之后得到了实验证实。目前为止，虽未完全阐明 CRISPR/Cas 系统的详细作用机制，但其作用机制的整个过程基本明确，大体分为三步：间隔序列的获取（adaptation）、CRISPR RNA（CrRNA）的合成加工和外源入侵核酸的识别及干扰降解（interference）。

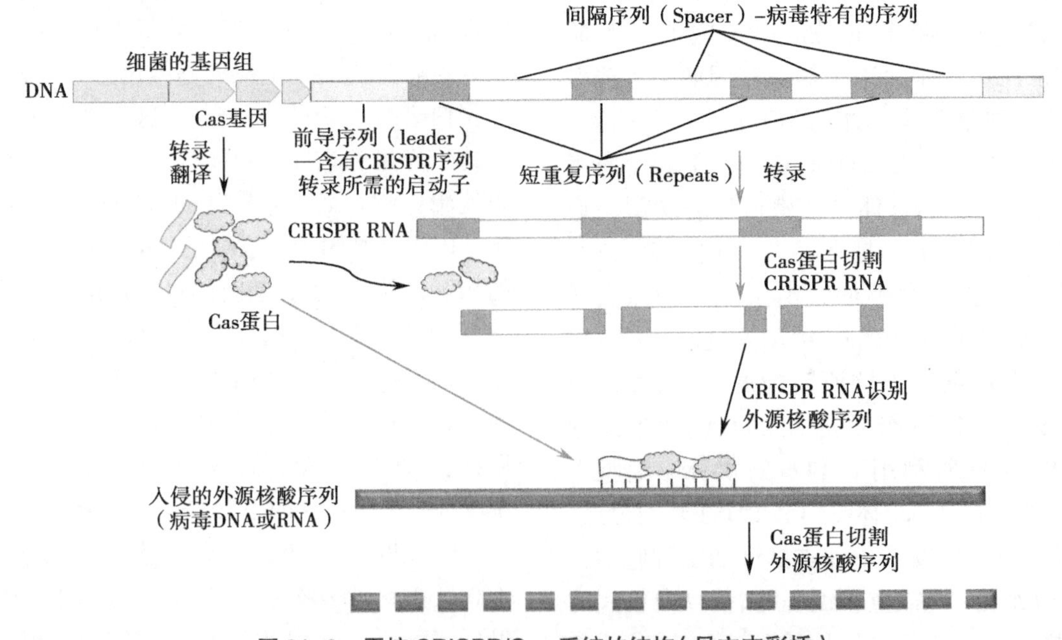

图 21-6 原核 CRISPR/Cas 系统的结构（见文末彩插）

1. 间隔序列的获取　当噬菌体或者外源基因侵入到细菌体内后，其基因组中的原间隔序列（proto-spacer）会被CRISPR/Cas系统中的Cas相关基因识别而剪切。Cas蛋白对于间隔序列的识别获取基于其序列下游的PAM（proto-spacer adjacent motif）序列，PAM序列在间隔序列获取和CRISPR系统的体外设计中都起重要作用。不同CRISPR/Cas系统的PAM识别序列也不同。当Cas相关蛋白选择间隔序列后，会把其基因剪切下来，并插入到前导序列和相邻的重复序列的中间，形成新的间隔序列。这样，下次同样的外源基因入侵时，就可以对其基因组进行剪切了。

2. CRISPR RNA（CrRNA）的合成加工　前导序列中的启动子启动下游CRISPR序列的转录，这个转录是连续的，因此转录出的RNA产物是一条长链，其中包含了CRISPR序列中所有的间隔序列和重复序列，这条长链RNA被称为CrRNA前体（precursor transcript，pre-crRNA）。长链pre-crRNA会随之被细菌体内的管家基因表达的酶或者Cas相关的蛋白（取决于CRISPR系统的差异）所加工剪切，使之成为成熟的、含单一间隔序列的crRNA。转录出来的间隔序列RNA序列是和目的锚定基因互补的，crRNA可以引导Cas相关的蛋白去剪切目的基因组中的基因。

3. 外源入侵核酸的识别及干扰降解　在成熟的单一间隔序列的crRNA形成之后，其会与Cas相关蛋白和其他的RNA组分组成一个复合物，crRNA可以与外源基因中的基因互补配对，并引导Cas蛋白或蛋白复合物对外源基因片段进行剪切。crRNA和Cas相关蛋白质组成的复合物根据不同种类CRISPR系统而不同。在最常用的type Ⅱ系统中，crRNA会与noncoding trans-activating CRISPR RNA（tracrRNA）互补配对，再与Cas9蛋白形成复合物进行DNA剪切。

（三）不同的CRISPR系统

CRISPR/Cas系统大体可以被分为两类，第一类包含Ⅰ、Ⅲ和Ⅳ型，第二类包含Ⅱ、Ⅴ和Ⅵ型。在第一类中，对于外源基因组的剪切需要一个大的Cas蛋白复合物（由不止一种Cas蛋白组成）和引导RNA。在第二类中，对于外源基因的剪切只需要一个单一的剪切蛋白，例如Ⅱ型中的Cas9蛋白和Ⅴ型中的cpf1蛋白。在CRISPR/Cas系统作用的不同阶段，参与的Cas蛋白不同。

Ⅱ型的CRISPR/Cas9系统十分简单，只需要单一的Cas9蛋白和两个非编码RNA：crRNA和tracrRNA，即可介导外源DNA片段的降解。在这一系统中，一旦外源的DNA进入胞内，细菌的RNase Ⅲ即催化crRNA成熟。成熟的crRNA（CRISPR-derived RNA）通过碱基配对与tracrRNA（trans-activating RNA）结合，形成双链RNA。这一crRNA：tracrRNA二元复合体指导Cas9在crRNA引导序列靶标的特定位点剪切双链DNA。

二、CRISPR/Cas9技术原理及特点

CRISPR/Cas9基因组编辑技术，简称CRISPR/Cas9技术，是一种由RNA指导Cas9核酸酶对靶向基因进行特定DNA修饰的技术。该技术利用靶点特异性的RNA将Cas9核酸酶带到基因组上的具体靶点，从而对特定基因位点进行切割导致突变。

（一）CRISPR/Cas9技术原理

人工合成的CRISPR/Cas9系统更简单，只由Cas9蛋白和一条单链向导RNA（single-guided RNA，sgRNA）构成。Cas9蛋白来自产脓链球菌（*Streptococcus pyogenes*）中发现的Ⅱ型CRISPR系统，是一种能够降解DNA分子的核酸酶（nuclease），含有两个酶切活性位点，其中Cas9的HNH核酸酶结构域剪切互补链，而Cas9的RuvCI结构域剪切非互补链。sgRNA是在Ⅱ型CRISPR系统上，通过基因工程手段对crRNA和tracrRNA进行改造，将其连接在一起得到的一条融合的crRNA和tracrRNA单链嵌合RNA，因其具有与野生型RNA类似的活力，且结构简化而更方便使用。

在这一系统中，其中sgRNA中的crRNA向导序列（20核苷酸）特异性识别并结合目标基因的靶序列，crRNA通过碱基配对与tracrRNA结合形成双链RNA，此tracrRNA/crRNA二元复合体引导Cas9蛋白在crRNA向导序列靶定位点剪切双链DNA产生DSB（双链缺口），达到编辑基因组DNA的目的（图21-7）。机体修复DSB的方式有两种：NHEJ和HDR，其中NHEJ可用于

Cas9 介导的基因破坏(knockout),而 HDR 则可用于 Cas9 介导的基因插入,如条件下基因敲除(CKO)和敲入(Knockin)。

在实际应用中,在 sgRNA 识别的目标基因的靶序列后必须要有一段 PAM 序列辅助 sgRNA 中向导序列的靶向定位(图 21-7)。PAM 序列即原间隔序列邻近基序(protospacer adjacent motifs),其一般形式为 NGG,其作用是将间隔序列定位于入侵的噬菌体或质粒的 DNA 序列中。

通过将 sgRNA 的表达元件、Cas9 的表达元件分别与相应的载体相连接,得到两者的表达质粒(图 21-8),将其共转染细胞,便能够对目的基因进行操作。目前,已有将 sgRNA、Cas9、报告基因等同时构建于一个质粒的表达载体系统(图 21-9)。

(二)CRISPR/Cas9 技术特点

作为最新一代基因编辑技术,CRISPR/Cas9 系统具有以下特点:① CRISPR/Cas9 技术没有物种、细胞、基因序列限制。②适合于 sgRNA 识别的目标基因的靶序列在基因组上广泛特异存在,理论上基因组中每 8 个碱基(每 8bp 即有一个 NGG 存在)就能找到一个可用 CRISPR/Cas9 进行编辑的位点,而 TALEN 和 ZFN 系统则在数百甚至上千个碱基中才能找到一个可用位点;实验设计简单准确,实验周期短、成本低。③使用带点突变的 Cas9(D10A)避免了脱靶效应,成功率

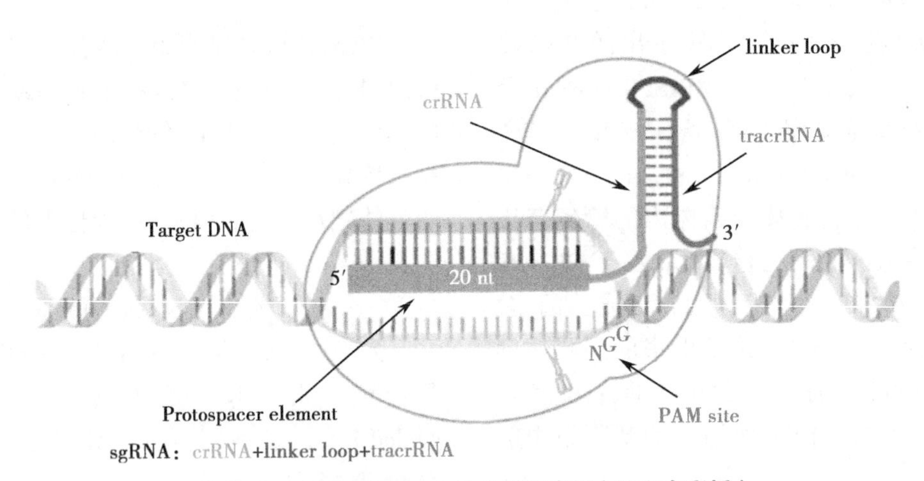

图 21-7 CRISPR/Cas9 的作用示意图(见文末彩插)

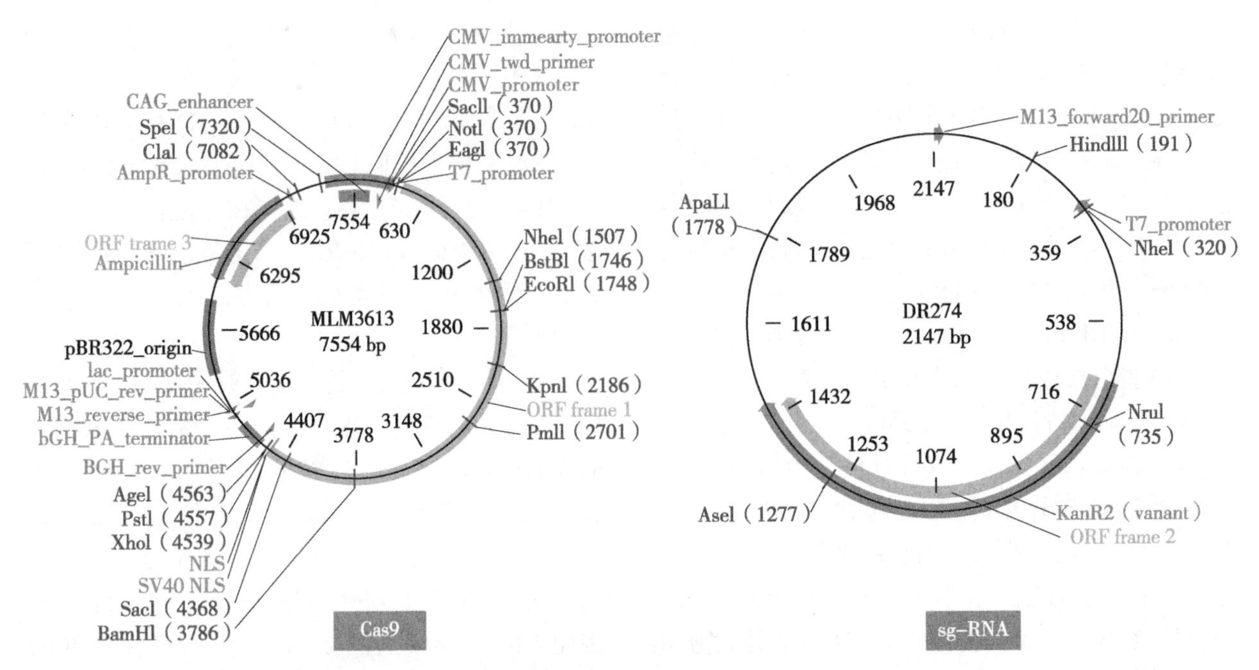

图 21-8 sgRNA、Cas9 质粒表达载体的示意图(见文末彩插)

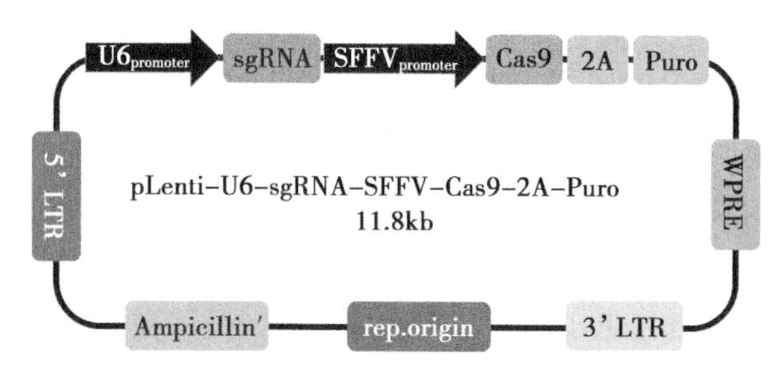

图 21-9 sgRNA-Cas9 载体图谱(见文末彩插)

几乎可达 100%,细胞毒性低小。④Cas9 活性明显高于人工构建的 ZFN 和 TALEN 核酸酶活性。⑤设计过程简单易行,专业网站的在线软件可辅助设计特异识别目标序列的 sgRNA,避免了 ZFN 和 TALEN 方法中制备有活性的人工合成核酸酶的繁琐步骤。⑥该技术在 DNA 水平上进行基因敲除,即可建立稳定可传代的基因敲除细胞系或突变体系,便于深入研究。⑦将 Cas9、sgRNA 和报告基因构建于一个质粒,不但可做到一个质粒就可修饰一个基因,而且报告基因方便使用荧光显微镜或药物筛选,加速获得基因突变的细胞系。

(三)CRISPR/Cas 技术的优缺点

相较于 ZFN 和 TALEN 技术,CRISPR/Cas9 系统相当于是一个天然存在的原核干扰系统,其介导的基因组编辑是由 crRNA 指导的,对靶序列的识别依赖于 RNA 与 DNA 的碱基配对,相比与蛋白质对 DNA 序列的识别要精确更多,只要有一个碱基无法配对,就不会实现 Cas9 对 DNA 的切割,这就降低了脱切割的概率,也就减弱了细胞毒性。而且,改进过的 CRISPR/Cas9 系统只需要设计与靶序列互补的 sgRNA 即可,过程相对于 TALEN 更为简单和廉价,一般的实验室都可以自行完成构建,这大大提高了基因操作的效率和简便性,并且 CRISPR/Cas9 系统是由 RNA 介导的 DNA,若在 RNA 水平上进行分子操作,则可实现精确且瞬时的切割。

但是,CRISPR/Cas9 系统在真核基因组编辑中也存在着一些不足:①Cas9 蛋白对于目标序列的切割不仅仅依靠 crRNA 序列的匹配,在目标序列即前间隔序列附近必须存在一些小的前间隔序列邻近模体(PAM),若目标序列周围不存在 PAM(PAM 序列一般为 NGG),或者无法严格配对,Cas9 蛋白就不能行使核酸酶的功能,这也造成了不能利用 CRISPR/Cas9 对任意序列进行切割;②目前 CRISPR/Cas9 系统所靶向的序列仅需十多个碱基对精确配对,这可能降低 CRISPR/Cas9 系统切割的特异性,且作为一个原核系统,针对真核细胞中染色体的各种化学修饰是否能够无差别地进行高效切割尚需作进一步探究;③和 ZFN 及 TALEN 技术一样,CRISPR/Cas9 也面临着如何控制双链断裂之后的 NHEJ 修复可能随机产生的细胞毒性问题(表 21-2)。

三、利用 CRISPR/Cas9 技术编辑细胞的基因组

利用 CRISPR/Cas9 技术可在细胞水平进行基因敲除、基因敲入、定点突变、基因表达调控。

表 21-2 三种基因组编辑技术的比较

	ZFN	TALEN	CRISPR/Cas9
构成	ZF/Fok I	TALE/Fok I	sgRNA/Cas9
识别模式	蛋白质 -DNA	蛋白质 -DNA	RNA-DNA
识别序列特征	以 3bp 为单位	5′前一位为 T	3′序列为 NGG
识别序列长度(bp)	(3~6)×3×2	(12~20)×2	20
靶向序列(bp)	大于 20	大于 30	23
切割类型	双链断裂	双链断裂	双链断裂
特异性	较高	一般	高
构建难易	难度大	较容易	容易
细胞毒性	大	较小	小
脱靶效应	较高	较高	低

（一）CRISPR/Cas9技术介导基因敲除的细胞系建立

利用CRISPR/Cas9技术经过利用在线软件设计识别靶位点的选择、确定待敲除位点，根据设计的sgRNA靶点序列合成一对序列互补的DNA Oligos，用于构建表达sgRNA的质粒，然后将表达sgRNA和Cas9的质粒转染细胞。表达的sgRNA引导Cas9蛋白在靶位点剪切双链DNA产生DSB（双链缺口）后，细胞则启动自我修复机制，当细胞内没有含同源序列的供体载体时，经NHEJ方式进行修复可导致被编辑的基因失活，从而实现基因敲除；当细胞内含有大量人为提供的同源序列的供体载体时，细胞启动同源重组HR进行修复，可将一个外源基因插入到基因组上。因此，NHEJ可用于Cas9介导的基因破坏（knockout），而HDR则可用于Cas9介导的基因插入，如条件下基因敲除（CKO）和敲入（Knockin）。

下面以CRISPR/Cas9技术介导的基因敲除为例，简要介绍Cas9基因敲除稳定细胞系建立的实验流程（图21-10）。

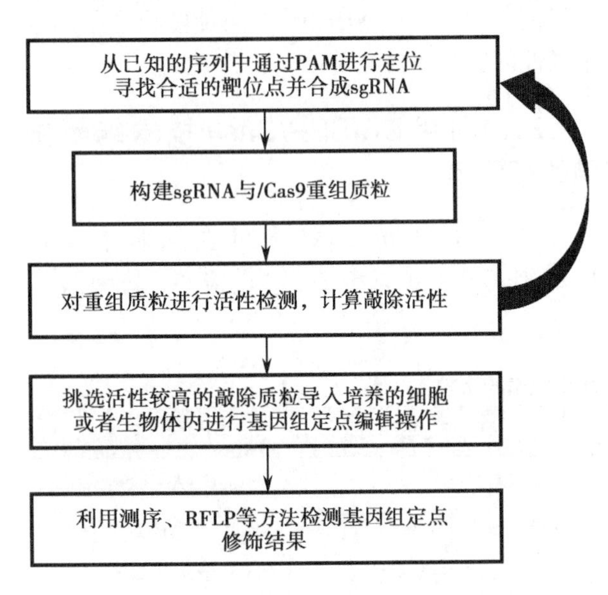

图21-10 CRISPR/Cas9技术介导基因敲除稳定细胞系的建立实验流程

1. 设计sgRNA靶点序列、合成一对序列互补的DNA Oligos 在NCBI或ENSEMBLE中进行查找靶基因的CDS区，分析相应的基因组结构，明确CDS的外显子部分。按照靶基因本身的性质，选择候选的待敲除位点，确定待敲除位点。选择PAM（NGG）5′端的一段碱基序列20nt作为原间隔序列（该原间隔序列全基因组中必须是唯一的），即敲除的靶位点。对于蛋白编码基因，可将基因敲除位点设计在具有编码重要结构功能域的外显子；若不确定基因产物性质，可将待敲除位点设计在起始密码子ATG后的外显子上。如果是microRNA，则可将待敲除位点设计在编码成熟microRNA的外显子或在编码成熟microRNA外显子的5'和3'侧翼序列。

确定待敲除位点后，选择23~250b的外显子序列输入到在线免费设计sgRNA的软件（如http://crispr.mit.edu/；http://www.e-crisp.org/E-CRISP/；http://crispr-era.stanford.edu/等）Input框中，然后进行设计运算，软件会自动输出sgRNA序列。

根据设计的sgRNA靶点序列，NNNNNNNNNNNNNNNNNNNN NGG合成一对序列互补的DNA Oligos。

2. 构建可表达sgRNA的质粒 选择合适的可表达sgRNA、Cas9的质粒（单载体系统或双载体系统如pLenti-U6-sgRNA-SFFV-Cas9-2A-Puro All-in-One lentivector），将合成的DNA Oligos以逐步降温的方法退火成双链，然后与公司提供的质粒进行连接，连接后转化感受态的大肠杆菌，再进行涂板，挑取单克隆并扩大培养，对阳性克隆进行鉴定并测序。

3. sgRNA活性检测

（1）sgRNA活性预检测——SSA活性检测：根据要求检测sgRNA的活性及敲除效率，也可以选购公司Precut pSG-target Cloning kit自行构建报告载体用于检测，公司一般提供阳性及阴性sgRNA及其SSA report target质粒。检测原理：一个终止子插入luciferase（GFP）的编码区中央，luciferase（GFP）就会失去活性。为检测Cas9/sgRNA的剪切活性，将一个Cas9/sgRNA的靶点位置序列插在终止子后。在Cas9/sgRNA的作用下，靶点位置产生DSB，细胞通过同源重组方式修复DNA，形成一个有活性的luciferase。通过与对照组的比值变化就可反映Cas9/sgRNA剪切的活性水平。

（2）CRISPR剪切活性检测——surveyor法：surveyor法即错配酶法。靶序列经CAS/sgRNA切割后由于缺乏修复模板，将主要以非同源重组的方式进行修复，或多或少会插入或删除一些碱基。因此将靶序列PCR扩增后经变性、退火，将形成错配。错配酶（主要是CEL1或T7E1酶）将识别错配的杂合双链并剪切。产物跑电泳，比较切割条带与未切割条带的比例，即可反映出Cas/sgRNA的活性。

（3）限制性内切酶法：当Cas9/sgRNA靶点位置中间序列存在限制性内切酶切位点时，如果通过Cas9/sgRNA发生突变，这个位点将可能被破坏，而不能被内切酶酶切。可采用电泳的方法估计突变效率，以突变效率的高低来衡量sgRNA的活性。

（4）非配对内切酶法：T7核酸内切酶Ⅰ（T7 endonuclease Ⅰ，T7E1）能够识别不完全配对DNA并对其进行切割，如果通过Cas9/sgRNA发生突变，将基因组DNA做PCR，将相对应的PCR产物与野生型DNA的PCR产物等量混合，并退火杂交，将产生非配对DNA片段，将能被非配对内切酶T7E1剪切。用电泳的方法估计突变效率，以突变效率的高低来衡量sgRNA的活性。

4. 利用sgRNA/Cas9质粒建立基因敲除细胞系　利用脂质体、电转等方法将sgRNA表达质粒和Cas9表达质粒共同转染细胞，或将sgRNA-Cas9-报告基因表达质粒转染细胞。通过荧光标记观察转染效率，采用有限稀释法获得阳性克隆。在荧光显微镜下观测细胞克隆生长情况，选择带有荧光的克隆，适时进行胰酶消化后，提取部分细胞的基因组DNA进行PCR扩增、测序。根据测序结果确定基因是否突变以及突变基因的基因型。将携带有双突变等位基因的阳性克隆扩增，保存，稳转系建立成功。

（二）CRISPR/Cas9技术介导的基因敲入

1. CRISPR/Cas9基因敲入系统（knock in）实验原理　CRISPR/Cas9基因敲入系统是Cas9内切酶切割双链DNA，且有一段高度同源的DNA修复模板存在的情况下，生物体内启动HDR修复路径，将一段外源DNA定点插入基因内部。在高度同源性DNA模板存在的情况下，HDR机制可以通过同源重组将一段DNA插入编辑位点。这种修复方式可以将一段DNA序列精准地插入特定的基因组位点。

2. CRISPR/Cas9基因敲入的实验流程　主要包括：设计sgRNA-Cas9及修复DNA模板；构建sgRNA-Cas9质粒及修复DNA模板质粒；将sgRNA-Cas9、修复DNA模板共转293T细胞；嘌呤筛选，检测荧光；PCR检测基因组，RFP蛋白是否敲入。实验步骤见实验流程21-1。

实验流程21-1　CRISPR/Cas9基因敲入的实验流程

A. 设计sgRNA及修复DNA模板：针对人类AAVS1 AAVS1 Safe Harbor基因设计了sgRNA进行软件分析以确保sgRNA没有预测的脱靶结合位点。设计DNA修复模板，两侧同源臂，其两侧各有600bp的同源臂。

B. 构建sgRNA质粒及修复DNA模板质粒：将选定的sgRNA设计与CMV启动子驱动的*Cas9*基因一起克隆到pCas-Guide中以制备pCas-Guide-AAVS1。将DNA修复模板插入含有RFP-嘌呤霉素的pAAVS1-RFP-DNR表达载体。

C. 将sgRNA-Cas9、修复DNA模板共转293T细胞：用lipofectmine2000转染试剂将上述两种质粒转染至293T细胞。

D. 嘌呤筛选，检测荧光：嘌呤筛选3~4周。3~4周后，>95%HEK293细胞表达RFP，并检测其荧光。

E. PCR检测基因组，RFP蛋白是否敲入：为了证实在基因组DNA中敲入RFP，设计引物对，引物1靶向RFP上游的5'同源臂和靶向RFP-嘌呤霉素基因内的引物2.1kb的PCR产物表明在AAVS1位点敲入成功；没有PCR扩增指示敲入不成功。

四、CRISPR/Cas9技术编辑动物的基因组

（一）CRISPR/Cas9基因敲除小鼠基本制备流程

与传统的基于胚胎干细胞的基因打靶技术制备基因敲除小鼠相比，CRISPR/Cas9技术制备基因敲除小鼠流程看似繁琐，其实构建简单，基因敲除/敲入效率高，速度快，可实现多基因、多物种基因敲除/敲入，最快2个月即可得到F0代阳性鼠，5个月得到F1F1代杂合子小鼠。其基本制备流程见实验流程21-2。

实验流程 21-2 CRISPR/Cas9 技术制备基因敲除小鼠流程

A. 确定待敲除基因的靶位点，设计识别靶序列的 sgRNA、合成一对序列互补的 DNA Oligo。

B. 构建可表达 sgRNA 的 Cas9 质粒同前，选择带有 T7 启动子的质粒。

C. 对 sgRNA/Cas9 进行活性检测。

D. 设计构建打靶载体。

E. 体外转录 sgRNA/Cas9 mRNA：使用特定引物，以上述质粒为模板，以高保值酶分别对 Cas9 和 sgRNA 进行 PCR 扩增，循环数设为 30 个，20μl 反应体系。然后将产物纯化用作体外转录模板。体外转录时，Cas9 RNA 需要戴帽和加尾，而 sgRNA 无需戴帽和加尾。

F. 小鼠受精卵原核注射 sgRNA/Cas9 mRNA 和打靶载体并进行 sgRNA 的活性验证。

G. 获得 F0 代小鼠，利用 PCR 对 F0 代小鼠进行基因型鉴定：将体外转录的有活性的 sgRNA 和 Cas9 RNA 直接注射入动物受精卵，获得基因敲除的初建者。待初建者发育至可进行基因型鉴定时，剪取部分鼠尾，提取基因组 DNA，作为 PCR 模板，然后按前述方法进行基因突变鉴定。选取有突变的小鼠用作传代实验。

H. 代 F1 小鼠交配得到 F2 代小鼠。

对于特定的基因，建立基因鉴定的酶切或 PCR 方法，通过将携带相同基因型突变等位基因的 F1 小鼠交配，获得纯合突变体、杂合突变体。如果纯合突变不致死，则可将纯合突变 F2 传代，从而建立纯合突变体系。如果纯合突变致死，则可将杂合突变 F2 传代，从而建立杂合突变体系。

（二）CRISPR/Cas9 基因敲入、CKO 小鼠基本制备流程

基于 CRISPR/Cas9 技术的条件性基因敲除方法，包括以下步骤：①表达载体的构建。构建组织特异性表达的 sgRNA 载体和组成型 / 药物诱导型表达的 Cas9 载体。②表达载体测序正确后，分别电转到 ES 细胞中；通过 PCR 或 Southern blotting 验证，分别获得含有 sgRNA 表达质粒的 ES 细胞和含有 Cas9 蛋白的 ES 细胞并扩大培养。③将含有 Cre 重组酶的质粒转化到含有 Cas9 蛋白的 ES 细胞中，获得没有筛选标记的 Cas9 表达载体的 ES 细胞。④将含有 Cas9 表达载体的 ES 细胞与含有 sgRNA 表达质粒的 ES 细胞分别注射到囊胚中。⑤将囊胚分别移植到代孕母鼠中，进行饲养；生产出的后代即为 F0 代组织特异性表达的 sgRNA 小鼠和组成型 / 药物诱导型的 Cas9 工具鼠。⑥将检测正确的 Cas9 工具鼠与 sgRNA 小鼠杂交，获得组织特异性 / 药物诱导型基因敲除小鼠。

五、CRISPR/Cas9 技术在疾病治疗中的应用

CRISPR/Cas9 靶向基因改造（敲除、敲入）技术是最新发展起来的一种强有力的用于基因组编辑（genome editing）的分子生物学工具，现已广泛应用于人、大鼠、小鼠、斑马鱼、果蝇、家蚕、线虫、酵母、拟南芥、烟草、高粱、水稻和小麦等各类动植物个体或细胞基因组的遗传学改造。

例如，杜氏肌营养不良是一种 X 染色体隐性遗传疾病，因此主要发生于男孩，发病率是 1/5 000。这种疾病的患者编码抗肌营养不良蛋白（dystrophin）的基因缺陷。抗肌营养不良蛋白是维持肌肉纤维强度的必需分子。缺乏这种蛋白质，骨骼肌和心肌会发生退化。绝大多数患者会逐渐失去行走能力，到 10 岁就要靠轮椅生活，然后失去呼吸功能，依靠呼吸机生存，在 25 岁左右死亡。2015 年 12 月 31 日，三个研究小组在 Science 同时发表了使用 CRISPR 技术切除杜氏肌肉营养不良症（Duchenne muscular dystrophy）有缺陷的基因，使患有这种有遗传病的成年小鼠制造出必需的肌肉蛋白。这是人类第一次成功使用 CRISPR 技术对患遗传病的成年哺乳动物进行基因治疗。

β 地中海贫血是由 HBB 基因突变引起的，会造成严重的血红蛋白缺乏。全球每 10 万人中有 1 人受到这种疾病的影响，目前还没有能够治愈 β 地中海贫血的办法。β 地中海贫血是第一个用 CRISPR/Cas9 治疗的疾病。2014 年，美国加州大学旧金山分校的简悦威教授及其同事在《基因组研究》中报道，他们尝试将 β 地中海贫血患

者的皮肤细胞（成纤维细胞）转变为诱导的多能干细胞（iPSC），再用CRISPR/Cas9编辑技术切割双链DNA中HBB突变位点，然后细胞通过自身同源重组用正确的核苷酸序列修复DNA。经过基因校正HBB突变之后诱导的多能干细胞没有检测到脱靶效应，细胞保持着完全的多能性，核型也很正常。之后，他们把这些诱导的多能干细胞分化为红细胞，结果红细胞的HBB表达恢复正常。用CRISPR/Cas9治疗β地中海贫血获得初步成功，但要将CRISPR/Cas9编辑技术真正用于临床治疗β地中海贫血，还有较长的路要走。

CRISPR/Cas9技术不仅可以用于治疗疾病，还可能修改胚胎，创造新的物种，甚至创造"超人"。目前，无论是利用CRISPR/Cas9技术，还是ZFN、胚胎干细胞（ES）打靶，或是TALEN基因编辑技术，都局限在对细胞的基因编辑和敲除上，对于胚胎的基因敲除和剪切，风险很大。而且，这也涉及定制人和重造物种，伦理争论很大，法律管理也远远滞后。

参考文献

1. Barrangou R, Fremaux C, Deveau H, et al. CRISPR provides acquired resistance against viruses in prokaryotes. Science, 2007, 315(5819): 1709-1712.
2. Bedell VM, Wang Y, Campbell JM, et al. In vivo genome editing using a high-efficiency TALEN system. Nature, 2012, 491(7422): 114-118.
3. Bolotin A, Quinquis B, Sorokin A, et al. Clustered regularly interspaced short palindrome repeated(CRISPRs) have spacers ofextrachromosomal origin. Microbiology, 2005, 151(8): 2551-2561.
4. Chang N, Sun C, Gao L, et al. Genome editing with RNA-guided Cas9 nuclease in zebrafish embryos. Cell Research, 2013, 23(4): 465-472.
5. Chandrasegaran S, Smith J. Chimeric restriction enzymes: what is next? Biol Chem, 1999, 80(7-8): 841-848.
6. Cho SW, Kim S, Kim JM, et al. Targeted genome engineering in human cells with the Cas9 RNA-guided endonuclease. Nat Biotech, 2013, 31(3): 230-232.
7. Kim YG, Cha J, Chandrasegaran S. Hybrid restriction enzymes: zinc finger fusions to Fok I cleavage domain. Proc Natl Acad Sci USA, 1996, 93(3): 1156-1160.
8. 李奎. 动物基因组编辑. 北京：科学出版社，2017.
9. Moscou M J, Bogdanove A J. A simple cipher governs DNA recognition by TAL effectors. Science, 2009, 326(5959): 1501.
10. Mussolino C, Morbitzer R, Ltitge F, et al. A novel TALE nuclease scaffold enables high genome editing activity in combination with low toxicity. Nucleic Acids Research, 2011, 39(21): 9283-9293.
11. Pingoud A, Silva GH. Precision genome surgery. Nat Biotechnol, 2007, 25(7): 743-744.
12. Qasim W, Zhan H, Samarasinghe S, et al. Molecular remission of infant B-ALL after infusion of universal TALEN gene-edited CAR T cells. Sci Transl Med, 2017, 9(374).
13. 杨荣武. 分子生物学. 2版. 南京：南京大学出版社，2017.
14. Xie F, Ye L, Chang JC, et al. Seamless gene correction of β-thalassemia mutations in patient-specific iPSCs using CRISPR/Cas9 and piggyBac. Genome Res, 2014, 24(9): 1526-1533.
15. Zu Y, Tong X, Wang Z, et al. TALEN-mediated precise genome modification by homologous recombination in zebrafish. Nature methods, 2013, 10(4): 329-331.

（李冬民）

第二十二章　非编码RNA研究策略与技术

基因通过其编码产物发挥生物学功能，进而调节生命活动及参与疾病过程。随着基因组学与转录物组学研究的深入，越来越多的非编码RNA被发现，并成为疾病相关机制和诊断治疗研究的热点之一。基因转录产物RNA可以分为两大类：一类是作为蛋白质合成模板的信使RNA（mRNA）；另一类RNA则不作为模板指导合成蛋白质，即“非编码RNA”（non-coding RNA，ncRNA）。后者根据其功能，可分为包括tRNA、rRNA及snoRNA等的管家类非编码RNA，和近年关注较多的具有基因表达调控功能的调节类非编码RNA，如微RNA（microRNA，miRNA）、长链非编码RNA（long non-coding RNA，lncRNA）、piwi-相互作用RNA（piRNA）等（表22-1）。这些调节类非编码RNA的研究不仅丰富了人们对基因表达调控方式的认识，也使其成为疾病诊断与干预的潜在靶点。

值得一提的是，细胞内相当数量的lncRNA、circRNA、假基因（pseudogene）产物及mRNA等均能够通过miRNA结合元件与miRNA结合，它们彼此之间构成了细胞内的竞争关系，参与mRNA稳定及翻译过程的调控，故称它们为竞争性内源RNA（competing endogenous RNAs，ceRNA）。ceRNA理论已在多种疾病模型中得到印证，这种调控模式也值得研究者关注。

上述细胞内非编码RNA种类多样，除不足50nt的miRNA等外，还存在着中等长度非编码RNA（50~200nt）及lncRNA（200nt以上）。近年，随着技术进步和认识的深入，一种以环状结构存在的circRNA越来越被人们所熟知。非编码RNA作用机制多样，囊括了以碱基互补形式形成局部双链结构抑制基因表达；形成空间构象，招募蛋白质；通过RNA结合位点“吸附”miRNA等多种形式。非编码RNA体系的不断丰富、认识的不断深入，得益于非编码RNA研究中实验技术的发展和完善。除了上述ncRNA，干扰RNA（RNA interference，RNAi）现象也为医学领域基因表达的干预提供了重要的手段，人们利用siRNA（small interfering RNA）可进行基因表达的干扰抑制。

本章主要介绍miRNA、lncRNA及circRNA等调节类非编码RNA研究的策略（图22-1）及检测、靶基因证实和功能研究等方面的相关技术，并对siRNA的设计与应用技术进行简要描述。

表22-1　主要的非编码RNA及其生物学功能

	中文名	英文名	简称	生物学功能
管家类非编码RNA	核糖体RNA	ribosomal RNA	rRNA	组成核糖体，参与蛋白质合成
	转运RNA	transfer RNA	tRNA	运输氨基酸，适配mRNA，参与蛋白质合成
	核内小RNA	small nuclear RNA	snRNA	参与RNA剪接
调节类非编码RNA	微RNA	microRNA	miRNA	转录后水平基因表达调控
	长链非编码RNA	long non-coding RNA	lncRNA	参与基因转录调控，ceRNA
	piwi-相互作用RNA	piwi-interacting RNA	piRNA	参与基因沉默
	环形RNA	circular RNA	circRNA	miRNA“海绵”，ceRNA
基于RNA的干扰手段	小干扰RNA	small interfering RNA	siRNA	RNA沉默

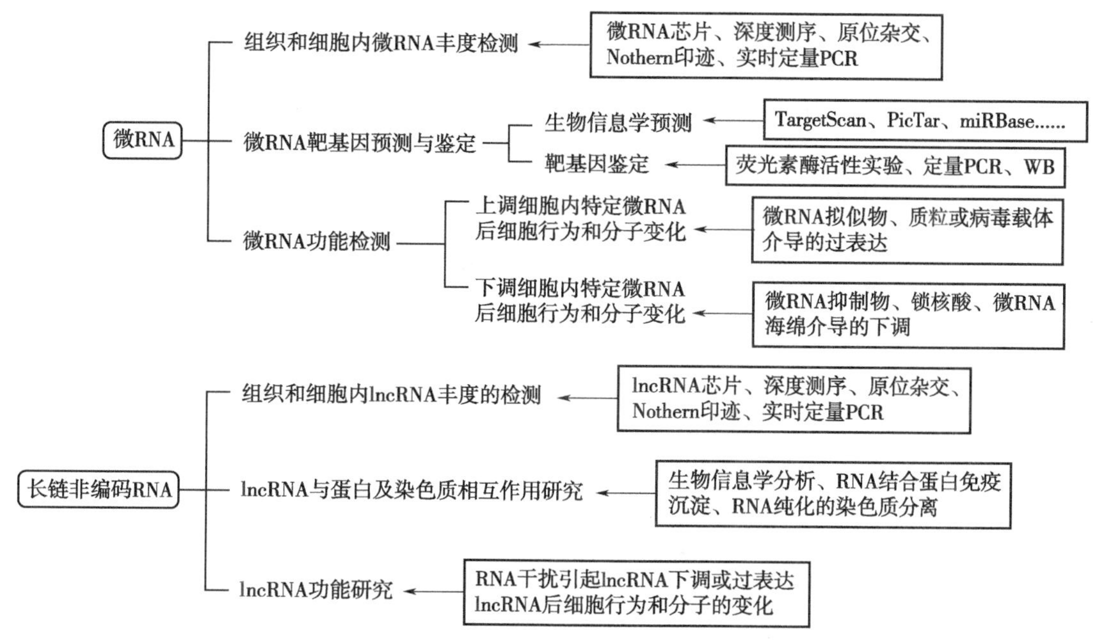

图 22-1　非编码 RNA 研究技术路线

第一节　miRNA 的研究策略及相关技术

miRNA 是长度为 20~23 个核苷酸的非编码 RNA。在真核生物中由 RNA 聚合酶Ⅱ催化，以基因组 DNA 为模板转录产生。经典作用方式为经剪切成熟后，参与转录后水平基因表达调控。miRNA 在进化上保守，并广泛存在于动物、植物、真菌及病毒基因组中。目前在人类中已发现千余种 miRNA 分子，有研究预测，它们调控着近 30% 基因的表达。miRNA 的经典作用方式是与靶基因 mRNA 3′－非翻译区（3′-untranslated region，3′-UTR）部分或完全互补，从而抑制翻译过程或引起靶基因 mRNA 的降解。miRNA 对基因转录后水平的调控广泛存在于真核生物的发育和代谢过程，包括细胞凋亡、细胞增殖、细胞分化、脂肪代谢、胰岛素分泌、免疫调节、应激反应等，并呈现阶段和组织表达特异性。近年来对 miRNA 的研究不断深入，随着某些 miRNA 分子被开发为早期癌症检测的生物标记，miRNA 的研究将带动癌症早期诊断、肿瘤发生、疾病预测等方面的快速发展。

自 1993 年发现首个 miRNA 以来，研究者证实了多个物种含有数量庞大的 miRNA，其相关研究成果丰硕。该领域研究早已经历了“发现与证实”的早期阶段。这一阶段主要利用 cDNA 克隆及生物信息学预测的方法对 miRNA 进行发现。

文库的建立为大量 miRNAs 的发现和证实起到了重要的推动作用，在小鼠、果蝇、斑马鱼等多种生物的不同组织和细胞系中克隆了多种 miRNAs。但是，阶段或组织特异性表达的 miRNAs 一般丰度很低，很难通过克隆的方法进行分离和鉴定。此外，mRNA 以及其他非编码 RNA（如 rRNA，tRNA）的降解产物对 miRNA 的克隆也具有一定的干扰。

生物信息学弥补了上述方法的局限，成为 miRNAs 预测和发现的有力工具。生物信息学方法的计算主要是通过 miRNAs 自身结构特点、物种间的保守性以及靶基因序列的相似性等实现的。miRNAs 从前体到成熟体的过程中，由双链茎环结构剪切成为单链成熟体，其序列和结构特点较为保守。利用 miRscan 和 miRseeker 等软件，可在基因组范围内搜索具有 miRNAs 前体特征的编码基因。相当一部分 miRNAs 在进化中比较保守，基于比较基因组学亦可预测 miRNAs 的存在。此外，从 miRNAs 的生物学功能出发，即利用靶基因的保守性，也可以对新的 miRNAs 进行搜索。基于计算机学习功能软件，从基因组中预测新的 miRNAs 可以提供大量候选序列。无论是哪种预测方法，获得的序列都要再经克隆测序等实验予以证实，以排除预测带来的假阳性。

一、miRNA定量检测方法与比较

医学领域内miRNA的研究更多致力于探讨miRNA与疾病的关系。为此首先要明确特定miRNA是否在某疾病中出现表达异常，即miRNA的定量分析。一般地，真核生物的miRNA转录合成后，需要经历数百个核苷酸的miRNA前前体（pri-miRNA）、约60nt的具有茎环结构的前体（pre-miRNA）、转运出核、Dicer酶二次切割，最终成为约22nt的双链RNA分子等多个阶段；单链成熟的miRNA再被装载到RNA诱导的沉默复合体（RNA-induced silencing complex，RISC）中参与mRNA降解或翻译抑制等功能。真正发挥生物学功能的只有成熟的miRNA，因此在鉴定时，必须避免前体miRNA的干扰。

（一）用于miRNA含量分析的样品制备和方法选择

用于miRNA含量分析的病理组织、血液等临床样品一般都需经处理，获得符合要求的RNA，才能进行后续检测。细胞和组织miRNA的分离纯化方法主要有两种：一种是提取总RNA，另一种是直接提取小分子RNA。前者主要可采用酚/氯仿抽提法（如Trizol法）提取，其提取物为样本总RNA，不仅适用于miRNA的定量，同样可用于其他RNA的定量；对于小分子RNA，目前有较多供应商都可提供操作方便的柱纯化系统供选择与应用。这里介绍从石蜡保存组织标本中提取RNA的方法，这类样本在医学研究中较为常见。

RNA的检测通常需要使用新鲜的样品或快速冷冻的样品。然而，由于临床保存条件有限，大多数保存在医院或者组织样品库中的组织样品是用甲醛固定并经石蜡包埋处理的。石蜡组织中抽提出的总RNA明显降解，年代久远的石蜡组织样品更甚；其次，用甲醛固定可能产生核酸与蛋白质的交联，故很难利用分子生物学方法进行研究，这也给miRNA的研究带来挑战。然而，最近的研究表明，石蜡组织中的miRNA相当稳定，从几个月前甚至数年前的石蜡组织中均可检出，有的miRNA含量与速冻组织样品相差无几。因此，从石蜡组织检测miRNA已成为可能，在对久远样品进行回顾性研究方面更将发挥重要的作用。

从石蜡组织样品中提取miRNA，其关键步骤在于加热条件下使用蛋白酶K孵育样品，降解与RNA交联的蛋白质，使miRNA游离。同时，高温（60~70℃）条件下的蛋白酶K处理能部分恢复甲醛固定所导致的甲基化修饰。具体操作步骤见实验流程22-1。近年，一些公司也推出了商品化的石蜡保存样本中提取小分子RNA的试剂盒，可供选择。

实验流程22-1　从石蜡包埋样品中提取miRNA的方法

A. 用0.1% DEPC水擦拭的刀片将蜡块修剪至包埋组织大小，去除多余的石蜡，切取10μm厚的切片，立即小心地将3~15张（根据组织大小调整）切片放入无RNA酶的微量离心管中，做好标记。

B. 每管加入1ml二甲苯或D-柠檬烯，剧烈振荡10s，室温孵育10min（期间振荡2~4次，每次12s）或60℃ 3min，12 000r/min室温离心5min，小心弃上清。

C. 视石蜡多少重复上述步骤1~3次。

D. 加入1.2ml 95%的无水乙醇，剧烈振荡10s，12 000r/min室温离心5min，小心弃上清。

E. 重复步骤D，再将乙醇挥干。

F. 加入组织裂解液250μl混匀，加入蛋白酶K至1mg/ml混匀，置于55℃消化至液体清亮（时间根据组织类型而定，大多数样品3h足够），再70℃孵育20min。

G. 用Trizol法或试剂盒抽提RNA即可获得石蜡包埋组织中的RNA。

注：

组织裂解液：0.1mol/L Tris-HCl，25mmol/L EDTA·Na_2，1%SDS，pH7.3。

目前检测miRNA性质与含量的方法主要有以下几种：Northern blotting分析、实时定量PCR、微阵列芯片、转录物组深度测序以及原位杂交技术。表22-2是这几种技术的比较。

（二）Northern印迹法

Northern印迹是利用核酸杂交原理进行RNA相对定量的经典方法，自从miRNA被发现以来，此方法就成为检测miRNA的重要手段。该法无需经过PCR的扩增反应，定量更为真实准确，但由于其基于探针杂交原理，对丰度低的miRNA

表 22-2　几种主要的 miRNA 检测技术的比较

检测技术	优点	缺点	适用情况
Northern 印迹	miRNA 检测的"金标准",可以区分前体和成熟 miRNA,直观	样本需求量大,灵敏度低,操作繁琐,实验周期长	有足够的组织或细胞,需要检测 miRNA 前体,所检测的 miRNA 没有序列相似度高的其他 miRNA 干扰
实时定量 PCR	高精度,高灵敏度,简便快捷,样品消耗量少	需特殊方法将 miRNA 先行反转录,检测前体和成熟 miRNA 需要设计不同引物	需要实时定量 PCR 仪,待检测 miRNA 的种类和序列已明确
微阵列芯片	快捷,高通量	费用较高,有背景和杂信号干扰,不能区分前体和成熟 miRNA,得到结果需要用前两方法进行验证	经费充裕,用于需要筛选差异表达的 miRNA 或者建立 miRNA 表达谱
转录物组深度测序	快捷,高通量,可以发现新的 miRNA 并分析各种 miRNA 的相对丰度	费用昂贵,需要先进的测序仪;数据分析复杂	经费充裕,用于需要筛选差异表达的 miRNA 或分析特定组织或细胞中各种 miRNA 所占的百分比

检测效果较差。该法首先从细胞或组织内提取获得总 RNA 或 miRNA,再经电泳分离大小不同的 RNA,经转膜、探针杂交、显影等步骤对特定 miRNA 进行检测。Northern blotting 技术的操作较为复杂繁琐,对实验者的熟练程度也有一定要求,详细操作详见第一章。

(三)实时定量 PCR 法

实时定量 PCR 技术(详见第二章)检测 miRNA 是近年来广为应用,并被普遍认可的方法,并渐渐取代 Northern blotting 技术。由于成熟 miRNA 的长度仅为约 22nt,无法进行 PCR 扩增反应,所以在进行该法检测之前,要对所提取的 miRNA 进行结构上的处理。一般的做法是在成熟 miRNA 的一端连接上一段已知序列的核苷酸,经反转录后,再以此为模板进行后续的 PCR 扩增。目前常用的是茎环法和加尾法。

1. 茎环法　该方法是在 miRNA 成熟序列的 3′- 端加上一段茎环序列,茎环尾部的 6~7 个碱基能够与 miRNA 的末端互补结合(图 22-2),为模板序列的合成提供羟基。在逆转录酶存在的情况下,以 miRNA 的成熟序列为模板进行反转录,形成一段包含 miRNA 及茎环结构的序列。这增加

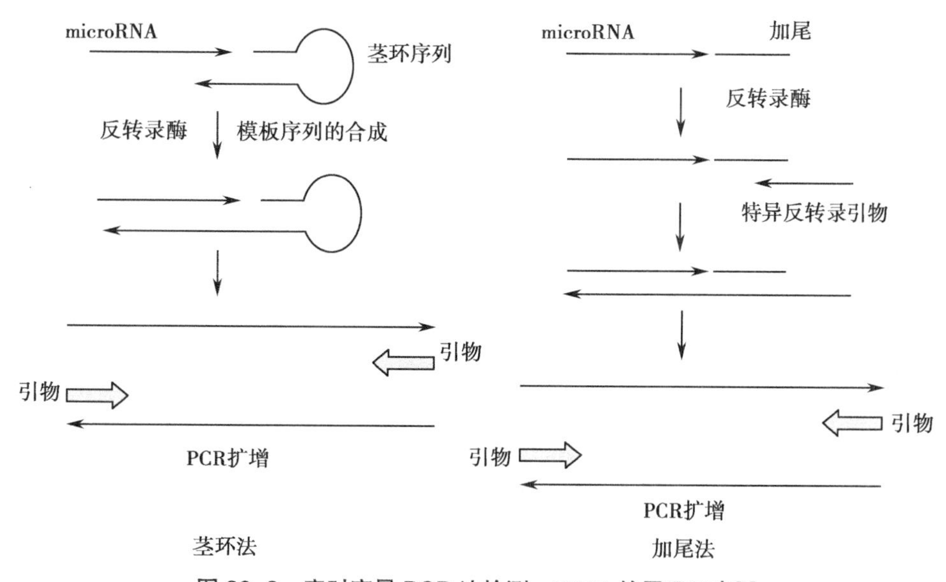

图 22-2　实时定量 PCR 法检测 miRNA 的原理示意图

了 miRNA 的核苷酸序列，使 PCR 扩增成为可能。其优点在于检测具有高度特异性，高灵敏度，并且可以区分出存在单个碱基差异的同一 miRNA 家族的不同成员。

茎环法实时定量 PCR 引物的设计需要注意：上游引物选择 miRNA 成熟序列 5′ - 端的 15~16 个碱基，下游引物选择茎环序列的一部分。下游引物原则上在茎环序列中选取反向互补序列，并应参考待检测的 miRNA 单独设计，以保证高扩增效率和特异性；但在上下游引物的 T_m 值接近时，下游引物往往可以通用。另外，由于其茎环只针对特定的 miRNA，所以检测不同的 miRNA 时要设计不同的茎环末端（与不同 miRNA 形成碱基互补）。茎环法实时定量 PCR 用于 miRNA 检测虽然在 RNA 反转录和引物设计方面不同于 mRNA 定量（详见第二章），但实验操作并无特殊，此处不再赘述。

2. 加尾法 该方法在定量 PCR 前，先在成熟 miRNA 的 3′ - 端加上一段多聚 A 尾，并用 5′ - 端带有 40nt 锚定序列的 Oligo（dT）引物进行反转录，使得样品中所有的 miRNA 均被延伸（图 22-2）。加尾法较茎环法的应用范围更广，进行 1 次模板制备便可高通量检测不同 miRNA 的表达情况，在对多个 miRNA 的检测时，较茎环法价格便宜，但加尾法对于同一个家族的 miRNA 区分能力较弱。加尾法的 PCR 引物设计需注意：上游引物与待检测 miRNA 的成熟序列一致，下游引物与特异反转录引物的一部分互补。具体操作见实验流程 22-2。

实验流程 22-2 加尾法检测 miRNA 的反转录步骤

A. 加尾反应：按照反应要求冰上配制反应体系，20μl 反应体积含有 2μg 总 RNA。

B. 轻弹混匀反应混合物，短暂离心后置于 37℃反应 30min，并于 95℃反应 5min 灭活酶，所得产物可立即进行 cDNA 第一链合成，也可于 -20℃保存。

C. 将 10μl（1μg）poly A 加尾处理后的 RNA 加入无 RNA 酶的微量离心管中，并于 65℃温育 5min，反应完毕立即置于冰上。

D. 按反应要求配制反转录反应体系，20μl 反应体积含有 1μg 总 RNA。

E. RT 反应：轻弹混匀反应混合物，短暂离心后置于 42℃反应 1h，反应结束后于 95℃加热 5min 终止反应，获得的 cDNA 稀释后可直接用于 miRNA 的检测。

（四）芯片技术

miRNA 芯片是基于探针杂交的 miRNA 检测技术，具有方便快捷、通量高等优点，但准确性不及其他方法。该方法主要适用于已知 miRNA 的初步检测筛选以及 miRNA 的表达谱分析。

目前，市场上多家公司提供 miRNA 的芯片检测服务，所以，购买商品化的 miRNA 芯片或在信誉好的公司定制芯片，对研究者来说是较好的选择。在确认使用某种芯片后，一般可选择用 Trizol 试剂提取总 RNA，也可使用专用的 miRNA 提取试剂盒来提取，最大程度避免 miRNA 的丢失。随后对 miRNA 进行标记，主要采用酶法标记或化学标记，标记物可用生物素或荧光素，最后是芯片杂交和实验结果的分析。

近年来出现了一种微流体芯片技术用于 miRNA 检测。它省略了其他芯片杂交所需要的标记步骤，通过将 DNA 聚合酶 Ⅰ 的 Klenow 片段直接加入微量流动芯片的通道中，使相应的 miRNA 得以特异延伸。此方法同时具有杂交检测的特异性与酶延伸的高辨别能力，可以有效地弥补第一代芯片假阳性较高的不足。

（五）转录物组测序技术

转录物组测序是一种基于测序技术的高通量研究方法（详见第三、九章），能够检测出特定发育阶段或生理条件下细胞内所有的转录产物以及这些产物的丰度，其中包括 mRNA、长链非编码 RNA 以及众多小 RNA 等。转录物组深度测序的一个重要特征便是其无需知道待测 RNA 的序列。相对于传统芯片而言，该技术无需预先设计探针，即可对任意物种的任意细胞类型的转录物组进行检测，能够提供更精确的数字化信号、更高的检测通量以及更广泛的检测范围，是目前深入研究转录物组复杂性的强大工具。

对于miRNA而言，其采用的主要是小RNA深度测序技术。以Illumina公司的Solexa平台为例，该方法的工作原理是：提取总RNA，给所有的转录产物分别连上3′-RNA和5′-RNA接头，然后进行RT-PCR扩增，并通过纯化得到小RNA文库用于Illumina高通量测序，最后通过与miRNA数据库以及参考基因组比对来分析miRNA的表达情况。

目前，市场上有多家公司提供miRNA的深度测序技术，每种技术平台各有所长，如454系统的测序片段比较长，其高质量的读长能达到400bp，适用于对整个转录物组的分析；SOLID测序的准确度高，其原始碱基数据的准确度大于99.94%，而在15×覆盖率时的准确度可以达到99.999%，是目前测序技术中准确度最高的；而Solexa测序的性价比最高，不仅机器的售价比其他两种低，而且运行成本也低，在数据量相同的情况下，成本只有454测序的1/10。在实际操作中，研究者可以根据自身情况以及实验的要求来选择合适的测序平台。

（六）原位杂交技术

原位杂交属于核酸杂交技术（详见第一章）。利用原位杂交进行miRNA检测时，使用商品化的miRNA探针可简化实验流程和提高实验灵敏度。商品化的原位杂交检测探针往往具有高度的亲和活性和碱基错配识别能力，在3′-端和5′-端都分别标记了地高辛分子，无论是组织、细胞，还是经过甲醛固定、石蜡包埋的标本，都能精确检测其中的miRNA。

锁核酸（locked nucleic acid，LNA）是高亲和力的核酸类似物，能显著提高DNA寡核苷酸的杂交效率，合成的原位杂交检测探针运用掺入LNA的设计（约30% LNA），每融合一个LNA就能使DNA/RNA杂交的T_m值升高2~10℃，T_m值的升高能增强LNA-DNA/RNA双链的稳定性，使短至20nt的探针也具有较高的T_m值（70℃以上），以满足严格杂交条件下的原位杂交实验。具体操作流程见实验流程22-3。

实验流程22-3 原位杂交法检测miRNA

A. 取石蜡包埋组织，切取5μm厚度切片包被在载玻片。

B. 将载玻片放在二甲苯中去石蜡，50r/min振荡10min后，换一次二甲苯再以同样转速振荡10min，接着依次用100%、95%、80%、75%的乙醇各清洗5min，最后用去离子水洗2次。

C. 将载玻片浸没在0.2mol/L HCl溶液中5min，在25℃用PBS（含蛋白酶K 40μg/ml）消化20min，再转移至PBS（含0.2%甘氨酸）中漂洗，在含4%多聚甲醛的PBS（pH7.4）中固定10min。

D. 将载玻片用PBS漂洗2次之后，用乙酸酐/三乙醇胺（6.25μl乙酸酐，5.2μl 12mol/L HCl，14μl三乙醇胺，H_2O补至1ml）浸泡10min，PBS漂洗4次，每次5min。

E. 49.5℃在杂交缓冲液（附录Ⅳ）中预杂交2h。

F. 在预热的100ml杂交缓冲液中加入2μl（终浓度5pmol/L）探针，将载玻片放于其中，49.5℃过夜。

G. 切片用5×SSC洗涤2次，再接着用50%甲醛/2×SSC在50℃洗涤3次，每次20min。

H. 用TBST漂洗5次，然后将组织切片放于封闭液中，4℃封闭16h。

I. 载玻片用TBST洗4次，每次10min，杂交液洗2次，每次10min。接着在暗室中加上商品化染色溶液（1ml染色溶液，2.4μl的100mg/ml四氮唑蓝，3.5μl 50mg/ml 5-溴-4-氯-3-吲哚-磷酸，1mmol/L左旋咪唑），孵育4~48h，对组织也需要进行同样的探针染色。

J. 当达到期望的亮度时，将载玻片转移至终止液，终止反应。

K. 用核固红套染2~3min，用水溶性封片剂封片，显微镜下观察杂交情况，拍照。

二、miRNA靶基因的预测与验证

miRNA主要通过与特定mRNA的3′-UTR结合，进而影响其翻译效率和稳定性。一种miRNA所能结合的mRNA称为其靶基因（target gene）。由于miRNA与靶基因mRNA的结合可以是完全互补的，也可以是不完全互补的，一个miRNA可以有多个不同的靶基因，所以确认miRNA的靶基因是研究miRNA功能的关键。

miRNA与靶基因mRNA的相互作用是基于碱基互补原理，利用这一特点，研究者可利用生物信息学的方法对miRNA可能的靶基因进行预测，再利用实验的方法对预测到的潜在靶基因进行验证。

（一）靶基因预测的原理

目前，尽管尚缺乏鉴定miRNA靶基因的高通量实验方法，但通过以往的研究，人们发现miRNA与靶mRNA的相互作用具有一定的规律性，可以利用这一特点设计软件对靶基因加以预测。

1. 基于“种子序列”的靶基因预测 所谓“种子序列”（seed sequence）是指从miRNA成熟序列5′-端第二个核苷酸向3′-端延伸的连续7个核苷酸（miRNA的第2~8位）。这个区域与靶基因mRNA的非翻译区有着较高的碱基互补程度。以miRanda（http://www.miRNA.org）为代表的一类靶基因预测软件正是基于这一原理进行工作的。

2. 基于“种子序列”和结合能的靶基因预测 与前者相比，这一类靶基因预测软件不仅考虑“种子序列”的作用，还将miRNA与靶基因mRNA结合后的稳定性作为预测的标准之一，这类软件以PicTar为代表。

3. 基于宿主基因相关基因表达的靶基因预测软件 miRNA的编码基因可位于两个编码蛋白质基因之间的区域，也可位于编码蛋白质基因的内含子内，后者称为内含子miRNA（intronic miRNA）。有研究显示，此类miRNA占总miRNA的半数以上，其所在基因称为“宿主基因”（host gene）。由于二者在基因位置上的特殊性，有研究者认为，它们具有共转录关系，而宿主基因的表达与其内含子miRNA的靶基因的表达是相反的，据此设计了HOCTAR（host gene oppositely correlated targets）软件（http://hoctar.tigem.it/）对内含子miRNA的靶基因进行预测。

（二）靶基因预测的网络资源

目前，多个数据库可对miRNA的靶基因进行预测，不同数据库的预测算法不尽相同。常用数据库如下。

1. miRBase miRBase（http://www.mirbase.org/）是关于miRNA较为权威的数据库，定期更新miRNA的相关信息，并为新发现的miRNA命名。该数据库也可以查询用miRanda算法预测的miRNA靶基因。

2. TargetScan TargetScan（http://www.targetscan.org/vert_72/）的预测基于miRNA的种子区与靶基因mRNA的3′-UTR完全互补结合。有研究表明，miRNA的种子区在其发挥基因调节功能时起着至关重要的作用，应用该算法的优点是准确性较高，但灵敏度差，造成部分靶基因的遗漏。

3. Diana 该数据库是人工整理的miRNA靶基因数据库，收集了几乎所有经过实验验证的miRNA靶基因。

4. PicTar PicTar（https://pictar.mdc-berlin.de/）采用核酸杂交原理来评估miRNA和靶基因间的二聚体的结合能，从而预测靶基因。该算法不仅强调种子区的作用，还把种子区进一步划分为“完全匹配种子区”和“不完全匹配种子区”。前者要求种子区序列与靶基因mRNA完全互补，而后者则是在满足miRNA与靶基因mRNA二聚体结合能要求的前提下，允许出现错配，但不允许G-U配对的存在。

（三）靶基因的验证

上述预测软件得到的潜在靶基因往往数百，甚至上千，这就要求研究者根据自身研究的方向，结合以往文献判断哪些可能是真正的靶基因。通常的做法是：选取多个数据库预测结果的交集，根据研究方向选择可能在此方向上具有功能的靶基因。证明靶基因需要在RNA和蛋白质水平上检测这些靶基因的表达，还可利用报告基因系统对靶基因进行验证。

1. 实时定量PCR法 靶基因验证中，可用实时定量PCR方法（详见第二章）快速检测靶mRNA含量的变化情况以确认其是否为靶基因。可使用TaqMan探针或SYBR作为荧光染料进行定量PCR。一般来说，为了防止体系内痕量的基因组DNA对扩增结果的影响，进行引物设计时，上下游引物应分别跨越一个内含子，当满足这一条件时，可采用价格实惠、操作简单的SYBR染料法；当不能满足这一条件时，利用TaqMan探针可增强扩增序列的特异性，保证结果的准确、真实。

2. 蛋白质印迹法　miRNA 的经典作用是引起靶 mRNA 的翻译阻遏或降解，最终引起靶蛋白质含量下降。因此，除使用实时定量 PCR 法验证 mRNA 水平的下降外，应在蛋白质水平验证结论的正确性，从而使论证严密并有说服力。

3. 荧光素酶报告系统　利用荧光素酶报告系统可以直接证明 miRNA 对靶序列的调节。首先，在数据库中查找到潜在靶基因的 3′-UTR 区，设计克隆引物，利用 PCR 扩增包含 miRNA 结合部位（种子区）在内的一段序列，将此序列连接在报告基因质粒（详见第十章）中荧光素酶基因的下游；或者，可直接人工合成含有 miRNA 结合位点的靶基因 3'-UTR 区的一段序列，合成时在其正义链与反义链的两端直接引入酶切位点，经退火形成双链，直接与酶切纯化后的载体相连即可。经上述操作，构成重组荧光素酶报告质粒。然后将此报告质粒与 miRNA 表达质粒或人工合成的 miRNA 拟似物（又称"模拟物"）按一定比例混合，共同转染细胞，24~48h 后进行荧光素酶活性的测定。由于 miRNA 与 UTR 区的结合干扰了荧光素酶的表达，导致荧光素酶活性降低。通过检测荧光素酶的活性变化就可以初步确认该基因是否为特定 miRNA 的靶基因（图 22-3）。

与第十章介绍过的基因表达调控报告基因检测技术一样，用这一方法证明 miRNA 的靶基因需要有合理的对照设计（表 22-3）。目前常用的试剂盒都会配有内参照质粒（编码荧光素酶），此外需要应用点突变和截短突变等对照。在向细胞转染报告质粒的同时，需要同时转染 miRNA 的表达质粒或者人工合成的 miRNA 拟似物、拮抗物。对于前者应采用空质粒组作为对照，对于后者应采用与干扰序列不同的无关序列作为对照。

三、miRNA 的功能研究

研究 miRNA 功能较为直接的是利用遗传学方法，早期的 miRNA 功能都是通过正向遗传学方法鉴定，即利用突变表型寻找遗传位点，再克隆基因。例如，研究发现 lin-4 和 let-7 调控线虫的发育过程，miR-14 则在果蝇细胞凋亡和脂肪储存中发挥作用。反向遗传学则是从已知 miRNA 出发，通过异常表达产生的表型，获知 miRNA 功能。

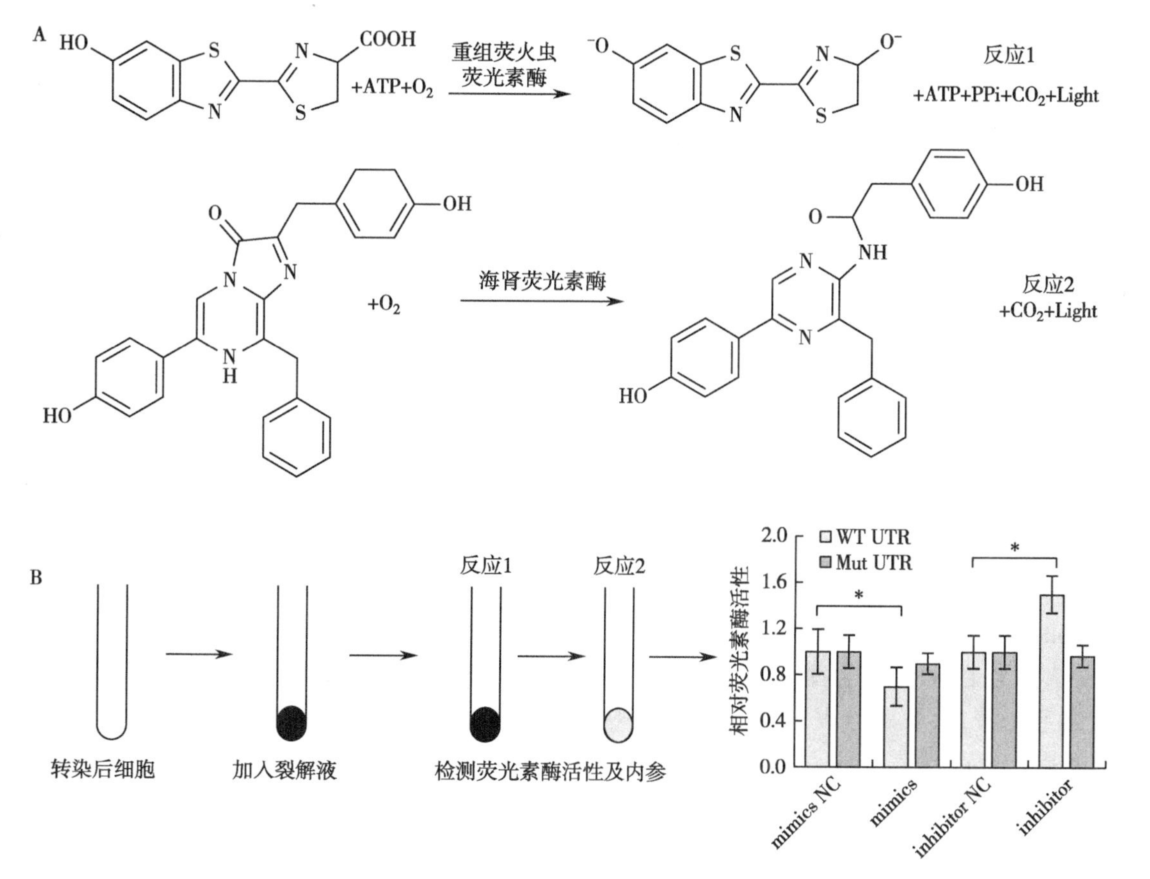

图 22-3　双荧光素酶报告分析系统工作原理

表 22-3 靶基因验证实验中需要设置的对照

组别	miRNA		靶基因UTR	转染效率
	人工合成	干扰质粒		
实验组	拟似物/拮抗物	过表达质粒 敲减质粒	野生型UTR	内参质粒共转染
对照组	其他序列	空质粒	突变或截短UTR	内参质粒共转染

利用反向遗传学方法，人们发现 miR-181 促进骨髓造血干细胞向 B 细胞分化，miR-375 调控胰岛素分泌等。

目前 miRNA 的功能研究主要采用反向遗传学策略，这与一般基因功能研究策略相似（图 22-4），即在细胞或动物水平上调或下调 miRNA，从而建立 miRNA 变化的模型，结合表型变化，分析 miRNA 可能具有的功能。

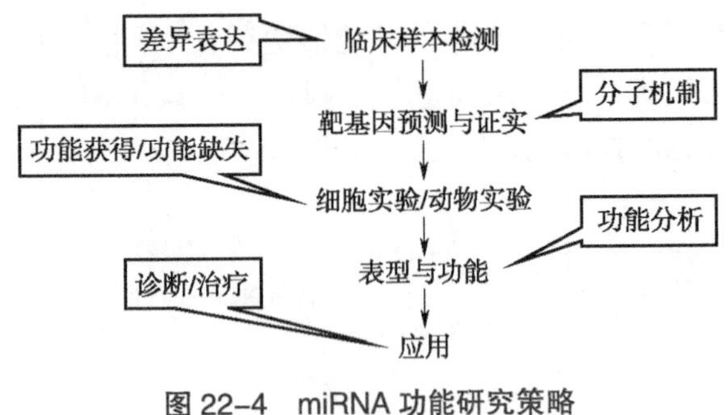

图 22-4 miRNA 功能研究策略

（一）miRNA 的过表达技术

反向遗传学的核心是过表达技术。由于 miRNA 分子小，并且在细胞内进行的几次加工过程使之具有 pri-miRNA、pre-miRNA、成熟 miRNA 等不同形式，使得 miRNA 的过表达与普通基因相比更为复杂。

上调细胞内 miRNA 的含量，可以利用基于质粒或病毒载体的表达系统，也可以使用人工合成的 miRNA 拟似物（miRNA mimics）。前者主要采用 pri-miRNA 的形式（图 22-5），其优势在于 pri-miRNA 可以在 RNA 聚合酶Ⅱ作用的启动下转录。这意味着，除了诱导表达外，还可采用组织特异性启动子进行表达，且能够持续稳定上调细胞内 miRNA 水平，更适合于后续模式动物的建立。人工合成的 miRNA 拟似物则是采用成熟形式的 miRNA 直接转染，不需要经过细胞内系统的加工过程。因此操作更简单、反应更迅速，观察现象的时间缩短，可为以后利用 miRNAs 作为靶点的生物治疗提供实验基础。但是由于半衰期短，人工合成的 miRNA 不适合长期稳定表达。

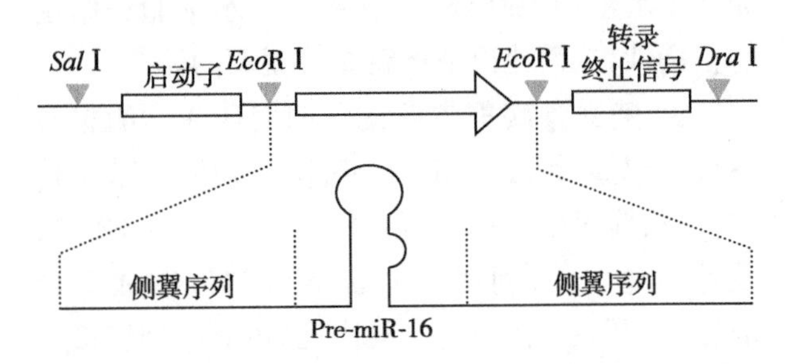

图 22-5 miRNA 过表达载体示意图

箭头示 miR-16 插入序列，含 pre-miR-16 级上下游的侧翼序列，*Eco*R Ⅰ为 pre-miR-16 前体及侧翼序列的插入位点，*Sal* Ⅰ和 *Dra* Ⅰ为质粒线性化位点，线性化后的片段可作为转基因构件用于转基因动物的制作

人工合成的 miRNA 拟似物在碱基序列上与特定 miRNA 一致，在体内可模拟成熟的 miRNA 发挥作用。在化学本质上，这类人工合成物与核酸的化学结构相似（图 22-6），经改造后，提高了分子的稳定性，使其具有更强的可操作性。

（二）miRNA 的功能缺失策略

与 miRNA 的过表达技术相比，功能缺失（loss of function）策略在某种程度上能够更真实地反映其生物学功能。在过表达情况下，由于 miRNA 的水平远远超出了其正常生理范围，因而其表型可能存在过度人为（artificial）的缺陷。

miRNA 的功能缺失策略主要包括拮抗抑制和基因敲除技术，前者可以使体内特定的成熟 miRNA 丰度降低，既起到了调节含量的目的，又不会使其完全丧失，从而避免产生 miRNAs 完全丧失而导致的不可预知的结果。一般来说，拮抗抑制技术由于周期短、花费少，在一般实验室中就能够完成，下面主要介绍几种拮抗抑制技术：

1. Anti-miR 化学合成试剂 反义 miRNA（antisense miRNA，Anti-miR）是与 miRNA 互补的寡聚核苷酸，其作用与 miRNA 拟似物相反，可以特异地靶向和沉默单个 miRNA 分子，削弱内源 miRNA 的效应。早期的研究表明 2′-o- 甲基化寡聚核苷酸可以抑制 miRNA 在培养细胞和果蝇中的功能。随后，Davis 等发现另一种寡聚核苷酸（每 3 个寡聚核苷酸中有一个被锁核苷酸残基

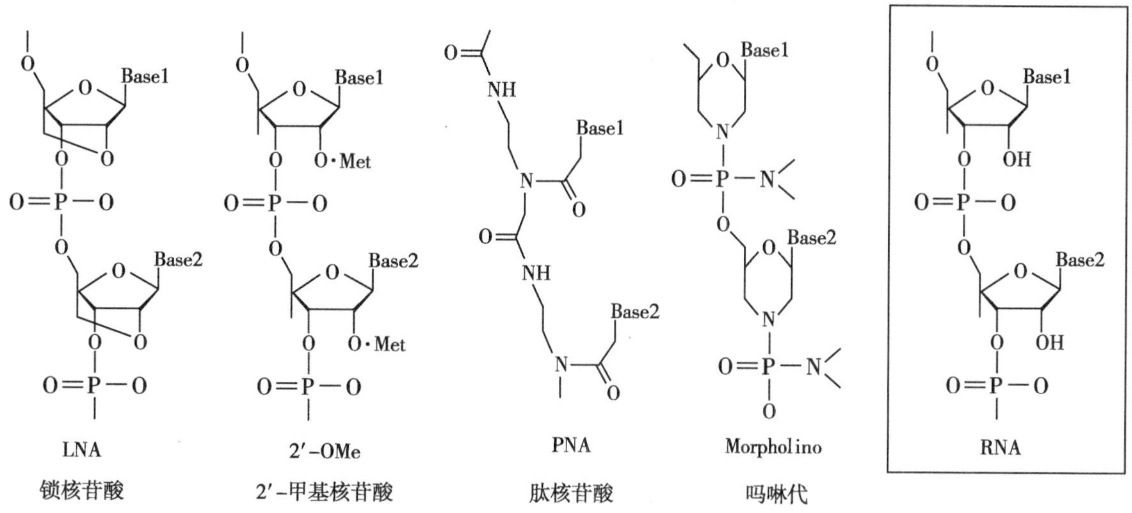

LNA 锁核苷酸　2′-OMe 2′-甲基核苷酸　PNA 肽核苷酸　Morpholino 吗啉代　RNA

图 22-6　几种 miRNAs 拟似物的化学结构

取代)的抑制效果更强。至此,通过化学修饰的 miRNA 反义寡聚核苷酸被广泛开发为 miRNA 的抑制剂。

Anti-miR 用于进行功能缺失性研究,通过分析缺失后的基因表型或现象来检测 miRNA 与所调控基因的关系;筛选调控某一基因表达的 miRNA;筛选影响细胞发育、增殖、分化过程的 miRNA,以及鉴定和修正 miRNA 靶位点。目前,市场上有多家公司提供 anti-miR 的合成与服务。

2. miRNA 海绵技术　2007 年,麻省理工大学的 Sharp PA 等利用与 anti-miR 相似的原理,开发出一种可长期抑制 miRNA 基因的有效方法,他们称之为 miRNA 海绵(miRNA sponge),即 miRNA 被"海绵"吸附后就无法与天然靶点结合,其结果是功能受到抑制。miRNA 海绵本质上是一条含有若干个 miRNA 靶定位点的 ceRNA(图 22-7)。更重要的是,这些靶定位点在 RISC 切割区域人为引入了一些错配,使 miRNA 海绵与 miRNA 的结合更加稳定、不易降解,使之"远离"天然的 mRNA 靶点。

这些 miRNA 海绵对 miRNA 的抑制效果与反义寡核苷酸相当。由于 miRNA 与靶点的相互作用依赖种子区域,miRNA 海绵对 miRNA 家族中亲缘关系接近的所有 miRNA 都有效。这一点

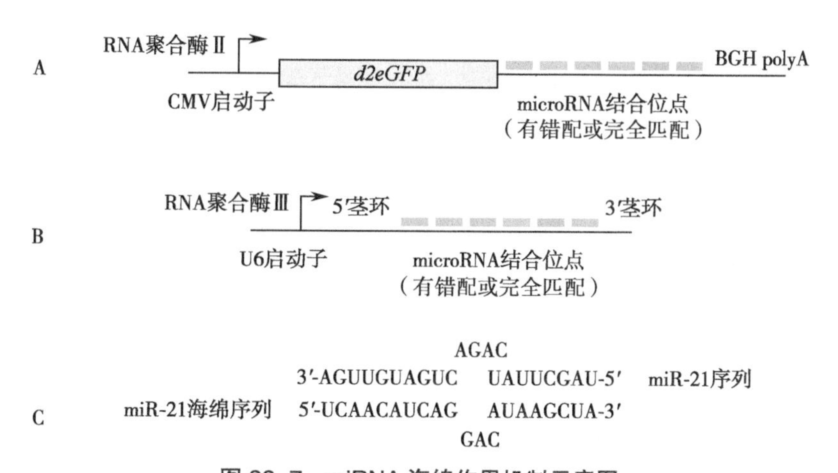

图 22-7　miRNA 海绵作用机制示意图

A. 真核表达载体中Ⅱ型启动子所介导的 miRNA 海绵表达,EGFP 基因的 3′-端非翻译区有多个 miRNA 结合位点,可以特异地吸附 miRNA;B. 真核表达载体中的Ⅲ型启动子所介导的 miRNA 海绵表达,茎环结构之后紧接着多个 miRNA 结合位点,同样可以特异地吸附 miRNA;C. miRNA 结合位点吸附 miRNA 的作用示意图:种子序列完全互补,另外一端也互补,但是中间 3~4 个碱基不匹配,以减少 Dicer 酶对 miRNA 海绵的切割

有利也有弊，可以使制备某个miRNA家族缺陷的转基因小鼠变得相当容易，但如果想要了解某个特定miRNA的功能，那就意味着与之接近的miRNAs将全部被吸附。

miRNA海绵可用于靶点预测的验证，也能分析miRNA的功能丧失表型。由于miRNA海绵是由表达质粒编码的，所以很容易推广到其他形式，譬如慢病毒、腺病毒或转基因，适合各种不同的细胞类型。如果在UTR上多加几个miRNA结合位点，能增加反义序列的量，从而提高"海绵"的效力。从原理上来说，miRNA海绵的通用启动子CMV也可以换成其他种属和组织特异的启动子，让它们在果蝇、小鼠等模式生物中起作用。

对于基因敲除，可以对特定miRNA的编码基因或者miRNA加工成熟过程中关键酶的编码基因（如Dicer）进行敲除。以往主要是利用同源重组等手段，效率低、周期长。近年CRISPR基因编辑系统发展迅猛，普通实验室也能够方便地建立细胞水平miRNA等的基因敲除模型（详见二十章），为基因功能研究提供了高效的研究平台。

如前所述，miRNA半数以上由编码基因的内含子产生，而在这类miRNA中，还包括为数不少的、由极短内含子编码的miRNA，称为mirtron。目前已发现人类mirtron（http://compgen.cshl.edu/mirna/mam_mirtrons/hg19_candidate/） 近500种。由于此类miRNA占据了内含子剪接（splicing）位点，直接敲除将影响所在内含子的剪接过程。故对此类miRNA可选择"海绵"策略或利用CRISPR基因组编辑系统进行同源重组，直接敲除整段内含子，既保证了mirtron序列的缺失，又不影响宿主基因的表达。

第二节 lncRNA的研究策略及相关技术

lncRNA一般是指长度大于200个核苷酸但不编码蛋白质的RNA转录本。研究表明，小鼠的转录物组中包含大约18万种转录本，其中具有蛋白质编码能力的转录本仅有2万余种。在其他16万种转录本中，除了少部分小分子RNA之外，绝大多数都是lncRNA。其种类丰富、作用机制多样，如调控基因转录、引起染色质重塑、参与细胞周期调控、RNA剪接调控、翻译调控及mRNA降解等。

在对lncRNA功能进行研究的过程中，研究方法的建立和应用起着非常关键的作用。目前用于lncRNA研究的主要方法有微阵列芯片、转录物组深度测序、Northern blotting、实时定量PCR、荧光原位杂交、RNA结合蛋白质免疫沉淀（RNA-binding protein immunoprecipitation，RIP）以及RNA纯化的染色质分离技术（chromatin isolation by RNA purification，ChIRP）等。对于其中的大多数方法，在本章前面部分或其他章节中均有详细的介绍，且与mRNA研究中采用的条件相似，因此不再赘述。这里仅就lncRNA研究中采用的特殊技术即RIP和ChIRP以及lncRNA研究中使用的生物信息学方法做初步介绍。

一、lncRNA与蛋白质相互作用的研究方法

大量研究表明，lncRNA能够募集染色质修饰复合体到基因启动子区，并通过改变染色质的状态来影响基因的转录水平。此外，lncRNA还能够与转录因子结合形成核糖核蛋白质复合体，进而调控这些转录因子的活性。因此，掌握lncRNA与蛋白质相互作用的研究方法对于探索lncRNA的生物学功能有着非常重要的意义。

（一）RNA结合蛋白质免疫沉淀

RNA结合蛋白质免疫沉淀实验主要用于检测与某种特定蛋白质相结合的RNA。通过该技术，人们可以了解细胞或组织中与特定蛋白质结合的RNA情况。2008年，Lee JT等使用该方法首次阐明了RepA、Xist以及Tsix等非编码RNA与多梳蛋白抑制性复合物2（PRC2）的相互作用。RNA结合蛋白质免疫沉淀的基本原理是：在生理状态下，针对可以结合RNA的蛋白质进行免疫沉淀，然后分离抗体-蛋白质A/G-琼脂糖珠复合物中的RNA成分，最后通过基因芯片或其他手段来检测目的RNA。具体操作见实验流程22-4。

实验流程 22-4 RNA 结合蛋白免疫沉淀

A. 以两个 10cm 培养皿为例：转染细胞 48h 后，用预冷 PBS（DEPC 水配制）洗 1 次，每 10cm 培养皿加 2ml 胰酶消化细胞 5~10min，4ml 含血清培养基终止消化。

B. 将 2 个培养皿的细胞分别收集到 15ml 离心管中，1 000r/min 离心 5min。

C. 以下操作均在 RNA 工作台完成：去上清，1ml 预冷 PBS（DEPC 水配制）洗 2 遍，1 000r/min 离心 5min。

D. 配制 1ml 核糖体裂解液，加入 PMSF、pep、leu、Apro 4 种蛋白酶抑制剂各 20μl，100mmol/L DTT 10μl，RNase 抑制剂 2μl（40U/μl）以及 Ribonucleoside Vanadyl Complexes 2μl（200mmol/L）。

E. 向每个大培养皿收集来的细胞中加入 450μl 裂解液，冰上放置 45min。

F. 准备两个 1.5ml EP 管，各加入 150μl 链亲和素珠，充分混匀至管底无珠子沉淀后重悬于 10 倍珠子体积的 NT2 缓冲液（含 5% BSA）中，4℃摇床孵育 30min。

G. 配制 8ml NT2 缓冲液（含 25mmol/L EDTA，2mmol/L DTT，100U/ml RNA 酶抑制剂，400μmol/L VCR 以及 4 种蛋白酶抑制剂），平均分入 2 个 15ml 离心管中。

H. 步骤 E 细胞裂解完毕后，4℃，12 000r/min 离心 25min，各取上清 400μl 移至步骤 G 所准备的 4ml NT2 缓冲液中，混匀（可适当留 12μl 左右上清做 Western 印迹检测用）。

I. 珠子 30min 孵育完毕后，4℃，1 500r/min 离心 3min，去上清，10 倍体积 NT2 缓冲液洗珠子 3 次，每次洗完后于 4℃，1 500r/min 离心 3min。

J. 用 NT2 缓冲液将珠子重悬，加入到步骤 H 制备的含细胞裂解上清的 NT2 缓冲液中，4℃摇床过夜。

K. 4℃，1 500r/min 离心 3min，去上清，1ml NT2 缓冲液重悬并转移至 1.5ml EP 管中，10 倍体积冰预冷的 NT2 缓冲液洗 5 遍。

L. 用含 1mol/L 尿素的 NT2 缓冲液洗 2 遍，4℃，1 500r/min 离心 3min。

M. 配制 TEV 蛋白酶反应液 500μl：20μl TEV 酶，50μl 10×TEV 缓冲液，DEPC 水 430μl，各取 250μl 重悬珠子，室温颠倒消化反应 3h，4℃，1 500r/min 离心 3min。

N. 直接在 TEV 蛋白酶反应液中加 350μl 蛋白酶 K 消化缓冲液（2×）及 7μl 蛋白酶 K（200mg/ml），55℃水浴 6min，5 次，每次颠倒混匀 10s，4℃，1 500r/min 离心 3min。

O. 每管吸取上清约 600μl，分为 3 管后向每管 200μl 上清中加入 800μl Trizol 和 200μl 氯仿，剧烈振荡 30s，4℃，12 000r/min 离心 20min。

P. 每管吸取上清约 600~700μl，加入 0.8 倍体积异丙醇、0.1 倍体积 5mol/L 醋酸铵、4.5μl 500mmol/L $MgCl_2$ 以及 2μl 糖原（20mg/ml），混匀后 -80℃过夜。

Q. 4℃，12 000r/min 离心 15min 沉淀总 RNA，进行后续检测。

（二）RNA 纯化的染色质分离技术

结合于基因组并募集染色质重塑复合体是 lncRNA 的一个重要功能，而 ChIRP 技术的建立则为这方面的研究提供了一个非常有力的支持。ChIRP 技术可用于发现与感兴趣的 RNA 存在相互作用的基因组 DNA 及蛋白质。其工作原理如下：首先以戊二醛固定细胞，使 lncRNA 与染色质的相互作用得以稳定维持，然后进行细胞裂解和超声破碎，接着用生物素标记的寡核苷酸探针与靶 lncRNA 杂交，随后基于生物素和链亲和素相互作用的原理，采用链亲和素磁珠来分离纯化 lncRNA-染色质复合体，最后从纯化的 RNA-染色质复合体中分离蛋白质、DNA 或 RNA，以进行后续的各种分析。具体操作步骤可参见 Chang HY 等发表于在线视频期刊 *Journal of Visualized Experiments* 上的演示视频及操作指南（http://www.jove.com/video/3912/chromatin-isolation-by-rna-purification-chirp）。

与 RIP 技术一样，ChIRP 技术也可与基因芯片或测序技术结合起来用于研究 lncRNA 的功能。其中，ChIRP-测序（ChIRP-sequencing，ChIRP-seq）便是ChIRP与高通量测序技术结合的产物，可用于在全基因组范围内定位lncRNA的结合位点。2011年，Chang HY等率先采用该技术阐明了多种lncRNA新的基因组结合位点。

二、lncRNA的生物信息学研究方法

与传统实验技术相比，快捷高效的生物信息学方法已经引起了人们越来越广泛的关注。目前，与lncRNA有关的生物信息学技术发展非常迅速并已成为lncRNA功能研究的一个强有力工具。除了对lncRNA芯片数据进行挖掘分析之外，lncRNA还有一些特有的生物信息学分析方法，如lncRNA与多数据库转录本的同源性比对技术、预测lncRNA与蛋白质相互作用的技术等。

（一）lncRNA与多数据库转录本的同源性比对技术

目前lncRNA的研究还处于起始阶段，绝大多数lncRNA的功能都还未得到充分的研究和注释，因此在实际工作中可能会发现许多新的lncRNA。将这些lncRNA的序列在多数据库中进行比对，可以很好地对lncRNA进行功能分析。其中，VEGA（http://vega.sanger.ac.uk/）便是这样一种在线分析工具，该网站将之前研究中发现的假基因转录本的信息与Unigene、RefSeq、H-InvDB这些数据库中转录本的信息进行整合，成功地将上千种假基因在人类基因组上定位并给予注释。同时，该网站还可以对lncRNA的进化保守性进行分析，以确定那些更有可能发挥重要生物学功能的lncRNA。

（二）预测lncRNA与蛋白质相互作用的技术

2011年，Tartaglia GG等开发出了一种名为catRAPID的在线算法（http://service.tartaglialab.com/page/catrapid_group），该算法主要根据RNA和蛋白质的二级结构、氢键以及分子间作用力的情况来评估它们之间发生相互作用的可能性，可用于大规模地预测RNA与蛋白质的相互作用。使用该生物信息学方法能够避免功能研究实验的盲目性，节约大量的实验成本。Tartaglia GG选取了大量与蛋白质相互作用的lncRNA（来自NPInter数据库）对该算法进行了验证，结果显示，catRAPID预测的准确性高达89%。例如：他们预测HOTAIR、XIST这两种lncRNA与组蛋白修饰复合体PRC2之间有很强的相互作用倾向，而这与之前的研究结果完全一致。因此，catRAPID的预测功能将为lncRNA的研究提供非常积极的指导作用。

其他lncRNA常用数据库见表22-4。

表22-4 长链非编码RNA常用数据库

数据库	网址
LncRNAdb	http://lncrnadb.com/
fRNAdb	http://www.ncrna.org/frnadb/index.html
lncipedia	http://lncipedia.org/
NONCODE	http://www.noncode.org/NONCODERv3/
CHIPBASE	http://deepbase.sysu.edu.cn/chipbase/
NRED	http://jsm-research.imb.uq.edu.au/nred/cgi-bin/ncrnadb.pl
Noncoding RNA database	http://biobases.ibch.poznan.pl/ncRNA/
GENCODE	http://www.gencodegenes.org/
lncrnadisease	http://cmbi.bjmu.edu.cn/lncrnadisease

第三节 其他非编码RNA的研究技术

近年来，非编码RNA领域成员不断丰富，结构形式种类繁多、功能多样。尤其是环形RNA（circRNA）功能的揭示更丰富了人们对于非编码RNA的认识。

一、circRNA的研究技术

circRNA是一类单链共价连接的环状RNA分子，其发现可追溯到30多年前。随着测序技术的飞速发展，人们已在多种细胞及组织中发现了circRNA的存在，该发现提示这类新型非编码RNA分子在生物体生长、发育及疾病中存在重要的调控功能。现有研究表明，circRNA可以作为miRNA海绵，通过大量吸附miRNA阻止其发挥调控作用；circRNA可以通过影响基因的转录或可变剪接过程调控编码基因的表达；此外，

circRNA 还可通过与 RNA 结合蛋白质相互作用调控细胞周期等进程。然而,这些已揭示的调控功能仅仅只是 circRNA 作用的冰山一角,越来越多的人开始关注 circRNA 复杂的调控作用。由于 circRNA 结构的特殊性,其检测手段较其他非编码 RNA 更为复杂,下面主要介绍 circRNA 的检测以及功能研究方法。

(一) circRNA 的基本特征

circRNA 的环状结构使其失去了 3′-端的多聚腺苷酸尾以及 5′-端的帽式结构,从而不易被 RNA 核糖核酸酶降解,稳定性更高。鉴于 circRNA 的这种特性,在实验室检测时常利用 RNA 核糖核酸酶消化去除其他线性 RNA 以获得浓度更高的 circRNA。

(二) circRNA 的检测方法

circRNA 的检测方法主要包括 RT-qPCR、原位杂交以及 Northern blotting。

1. RT-qPCR 法　提取总 RNA 后需要先用 DNase Ⅰ 去除基因组 DNA,之后用 RNase R 处理总 RNA 去除其他线性 RNA,以获得高浓度的 circRNA。定量引物设计时,同样也需考虑其他线性 RNA 的干扰情况,通过设计反向引物以确保 PCR 产物均来自 circRNA 来源的 cDNA。在进行反转录过程时,由于 circRNA 不含多聚腺苷酸尾结构,需要用随机引物而不能用 oligo(dT)引物。对于 circRNA 的半定量方法常用的有两种——SYBR Green 实时定量 PCR 以及 Taqman 探针法,其中 SYBR Green 法更为经济,但是由于该荧光染料可以和所有 DNA 双链结合,在定量分析时,需要查看产物的溶解曲线以确保产物单一。利用 Taqman 探针法昂贵但特异性更高,需注意在设计探针时,要将探针位置设计在环形 RNA 的反向剪接位点上。上述两种方法所需设计的 PCR 引物均为反向引物对(图 22-8),具体实验操作并无特殊,在此并不赘述。

2. 原位杂交法　通过原位杂交技术可以对 circRNA 进行精准定位以及定量检测,原位杂交探针位置需要设计在 circRNA 的反向剪接位点上。该方法通过使细胞经过固定、通透、预杂交、杂交、显色等步骤后,在共聚焦显微镜下观察来对特定 circRNA 进行精准检测(详见第一章)。

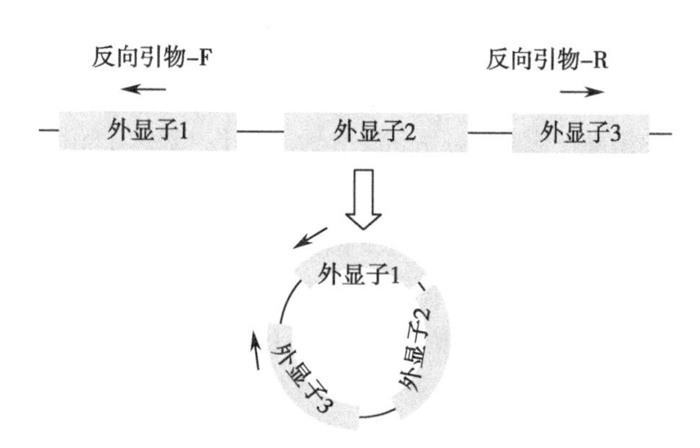

图 22-8　circular RNA 定量引物的设计

3. Northern blotting　该法是利用核酸探针的原位杂交原理定量检测 RNA 的一种经典方法,该方法与其他探针法相比更直接、准确。需要注意的是,针对 circRNA 的检测,在设计探针时,需将探针位置设计在反向剪接位点上。此外,由于此法对 RNA 量需求较大,对于表达量较低的痕量 RNA 检测还难以实现。

(三) circRNA 的功能研究方法

由于 circRNA 结构及成熟机制的特殊性,目前尚未出现通过靶向基因位点干扰其表达的方法,对于 circRNA 的功能研究手段主要包括得功能、失功能实验以及荧光素酶报告基因实验。

1. siRNA 干扰实验　功能缺失实验中较为普遍的是直接利用定制的 siRNA(详见本章第四节)下调目的基因的表达,通过观察相应的表型变化分析基因功能。在设计 siRNA 时需要注意将靶向位置设计在反向剪接位点上,同时为了避免基因误敲除的现象,在设计 siRNA 时需要注意靶向序列不在 circRNA 的宿主基因上。

2. circRNA 过表达质粒的构建　circRNA 的环化过程需要其两侧反向重复的侧翼序列的参与。因此在构建 circRNA 过表达质粒时,为了确保克隆序列发生环化,需选用特殊的载体质粒即包含参与环化过程的反向序列的质粒,包括 pCD2.1-ciR、pcDNA3.1(+)-circRNA mini vector 等载体。这些质粒均预留了双酶切位点,可通过酶切、连接过程直接连入目的 circRNA 的克隆片段。

3. 荧光酶素报告基因实验　通过荧光酶素报告基因实验可验证 circRNA 的 miRNA 海绵作用。该方法需要将所预测的 circRNA 序列中结合 miRNA 的序列构入到荧光酶素报告基因的 3′-

UTR区,将构建好的荧光酶素报告基因与miRNA的拟似物共同转染进细胞中。48h后通过检测荧光值的变化分析circular RNA与目的基因的相互作用。

(四)circRNA的生物信息学分析方法

目前,有10多种软件可用于circRNA的高通量测序分析,包括KNIFE、NCLscan以及PTESFinder等。但是基于算法预测的circRNA可能存在假阳性结果,如逆转录酶模板转换、DNA模板串联复制以及反式剪接等。因此,运用生物信息学方法预测circRNA之后,还需要结合进一步的分子实验验证预测的circRNA。

对于circRNA调控功能的研究,常用的在线数据库包括circ2Traits、circinteractome、circnet等。其中circ2Traits收集了与疾病和性状相关的环状RNA综合数据库,并且构建了环状RNA与miRNA、蛋白质编码基因以及长链非编码基因的作用网络;circinteractome预测了circbase中收录的circRNA与已知的109种RNA结合蛋白质的结合位点,并且该数据库还利用targetscan预测了靶向circRNAs的miRNAs;circnet数据库除了对circRNA亚型进行注释之外,还整合了circRNA-miRNA的相互作用网络。以上数据库的合理利用可以指导circRNA的功能研究方向,加快基础研究的步伐。

二、piRNA的研究技术

piRNA(Piwi-interacting RNA)是一类长度约24~31个核苷酸的短链非编码RNA分子,主要通过与PIWI蛋白相互作用维持生殖细胞DNA的完整性,通过抑制转座子的转座调控细胞内多种基因的表达。此外,有研究表明,piRNA可调控癌症发生过程。piRNA与miRNA相比长度略长,但是在生成方式和基因结构上则与miRNA具有显著差异。piRNA来源于成簇的piRNA单链前体转录本,通过Dicer非依赖的方式剪接成熟,并且在其3'-末端的碱基具有2'-O-Me甲基化修饰。对于piRNA的定量检测方法均与miRNA类似,在此并不重复介绍。

随着人们对piRNA功能研究的不断深入,一系列piRNA相关数据库应运而生,例如piRNABank、piRNAQuest、piRNA簇数据库和IsopiRBank等,这些数据库受物种限制,并且很少涉及piRNA功能分析。2018年,衍生出一种包含多物种并且富含piRNA功能研究信息的数据库——piRBase。该数据库收录了21个物种中一亿多个piRNA的信息,并且包含了检测piRNA序列的多种实验方法,如RNA测序、蛋白质免疫共沉淀以色谱分析法等。

对于piRNA的功能分析,piRBase数据库也具有显著优势。首先,该数据库包含了从以往文献中获得的以及经预测的piRNA靶点mRNA和lncRNA的信息;其次,piRBase还收录了与多种癌症相关的piRNA信息,包括piRNA在不同癌症中表达变化的信息以及piRNA在不同癌症组织及细胞系中的表达变化信息。并且,v2.0版本的piRBase数据库信息已经被加入进UCSC Genome Browser当中。

第四节 siRNA的设计与应用

RNA干扰(RNAi)的发生机制是siRNA利用碱基互补配对原则来控制含有与其序列互补的mRNA分子的稳定性。这一发现让我们对真核生物基因表达调控及基因功能的认识向前迈进了一大步。Andrew Z. Fire和Craig C. Mello以此发现共同获得了2006年诺贝尔生理学或医学奖。此后,小RNA序列所蕴藏的强大基因表达调控能力为基因功能研究提供了新的工具;更有意义的是,提出了将其运用到疾病治疗的可能性。自1998年RNAi首次被发现至今只有短短二十几年,但是基于这一机制开发的治疗措施已经进入到了临床试验阶段,如用于急性肝卟啉病RNAi药物Givosiran等,而许多专注于RNAi治疗技术开发的生物技术公司也早已上市交易。

一、应用siRNA的目的与原理

由于绝大部分人类疾病可归因于基因表达的异常,因此能否对基因表达进行精确调控就显得尤为重要。人们经过不断努力,通过"控制"基因的表达来对疾病机制进行探索。基因的过表达模型相对容易获得,而在"下调"基因表达时,往往不能得到满意的效果,siRNA介导的RNA沉默为基因表达下调提供了重要的方法,设计应用

siRNA的意义就在于此。

在前一节中讨论过的miRNA在结构和功能上与siRNA有下列类似之处：①长度都约在22nt；②都依赖RNA酶Dicer的加工，所以具有Dicer产物的特点；③二者生成都需要Argonaute家族蛋白存在；④二者都是RISC的组分，所以其功能界限并不清晰，在介导沉默机制上有重叠。

然而，miRNA与siRNA两者亦有许多不同：①最根本的区别是miRNA是内源的，是生物体自身基因组编码的产物，而siRNA来源于感染宿主的RNA病毒或由人工体外设计合成；②miRNA是单链RNA，而siRNA是双链RNA；③Dicer酶对miRNA是不对称加工，仅剪切pre-miRNA的1个侧臂，其他部分降解，而siRNA对称地来源于双链RNA前体的两侧臂；④miRNA主要作用于靶基因3′-UTR区，而siRNA可作用于mRNA的任何部位；⑤miRNA既可抑制靶基因的翻译，又可导致靶基因的降解，而siRNA只能导致靶基因的降解；⑥miRNA主要在发育过程中起作用，调节内源基因的表达，而siRNA不参与生物生长，是RNAi的产物，原始作用是抑制转座子活性和病毒感染。

在siRNA被发现以前，人为抑制基因表达的方法主要是应用反义寡聚核苷酸（antisense RNA）。siRNA的发现和应用不仅使对目标基因靶点的选择更为灵活和多样，而且作为一种双链RNA分子，siRNA在体内的稳定性较反义核苷酸更强，具有更长的半衰期。

二、siRNA的设计与合成

从siRNA的应用实践来看，其沉默基因表达的效率可介于10%~90%。主要有两方面因素制约着siRNA对基因的沉默效率，即细胞方面的因素和siRNA分子本身的因素。细胞因素指siRNA进入细胞的转染效率，同一siRNA分子对不同的细胞进行转染时，沉默基因的效率是有差异的；siRNA分子本身因素指的是不同siRNA设计可能带来不同的沉默效率。在不能改变细胞的情况下，siRNA序列的设计便在其应用中占有重要地位，siRNA的设计应遵循以下基本原则，见表22-5。

表22-5 siRNA设计的基本原则及需要考虑的因素

一般原则	有意义链的规则
GC的含量应在30%~52%	第15~19位碱基中至少含有3个A或U
不含有反向重复序列，以免形成发卡结构	第3碱基、第19碱基为A 第10碱基为U 第19碱基不能为G或C 第13碱基不能为G

与miRNA类似，用于RNAi的siRNA的合成方法主要有两种：化学合成法和基于表达载体的合成方法。前者是人工合成的双链siRNA，并可对siRNA进行修饰以增强其稳定性；后者主要为以质粒或病毒载体过表达含有siRNA的编码框，该法不仅可用于稳定细胞系的建立，还可用于建立特定基因敲减（gene knock-down）的动物模型，为进一步研究提供坚实的基础。需要指出的是，在利用上述两种方式进行RNA对基因表达的“干扰”时，还可设计合成一种短发卡结构RNA（short hair RNA，shRNA），其结构类似pre-miRNA，同样参与RISC形成，进而抑制基因表达。shRNA与siRNA结构不同，但作用机制相似。下面以质粒载体为例，具体介绍一下siRNA的合成方法及其应用（实验流程22-5）。

实验流程22-5 siRNA质粒表达载体的构建及其应用

A. 从数据库中查找获取干扰目的基因的编码序列，根据siRNA设计原则以及载体酶切位点设计好两条长链DNA序列。

B. 将两条长链DNA序列退火，形成两边带有黏末端的双链DNA分子。

C. 用T4 DNA连接酶将退火的双链DNA连入pSilencer或pSUPER载体。

D. 转化DH5α，挑3~5个克隆，提质粒，酶切鉴定。

E. 酶切鉴定正确的克隆可以送公司测序，以确认序列是否完全正确。

F. 将构建成功的干扰质粒载体用脂质体转染入需要研究的细胞（原代细胞及部分难转染的细胞系除外），24h后，根据载体上的药物筛选标记进行加药筛选。

G. 扩大培养筛选出来的稳定干扰细胞系或者挑取稳定细胞系的多个单克隆进一步培养，进一步用蛋白印迹或qPCR等方法来鉴定目的基因的干扰效果。

H. 选取干扰效率高的细胞进行下一步功能学的研究。

三、siRNA的体内外递送方式

合成后的siRNA分子需要一种合适的高效低毒的传输系统，以保证siRNA能够顺利进入细胞，从而有效地对目标基因的表达进行沉默。根据siRNA的不同合成方式，主要有两类递送方式：非病毒载体递送和基于病毒载体的递送。

（一）siRNA的非病毒载体递送

1. siRNA直接导入法 直接导入是将siRNA分子导入体内的最简单的方法。有报道通过鼻腔或气管直接给予siRNA，可以在肺中产生明显的目标基因沉默现象，从而治疗某些病毒性呼吸道疾病。也有研究人员在小鼠体内直接局部应用siRNA，用以治疗视网膜微血管的过度增生。但是，由于机体细胞存在着核酸酶，直接给予的siRNA会很快被降解，因此该方法在实际应用中有一定的局限性。

2. 脂质体介导的导入法 脂质体介导siRNA转染进入细胞是现今较为常用的非病毒载体导入模式。用于导入siRNA的脂质体通常为阳离子脂质体，试剂已经商品化，一般可从公司购得。

3. 纳米多聚颗粒导入法 近年来，纳米多聚颗粒作为一种新型的siRNA导入载体发展迅速。由于其低免疫原性、低生物降解率和高生物相容性，壳聚糖已经成为常用的siRNA纳米多聚颗粒载体。

4. 抗体靶向导入法 该方法是用细胞表面特异性受体的单克隆抗体与包含siRNA的脂质体偶联，通过单克隆抗体的靶向性进入细胞，实现siRNA导入的精确定位。例如，Song E等用gp160-F105-tp将siRNA导入受HIV感染的T细胞中，成功抑制了HIV核心蛋白p24的表达。单克隆抗体介导的siRNA靶向导入技术特异性高，具有良好的应用前景，非常适合应用于临床靶向治疗。

（二）基于病毒载体的siRNA递送

目前，用病毒载体表达siRNA的常用方法是设计一段能够编码短发夹RNA（shRNA）的序列，再将该编码序列构建入病毒表达载体中，通过在细胞内表达shRNA序列并剪切形成成熟的siRNA，实现对目标基因表达的抑制。常用的siRNA病毒递送载体有腺病毒载体和慢病毒载体，病毒载体较其他载体在递送能力上具有明显优势，尤其对于转染较困难的细胞。

1. 腺病毒载体 由于腺病毒载体适用的细胞范围广泛，因而被大量使用。腺病毒载体可以在基于pol-Ⅱ和pol-Ⅲ的多种启动子以及诱导型启动子的作用下表达siRNA。携带siRNA的腺病毒通过局部注射导入小鼠体内可治疗中枢神经系统病变，对于肿瘤等疾病也有较好的治疗效果。但是，由于腺病毒具有较强的免疫原性，研究者通过对其进行改进，制作了腺相关病毒载体（AAV），AAV去掉了腺病毒中所有的病毒基因成分，几乎没有免疫原性，从而提高了使用安全性和稳定性。

2. 慢病毒载体 目前，siRNA慢病毒载体被广泛应用，在实验研究中发挥重要作用。Bao CR等在大鼠体内应用siRNA慢病毒载体发现，通过沉默趋化因子受体CXCR3，能够抑制急性排斥反应。慢病毒载体能感染不分裂细胞，适合用于导入神经细胞和淋巴细胞，这为通过基因治疗战胜此类疾病带来了希望。虽然慢病毒载体得以广泛应用，但其也有难以克服的缺陷：RNA病毒具有高突变性，且容易整合入受体细胞的基因组中。因此，在表达过程中可能导致siRNA编码序列的突变或受体细胞的基因突变，造成难以预料的后果。

总之，近年来非编码RNA领域从基础研究到转化应用都有了快速发展。一方面，其生物学功能与作用机制得以揭示；另一方面，基于非编码RNA的临床治疗探索也不断丰富、领域不断扩大。随着CRISPR系统基因编辑新技术（详见第二十一章）的发明与广泛应用，基于CRISPR系统引导Cas13a（“切割”RNA）、腺嘌呤脱氨酶（RNA中A→I）及m6A甲基化酶（调节RNA甲基化）等分子的RNA编辑（RNA editing）系统及其相关功能研究将成为新一轮的研究热点之一。

以上述及的相关实验技术仅涉及胞内非编码 RNA 定量、干预与功能研究。在人类等多细胞生物体内，还广泛存在着细胞间物质与信息的相互交流。细胞外囊泡作为细胞内物质与信息分子的重要载体，在非编码 RNA 的运输传递过程中也起到了重要作用。对于非编码 RNA 胞间传递的重要载体——细胞外囊泡相关技术，已在第十九章介绍。

参考文献

1. Lee RC, Feinbaum RL, Ambros V. The C. elegans hereochronic gene lin-4 encodes small RNAs with antisence complementarity to lin-14. Cell, 1993, 75(5): 843-854.
2. Ebert MS, Neilson JR, Sharp PA. MiRNA sponges: competitive inhibitors of small RNAs in mammalian cells. Nat Methods, 2007, 4(9): 721-726.
3. Rooij E van, Sutherland LB, Qi X, et al. Control of stress-dependent cardiac growth and gene expression by a miRNA. Science, 2007, 316(5824): 575-579.
4. 宋尔卫 . RNA 干扰的生物学原理与应用 . 北京：高等教育出版社，2005.
5. Gao X, Qiao Y, Han D, et al. Enemy or partner: relationship between intronic miRNAs and their host genes. IUBMB Life, 2012, 64(10): 835-840.
6. 马宁，李福源，董娜珍，等 . 环形 RNAs：miRNAs 的新靶标 . 生物化学与生物物理进展，2013, 40(8): 728-730.
7. Sardh E, Harper P, Balwani M, et al. Phase 1 Trial of an RNA Interference Therapy for Acute Intermittent Porphyria. N Engl J Med, 2019, 380(6): 549-558.
8. Cox DBT, Gootenberg JS, Abudayyeh OO, et al. RNA editing with CRISPR/Cas13. Science, 2017, 358(6366): 1019-1027.

（马　宁）

第二十三章　合成生物学技术

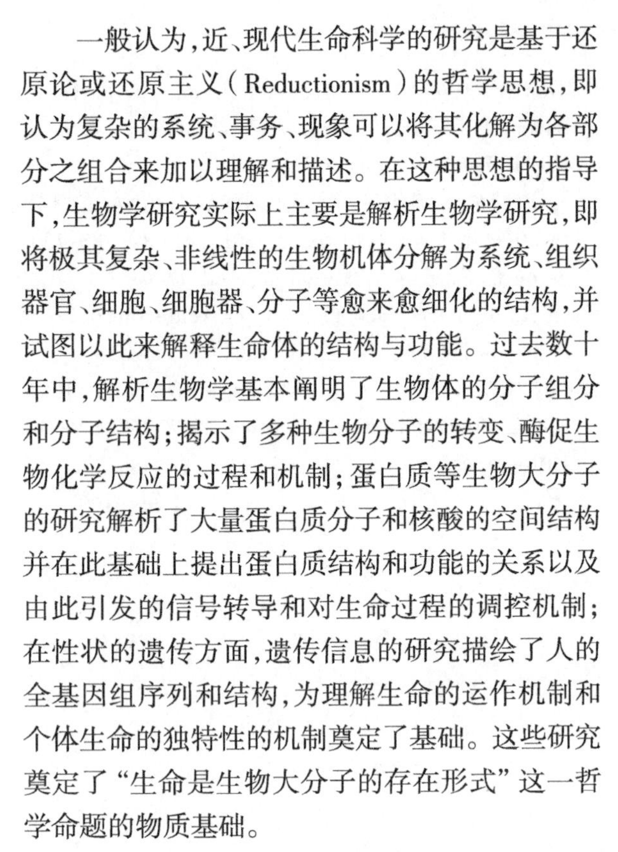

一般认为，近、现代生命科学的研究是基于还原论或还原主义（Reductionism）的哲学思想，即认为复杂的系统、事务、现象可以将其化解为各部分之组合来加以理解和描述。在这种思想的指导下，生物学研究实际上主要是解析生物学研究，即将极其复杂、非线性的生物机体分解为系统、组织器官、细胞、细胞器、分子等愈来愈细化的结构，并试图以此来解释生命体的结构与功能。过去数十年中，解析生物学基本阐明了生物体的分子组分和分子结构；揭示了多种生物分子的转变、酶促生物化学反应的过程和机制；蛋白质等生物大分子的研究解析了大量蛋白质分子和核酸的空间结构并在此基础上提出蛋白质结构和功能的关系以及由此引发的信号转导和对生命过程的调控机制；在性状的遗传方面，遗传信息的研究描绘了人的全基因组序列和结构，为理解生命的运作机制和个体生命的独特性的机制奠定了基础。这些研究奠定了“生命是生物大分子的存在形式”这一哲学命题的物质基础。

到目前为止，解析生物学还有大量的问题需要回答。从系统论的角度看，生命体是在不同层面由大量点和点之间的相互作用构成的超复杂体系；不了解每一个点和每一个点之间的相互作用，的确无法了解整个体系的运作机制。但在了解了大量的单一点之后，系统生物学则采用系统科学的理论和方法来解析点与点之间的作用关系，如实体系统（如生物个体、器官、组织和细胞）的建模与仿真、生化代谢途径的动态分析、各种信号转导途径的相互作用、基因调控网络等。这需要在取得大量实验数据，尤其是各种组学数据的基础上，利用计算生物学建立数学模型，以此来描述生命现象的各种特征。

合成生物学（synthetic biology）则试图从与解析生物学相反的思路去理解生命。简单地说，解析生物学是要把生命体拆分成零件，而合成生物学则探讨是否能用这些零件组装出生命体。合成生物学是以工程学理论为指导，设计和合成各种复杂生物功能模块、系统甚至人工生命体，并应用于特定化合物生产、生物材料制造、基因治疗、组织工程等的一门综合学科。从哲学思想来看，系统生物学是自上而下的（top-down），即在系统的不同层面上解析生命的“零部件”及其运转方式和机制；而合成生物学是自下而上的（bottom-up），即用生命的“零部件”构建或创建生命的子系统或全部。合成生物学不仅是一个应用问题，也是一个涉及认知原理的基础哲学问题。

第一节　合成生物学技术概述

一、合成生物学的概念

利用生物化学和分子生物学手段合成生物大分子，即蛋白质和核酸，已经有较长的历史。例如，二十世纪六十年代我国科学家在国际上首次利用化学原料成功合成具有生物活性的牛胰岛素，是生物化学划时代的突破。核酸合成的技术也在二十世纪五六十年代出现并逐渐成熟，进而走向自动化。目前合成包含数十碱基的寡核苷酸已经是常规技术。在生物合成方面，二十世纪七十年代，一系列对DNA分子进行定点切割、连接、修饰等操作的酶的发现，为DNA进行电泳、片段回收和序列分析等生物化学分析方法的建立提供了基础，结合对细菌等微生物进行培养、转化等操作的方法，重组DNA技术应运而生。在充分认识细菌等微生物基因表达调控原理和调控元件的基础上，利用重组DNA技术来合成特定蛋白，逐渐成长成为实验室和工业界广泛应用的基因工程技术。随着对蛋白质空间结构和结构－功能关系的认识不断深入，在基因工程的基础上，人们可以通过改变基因序列而对天然蛋白的一级结构进行修改，以期获得具有非天然的特定结构和功能的蛋白质。这就是二十世纪八十年代兴起的蛋白质工程技术。在这样的背景下，逐渐出现了“合成生物学”的提法，用于描述通过化学合成得到生物分子的学科方向。二十世纪七十年代末，“合成生物学”这一术语逐渐出现在学术期刊上。但这时“合成生物学”的概念仍然与基因工程、蛋白质工程十分接近。

2000年前后，“合成生物学”的概念发生了革命性的变化。一方面，科学家利用大肠杆菌的基因表达调控系统，成功构建了模拟“与”“非”门逻辑的基因调控线路或者遗传线路（genetic circuit）；另一方面，随着基因测序技术的飞速发展，人们能够更加完整地了解生物体的完整基因组并加以人工合成和改造。至此，合成生物学从简单地合成生物大分子，过渡到了合成不同层次的生物体系，如生物调控的逻辑线路、完整的代谢通路或调控通路乃至创造整个生命体，从而逐渐成熟为一门独立的生命科学前沿学科。

目前，合成生物学一般定义为“以工程学理论为指导，设计和合成各种复杂生物功能模块、系统甚至人工生命体，并应用于特定化学物生产、生物材料制造、基因治疗、组织工程等的一门综合学科”。从这一定义可以看出，合成生物学是经典细胞与分子生物学、化学、物理学、工程学和计算机科学等学科的大融合。在研究的技术方法上，一方面是传统的生物化学与分子生物学实验方法，另一方面则是物理学、工程学和计算机科学等为基础的设计、控制和系统科学方法。合成生物学强调“设计”和在天然生物系统的基础上的“再设计”，通过设计、模拟、实验测试来达到研究和工程创造的目的。所以合成生物不仅仅是实验，而是利用已有的生物学知识和工程学原理，根据实际的需要进行设计和再设计，建立数学模型对人工设计进行模拟从而指导实验的进行。这一新兴学科，不仅能加深人们对复杂的、非线性生命体的了解，还为解决人类目前所面临的多种医学问题以及环境、能源问题等提供新的有力工具。

国际遗传机器大赛（international genetically engineered machine competition，iGEM）是由美国麻省理工学院为推动合成生物学发展而于2003年发起的一项以本科生为主要参赛对象的竞赛。参赛者要充分发挥自己的设计创意，将简单的基因模块植入细胞或生物体，构造出复杂的生物组件、装置和系统，以创造有价值的新的生物系统。此后，这一竞赛迅速拓展到研究生、并升级为国际赛事。我国先后有来自天津大学、清华大学、北京大学、中国科学技术大学、华南理工大学等代表队参赛，取得了令人瞩目的成绩，也促进了我国合成生物学的发展。

二、合成生物学的研究内容

从合成生物学的定义可以得出合成生物学的研究内容主要是采用工程化方法和工程化开发平台，用生物分子及由生物分子构成的不同层次的生物组件，设计、创造出适应不同目的的生物装置和系统。

（一）生物模块的构建

合成生物学的研究重心是工程化开发具有截然不同于自然系统特性和功能的新生物系统，因此离不开各种标准化生物大分子的研制和开发。在合成生物学中，具有标准接口、相对独立的生物大分子、遗传线路、信号转导通路等功能单元，称为“生物模块（module）”。生物模块是不同层次上的功能单元，可大可小，可以是一个蛋白基序或结构域、一个核酸启动子或增强子，也可以是一个遗传线路或信号通路，甚至是一个单细胞。每个模块完成一个特定的子功能，所有的模块按工程学方法组装起来，即成为一个具有特定功能的系统。所以，具有独立的功能是生物模块的基本特征。功能单元的模块化可以简化合成生物系统的设计，并使实验设计、验证和优化等操作标准化。此外，生物模块还必须具有一些工程学的基本属性，如接口、逻辑、状态等。模块化可对各子系统之间的输入、输出关系进行“标准化”，并利用逐步细化的抽象方法得到一系列以功能模块为单位的算法描述。生物模块在不同场合也被称为组件（part）、构件（construct）、元件（element）等。

合成生物学中，标准化的生物模块称为生物积块（biobrick）。合成生物学的基本技术是DNA

重组技术或基因克隆技术，依靠的是大量的、有不同识别序列的 DNA 限制性内切酶等一系列酶。实验室的 DNA 重组技术已经十分成熟和完善，但如果上升到工程化层次，依然十分繁琐和耗时耗力。为了克服这一问题，合成生物学家创造出了生物积块的概念。生物积块通常是具有一定功能的 DNA 片段，也可以是一个基因调控线路、调控网络、甚至调控系统。生物积块的基本要求是标准化，即具有标准化的功能、标准化的接入、切出的酶切位点、甚至标准化的动力学参数。每一个生物积块的结构除了本身的功能序列以外，其 5'- 末端和 3'- 末端都具有相同的酶切位点组合，称为前缀和后缀。如每一个生物积块的前缀中都包括 EcoRⅠ和 XbaⅠ两个酶切位点，后缀中包括 SpeⅠ和 PstⅠ两个酶切位点，并且经过特殊的遗传工程手段处理，确保真正的编码序列中不含有这四个酶切位点。整个生物积块被克隆在标准的质粒载体上，可按照设计的需要剪切和拼接。只要按照标准化的操作，即可以保证连接后的生物积块仍然具有相同的 4 个标准酶切位点，可以用同样的方法与其他标准片段连接，如此循环往复，即可以由简单到复杂，逐层构建更加复杂的生物系统（图 23-1）。

生物积块不仅有利于实验操作，经过抽象化后，也有利于计算机辅助设计（CAD）等工程化操作。和工程领域一样，生物积块作为合成生物学的零件，也有其完备的规格、功能和使用说明，向使用者提供必要的信息，同时也是一种零件描述的规范。例如，作为 iGEM 的生物积块文库，iGEM Registry 对其中的每一个生物积块都有详细的注释，包括该片段的示意图、碱基顺序（不包括前缀和后缀）、片段的设计者对于该片段功能的阐述，以及其他使用者提供的使用经验等。每年 iGEM Registry 都会向全世界所有参加 iGEM 大赛的队伍免费提供最近更新的所有生物积块，供参赛队使用。参赛队也会免费向 iGEM Registry 上交自己队伍新创造的生物积块和规范化的描述性文字。

（二）遗传线路、网络和系统的构建

在具备了各种功能的生物模块之后，就可以利用这些模块和工程学方法，在不同层次上构建生物系统。

1. 遗传线路的设计与构建 遗传线路也称基因线路，是由各种调节元件和被调节的基因组合而成的遗传装置（genetic device），可以在给定条件下定时、定量、可控地展现生物学特征或表达

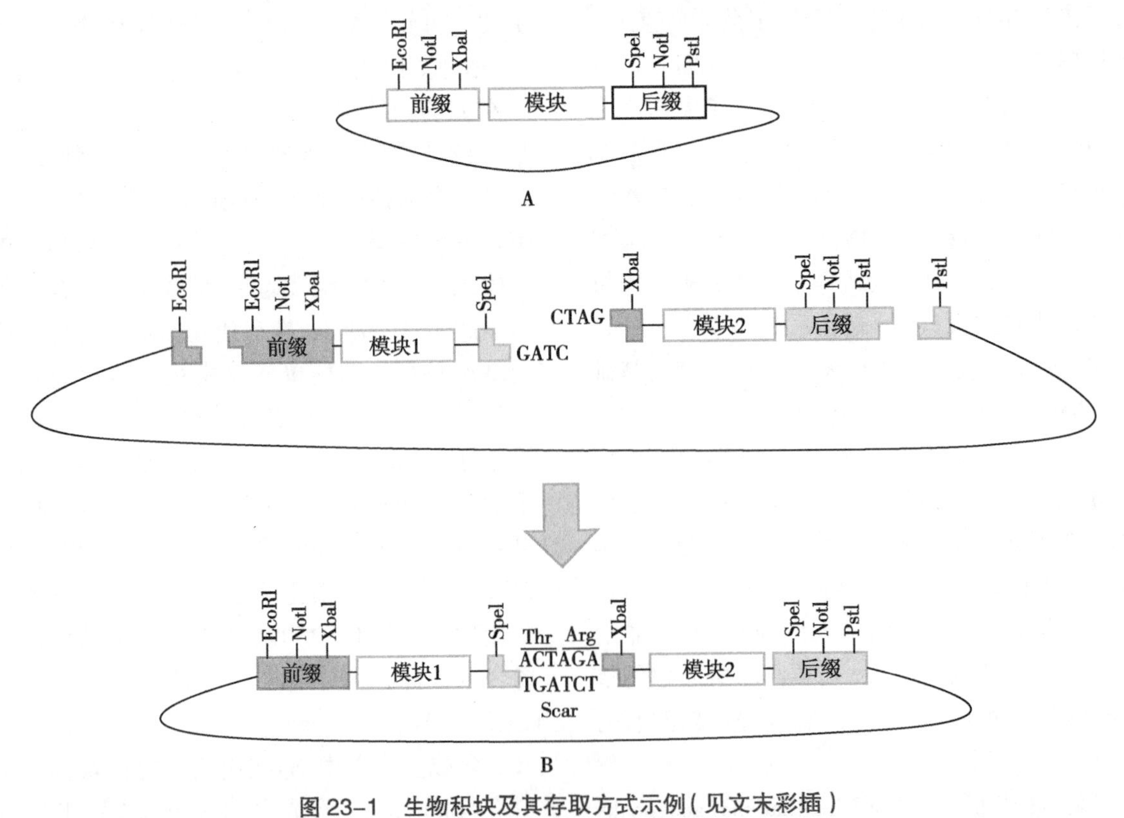

图 23-1 生物积块及其存取方式示例（见文末彩插）

基因产物。合成生物学的遗传线路是借鉴电磁学中描述电器件关系的线路或回路的概念，用于研究基因受蛋白质、RNA 等物质调控的关系和相应的数学模型。人们熟知的乳糖操纵子可以说是一个天然的遗传线路。而人工遗传线路是利用各种基因复制、表达的调控机制，合理组合不同遗传模块，搭建具有不同层次和一定功能的遗传装置。目前遗传线路的功能主要分为两大类：逻辑遗传线路是模拟各种逻辑关系和数字元件的遗传线路和其他具有特定生物功能的遗传线路。逻辑遗传线路主要是借鉴控制理论和逻辑电路的设计规则，研究遗传线路的逻辑关系与调控方法，如模拟各种逻辑门关系、研究遗传线路中噪声传播和响应机制等，以及各种形式的基因表达调控开关、双稳态开关、脉冲发生器和级联线路等。其他具有特定生物功能的遗传线路设计主要是利用基因模块原有的功能，设计全新的遗传线路，并利用基因重组、基因克隆等基因操作手段对现有的生物系统进行改造，使生物系统具有特定的期望功能。如在大肠杆菌中构造信号感知系统用以控制细胞的密度等。

2. 合成代谢网络　生物体内物质代谢的特点之一就是其由酶催化的多步骤代谢网络。合成代谢网络主要是利用转录和翻译控制元件或模块，通过调控酶的表达以更好地控制合成或分解反应，以获得代谢物。传统的基因工程也是在异源宿主细菌中大量表达蛋白质或获得代谢产物，但这往往需要消耗宿主菌的大量能量和物质，对于宿主菌的生存而言是有害的，最终降低目标产物的产量。合成生物学可以通过合成、创建整个代谢网络及其调控模块，合理分配宿主生长和目标产物合成对于物质、能量代谢的需求，达到最小化有毒中间代谢物的胞内累积、最大化目标代谢物产量的目标。虽然在具体操作中面临诸多难点，但已经有一些成功的例子。其中最著名的是通过合成生物学方法在酿酒酵母中合成抗疟疾物质青蒿素的前体物质青蒿酸（artemisinin）。

3. 细胞群体系统及生态系统的构建　合成生物学不仅可以改变单个的生物体，还可以通过调控细胞群体间的同步基因表达、信号交流、功能配合等，改变生物体之间的相互作用来改变整个群体生态系统。由于基因表达过程中内源和外源噪声的影响以及其他细胞的作用，即使同源细胞也会具有不同表型和行为。而在细胞群体系统及多细胞系统的设计中，要涉及大量完全不同的细胞，这些细胞合成和工作的可靠性必然受到多种信号组分、多种宿主细胞、多路通讯等方面的影响。因此在细胞群体及多细胞生态系统环境下设计通讯系统需要平衡胞内元素的敏感性，降低信号间的交叉干扰。

（三）生物基因组的合成、简化与重构

就物种而言，生物个体是最大、最为综合的生物系统，其全部软件就储存于其基因组。所以人工合成生物全基因组，就等同于人工再造、修改和创造生命。在人工合成 DNA 技术、人工合成基因获得突破多年之后，2002 年首次成功合成出了脊髓灰质炎病毒的全基因组（7 500bp）。经实验证明其可以指导合成与天然病毒蛋白完全相同的蛋白质，并组装出具有侵染宿主细胞活力的病毒颗粒。此后，不同实验室陆续合成了噬菌体 φX174（5 386bp）基因组、流感病毒基因组、生殖道支原体基因组（582 790kb）等。这些研究，从理论上证实了通过人工合成基因组创造生命体的可行性。

在此基础上，合成生物学家致力于生物基因组的简化和模块化，力图净化宿主细胞的代谢内环境。目前已经开展的有最小基因组（minimal genome）和必需基因（essential genes）的研究，以及对遗传密码的拓展研究等。

（四）数学模拟和功能预测

传统生物工程采用测试－错误－纠正的策略来优化人工的生物系统。对于小规模的生物工程操作来说完全可以达到预期目标。但合成生物学是基于设计、再设计的大规模、工程化的生物技术操作，利用计算模型的辅助，通过各种数学工具抽象、模拟生物模块、遗传线路乃至基因组网络的动力学特性和网络连通性，提供系统变量的描述等，是进入实验阶段的前提，可以为实验提供预测信息，指导实验优化，降低实验成本，提高实验效率。

三、合成生物学的基本方法

（一）合成生物学的生物学方法

1. DNA 克隆和合成技术　无论是构建生物

模块、建立生物线路和网络以及进行基因组全合成,其基础都是DNA片段的获取和操作。如本书前文所述,获取天然DNA片段的方法主要是基因克隆和PCR等方法。对于DNA片段进行改造和重设计时,可采用各种基因突变的方法。此外,DNA从头合成(de novo DNA synthesis)技术近年来得到了迅猛发展,已经成为合成生物学操作中获取基因片段的主要方法。通过化学合成寡核苷酸片段,再逐级通过PCR、克隆、组装,可以获得较长的DNA片段甚至整条染色体。用DNA从头合成来获得大片段DNA的主要制约因素是目前标准的亚磷酸三酯化学法合成DNA寡核苷酸的准确性。合成中出现的错误可以通过定点突变的方法加以纠正,有些不影响基因功能(如编码功能)的变异也可被用作合成基因的"水印",以与野生型基因或其他来源的合成基因区别。

基于进化的选择,DNA中的四种碱基G、A、T、C在生物圈高度保守,但这一原理近来受到了挑战。一些科学家进行了利用人工合成的核苷酸底物制造新的遗传物质的尝试。例如,有人用人工合成的两种核苷K和X,证明可以作为遗传物质底物的核苷酸可以多达12种;另一组科学家在原有的4种碱基上增加苯环,形成新的4种碱基,合成了新型双螺旋DNA分子"xDNA"。这些研究拓展了人类对于生物遗传密码的理解,并且将对生物工程和合成生物学领域产生深远的影响。

2. 蛋白质工程技术 随着DNA测序技术、DNA重组技术、蛋白质结构生物学技术等的发展,人们对蛋白质的结构-功能关系的认识进一步加深。蛋白质结构的发挥有赖于在蛋白质的一级结构(氨基酸组成和排列顺序)基础上形成的空间结构;而蛋白质的活性中心、结构域、基序等空间结构要素可以进行人为的改造,以获得具有崭新结构的蛋白质。蛋白质工程就是通过对蛋白质化学、蛋白质晶体学和蛋白质动力学的研究,获得有关蛋白质理化特性和分子特性的信息,在此基础上通过基因的定位突变对蛋白质进行有目的的设计和改造。

虽然合成生物学的目标是设计、构建新的生物系统,但其基本的结构和功能单元仍然主要是蛋白质,因此需要大量的、功能明确的蛋白质工具。这些蛋白质工具除了自然存在的外,还可以通过蛋白质工程来改造和构建模块化、标准化的人工蛋白质。目前已知许多蛋白质具有特定功能的结构域或基序,如DNA结合结构域、转录激活结构域以及众多的翻译后修饰基序。这些结构域或基序可以被重新组合来形成具有新的功能的蛋白质,进而构建全新的遗传线路、信号通路或调控网络。

3. 基因重组、转染技术 绝大多数生物系统的功能需要在细胞这个"底盘(chassis)"的背景上实现和展示,所以利用合成生物学原理构建的遗传线路、信号通路、调控网络以及基因组,需要被引入不同的目的细胞中去。具体的方法已如本书前文所述。

需要注意的是,合成的人工生物系统植入宿主细胞后,势必与宿主细胞系统发生相互作用,影响人工生物系统的功能和各项参数。因此近年来开发了无细胞合成生物系统,可以在一定程度上克服细胞本底以及细胞自身内环境的影响。无细胞表达系统建立在细胞提取物基础上,可以提供人工合成生物系统所需要的必要组分,并且更容易量化,具有更好的可控性。

(二)合成生物学的工程学方法

合成生物学的一个显著特点是"工程化"。虽然传统的生物技术也可以进行蛋白质的结构和功能改造以及蛋白质的表达,但这些工作往往缺乏定量参数,并在定时、定量和可控等方面可重复性不佳。合成生物学则试图通过工程化方法,将复杂的生物系统按照工程原理进行合理的简化和标准化,并利用这些简化和标准化的生物模块设计和构建具有崭新功能的人工合成生物系统。

为了实现生物系统的工程化操作,首先必须对生物零部件进行模块化和标准化。这需要采取自上而下的逆向工程策略,将复杂的生物系统进行层层分解,简化为简单的功能单元,这一过程称为解耦(decoupling)。耦合是指两个或两个以上的体系或两种运动形式间通过相互作用而彼此影响的现象;解耦则是用数学方法将两种运动分离开来处理相关问题。常用解耦方法就是忽略或简化对所研究的问题影响较小的一种运动,只分析主要的运动;或是将一个复杂问题分解成许多相对简单的、可以独立处理的问题,最终整合成具有特定功能的统一整体的过程。自然存在的生物系统中，各个功能单元之间存在普遍的相互影响。而在生物工程中，可以将这些复杂的“生物系统”解耦成许多套相互独立的“装置”，如标准化的细胞、标准化的核苷酸序列等，便于利用已有的标准化部件来加速开发的进度。

除了解耦之外，对具有特定功能的生物元器件或装置进行抽象化（abstraction），也是降低生物系统的复杂性、便于工程化操作尤其是自动化操作的重要方法。抽象是从具体事物抽出、概括出它们共同的方面、本质属性与关系等特征，而将个别的、非本质的方面、属性与关系舍弃的思维过程。天然的生物系统具有高度的复杂性。抽象有利于简化复杂系统，可以分层次对生物系统进行描述，也可以对生物系统的部件和装置进行适当简化以方便模拟和组合，有利于将部件组装成复杂的系统。

标准化（standardization）在工程领域十分重要，在合成生物学中同样关键。标准化是一个广泛的概念，指在经济、技术、科学和管理等社会实践中，对重复性的事物和概念，通过制订、发布和实施标准达到统一，以获得最佳秩序和社会效益。生物工程和合成生物学领域尚未开发出正式的、广泛应用的各类基本的生物功能标准，造成了巨大的浪费，成为合成生物学中一个关键和日益严重的问题。不同的合成生物学研究者常常具有不同的学科背景，如生物学、计算机科学、物理学和化学等。他们在设计一个新的生物系统时都从自己的学科背景出发，并从自己的学科特点描述该生物系统。但是，从这些背景不同的科学家的设计成果中抽象出信息、并再次应用于新的设计，却十分困难。各种设计常常只以可见的图片格式展示抽象的示意图或未经注释的序列，使得这些设计几乎不可能被再用于新的设计。对于生物系统的设计来说，在与其他研究者进行交流时，DNA序列的捕获、准确的组装过程、克隆策略、组成性基因及其组分之间的间隔序列等，都需要以标准化的、共同的语言来进行准确的描述，才能进行互相交流。此外，不同实验室会采用不同序列、不同工作底盘以及因实验条件不同而采用不同的实验检测手段。设计本身或底盘中即使单一核苷酸的差别也可显著影响遗传线路的功能水平；非编码序列的修饰可以影响转录或翻译的效率，产生难于预测的后果。而随着设计的量和复杂程度的增加，这些问题将带来更大的挑战。因此，随着合成生物学逐渐发展成为一门工程科技，就需要像其他成熟的工程科技一样，引入一套相同的策略来管控复杂的问题，如标准化、抽象、模块化、自动化。目前已有多种计算工具可用于不同阶段的设计、生产、测试和分析。这些工具常常用于实现特定的目的，合成生物学工程师需要在复杂的设计工作流程中灵活、协调地使用这些工具。这对合成生物学提出了很高的标准化要求。为了实现元件的“即插即用”性能，需要规范不同部件之间的连接标准化定义，并开发各种基本生物功能、实验测量、系统操作等的标准。只有这些标准规范被广泛采用，才能保证不同研究人员设计和构建的单元能够相互匹配。它将更加有利于加速和保护特定生物部件遗传信息的交换使用和共享以及工程化生物系统检验、证实和授权程序的顺利进行。

合成生物学公开语言（synthetic biology open language，SBOL）是支撑标准支持的合成生物学工程工作流程的关键技术之一。SBOL是免费开放的标准，用于描述和互换生物设计。这一标准可相对抽象地展示生物结构、功能和序列，支持不同特殊展示方式之间的机器读取链接，如数字化模型、程序自动化语言、测量数据等。SBOL的开发克服了以往标准在生物系统工程化方面的缺点，如FASTA和GenBank，不仅关注核酸和蛋白质序列资料，而且展示模块化组件的抽象符号和组成。作为这一数据模式的补充，SBOL可视化标准提供了对工程化生物构件进行通讯的可视化语言。按SBOL的要求，一个标准的遗传构件的最小信息至少需要包括：遗传构件中所有基础组分的全序列；能够明晰确定每个完整构件序列的信息；每个重要设计特征的功能的区分；构件组分之间的区分（如通过亚组分的组成）；将小的组分组装成大的组分采用的装配方法，以及对产生的序列的影响；序列需要的任何修饰如甲基化；用于转化宿主的载体或整合位点；以及构件的宿主生物的明晰信息，能够确定其基因组或其他相关特征。

围绕这些信息构建的数据库或数据仓储，可以标准化的模式储存合成生物学需要的各种生物模块或构件的信息。而且围绕这些文库，已经开发了许多支持SBOL标准的软件应用。这些工具可被大体上分为用于储存遗传设计信息的数据存储，序列编辑器，可视化工具，遗传设计编辑，以及建模和模拟工具。许多应用包含不止一项功能。利用这些软件和标准流程，可以实现合成生物学的数据存储、取用、遗传线路设计以及模拟测试等的工程化操作。

四、合成生物学的意义

合成生物学作为生命科学的崭新分支，利用生物学、物理学和计算机科学的原理，对现有生物系统进行再设计和改造，获得新的生物学功能和表现，因此具有重大的生物学理论意义和生物工程应用价值。

（一）合成生物学的理论意义

传统的生物学对生命体进行不断的解析，从个体到器官和组织，再到细胞和细胞器，最终到目前所认识的分子水平。在分子水平，生物学知识主要来自于生物化学和分子生物学研究，尤其是实验研究。然而，大部分的生物化学和分子生物学实验都难于做到准确定量的水平。其根本原因是生命系统的非线性特征。对于生命体内的一个化学反应，众多的参与分子、调控分子以及分子之间的多重和多模式相互作用，使得每个反应都难以为人们全面认识和准确把握。现代组学技术，尽管还不完善，但已经或将要给出体内生物化学反应的所有参与分子和调控分子。那么，如果生物系统的运转的确是依靠这些参与分子和调控机制进行的生物化学反应，我们就应该可以利用这些零部件组装出生命系统。这是相对于系统生物学的、认识和理解生命的另一个逻辑。在此基础上，创造出自然界不存在的新的生命形式，则是对生物学学科边界的进一步拓展。这是一种自下至上的认识生命的策略，即通过工程化方法，利用标准化模块，由简单到复杂构建具有期望功能的生物系统。

（二）合成生物学的生物工程意义

利用生物体系为人类提供所需要的各种产品和各种服务，是生物工程的基本目标。首先，将复杂的生物系统的组成单元模块化、标准化和工程化，采用现代工程技术手段构建新的生物系统，可以大大提高生物工程的研发效率和成功率，甚至达到自动化的水平。其次，基因工程、蛋白质工程、基因治疗、细胞治疗等，都在生物工程发展的不同阶段，促进了人类的健康、环保、能源等事业的发展，但由于生物系统的复杂性和高度的非线性，这些努力都遇到了巨大的障碍。如在细菌中合成的人类蛋白往往不具有糖基化修饰和至关重要的空间结构；输入人体的生物工程蛋白往往引发免疫应答；在细胞免疫治疗中，大量高活性的免疫细胞往往引发毒副作用，而且由于激发机体的负性免疫调节，引起疗效的下降和不能持久。诸如此类的问题，单纯依靠一个个分子的干预是难以纠正的，必须采用体系对体系的思路。合成生物学正是在不同层次上通过设计、再设计人工生物系统，来对应生物工程操作中面临的生物系统非线性问题。因此，合成生物学在生物工程领域，具有巨大的应用前景。

第二节 人工遗传线路的设计与建造技术

遗传线路是由具有各种功能生物元件按照一定的逻辑拓扑结构连接而成。这些拓扑结构借用了电子线路和控制理论的概念，包括串联、反馈和前馈等类型。其中，反馈可分为正反馈和负反馈；前馈可分为一致前馈和非一致前馈等。简单地说，串联是指上游模块的输出信号作为下游模块的输入信号的连接形式。反馈是指系统的输出会反过来影响系统的输入，进而影响系统自身的一种控制机制。这种输出对于输入的影响可能会导致最终输出的降低，即所谓的负反馈；也可能会导致最终输出的增加，即所谓的正反馈。前馈控制也称预先控制或提前控制，其基本原理就是测取进入过程的扰动量（包括外界扰动和设定值变化），并按照其信号产生合适的控制作用去改变控制量，使被控制变量维持在设定值上。这些不同的控制模式广泛存在于生物体内的分子调控网络，自然也是合成生物学常用的逻辑连接方式。

一、模拟逻辑功能的遗传线路

（一）逻辑门功能遗传线路

逻辑运算是数字符号化的逻辑推演。在计算

机系统中，各种运算和信号处理功能最终都是以二进制为原理实现的数字信号逻辑运算和操作。最基本的逻辑关系是与、或、非；在数字电路中，用“门”来表示只能实现基本逻辑关系的电路，最基本的逻辑门也就是“与”门、“或”门和“非”门。合成生物学也在试图用生物装置展现这些逻辑运算关系。这方面有一些成功的例子，感兴趣的同学可以参考有关文献。

（二）基因调控开关

基因开关是指某种化学诱导物存在或缺乏时，或者在两个独立的外源刺激作用下，基因处于两种可能状态中的一种的系统。基因开关是基本的基因表达调控部件，可以有多种形式，如转换开关、双向开关、双稳态开关等。转换开关中，输入为低时输出是高，反之输入为高时输出为低。天然细菌操纵子系统中就有许多基因调控的转换开关存在：效应分子输入为高时，基因不表达，系统输出为低；效应分子输入为低时，基因表达，系统输出为高。比如所谓的正性阻遏操纵子系统，效应物分子的存在使激活蛋白处于非活性状态，转录不进行。双稳态开关也称“拨动开关”，可通过人为调控实现基因线路在两种不同稳定状态间的切换。经典的转录水平双稳态开关由两个启动子组成，每个启动子的“开”和“关”状态之间具有明显的界限，只有通过瞬态的诱导因素变化才能切换基因拨动开关至其中的一个稳态，且在移除其输入激励后仍会维持原来的状态。双稳态开关对于输入信号在一个较宽范围内的变化不敏感，因此对信号扰动具有一定的鲁棒性。通常由一种状态切换到另一种状态时，需要时间来进行转换，因此双稳态开关起始状态为“开”或“关”时会得到不同的响应曲线。这一特性使双稳态开关具有“记忆”的功能，可能会导致细胞状态的不可逆转性。基因振荡是一种基因调控机制，由振荡的幅度和周期来决定基因表达的时间。这种基因表达的时间控制可以实现在大规模基因网络中仅利用少量的调控因子即可调控相对较多的基因，从而实现对复杂细胞行为的调控。在转录水平上，如果将三个表达产物相互抑制的基因模块串联成一个环状结构，利用基因模块间的彼此抑制和解抑制即可实现振荡器的功能（图 23-2）。

这些不同的基因开关线路，都可以利用不同的转录因子和相应的识别位点、报告基因等元件等，在细菌或细胞中进行构建。

二、用合成生物学构建具有特定生物功能的遗传线路

合成生物学在模拟逻辑功能方面涉及许多理论和数学运算问题。在生物学方面，则侧重于构建具有各种生物功能的遗传线路。

（一）嵌合抗原受体 T 细胞的构建

肿瘤虽然起源于单个细胞的基因突变，但当肿瘤被发现时，往往肿瘤细胞内部分子水平的大量改变已经使肿瘤细胞能够很好地适应体内环境，而难以被包括手术治疗、放化疗、甚至靶向治疗所清除。近年来的研究发现，免疫系统的活化可能是治疗肿瘤的最佳思路之一，其中，免疫细胞对肿瘤细胞的杀伤和免疫记忆的建立可能治愈肿瘤。

按照这一思路建立的传统免疫细胞治疗方法是肿瘤浸润淋巴细胞治疗。肿瘤浸润淋巴细胞（tumor infiltrating lymphocytes，TIL）主要是 $CD8^+$

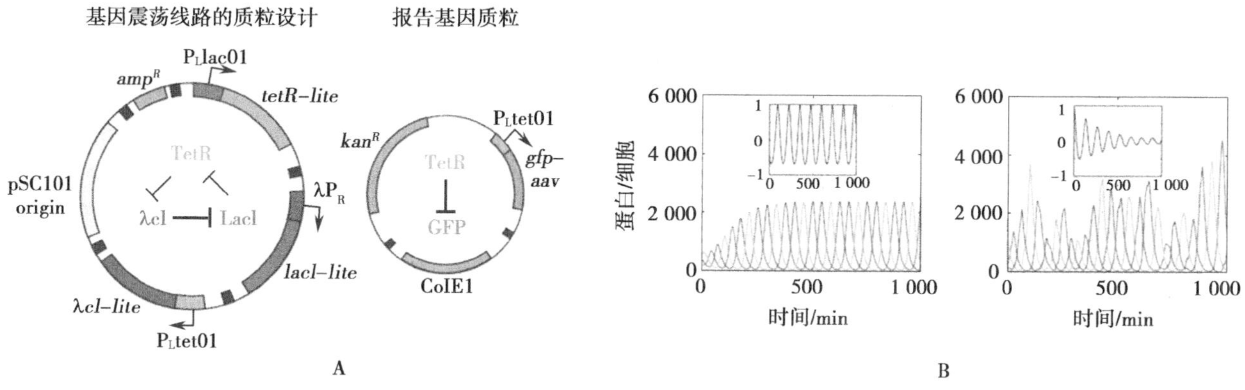

图 23-2　合成的人工生物线路——基因震荡（repressilator）线路（见文末彩插）

A. 载体的设计与构建；B. 表达产物的水平变化

T细胞,可从患者的肿瘤手术标本中分离获得,经体外扩增后回输,可望发挥特异性杀伤肿瘤细胞的作用。但显而易见的是,TIL细胞分离和扩增都有很大难度,且在回输患者后,其特异性、侵入肿瘤能力受限,所以难以发展成一种标准的临床疗法。利用人工免疫受体转染$CD8^+$ T细胞,可以人为使T细胞获得识别、杀伤肿瘤细胞甚至产生免疫记忆的能力。其中,转染T细胞抗原受体(TCR)可以识别MHC Ⅰ类分子提呈的肿瘤抗原肽,理论上而言可以针对任何一种肿瘤。但TCR结构复杂,肿瘤特异性TCR的获取困难。而嵌合抗原受体(chimeric antigen receptor, CAR)则是由识别肿瘤抗原单链抗体(scfv)和活化免疫应答的CD3分子胞内区等构成的人工免疫受体。用CAR转染人外周血$CD8^+$ T细胞,即可获得能够识别肿瘤抗原、并发生T细胞活化应答从而特异性杀伤肿瘤细胞的杀伤性T淋巴细胞。这种治疗方法就是CAR-T治疗。目前,CAR-T治疗已在部分临床肿瘤患者中取得了很大的成功,成为最有前途的抗肿瘤免疫治疗方法之一。

CAR-T治疗的关键是CAR的构建,要既能够有效识别表达于肿瘤细胞表面的肿瘤特异性抗原,又能够有效地活化T淋巴细胞,并且避免淋巴细胞过度活化造成的毒副作用。围绕这一目标开展了对CAR的工程化构建。能够识别肿瘤抗原的抗体往往来自于对肿瘤细胞基因表达谱的深入分析,以确定哪种被抗体识别的抗原表位是肿瘤细胞特异的,针对这一抗原表位构建的单链抗体,即可作为CAR的抗原识别模块。CAR的胞内段担负着有效刺激T细胞应答的功能。为了实现这一功能,已经对CAR进行了三代改进:第一代CAR为单链抗体与CD3ζ链的融合,即单链抗体识别肿瘤抗原、CD3ζ链活化T细胞;第二代CAR在第一代的基础上,向CD3ζ链融合了CD28或4-1BB分子的部分结构域,以增强T细胞增殖和激活;第三代CAR则是在第一代的基础上,向CD3ζ同时融合了CD28和4-1BB分子的T细胞活化结构域。将这些CAR采用逆转录病毒介导的转染转入来自患者的外周血T细胞,即可制成CAR-T,用于可被单链抗体识别的特定肿瘤的治疗。

但在临床实践中,目前的CAR-T治疗还面临着比较严重的问题。其主要问题之一就是毒副作用依然严重,甚至到致死的程度。其原因有两个主要的方面,一是免疫识别受体的特异性不强,其识别的抗原在正常组织细胞也有表达,造成对正常组织细胞的识别,导致重要器官受损;二是过强的T细胞应答难以控制,引起细胞因子释放综合征(CRS),严重时引起患者死亡。此外,针对每一个特定患者需要构建其专用的CAR-T,是该疗法成本高昂的主要原因。针对这些问题,从合成生物学的角度,对CAR-T疗法从控制机构(CAR)到工作底盘(T淋巴细胞)进行了多种改造的尝试。

1. CAR的改进 CAR的改进可分为免疫受体的改进、控制开关的改进和调控回路的改进。人工免疫受体的改进目标主要是使免疫受体的激活达到进一步的可控。如图23-3所示,在组合性受体系统中,CAR被分为两个分子,其胞外区可以分别识别两个不同的肿瘤抗原,以进一步增加特异性;而CAR的胞内区也分属于两个分子:一个包含CD3ζ链,另一个则包含CD28和4-1BB。这样,只有CAR-T细胞同时识别两种治疗抗原,才能被有效地激活,达到增强特异性、减少毒副作用的目的。在另一种劈裂受体系统设计中,CAR本身属于一代,仅仅由识别肿瘤抗原的单链抗体和CD3ζ链构成,但共刺激信号(即CD28和4-1BB)分子融合有FKBP的二聚体化结构域,必须在小分子Rimiducid(AP-1903)存在的情况下才能够二聚体化而活化;这样,CAR-T的激活不仅需要识别肿瘤抗原,还需要受到另一个人为控制的分子开关——AP-1903介导的共刺激分子活化信号的控制。只有在CAR识别特异性肿瘤抗原,同时注射AP-1903的情况下,T细胞才能被激活,从而达到控制CAR-T细胞活化的目的。

人工免疫受体的工程化改进不仅可以使得CAR-T的免疫应答得到更有效的控制,还可用于创建通用CAR。在如图23-3所示的设计中,向T细胞中转染的不再是单链抗体和T细胞活化结构域的融合分子,而是CD16与CD3以及共刺激结构域CD28和4-1BB的融合分子,因此成为通用T细胞;CD16为Fc受体,注射完整的肿瘤特异性抗体分子,可以在识别肿瘤细胞的同时,通过CD16与CD3以及共刺激分子CD28-4-1BB的融合受体直接实现T细胞激活。

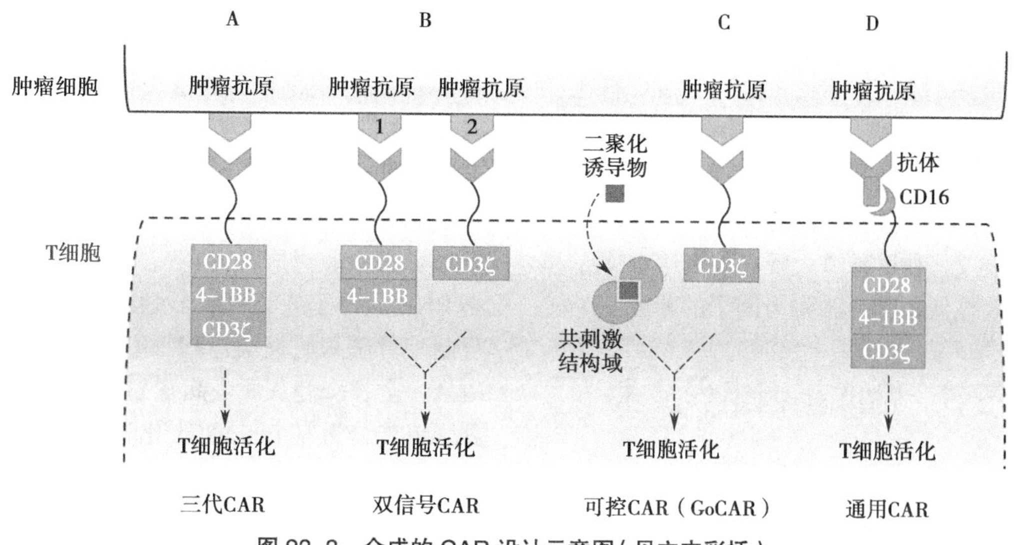

图 23-3　合成的 CAR 设计示意图（见文末彩插）

控制开关和调控回路的设计致力于调控 T 细胞应答的幅度，从而减少毒副作用的发生。例如，将 Caspase9 蛋白进行修饰后融合 FKBP 的二聚体化结构域，构成杀伤开关：在 AP-1903 存在下，通过 FKBP 二聚体化结构域促使 Casp9 二聚体化而活化，引发 T 细胞凋亡，这样可以随时终止 CAR-T 细胞治疗。在幅度限制器的设计中，细菌毒力蛋白 OspF 和 YopH 置于 TCR 应答启动子下游；该蛋白可通过抑制 TCR 信号通路而抑制 T 细胞活化，因此这一设计成为 T 细胞活化幅度的自动负反馈调节器。此外，还可将 OspF 和 YopH 置于 Tet 可诱导启动子下游，成为 T 细胞活化的暂停开关：注射四环素类似物可诱导 OspF 和 YopH 的表达，暂停 T 细胞活化，撤药则可恢复 T 细胞活化。在 T 细胞生长开关的设计中，将可以降解 IL-2 mRNA 的核酶导入细胞，但核酶的作用受小分子药物的抑制；因此，加入药物可以取消核酶的作用，IL-2 得以表达，促使 T 细胞增殖，但撤除药物则核酶的作用被释放，可降解 IL-2 的 mRNA，抑制 IL-2 表达，引起 T 细胞凋亡而终止治疗。

2. T 细胞的改造　T 细胞是 CAR-T 治疗的工作底盘，CAR-T 对肿瘤细胞的杀伤作用和免疫记忆等生物学活性，最终都要通过 T 细胞来实现。为了实现 T 细胞应答的可控，降低毒副作用，以及制备通用性 CAR-T 以降低治疗成本，都可以采用合成生物学、基因编辑等技术对 T 细胞进行改造。例如，可以采用基因组编辑技术或 siRNA 消除 T 细胞上的 TCR 和 MHC 分子的表达，降低 T 细胞的非特异性应答，大量制造通用性 T 细胞，用于各种临床治疗。此外，关于 T 细胞成熟的研究表明，T 细胞的成熟过程伴随着代谢重编程，即 T 细胞的能量代谢模式从有氧氧化转变为有氧酵解。针对这一转变，可以在 CAR 转染的过程中，通过靶向抑制 Glut1 或者 Akt 或者激活 AMPK 来抑制糖酵解，减少 T 细胞的成熟分化，增加 T 细胞的可利用程度，并可促进记忆 T 细胞形成。

（二）其他具有特定功能的遗传线路的构建

除了免疫治疗外，人们采用合成生物学的思路还设计了大量的有其他生物功能的遗传线路。这些遗传线路都具有合成生物学的特征，虽然其在体内的动力学特征还难以把握，但许多具有诱人的应用前景。如降低尿酸的遗传线路。尿酸浓度升高引起痛风。在控制尿酸浓度的遗传线路中，尿酸浓度由一个改构的 repressor（如 shRNA）控制，尿酸浓度升高可诱导（去抑制）其表达，进而解除对尿酸氧化酶（UoX）表达的抑制，尿酸氧化酶表达上升，促使尿酸浓度降低。

代谢网络也可以看做是一类遗传线路。在合成青蒿素的代谢网络中，研究者将酿酒酵母中合成焦磷酸异戊酯（isopentyl pyrophosphate）因子的甲羟戊酸类异戊二烯途径（mevalonate isoprenoid）的整个代谢网络转入宿主菌中，通过结合插入的紫穗槐 -4，11- 二烯合酶（ama4，11-diene synthase）基因编码的合成酶，制造大量的抗疟疾药物——青蒿素的前体物质青蒿酸。

有些遗传线路还可以改变菌群结构，达到给药和预防疾病的目的。例如，霍乱弧菌只有在低细菌密度时才分泌毒力因子霍乱毒素（CT），并通过一类法定数量感受器（quorum sensor）感受菌群密度，即检测环境中的自诱导（autoinducer）分子 CAI-1 和 2。利用肠道大肠杆菌表达 CAI-1 和 2，可以有效降低霍乱弧菌毒力因子的释放。

第三节 合成基因组学技术

合成生物学的另一个技术重点是生物的基因组全合成技术，或称为合成基因组学技术。随着对生物基因组 DNA 序列信息和功能的不断深入解析，科学家又面临着一系列重大科学问题。比如，一个生命体的整个基因组信息，是如何协调运作完成生命性状的遗传、发育和应对环境刺激的？支持一个生命体的最小基因组的信息是哪些？基因组是如何进化的？这些问题可以通过重新编写生命体的基因组来进行探索。这种通过重新设计和构建自然存在的、序列已知的生命体的基因组来认识基因组和生命体的有关特性的技术，称为合成基因组学技术。

合成基因组学的化学基础是 DNA 的化学合成和克隆技术，这些技术已经在数十年前建立并成熟。1970 年报道了从脱氧核糖核苷酸化学合成的第一个基因，酵母丙氨酸 tRNA 基因。但这时的基因合成仅是按照基因序列合成的单个基因，并证实合成的基因在生物化学上能够被转录。此后，DNA 合成技术得到快速发展，并逐渐实现了修改代谢途径、组装细菌基因组乃至构建“原创的”原核生物；最近，更是发展到合成真核生物的染色体以及构建“原创的”真核生物。在这一发展历程中，DNA 的化学合成不是技术难点，难点是化学合成的寡核苷酸片段如何组装成一个基因组。本节将结合已经报道的合成基因组学成功案例，介绍不同大小的生物基因组的合成和组装技术及其主要的生物学意义。

一、病毒基因组的合成与组装

病毒既可以被看作化学分子也可被看作生命体。病毒基因组通常很小。病毒不能在没有宿主的条件下复制，但在宿主细胞或细胞抽提液存在的情况下，可观察到病毒的基本生命过程，包括基因的表达、病毒颗粒的组装和感染下一代宿主。因此，病毒基因组成为验证合成基因组学概念的第一个目标。

第一个完成全基因组化学合成的病毒基因组是脊髓灰质炎病毒 cDNA。脊髓灰质炎病毒是小 RNA 病毒家族肠道病毒，可在人类细胞中高效复制。脊髓灰质炎病毒基因组为 7 740bp 的单链 RNA。全长脊髓灰质炎病毒 cDNA 的化学合成和分层组装分为三个步骤：①化学合成约 70bp 的寡核苷酸，通过末端重叠互补序列组装成 0.4~0.6kb 的 DNA 片段；②通过连接将 0.4~0.6kb 片段克隆到质粒得到三个分别为 1.9、2.7 和 3.0kb 的片段；③利用限制酶将这三个重叠的 DNA 片段克隆到 T7 启动子质粒，组装成全长 cDNA。测序后进一步通过 DNA 重组或定点突变获得正确全长克隆，而有些核苷酸替代则留作人工合成基因的水印标记。后续实验证实，在未感染的 HeLa 细胞无细胞抽提液中，转录自合成的 cDNA 的 RNA 可翻译合成脊髓灰质炎病毒蛋白；新合成的病毒衣壳蛋白可包装新合成的 RNA，产生有感染能力的脊髓灰质炎病毒。这一研究首次证实体外化学合成的生物基因组具有生物活性，即包装成有感染力的病毒。

噬菌体是常用的生物学研究模型系统。采用改进的组装方法，噬菌体 X174 的基因组（5 386bp）很快被合成。野生型噬菌体 T7 是感染大肠杆菌的裂解噬菌体，其基因组为 39 937bp 线状双链 DNA。已鉴定的 57 个基因编码 60 个蛋白，其中 35 个功能已知。为了更好了解组成 T7 噬菌体的不同部件如何一起构成一个功能整体，Chan 等重新设计了噬菌体 T7 的基因组以优化其内部结构、便于应用。为此，先明确了对于噬菌体功能必需的基本遗传元件和对其生存非必需的重叠遗传元件，如启动子、蛋白编码区、核糖体结合位点等，并在此基础上设计了人工合成的噬菌体 T7——T7.1。T7.1 的基因组避免了编码不同功能组件的 DNA 序列的重叠，编码一个组件的 DNA 序列只赋予一个功能；每个组件通过整合单一限制酶切点而便于操作。研究者用 12 179bp 的人工 DNA（包括化学合成和 PCR 扩增）替换了野生型基因组5′部分的11 515bp，包括所有5′遗传元件和新加入的限制酶切点。形成的半合成噬菌体基因组包含了原噬菌体的关键特征，但更加简单和易于操作各个遗传元件。这一研究说明编码自然生物系统的基因大片段组件可以被系统性重新设计和构建。

二、细菌基因组的合成和组装

小的病毒基因组可以通过合成或PCR扩增等标准DNA重组方法进行组装；大的细菌基因组的组装则需要在宿主生物体内进行前体DNA片段重组。微生物基因组的组装只能在进化上距离较远的宿主中进行，如集胞藻PCC6803在枯草杆菌、生殖道支原体在酿酒酵母等。这时，供体DNA在转录上是沉默的，不会干扰宿主的生存。集胞藻PCC6803是一种被广泛研究的藻青菌，其基因组为3.57Mbp。一项研究通过PCR克隆集胞藻PCC6803基因组DNA片段，再序贯整合进入受体枯草杆菌的基因组，可构建得到4个约800~900kb的大片段，显示可以采用体内方法在细菌基因组产生非合成的大型基因组构件。这一策略被用于重构小鼠线粒体和水稻叶绿体的全长基因组，并最终回收为环状的、核外合成DNA产物。

（一）生殖道支原体基因组的化学合成

JCraigVenter研究所从化学合成的寡核苷酸片段组装了完整的细菌基因组，即生殖道支原体（*Mycoplasma genitalium*）基因组，长582 970kb。基因组的最终组装在啤酒酵母中完成。合成的基因组基本于野生型G37株相同，仅M408基因被一个抗生素标志破坏以阻止致病性和便于筛选。在基因间区域插入数个"水印"以鉴定合成的基因组。基因组的分层合成分为三个步骤：①从化学合成的寡核苷酸组装5~7kb的重叠DNA片段；②5~7kb片段通过体外重组连接成24、72和144kb中间体，克隆到大肠杆菌细菌人工染色体；③在酿酒酵母中通过同源重组组装成完整的目标基因组。这一研究证明可以采用化学合成的片段构建染色体规模的DNA分子。

（二）蕈状支原体基因组的合成和组装

类似的技术路线被用于用化学合成的基因组创造活的细菌细胞。蕈状支原体（*Mycoplasma mycoides*）的基因组为1.08Mb。其化学合成基因组的设计序列为1 077 947bp。化学合成和组装路线为如下三个步骤：①从合成的寡核苷酸重叠片段搭建1 080bp的DNA片段，再组装成109个大约10kb的大片段；②这些大片段在10个库中被重组为11个大约100kb的区段；③11个区段通过重组形成完整的蕈状支原体基因组。所有的组装都在酵母体内通过同源重组进行，只有两个是在体外通过酶连接而成。合成和组装的蕈状支原体基因组移植入与之相近的山羊支原体受体细胞，形成新的、完全由合成的基因组控制的蕈状支原体细胞（JVCI–syn1.0）。与野生型CO001668菌株相比，化学合成的JVCI–syn1.0基因组包含数个改变，包括四个水印序列、一个设计的4kb基因缺失以及20个位点的核苷酸多态性，其中19个多态性位点是组装中出现的无害突变，可被用于区别合成基因组和野生型基因组。新创造的细胞具有预期是蕈状支原体的表型特征，能够持续自我复制。这一基础性研究证明了合成基因组学原理的可行性，同时表明即使合成基因组与天然蕈状支原体基因组相比存在差异，基于计算机设计的基因组序列可以产生活的细胞。

三、真核染色体的合成和组装

在成功化学合成完整的细菌基因组的基础上，设计和合成真核染色体成为了下一个目标。首先选定的是最简单的真核模式生物酵母的基因组。酿酒酵母有16条染色体，高度易重组。分层合成一条酵母染色体的设计框架为：①根据已知的酵母染色体序列进行设计，整合入所有预期的序列改变；②将设计的染色体序列编辑成大约10kb的片段，两端包含单一限制酶位点，然后用合成的寡核苷酸片段搭建10kb片段，进而用限制酶位点将10kb片段连接成30~50kb大片段。③选择不同的遗传标志、采用反复迭代的同源重组策略，用合成的30~50kb片段一次次替代野生型染色体上相应片段。

（一）酵母3号染色体的人工合成

为了证明以上设计原理是可行的，首先设计和合成了酵母3号染色体。用Biostudio进行了整个天然染色体Ⅲ的计算机编辑，设计了一系列的删除、插入和碱基替换，形成人工合成3号染色体(syn Ⅲ)的设计序列。Syn Ⅲ将编码一个嵌入的重组系统，称为SCRaMbLE(synthetic chromosome rearrangement and modification by LoxP-mediated evolution)，用于支持Cre重组酶去除syn Ⅲ菌株染色体的非必需部分从而精简之。合成完成后，syn Ⅲ(316 667bp)将比天然染色体Ⅲ(272 871bp)多13.8%。

分层构建syn Ⅲ的工作流程分为三个步骤。第一步，用PCR法从化学合成的重叠的60~79mer寡核苷酸构建750bp的"构件模块(building blocks，BB)"。第二步，利用尿嘧啶特异性切除反应(USER)或酵母同源重组介导的穿梭载体克隆，将BB搭建成2~4kb的重叠DNA微组件(minichunks)。USER采用4~5个相邻具有5~13bp的A(N)$_3$T—A(N)$_{11}$T型重叠末端的BB和载体。用含有一个U取代T的前向和反向引物扩增BB，然后用USER酶(尿嘧啶DNA糖苷酶和DNA糖苷酶-裂解酶核酸内切酶Ⅷ的混合物)处理产生互补单链末端，再将BB连接克隆到大肠杆菌，回收包含微组件的重组克隆。酵母菌同源重组克隆法较简单，只需要将相邻带有40bp重叠的4~5个BB转化入高重组活性的酿酒酵母，即可组装入穿梭载体。第三步，相邻微组件通过重叠BB在酵母中经同源重组依次构建成约10kb的组件(chunks)和30~60kb的巨组件(megachunks)，再组装成syn Ⅲ。PCR标签分析和测序证实了syn Ⅲ的序列符合设计(图23-4)。

syn Ⅲ占酵母整个基因组的2.5%。其中有大量序列改变，但并不降低酵母的适应性。syn Ⅲ中插入了约98个loxPsym位点，可用于下一步酵母基因组的定点修饰。从syn Ⅲ的合成和组装经过来看，构建一个1Mb左右的真核染色体大约需要2~3年。

(二)合成Sc2.0基因组国际联盟

全人工合成的酵母基因组被称为Sc2.0。一组包括我国北京基因组研究所的国际科学家联盟启动了协作合成Sc2.0基因组的项目。这一联盟组织需要大量的协调工作，包括酵母菌株、试剂和操作流程的发布。合成酵母与野生型应该具有相同的适应性并正常生长，这是Sc2.0的最低要求，同时也计划整合入Sc2.0基因组一些保守的改变，以免过于剧烈的改变造成酵母菌死亡。合成Sc2.0酵母基因组的三个设计原则包括：①能够产生野生型的(几乎)全部表型和适应性；②不含有使基因组不稳定的元件，以免合成酵母基因组不稳定或发生重排；③应该具有遗传可塑性以便于后续研究。这主要通过给所有非必需基因两侧加入loxPsym位点。这样，可以在合成染色体或整个合成酵母构建完成后，使之暴露于Cre重组酶不同时间，观察酵母菌的生存。对存活的酵母菌进行PCR-Tag分析或测序，便可知哪一组非必需基因被从Sc2.0基因组删除而使酵母菌保持存

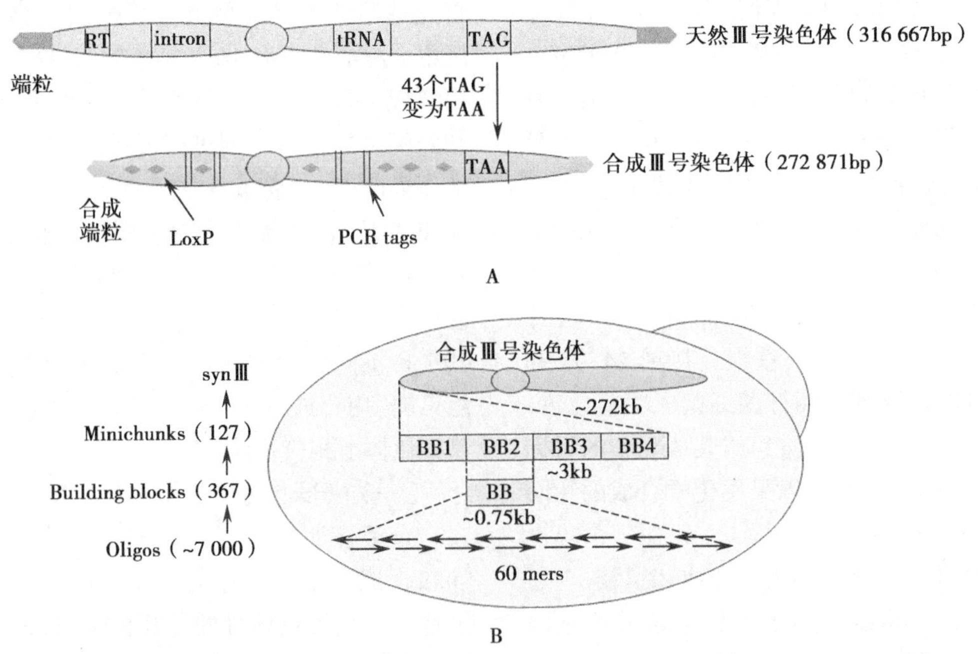

图23-4 酵母3号染色体(syn Ⅲ)的合成路线(A)和SCRaMbLE(B)(见文末彩插)

活。设计和合成 Sc2.0 的主要目的是加深对真核基因组结构和功能进化的认识。

四、合成基因组学的潜在应用

合成基因组学有巨大的应用潜力。比如，可以将细菌或酵母菌株改造成“底盘（chassis）”细胞用于生产重要的制药化合物，即向合成的细菌细胞或真核细胞中嵌入整套代谢通路，以合成人类所需要的产品，如作为生物燃料的乙醇、用于疟疾治疗的青蒿素等。还可利用合成基因组学技术方法设计、编写细胞，进行基因治疗和细胞治疗。合成基因组学技术还可被用于编写、编辑动物基因组，产生用于科学研究或疾病治疗的动物模型。然而，目前合成基因组学更多用于回答生命科学的一些基本问题，同时为其医学应用奠定基础的阶段。比如，不同种类的细菌基因组间存在的巨大差异，那么什么是一个活细胞需要的最小基因组？或者说细菌种类进化中需要的最小一组基因是什么？下面就合成基因组学技术对这些问题的探索举例说明。

（一）最小基因组

为了从原料通过从头合成创造真正存活的、分裂的细胞，必须知道细胞的最小基因组、其每个基因的功能以及基因之间协调发挥功能的调控机制。数个研究者采用基因删除方法成功构建出更小、更稳定、更简单的细菌基因组。这些研究采取自上而下（top-down）策略，证实大片段的细菌基因组可被删除而不会造成明显的缺陷。对大肠杆菌实验室株 MDS42 的研究表明，其基因组的 15.3% 可以被删除而不影响其生长特征。删除的基因包括转座元件和平行转移得到的基因，这些基因可能只在特殊环境下发挥重要作用。进一步研究表明，多达 22% 的 MDS42 基因组可以被删除而不会造成重大缺陷。

生殖道支原体是基因组最小的、能够独立复制的细菌，其 485 个编码蛋白的基因中有 100 个基因单独破坏后不影响细菌的生存和适应性，所以是非必需的。这一特征使之成为合成基因组学采用自下而上（bottom-up）策略创造最小基因组的模式生物，即通过探讨这些单独破坏不影响细菌适应性的基因能否被共同删除，从而构建出最小的支原体基因组。此外，基因组从头合成可同时构建－测试大量压缩的基因组。在移植入相近宿主体内后，观察是否影响新合成的细胞的生存和适应性。这种自上而下（top-down）的策略也能获得赋予细胞生命的最小支原体基因组。已经构建完成的最小支原体基因组（JCVI-syn3.0）为 531kb，包含 473 个基因。

合成真核细胞目前主要在酵母中开展。一旦合成酵母 Sc2.0 构建完成，一个重要的工作将是确定酵母的最小基因组。如果两个或更多基因有相同或近似功能，可否删除一个？酿酒酵母中有约 5 000 个单独删除无明显影响的基因，为非必需基因，这些基因可否被一同删除？获得了这些知识后，才能够进一步压缩 Sc2.0 的染色体和基因组。计划使用 SCRaMbLE 系统分析最终获得酵母的最小基因组。这需要将 Sc2.0 暴露于 Cre 重组酶不同时间，寻找生存菌株。然后采用 PCR 标签分析和测序分析生存菌株的基因组，可以确定哪些非必需基因的组合删除不影响菌株的生存。这一途径代表着 top-down 思路，即首先合成完整的设计 Sc2.0 基因组，然后逐渐删除越来越多的部分。需要注意的是，合成酵母基因组中的必需基因和非必需基因是交错排列的。采用 SCRaMbLE 系统进行分析往往产生死亡菌株，而只有小的删除可以保持菌株存活，这样也就难以得到最小基因组。此外，由于 loxPsym 系统的对称特征，Cre 将两个 loxP 位点重组到一起时，可能发生插入、删除、颠倒或转位，以及染色体间的重排。从生存菌株的群体中分析如此变异的基因组会耗时费力，而且获得最小基因组的难度也很大。为此，可以用 SCRaMbLE 分析一些合成过程中的中间菌株，每个菌株只有一条合成染色体，进而获得一组 16 个最小染色体的菌株，再组合起来获得酵母最小基因组。

（二）拓展细胞的遗传密码

生物的遗传密码是长期进化的结果。64 个三连码编码 20 种氨基酸和 3 个终止密码子。但是，科学家采用了基因组编辑方法在基因组水平改写大肠杆菌的遗传密码。其中，多重自动基因组工程技术（multiplex automated genome engineering, MAGE）通过寡核苷酸引导的基因置换向基因组反复、定点、引入多重的小突变。组合组装基因组工程技术（conjugative assembly genome engineering,

CAGE）则可将每个工程改造的基因组模块分步引入同一个基因组。两种技术被用于通过拓展遗传密码来重写大肠杆菌基因组。大肠杆菌的终止码（TAG，TGA，TAA）的功能通过两个释放因子 RF1 和 RF2 介导。RF1 识别 TAA 和 TAG、RF2 识别 TAA 和 TGA。如果将所有 TAG 更换为 TAA，将取消细胞对 RF1 的遗传依赖性，新生成的和已经存在的 TAA 将都被 RF2 识别。采用上述技术去掉了基因组中的所有 TAG 后，删除了编码 RF1 的 prfA 基因。此举不仅可直接探测和改变遗传密码的冗余性，并提供一个空的 TAG 密码子，可被赋予其他功能。TAG 密码子连同一个正交集的氨酰 tRNA 合成酶和编码一个非标准氨基酸的 tRNA 一道被引入大肠杆菌。形成的大肠杆菌可以将该非标准氨基酸整合入其蛋白质，并表现出对 T7 噬菌体的抗性增强。采用类似的技术路线，还在大肠杆菌高表达的 42 个必需基因中重新编码了 13 个密码子，证明密码子的使用是相当柔性可变的。最近，两个课题组重新设计了带有 TAG 转变为 TAA 密码子的大肠杆菌的必需酶，使大肠杆菌的生存在代谢上依赖于上述非标准氨基酸。这可以作为遗传修饰生物的一个生物控制（biocontainment）的手段。

参考文献

1. 宋凯．合成生物学导论．北京：科学出版社，2018.
2. Wang L, Jiang S, Chen C, et al. Synthetic genomics: from DNA synthesis to genome design. Angrew Chem Int Ed, 2018, 57: 1748–1756.
3. Schindler D, Dai J, Cai Y. Synthetic genomics: a new venture to dissect genome fundamentals and engineer new functions. Curr Opin Chem Biol, 2015, 46: 56–62.
4. Myers CJ, Beal J, Gorochowski TE, et al. A standard-enabled workflow for synthetic biology. Biochem Soc Transact, 2017, 45: 793–803.
5. Weber W, Fussenegger M. Emerging biomedical applications of synthetic biology. Nat Rev Genet, 2012, 13: 21–35.
6. Constante M, Grünberg R, Isalan M. A biobrick library for cloning custom eukaryotic plasmids. PLoS ONE, 2013, 6: e23685.
7. Kim AK, DeRose R, Ueno T, et al. Toward total synthesis of cell function: Reconstituting cell dynamics with synthetic biology. Sci Signal, 2016, 9: 1–7.

（韩 骅）

附录Ⅰ　分子生物学实验微量操作技巧

分子生物学实验的基本特点是微量操作步骤多。微量操作规范与否，决定着整个实验的成败。微量操作的精髓可以归纳为“批量配液原则、准确加样手法”。

批量配液原则是最为重要的指导思想，适用于所有的微量操作。它包含两层含义：①将反应所需的各种试剂预先配制成母液，然后每次从母液开始进行工作液的配制，这样大大简化了配液步骤，并且可以方便地改变母液浓度以配合获得合适的母液加入体积，便于准确加样。②当需要进行多个平行反应时，先将相同的反应成分统一配制成大包装的工作液，混匀后再分装到每一个反应，这样可以保证所有反应条件具有一致性，既简化了操作流程，又提高了平行反应之间的可信度和重复性。

准确加样手法是贯彻批量配液原则的具体实施途径，主要涉及两方面：①确保样品确实加入了反应体系并且所加体积准确，这有赖于对微量移液器的正确使用和培养良好的加样习惯。②时刻确保所有反应成分汇集于试管底部并且混合均匀，这需要在每次样品处理后及时地进行“离心—混匀—再离心”三步操作。

一、批量配液原则

（一）母液的配制与保存

1. 母液的配制　预先将分子生物学实验所需的常用试剂以母液的形式配制，具有两个明显的优点：①母液通常一次配制、多次使用，从而减少每次称量试剂的麻烦。②母液的浓度和体积均显著高于工作液中的实际需要量，因而能够减少极微量试剂在每次称量时可能造成的误差。

（1）配制方法：确定所需母液的浓度和体积，然后按照标准方法配制。母液是进一步配制工作液的依据，因此母液浓度必须配制准确，需要特别注意固体试剂的称量、液体溶剂的量取、溶液 pH 值的调节 3 个环节均准确无误。本书附录Ⅳ列出了一些常用分子生物学试剂的母液配制方法，读者也可以直接参考《分子克隆实验指南》等实验工具书上的配方。

（2）配制建议：根据试剂最终在工作液中的实际用量来灵活调整所需母液的浓度，从而相应地改变加入母液的体积，以便于提高加样的准确性。例如：要配制含有终浓度为 5μmol/L 某试剂的 1ml 工作液，如果母液浓度是 5mmol/L，需向 1ml 工作液中加入 1μl 母液；如果母液浓度是 0.5mmol/L，则需加入 10μl 母液，显然进行 10μl 加样操作误差更小。

2. 母液的保存　母液一旦配制好，就必须妥善保存，特别要注意保存条件，有的母液需要无菌保存，有的需要低温保存。每次使用前，先仔细观察母液是否出现沉淀、霉变等异常现象。使用时，应用干净的吸头或吸管移取母液，避免交叉污染。对于较昂贵、较关键的母液，配制后及时进行分装并在合适条件下保存，能够使每次实验时所用母液的条件完全一致，有效地保证母液可靠、无污染，提高实验的准确性和可重复性。

（二）工作液的批量配制

需要配制多个平行反应的工作液时，通常采取集中配制、单独分装的策略，这样比分次配制多个相同的工作液更加省时省力，更重要的是，还能保证每个平行反应所处的反应条件完全一致，有助于准确定量比较。为方便起见，以放射性核素定量分析为例，说明工作液批量配制思路与具体操作，读者可以举一反三地应用于分子生物学的其他实验。

该实验利用放射性核素标记底物的体外激酶反应，比较 10 种小分子化合物对于该酶促反应的激活或抑制效应，每种分子做 2 个反应。

1. 单个管内的反应体系 每管应加入 0.1μl [γ-^{32}P]-ATP、1μl 非标记 ATP、1μl 蛋白底物、1μl 激酶、1μl 小分子化合物、2μl 10× 反应缓冲液，总体积用 H_2O 补足到 20μl。如果每种试剂单独加入，操作误差会很大。

2. 实际配液思路 整个实验 10 种小分子化合物要设 20 个反应，体系中除小分子化合物外，其余反应组分完全相同，且各组分所加体积很小。如果将各组分分别加到 20 个反应管，操作次数多，量小，误差大，各管的均一性肯定不好，尤其是 0.1μl 放射性核素标记的 ATP 难以准确加样，势必影响放射性核素定量的准确性。实际工作中，可以将除待测化合物外的所有成分先配制成 20 份的反应混合液：即取 20μl ATP、20μl 蛋白底物、20μl 激酶、40μl 10× 缓冲液、2μl [γ-^{32}P]-ATP，用 H_2O 补足至 380μl，混匀。实验开始，首先依次在各管内加入 19μl 混合液，再分别加入 1μl 不同的小分子化合物。显然，体积增大后加样就容易操作准确了。

微量操作中难免出现加样损失和误差，因此，通常要配制比实际反应份数再多 1~2 份的批量工作液，在本例中，实际需要配制 21 份反应工作液。多配制的部分是为了留有余量，以保证工作液的总量足够分装到最后 1 份反应。

二、准确加样手法

（一）正确使用微量移液器

1. 水性溶液的移取 关键是要缓吸慢放，并注意吸与放的时机与手法，包括以下标准操作步骤：①根据移液量选择具有合适量程的微量移液器及其配套吸头。②旋转体积圈旋钮，设定微量移液器的容量值，注意旋转速度应均匀、缓慢，不要超出最大或最小量程范围。③将吸头安放在微量移液器的套筒上，稍加扭转使吸头与套筒之间没有间隙。④将微量移液器的控制按钮按至第一挡后，把吸头尖端垂直伸入液面下 1~2mm。⑤缓慢、平稳地松开控制按钮，等待吸头中的液面不再上升后，将吸头提出液面，靠在容器内壁，使吸头外面附着的液滴流下。⑥将吸头口以一定角度斜贴着试管壁，先按至第一挡压出大部分液体，然后停顿 1s，待剩余液体聚集后，再按至第二挡将残留液体全部压出。⑦按下吸头弹射器除去吸头。

2. 黏稠液体的移取 处理黏稠液体时，易造成所移取的体积误差较大。因此，在进行上述标准操作的同时，还需要采用以下措施来减小误差，提高准确度：①移液前先反复吸打液体几次，使吸头预湿。因液体黏稠而流动缓慢，故正式吸液或放液时都需多停留几秒，以便充分完成吸液和放液的全过程。②如果不预湿吸头，放液后需要在液体中反复吸打若干次，直至吸头内壁残余的黏稠液体被冲刷下来为止。同时必须注意，吸液时不要将吸头伸入液体过深，否则吸头外壁沾有黏稠液体过多，在放液吸打时会造成误差。③用刀片或剪刀切去吸头的尖端，使出口变大以利于液体的吸取。

3. 常见的错误操作 ①用大量程的移液器移取小体积样品。②套吸头用力过猛，吸头难以脱卸。只需轻套后稍加扭转，即可保证二者之间无间隙。③吸液时，移液器本身倾斜，导致移液不准确。④直接按到第二挡吸液。⑤吸液时按钮松开过快，导致吸入体积减少，或者液体倒吸入套筒，腐蚀移液器。⑥改吸不同液体时没有更换吸头，造成交叉污染。⑦将带有残余液体吸头的移液器平放，导致液体倒流并污染套筒。⑧使用丙酮或强腐蚀性的液体清洗移液器。⑨长期没有校准移液器。

（二）培养良好的加样习惯

1. 确保样品已经加入 进行微量操作时，稍有疏忽，就会使样品未被顺利加入，导致实验结果出现假阴性。加样失误可以通过控制加样手法来避免，也就是将微量加样转变成可视化操作，以确保样品已经加入，主要采取以下两种方法。

（1）加样到试管侧壁上：将吸头口以一定倾斜角度贴着试管侧壁，压出吸头内的微量样品，使之在试管壁上形成一个小液滴，这样就能够确保样品已经加入无误。这样做的另一个好处是，当需要加入多个组分时，可以将不同组分分别加入到试管侧壁的不同位置，形成的不同小液滴恰好标记着每次加样的位置，因而可以有效地避免对吸头产生交叉污染。

（2）加样到液面下：将吸头尖端垂直伸入试管底部的液面下 1~2mm，压出吸头内的微量样品。如果所加样品与原有液体的密度不同，就可以看见明显的液流产生。然后在液体中反复吸吹几次，直至看不见密度不同的液流为止，压出吸头内的液体并将吸头提出液面。需要注意的是，最终压出吸头内的液体后，必须在按下移液器控制按钮的状态下将吸头提出液面，否则会引起液体倒吸入吸头而造成加样误差。

2. 确保所加体积准确 样品成功加入仅仅是好的开端，还必须确保所加体积准确无误，这就需要细心操作和仔细观察。下面列举 3 个小经验，供读者借鉴。

（1）预洗吸头：使用新吸头或者改变吸取的容量时，应预洗吸头，即先吸入一次液体并将之排回原容器内，这样能够有效提高移液的准确度。这是因为首次吸取液体时，吸头内壁会形成液膜，导致计量误差，而同一吸头在连续操作时液膜相对保持不变，故第二次吸液时误差即可消除。

（2）控制吸头位置：吸头伸入液面下的深度不能过多，尤其是当移取黏稠液体或者浓度高的母液时，否则吸头外壁沾有过多液体将对加样体积造成误差。吸头尖端浸入液体的程度应根据所吸取的体积和移液器的量程而定，一般而言，P10 小 于 1mm，P20 和 P100 为 2~3mm，P200 和 P1 000 为 2~4mm，P5 000 为 3~6mm。

（3）观察吸头内液面的位置：平时操作时，注意观察吸头内液面的位置，对所吸取的体积形成常识性的判断，以便及时发现枪头变形、漏气等异常情况，确保所加样品体积准确无误。

（三）“离心—混匀—再离心”三步骤

1. 标准操作 分子生物学实验的反应体系往往很小，几十微升、甚至几微升的反应通常需要在 1.5ml 离心管中进行。加样后进行“离心—混匀—再离心”三步操作，就是为了确保所有反应成分均能够聚集在离心管底部并且混合均匀，从而有利于微量反应的顺利进行。

（1）离心：将加有反应物的试管对称地放入台式微量离心机，如果试管的数目为奇数，则需取用新试管并加入相应体积的水来配平。轻轻按下快速短暂离心按钮 5s 左右，待转速升高后松开按钮，在转速归零后打开离心机，小心取出试管。

（2）混匀：用手指轻弹试管底部，使反应物混匀。也可以将试管底部接触漩涡混匀器，使反应物混匀，如果想适当减小混匀的力量，可以用手指肚垫在漩涡混匀器与试管底部之间。

（3）再离心：与第一步离心相同，离心后取出试管即可进行反应。

2. 离心的其他注意事项 离心因时间长短不同而功能各异。几秒的短暂离心能够使微量的反应物聚集；几分钟、甚至几十分钟的长时间离心则可以使反应产物分相或者沉淀，从而达到物质分离与纯化的目的。养成良好的离心操作习惯非常重要，尤其是对于长时间离心，不当操作很可能导致分离过程中的样品损失，甚至丢失。下面强调几点离心操作的注意事项。

（1）离心前必须配平试管，并将其对称地放入离心机。不配平、不对称放置必然导致离心机损坏。

（2）养成方向固定的试管放置习惯，通常将试管帽的连接柄始终垂直放置于试管槽顶端。这样做的好处是每次离心时试管的位置均固定，即使离心后极微量的沉淀物肉眼不可见，也可以方便地判断出沉淀物的准确位置，从而进行有针对性的操作。例如，用 75% 乙醇洗涤 DNA 沉淀时，如果与首次离心时试管的放置方向不同，很容易造成沉淀物漂起，导致样品损失甚至丢失。

（3）对于离心后分相的样品，为了减少界面处的样品损失，可以采取两种方法：①吸取目的相到新试管中，可以包含少许界面杂质，重新离心后，在试管底部形成了较窄的新界面，从而有效减少目的相的损失。②离心前通过增加样品稀释度来放大反应体积，从而在界面处损失体积不变的情况下，相对地减少目的相的实际损失。

3. 混匀的注意事项 操作目的不同，混匀的手法也各不相同，主要介绍以下 4 种。

（1）颠倒混匀：适用于试管内液体较多且需轻柔混匀的情况，如质粒提取时的裂解步骤。操作时，用手指捏住试管两端，上下来回颠倒几次，直至试管中的液体均匀为止。

（2）手指轻弹混匀：适用于试管内液体体积较小且需轻柔混匀的情况，如酶学实验。操作时，固定试管头部，用手指轻弹试管底部几次，短暂离心使混匀后的液体聚集到试管底部。

（3）漩涡混匀器混匀：适用于试管内液体较多且需剧烈振荡混匀的情况，如酚/氯仿抽提。操作时，固定试管头部，将试管底部置于漩涡混匀器上若干秒，使管内液体振荡形成漩涡。

（4）手指减震混匀：适用于试管内液体体积较小且混匀力量不能过于剧烈的情况，如DNA沉淀的小体积重悬。操作时，用大拇指压住试管头部，将食指垫在漩涡混匀器与试管底部之间，减震混匀若干秒。

（赵 晶）

附录Ⅱ　分子生物学实验教学案例推荐

实验一　BCA 法测定蛋白质的含量

一、实验材料

1. 器材　分光光度计、比色杯、37℃恒温水浴、微量移液器、离心管、振荡器。

2. 试剂　①溶液 A：1% BCA，2% $Na_2CO_3 \cdot H_2O$，0.16% 酒石酸钠 · $2H_2O$，0.4% NaOH，0.95% $NaHCO_3$，加水至 1L，用 NaOH 调节 pH 值至 11.25，室温保存；②溶液 B：4% $CuSO_4 \cdot 5H_2O$，加去离子水至 50ml，室温保存；③NaOH 溶液：2mol/L、0.2mol/L、0.1mol/L；④蛋白标准品：2mg/ml BSA。

二、实验操作

1. 准备蛋白标准品　取适量的标准 BSA 溶液（1mg/ml），按表附Ⅱ-1 制备不同浓度的蛋白标准品，每个浓度准备 2 管。

2. 准备待测蛋白质样品　将待测蛋白质样品用 H_2O 做不同浓度的稀释（或不稀释），使样品的显色保持在可测量的范围内。

3. 测定

（1）取 50 倍体积的 A 液，加入 1 倍体积的 B 液，迅速混匀。按照需要的总量配制工作液，配好的工作液于室温 4h 内稳定。

（2）在已准备好的标准品和待测样品中各加入 1.0ml 工作液，充分混匀。

（3）37℃放置 30min（测量范围：20~2 000μg/ml），或室温 2h（测量范围：20~2 000μg/ml），或 60℃水浴 30min（测量范围：5~250μg/ml）。

（4）将保温后的所有试管冷却到室温。室温下读取各管在 562nm 波长处的吸光度（A_{562}）。

（5）将标准品管和待测样品管的读数减去空白管读数，得到校正后各管的 A_{562} 值。

（6）以各标准管蛋白含量为横坐标，各标准管的 A_{562} 值为纵坐标，绘制标准曲线。

（7）根据各样品管的 A_{562} 值从标准曲线上查出样品的蛋白质含量，该数值乘以样品的稀释倍数，即为蛋白质样品的实际蛋白质含量。

三、注意事项

1. 过浓的待测样品需要进行稀释　稀释有以下作用：①降低干扰物的浓度，如必须使巯基乙醇的浓度 <0.01%、DTT<1mmol/L、SDS<5%、脱

表附Ⅱ-1　蛋白标准品的配制

管号	标准品（1μg/μl）/μl	H_2O/μl	管内蛋白含量 /μg	管内蛋白浓度 /（$mg \cdot ml^{-1}$）
0	0	50	0	0
1	10	40	10	0.2
2	20	30	20	0.4
3	30	20	30	0.6
4	40	10	40	0.8
5	50	0	50	1

氧胆酸<5%、甘氨酸<1mmol/L、尿素<3mol/L、EDTA<10mmol/L、NaCl<1mol/L；②使样品完全溶解；③使呈色反应在碱性环境中进行；④使呈色后样品的吸光度落在标准曲线的中段，此处测量最可靠；⑤为了稀释准确，稀释容量不能太小。如做2倍稀释，不能取1μl样品加1μl稀释液，可取100μl样品加100μl稀释液。每份待测样品至少要做2个不同的稀释度。

2. 温度 样品加入工作液保温后，必须冷却到室温。最好在10min内完成所有样品的读数。尽管室温下BCA呈色反应还在缓慢发生，但每10min光吸收值仅增加2.3%，因此各样品的读数误差不会太大。

实验二 蛋白质的SDS聚丙烯酰胺凝胶电泳（SDS-PAGE）

一、实验材料

1. 器材 高速台式离心机、沸水浴、微量注射器或微量加样器、蛋白电泳设备、电泳仪、染色及脱色用器皿、摇床。

2. 试剂 ①30%丙烯酰胺；②1.5mol/L Tris（pH8.8）；③1.0mol/L Tris（pH6.8）；④10% SDS；⑤10%过硫酸铵；⑥10% TEMED；⑦5×Tris甘氨酸SDS电泳缓冲液；⑧5×SDS电泳样品缓冲液；⑨考马斯亮蓝染色液；⑩脱色液。溶液配制见附录Ⅳ。

二、实验操作

1. 垂直板状SDS-PAGE的灌制

（1）安装：两块玻璃板洗净后，经去离子水冲洗、75%酒精棉球擦拭，风干后，按产品说明书安装玻璃板，并用去离子水检查是否漏液，再用滤纸擦干。

（2）制备分离胶：根据待分离蛋白质分子量的大小，按照表附Ⅱ-2配制合适浓度的分离胶。凝胶液加入TEMED后立即混匀，灌入已安装好的2块玻璃板间隙中，留出浓缩胶所需空间（Teflon梳齿长度再加1cm）。用吸管沿玻璃板壁小心滴加一层水饱和正丁醇或去离子水封顶。分离胶聚合后，与覆盖液之间形成明显的分界线，倾去覆盖液，用滤纸吸干残留液体。

（3）制备浓缩胶：按照表附Ⅱ-3给出的数据配制所需体积的浓缩胶。将配制好的浓缩胶溶液快速混匀后，直接灌注到已聚合的分离胶上，并立即在浓缩胶溶液中插入干净的Teflon梳子，避

表附Ⅱ-2 SDS-PAGE不同浓度分离胶的配制（总体积5ml）

溶液	不同浓度的凝胶中各成分所需体积/ml				
	6%	8%	10%	12%	15%
H_2O	2.6	2.3	1.9	1.6	1.1
30%丙烯酰胺	1.0	1.3	1.7	2.0	2.5
1.5mol/L Tris-HCl（pH8.8）	1.3	1.3	1.3	1.3	1.3
10% SDS	0.05	0.05	0.05	0.05	0.05
10%过硫酸铵	0.05	0.05	0.05	0.05	0.05
10%TEMED	0.04	0.04	0.04	0.04	0.04

表附Ⅱ-3 SDS-PAGE不同体积5%浓缩胶的配制

溶液	不同体积的凝胶中各成分所需体积/ml				
	1	2	3	4	5
H_2O	0.68	1.4	2.1	2.7	3.4
30%丙烯酰胺	0.17	0.33	0.5	0.67	0.83
1.0mol/L Tris（pH6.8）	0.13	0.25	0.38	0.5	0.63
10% SDS	0.01	0.02	0.03	0.04	0.05
10%过硫酸铵	0.01	0.02	0.03	0.04	0.05
TEMED	0.001	0.002	0.003	0.004	0.005

免气泡产生。浓缩胶聚合完全后，小心拔出 Teflon 梳子。将凝胶玻璃板固定于电泳装置上，放入电泳槽内，在上下槽中加入 1×Tris 甘氨酸 SDS 电泳缓冲液，使电泳装置底部的电极丝浸于缓冲液中。

2. 蛋白质样品的电泳和染色

（1）样品制备：向蛋白质样品中加入 1/4 体积的 5×SDS 电泳样品缓冲液，100℃加热 3~5min，10 000g 离心 10min，取上清作 SDS-PAGE 分析。

（2）加样：分别吸取已处理好的分子量标准蛋白和待测蛋白质样品 5~10μl，按预定顺序，小心地把样品加在样品槽里。

（3）电泳：将电泳装置的正负极与电泳仪的正负极相连，电泳时，浓缩胶电压 60V，分离胶电压 100V，电泳至溴酚蓝到达分离胶的底部时停止。电泳结束后，从电泳装置上卸下玻璃板，取出凝胶，在凝胶的下缘切角标记位置。

（4）染色：切去浓缩胶，将分离胶放入考马斯亮蓝染色液中染色，室温 0.5~1h。

（5）脱色：取出凝胶，用水漂洗几次，然后浸入脱色液中，平缓摇动，其间更换脱色液 3~4 次，直至凝胶背景蓝色褪去，显现清晰的蛋白质色带。

（6）凝胶的摄影和保存：拍照后，凝胶可保存于含有 20% 甘油的溶液中，或制成干胶。

三、注意事项

1. 丙烯酰胺和亚甲基双丙烯酰胺具有神经毒性，可通过皮肤吸收，应注意防护。聚丙烯酰胺无毒，但难免有少量未能聚合的丙烯酰胺单体，故在整个操作过程中都应注意。

2. 室温较低时，TEMED 可加量。

3. 加不同的样品之前应用去离子水冲洗加样器，防止交叉污染。

实验三 血清清蛋白、γ- 球蛋白的分离纯化

一、实验材料

1. 器材 pH 计、层析柱（1cm×15cm、1cm×25cm）、固定架、聚乙烯管（不同规格）、凹孔反应板、水浴锅。

2. 试剂 ①0.3mol/L 乙酸铵缓冲液（pH6.5）1 000ml：称取乙酸铵 23.13g，加蒸馏水 800ml 溶解，用稀氨水或稀乙酸调 pH 至 6.5，再加蒸馏水至 1 000ml。②0.06mol/L 乙酸铵（pH6.5）：取 0.3mol/L 乙酸铵，用蒸馏水做 5 倍稀释。③0.02mol/L 乙酸铵（pH6.5）：取 0.06mol/L 乙酸铵，用蒸馏水做 3 倍稀释；上述缓冲液稀释后应再测试 pH 值。乙酸铵是挥发性盐类，配制时不得加热，配好后必须密闭保存，以防 pH 和浓度发生改变，否则将影响所分离的蛋白质纯度。④1.5mol/L NaCl-0.3mol/L 乙酸铵：称取 NaCl 87.7g、乙酸铵 23.13g，加蒸馏水 800ml 溶解，调 pH 至 6.5，再加蒸馏水至 1 000ml。⑤饱和硫酸铵溶液：称硫酸铵 850g，加入 1 000ml 蒸馏水中，在 70~80℃水浴中搅拌促溶，室温下放置过夜，瓶底析出白色结晶，上清即为饱和硫酸铵液。⑥20% 磺基水杨酸溶液。⑦1% $BaCl_2$。

二、实验操作

（一）层析柱的准备

1. 葡聚糖凝胶 G-25 层析柱

（1）凝胶的准备：称取葡聚糖凝胶 G-25（粒度 50~100 目）干胶（100ml 凝胶床需干胶 25g），按每克干胶加入蒸馏水约 50ml，轻轻摇匀，置于沸水浴中 1h 并经常摇动使气泡逸出，取出冷却。凝胶沉淀后，倾去含有细微悬浮物的上层液，加入 2 倍量 0.02mol/L 乙酸铵（pH6.5）缓冲液混匀。静置片刻，待凝胶颗粒沉降后倾去含细微悬浮物的上清液，再用 0.02mol/L 乙酸铵（pH6.5）重复处理 1 次。

（2）装柱：选用细而长的层析柱（1cm×25cm），柱的出口端套上粗而短的聚乙烯管，下端内塞一小段浸泡 0.02mol/L 乙酸铵、除去气泡的石棉网或海绵（不宜太紧或太松，以凝胶粒不致漏出而又不影响流速为好）。将层析柱垂直固定于架上，柱内加入少量 0.02mol/L 乙酸铵，再将经上述处理的凝胶粒悬液连续注入层析柱，直至所需凝胶床高度（20cm）。装柱时应注意使凝胶粒均匀，凝胶床内不得有界面、气泡，床表面应平整。装柱后，层析柱接上恒压贮液瓶，调节流速约 2ml/min，用 0.02mol/L 乙酸铵洗涤平衡。

（3）再生及保存：凝胶层析柱可反复使用。

每次使用后以所需的缓冲液洗涤平衡后即可再用。若久用后凝胶床表层有沉淀物等杂质滞留，可将表面一层凝胶粒吸出，再添补新的凝胶；若凝胶床内出现界面、气泡或流速明显减慢，应将凝胶粒倒出，重新装柱。为防止凝胶霉变，暂不用时应当用含 0.02% 叠氮钠的缓冲液洗涤后放置；久不用时宜将凝胶粒由柱内倒出，加叠氮钠至 0.02%，湿态保存于 4℃冰箱，但应严防低于 0℃，以免冻结损坏凝胶粒。

2. DEAE- 纤维素层析柱

（1）酸碱处理：DEAE- 纤维素可按 0.5mol/L NaOH → 0.5mol/L HCl → 0.5mol/L NaOH（碱→酸→碱）程序处理。称取 DEAE- 纤维素干粉，按干重 1∶10~15，先于 0.5mol/L NaOH 中浸泡 30min、水洗至 pH7.0，改用 0.5mol/L HCl 浸泡 30min、水洗至 pH4.0，再用 0.5mol/L NaOH 浸泡 30min、水洗至 pH7.0。

（2）装柱：选用短而粗的层析柱（1cm × 15cm），柱出口端套上细而长的聚乙烯管，将经酸碱处理的纤维素用 0.02mol/L 乙酸铵（pH6.4）浸泡，滴入乙酸调节 pH 值，搅拌、放置 10min 后，pH 应为 6.5。倾去上清液，装柱，柱床体积约 1cm × 6cm。装柱时应注意均匀，床内不得有界面、气泡，表面要平整。装柱后接上恒压贮液瓶，用 0.02mol/L 乙酸铵洗涤平衡。

（3）再生及保存：纤维素用过 1 次样品分离后，可用 1.5mol/L NaCl-0.3mol/L 乙酸铵缓冲液流洗，再用 0.02mol/L 乙酸铵缓冲液（pH6.5）洗涤平衡后可重复使用。若柱床顶部有洗脱不下来的杂质，应将顶层的纤维素吸弃，添补新的、经酸碱处理过的 DEAE- 纤维素，并用缓冲液流洗平衡。多次使用后如杂质较多或流速过慢，可将纤维素倒出，先用 1.5~2mol/L NaCl 浸泡、水洗，再如上述用酸碱处理后重新装柱。如暂不使用，应以湿态（在柱中或倒出）保存在含 1% 正丁醇的缓冲液中，以防霉变。

（二）分离和纯化

1. 盐析　取 0.5ml 血清（人或动物的血清均可），边摇边缓慢滴入 0.5ml 饱和硫酸铵，混匀后室温下静止 10min，3 000~5 000r/min 离心 10min，用点滴管小心吸出上清液（尽量全部吸出，但不得有沉淀物），作为纯化清蛋白之用。沉淀加入 0.6ml 蒸馏水，振摇使之溶解，作为纯化 γ- 球蛋白用。

2. 脱盐

（1）上样：用经 0.02mol/L 乙酸铵流洗平衡的 G-25 层析柱，取下其恒压贮液瓶塞，小心控制柱下端聚乙烯管，使柱上的缓冲液面刚好下降到凝胶床表面，柱下面用 10ml 刻度量筒收集流出液，以便了解加样后液体的流出量。立即用细长点滴管将经盐析所得的粗制蛋白质溶液小心而缓慢地加到柱床表面，放低聚乙烯管使样品进入凝胶床，至液面降至床表面为止。用 2ml 0.02mol/L 乙酸铵洗涤层析柱壁，将其放入凝胶床后，重复 3 次以洗净沾在管壁上的蛋白质样品液。接上恒压贮液瓶。

（2）收集：继续用 0.02mol/L 乙酸铵流洗，在反应板凹孔内每孔加 2 滴 20% 磺基水杨酸，随时检查流出液中是否含有蛋白质。若流出液滴入凹孔接触到磺基水杨酸溶液时，衬着黑色背景观察可见白色混浊或沉淀，表示已有蛋白质流出。立即收集流出的蛋白质液体，清蛋白脱盐时可继续收集 3~4 管，每管收集 15 滴（约 1ml），收集的各管中取 2 滴流出液于反应板各孔内，加 1 滴 1% $BaCl_2$ 检查有无 SO_4^{2-}，将无 SO_4^{2-} 的各管合并，有 SO_4^{2-} 的弃去。γ- 球蛋白脱盐时可继续收集 2~3 管，每管收集 10 滴，用 1% $BaCl_2$ 检查有无 SO_4^{2-}，将无 SO_4^{2-}、蛋白质浓度最高的管合并，待纯化。

（3）平衡：收取蛋白质后的凝胶层析柱继续用 0.02mol/L 乙酸铵流洗，用 1% $BaCl_2$ 检查流出液，当检查为阴性后，继续洗涤 1~2 个柱床体积，凝胶层析柱即已再生平衡，可再次使用。

3. 纯化

（1）准备：将经流洗平衡的 DEAE- 纤维素层析柱取下其恒压贮液瓶塞，小心控制柱下端的聚乙烯管，使柱上缓冲液面刚好下降到柱床表面，柱下用 10ml 刻度量筒收集流出液，以便了解加样后液体的流出量。在反应板凹孔内每孔加 2 滴 20% 磺基水杨酸，随时准备检测流出液中是否含有蛋白质。

（2）纯化 γ- 球蛋白：缓慢将脱盐后的 γ- 球蛋白样品加到柱上，调节层析柱下端的聚乙烯管，使样品进入柱床内，至液面降到柱床表面为止。小心地用 1ml 0.02mol/L 乙酸铵缓冲液洗涤沾在管壁上的蛋白质样品，然后将其放入床内，并重复 1 次。继续用缓冲液流洗，并随时用 20% 磺基水杨酸检查流出液中是否含蛋白质，出现轻微白色混浊时（约流出 1 个柱床体积），立即连续收集 3 管，每管 10 滴，即为纯化的 γ- 球蛋白。

（3）纯化清蛋白：脱盐后的清蛋白样品上柱后，改用 0.06mol/L 乙酸铵缓冲液（pH6.5）洗涤，流出约 30ml（其中含 α- 及 β- 球蛋白）后，将柱上的缓冲液面降至与纤维素柱床表面平齐。然后改用 0.3mol/L 乙酸铵缓冲液（pH6.5）洗脱，并用 20% 磺基水杨酸检查流出液是否含有蛋白质。由于纯化的清蛋白仍然结合有少量胆色素等物质，故肉眼可见一层浅黄色的成分被 0.3mol/L 乙酸铵缓冲液洗脱下来。改用 0.3mol/L 乙酸铵洗脱约 4ml 时，即可出现蛋白质白色混浊，立即连续收集 3 管，每管 10 滴，即为纯化的清蛋白液。

三、注意事项

1. 所用血清应新鲜，无沉淀物。

2. 层析时应特别注意以下四点 ①严防空气进入层析柱床内，小心控制柱下端的聚乙烯管，使柱上缓冲液刚好下降到柱床表面；②保持层析柱床表面完整，上样或加缓冲液时，动作应轻、慢，切勿将柱床表面冲起；③上样时，点滴管应沿柱上端内壁加入样品，切勿将点滴管插入过深，避免管尖部折断在层析柱内；④流洗时注意收集样品，切勿使样品跑掉，并注意层析柱不要流干，勿进入气泡。

3. 清蛋白收集容易，但 γ- 球蛋白极易跑掉。预防方法：①增加血清用量（人血清 1~2 倍，动物血清 3~4 倍）；②加样后随时检测，有轻微乳白色沉淀时立即收集。

4. 切勿将检查蛋白质（20% 磺基水杨酸）和检查 SO_4^{2-}（1% $BaCl_2$）的试剂搞混，因二者与相应物质生成的沉淀均为白色。

实验四 组织 DNA 与 RNA 的分离与提取

一、实验材料

1. **器材** 手术器械、匀浆器、台式微量高速离心机、微量移液器、振荡器、水浴锅。

2. **试剂** ①0.14mol/L NaCl–0.01mol/L EDTA：称 NaCl 8.18g、乙二胺四乙酸二钠盐 3.72g，加蒸馏水溶解，调 pH 至 7，稀释至 1 000ml，贮放于冰箱中；②25% SDS：称取十二烷基硫酸钠 25g，溶于 50% 乙醇中至 100ml，室温存放；③2mol/L NaCl：称 11.7g NaCl，用蒸馏水配成 100ml 溶液；④氯仿 / 异戊醇：氯仿 24 份与异戊醇 1 份混合；⑤80% 酚：取苯酚 80 份，加蒸馏水 20 份，混匀后装棕色瓶中；⑥0.05mol/L 乙酸缓冲液（pH5.0）：0.5mol/L 乙酸钠 35ml，0.2mol/L 乙酸 15ml，加蒸馏水稀释至 1 000ml，混匀后测 pH 应为 5.0；⑦2mol/L 乙酸钠：取无水乙酸钠 16.4g，用蒸馏水溶解后配成 100ml；⑧95% 乙醇。

二、实验操作

1. 组织 DNA 的分离提取

（1）小鼠剪断颈动脉，放血处死，开腹取其脾及两肾（约 0.3g），浸于预冷至 0℃的 0.14mol/L NaCl–0.01mol/L EDTA 中，洗去血液，剥去周围的脂肪及结缔组织，用滤纸吸干。

（2）将组织剪碎，转入玻璃匀浆器中，加入 0.14mol/L NaCl–0.01mol/L EDTA 液 7ml，旋转上下匀浆，至绝大部分细胞破碎为止。

（3）2 500r/min 离心 15min，吸弃上层液体，向沉淀中再加 0.14mol/L NaCl–0.01mol/L EDTA 液混匀，离心洗涤（如欲获取掺杂 RNA 较少的纯 DNA 时，此步离心洗涤应重复多次）。

（4）经洗涤后的沉淀中加入 3ml 0.14mol/L NaCl–0.01mol/L EDTA，在搅拌下缓缓滴入 25% SDS 0.4ml，转入匀浆器内匀浆，使沉淀悬浮均匀，再加入 2mol/L NaCl 4ml，这时由于大分子脱氧核糖核蛋白的溶出，溶液黏度骤然升高，再匀浆 1 次，使之均匀。

（5）转入三角烧瓶，加等容积的氯仿 / 异戊醇约 8ml，剧烈振摇 10min。3 000r/min 离心 10min，上层为水相，下层为氯仿，中间界面为变性蛋白质。吸出上层水相（如欲获得掺杂蛋白质较少的 DNA，抽提与离心可重复多次，直至界面看不到变性蛋白层为止）。

（6）上层水液边摇边加入等体积 95% 乙醇，即可见有长纤维线状 DNA 析出，用玻璃棒搅之，DNA 纤维即黏缠在玻璃棒上，在瓶壁上尽量将水分挤干。

（7）缠在玻璃棒上的 DNA 纤维溶于 1ml

0.1mol/L NaCl溶液中，待定量和电泳分析。

2. 组织RNA的分离提取

（1）饥饿1日的小鼠放血处死，剖腹取出肝，浸于预冷至0℃的0.05mol/L乙酸缓冲液（pH5.0）中，剥去肝门处的结缔组织，洗去血液，用滤纸吸干。

（2）取0.3g肝，加入0.05mol/L乙酸缓冲液（pH5.0）3ml、25% SDS 0.5ml，移入匀浆器，匀浆后加入等体积80%酚，再匀浆1次。

（3）移入三角烧瓶内，置65℃水浴中继续振摇5~8min，取出后冷却。

（4）3 000r/min离心10~15min，上层水相含有RNA稍混浊，中层为变性蛋白质，下层为酚液，管底残渣含有DNA。吸出上层水相（若要提高RNA的收获量，可向中、下层液中再加1/2体积的乙酸缓冲液，重复65℃水浴中振摇、离心步骤，合并两次的上层水相）。

（5）分别加入1/10体积的2mol/L乙酸钠，2.5倍体积预冷的95%乙醇，混匀，于冷处放置至絮状沉淀充分形成。

（6）3 000r/min离心10min，弃上清，离心管倒置于滤纸片上，尽量使液体流干。

（7）RNA沉淀用蒸馏水1ml溶解，待定量和电泳分析。

三、注意事项

1. DNA和RNA的提取操作应在0~4℃进行。

2. 手上有RNA酶，提取RNA时应戴手套，尽量避免RNA酶污染。

3. 提取DNA时，需待纤维状DNA大分子充分析出后，再用玻璃棒轻轻将其缠捞出来。

实验五 碱裂解法提取质粒DNA

一、实验材料

1. **器材** 台式高速离心机、微量移液器、离心管、振荡器、摇床、水浴锅。

2. **试剂** ①LB培养基（含100μg/ml氨苄西林）；②溶液Ⅰ（GET缓冲液）：25mmol/L Tris-HCl（pH8.0），10mmol/L EDTA，50mmol/L葡萄糖；③溶液Ⅱ（变性液）：200mmol/L NaOH，1% SDS，最好现用现配；④溶液Ⅲ（乙酸钾液）：将5mol/L乙酸钾、冰乙酸、水按6∶1.15∶2.85的比例混合，终浓度钾3mol/L、乙酸根5mol/L，pH为5.6；⑤10×TE缓冲液（pH8.0）：100mmol/L Tris-HCl，10mmol/L EDTA；⑥苯酚/氯仿/异戊醇（25∶24∶1）：量取25ml Tris-HCl（pH8.0）平衡苯酚，加入24ml氯仿和1ml异戊醇，充分混合后，移入棕色玻璃瓶中，4℃保存；⑦10mg/ml RNase A溶液；⑧无水乙醇；⑨异丙醇。

二、实验操作

1. 挑取大肠埃希菌的1个单菌落，接种于3ml LB液体培养基中（含有100μg/ml氨苄西林），37℃振荡培养过夜（250r/min，约12~14h）。

2. 取1ml培养物移入微量离心管中，室温8 000r/min离心1min，弃上清，将离心管倒置，使液体尽可能流尽。

3. 将细菌沉淀重悬于100μl预冷的溶液Ⅰ中，振荡使菌体分散均匀。

4. 加200μl新鲜配制的溶液Ⅱ，颠倒数次混匀，直至菌液逐渐变清。

5. 加入150μl预冷的溶液Ⅲ，将管温和颠倒数次混匀，可见白色絮状沉淀形成。

6. 加入450μl的苯酚/氯仿/异戊醇，振荡混匀，4℃，12 000r/min离心10min。

7. 上清液移入1个新的微量离心管中，加入2.5倍体积预冷的无水乙醇，混匀，室温放置2~5min，4℃，12 000r/min离心15min。

8. 用1ml预冷的70%乙醇洗涤沉淀1~2次，4℃，8 000r/min离心7min，弃上清，室温下晾干沉淀。

9. 沉淀溶于20μl TE（含20μg/ml RNase A），37℃水浴30min以降解RNA分子，-20℃保存备用。

三、注意事项

1. 溶液Ⅱ要新鲜配制，避免NaOH接触空气中的CO_2而使碱性减弱。

2. 裂解过程是关键。首先不要剧烈振动，以免把染色体DNA振成小段而污染质粒DNA。其次要掌握好时间，若裂解时间太短，裂解不完全，会导致质粒DNA得率低；若裂解时间过长，可能会形成染色体DNA污染而影响纯度。

3. 蛋白质的去除以酚/氯仿混合效果最好，

可以多次抽提尽量将蛋白质去除干净。

4. 在沉淀 DNA 时通常使用冰乙醇，同时加入适当的盐（以 0.1~0.25mol/L 为宜），低温放置可使 DNA 沉淀完全。

实验六　紫外分光光度法测定核酸含量

一、实验材料

1. **器材**　紫外分光光度计、比色杯、微量移液器。

2. **试剂**　待测 DNA 或 RNA 溶液、H_2O。

二、实验操作

1. 待测核酸用水做适当稀释。

2. 使用 1cm 光程的石英比色杯，以水调好仪器的零点。

3. 测定并记录样品液的 A_{260} 值。

4. 根据核酸的吸收系数，计算出样品液中核酸的浓度。

DNA 浓度（μg/μl）=50μg/ml × A_{260} × 稀释倍数 /1 000

RNA 浓度（μg/μl）=40μg/ml × A_{260} × 稀释倍数 /1 000

三、注意事项

1. 待测核酸样品必须是纯净的制品，若被蛋白质、酚、琼脂糖或其他核酸、核苷酸污染，则无法测定其准确浓度。

2. 使用与样品相同的溶剂调仪器的零点。缓冲液和水作为溶剂时，吸收系数可能不同。

3. 样品读数应在 0.1~1.0 之间，以保证读数的可靠性。

4. 测定 RNA 浓度时，应确保比色杯无 RNase 污染。可用 0.1mol/L NaOH-1mmol/L EDTA 清洗比色杯，然后以无 RNase 的蒸馏水淋洗。

5. 如在 280nm 有强吸收，则 A_{260}/A_{280} 比值降低，表明有污染物（如蛋白质）的存在；如在 270~275nm 有强吸收，提示有污染的酚存在。

实验七　聚合酶链反应

一、实验材料

1. **器材**　台式高速离心机、0.5ml PCR 薄壁管、微量移液器、PCR 扩增仪、电泳仪。

2. **试剂**　①DNA 模板；②合成的特异引物；③10 × PCR 缓冲液（含 Mg^{2+}）；④2mmol/L dNTP 混合液（含 dATP、dCTP、dGTP、dTTP 各 2mmol/L）；⑤耐高温 *Taq* DNA 聚合酶；⑥H_2O。

二、实验操作

1. 在冰浴中，按以下次序将各成分加入无菌 0.5ml 薄壁离心管中：

10 × PCR 缓冲液	5μl
2mmol/L dNTP 混合液	4μl
引物 1（10pmol/L）	2μl
引物 2（10pmol/L）	2μl
Taq 酶（2U/μl）	1μl
DNA 模板（50ng/μl~1μg/μl）	1μl
加 H_2O 至	50μl

2. 设置反应程序，例如：95℃预变性 3~5min；循环扩增阶段为 95℃ 30s → 55℃ 45s → 72℃ 30s，循环 25~30 次；最后在 72℃延伸 7min。

3. 将步骤 1 的混合液充分混匀后稍加离心，立即置步骤 2 设定好的 PCR 仪上扩增。

4. 待反应环境温度降至室温，取出 PCR 产物，置于 4℃待电泳检测或 -20℃保存备用。

5. 取 5~10μl PCR 产物进行电泳检测。

三、注意事项

1. PCR 反应需在无 DNA 污染的干净环境中进行，确保所有试剂均无核酸和核酸酶的污染。

2. PCR 试剂配制应使用高质量的新鲜双蒸水，采用 0.22μm 滤膜除菌或高压灭菌。

3. 试剂应先以大体积配制，然后分装到每个反应管，以减小加样误差。

4. PCR 反应所需试剂应完全融化并充分混匀方可使用。

实验八 DNA重组

一、实验材料

1. 器材 台式高速离心机、微量移液器、电泳仪、恒温培养箱、水浴锅、微波炉、凝胶成像仪、保温桶、恒温摇床、无菌工作台、低温冰箱。

2. 试剂 DNA溶液、限制性核酸内切酶、酶切缓冲液、10× 上样缓冲液、5×TBE、琼脂糖、10mg/ml溴化乙锭液（EB）、胶回收试剂盒、T4 DNA连接酶、10×DNA连接酶缓冲液、*E.coli* DH5α菌株、LB液体培养基（Luria-Bertani）、LB固体培养基、0.05mol/L $CaCl_2$ 溶液、含15%甘油的0.05mol/L $CaCl_2$、50mg/ml氨苄西林（Amp）母液、含Amp的LB固体培养基平板。

二、实验操作

1. 载体DNA和目的基因的限制性核酸内切酶酶切

（1）在0.5ml或1.5ml离心管中依次加入反应组分：

DNA	0.2~1μg
10× 酶切反应缓冲液	2.0μl
限制性核酸内切酶	1~2U
加 H_2O 至	20μl

限制性核酸内切酶最后加，轻轻混匀，稍加离心，最适温度孵育，一般37℃水浴放置1h。

（2）酶切结束时，加入0.5mol/L EDTA（pH8.0）使终浓度达10mmol/L以终止反应，或将反应管在65℃水浴放置10min以灭活限制性核酸内切酶。

（3）取适量酶切产物与上样缓冲液混匀，进行琼脂糖凝胶电泳，以未经酶切的DNA作对照，紫外灯下检测、拍照。

2. 酶切后DNA片段的电泳分离

（1）制备琼脂糖凝胶：①称取1g琼脂糖加入0.5×TBE缓冲液100ml，在微波炉上加热融化；②冷却至放在手背上不觉烫手（约50℃）后，加入EB至终浓度约为0.5μg/ml；③将溶胶液倒入架有梳子的制胶槽中，室温放置，待胶液充分固化后，拔出梳子；④将凝胶小心移入电泳槽中，并倒入0.5×TBE至高出胶面1~2mm，接好电源线。

（2）DNA样品中加入1/10体积的10× 上样缓冲液，混匀后，用微量移液器加入样品孔内。

（3）接通电源，电压应小于5V/cm，待上样缓冲液中的溴酚蓝泳动至适当位置时，关闭电源。

（4）在254nm的紫外灯下观察，EB标记的DNA条带呈现橘红色荧光，用凝胶成像仪拍照。

3. 酶切后DNA片段切胶回收纯化

（1）紫外灯下切下含待回收DNA的凝胶，置1.5ml离心管中，称重，不足100mg以水补齐。加入溶胶缓冲液（每100mg凝胶加300μl），置50℃水浴10min，每2min混匀1次。

（2）加入异丙醇（每100mg凝胶加异丙醇100μl），混匀（注：若回收片段小于4kb且大于500bp，则此步骤可省略）。

（3）将具有核酸吸附能力的吸附柱放在2ml收集管上，将上述溶液加于柱上。

（4）4℃，13 000r/min离心1min，弃去收集管中的液体。

（5）加入500μl纯化液于柱上，4℃，13 000r/min离心1min，弃去收集管中的液体。

（6）加入750μl洗涤缓冲液于柱上，4℃，13 000r/min离心1min，弃去收集管中的液体。

（7）4℃，13 000r/min离心1min，弃去收集管。

（8）将吸附柱放于一个新的1.5ml离心管上，加50μl H_2O（视回收DNA的量不同进行调整）于柱上。放置1min，4℃，13 000r/min离心1min。

4. 目的基因与载体片段的连接

（1）在离心管中依次加入下列反应组分：酶切后经纯化的载体片段50~100ng，酶切后经纯化的目的基因片段（载体与目的基因的摩尔数比为1∶1~1∶5），补足 H_2O 至8μl。

（2）轻轻混匀，稍加离心，56℃水浴5min后，迅速转入冰浴。

（3）加入10×DNA连接酶缓冲液1μl，T4 DNA连接酶2~4U，用 ddH_2O 补至10μl，稍加离心，于14~16℃保温桶中水浴8~14h。

5. 感受态细胞的制备

（1）保存于-70℃的大肠埃希菌DH5α用接种环划菌于LB固体培养基平板上，37℃恒温倒置培养至单菌落出现（约14~16h）。

（2）从LB平板上挑取*E. coli* DH5α单菌落，接种于 3~5ml LB 液体培养基中，37℃振荡培养约 12h。

（3）将菌液以 1∶100~1∶50 的比例接种于 100ml LB 液体培养基中，37℃振荡培养 2~3h 至 A_{600}=0.5 左右。

（4）将培养好的菌液转入离心管中，冰上放置 10min，然后于低温离心机中 4℃，3 000r/min 离心 10min。

（5）弃上清，用预冷的 0.05mol/L 的 $CaCl_2$ 溶液 10ml 轻轻悬浮细胞，冰上放置 15~30min，于低温离心机中 4℃，3 000r/min 离心 10min。

（6）弃上清，加入 4ml 预冷的含 15% 甘油的 0.05mol/L 的 $CaCl_2$ 溶液，轻轻悬浮细胞，冰上放置几分钟。

（7）感受态细胞分装成 200μl 的小份，贮存于 -70℃可保存半年。

6. 重组 DNA 的转化与筛选

（1）从 -70℃冰箱中取 200μl 感受态细胞悬液，置于冰上解冻。

（2）加入适量的连接产物（一般不超过 10μl），轻轻混匀，冰浴 30min。

（3）于 42℃热休克 90s，迅速转移至冰浴中，继续冰浴 2~3min。

（4）加入 LB 液体培养基 200μl，于 37℃，150r/min 摇动孵育 45min。

（5）将培养物适量涂于含有 Amp 的 LB 固体培养基平板（需根据质粒性质添加抗生素），待平板表面没有液体时，37℃恒温培养箱倒置培养 12~16h。

（6）按照实验五的步骤提取重组质粒，按前述步骤进行限制性核酸内切酶酶切鉴定，或者按照实验七的步骤鉴定重组质粒中是否能够扩增出目的基因片段。

三、注意事项

1. 载体 DNA 和目的基因的限制性核酸内切酶酶切 ①酶体积不要超过反应总体积的 10%，否则会出现非特异性切割；②同时进行多种酶消化时，若缓冲液条件相同，可同时加入，否则，先做低温或低盐的酶消化，再做高温或高盐的酶消化。

2. 酶切后 DNA 片段的电泳分离 ①琼脂糖溶液若在微波炉里加热过长时间，溶液将过热并暴沸；②倒胶时的溶液温度太低可致凝固不均匀，倒胶速度太快容易出现气泡；③连接电泳仪时，正负极方向必须正确，其中点样孔方向为负极；④溴化乙锭是致癌物，操作时要注意防护，还应注意不污染环境。

3. 酶切后 DNA 片段切胶回收纯化 紫外灯下切下含待回收 DNA 的凝胶时，要衬以干净的塑料薄膜，使用无 DNA 污染的新刀片，以防止外源 DNA 的污染。

4. 目的基因与载体片段的连接 连接反应需要设置严格的对照：对照 1 只有载体无目的基因，以排除载体自连接的可能性；对照 2 只有目的基因没有载体，以排除目的基因被污染的可能性。

5. 感受态细胞的制备 ①制备感受态细胞时，不要用经过多次转接或储于 4℃的培养菌，最好用 -70℃或 -20℃甘油保存的菌种直接活化。细胞生长密度以刚进入对数生长期为好，此时，DH5α 菌株的 A_{600} 约为 0.5（细胞密度约 5×10^7/ml）。②严格无菌操作。所用耗材和试剂都需高压灭菌，并注意防止被其他试剂、DNA 酶或杂 DNA 所污染。

6. 重组 DNA 的转化与筛选 ①所有器具和试剂都需高压灭菌，部分实验操作需要在超净工作台中进行；②热休克的温度和时间必需准确掌握，操作时切勿振摇；③重组质粒的转化需要设置严格的对照：对照 1 是阳性质粒对照（未经酶切的空质粒），检测转化过程是否有效；对照 2 是无质粒对照（实验中使用 ddH_2O），检测感受态细胞是否被污染。

实验九 蛋白质印迹

一、实验材料

1. 器材 电转移装置（湿转）、电源、滤纸、硝酸纤维素膜、可热封的塑料袋、玻璃平皿、摇床、浅盘、X 光片、感光盒、封口机。

2. 试剂 ①RIPA 缓冲液：0.5mol/L NaCl，10mmol/L Tris-HCl（pH7.5），1% Triton X-100，0.1% SDS，1% 脱氧胆酸钠，5mmol/L EDTA，临用前加入蛋白酶抑制剂（35μg/ml PMSF，0.7μg/ml pepstatin，0.5μg/ml leupeptin）；②抗靶蛋白特异性抗体（一抗），适当稀释于封闭液中；辣根过氧物化酶或碱性磷酸酶偶联的二抗，适当稀释于

TTBS缓冲液中；③转移缓冲液：取Tris碱3.03g、甘氨酸14.41g、甲醇200ml，加水至1 000ml；④丽春红染液：丽春红2g，三氯乙酸30g，磺基水杨酸30g，加水至100ml，4℃贮存；⑤TBS缓冲液：Tris碱12.114g，NaCl 9g，加900ml去离子水溶解，浓盐酸调pH至7.5，定容至1 000ml，4℃贮存；⑥TTBS缓冲液（洗涤液）：TBS缓冲液500ml，Tween20 0.5ml，充分混匀，4℃贮存；⑦封闭液：5g脱脂奶粉溶于100ml TTBS缓冲液中，现用现配；⑧NBT/BCIP显色剂（碱性磷酸酶显色底物）：NBT 20μl，BCIP 20μl，工作液[0.1mol/L NaCl，0.1mol/L Tris-Cl（pH9.5），5mmol/L $MgCl_2$]1ml，配制后30min内使用；⑨DAB显色剂（辣根过氧化物酶显色底物）：6mg DAB（二氨基联苯胺）溶解于9ml 0.01mol/L Tris-Cl（pH7.6），再加入1ml 0.3% $CoCl_2$，过滤除去沉淀，临用前加入30% H_2O_2 30μl；⑩ECL化学发光试剂盒、显影液、定影液。

二、实验操作

1. 细胞样品的裂解 ①收集2×10^7细胞，室温800r/min离心5min，弃培养液上清；②用1×PBS洗涤细胞沉淀，800r/min离心5min，弃上清；③加入1ml预冷的RIPA缓冲液，使细胞充分悬浮，4℃放置30min；④4℃，12 000r/min离心10min，将细胞裂解物上清吸入新的离心管中，进行蛋白质定量。

2. 蛋白质样品的SDS-PAGE 参见实验二。

3. 将蛋白质从凝胶电转移至固相基质 ①电泳结束后取出凝胶，切去浓缩胶，将分离胶浸泡于转移缓冲液中。②准备与胶同样大小的硝酸纤维素膜1张和滤纸6张，浸泡于转移缓冲液中。③电转移（湿转）：取转移缓冲液浸泡过的3张滤纸，将浸泡好的凝胶放于其上，再将硝酸纤维素膜置于凝胶上，上面再放3张滤纸，然后夹于塑料板夹的两张海绵垫片间。叠放过程中，滤纸、胶与膜应对齐，并赶尽气泡。叠放完成后关上夹子，将夹子浸泡于装有转移缓冲液的电泳槽中，使凝胶靠近电源负极，硝酸纤维素膜靠近电源正极。将电泳槽放入冰浴中，以保证整个电转移过程在低温下进行。接通电源，恒压100V转移1~3h。④转移结束后断开电源，将凝胶取出放于考马斯亮蓝溶液中染色；将膜取出放入丽春红染液中染色，待蛋白带出现后，标记膜的上下、正反面及蛋白标准品的位置，然后用TTBS缓冲液洗膜至完全脱色。

4. 免疫检测 ①将硝酸纤维素膜放入玻璃平皿中，加40ml新鲜配制的封闭液，室温下平摇30~60min，或4℃平摇过夜；②按抗体的效价用封闭液稀释抗靶蛋白特异性抗体（一抗），将硝酸纤维素膜放于可热封的塑料袋中，加入稀释后的一抗1~2ml，排尽气泡封口，室温下平摇1~2h，或4℃平摇过夜；③将硝酸纤维素膜放入玻璃平皿中，用TTBS缓冲液洗膜4次，每次平摇10~15min；④按抗体的效价用TTBS缓冲液稀释二抗，将硝酸纤维素膜放于可热封的塑料袋中，加入稀释后的第二抗体1~2ml，排尽气泡封口，室温下平摇30~60min；⑤将硝酸纤维素膜放入玻璃平皿中，用TTBS缓冲液洗膜4次，每次平摇10~15min；⑥再用TBS缓冲液洗膜10~15min；⑦根据二抗上偶联酶的种类和实验现有材料选择显色方式。

5. ECL化学发光 将ECL试剂均匀覆盖硝酸纤维素膜，发光显影，于暗室条件下压X光片，曝光适当时间，显影，定影。

6. 辣根过氧化物酶显色 将DAB显色剂均匀覆盖硝酸纤维素膜，避光显色5~30min，用双蒸水终止显色反应，吸干水分，照相并避光干燥保存。

7. 碱性磷酸酶显色 将NBT/BCIP显色剂均匀覆盖硝酸纤维素膜，避光显色5~20min，用PBS终止显色反应，吸干水分，照相并避光干燥保存。

三、注意事项

1. 电转移效率是蛋白质印迹实验的关键质量控制点之一。延长转膜时间，样品蛋白质可能穿透硝酸纤维素膜而丢失（PVDF膜损失蛋白较少）；缩短转膜时间，则样品蛋白质转移不完全。可用丽春红染料对电转移后的膜进行染色，判断蛋白质的转移效率，随后用TTBS缓冲液洗去染料进行后续实验。

2. 一抗和二抗浓度的选择应根据检测方法而定，这是蛋白质印迹实验的又一个质量控制点。若抗体浓度过高，检测到的背景脏、信噪比小；而抗体浓度过低，则可能检测不到信号。一般来说，ECL检测使用的抗体浓度较低，而酶显色检测需要的抗体浓度较高。

（赵 晶）

附录Ⅲ　分子生物学实验设计中的常见错误

分子生物学实验的设计和实施主要涉及4个质量控制点：①实验的可行性。原则上实验方法应尽可能简单，能够在不同层面互相印证。②实验的可靠性。实验必须重复性好，并进行统计分析。③实验的准确性。通过设立严格的对照，排除系统误差和操作误差。④实验的客观性。切忌片面分析实验结果，下结论时须严谨。

一、对照设置不严格

设立对照是为排除无关因素的干扰，以保证实验结果与待研究的目的因素之间的直接相关性。干扰因素分为两类：①实验系统本身的误差，也就是实验的本底（即去掉了目的因素后的实验体系还有没有目的效应），这类干扰因素可通过设立系统对照来排除。②实验操作手法的误差，如转染试剂对细胞有无影响、药物处理的时间和顺序对细胞有无影响等，这类干扰因素可通过设立操作对照来排除（表附Ⅲ-1）。

二、实验方法选择不合理

选择实验方法时，应首先从整体上考虑，将特定实验目的分解成不同层面，如体内与体外、功能获得与功能丧失、人工设计与生理状态等，然后在某个层面进行局部设计。要尽量选择能够说明问题的最简单的实验方法，这就需要对不同实验方法的优缺点做到心中有数，一般同时选择两种以上的方法使之能够相互印证（表附Ⅲ-2）。

三、实验实施不恰当

一般来说，成功的实验操作离不开巧动手、细观察、勤思考。巧动手包含两层含义：①操作手法要规范，附录Ⅰ总结了分子生物学微量操作的一般原则，供读者参考。②实验操作要稳定，实验组间和实验批次间均具有可重复性。细观察是指不要

表附Ⅲ-1　实验对照设计常见错误

	举例	错误分析	改进措施
系统对照不严格	研究肿瘤时仅选择肿瘤细胞作为实验材料	缺少相应的正常细胞对照，肿瘤细胞与正常细胞的遗传背景不同	选用肿瘤细胞和相同来源的正常细胞，选用成对的肿瘤组织与癌旁组织
	研究特定刺激条件下某分子的作用时，仅检测该分子的表达水平和活性	缺少证明刺激有效的对照，这对于解释阴性结果尤为重要。如果该分子不变化，可能是因为刺激条件无效	选择刺激通路下游效应分子来验证刺激是否有效，无刺激（阴性对照）该指示分子不活化，刺激后（阳性对照）活化
操作对照不严格	共转染不同的质粒组合时，不同实验组转染DNA的总量不同	未保证组间转染条件一致，转染不同数量的DNA可能影响细胞状态及基因表达，干扰结果判定	用空载体补平各组差异，保证各实验组转染的DNA总量相同，同时设立相同含量的空载体对照
	研究抑制剂对细胞的剂量效应时，各实验组加入了不同体积的抑制剂溶液	未保证组间处理条件一致，有些特殊溶剂（如DMSO）会影响细胞生长，各实验组使用不同体积的DMSO，必然干扰实验结果	配置不同浓度的抑制剂母液，做相同倍数的稀释，保证加入各组细胞的抑制剂体积完全一致，同时设置相同体积的DMSO对照

漏掉任何微小的实验现象，分子生物学是一门实验科学，很多重要发现就是来自于细心的观察。勤思考是对所观察到实验现象的推理分析，思维要严谨，且需要下一步的实验设计来验证（表附Ⅲ-3）。

表附Ⅲ-2 实验方法常见错误

举例	错误分析	改进措施
研究两个蛋白质分子的相互作用，仅观察免疫共沉淀指标	免疫共沉淀只能说明两个分子共存于同一个复合物中，不能说明是不是直接的相互作用	不同方法互相印证。可选用共定位实验，说明两个分子是否存在相同的亚细胞定位；同时可选择用纯化蛋白质做体外实验，证实二者是否直接相互作用
研究某个基因的功能时，仅用过表达该基因的模型	选择的实验方法仅属于同一层面，缺乏说服力	补充小分子抑制剂、RNA 干扰实验、挽救（rescue）实验；使用内源性高、中、低水平表达该基因的细胞系
用极端条件刺激细胞，如过高浓度的过氧化氢	实验条件在生理情况下不可能存在，所得实验结果属于人造现象	选择生理情况下可能存在的刺激条件进行量效研究和时效研究，客观反映该信号通路的生理功能

表附Ⅲ-3 实验实施中常见错误

举例	错误分析	改进措施
多样品定量操作时，各组所加试剂小于 1μl	加样误差增加了组间和批间差异	见附录Ⅰ
对细胞进行特定处理时，直接应用文献中报道的剂量和时间	不能照搬别人的处理条件。不同细胞系、甚至不同人的细胞培养习惯，都可能引起敏感性的差异	重新进行量效实验确定合适的使用剂量，做时效实验确定合适的处理时间
研究小分子化合物的生物学功能时，仅使用一个剂量	小分子化合物的生物学效应可能随剂量、时间而变化，甚至存在双重效应	避免单剂量实验，应分别设计量效实验和时效实验，从而做出全面、客观的评价
分几批进行基因瞬时转染后检测表型时，只观察一批的转染效率	瞬时转染的效率每批次都不同，不能一劳永逸地只检测一批转染效率	每批次进行瞬时转染时，都需要检测其转染效率，以此作为表型观察必须扣除的背景

四、定量实验数据超出线性范围

对实验结果的分析往往不仅仅限于全或无的判定，通常情况下需要对样品进行半定量分析，比较其含量变化和活性变化。判定这种变化的基本前提是所得实验结果必须在线性范围内，任何超过线性范围的实验结果均不具有可比性（表附Ⅲ-4）。

表附Ⅲ-4 定量实验常见错误

举例	错误分析	改进措施
定量所用标准品的系列浓度超出反应线性范围；样品浓度不在标准曲线范围内	标准曲线绘制不可靠；测定标准品和样品均存在浓度过大则达饱和、浓度过小则检测不出的问题	确定标准品系列浓度时，去掉过大的浓度和过小的浓度，严格保证标准曲线处于线性范围；样品超出标准曲线之外，应予稀释或浓缩
酶学实验时，设定的实验条件不符合酶反应的线性范围，就盲目比较各种因素对酶的影响	酶的反应条件选择不合适，导致酶的反应速度不在线性范围内，所得结果不可比	预实验优化酶的各种反应条件，严格保证酶的反应速度处于线性范围内
蛋白印迹实验时，在过度显影状态下比较各组蛋白质样品的含量、磷酸化状态	曝光过度导致目的条带过粗，超过其线性范围，不具有可比性	减少曝光时间，增加抗体稀释度，改用敏感度较小的显影试剂和方法，减少上样量
进行 PCR 半定量检测时，在循环数过多的情况下，比较各组样品的核酸含量	PCR 循环数过多导致反应达到平台期，超出了模板扩增的线性范围，不能进行组间比较	减少 PCR 的循环数，使扩增产物的量始终处于线性范围内。实时定量 PCR 技术可以准确地判断扩增反应的线性范围

五、结论不严谨

实验结论建立在对实验结果的分析推理基础上，需要具备透过实验现象看本质的逻辑思维能力，是对实验所用工作模型的高度凝练，为梳理下一步实验思路提供基本依据。实验结果分析是否全面，所得结论是否客观、可靠，决定着未来实验的方向是继续拓展当前思路还是尝试其他思路。结论好比“风向标”，一旦指示错误，就会导致实验走向“死胡同”。

要得出严谨的结论，必须抓好3个环节：①明确所用实验方法的本质。②选择合理的数据分析方法。③严密逻辑推理的过程。有效的做法是根据实验现象穷举所有可能的解释，然后逐一否定这些思路，否定过程需要设计更多的实验来验证，最后否定不了的就是正确的结论。切忌想当然，避免片面地作出判断（表附Ⅲ-5）。

表附Ⅲ-5　实验结论推导的常见错误

	举例	错误分析	改进措施
实验本质不明确	通过MTT实验观察某种小分子化合物对细胞的影响，与溶剂对照组相比，实验组细胞的相应数值下降，即下结论为该小分子化合物导致细胞死亡	MTT实验可检测所有活细胞，实验组比对照组数值低，说明实验组的活细胞总数比对照组少，包含了生长抑制、增殖抑制、细胞死亡三种可能性，需要逐一进行分析判断	若小分子化合物抑制细胞生长，可观察形态；若小分子化合物抑制细胞增殖，可进行细胞计数、细胞周期测定；若小分子化合物引起细胞死亡，可台盼蓝染色计数，还可进一步检测凋亡、焦亡等各种指标
	检测细胞凋亡时，观察不到DNA片段化现象，就认为该条件不能诱导细胞凋亡	DNA片段化只代表细胞核凋亡表型，不能排除该条件下通过细胞核外的其他途径执行细胞凋亡	分别检测凋亡的细胞膜指标、细胞核指标、细胞液指标、线粒体指标等，确定凋亡的途径和类型
数据分析不合理	没有进行统计分析，表格中的数值没有标准差，图中的数据没有显示误差线	缺少对实验数据的统计分析，单次的实验结果具有偶然性，不能被认定为有效数据	独立平行实验至少三次，每次均包含样品处理、实验操作、数据分析，三次数据进行统计分析，用平均值与标准差表示
	分别用X-EGFP、Y-EGFP融合基因瞬时转染细胞后，蛋白印迹比较它们的下游效应分子Z的表达量变化，用肌动蛋白作为上样对照	上样对照选择错误，肌动蛋白只能代表全部细胞，不能代表转染细胞。如果X-EGFP、Y-EGFP两种基因的瞬时转染效率不同，必将干扰结果判定	改用EGFP作为上样对照，因为只有被转染的细胞才能表达EGFP。用Z分子表达量与EGFP表达量的比值表示最终结果，完全排除了瞬时转染效率不同这一干扰因素
逻辑推理不严密	在MCF7细胞中运用RNA干扰技术下调某种基因的表达，研究其表型，就以该基因对乳腺癌的作用下结论	仅用1种细胞不能代表全部乳腺癌类型，而且下调该基因后并未检测家族其他成员是否变化，其作用的特异性不能肯定	下结论时特别要指明当前特定的实验条件，包括使用的具体模型和实验方法，切忌夸大实验结果，以点概面和以偏概全
	过表达A基因后，观察到B基因表达下调，就下结论A基因抑制B基因表达	伴生现象不等于因果关系。可能A基因直接抑制B基因表达，也可能A基因间接下调B基因的表达	注意各种分子事件的时间顺序，初步判断直接效应或次级效应的可能性，在转录水平、翻译水平、翻译后水平验证
	蛋白激酶A的基因表达与B分子的高磷酸化水平呈现正相关，就下结论A可以磷酸化B	缺少磷酸化的直接实验证据，因为有可能A的作用是募集蛋白激酶C，由C催化了B的磷酸化	补充体外激酶实验，证明A是否可以直接磷酸化B。如果是直接磷酸化，可以进一步寻找磷酸化位点
	在细胞水平观察到，A过表达时B和C的表达均增高，B过表达时C的表达也增高，由此得出结论A作用于B，B作用于C	逻辑推理不严谨，中间链条B的存在不具有合理性，缺少直接的实验证据，不能说明A是通过B引起C	增加中间链条的实验设计如下：抑制B表达后，虽然A存在，但是C表达不增高；此时，当逐渐补回B的量后，C表达才逐渐增高

（赵　晶）

附录Ⅳ 分子生物学实验资料参考

一、常用试剂与缓冲液的配制

（一）蛋白质电泳试剂

溶液	配制方法	说明
30% 丙烯酰胺	将 29g 丙烯酰胺和 1g N，N′- 亚甲双丙烯酰胺溶于总体积 60ml 水中，溶解后加水至终体积 100ml，用 0.45mm 孔径过滤除菌，置棕色瓶中 4℃保存	丙烯酰胺有神经毒性并可通过皮肤吸收，作用具累积性。配制时应戴手套和口罩。聚丙烯酰胺无毒
10% 过硫酸铵	1g 过硫酸铵溶于水至终体积为 10ml	该溶液可在 4℃保存 2 周左右，超过期限会失去催化作用
10% 十二烷基硫酸钠（SDS）	在 900ml 水中溶解 100g SDS；加热至 68℃助溶，加入几滴浓 HCl 调节 pH 值至 7.2，加水定容至 1L，分装备用	SDS 的微细晶粒易于扩散，因此称量时要戴口罩，称量完毕后要清除残留在称量工作区和天平上的 SDS
5×SDS-PAGE 上样缓冲液	称取 0.5g SDS，25mg 溴酚蓝，2.5ml 甘油，加去离子水定容至 5ml，每份 0.5ml 分装，用前每份中加入 25μl β- 巯基乙醇	未加 β- 巯基乙醇前可在室温长期保存，加入 β- 巯基乙醇后可在室温保存 1 个月左右
浓缩胶缓冲液 1mol/L Tris-HCl	6.06g Tris 溶解在 40ml 水中，用 4mol/LHCl 调至 pH6.8，加水到 50ml	4℃保存
分离胶缓冲液 1.5mol/L Tris-HCl	9.08g Tris 溶解在 40ml 水中，用 4mol/L，HCl 调至 pH8.8，加水到 50ml	4℃保存
5×SDS-PAGE 电泳缓冲液	Tris 3.78g，甘氨酸 23.5g，SDS 1.25g，加水到 250ml 溶解	应用液稀释 5 倍
0.25% 考马斯亮蓝染色液	1.25g 考马斯亮蓝 R-250，溶于 227ml 水中，加甲醇 227ml，加冰乙酸 46ml	
考马斯亮蓝脱色液	量取 100ml 乙酸，乙醇 50ml，去离子水 850ml，充分混合后使用	

（二）核酸电泳试剂

溶液	配制方法	说明
1% 琼脂糖	1g 琼脂糖粉于 100ml 0.5×TBE（TAE）中，加热到完全融化	待其冷却到不烫手时再灌到槽中
溴化乙锭（10mg/ml）	在 100ml 水中加入 1g 溴化乙锭，磁力搅拌数小时以确保其完全溶解，用铝箔包裹容器，避光保存于室温	注意：溴化乙锭是强诱变剂并有中度毒性，使用含有这种染料的溶液时务必戴上手套，称量染料时要戴口罩

续表

溶液	配制方法	说明
5×TBE 缓冲液	称取 54g Tris 碱，27.5g 硼酸，加 800ml 去离子水溶解，定容至 1L	工作液浓度为 0.5×
50×TAE 缓冲液	称取 242g Tris 碱，57.1ml 冰乙酸，100ml 0.5mol/L EDTA（pH8.0），定容至 1L	储存液稀释 50 倍为应用液
10×MOPS 缓冲液	称取 41.8g MOPS，在 700ml DEPC 处理水中搅拌溶解，调 pH 至 7.0，加入 20ml 1mol/L NaOAc，20ml 0.5mol/L EDTA，加 DEPC 处理水定容至 1L	需避光保存。溶液见光或高温灭菌后会变黄。溶液变黄后仍可使用，但变黑后不能继续使用
6× 上样缓冲液（DNA 电泳用）	称取 0.44g EDTA，0.025g 溴酚蓝，0.025g 二甲苯青，加去离子水 20ml，加入甘油 18ml，调节 pH 至 7.0，加去离子水定容至 50ml	
10× 上样缓冲液（RNA 电泳用）	称取 0.025g 溴酚蓝，0.025g 二甲苯青，加 0.2ml 0.5mol/L EDTA（pH8.0），加入 5ml 甘油，加 DEPC 处理水定容至 10ml	

（三）核酸、蛋白质杂交及印迹实验试剂

溶液	配制方法	说明
20×SSC	在 800ml 水中溶解 175.3g NaCl 和 88.2g 柠檬酸钠，加入数滴 10mol/L NaOH 溶液调节 pH 值至 7.0，加水定容至 1L，分装后高压灭菌	
20×SSPE	在 800ml 水中溶解 17.3g NaCl、27.6g $NaH_2PO_4 \cdot H_2O$ 和 7.4g EDTA，用 NaOH 溶解调节 pH 值至 7.4（约需 6.5ml 10mol/L NaOH），加水定容至 1L，高压灭菌	
50×Denhardt's 液	5g 聚蔗糖（Ficoll，400 型，Pharmacia）、5g 聚乙烯吡咯烷酮和 5g BSA，加水至终体积为 500ml	用于 Northern 杂交、使用 RNA 探针的杂交、单拷贝序列的 Southern 杂交、将 DNA 固定于尼龙膜上的杂交
10mg/ml 鲑精 DNA	鲑精 DNA 溶解于水配制成 10mg/ml 的浓度，将溶液中 NaCl 的浓度调至 0.1mol/L，用酚和酚 / 氯仿各抽提一次，回收水相。剪切 DNA，乙醇沉淀。离心回收 DNA 并重溶于水，配制成 10mg/ml 的浓度，测定并计算出浓度，煮沸 10min	分装成小份保存于 -20℃。用于 Southern 杂交及原位杂交，使用前置沸水浴中加热 5min，然后迅速在冰浴中骤冷；DNA 剪切方法是使溶液快速通过 17 号注射针头 12 次
DNA 变性缓冲液	称取 87.7g NaCl，20g NaOH，加入 800ml 去离子水，定容至 1L	
Southern 杂交液	量取 30ml 20× SSC 或 20× SSPE，10ml 50× Denhardt's，5ml 10% SDS，1ml 10mg/ml 鲑精 DNA，54ml 去离子水，充分混匀	经 0.45μm 滤膜过滤后使用
Northern 杂交液	量取 30ml 20× SSC 或 20× SSPE，10ml 50× Denhardt's，5ml 10% SDS，1ml 10mg/ml 鲑精 DNA，50ml 甲酰胺，4ml 去离子水，充分混匀	经 0.45μm 滤膜过滤后使用
蛋白印迹转移缓冲液	称取 5.8g Tris，2.9g 甘氨酸，0.37g SDS，加入 800ml 去离子水充分搅拌溶解，加入 200ml 甲醇	
TBST 缓冲液	称取 8.8g NaCl，20ml 1mol/L pH8.0 Tris-HCl，去离子水 800ml，0.5ml Tween20 充分混匀，加去离子水定容至 1L	
蛋白印迹封闭缓冲液	称取 2.5g 脱脂奶粉加入 50 ml TBST 缓冲液充分搅拌溶解	此封闭液应现用现配

（四）分子克隆实验常用试剂

溶液	配制方法	说明
1×TE	取10ml 1mol/L pH8.0 Tris-HCl，2ml 0.5mol/L EDTA（pH8.0），加去离子水至1L，分装至每瓶100ml，高压灭菌	用于溶解DNA
0.1mol/L腺苷三磷酸（ATP）	在0.8ml水中溶解60mg ATP，用0.1mol/L NaOH调pH值至7.0，用蒸馏水溶至1ml	分装成小份保存于-70℃
1mol/L $CaCl_2$	在200ml纯水中溶解54g $CaCl_2 \cdot 6H_2O$，用0.22μm滤器过滤除菌，分装成100ml小份贮存于-20℃	
2.5mol/L $CaCl_2$	在20ml蒸馏水中溶解13.5g $CaCl_2 \cdot 6H_2O$，用0.22μm滤器过滤除菌	分装成1ml小份贮存于-20℃
放线菌素D	把20mg放线菌素D溶解于4ml 100%乙醇中，1∶10稀释贮存液，用100%乙醇作空白对照读取OD_{440}值。1mg/ml放线菌素D溶液在440nm处吸光值为0.182	避光保存于-20℃；致畸剂和致癌剂，配制时戴手套并在通风橱内操作，谨防吸入或接触
IPTG	IPTG为异丙基硫代-β-D-半乳糖苷（分子量为238.3），在8ml蒸馏水中溶解2g IPTG后，用蒸馏水定容至10ml，用0.22μm滤器过滤除菌	分装成1ml小份贮存于-20℃
X-gal	X-gal为5-溴-4氯-3-吲哚-β-D-半乳糖苷。用二甲基甲酰胺溶解X-gal配制成20mg/ml的贮存液。	需避光，-20℃保存
β-巯基乙醇（β-ME）	一般购得的是14.4 mol/L溶液，棕色瓶中保存于4℃	含β-ME的溶液不能高压灭菌
1mol/L二硫苏糖醇（DTT）	用20ml 0.01mol/L乙酸钠溶液（pH5.2）溶解3.09g DTT，过滤除菌后分装成1ml小份贮存于-20℃	DTT或含有DTT的溶液不能进行高压灭菌处理
NBT	将0.5g氯化氮蓝四唑溶解于10ml 70%的二甲基甲酰胺中，保存于4℃	
酚/氯仿	把酚和氯仿等体积混合后用0.1mol/L Tris·Cl（pH7.6）抽提几次以平衡这一混合物，置棕色玻璃瓶中，上面覆盖等体积的0.01mol/L Tris·Cl（pH7.6）液层	保存于4℃；酚腐蚀性很强，并可引起严重灼伤，操作时应戴手套及防护镜
1mol/L乙酸钾（pH7.5）	将9.82g乙酸钾溶解于90ml纯水中，用2mol/L乙酸调节pH值至7.5后加入纯水定容到1L	保存于-20℃
乙酸钾溶液	在60ml 5mol/L乙酸钾溶液中加入11.5ml冰乙酸和28.5ml水，即成钾浓度为3mol/L而乙酸根浓度为5mol/L的溶液	用于碱裂解提取质粒DNA
10mmol/L苯甲基磺酰氟（PMSF）	用异丙醇溶解PMSF成1.74mg/ml（10mmol/L），分装成小份贮存于-20℃。如有必要可配成浓度高达17.4mg/ml的贮存液（100mmol/L）	PMSF严重损害呼吸道黏膜、眼睛及皮肤，吸入、吞进或通过皮肤吸收后有致命危险
0.5mol/L EDTA（pH8.0）	在800ml水中加入186.1g乙二胺四乙酸二钠（$EDTA\text{-}Na \cdot 2H_2O$），剧烈搅拌，用NaOH调节pH值至8.0（约需20g NaOH）然后定容至1L，分装后高压灭菌备用	EDTA二钠盐需加入NaOH将溶液的pH值调至接近8.0时，才能完全溶解
3mol/L乙酸钠（pH5.2和pH7.0）	在800ml水中溶解408.1g三水乙酸钠，用冰乙酸调节pH值至5.2或用稀乙酸调节pH值至7.0，加水定容到1L，分装后高压灭菌	
1 mol/L乙酸镁	在800ml水中溶解214.46g四水乙酸镁，用水定容至1L过滤除菌	
10 mol/L乙酸铵	把770g乙酸铵溶解于800ml水中。加水定容至1L后过滤除菌	
1mol/L $MgCl_2$	在800ml水中溶解203.3g $MgCl_2 \cdot 6H_2O$，用水定容至1L，分装成小份并高压灭菌备用	$MgCl_2$极易潮解，应选购小包装试剂，启用后勿长期存放
5mol/L NaCl	在800ml水中溶解292.2g NaCl加水定容至1L，分装后高压灭菌	

续表

溶液	配制方法	说明
100% 三氯乙酸（TCA）	在装有 500g TCA 的瓶中加入 227ml 水，形成的溶液含有 100%（W/V）TCA	
1mol/L Tris	在 800ml 水中溶解 121.1g Tris 碱，加入浓 HCl 调节 pH 值至所需值 pH　HCl 大约需要量 7.4　70ml 7.6　60ml 8.0　42ml 加水定容至 1L，分装后高压灭菌	如溶液呈现黄色，应予丢弃并制备质量更好的 Tris；Tris 溶液的 pH 值因温度而异，温度每升高 1℃，pH 值大约降低 0.03 个单位。应使溶液冷至室温后方可最后调定 pH 值

（五）常用缓冲液的配制

2×BES 缓冲溶液	用总体积 90ml 的蒸馏水溶解 1.07g BES［N，*N*–双（2–羟乙基）–2–氨基乙磺酸］、1.6g NaCl 和 0.027g Na_2HPO_4，室温下用 HCl 调节该溶液的 pH 值至 6.96，然后加入蒸馏水溶至 100ml，用 0.22μm 滤器过滤除菌，分装成小份，保存于 –20℃
Tris 缓冲盐溶液（25mmol/L）	在 800ml 蒸馏水中溶解 8g NaCl、0.2g KCl 和 3g Tris、加入 0.015g 酚红并用 HCl 调 pH 值至 7.4，用蒸馏水定容至 1L，分装后高压下蒸汽灭菌 20min，于室温保存
磷酸盐缓冲溶液（PBS）	在 800ml 蒸馏水中溶解 8g NaCl、0.2g KCl、1.44g Na_2HPO_4 和 0.24g kH_2PO_4，用 HCl 调节溶液的 pH 值至 7.4，加水定容至 1L，高压下蒸气灭菌 20min。保存于室温
2×HEPES 缓冲液	用总量为 90ml 的蒸馏水溶解 1.6g NaCl、0.074KCl、0.027g、$Na_2HPO_4 \cdot 2H_2O$、0.2 葡聚糖和 1g HEPES，用 0.5 mol/L NaOH 调节 pH 值至 7.05，再用蒸馏水定容至 100ml。用 0.2μm 滤器过滤除菌，分装成 5ml 小份，贮存于 –20℃
枸橼酸缓冲液	将 9.6g 枸橼酸和 4.4g NaOH 溶于蒸馏水配成 500ml 溶液，调整 pH 为 5.5，高压除菌，室温储存

（六）常用抗生素的配制

抗生素	贮存液[a]		工作浓度	
	浓度	保存条件	严紧型质粒	松弛型质粒
氨苄青霉素	50mg/ml（溶于水）	–20℃	20μg/ml	60μg/ml
羧苄青霉素	50mg/ml（溶于水）	–20℃	20μg/ml	60μg/ml
氯霉素	34mg/ml（溶于乙醇）	–20℃	25μg/ml	170μg/ml
卡那霉素	10mg/ml（溶于水）	–20℃	10μg/ml	50μg/ml
链霉素	10mg/ml（溶于水）	–20℃	10μg/ml	50μg/ml
四环素[b]	5mg/ml（溶于乙醇）	–20℃	10μg/ml	50μg/ml

注：a. 以水为溶剂的抗生素储存液应通过 0.22μm 滤器过滤除菌。以乙醇为溶剂的抗生素溶液无需除菌处理。所有抗生素溶液均应放于不透光的容器中保存。

b. 镁离子是四环素的拮抗剂，四环素抗性菌的筛选应使用不含镁盐的培养基（如 LB 培养基）。

（七）常用酶溶液的配制

名称	配制方法	说明
溶菌酶	用水配制成 50mg/ml 的溶菌酶溶液	分装成小份保存于 –20℃
链霉蛋白酶	将酶溶于 10mmol/L Tris–HCl（pH7.5）、10mmol/L NaCl 中，配成 20mg/ml 贮存液，37℃，1h	用反应缓冲液［0.01mol/L Tris（pH7.8），0.01mol/L EDTA，0.5% SDS］稀释至 1mg/ml 后使用

续表

名称	配制方法	说明
蛋白酶 K	将酶粉末溶于 10mmol/L Tris-HCl（pH7.5），配成 20mg/ml 贮存液，分装后保存于 -20℃	用反应缓冲液[0.01mol/L Tris（pH7.8），0.005mol/L EDTA，0.5% SDS]稀释至 50μg/ml 后使用
无 DNA 酶的 RNA 酶	将 RNA 酶 A 溶于 10mmol/L Tris-HCl（pH7.5），15mmol/L NaCl 中，配成 10mg/ml 溶液，于 100℃加热 15min，缓慢冷却至室温	分装成小份保存于 -20℃

（八）细菌培养基的配制

名称	配制方法
LB 培养基	称取 10g 胰化蛋白胨，5g 酵母提取物，10g NaCl，加去离子水至 800ml 搅拌，使溶质完全溶解，用 5mol/L NaOH（约 0.2ml）调节 pH 值至 7.4，加入去离子水至总体积为 1L，高压蒸气灭菌 20min
NZCYM 培养基	称取 10g 酪蛋白酶促水解物，5g NaCl，5g 酵母提取物，1g 酪蛋白氨基酸，2g $MgSO_4 \cdot 7H_2O$，加去离子水至 800ml 搅拌，使溶质完全溶解，用 5mol/L NaOH（约 0.2ml）调节 pH 值至 7.4，加入去离子水至总体积为 1L，高压蒸气灭菌 20min
NZYM 培养基	除不含酪蛋白氨基酸外，其他成分与 NZCYM 培养基相同
NZM 培养基	除不含酵母提取物外，其他成分与 NZYM 培养基相同
高浓度肉汤	称取 12g 胰化蛋白胨，24g 酵母提取物，4ml 甘油加去离子水至 800ml 搅拌，使溶质完全溶解，高压蒸气灭菌 20min，冷却至 60℃以下，再加入 100ml 灭菌的 0.17mol/L KH_2PO_4、0.72mol/L K_2HPO_4 溶液（配制：在 90ml 的去离子水中溶解 2.31g KH_2PO_4 和 12.54g K_2HPO_4，然后加入去离子水至总体积为 100ml，高压蒸气灭菌 20min）
SOB 培养基	称取 20g 胰化蛋白胨，5g 酵母提取物，0.5g NaCl，加去离子水至 800ml 搅拌，使溶质完全溶解，然后加入 10ml 250mmol/L KCl 溶液，用 5mol/L NaOH 约 0.2ml 调节溶液的 pH 值至 7.4，然后加入去离子水至总体积为 1L，高压蒸气灭菌 20min。使用前加入 10ml 经灭菌的 1mol/L $MgCl_2$ 溶液
SOC 培养基	SOC 培养基除含有 20mmol/L 葡萄糖外，其余成分与 SOB 培养基相同。SOB 培养基经高压灭菌后，冷却至 60℃以下，然后加入 20ml 经除菌的 1mol/L 葡萄糖溶液
2×YT 培养基	称取 16g 胰化蛋白胨，10g 酵母提取物，5g NaCl，加水至 800ml 搅拌，使溶质完全溶解，用 5mol/L NaOH 调节 pH 值至 7.4，加入去离子水至总体积为 1L，高压蒸气灭菌 20min
M9 培养基	称取 6g Na_2HPO_4，3g KH_2PO_4，0.5g NaCl，1g NH_4Cl，加水至 800ml 搅拌，使溶质充分溶解，调节 pH 值至 7.4，加去离子水至总体积的 1L，高压蒸气灭菌 20min，待冷却后，分别加入经除菌的下列溶液：2ml $MgCl_2$（1mol/L），10ml 20% 葡萄糖，0.1ml $CaCl_2$（1mol/L），以上溶液需分别配制
M9CA 培养基	除含 2.0g/L 酪蛋白氨基酸（casamino acid）外，其余成分与 M9 培养基相同
含琼脂的培养	上述液体培养基高压除菌前加入 15g/L（铺制平板用）或 7g/L（配制顶层琼脂糖用）琼脂糖。高压灭菌 20min。溶液尚未冷却时，即应取出培养基，并轻轻转动以使融解的琼脂或琼脂糖能均匀分布于整个培养基溶液中。必须小心，此时培养基溶液可能过热，旋动液体会发生暴沸。冷却至 50℃，加入抗生素等不耐热的物质，为避免产生气泡，混匀培养基时应采取旋动的方式，然后可直接从烧瓶中倾出培养基铺制平板

二、基因克隆用菌株

（一）大肠杆菌的基因型

野生的大肠杆菌基因组 DNA 约 4 700kb，编码约 2 800 个基因。基因工程中经常使用的大肠杆菌几乎都来自于 K-12 菌株，最近也常使用由 B 株及 C 株来源的大肠杆菌。基因型和表型的表示方法已在第三章中介绍。野生的大肠杆菌带有含 F 因子等的质粒 DNA，并且可感染噬菌体。将被野生的大肠杆菌感染的噬菌体特称为原噬菌体（prophage），例如 λ，e14。一般当这些质粒或原噬菌体缺失或变异时也用“（）”或“/”等加以区别表示。

（二）主要的基因型说明

名称	类型	功能描述
supE	终止密码回复	*supE* 变异时，即使存在终止密码子 UAG，此处也会插入谷氨酰胺（Glutamine），从而可使蛋白质继续合成
supF	终止密码回复	*supF* 变异时，即使存在终止密码子 UAG，此处也会插入酪氨酸（Tyrosine），从而可使蛋白质继续合成
recA	基因重组相关	由于导入 DNA 与宿主 DNA 的重组受到阻碍，可以保持插入 DNA 的稳定性
recB，C	基因重组相关	核酸内切酶 V 变异，抑制重组并能影响放射线损伤的修复
traD	基因重组相关	在质粒 F 因子内部，与大肠杆菌的结合有关；*traD* 变异后，F 因子自身的传递能力显著下降
dam	基因重组相关	宿主菌来源的腺嘌呤甲基化酶（$G^{m}ATC$）缺失
dcm	基因重组相关	宿主菌来源的胞嘧啶甲基化酶（$C^{m}CWGG$）缺失
hsdR	基因重组相关	宿主菌来源的Ⅰ型限制酶 EcoK 或（EcoB）的识别部位蛋白变异
hsdM	基因重组相关	宿主菌来源的Ⅰ型限制酶 EcoK（或 EcoB）的甲基化酶部位蛋白变异
hsdS	基因重组相关	宿主菌来源的Ⅰ型限制酶 EcoK（或 EcoB）的识别部位蛋白变异
endA	基因重组相关	宿主菌来源的非特异性核酸内切酶Ⅰ活性缺失，可以提高纯化的质粒 DNA 的质量
mcrA	基因重组相关	^{m}CG 序列的甲基化活性缺失
mcrB，C	基因重组相关	$G^{m}C$ 序列的甲基化活性缺失
mrr	基因重组相关	^{m}A 以及 ^{m}C 序列的甲基化活性缺失
rpsL	抗药性的变异	由 30S 核糖体蛋白变异而获得链霉素（Streptomycine）抗性（str^{r}）
gyrA	抗药性的变异	由 DNA 回旋酶亚基 A 的变异而获得的萘啶酮酸（Nalidixic acid）抗性（nal^{r}）
Tn5	抗药性的变异	转座子变异。获得卡那霉素（Kanamycine）抗性（km^{r}）
Tn10	抗药性的变异	转座子变异。获得四环素（Tetracycline）抗性（tet^{r}）
lon	宿主蛋白酶缺失	分解异型蛋白质的 ATP 依赖型蛋白分解酶活性缺失；大肠杆菌 B 株原来就为 lon^{-}，可抑制其表达的融合蛋白质的分解
omp	宿主蛋白酶缺失	膜结合性蛋白分解酶活性缺失。抑制表达的融合蛋白质的分解
lac I^{q}	利于选择转化体	乳糖操纵子中控制 β- 半乳糖苷酶表达的调节蛋白基因变异；由于 *lac* I^{q} 变异，表达调节蛋白过量形成，从乳糖启动子开始的转录过程完全受到抑制
lacZ	利于选择转化体	β- 半乳糖苷酶活性缺失
lacZΔM15	利于选择转化体	β- 半乳糖苷酶蛋白的 ω-fragment 得到表达。当与多数载体质粒中所具有的 α-fragment 共同存在时，可使 β- 半乳糖苷酶的活性回复（α- 互补性）。在含有 X-gal 的平板培养基上，可以通过蓝白菌落的差别选择重组体
deoR	利于选择转化体	*deoR* 变异，可以选择性地改善大分子 DNA 的转化
dut	利于点突变	dUTP 分解酶活性缺失。当 dUTP 分解酶存在时，dUTP 不能参入到 DNA 链中
ung	利于点突变	原嘧啶 -*N*- 糖苷酶活性缺失；当具有这种基因时，可以特异地分解 DNA 中含 U 的那条链
muts	利于点突变	未被甲基化的新合成 DNA 链的错配序列修复受到阻碍
leuB	菌株筛选用基因	在最小培养基中必须添加亮氨酸（Leu）
proAB	菌株筛选用基因	脯氨酸代谢基因变异。在最小培养基中只有添加脯氨酸才能生长。用于确认 JM109 等大肠杆菌菌株的 F 因子是否脱落
thi-1	菌株筛选用基因	硫胺素代谢基因变异，在最小培养中必须添加硫胺素

（三）常用的大肠杆菌菌株

名称	性质描述
DH5α	DH5α 是一种常用于质粒克隆的菌株。其 Φ80dlacZΔM15 基因的表达产物与 pUC 载体编码的 β- 半乳糖苷酶氨基端实现 α 互补，可用于蓝白斑筛选。*recA*1 和 *endA*1 的突变有利于克隆 DNA 的稳定和高纯度质粒 DNA 的提取
BL21（DE3）	该菌株用于高效表达克隆于含有噬菌体 T7 启动子的表达载体（如 pET 系列）的基因。T7 噬菌体 RNA 聚合酶位于 λ 噬菌体 DE3 区，该区整合于 BL21 的染色体上。该菌适合表达非毒性蛋白
BL21（DE3）pLysS	该菌株含有质粒 pLysS，具有氯霉素抗性。PLysS 含有表达 T7 溶菌酶的基因，能够降低目的基因的背景表达水平，但不干扰 IPTG 诱导的目的蛋白表达。该菌适合表达毒性蛋白和非毒性蛋白
JM109	该菌株在使用 pUC 系列质粒载体进行 DNA 转化或用 M13 phage 载体进行转染时，由于载体 DNA 产生的 LacZa 多肽和 JM09 编码的 LacZΔM15 进行 α- 互补，从而显示 β- 半乳糖苷酶活性，由此很容易鉴别重组体菌株。可用于分子克隆、质粒提取和蛋白质表达
TOP10	该菌株适用于高效的 DNA 克隆和质粒扩增，能保证高拷贝质粒的稳定遗传
HB101	一种通常用于大规模制备质粒的抑制型菌株，它是一种转化率很高的大肠杆菌 K-12 与大肠杆菌 B 的杂交菌株
XL1-Blue	一种重组缺陷的菌株，可支持带有琥珀突变的载体生长，但不支持带 Sam100 突变的载体生长，对转染的 DNA 有修饰作用但无限制作用，该菌株的 F' 容许利用 X-gal 进行蓝白斑筛选并容许 M13 噬菌体超感染

三、蛋白分离及鉴定相关介质及试剂

（一）Sephadex 凝胶过滤层析介质的基本参数

介质名称	分离范围 / kD	介质颗粒大小 /μm[a]	溶涨体积 /（ml·g^{-1}）	平衡时间 / h[b]	最快流速 /（cm·h^{-1}）	用途
Sephadex G 10	<0.7	40~120	2~3	1	2~5	脱盐及交换缓冲液
Sephadex G 15	<1.5	40~120	2.5~3.5	1	2~5	脱盐及交换缓冲液
Sephadex G 25（粗级）	1~5	100~300	4~6	2	2~5	脱盐及交换缓冲液
Sephadex G 25（中级）	1~5	50~150	4~6	2	2~5	脱盐及交换缓冲液
Sephadex G 25（精细）	1~5	20~80	4~6	2	2~5	小分子蛋白分离
Sephadex G 25（超细）	1~5	10~40	4~6	2	2~5	小分子蛋白分离
Sephadex G 50（粗级）	1.5~30	100~300	9~11	2	2~5	小分子蛋白分离
Sephadex G 50（中级）	1.5~30	50~150	9~11	2	2~5	小分子蛋白分离
Sephadex G 50（精细）	1.5~30	20~80	9~11	2	2~5	中等蛋白分离
Sephadex G 50（超细）	1.5~30	10~40	9~11	2	2~5	中等蛋白分离
Sephadex G 75	3~80	40~120	12~15	3	72	中等蛋白分离
Sephadex G 75（超细）	3~70	10~40	12~15	3	16	中等蛋白分离
Sephadex G 100	4~150	40~120	15~20	5	47	较大蛋白分离
Sephadex G 150	5~300	40~120	20~30	5	21	较大蛋白分离
Sephadex G 200	5~600	40~120	30~40	5	11	较大蛋白分离

a. 干粉状态；b. 沸水条件下。

（二）Sepharose 凝胶过滤层析介质的基本参数

介质名称	分离范围 / kD	介质颗粒大小 /μm	pH 工作范围	耐压 / MPa	最快流速 /（cm·h⁻¹）	分离用途
Sepharose 2 B	70~40 000	60~200	4~9	0.004	10	蛋白、大分子复合物、病毒、蛋白多糖
Sepharose 4 B	60~20 000	46~165	4~9	0.008	11.5	蛋白、多糖
Sepharose 6 B	10~4 000	46~165	4~9	0.02	14	蛋白、多糖
Sepharose CL-2 B	70~40 000	60~200	3~13	0.005	15	蛋白、大分子复合物、病毒、蛋白多糖
Sepharose CL-4 B	60~20 000	46~165	3~13	0.012	26	蛋白、多糖
Sepharose CL-6 B	10~4 000	46~165	3~13	0.02	30	蛋白、多糖

（三）Sephacryl 常用凝胶过滤层析介质的基本参数

介质名称	分离范围 / kD	介质颗粒大小 /μm	pH 工作范围	耐压 / MPa	最快流速 /（cm·h⁻¹）	分离用途
Sephacryl S-100 HR	1~100	25~75	3~11	0.2	20~39	肽类、小蛋白
Sephacryl S-200 HR	5~250	25~75	3~11	0.2	20~39	蛋白
Sephacryl S-300 HR	10~1 500	25~75	3~11	0.2	20~39	蛋白、抗体
Sephacryl S-400 HR	20~8 000	25~75	3~11	0.2	20~39	多糖、蛋白多糖

（四）蛋白分离中常用的疏水层析介质

介质	配体	配体含量 /（μmol/ml）	颗粒粒径 /mm
Phenyl Sepharose 6 Fast Flow（high-sub）	苯基	40	45~165
Phenyl Sepharose 6 Fast Flow（low-sub）	苯基	20	45~165
Phenyl Sepharose 6 High performance	苯基	25	24~44
Octyl Sepharose 4 Fast Flow	正辛烷基	5	45~165
Butyl Sepharose 4 Fast Flow	正丁烷基	6~14	45~165

（五）常用荧光素性质列表

颜色	缩写	英文名称	中文名称	分子量 /D	激发波长 /nm	发射波长 /nm
蓝色	AMCA	aminomethyl coumarin	氨甲基香豆素	410	353	440
绿色	Cy2	cyanine dye 2	花青染料 2	897	489	505
绿色	5（6）-FAM	5（6）-carboxyfluorescein	5（6）- 羧基荧光素	376	492	517
绿色	FITC	fluorescein isothiocyanate	异硫氰酸荧光素	389	494	520
橙色	TRITC	tetramethyl rhodamin isothiocyanate	四甲基若丹明	444	541	572
橙色	RRX	rhodamine red-X	若丹明红 -X	527	544	576
橙色	Cy3	cyanine dye 3	花青染料 3	766	550	570
红色	TR	texas red	得克萨斯红	625	596	615
深红色	Cy5	cyanine dye 5	花青染料 5	792	650	670
近红外	Cy5.5	cyanine dye 5.5	花青染料 5.5	758	673	707

（六）常用荧光蛋白性质列表

波长范围	蛋白名称	激发波长 /nm	发射波长 /nm	来源生物	亮度*
远红外	mPlum	590	649	*Discosoma sp.*	0.12
红	mCherry	587	610	*Discosoma sp.*	0.47
	tdTomato	554	581	*Discosoma sp.*	2.79
	mStrawberry	574	596	*Discosoma sp.*	0.76
	J-Red	584	610	Unidentified	0.26
	DsRed-Monomer	556	586	*Discosoma sp.*	0.1
橙	mOrange	548	562	*Discosoma sp.*	1.44
	mKO	548	559	*Fungia concinna*	0.91
黄	mCitrine	516	529	*Aequorea victoria*	1.74
	Venus	515	528	*Aequorea victoria*	1.56
	YPet	517	530	*Aequorea victoria*	2.35
	EYFP	514	527	*Aequorea victoria*	1.5
绿	Emerald	487	509	*Aequorea victoria*	1.15
	EGFP	488	507	*Aequorea victoria*	1
青	CyPet	435	477	*Aequorea victoria*	0.53
	mCFP	433	475	*Aequorea victoria*	0.38
	Cerulean	433	475	*Aequorea victoria*	0.79

* 相对亮度为各荧光蛋白的亮度与 EGFP 亮度的比值。

（七）蛋白 A、蛋白 G 抗体结合能力的种属特点

抗体来源种属	亚型	与蛋白 A 的亲和力	与蛋白 G 的亲和力
牛		++	++++
山羊		–	++
豚鼠		++++	++
仓鼠		+	++
人	IgG1	++++	++++
	IgG2a	++++	++++
	IgG3	++++	++++
	IgG4	–	++++
马		++	++++
小鼠	IgG1	+/–	++++
	IgG2a	++++	++++
	IgG2b	+++	+++
	IgG	++	+++
猪		+++	+++
兔		++++	+++
大鼠	IgG1	–	+
	IgG2a	–	++++
	IgG2b	–	++
	IgG3	+	++
绵羊		+/–	++

四、部分细胞系或株

细胞名称	种属、来源	培养基和添加剂
22RV 1	人前列腺癌细胞	含 10mol/L HEPES，1mol/L 丙酮酸钠，4.5g/L 葡萄糖和 1.5g/L 碳酸氢钠和 2 mmol/L L- 谷氨酰胺的 RPMI 1640；胎牛血清 10%
293	人胚肾细胞	含 1.5 g/L 碳酸氢钠，0.1mol/L 非必需氨基酸，1.0mol/L 丙酮酸钠，2mol/L *L*- 谷氨酰胺和 Earle's BSS 的 EMEM，90%；热灭活马血清 10% 或 DMEM+10% 新生牛血清
293T	人胚肾细胞	含 1.5g/L 碳酸氢钠，4.5g/L 葡萄糖，4mol/L *L*- 谷氨酰胺的 DMEM，90%；胎牛血清，10%
2V6. 11	人胚肾细胞	添加平衡盐、2mol/L *L*- 谷氨酰胺、1.0mol/L 丙酮酸钠、0.1mol/L 非必需氨基酸、1.5g/L 碳酸氢钠的 EMEM，90%；胎牛血清，10%
4179	长尾绿猴胚胎细胞	EMEM+10%FBS
4647	长尾绿猴肾细胞	EMEM+10%FBS
4T1	小鼠乳腺癌细胞	RPMI 1640 培养基，含 2mol/L *L*- 谷氨酰胺，1.5g/L 碳酸氢钠，4.5g/L 葡萄糖，10mol/L HEPES，和 1.0mol/L 丙酮酸钠，90%；FBS，10%
95-D	人高转移肺癌细胞	RPMI 1640+10% 胎牛血清或新生牛血清
A172	人胶质母细胞瘤细胞	含 1.5g/L 碳酸氢钠，4.5g/L 葡萄糖，4mol/L *L*- 谷氨酰胺的 DMEM，90%；胎牛血清或新生牛血清，10%
A3	人 T 淋巴细胞白血病细胞	含 2mol/L *L*- 谷氨酰胺，10mol/L HEPES，1mol/L 丙酮酸钠，4.5g/L 葡萄糖和 1.5g/L 碳酸氢钠的 RPMI 1640 90%；胎牛血清，10%
A-375	人恶性黑色素瘤细胞	含 1.5g/L 碳酸氢钠，4.5g/L 葡萄糖，4mol/L *L*- 谷氨酰胺的 DMEM，90%；胎牛血清或新生牛血清，10%
A-431	人表皮癌细胞	含 1.5g/L 碳酸氢钠，4.5g/L 葡萄糖，4mol/L *L*- 谷氨酰胺的 DMEM，90%；胎牛血清或新生牛血清，10% 或 Ham's F12+10% 胎牛血清
A549	人非小细胞肺癌细胞	含 2mol/L L- 谷氨酰胺的 F12K，加 1.5g/L 碳酸氢钠，添加 10% 胎牛血清
A-673	人横纹肌瘤细胞	含 1.5g/L 碳酸氢钠，4.5g/L 葡萄糖，4mol/L *L*- 谷氨酰胺的 DMEM，90%；胎牛血清或新生牛血清，10%
A9	小鼠皮下结缔组织细胞	含 1.5g/L 碳酸氢钠，4.5g/L 葡萄糖，4mol/L *L*- 谷氨酰胺的 DMEM，90%；胎牛血清，10%
AAV-293	人胚肾细胞	含 4.5g/L 葡萄糖，110mg/L 丙酮酸钠，4mol/L *L*- 谷氨酰胺的 DMEM，90%；热灭活胎牛血清 10%
Acc-3	人涎腺腺样囊性癌细胞	RPMI 1640+10% 胎牛血清或新生牛血清
AGS	人胃腺癌细胞	含 2mol/L L- 谷氨酰胺和 1.5g/L 碳酸钠的 Ham's F12K 培养基，90%；胎牛血清，10%
Ana-1	小鼠巨噬细胞	RPMI 1640+10% 胎牛血清或新生牛血清
AR42J	大鼠胰腺外分泌细胞	含 2mol/L L- 谷氨酰胺，1.5g/L 碳酸氢钠的 Ham's F12K 培养基，80%；FBS，20%
AsPC-1	人转移胰腺腺癌细胞	含 1.5g/L 碳酸氢钠，4.5g/L 葡萄糖，10mol/L HEPES，1.0mol/L 丙酮酸钠和 2mol/L *L*- 谷氨酰胺的 RPMI1640，90%；胎牛血清或新生牛血清，10%
AtT-20	小鼠垂体瘤细胞	含 2mol/L *L*- 谷氨酰胺，1.5g/L 碳酸钠的 Ham's F12K 培养基，82.5%；马血清，15%；FBS，2.5%

续表

细胞名称	种属、来源	培养基和添加剂
B16	小鼠黑色素瘤细胞	RPMI 1640+10% 胎牛血清或新生牛血清
Bcap-37	人乳腺癌细胞	RPMI 1640+10% 胎牛血清或新生牛血清
BEL-7402	人肝癌细胞	RPMI 1640+10% 胎牛血清或新生牛血清
BEL-7404	人肝癌细胞	RPMI 1640+10% 胎牛血清或新生牛血清
BEL-7405	人肝癌细胞	RPMI 1640+10% 胎牛血清或新生牛血清
BHK-21	仓鼠肾成纤维细胞	EMEM+10% 胎牛血清
BT-474	人乳腺导管癌细胞	Hybri-Care 培养基(改良的 Dulbecco 培养基),90%;FBS 10%
BT-549	人乳腺管癌细胞	含 1.5g/L 碳酸氢钠,4.5g/L 葡萄糖,10mol/L HEPES,2mol/L *L*- 谷氨酰胺和 0.023 单位 /ml 胰岛素的 RPMI 1640,90%;胎牛血清或新生牛血清,10%
BxPC-3	人原位胰腺腺癌细胞	含 1.5g/L 碳酸氢钠,4.5g/L 葡萄糖,10mol/L HEPES,1.0mol/L 丙酮酸钠和 2mol/L *L*- 谷氨酰胺的 RPMI 1640,90%;胎牛血清,10% 或 DMEM+10% 新生牛血清
C127	小鼠乳腺肿瘤细胞	DMEM+10% 胎牛血清或新生牛血清
C6	大鼠胶质瘤细胞	含有 2mol/L *L*- 谷氨酰胺的 F12K,加 1.5g/L 碳酸氢钠,添加 15% 马血清,2.5% 胎牛血清
Ca Ski	人宫颈癌肠转移细胞	RPMI 1640 培养基,添加 2 mol/L *L*- 谷氨酰胺,含 1.5g/L 碳酸氢钠,4.5g/L 葡萄糖,10mol/L HEPES 和 1.0mol/L 丙酮酸钠,90%;FBS,10%
Caco-2	人结直肠腺癌细胞	EMEM 培养基,添加 2mol/L *L*- 谷氨酰胺和 Earle's BSS,含 1.5g/L 碳酸氢钠,0.1mol/L 非必需氨基酸,和 1.0mol/L 丙酮酸钠,80%;FBS,20%
Calu-3	人肺腺癌(胸水)	含 1.5g/L 碳酸氢钠,0.1mol/L 非必需氨基酸,1.0mol/L 丙酮酸钠,2mol/L L- 谷氨酰胺和 Earle' s BSS 的 EMEM,90%;胎牛血清或新生牛血清,10%
Calu-6	人退行性癌细胞	EMEM 培养基,添加 2mol/L *L*- 谷氨酰胺和 Earle' s BSS,含 1.5g/L 碳酸氢钠,0.1mol/L 非必需氨基酸和 1.0mol/L 丙酮酸钠,90%;FBS,10%
CFPAC-1	人胰腺癌细胞	IMDM+10% 胎牛血清
CGM1	人 EB 病毒转化的 B 细胞	RPMI 1640+10% 胎牛血清或新生牛血清
Chang liver	人张氏肝细胞	EMEM+10% 胎牛血清或新生牛血清
CHL	仓鼠肺细胞	DMEM+10% 胎牛血清或新生牛血清或 RPMI 1640+20% 胎牛血清
CHO-K1	仓鼠卵巢细胞亚株	含有 2mol/L *L*- 谷氨酰胺,1.5g/L 碳酸氢钠的 F12K,90%;胎牛血清,10%
CHO	仓鼠卵巢细胞	DMEM+10% 胎牛血清或新生牛血清
CNE	人鼻咽癌细胞	RPMI 1640+10% 胎牛血清或新生牛血清
COLO 205	人结肠癌细胞	含有 2mol/L *L*- 谷氨酰胺的 RPMI 1640,加 10mol/L HEPES,1mol/L 丙酮酸钠,4.5g/L 葡萄糖和 1.5g/L 碳酸氢钠,再添加 10% 胎牛血清
COS-1	非洲绿猴 SV40 转化的肾细胞	全生长培养基,胎牛血清达终浓度 10%
COS-7	非洲绿猴 SV40 转化的肾细胞	含 1.5g/L 碳酸氢钠,4.5g/L 葡萄糖,4mol/L *L*- 谷氨酰胺的 DMEM,90%;胎牛血清或新生牛血清,10%
CRFK	猫肾细胞	含 1.5g/L 碳酸氢钠,0.1mol/L 非必需氨基酸,1.0mol/L 丙酮酸钠,2mol/L *L*- 谷氨酰胺和 Earle' s BSS 的 EMEM,90%;马血清或新生牛血清,10%

续表

细胞名称	种属、来源	培养基和添加剂
CW-2	人结肠腺癌细胞	RPMI1640+10% 胎牛血清或 DMEM+10% 新生牛血清
Dami	人巨核细胞白血病细胞	RPMI 1640+10% 胎牛血清或新生牛血清
Daudi	人成巨核细胞白血病细胞	含 1.5g/L 碳酸氢钠，4.5g/L 葡萄糖，10mol/L HEPES，1.0mol/L 丙酮酸钠和 2mol/L *L*- 谷氨酰胺的 RPMI 1640，90%；FBS，10%
DLD-1	人结直肠腺癌上皮细胞	RPMI 1640 培养基，添加 2 mol/L *L*- 谷氨酰胺，含 1.5g/L 碳酸氢钠，4.5g/L 葡萄糖，10 mol/L HEPES 和 1.0mol/L 丙酮酸钠，90%；FBS，10%
DU 145	人前列腺癌细胞	Ham's F12+10% 胎牛血清
EL4	小鼠淋巴瘤细胞	DMEM+10% 胎牛血清或新生牛血清
ES-2	人卵巢透明细胞癌	含 1.5mol/L *L*- 谷氨酰胺的 McCoy's 5a 培液，添加 10% 胎牛血清
F8 1	猫肾细胞	RPMI 1640+10% 胎牛血清或新生牛血清
F9	小鼠畸胎瘤细胞	含 1.5g/L 碳酸氢钠，4.5g/L 葡萄糖，4mol/L *L*- 谷氨酰胺的 DMEM，90%；胎牛血清或新生牛血清，10%
FaDu	人咽鳞癌细胞	含 2 mol/L *L*- 谷氨酰胺和 Earle's BSS 及 1.5g/L 碳酸氢钠，0.1mol/L 非必需氨基酸和 1.0 mol/L 丙酮酸钠的 Eagle's MEM 培养基，90%；FBS，10%
FO	小鼠骨髓瘤细胞	含有 4mol/L *L*- 谷氨酰胺的 DMEM 加 4.5g/L 葡萄糖，1.5g/L 碳酸氢钠，添加 10% 胎牛血清
FRhK-4	恒河猴胚肾细胞	含 4mol/L *L*- 谷氨酰胺的 DMEM，加 4.5g/L 葡萄糖和 1.5g/L 碳酸氢钠，再添加 10% 胎牛血清
GBC-SD	人胆囊癌细胞	RPMI 1640+20% 胎牛血清或新生牛血清
HA	人羊膜细胞	RPMI 1640+10% 胎牛血清或新生牛血清
HCC 94	人子宫鳞癌细胞（高分化）	RPMI 1640+10% 胎牛血清或新生牛血清
HCC1937	人乳腺癌细胞	添加 2 mol/L *L*- 谷氨酰胺、10mol/L HEPES、1mol/L 丙酮酸钠、4.5g/L 葡萄糖、1.5g/L 碳酸氢钠的 RPMI1640，90%；胎牛血清，10%
HCCLM3	人高转移肝癌细胞	DMEM+10% 胎牛血清
Hce-8693	人盲肠腺癌细胞（未分化）	RPMI 1640+10% 胎牛血清或新生牛血清
HCT 116	人结肠癌细胞	含 1.5mol/L *L*- 谷氨酰胺的 McCoy's 5a 培液，加 1.5g/L 碳酸氢钠，再添加 10% 胎牛血清
HCT- 15	人结直肠腺癌细胞	RPMI 1640 培养基，添加 2mol/L *L*- 谷氨酰胺，含 1.5g/L 碳酸氢钠，4.5g/L 葡萄糖，10mol/L HEPES，1.0mol/L 丙酮酸钠；FBS，10%
HCT-8	人回盲肠癌细胞	90%RPMI 1640+10% 胎牛血清或新生牛血清
HEC-1-B	人子宫内膜腺癌细胞	EMEM 加 1.0mol/L 丙酮酸钠，0.1mol/L 非必需氨基酸和 1.5g/L 碳酸氢钠，10% 胎牛血清
HEL	人红白细胞白血病细胞	RPMI 1640+10% 胎牛血清或新生牛血清
HeLa	人宫颈癌细胞	EMEM+10% 胎牛血清或新生牛血清
HeLa 229	人宫颈癌细胞	添加 Earle 平衡盐和非必需氨基酸的 EMEM，90%；胎牛血清或新生牛血清，10% 或 RPMI 1640+10% FBS 或 NBS
Hep 3B	人肝癌细胞	EMEM，加 1.0mol/L 丙酮酸钠，0.1mol/L 非必需氨基酸和 1.5g/L 碳酸氢钠，添加 10% 胎牛血清

续表

细胞名称	种属、来源	培养基和添加剂
Hep G2	人肝癌细胞	1.0mol/L 丙酮酸钠，0.1mol/L 非必需氨基酸和 1.5g/L 碳酸氢钠的 EMEM，添加 10% 胎牛血清
HEp-2	人喉表皮样癌细胞	含 1.5g/L 碳酸氢钠，0.1mol/L 非必需氨基酸，1.0mol/L 丙酮酸钠，2mol/L *L*- 谷氨酰胺和 Earle's BSS 的 EMEM，90%；胎牛血清或新生牛血清，10%
Hepa 1-6	小鼠肝癌细胞	含 4.5g/L 葡萄糖的 DMEM 90%；小牛血清 10%
HFL-I	人胚肺成纤维细胞	αMEM+10% 胎牛血清
HGC-27	人胃癌细胞（未分化）	MEM+10% 胎牛血清或新生牛血清
HL-60	人原髓细胞白血病细胞	含 4mol/L *L*- 谷氨酰胺和 1.5g/L 碳酸氢钠 IMDM，80%；胎牛血清，20%
HL-7702	人肝细胞	RPMI 1640+20% 胎牛血清或新生牛血清
HT-29	人结肠癌细胞	含有 1.5mol/L *L*- 谷氨酰胺的 McCoy's 5a 培液，加 1.5g/L 碳酸氢钠，再添加 10% 胎牛血清
HuH-6	人肝母细胞瘤细胞	DMEM+10%FBS
HuH-7	人肝癌细胞	DMEM+10%FBS
HuT 78	人 T 淋巴细胞白血病细胞	含 4mol/L *L*- 谷氨酰胺和 1.5g/L 碳酸氢钠 IMDM，80%；胎牛血清，20% 或 RPMI 1640+10% 新生牛血清
L6	大鼠成肌细胞	含 4mol/L *L*- 谷氨酰胺，1.0mol/L 丙酮酸，4.5g/L 葡萄糖和 1.5g/L 碳酸氢钠的 DMEM 90%；胎牛血清 10%
L6565	小鼠白血病克隆细胞系	RPMI 1640+10% 胎牛血清或新生牛血清
L929	小鼠成纤维细胞	RPMI 1640+10% 胎牛血清或新生牛血清
Lec 1	仓鼠卵巢细胞	含核糖核苷酸及脱氧核糖核苷酸的 Alpha MEM 培养基，90%；胎牛血清，10%
Li-7	人肝癌细胞	RPMI 1640+10%FBS
LLC	小鼠肺癌细胞	DMEM+10% 胎牛血清或新生牛血清
LLC-MK2	恒河猴肾细胞	DMEM+10% 胎牛血清或新生牛血清
LoVo	人结肠癌细胞	含 2mol/L *L*- 谷氨酰胺的 F12K 培养液，加 1.5g/L 碳酸氢钠，添加 10% 胎牛血清
LS 174T	人结肠腺癌细胞	含 1.5g/L 碳酸氢钠，0.1mol/L 非必需氨基酸，1.0mol/L 丙酮酸钠，2mol/L *L*- 谷氨酰胺和 Earle's BSS 的 EMEM，90%；胎牛血清或新生牛血清，10%
LTEP-a-2	人肺腺癌细胞	RPMI 1640+10% 胎牛血清或新生牛血清
MCF7	人乳腺癌细胞	EMEM 加 1.0mol/L 丙酮酸钠，0.1mol/L 非必需氨基酸和 1.5g/L 碳酸氢钠，添加 0.01mg/ml 牛胰岛素和 10% 胎牛血清
MDA-MB-231	人乳腺癌细胞	Leibovitz' s L15 培养液，添加 10% 胎牛血清
MDA-MB-435S	人乳腺导管癌	含 2mol/L 谷氨酰胺和 0.01mg/ml 胰岛素的 L-15 培养基，90%；胎牛血清，10%
MDA-MB-453	人乳腺癌细胞	L-15+10% 胎牛血清
MDA-MB-468	人乳腺癌细胞	含 2mol/L L- 谷氨酰胺的 Leibovitz' s L-15 培养基，90%；胎牛血清，10%

续表

细胞名称	种属、来源	培养基和添加剂
MFC	小鼠胃癌细胞	RPMI 1640+10% 胎牛血清或新生牛血清
MG-63	人骨肉瘤细胞	添加 Eagle's BSS 的 EMEM，含 2mol/L L- 谷氨酰胺，1.0mol/L 丙酮酸钠，0.1mol/L 非必需氨基酸，1.5g/L 碳酸氢钠添加 10% 热灭活的胎牛血清
MGC80-3	人胃癌细胞	RPMI 1640+10% 胎牛血清或新生牛血清
NCI-H1395	人肺腺癌细胞	添加 2mol/L L- 谷氨酰胺、10mol/L HEPES、1mol/L 丙酮酸钠、4.5g/L 葡萄糖、1.5g/L 碳酸氢钠的 RPMI 1640，90%；胎牛血清，10%
NCI-H460	人大细胞肺癌细胞	含 1.5g/L 碳酸氢钠，4.5g/L 葡萄糖，10mol/L HEPES，1.0mol/L 丙酮酸钠和 2mol/L L- 谷氨酰胺的 RPMI 1640，90%；胎牛血清或新生牛血清，10%
NIH/3T3	小鼠胚胎细胞	含 1.5g/L 碳酸氢钠，4.5g/L 葡萄糖，4mol/L L- 谷氨酰胺的 DMEM，90%；BCS，10%
NRK	大鼠肾细胞	含 1.5g/L 碳酸氢钠，4.5g/L 葡萄糖，4mol/L L- 谷氨酰胺的 DMEM，90%；胎牛血清或新生牛血清，10%
NRK-52E	大鼠肾细胞	DMEM 培养基，添加 4mol/L L- 谷氨酰胺，含 1.5g/L 碳酸氢钠 4.5g/L 葡萄糖，95%；小牛血清，5%
OP9	小鼠骨髓基质细胞	不含核糖核酸和脱氧核糖核酸的 α-MEM，添加 2mol/L L- 谷氨酰胺，调整碳酸钠到 1.5g/L，80%；FBS，20%
OS-RC-2	人肾癌细胞	RPMI 1640+10% 胎牛血清或新生牛血清
P19	小鼠畸胎瘤细胞	添加核苷酸及脱氧核苷酸的 α-MEM，90%；BCS，7.5%；胎牛血清，2.5% 或 RPMI 1640+10% FBS.
P388D1	小鼠淋巴样瘤细胞	含 1.5g/L 碳酸氢钠，4.5g/L 葡萄糖，10mol/L HEPES 和 2mol/L L- 谷氨酰胺的 RPMI 1640，90%；马血清，10%
P3X63Ag8	小鼠骨髓瘤细胞	含 4.5g/L 葡萄糖的 DMEM，90%；胎牛血清或新生牛血清，10%
P815	小鼠肥大细胞瘤细胞	含 1.5g/L 碳酸氢钠，4.5g/L 葡萄糖，4mol/L L- 谷氨酰胺的 DMEM，90%；胎牛血清或新生牛血清，10%
PA3 17	小鼠成纤维细胞	含 1.5g/L 碳酸氢钠，4.5g/L 葡萄糖，4mol/L L- 谷氨酰胺的 DMEM，90%；胎牛血清或新生牛血清，10%
PANC-1	人胰腺癌细胞	含 4mol/L L- 谷氨酰胺，4.5g/L 葡萄糖和 1.5g/L 碳酸氢钠的 DMEM，90%；胎牛血清，10%
PC-3	人前列腺癌细胞	Ham's F12 + 10% 胎牛血清
PLC/PRF/5	人肝癌亚力山大细胞	EMEM 加 1.0mol/L 丙酮酸钠，0.1mol/L 非必需氨基酸和 1.5g/L 碳酸氢钠，添加 10% 胎牛血清
QG-56	人肺扁平上皮癌细胞	RPMI 1640+10% 胎牛血清或新生牛血清
QGY-7701	人肝癌细胞	RPMI 1640+10% 胎牛血清或新生牛血清
QGY-7703	人肝癌细胞	RPMI 1640+10% 胎牛血清或新生牛血清
QSG-7701	人肝细胞	RPMI 1640+10% 胎牛血清或新生牛血清
R 1610	仓鼠肺细胞	含 1.5g/L 碳酸氢钠，4.5g/L 葡萄糖，4mol/L L- 谷氨酰胺的 DMEM，90%；胎牛血清或新生牛血清，10%
RAG	小鼠肾腺癌细胞	添加平衡盐、2mol/L L- 谷氨酰胺、1.0mol/L 丙酮酸钠、0.1mol/L 非必需氨基酸、1.5g/L 碳酸氢钠的 EMEM，90%；胎牛血清，10%

续表

细胞名称	种属、来源	培养基和添加剂
RBE	人肝胆管癌细胞	RPMI 1640+10%FBS
RD	人恶性胚胎横纹肌瘤细胞	含 1.5g/L 碳酸氢钠，4.5g/L 葡萄糖，4mol/L *L*- 谷氨酰胺的 DMEM，90%；胎牛血清或新生牛血清，10%
RH-35	大鼠肝癌细胞	DMEM+ 10% 胎牛血清或新生牛血清
RKO	人结肠腺癌细胞	EMEM 加 1.0mol/L 丙酮酸钠，0.1mol/L 非必需氨基酸，1.5g/L 碳酸氢钠，添加 10% 胎牛血清
RM-1	小鼠前列腺癌细胞	RPMI 1640+10% 胎牛血清或新生牛血清
RSC96	大鼠雪旺细胞	含 4mol/L *L*- 谷氨酰胺，1.5g/L 碳酸氢钠和 4.5g/L 葡萄糖的 DMEM，90%；FBS，10%
S-180	小鼠腹水瘤细胞	RPMI 1640+10% 胎牛血清或新生牛血清
Saos-2	人成骨肉瘤细胞	1.5mol/L *L*- 谷氨酰胺的 McCoy's 5a，加 1.5g/L 碳酸氢钠，添加 15% 胎牛血清
SCaBER	人膀胱鳞癌细胞	添加 Earle 平衡盐和非必需氨基酸及丙酮酸钠的 EMEM，90%；胎牛血清或新生牛血清，10%
SGC-7901	人胃腺癌细胞	RPMI 1640+10% 胎牛血清或新生牛血清
SHG-44	人胶质瘤细胞	RPMI 1640+10% 胎牛血清或新生牛血清
SH-SY5Y	人神经母细胞瘤细胞	含非必需氨基酸 EMEM 与 F12 1∶1 混合，添加 10% 胎牛血清
SHZ-88	大鼠乳腺癌细胞	RPMI 1640+10% 胎牛血清或新生牛血清
SiHa	人子宫颈鳞癌细胞	EMEM 加 1.0mol/L 丙酮酸钠，0.1mol/L 非必需氨基酸和 1.5g/L 碳酸氢钠，添加 10% 胎牛血清
SK-BR-3	人乳腺腺癌细胞	DMEM 或 RPMI 1640 + 10% 胎牛血清或新生牛血清
SK-HEP-1	人肝癌细胞	EMEM 加 1.0mol/L 丙酮酸钠，0.1mol/L 非必需氨基酸和 1.5g/L 碳酸氢钠，添加 10% 胎牛血清
SK-MES- 1	人肺鳞癌细胞	EMEM 加 1. 0mol/L 丙酮酸钠，0.1mol/L 非必需氨基酸和 1.5g/L 碳酸氢钠，添加 10% 胎牛血清
SK-N-SH	人神经母细胞瘤细胞	EMEM 加 1.0mol/L 丙酮酸钠，0.1mol/L 非必需氨基酸，1.5g/L 碳酸氢钠，添加 10% 胎牛血清
SMC-1	人胸膜瘤细胞	RPMI 1640+10% 胎牛血清或新生牛血清
SMOL/LC-7721	人肝癌细胞	RPMI 1640+10% 胎牛血清或新生牛血清
SP2/0	小鼠骨髓瘤细胞	RPMI 1640+10% 胎牛血清或新生牛血清
SPC-A-1	人肺腺癌细胞	RPMI 1640+10% 胎牛血清或新生牛血清
SRSV/3T3	小鼠 SRSV 转化的 3T3 细胞	RPMI 1640+10% 胎牛血清或新生牛血清
SV-HUC-1	人膀胱上皮永生化细胞	F12K，含 2mol/L *L*- 谷氨酰胺，添加 1.5g/L 碳酸氢钠 +10% 胎牛血清
SW 1353	人骨肉瘤细胞	含 2mol/L *L*- 谷氨酰胺的 Leibovitz's L-15，90%；FBS，10%
SW480	人结肠腺癌细胞	含 2mol/L *L*- 谷氨酰胺的 Leibovitz's L-15，90%；胎牛血清，10%
SW579	人甲状腺鳞癌细胞	含 2mol/L *L*- 谷氨酰胺的 L-15 培养基，90%；胎牛血清，10%
SW620	人结肠癌细胞	Leibovitz's L-15 培液，添加 10% 胎牛血清

续表

细胞名称	种属、来源	培养基和添加剂
T24	人膀胱移行细胞癌细胞	含 1.5mol/L *L*- 谷氨酰胺的 McCoy's 5a, 90%; 胎牛血清或新生牛血清, 10%
TE-1	人食管癌细胞	RPMI 1640+10% 胎牛血清或新生牛血清
TE-10	人食管癌细胞	RPMI 1640+10% 胎牛血清或新生牛血清
TE-11	人食管癌细胞	RPMI 1640+10% 胎牛血清或新生牛血清
TT	人甲状腺导管癌细胞	含 2mol/L *L*- 谷氨酰胺和 1.5g/L 碳酸钠的 F12K 培养基, 90%; 胎牛血清, 10%
U-2 OS	人骨肉瘤细胞	含 1.5mol/L *L*- 谷氨酰胺的 McCoy's 5a 培液，添加 10% 胎牛血清
U251	人胶质瘤细胞	DMEM+10 胎牛血清或新生牛血清
U-87 MG	人脑星形胶质母细胞瘤	EMEM 培养基，添加 2 mol/L *L*- 谷氨酰胺和 Earle's BSS, 含 1.5g/L 碳酸氢钠, 0.1mol/L 非必需氨基酸, 和 1.0mol/L 丙酮酸钠, 90%; FBS, 10%
U-937	人组织细胞淋巴瘤细胞	含 2mol/L *L*- 谷氨酰胺的 RPMI 1640, 加 10mol/L HEPES, 1mol/L 丙酮酸钠, 4.5g/L 葡萄糖和 1.5g/L 碳酸氢钠，添加 10% 胎牛血清
V79	仓鼠肺细胞	RPMI 1640+20% 胎牛血清或新生牛血清
Vero	非洲绿猴肾细胞	含 1.5g/L 碳酸氢钠, 0.1mol/L 非必需氨基酸, 1.0mol/L 丙酮酸钠, 2mol/L *L*- 谷氨酰胺和 Earle's BSS 的 EMEM, 90%; 胎牛血清或新生牛血清, 10%
WEHI 231	小鼠 B 淋巴细胞	含 4mol/L *L*- 谷氨酰胺, 4.5g/L 葡萄糖, 1.5g/L 碳酸氢钠的 DMEM 培养基, 90%; 胎牛血清 10%; 0.05mol/L β - 巯基乙醇

五、其他理化参数

（一）核酸浓度计算

种类	碱基数与分子量	紫外吸收与含量
ds DNA	10kb ≈ 6.60×10^6D	$1OD_{260nm}$=50μg
ss DNA	10kb ≈ 3.30×10^6D（dNMP 平均分子量 =330D）	$1OD_{260nm}$=40μg
RNA	10kb ≈ 3.45×10^6D（NMP 平均分子量 =345D）	$1OD_{260nm}$=40μg

1 OD_{260nm} 寡核苷酸摩尔数换算表

Base 数	平均分子量 /D	平均重量数 /μg	平均摩尔数 /nmol
5	1 650	33	20.0
10	3 300	33	10.0
15	4 950	33	6.7
20	6 600	33	5.0
25	8 250	33	4.0
30	9 900	33	3.3

如需算出寡核苷酸的具体数值，请使用各种碱基的吸光系数，按以下公式计算。

$$\text{重量数}(\mu g)=\frac{330(\text{核苷酸的平均分子量})\times \text{Base 数}}{(15.2\times \text{A 数})+(7.4\times \text{C 数})+(11.5\times \text{G 数})+(8.3\times \text{T 数})}$$

$$\text{摩尔数}(\mu mol)=\frac{1}{(15.2\times \text{A 数})+(7.4\times \text{C 数})+(11.5\times \text{G 数})+(8.3\times \text{T 数})}$$

（二）蛋白质浓度计算

$$BSA: 1OD_{260nm}=1.67mg\ (1mg/ml=0.6OD_{280nm})$$

氨基酸平均分子量 =110D

（三）核酸与蛋白质关系

1kb RNA ≈ 37kD 蛋白质

10kD 蛋白质≈ 273Base RNA

（四）核苷酸物理特性

核苷酸名称	分子量	λ_{max}（pH7.0）	1mol/L 溶液（pH7.0）λ_{max} 处光吸收值
ATP	507.2	259	15 400
CTP	483.2	271	9 000
GTP	523.2	253	13 700
UTP	484.2	262	10 000
dATP	491.2	259	15 200
dCTP	467.2	271	9 300
dGTP	507.2	253	13 700
dTTP	482.2	267	9 600

（五）遗传密码表

第一个核苷酸 5′	第二个核苷酸				第三个核苷酸 3′
	U	C	A	G	
U	苯丙氨酸 Phe	丝氨酸 Ser	酪氨酸 Tyr	半胱氨酸 Cys	U
	苯丙氨酸 Phe	丝氨酸 Ser	酪氨酸 Tyr	半胱氨酸 Cys	C
	亮氨酸 Leu	丝氨酸 Ser	终止密码	终止密码	A
	亮氨酸 Leu	丝氨酸 Ser	终止密码	色氨酸 Trp	G
C	亮氨酸 Leu	脯氨酸 Pro	组氨酸 His	精氨酸 Arg	U
	亮氨酸 Leu	脯氨酸 Pro	组氨酸 His	精氨酸 Arg	C
	亮氨酸 Leu	脯氨酸 Pro	谷氨酰胺 Gln	精氨酸 Arg	A
	亮氨酸 Leu	脯氨酸 Pro	谷氨酰胺 His	精氨酸 Arg	G
A	异亮氨酸 Ile	苏氨酸 Thr	天冬酰胺 Asn	丝氨酸 Ser	U
	异亮氨酸 Ile	苏氨酸 Thr	天冬酰胺 Asn	丝氨酸 Ser	C
	异亮氨酸 Ile	苏氨酸 Thr	赖氨酸 Lys	精氨酸 Arg	A
	蛋氨酸 Met	苏氨酸 Thr	赖氨酸 Lys	精氨酸 Arg	G
G	缬氨酸 Val	丙氨酸 Ala	天冬氨酸 Asp	甘氨酸 Gly	U
	缬氨酸 Val	丙氨酸 Ala	天冬氨酸 Asp	甘氨酸 Gly	C
	缬氨酸 Val	丙氨酸 Ala	谷氨酸 Glu	甘氨酸 Gly	A
	缬氨酸 Val	丙氨酸 Ala	谷氨酸 Glu	甘氨酸 Gly	G

（六）琼脂糖凝胶浓度与线形 DNA 的最佳分辨范围

琼脂糖浓度	最佳线形 DNA 分辨范围 /bp	琼脂糖浓度	最佳线形 DNA 分辨范围 /bp
0.5%	1 000~30 000	1.2%	400~7 000
0.7%	800~12 000	1.5%	200~3 000
1.0%	500~10 000	2.0%	50~2 000

六、核酸常用数据库

数据库名称	互联网网址	内容介绍
EMBL	http://www.embl-heidelberg.de	欧洲分子生物学实验室核酸数据库，包括所有核酸蛋白序列，国际核酸序列数据库协作组成员
GenBank	http://www.ncbi.nlm.nih.gov/Web/Genbank/index.html	美国生物技术信息中心核酸数据库，包括所有核酸蛋白序列，国际核酸序列数据库协作组成员
DDBJ	http://www.ddbj.nig.ac.jp/	日本遗传研究所核酸数据库，包括所有核酸蛋白序列，国际核酸序列数据库协作组成员
Ensembl	http://www.ensembl.org	包括所有公开的人类基因组序列，通过注释形成的关于序列的特征。现在包括其他基因组，如大鼠、小鼠、线虫、果蝇等
dbSTS	http://www.ncbi.nlm.nih.gov/dbSTS	包含基因组短标记序列（STS）的组成和定位信息
TIGR Gene Indices	http://www.tigr.org/tdb/index.shtml	非冗余基因簇
UniGene	http://www.ncbi.nlm.gov/UniGene/	数据库将 GenBank 中的序列进行自动分类，形成面向基因群的非冗余集合
dbSNP	http://www3.ncbi.nlm.nih.gov/SNP/	单碱基多态性数据库
EPD	http://www.epd.isb-sib.ch/	真核基因启动子数据库
TRANSFAC	http://transfac.gbf.de/	真核基因顺式调控元件和反式作用因子数据库，数据搜集的对象从酵母到人类

七、蛋白质常用数据库

数据库名称	互联网网址	内容介绍
PIR（Protein Information Resource）	http://pir.georgetown.edu	全面的、经过注释的、非冗余蛋白质序列数据库
SwissProt	http://www.expasy.ch/sprot	全面的、经过注释的、非冗余蛋白质序列数据库
TrEMBL	http://www.ebi.ac.uk/trembl/index.html	包含从 EMBL 核酸数据库中根据编码序列（CDS）翻译而得到的蛋白质序列，并且这些序列尚未集成到 SWISS-PROT 数据库中
PRF（Protein Research Foundation）	http://www4.prf.or.jp/en/os.html	所有出现于文献中的蛋白质或多肽序列
TIGRFAMS	http://www.tigr.org/TIGRFAMs	功能已确认的蛋白质家族资源
BLOCKS	http://blocks.fhcrc.org	蛋白家族的保守序列区
CDD	http://www.ncbi.nlm.nih.gov/Structure/cdd/cdd.shtml	保守蛋白结构域的排列模型
CluSTr	http://www.ebi.ac.uk/clustr/	SWISS-PROT+TrEMBL 蛋白自动分类到相关功能组
InterPro	http://www.ebi.ac.uk/interpro/	蛋白家族、结构域和位点的整合文件资源
PROSITE	http://www.expasy.ch/prosite	具有生物学意义的蛋白质特征和基序
PDB（Protein data bank）	http://www.rcsb.org/pdb	通过 X 射线晶体衍射和核磁共振 NMR 等实验确定的生物大分子的三维结构数据
MMDB	http://www.ncbi.nlm.nih.gov/Structure	所有实验测定的三维结构，与 NCBI Entrez 链接
SCOP	http://scop.mrc-lmb.cam.ac.uk/scop	已知结构的蛋白质之间结构和进化关系的详细描述，包括 PDB 中的所有条目
DSSP	http://www.sander.embl-heidelberg.de/dssp/	蛋白质二级结构推导数据库

（阎 博）

中英文名词对照索引

B

C

D

E

F

G

H

J

K

L

M

N

P

Q

R

S

T

W

X

Y

Z

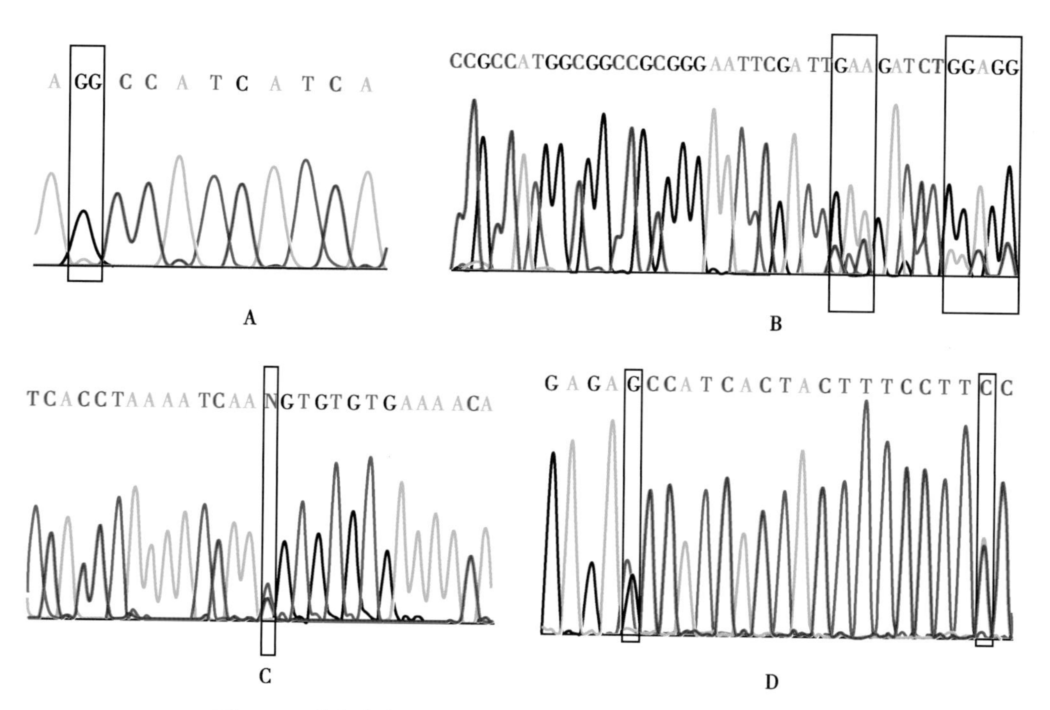

图 3-4 激光荧光 DNA 测序时的碱基错读、重叠峰和干扰峰

A. 碱基错读；B. 因质粒模板中含有 2 种以上插入片段或用于提取测序模板质粒的菌液被污染而导致的多处重叠峰；C. 因 PCR 测序模板中有杂合突变或缺失而导致的单一位点的重叠峰；D. 测序图中的 2 种干扰峰（左侧第一组套峰中的红色 T 峰是干扰峰，右侧第二组套峰中的蓝色 C 峰是干扰峰）。以上各变化均用矩形框在相应图中标出

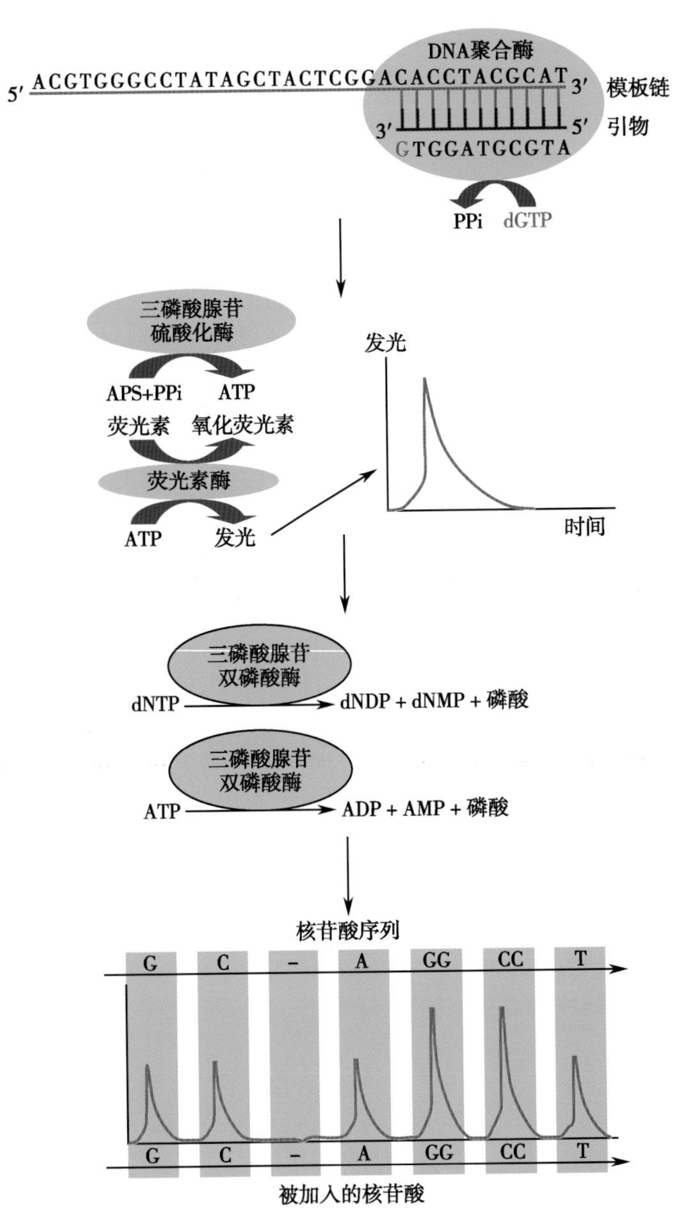

图 3-5 焦磷酸法测定 DNA 序列的原理示意图

PPi：焦磷酸；APS：5′-磷酸化硫酸腺苷

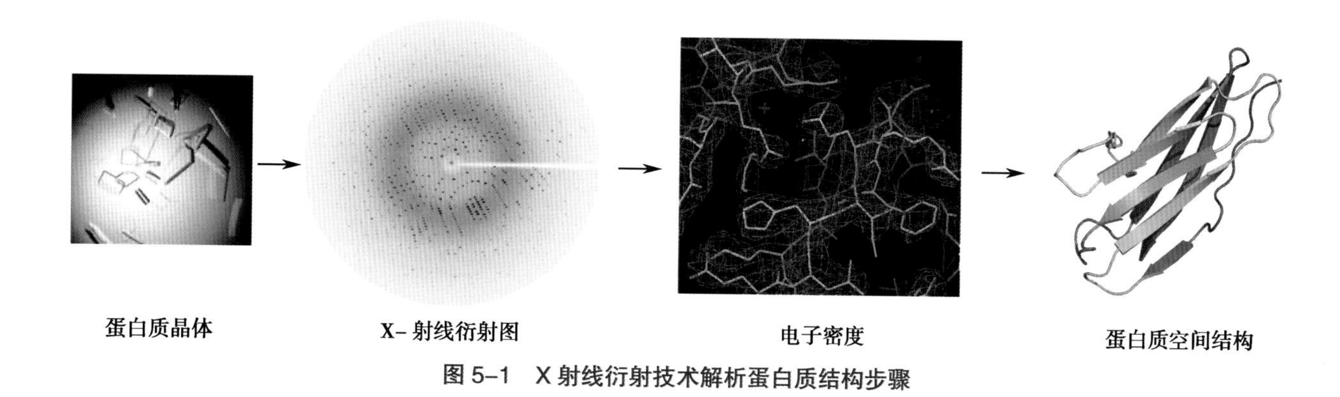

图 5-1 X 射线衍射技术解析蛋白质结构步骤

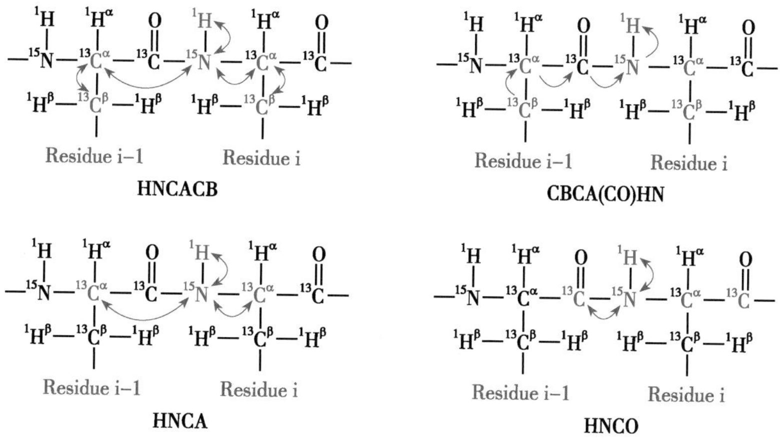

Residue i−1 Residue i

HNCACB

Residue i−1 Residue i

CBCA(CO)HN

Residue i−1 Residue i

HNCA

Residue i−1 Residue i

HNCO

图 5-4 3D HNCACB、3D CBCA(CO)NH、3D HNCA、
3D HNCO 核磁共振实验磁矩传递路线

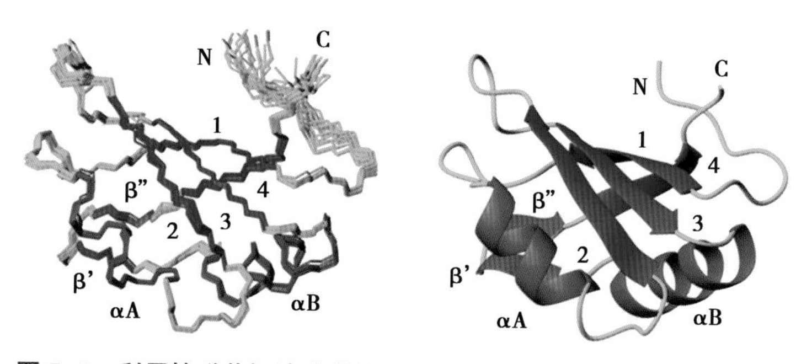

图 5-5 利用核磁共振波谱学技术解析的溶液中蛋白质三维空间结构
左图是 20 个能量最低结构的系综，右图是这 20 个结构的平均结构

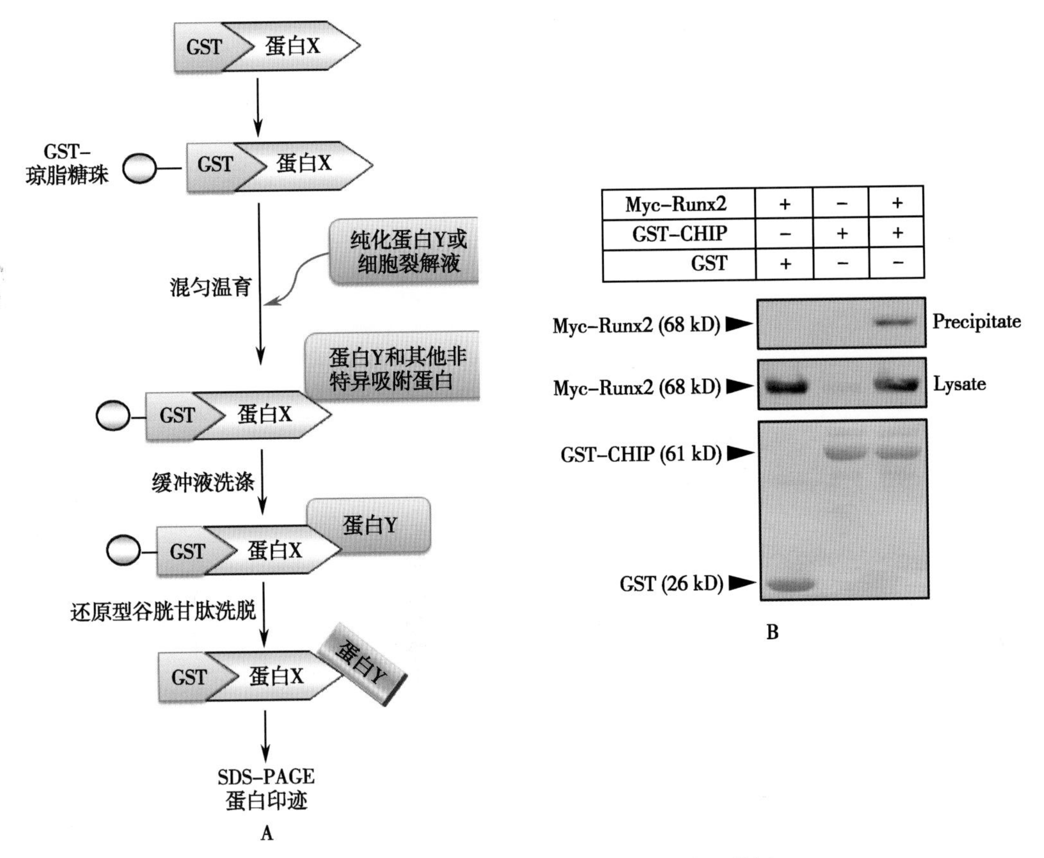

Myc-Runx2	+	−	+
GST-CHIP	−	+	+
GST	+	−	−

图 6-7　GST- 共沉淀技术原理和实验结果举例

A. 用 GST- 蛋白 X 融合蛋白沉淀与之相互作用的蛋白 Y 的原理及主要步骤；B. 转录因子 Runx2 与泛素连接酶 CHIP-GST 融合蛋白的共沉淀。上方两图为蛋白免疫印迹，Runx2 带有 Myc 标签表位，在有 GST-CHIP 存在时，抗 Myc 标签抗体免疫印迹阳性。GST 蛋白为阴性对照，不能沉淀 Runx2，下图为蛋白染色，证明加入了等量的 GST 或 GST-CHIP 融合蛋白

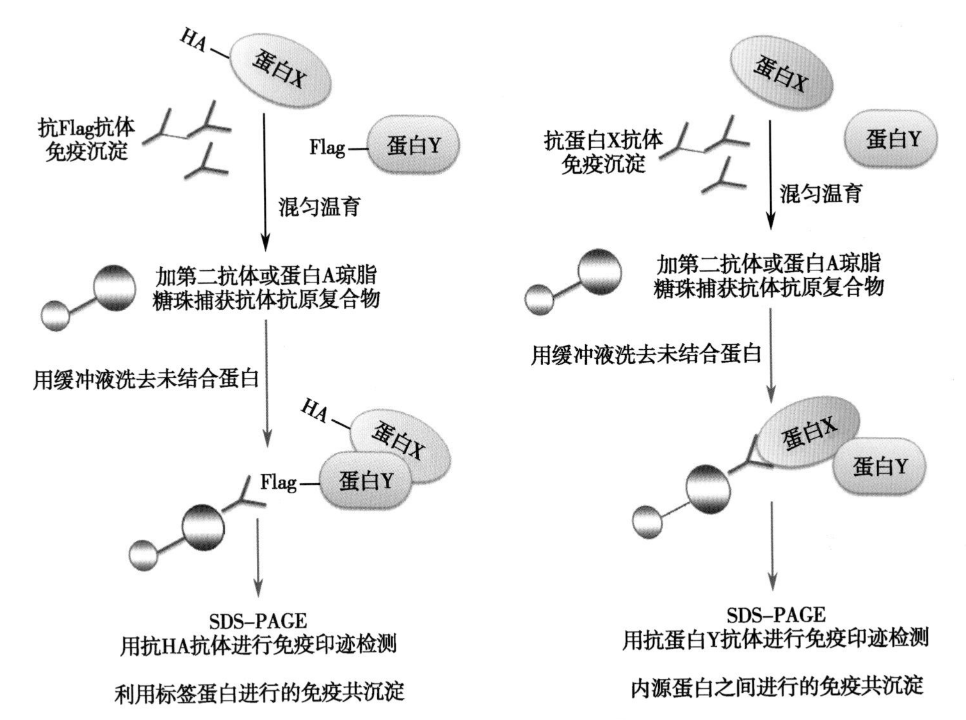

图 6-8　免疫共沉淀原理图

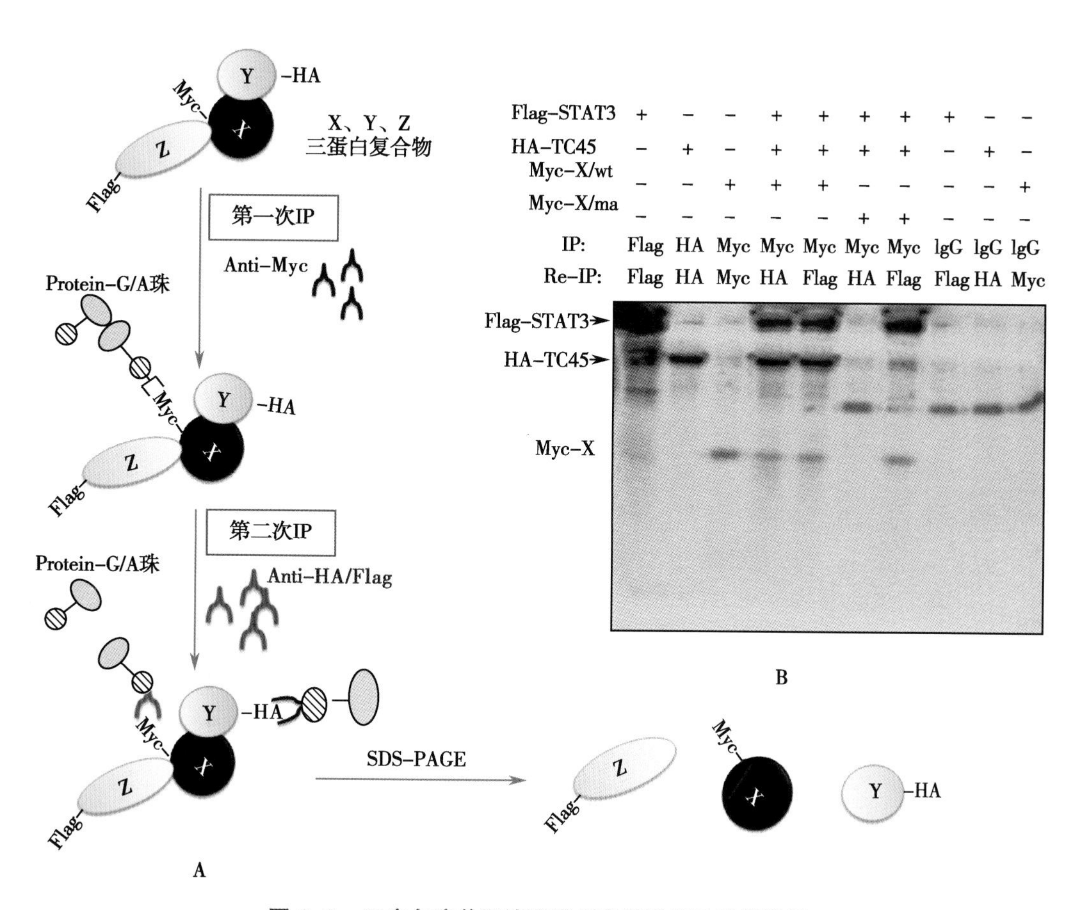

图 6-9　二次免疫共沉淀原理示意图及实验结果举例

A. IP-re-IP 原理示意；B. IP-re-IP 检测到的 GDX-TC45-STAT3 复合体。在 293T 细胞中转染 3 个蛋白质的编码 cDNA，24h 后用 35S 标记细胞，6h 后裂解细胞。在裂解液中加入 Myc 标签抗体进行第一次免疫沉淀，然后用 HA 或者 Flag 抗体进行第二次 IP（re-IP），SDS-PAGE 后自显影，可以检测到野生型的 GDX，而同样顺序却检测不到突变体的 GDX，表明 TC45 和 STAT3 的相互作用需要 GDX 作为桥梁来介导

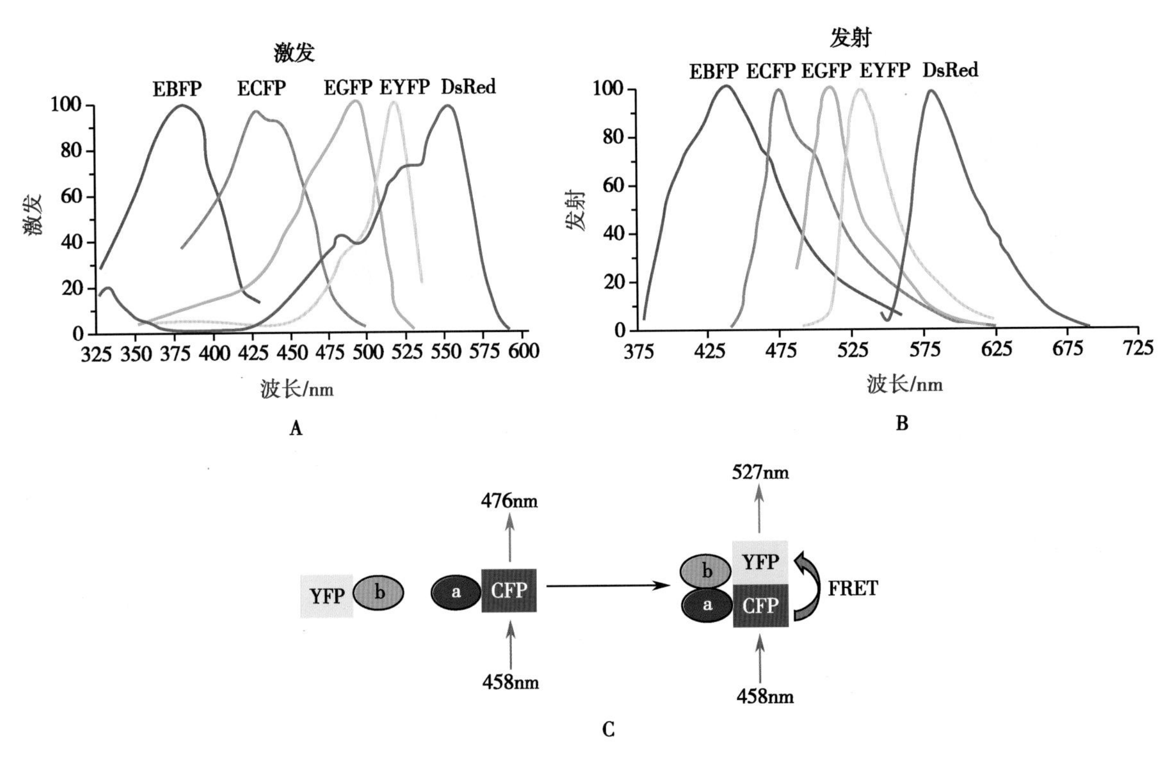

图 6-10 荧光蛋白特性与 FRET 技术的基本原理

A. 各种 GFP 突变体的荧光激发光谱；B. 各种 GFP 突变体的发射光谱；C. FRET 技术的基本原理是 CFP 的发射光谱与 YFP 的吸收光谱有重叠(A，B)，当两者足够接近时，外源光源激发 CFP 时，CFP 的发射荧光充当 YFP 的激发光，从而使得 CFP 的发射荧光减弱或消失，细胞发射的主要是 YFP 的荧光，即能量共振地转移到了 YFP 上。两个发光蛋白的能量转换效率与它们距离的 6 次方成反比。如果融合蛋白 a-CFP 和 b-YFP 没有发生相互作用，CFP 与 YFP 相距很远不能发生 FRET，用 CFP 吸收波长 433nm 作为激发波长，检测到的是 CFP 的发射波 476nm 的荧光；但当蛋白质 a 与 b 发生相互作用时，CFP 与 YFP 充分靠近发生 FRET，此时检测到的是 YFP 的发射波 527nm 的荧光

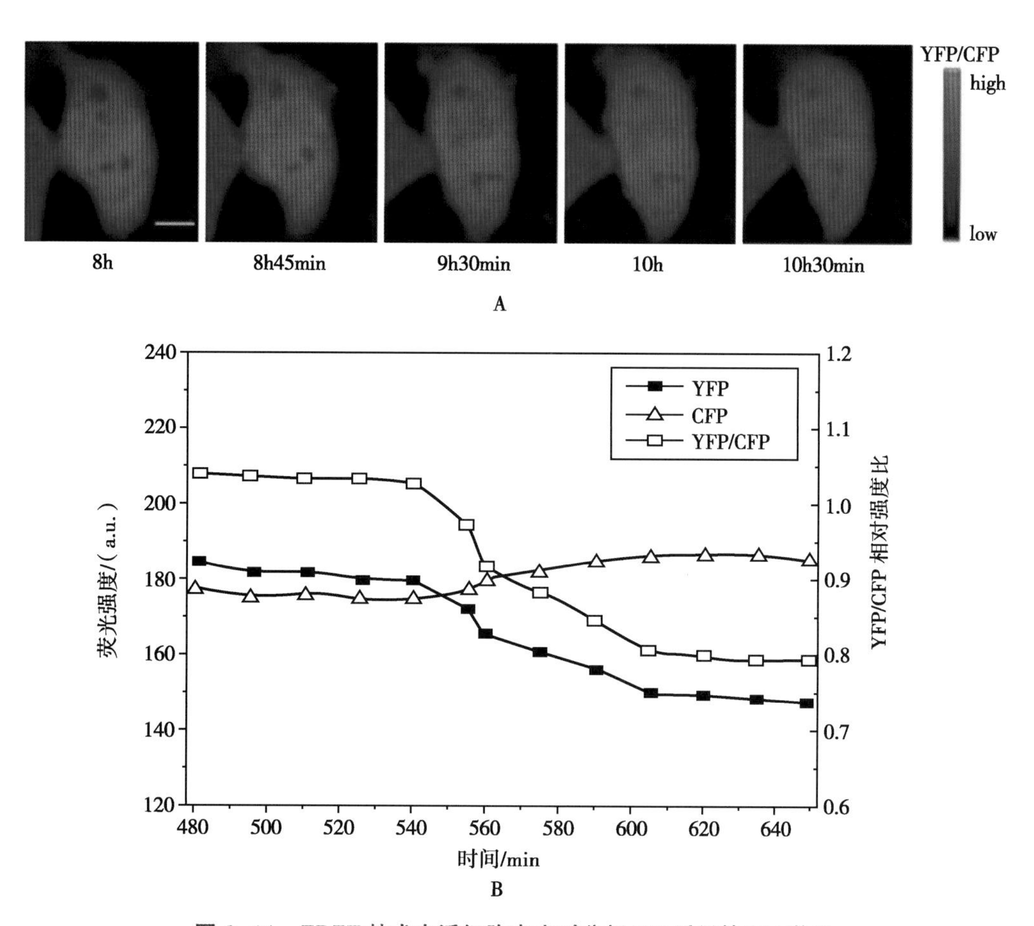

图 6-11　FRET 技术在活细胞中实时分析 UV 诱导的 Bid 激活

A. 图中显示的是转染了 YFP-Bid-CFP 细胞中 UV 照射后 YFP/CFP 比值的图片。所取图片为紫外辐射后 8h 开始收集。长度标尺 r=10μm。B. CFP、YFP 和 YFP/CFP 比值的荧光强度的量化分析结果

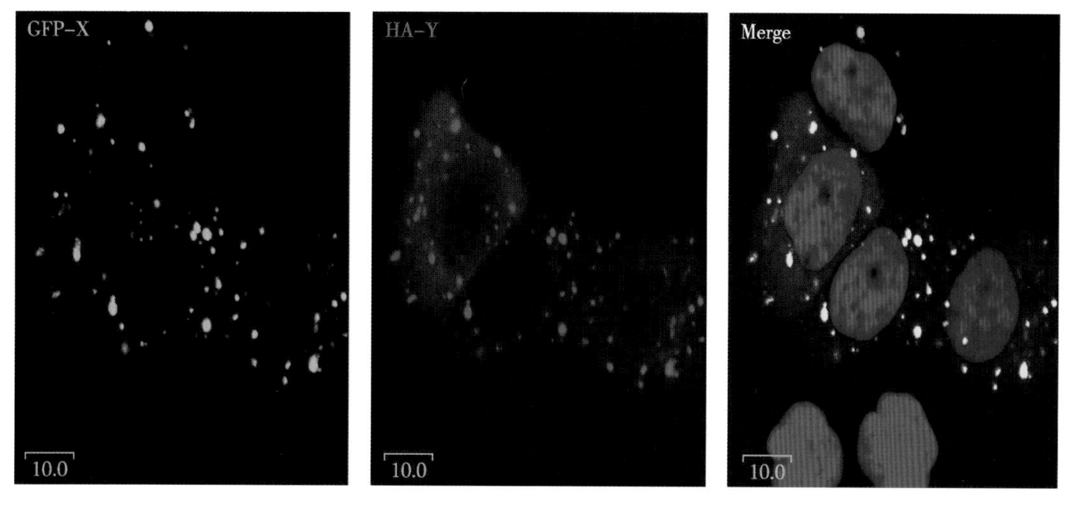

图 6-13　细胞内蛋白质共定位的染色结果

在荧光显微镜下观察，绿色通道扫描的结果显示出 GFP-A 蛋白在细胞内的分布情况（左图）；红色通道显示出用 HA 和 TRITC 标记二抗孵育过的 B 蛋白在细胞内的分布情况（中图）；当把两个通道的信号合并（merged）后，两者重合呈现出黄色（右图），说明二者有很好的共定位，且相对于细胞核的信号（蓝色），两者的相互作用发生在细胞质内

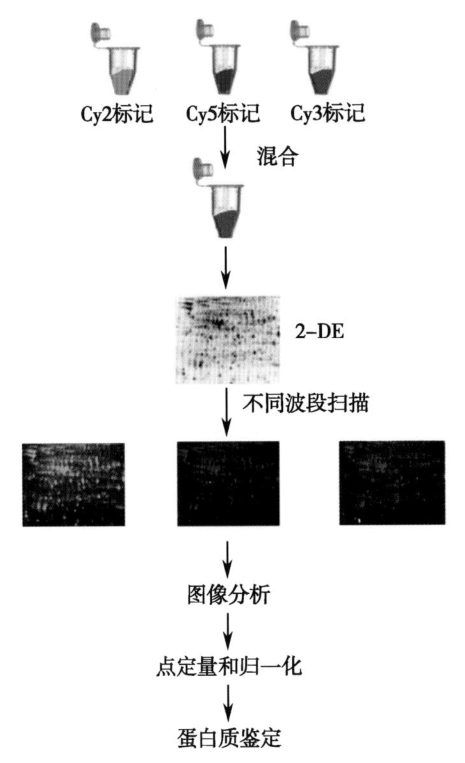

图 7-9　荧光双向差异凝胶电泳定量蛋白质组学的基本步骤和结果举例

JC-1荧光探针检测线粒体膜电位

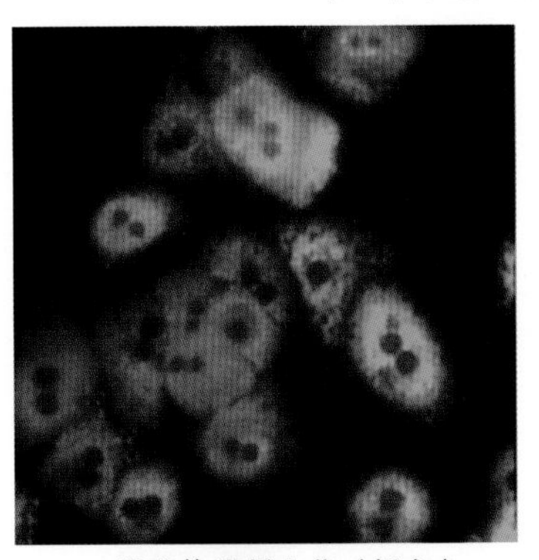

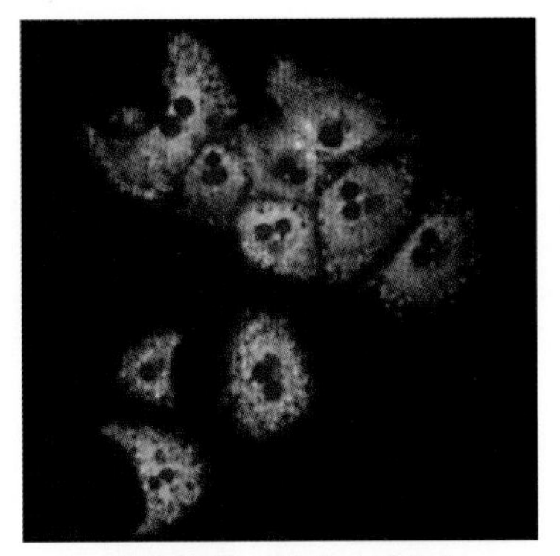

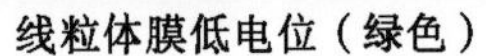

线粒体膜高电位（橙色）

图 11-4　JC-1 荧光探针检测线粒体膜电位

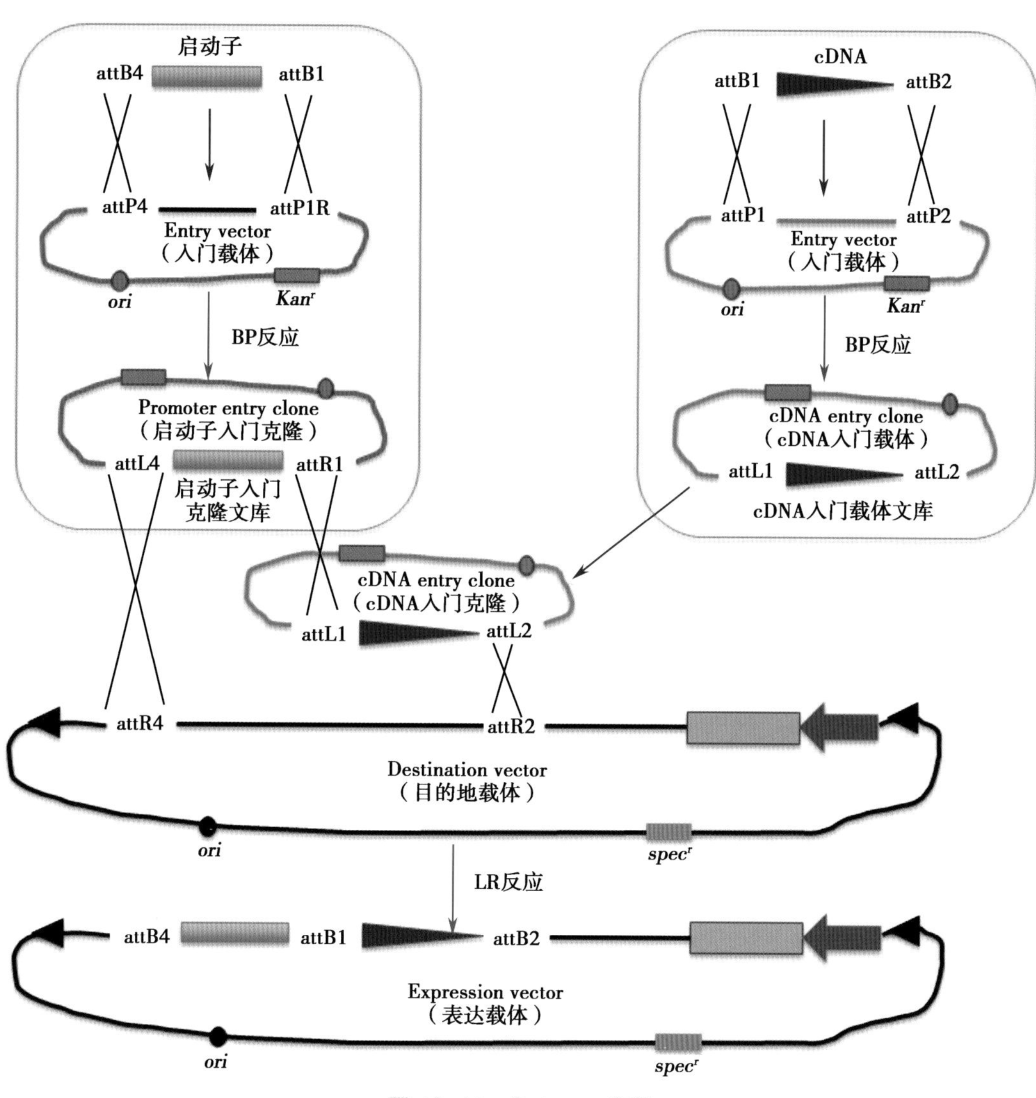

图 12-11　Gateway 克隆

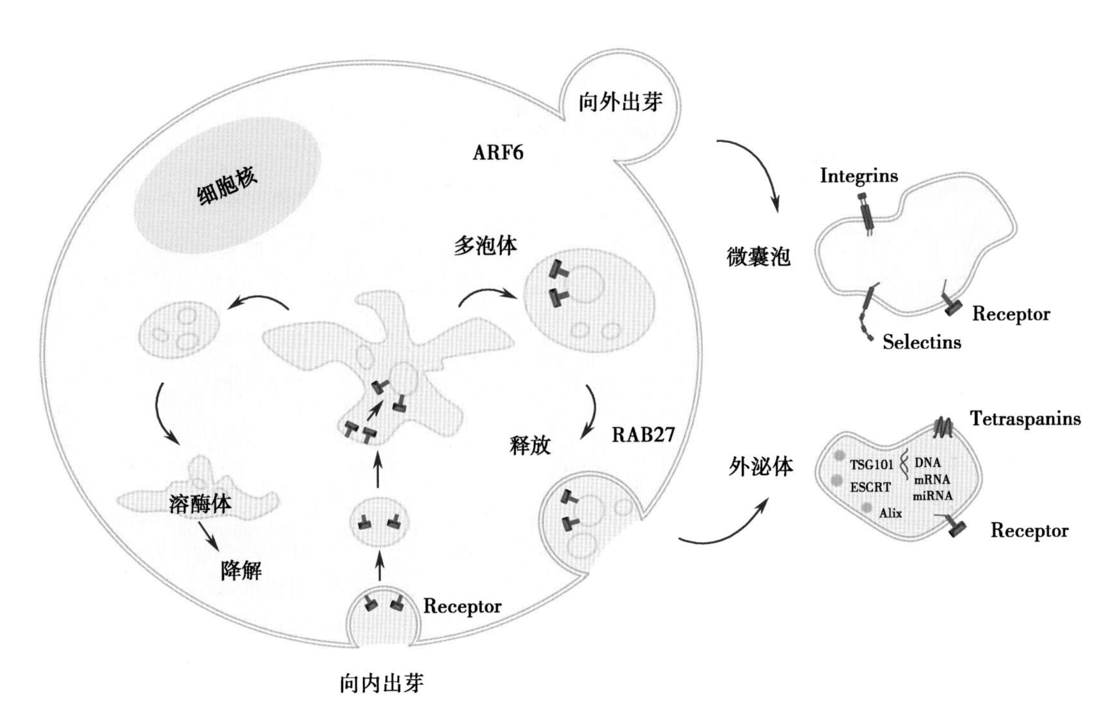

图 19-1 EV 产生和分泌的路径示意图

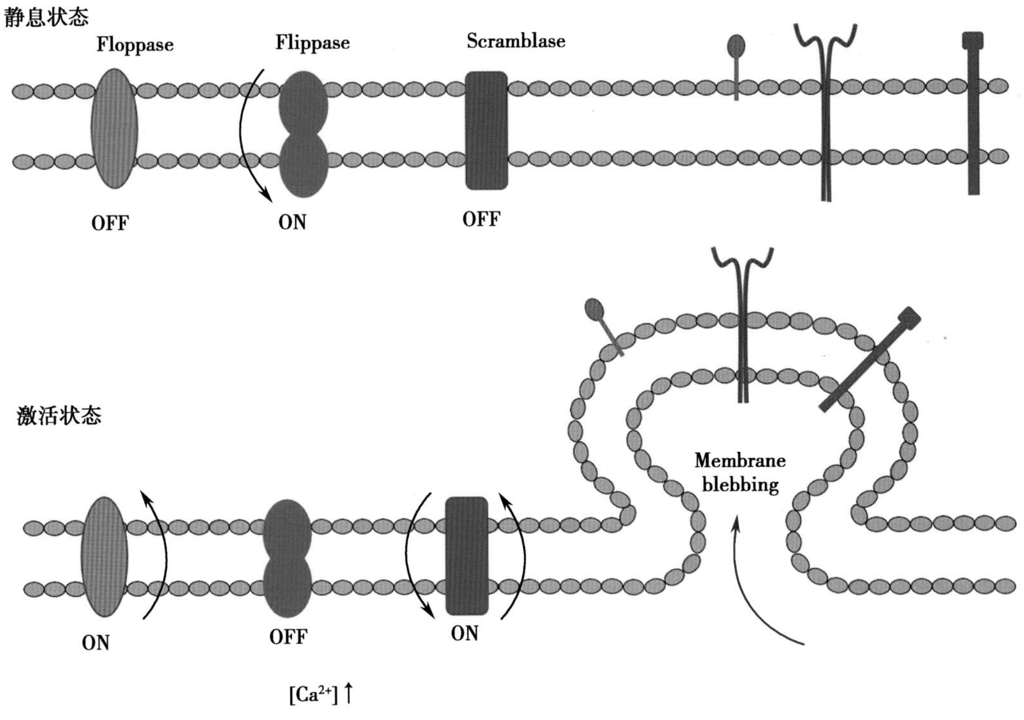

图 19-2 微囊泡的形成

质膜双层具有磷脂的不对称分布。其分布由 Floppase、Flippase 和 Screamblase 三种蛋白控制。Flippase 一种内流泵，主要针对磷脂酰丝氨酸和磷脂酰乙醇胺；Floppase，外流泵；Screamblase 一种可促进脂质在双层膜上的双向再分布的酶

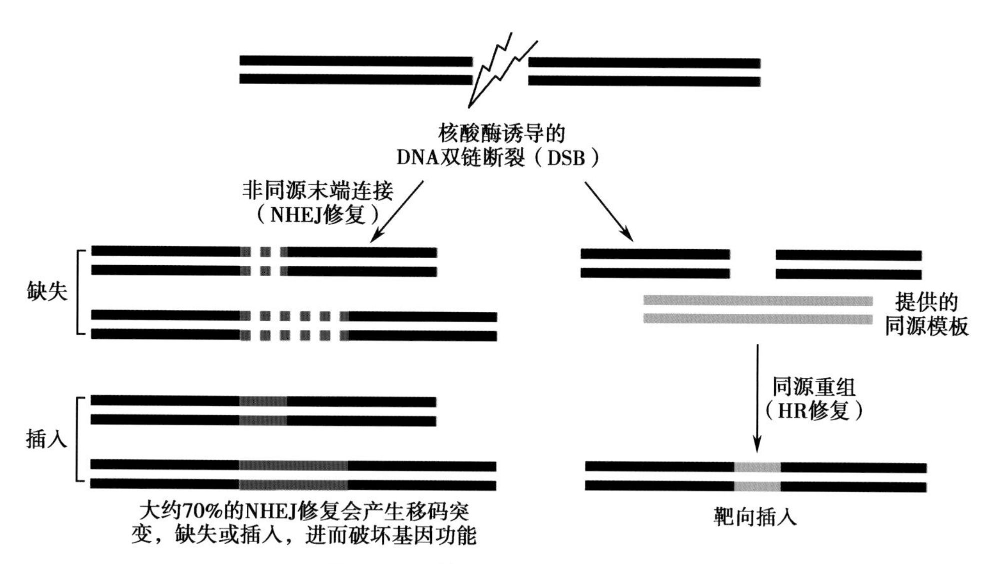

图 21-1 基因组编辑的基本原理

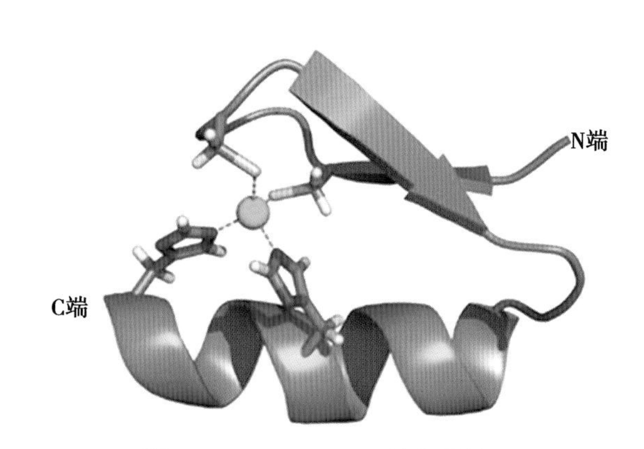

图 21-2 Cys2-His2 锌指结构域

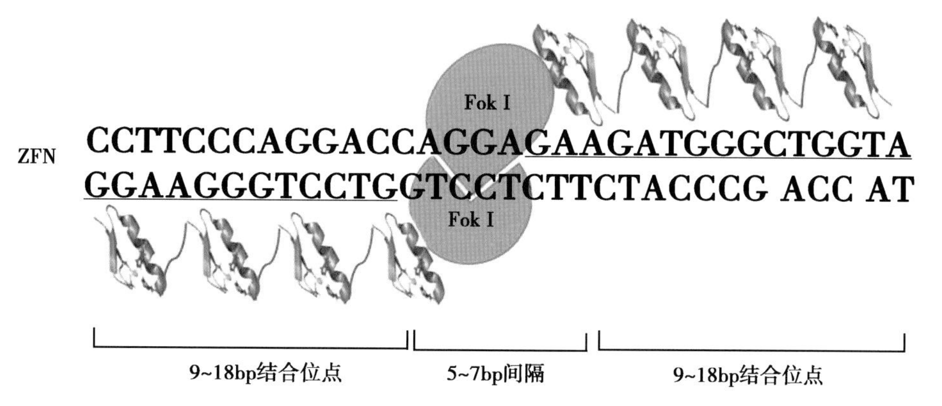

图 21-3 ZFN 作用示意图
不同的 Fok Ⅰ核酸内切酶结构域与识别特定序列的锌指模块结合形成 ZFN。右侧 ZFN 与左侧 ZFN 分别结合 9~18bp 长度的靶序列，并形成二聚体，Fok Ⅰ核酸内切酶的剪切结构域对两端靶序列中间的 DNA 序列进行剪切

Linker –1 1 2 3 4 5 6

TGEK PYKCPECGKSFS XXXXXXX HQRTH

图 21-4 锌指结构通用氨基酸序列

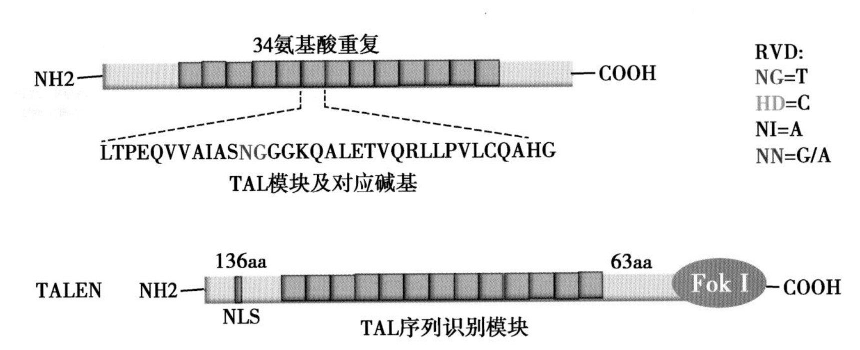

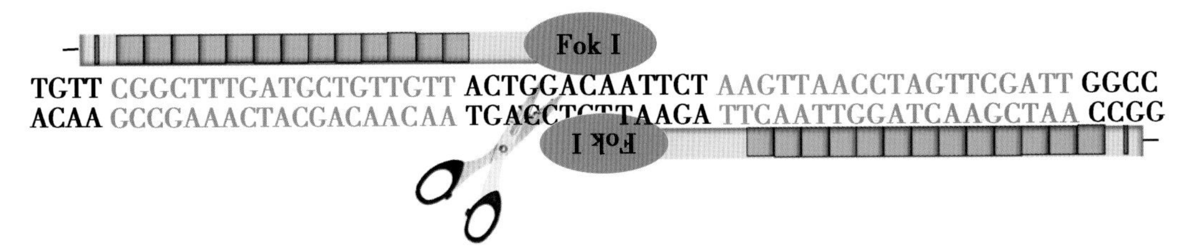

图 21-5 TALEN 作用示意图

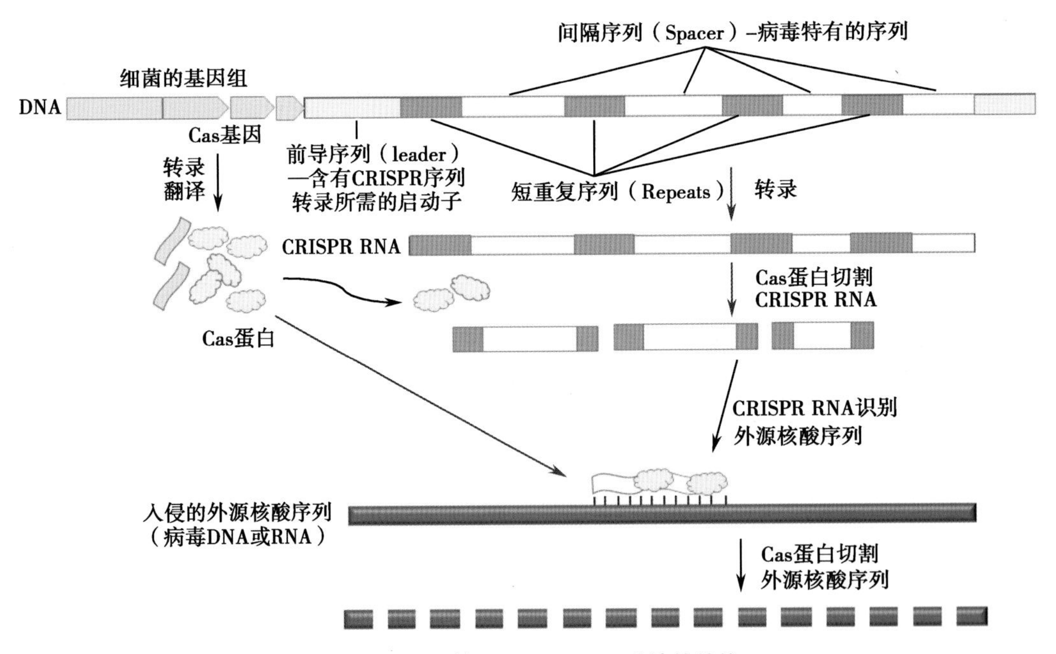

图 21-6 原核 CRISPR/Cas 系统的结构

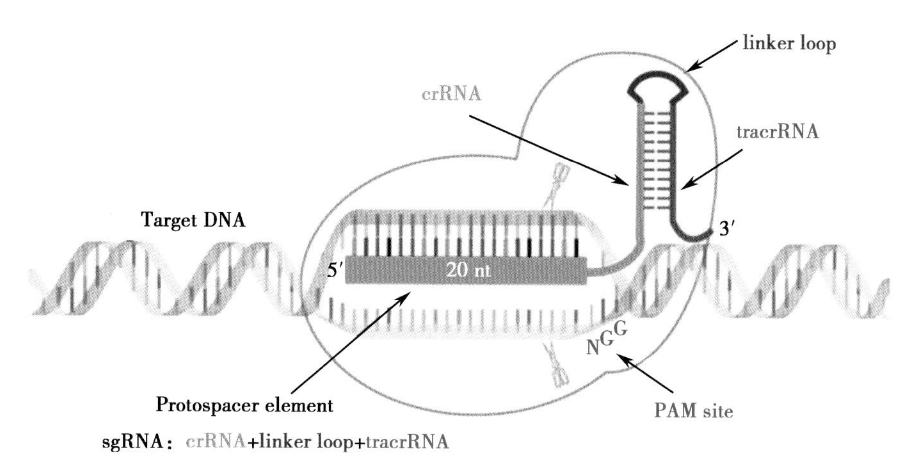

图 21-7 CRISPR/Cas9 的作用示意图

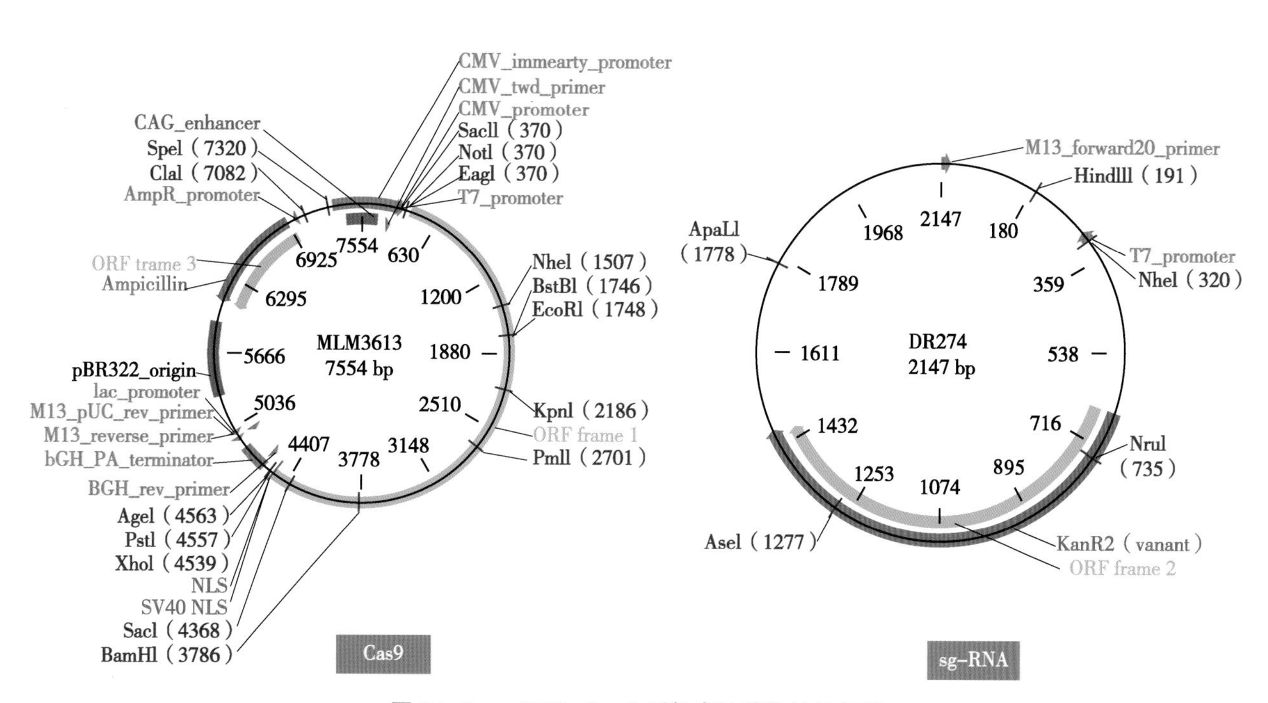

图 21-8 sgRNA、Cas9 质粒表达载体的示意图

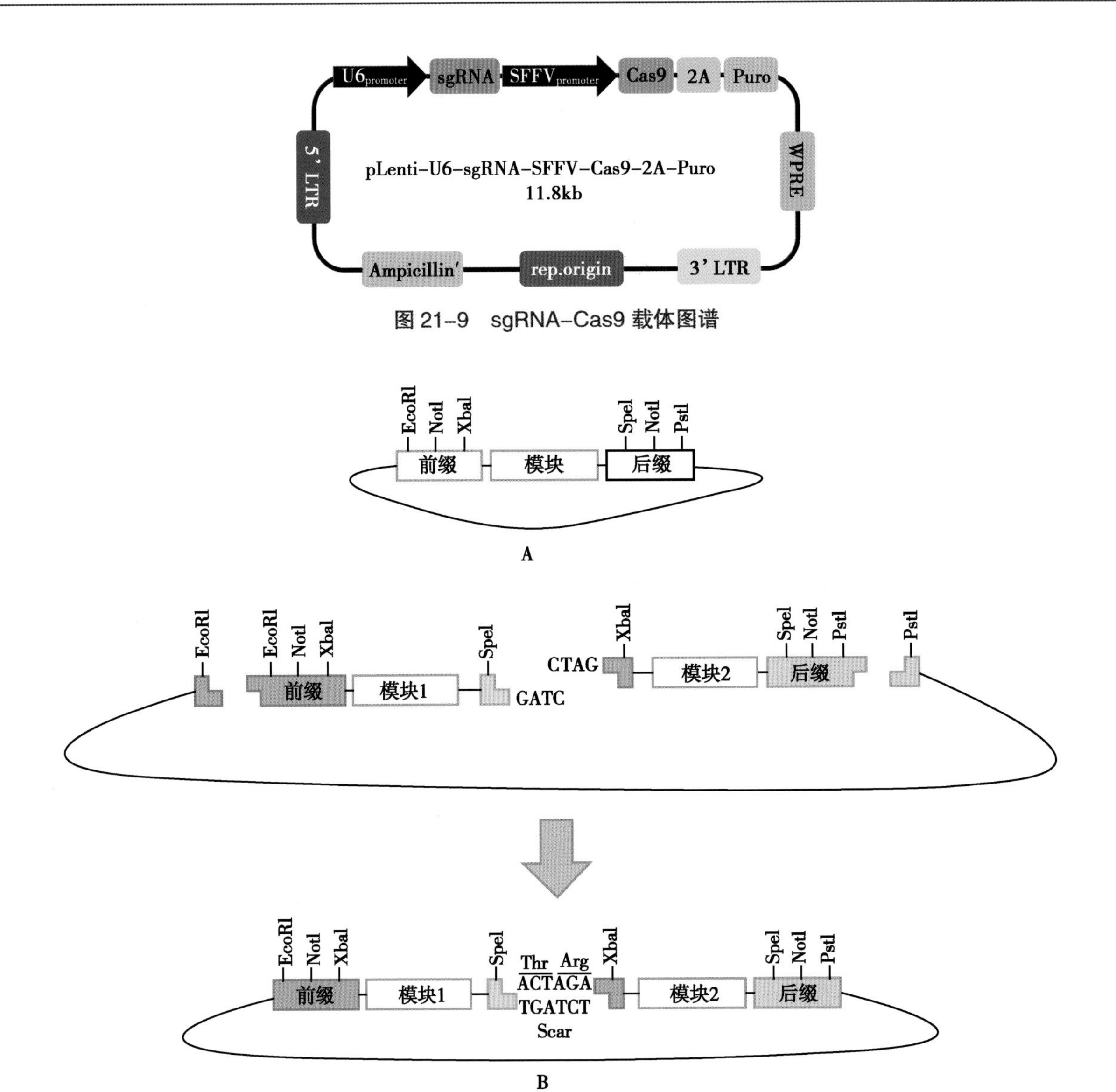

图 21-9 sgRNA-Cas9 载体图谱

图 23-1 生物积块及其存取方式示例

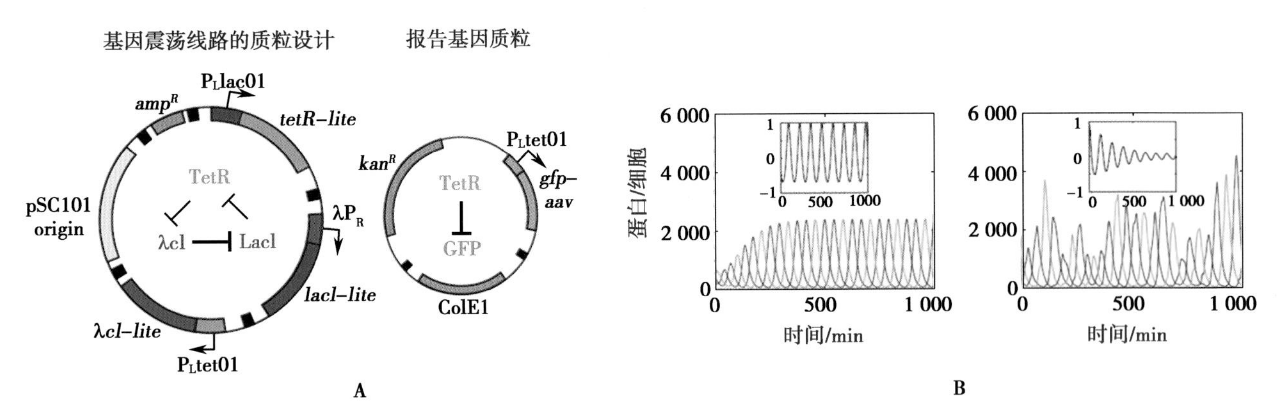

图 23-2 合成的人工生物线路——基因震荡（repressilator）线路

A. 载体的设计与构建；B. 表达产物的水平变化

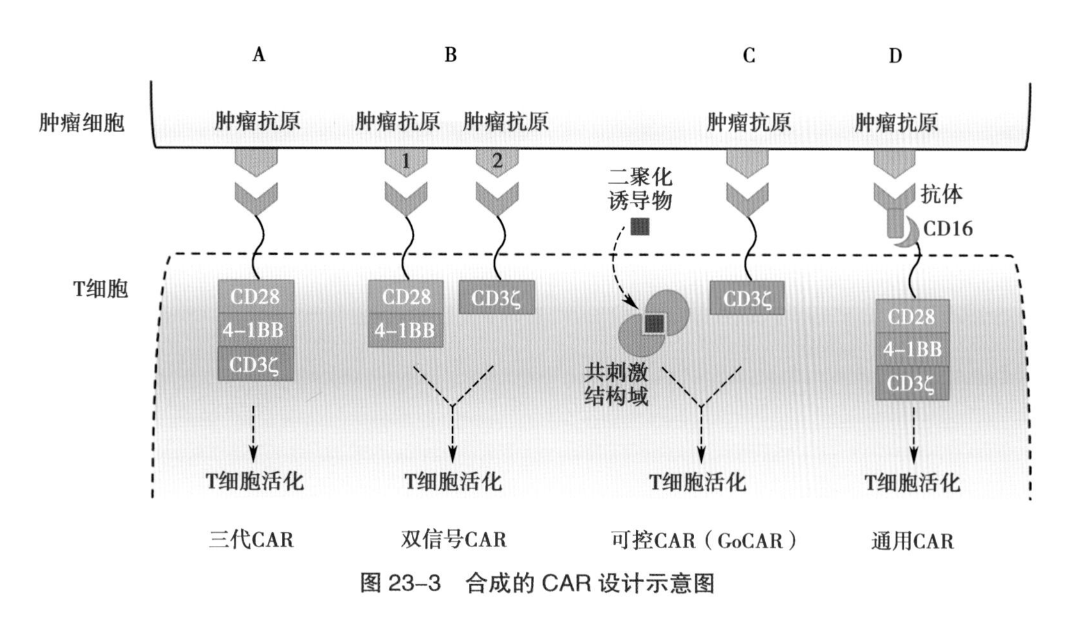

图 23-3　合成的 CAR 设计示意图

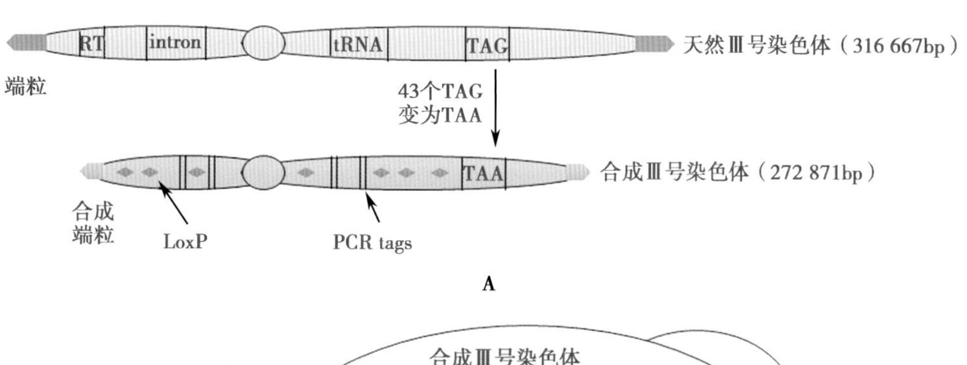

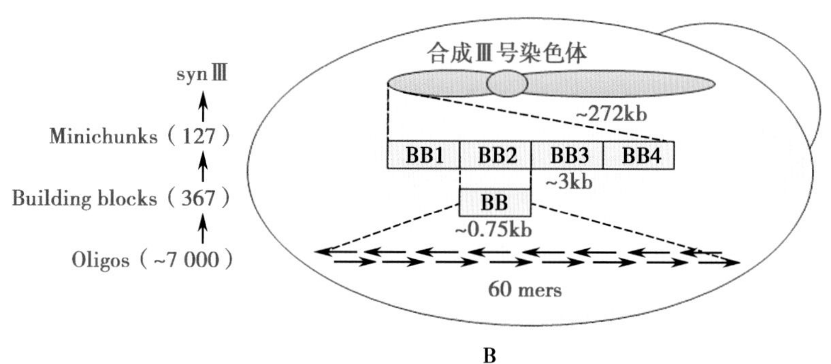

图 23-4　酵母 3 号染色体（syn Ⅲ）的合成路线（A）和 SCRaMbLE（B）